U0332733

恭贺孙燕院士九十华诞

【编者按】2019年，是中国肿瘤内科学泰斗与开拓者孙燕院士90周岁寿辰。

在过去的2018年，孙院士以89岁的高龄，依然活跃在中国肿瘤防治事业的第一线。在此，我们撷取了孙院士出席各项活动的留影。以此表达我们的敬意，并作为我辈效仿的楷模。

衷心祝愿孙院士健康长寿！

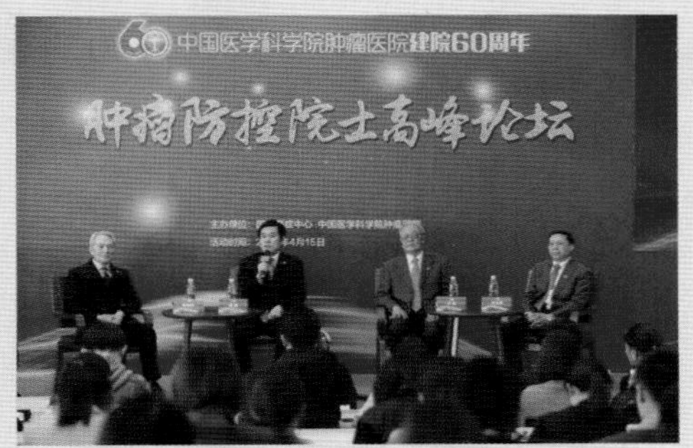

2018年肿瘤医院建院60周年院庆院士高峰论坛（照片由孙燕院士提供）

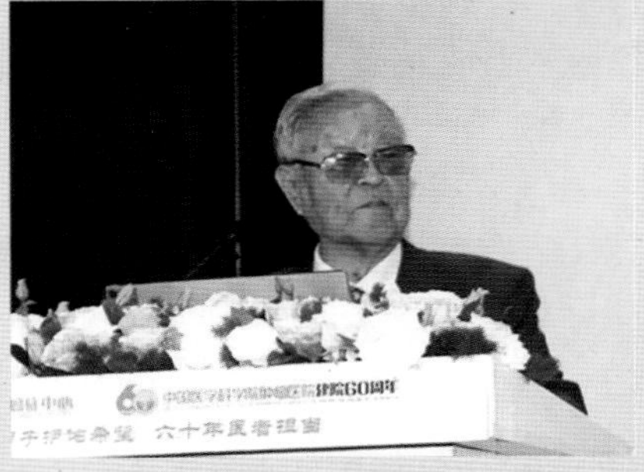

中国医学科学院肿瘤医院建院60周年纪念大会（来源：中国医学科学院肿瘤医院网站）

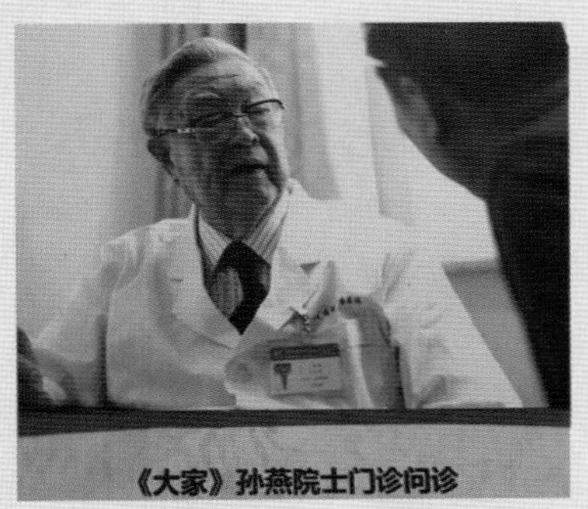

《大家》孙燕院士门诊问诊

（照片由孙燕院士提供）

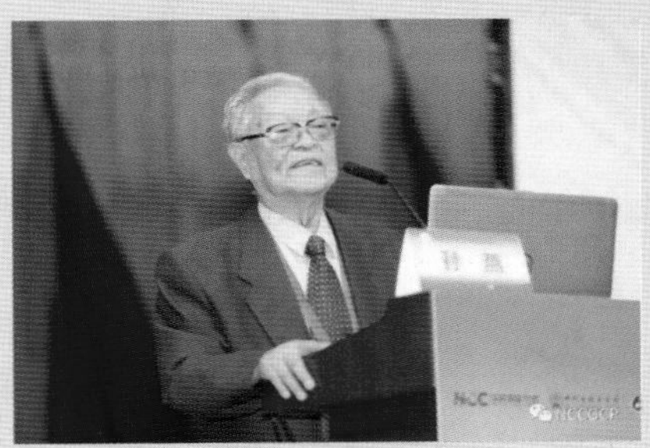

第十二届全国抗肿瘤药物临床试验GCP培训班（来源：《抗癌之窗》）

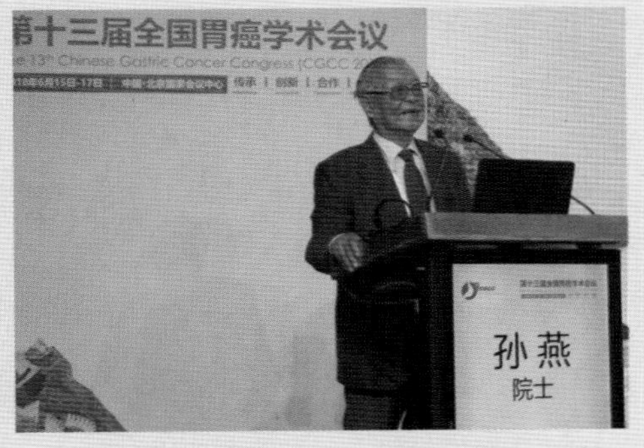

第十三届全国胃癌学术会议（张立峰摄）

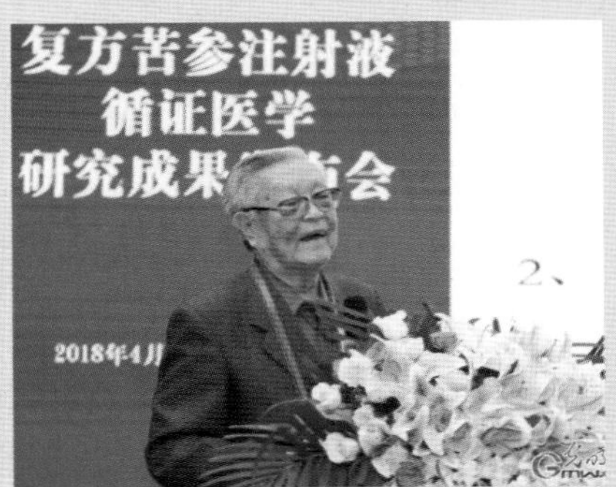

“复方苦参注射液上市后再评价临床研究”成果发布会（来源：光明网药品频道2018-04-08）

在这一年中，孙院士还出席了第十二届中国肿瘤内科大会（见彩图第10页）和中国老年学和老年医学学会精准医疗分会成立大会暨第一届精准医疗大会（照片见第549页）等一系列学术会议。

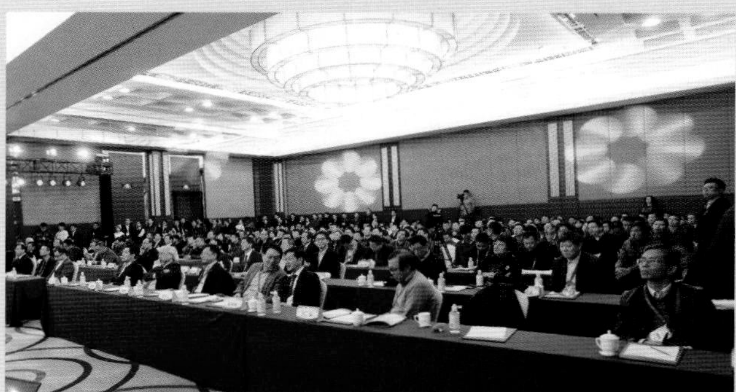

图1　1月6日～7日，第二届国家癌症中心微创介入论坛

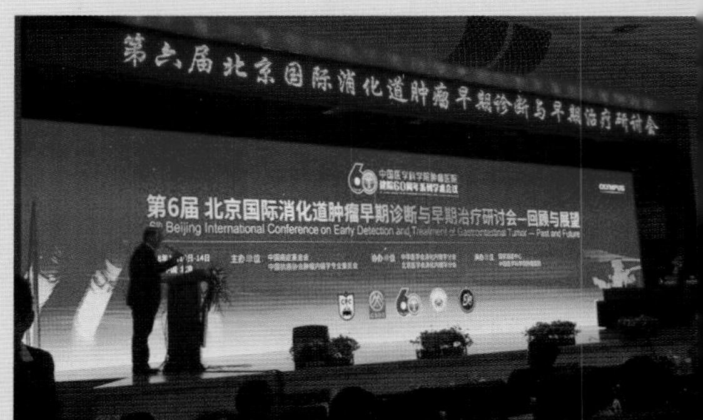

图2　1月11日～14日，第六届北京国际消化道肿瘤早期诊断与早期治疗研讨会

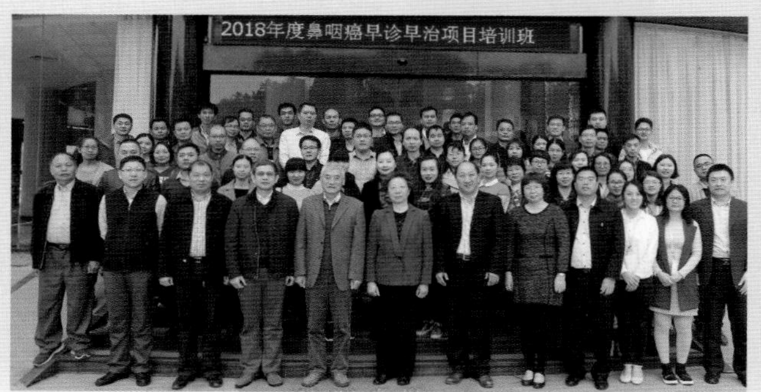

图3　1月19～21日，鼻咽癌早诊早治技术培训班

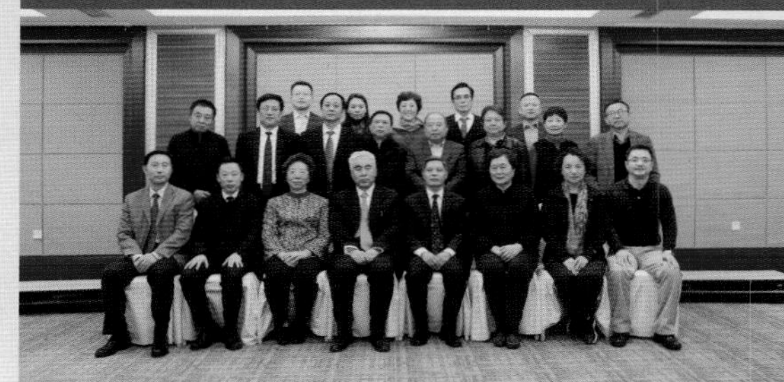

图4　2月25日，中国癌症基金会七届五次理事会

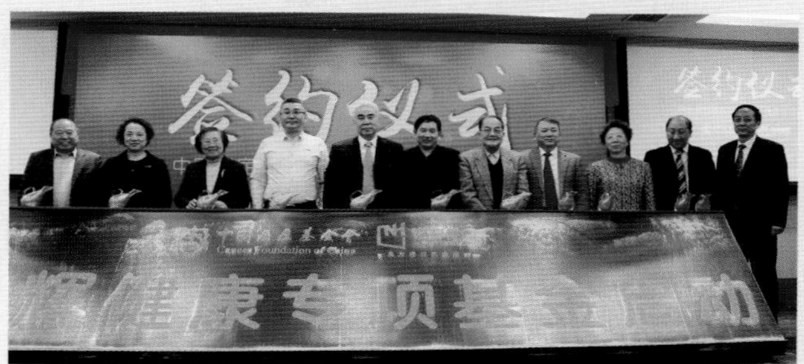

图5　2月25日，诺辉健康专项基金签约仪式

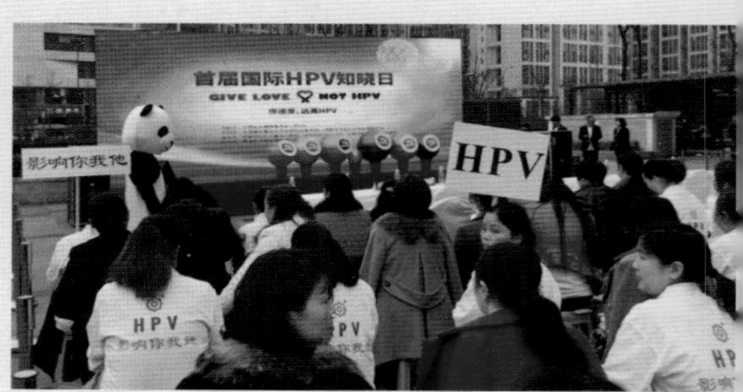

图6　3月4日，首届国际HPV知晓日主题活动

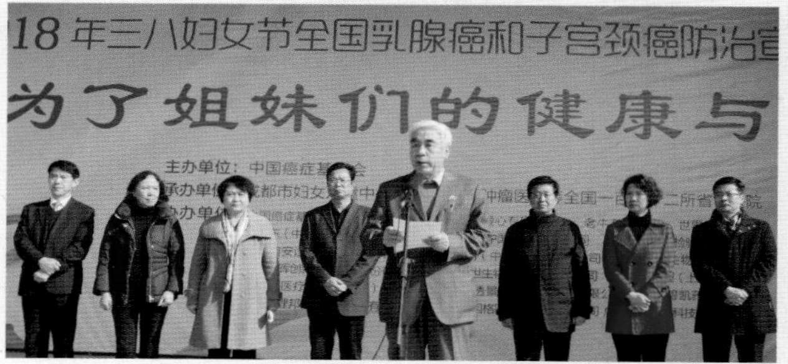

图7　3月8日，三八妇女节全国乳腺癌和子宫颈癌防治宣传咨询活动

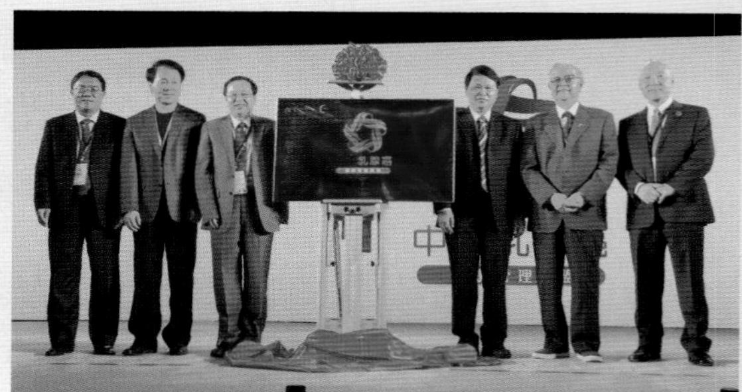

图8　3月23日～25日，中国肿瘤健康管理大会暨第二届乳腺癌两全管理首席专家论坛

中国癌症基金会

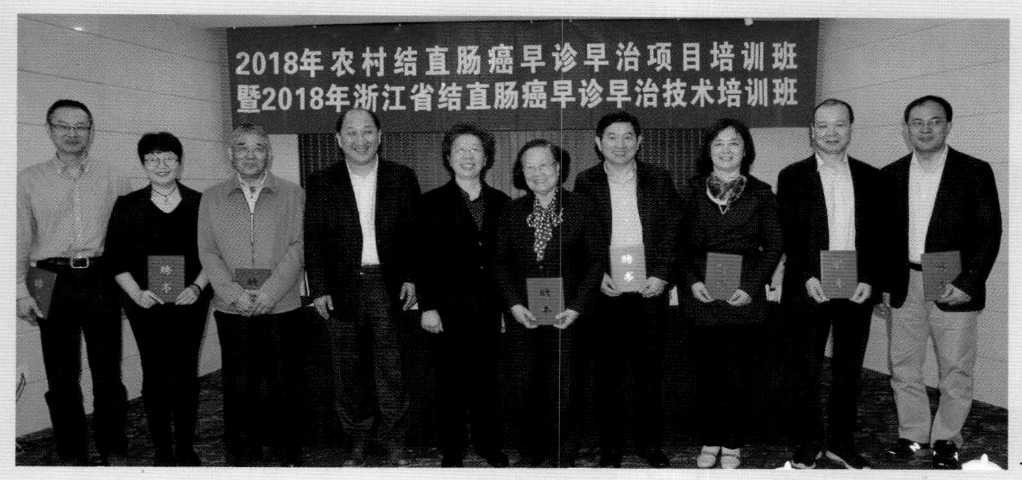

图9　3月28日～30日，农村结直肠癌早诊早治项目培训班

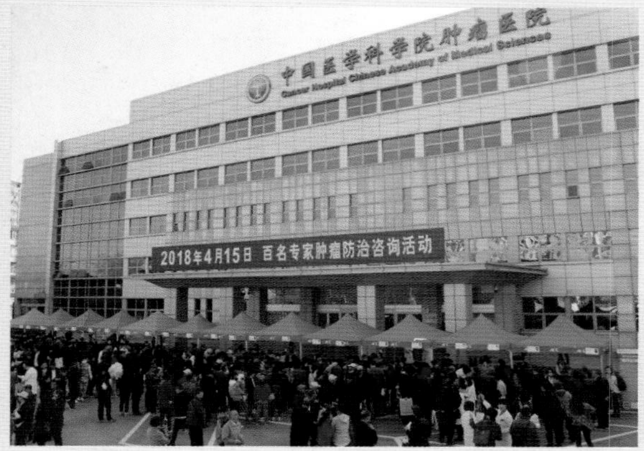

图10　4月15日～21日，第20届肿瘤防治宣传周

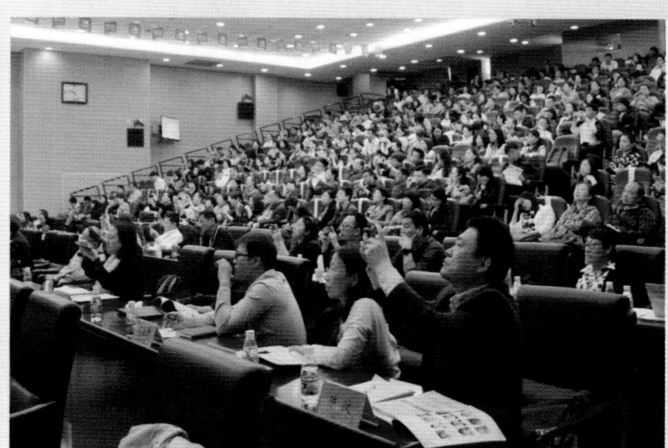

图11　4月27日～29日，第16届全国子宫颈癌协作组工作会议暨子宫颈癌防治研究进展学术会

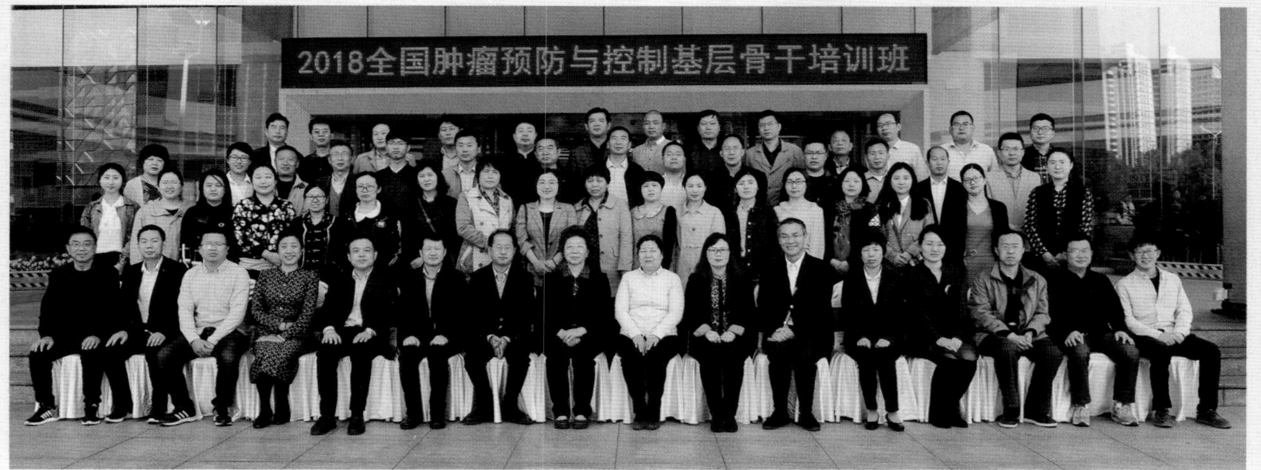

图12　4月27日，全国肿瘤预防与控制基层骨干培训班

2018年大事记

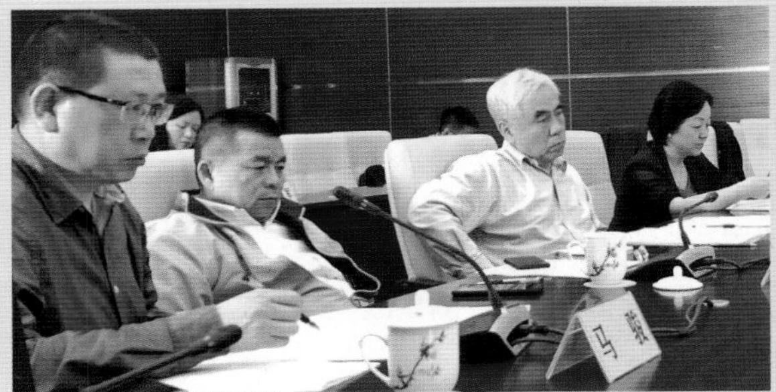

图13 5月4日，癌症防治研究国际大科学计划专题研讨会

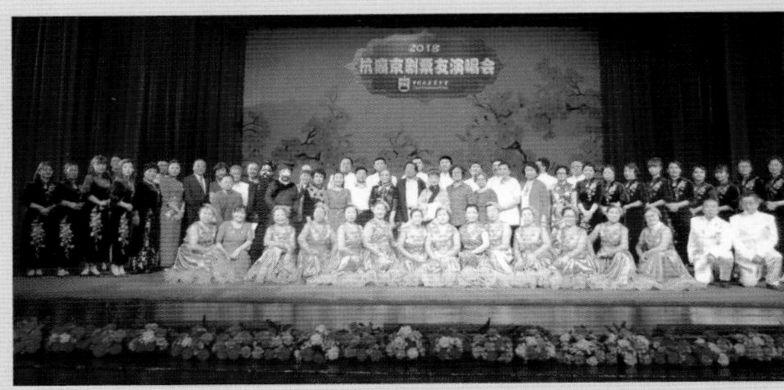

图14 5月13日，第13届抗癌京剧票友演唱会（张立峰摄）

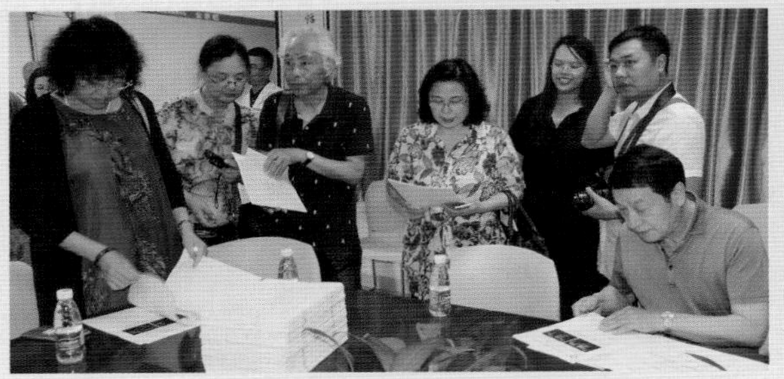

图15 5月29日～30日，肝癌专家组对广东肝癌筛查进行现场技术指导

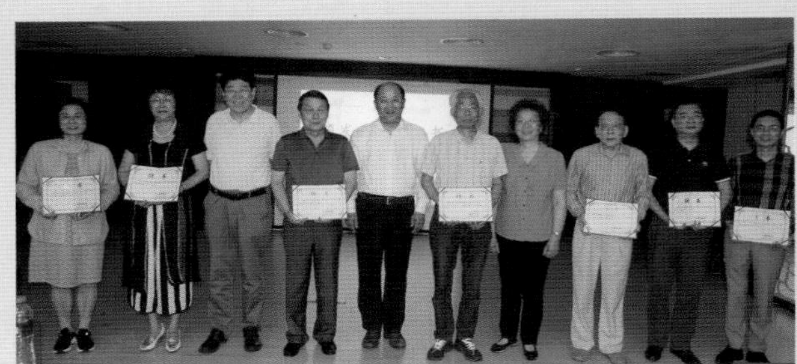

图16 5月31日，在广东中山举办农村肝癌早诊早治项目培训班

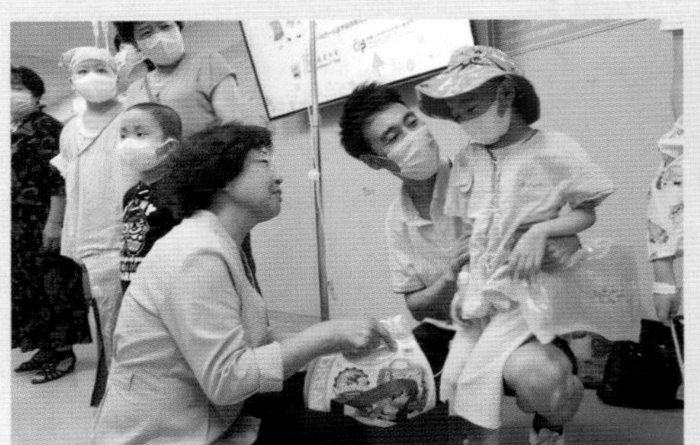

图17 6月1日，“守护童心 爱在首儿”公益慰问活动在首都儿科研究所附属儿童医院举行

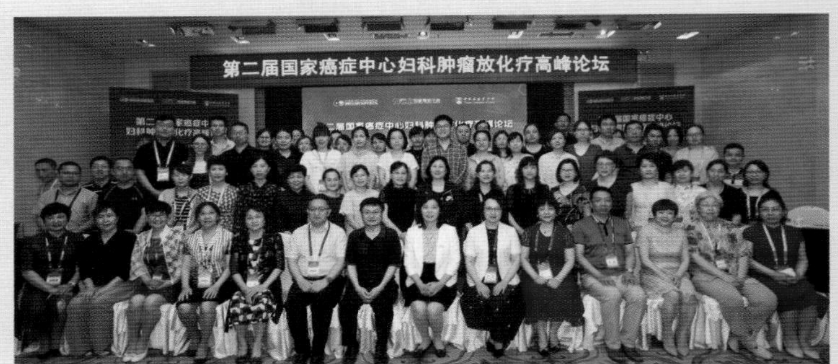

图18 6月7日～9日，第二届国家癌症中心妇科肿瘤放化疗高峰论坛

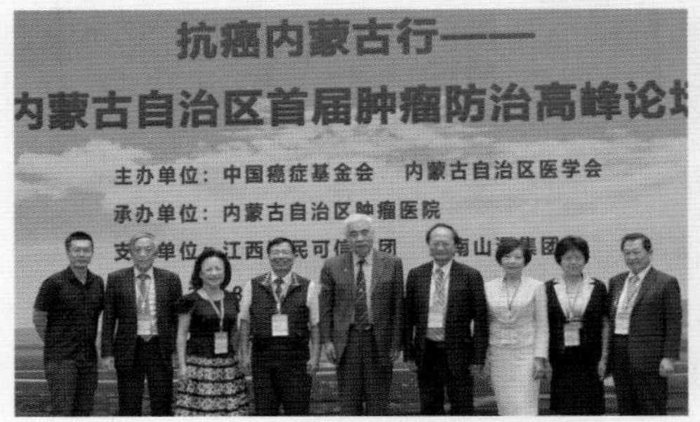

图19 7月13日，内蒙古自治区首届肿瘤防治高峰论坛

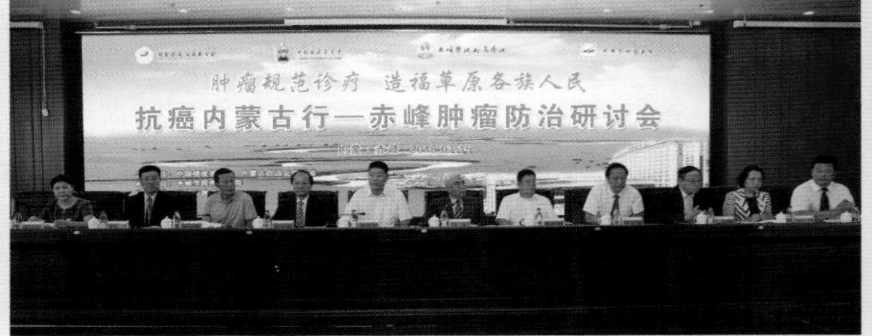

图20 7月15日，抗癌内蒙古行——赤峰肿瘤防治研讨会

中国癌症基金会

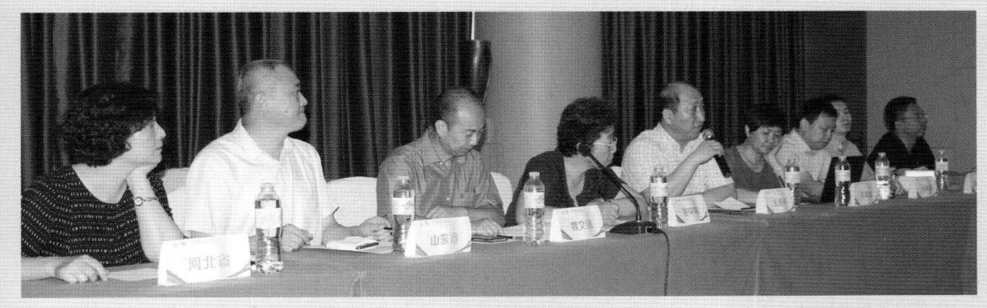

图21　7月26日～28日，在山东临沂举办农村上消化道癌早诊早治项目工作会议

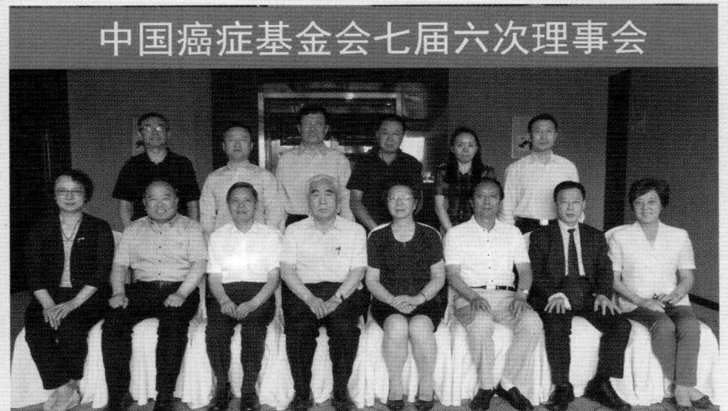

图22　8月4日，中国癌症基金会七届六次理事会

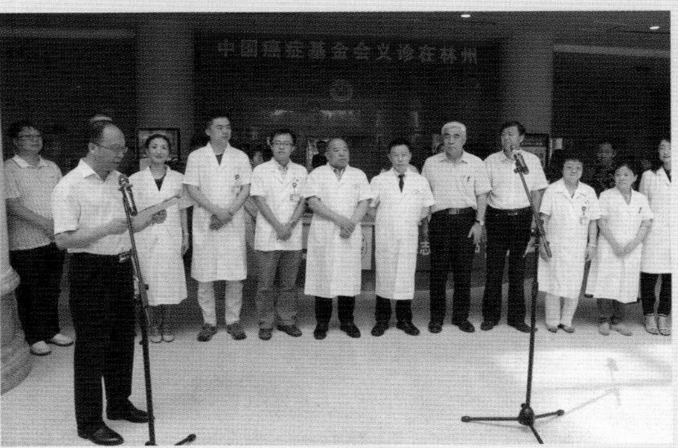

图23　8月4日，“义诊在林州”大型专家义诊活动

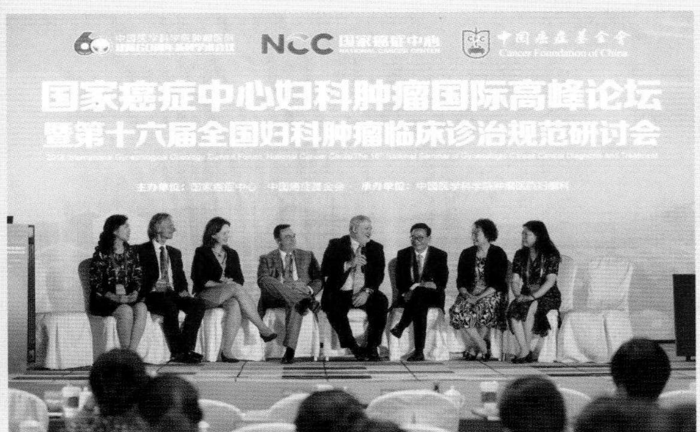

图24　8月24日～26日，妇科肿瘤国际高峰论坛暨第16届全国妇科肿瘤临床诊治研讨会

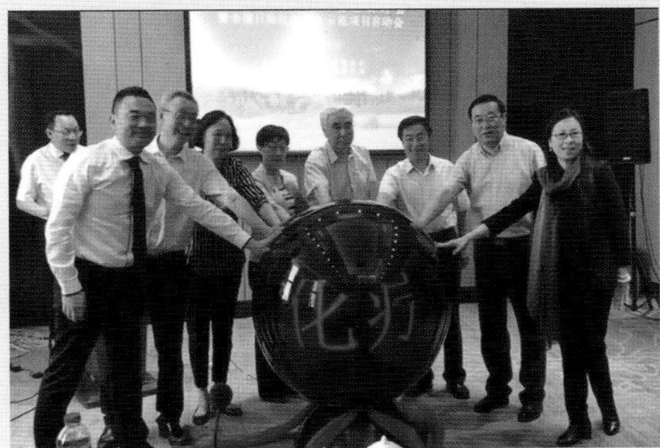

图25　8月25日，肿瘤日间化疗服务管理研讨会在内蒙古赤峰召开

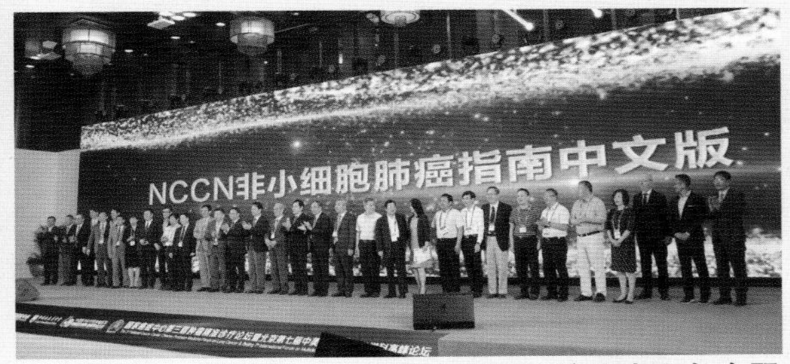

图26　9月7日～8日，第六届国家癌症中心年会暨第三届肿瘤精准诊疗论坛及第七届中美国际肺癌多学科高峰论坛

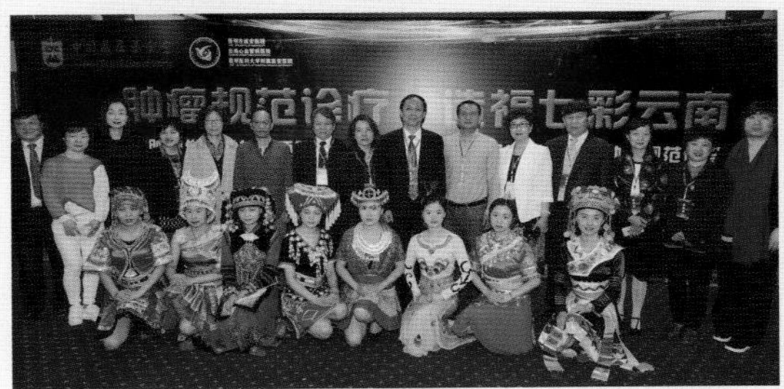

图27-1　万名医生肿瘤学公益培训项目

2018年大事记

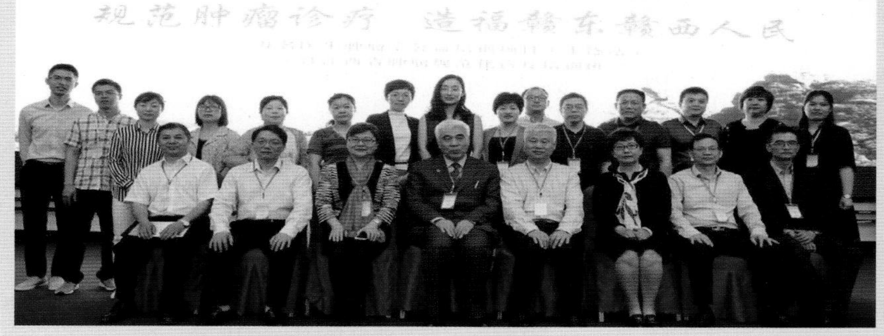

图27-2 万名医生肿瘤学公益培训项目

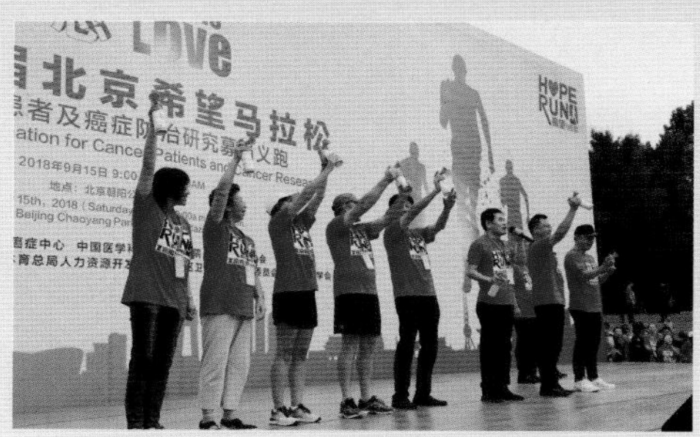

图28 9月15日，第20届“北京希望马拉松—为癌症患者及癌症防治研究募捐义跑”活动

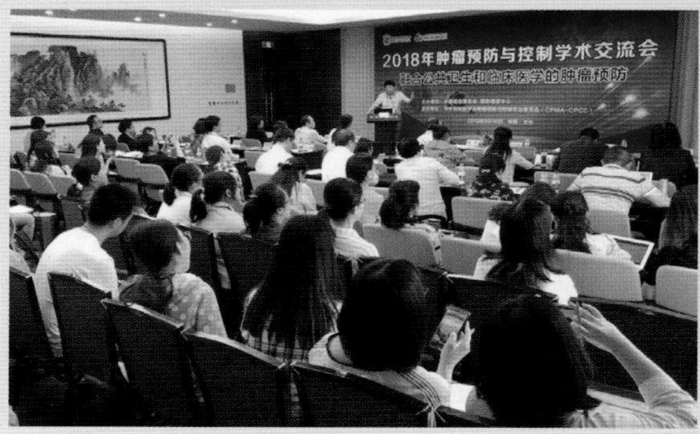

图29 9月16日，2018年肿瘤预防与控制学术交流会

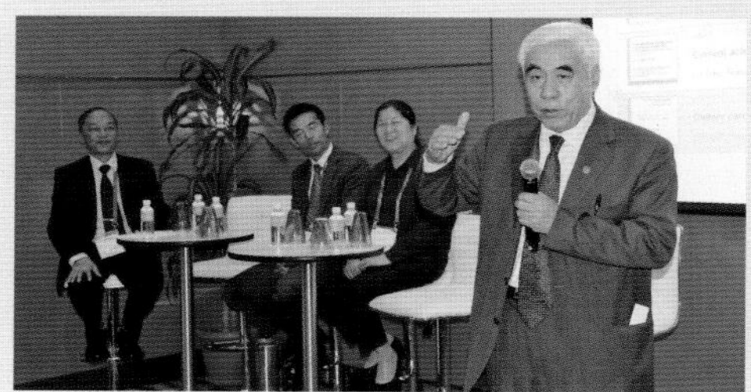

图30 10月1日～4日，参加国际抗癌联盟（UICC）主办的“2018世界癌症大会”

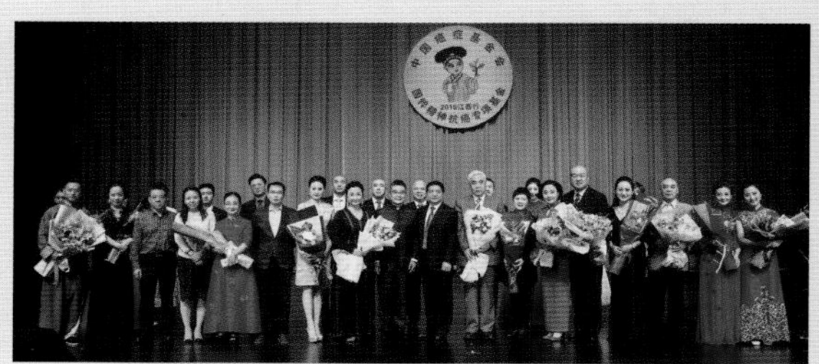

图31 10月10日，“国粹精神抗癌专项基金”携手公益之江西行——京剧名家名段演唱会

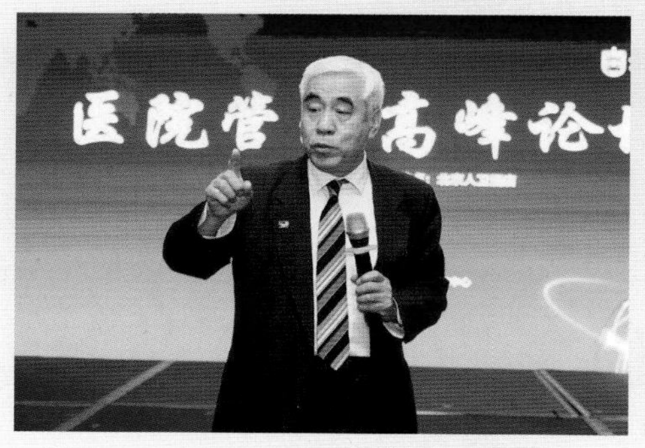

图32 10月13日，医院管理高峰论坛

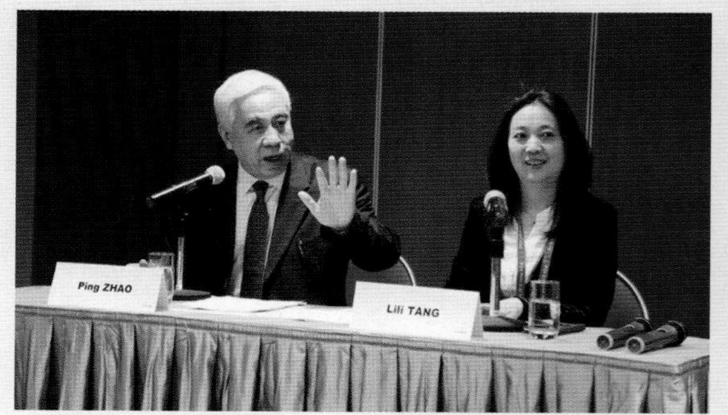

图33 10月29日～11月2日，参加国际肿瘤心理学会（IPOS）主办的“第20届世界肿瘤社会心理学大会”

中国癌症基金会

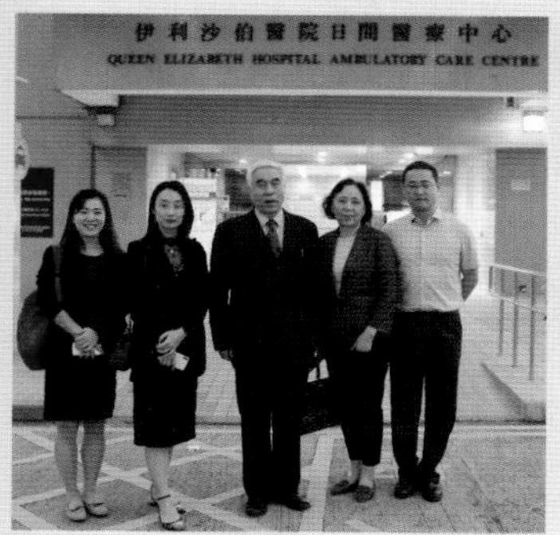

图34　10月30日，参访香港癌症基金会和伊利沙伯医院

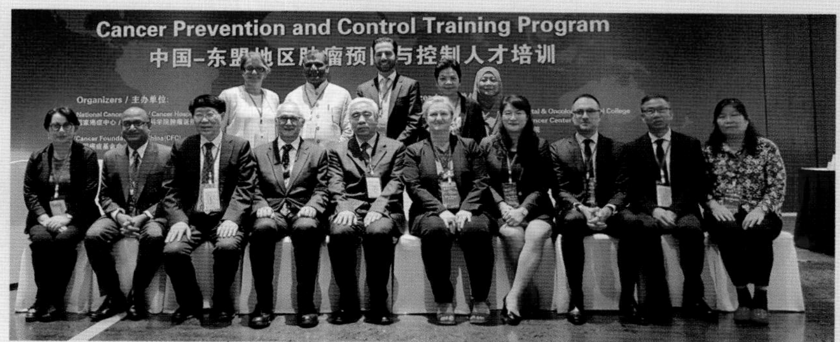

图35　11月5日～9日，中国-东盟地区肿瘤预防与控制人才培训班

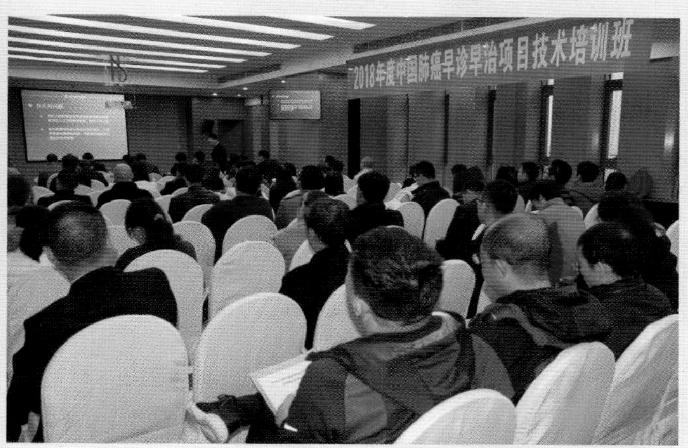

图36　11月8日～10日，在成都举办农村癌症早诊早治项目培训班

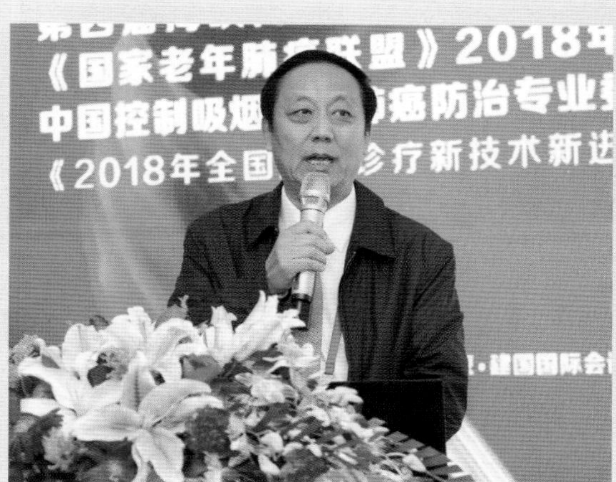

图37　11月8日～11日，第四届海峡两岸控烟与肺癌防治研讨会、“国家老年肺癌联盟”2018年学术年会、中国控制吸烟协会肺癌防治专业委员会学术年会暨2018年全国肺癌诊疗新技术新进展学习班

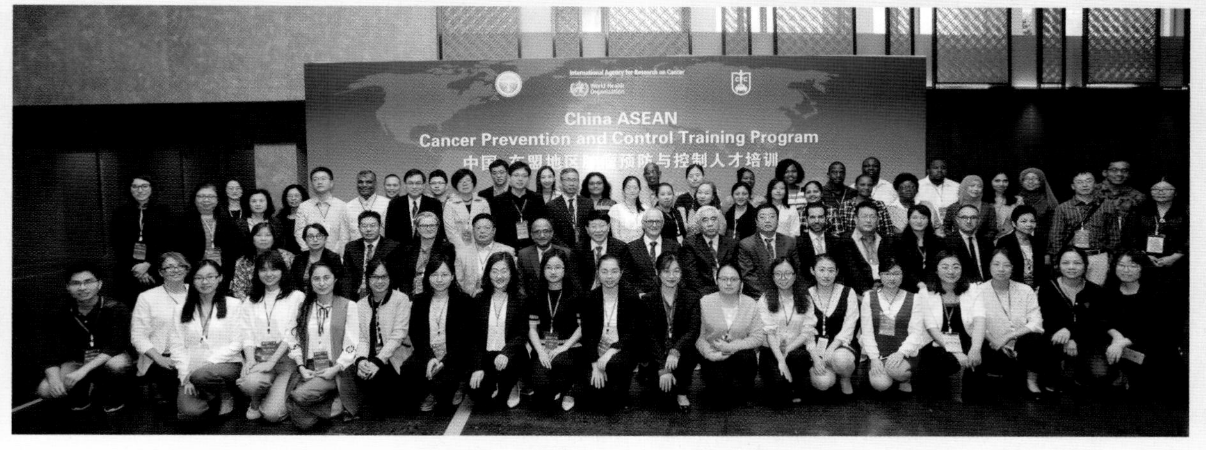

图38　11月16日～18日，第十二届亚太地区癌症预防组织（APOCP）国际大会地区会议

2018年大事记

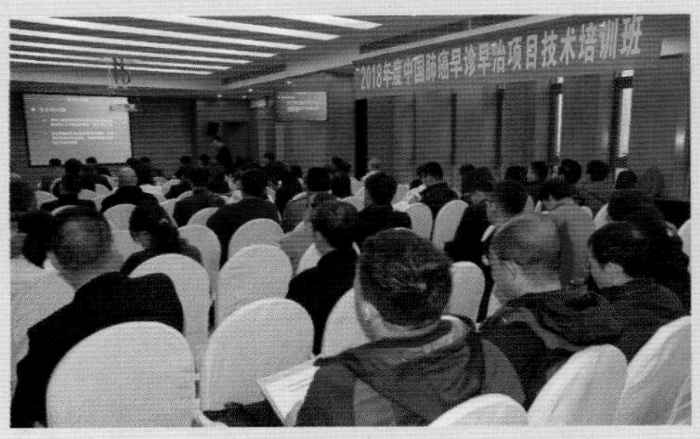

图39　11月16日～18日，在成都举办农村肺癌早诊早治培训班

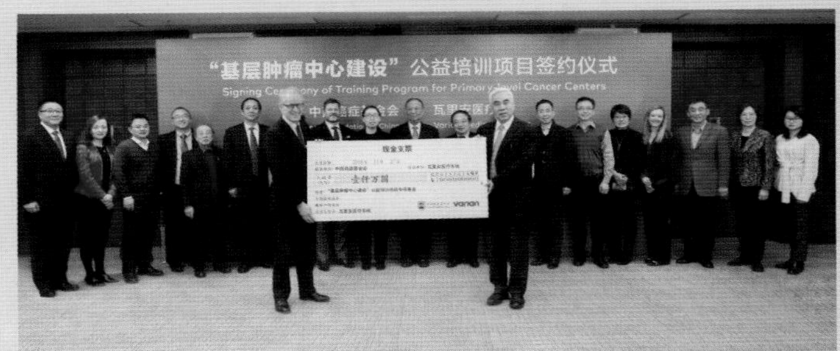

图40　11月27日，"基层肿瘤中心建设"公益培训项目签约仪式

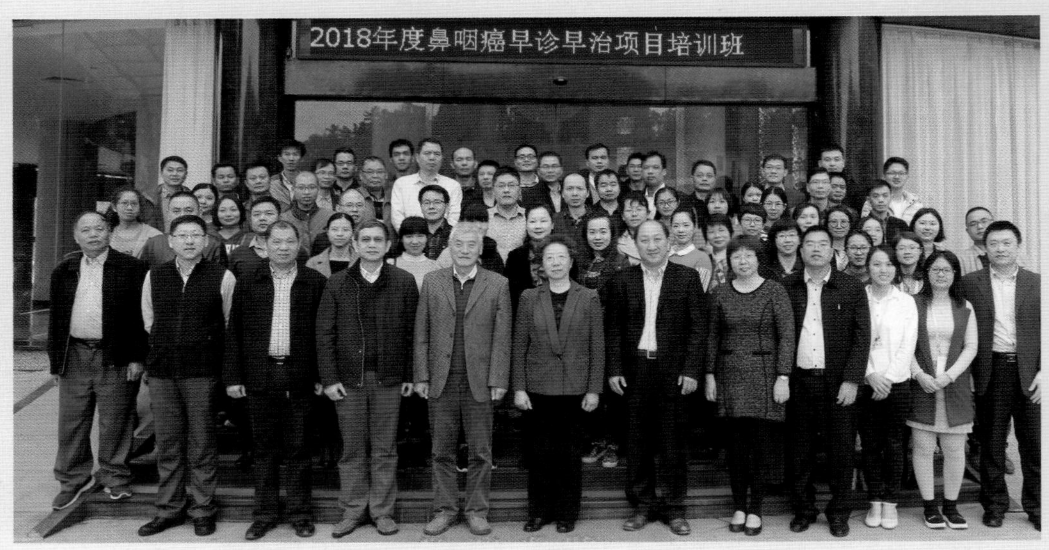

图41　11月27日～29日，在广西梧州举办第二期农村鼻咽癌早诊早治培训班

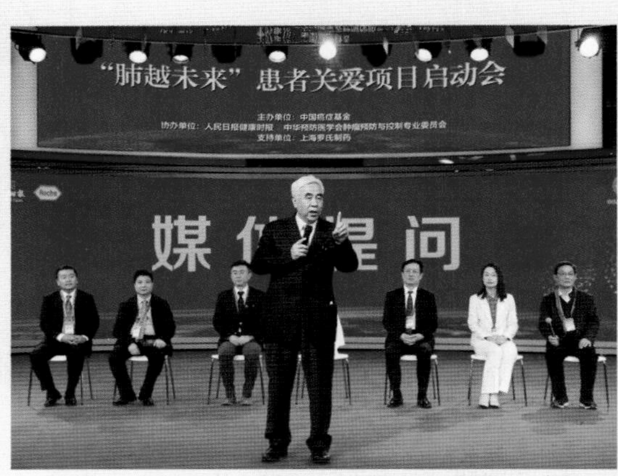

图42　12月2日，"肺越未来"患者关爱项目启动会

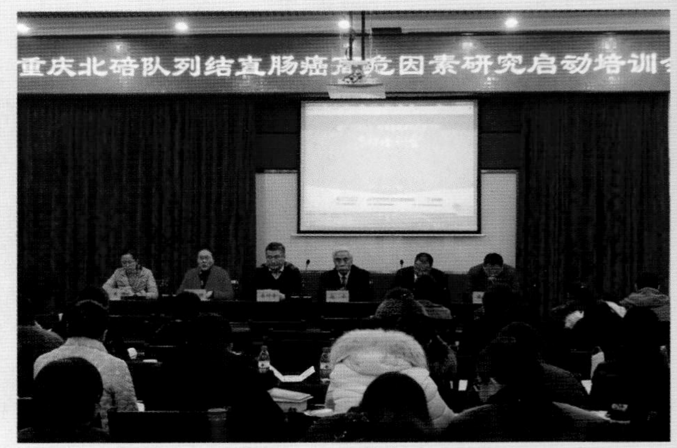

图43　12月21日，重庆北碚区高危人群结直肠癌队列研究项目启动会

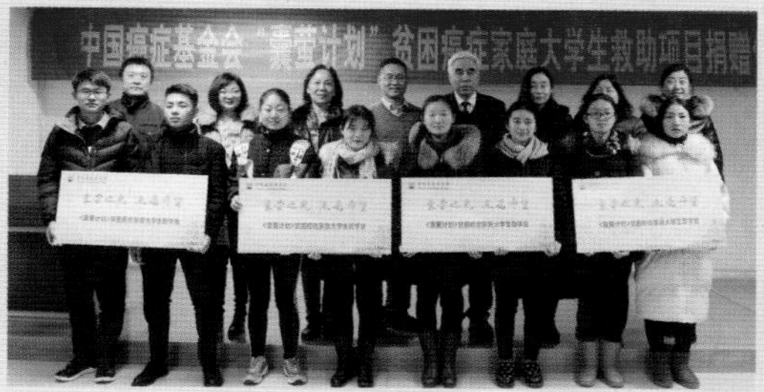

图44-1 “囊萤计划”

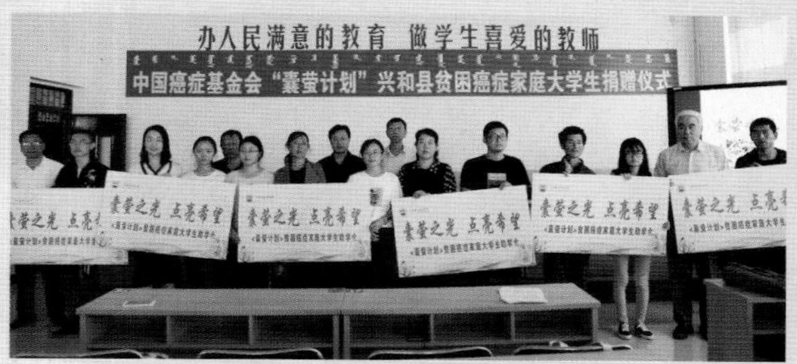

图44-2 “囊萤计划”

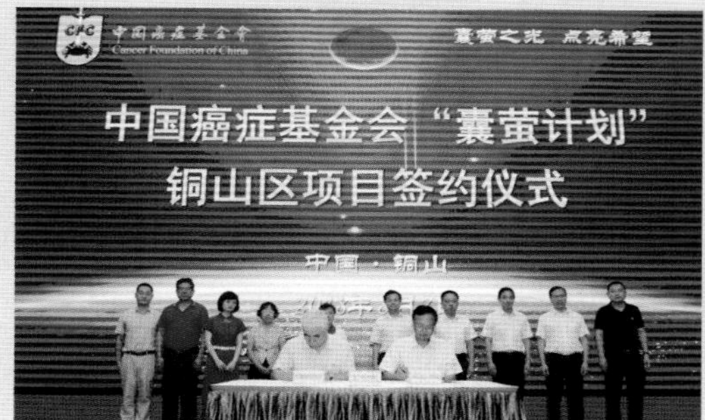

图44-3

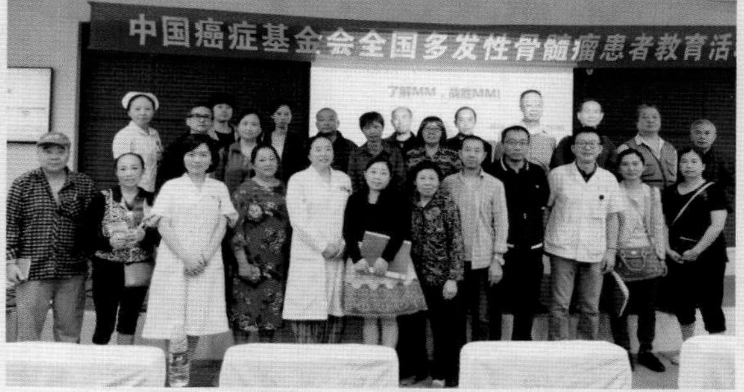

图45 “全国多发性骨髓瘤患者教育活动”四川省人民医院患教活动现场

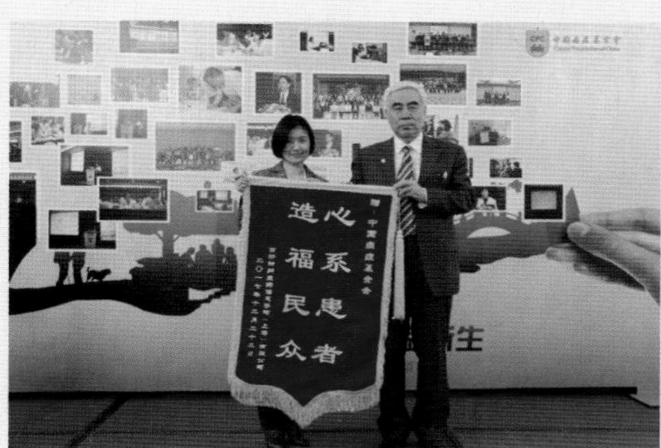

图46-1 患者援助项目

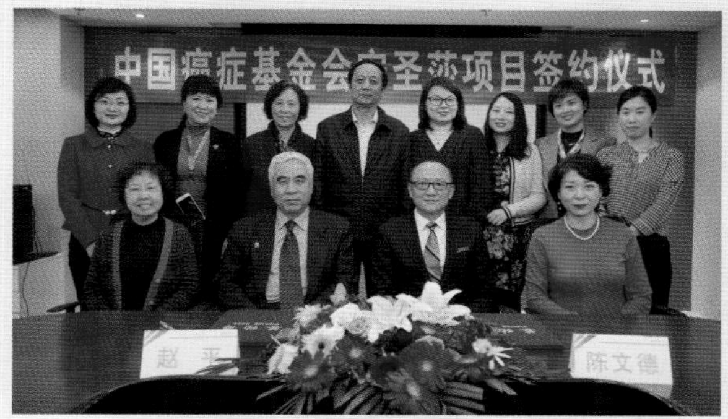

图46-2 患者援助项目

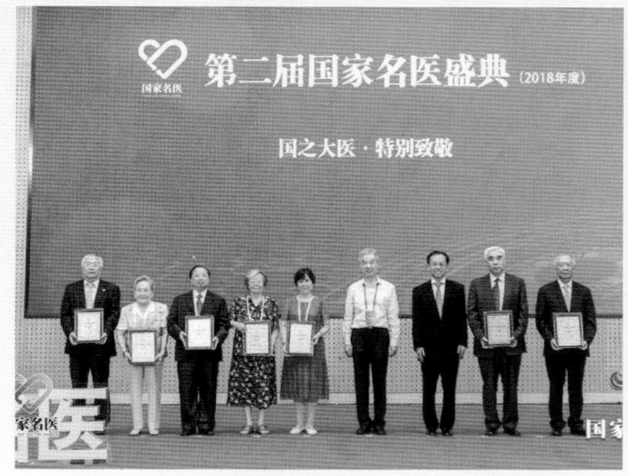

图47 赵平理事长入选第二届国家名医盛典“国之大医·特别致敬”荣誉称号

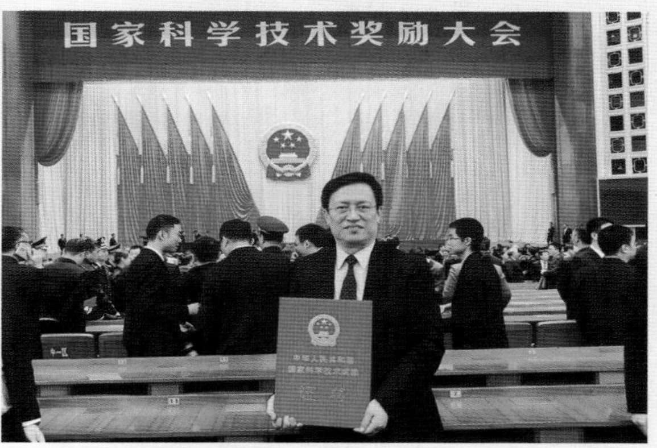

图48 中国癌症基金会理事支修益教授荣获国家科学技术进步奖二等奖

（本版图片除署名外，由中国癌症基金会供稿，详细内容见473页）

2018年大事记

第十二届中国肿瘤内科大会

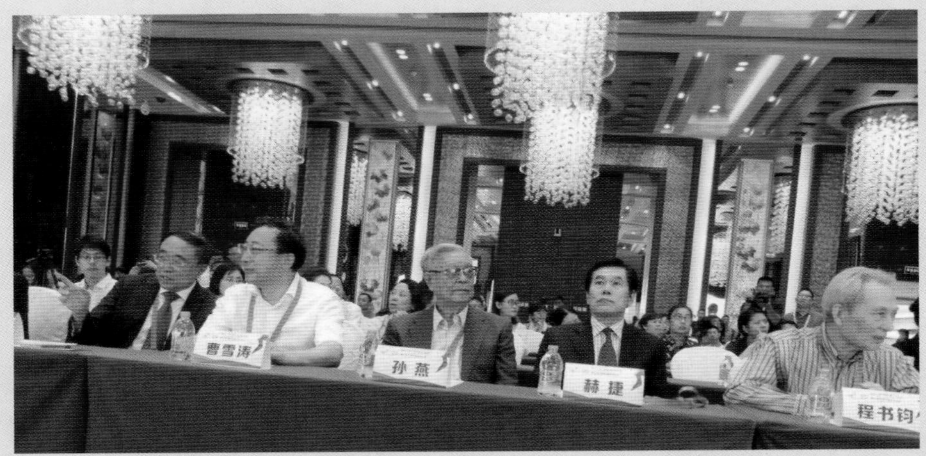

5位院士莅临大会

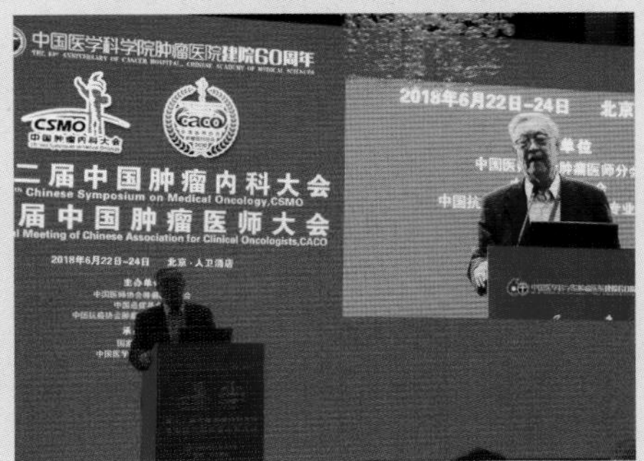

孙燕院士致辞

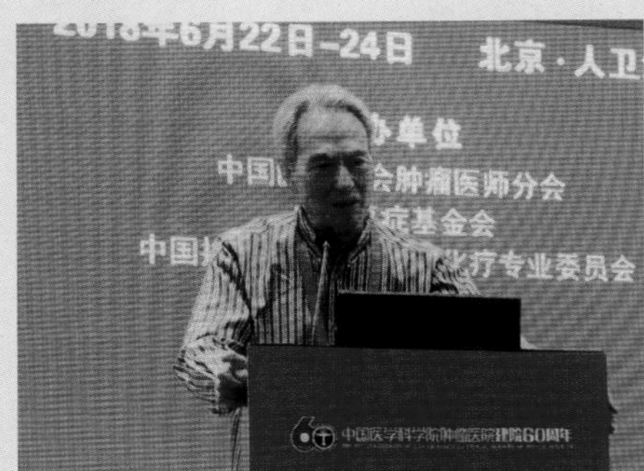

程书钧院士致辞

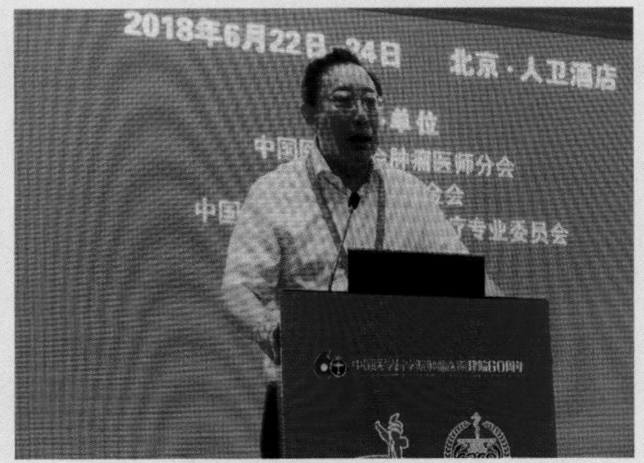

曹雪涛院士致辞

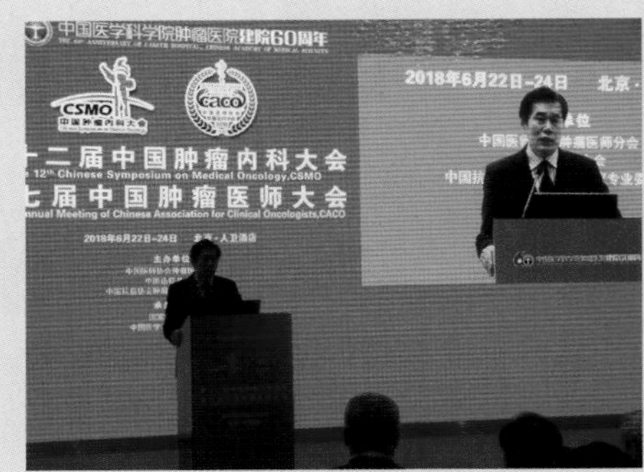

赫捷院士致辞

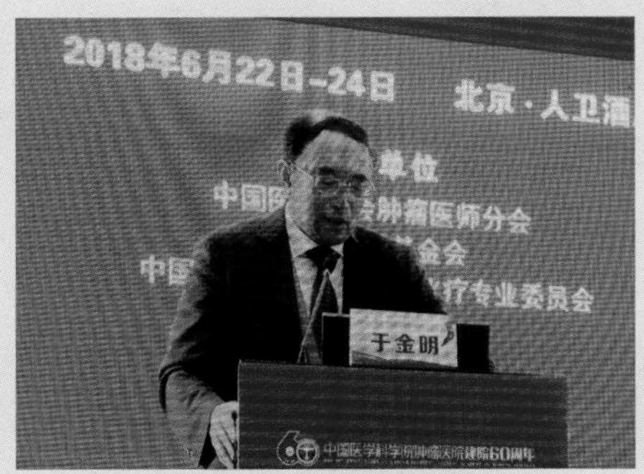

于金明院士做学术报告

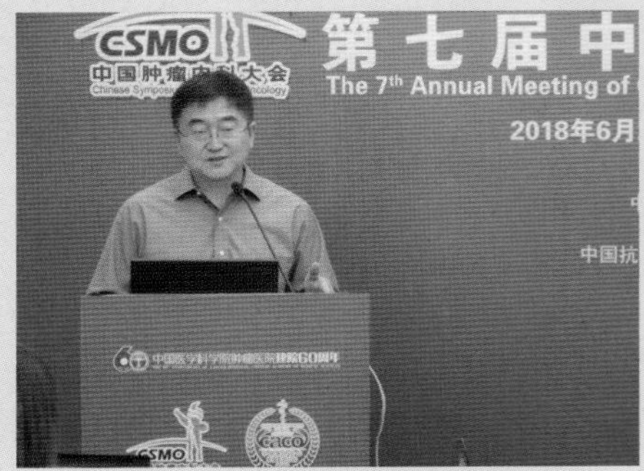

李峻岭教授做学术报告

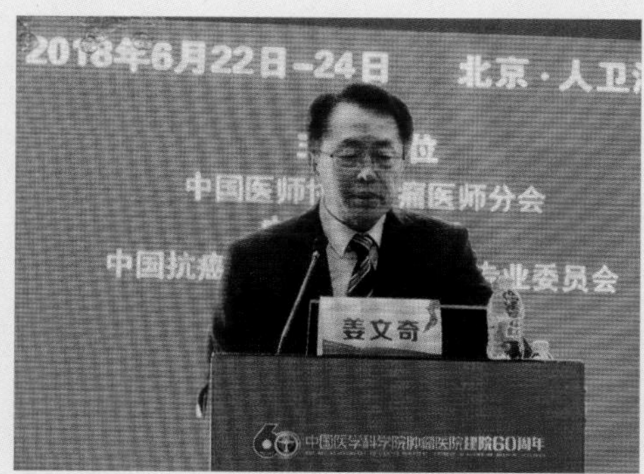

姜文奇教授做学术报告

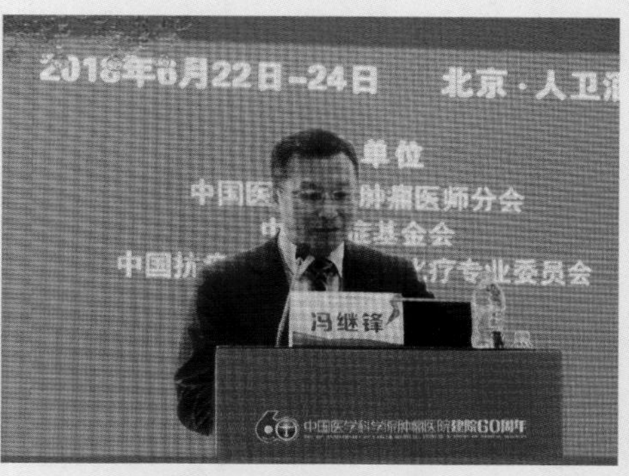

冯继锋教授做学术报告

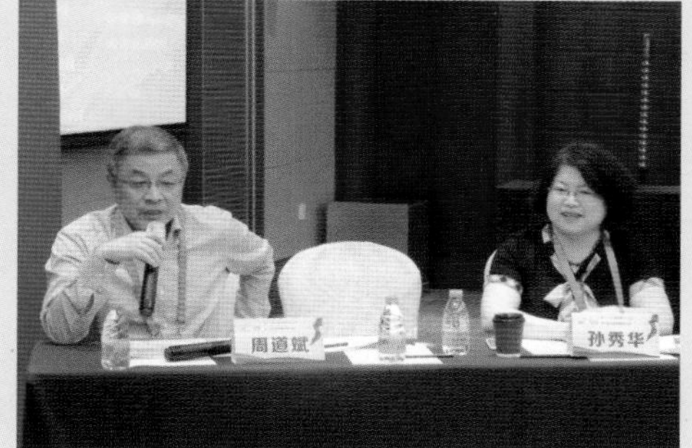

大会学术报告主持人

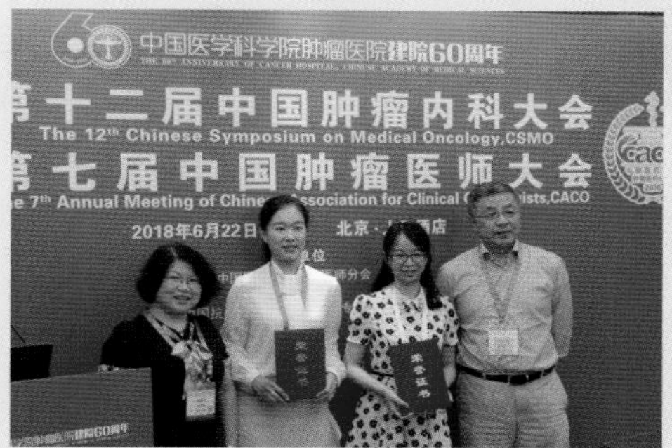

为优秀论文颁奖

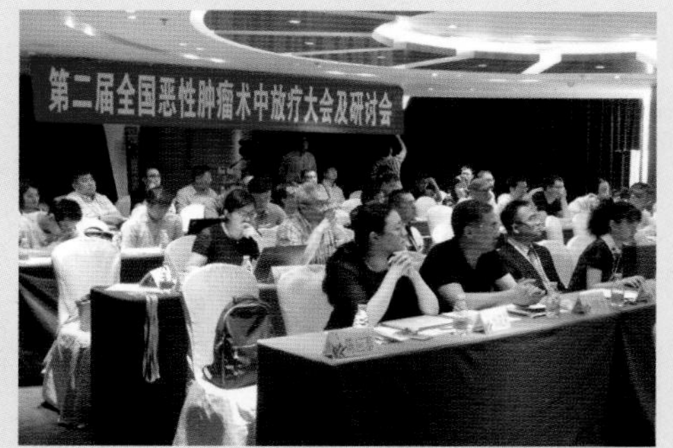

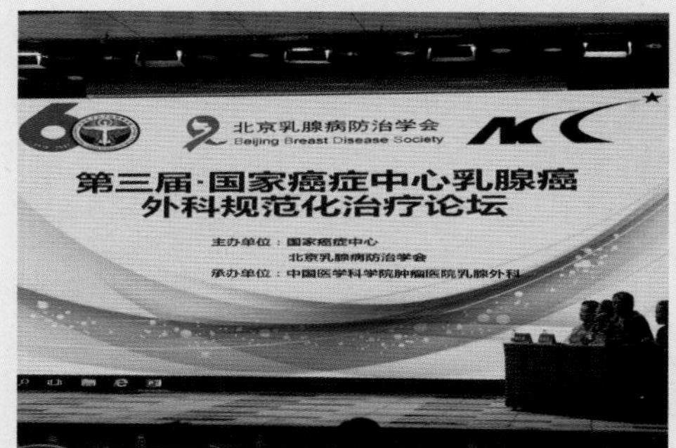

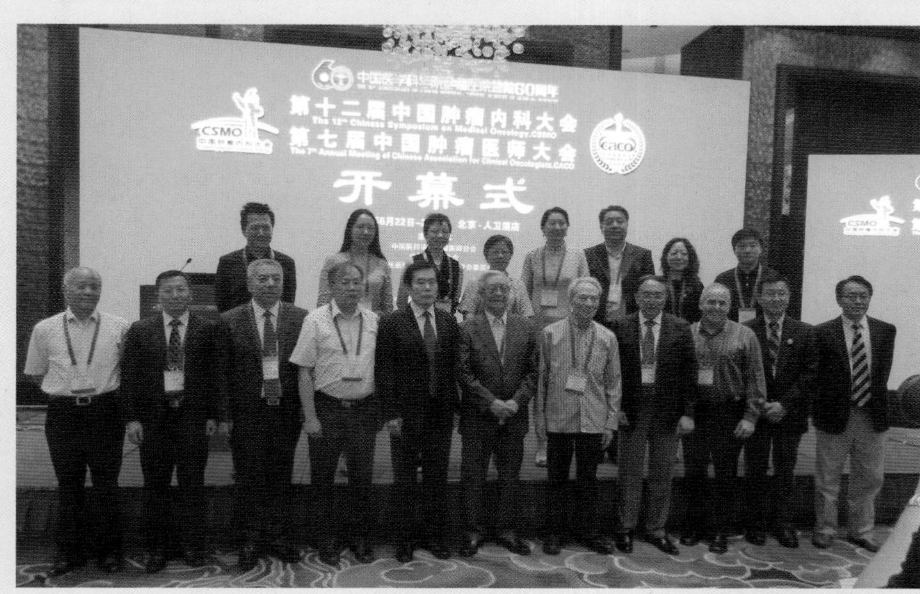

出席大会的专家合影

（本版图片摄影：张立峰）

第二十一届全国临床肿瘤学大会

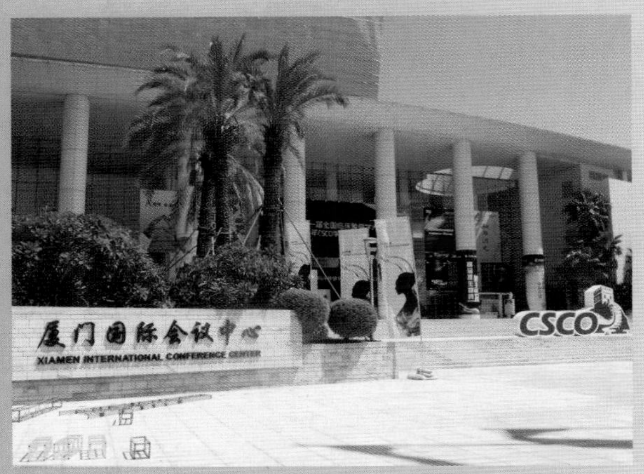

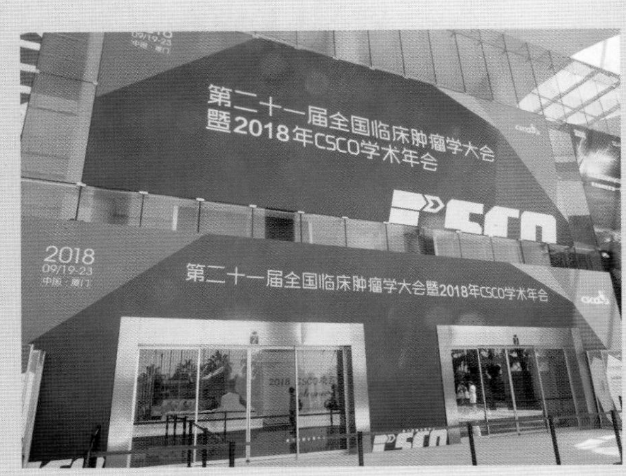

大会在厦门国际会议中心举办

9月20日，第一场新闻发布会（左起：江泽飞、秦叔逵、赫捷、李进、马军、程颖）

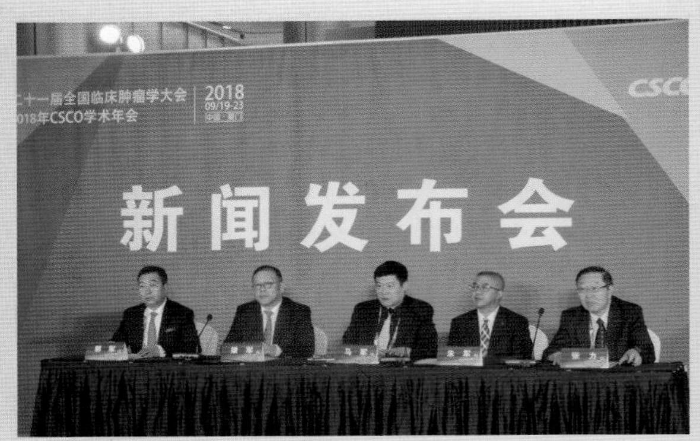

9月21日，第二场新闻发布会（左起：郭军、梁军、马军、朱军、张力）

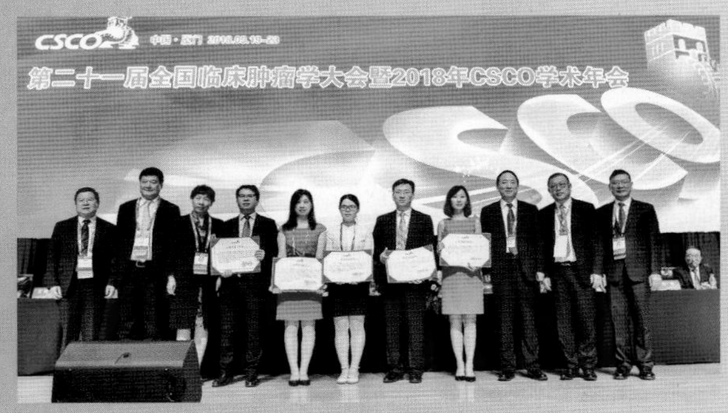

颁发优秀论文证书

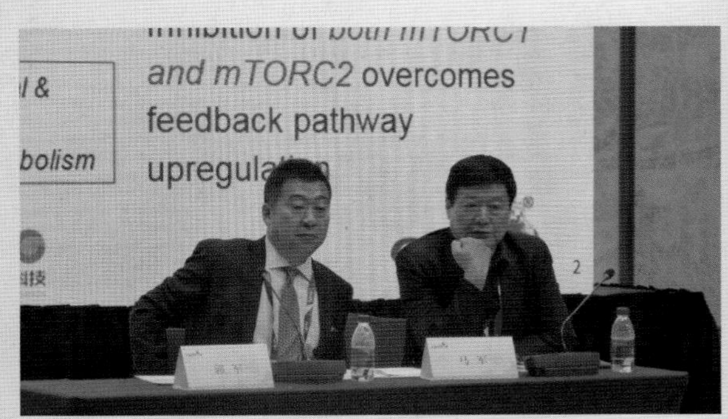

马军教授、郭军教授主持学术报告会

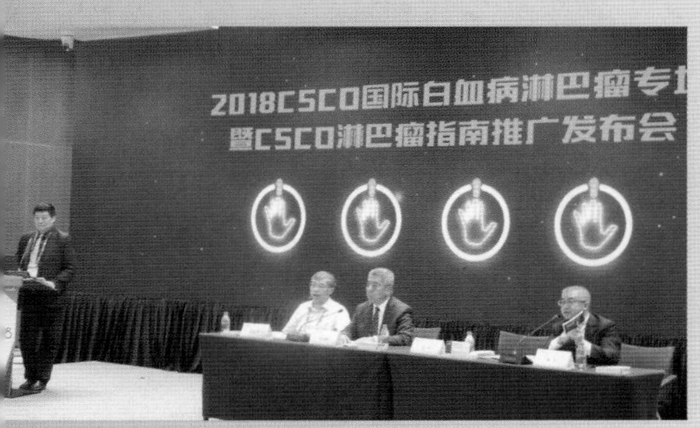

马军教授介绍CSCO淋巴瘤指南

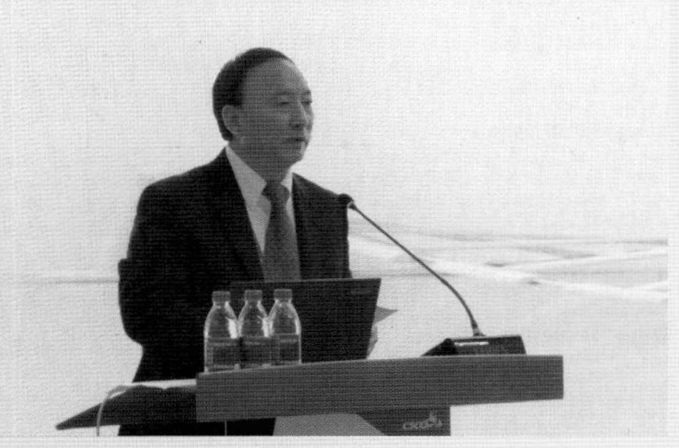

秦叔逵教授做学术报告

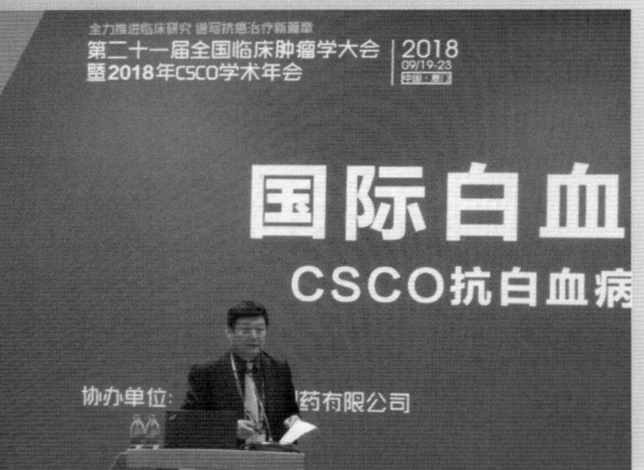

马军教授做学术报告

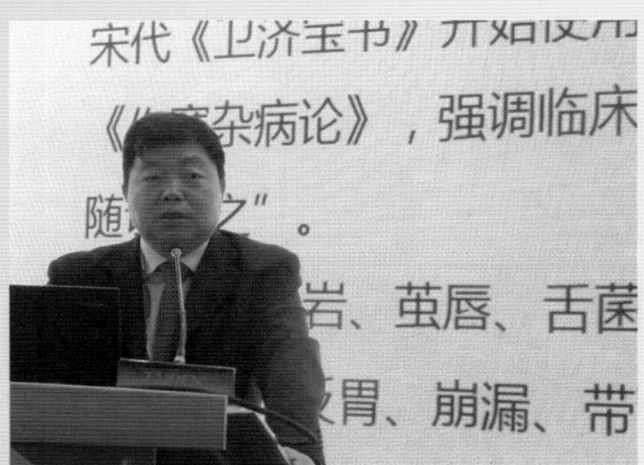

华海清教授做学术报告

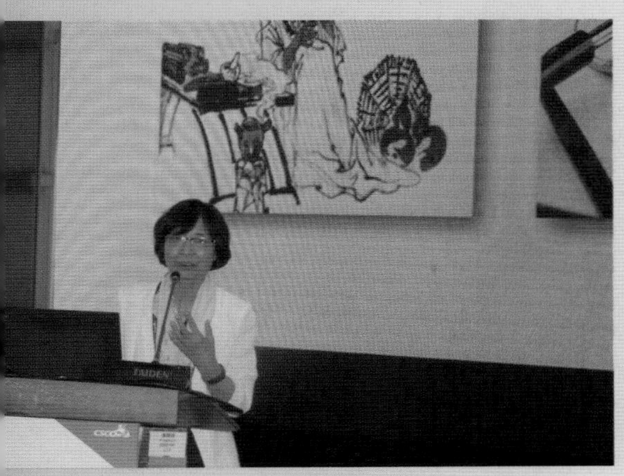
李萍萍教授做学术报告

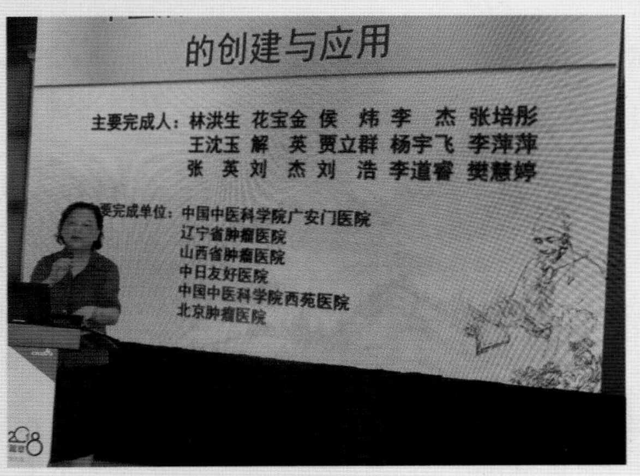

林洪生教授

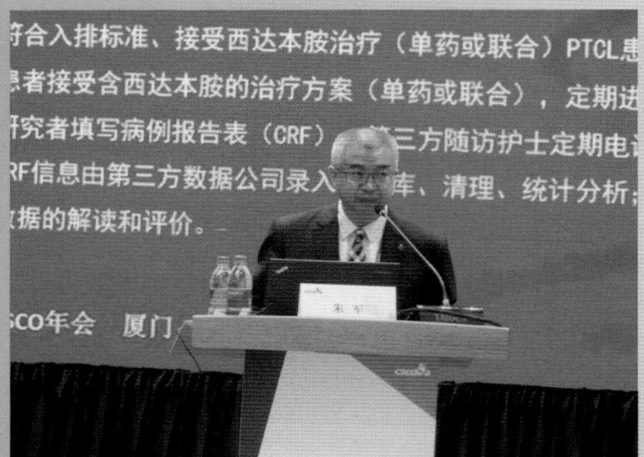

朱军教授做学术报告

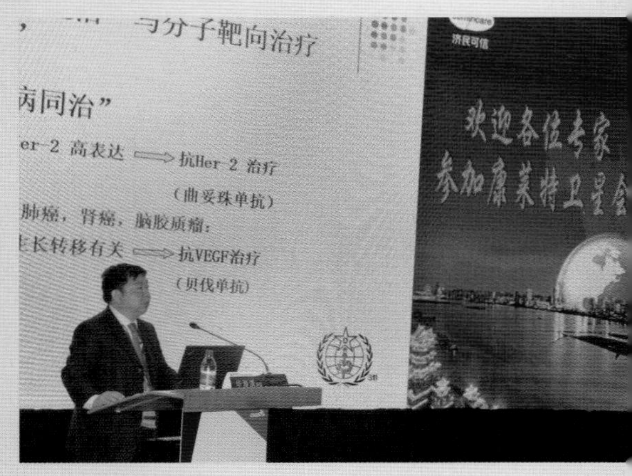

华海清教授在济民可信康莱特卫星会上做学术报告

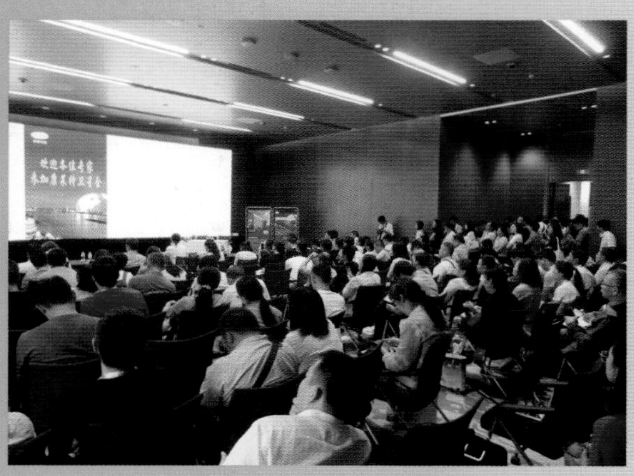

座无虚席的康莱特卫星会

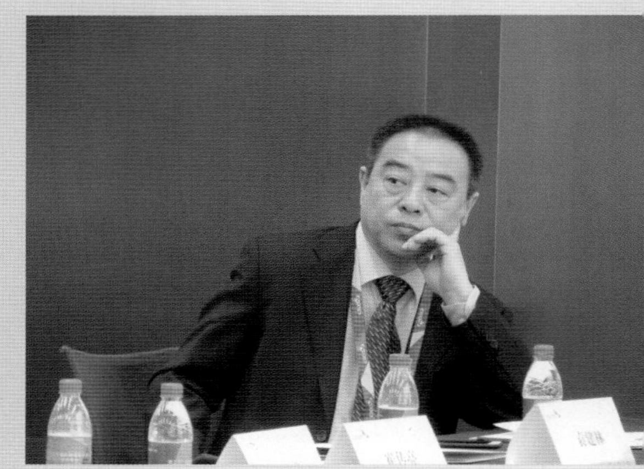

马建辉教授

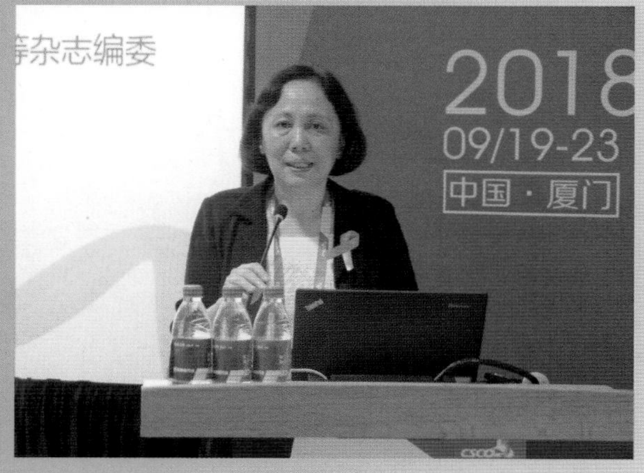

徐波主任

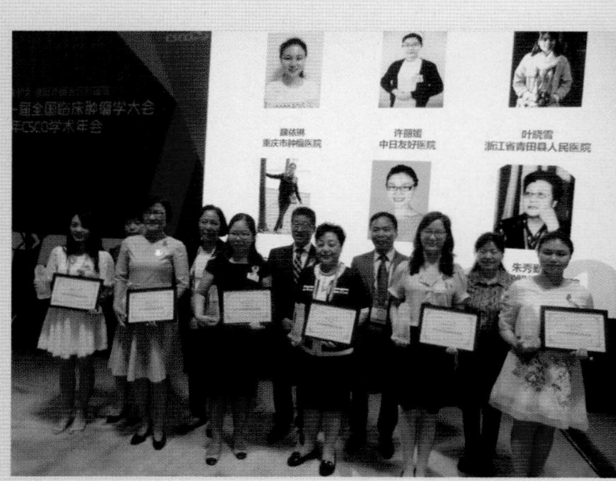

颁奖仪式

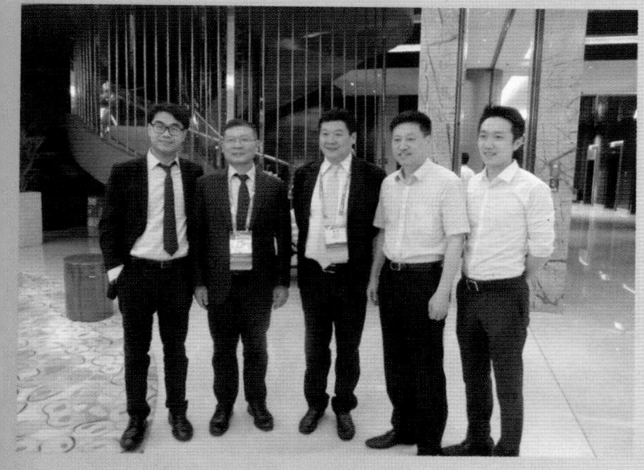

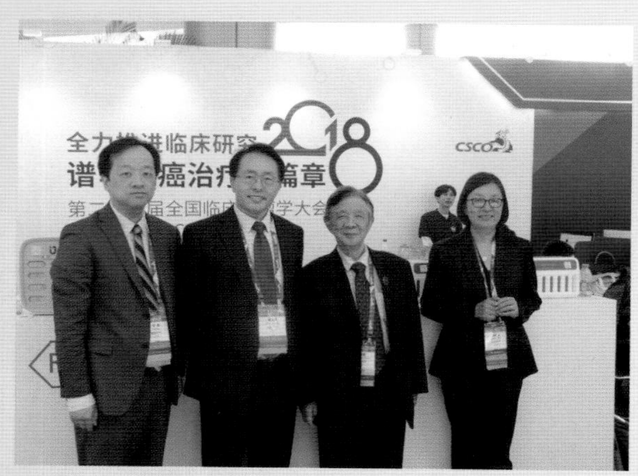

一年一度再聚首

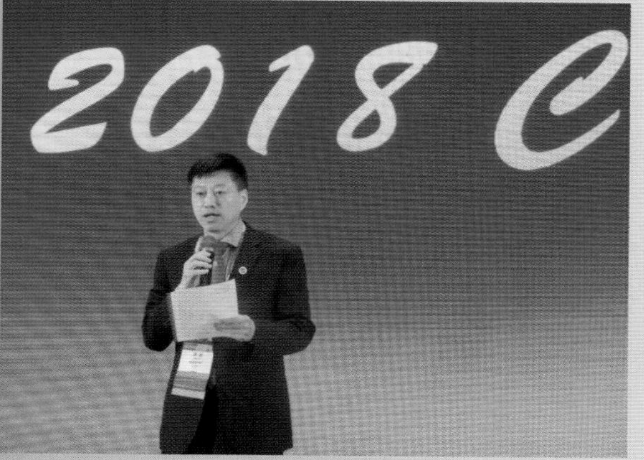

李进理事长主持欢迎晚会

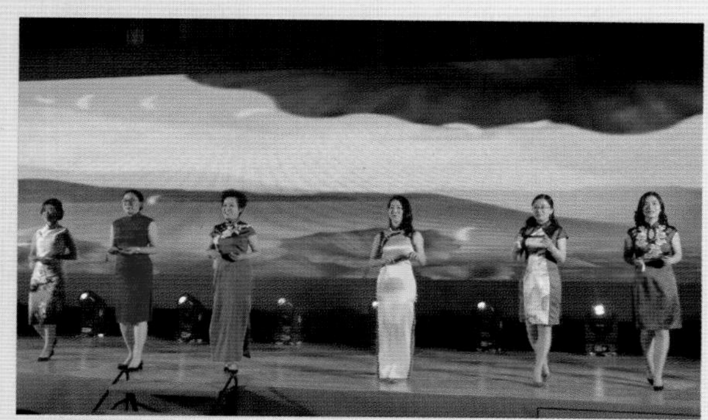

欢迎晚会上的旗袍秀

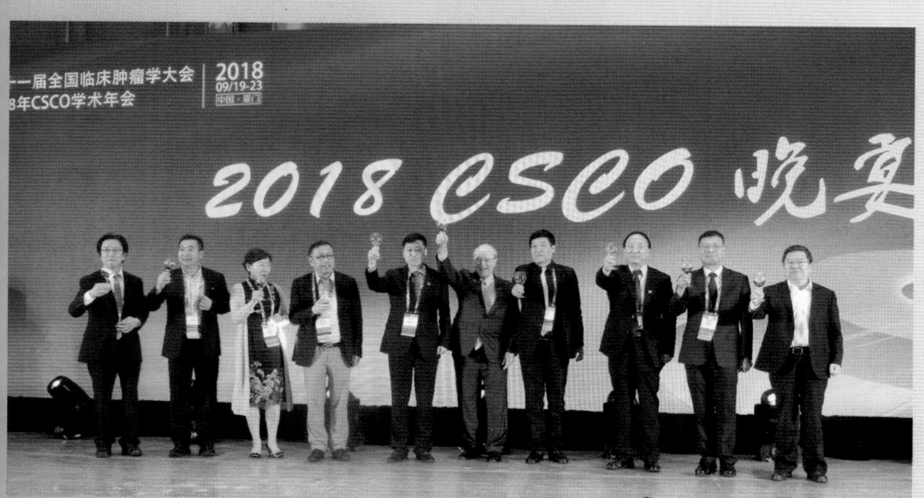

举杯祝贺大会取得圆满成功

（本版图片摄影：张立峰）（本次会议文字报道见515页）

中国临床肿瘤学会（CSCO）2018年大事记

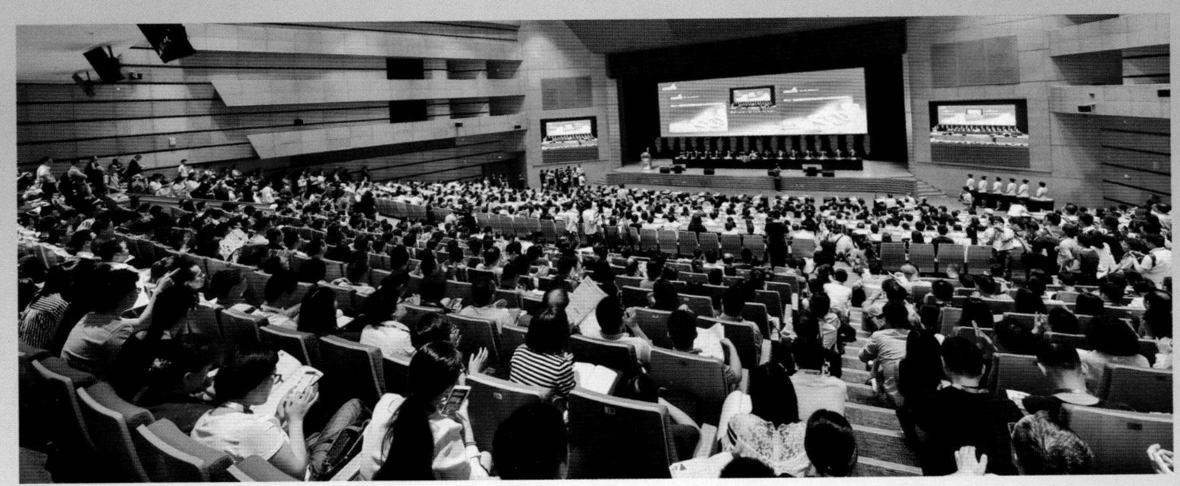

第二十一届全国临床肿瘤学大会暨2018年CSCO学术年会开幕式

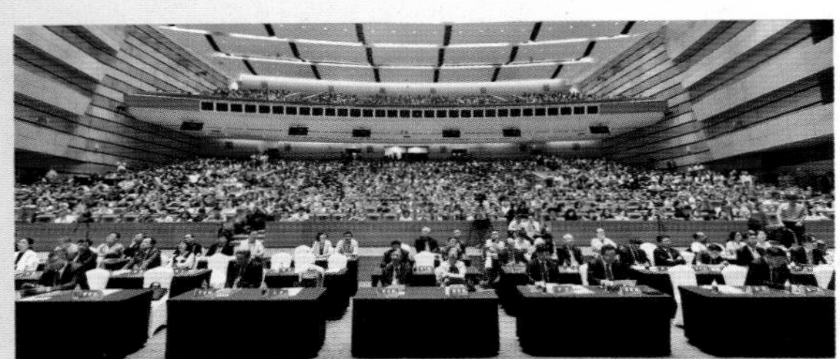

大会开幕式会场

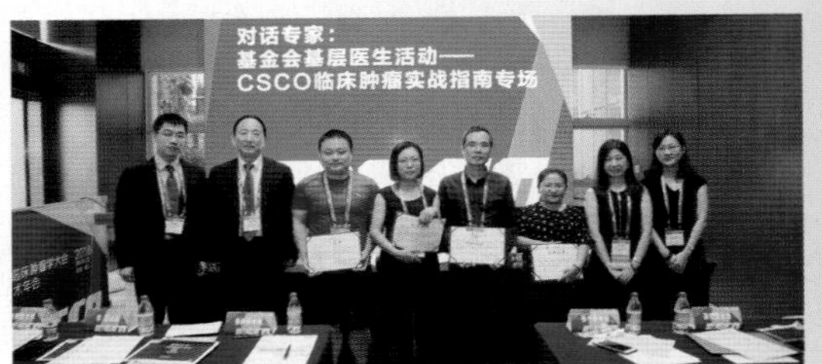

大会为贫困边远地区基层医生特设专场

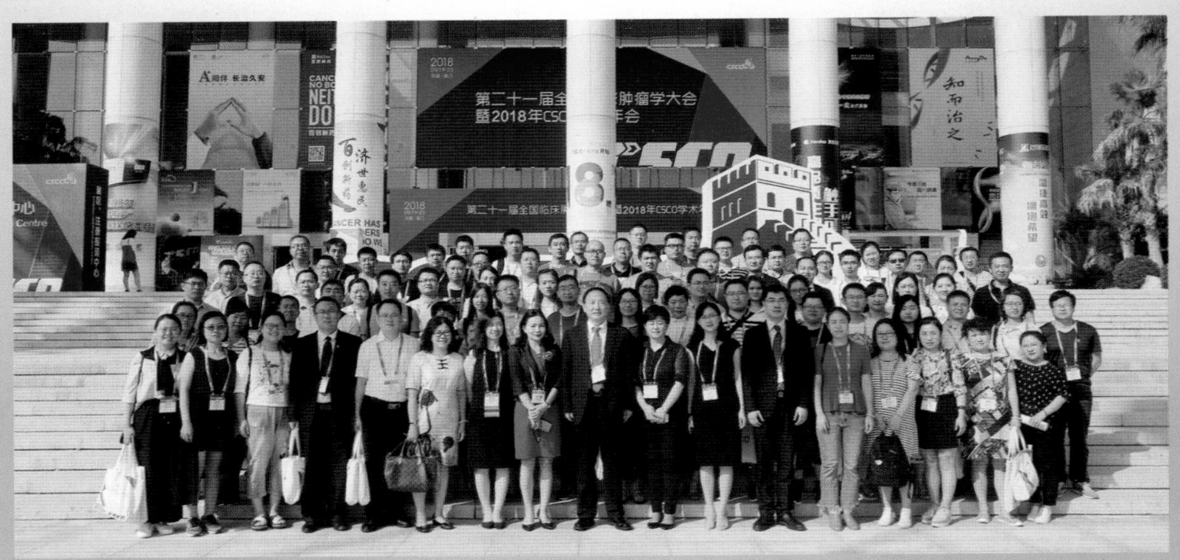

资助了100位来自贫困边远地区的年轻医生到厦门参加CSCO年会

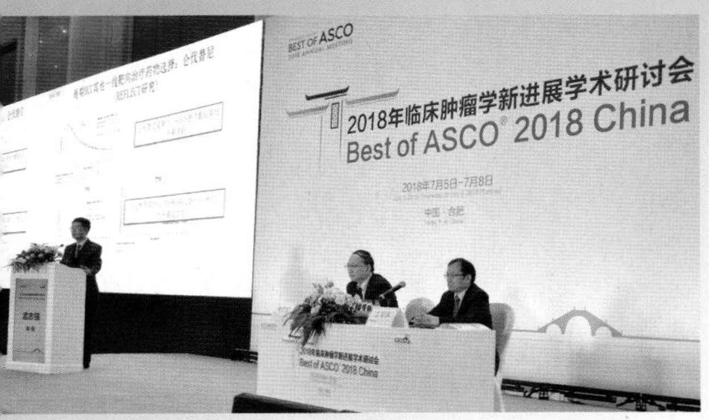

2018年Best of ASCO®中国会议

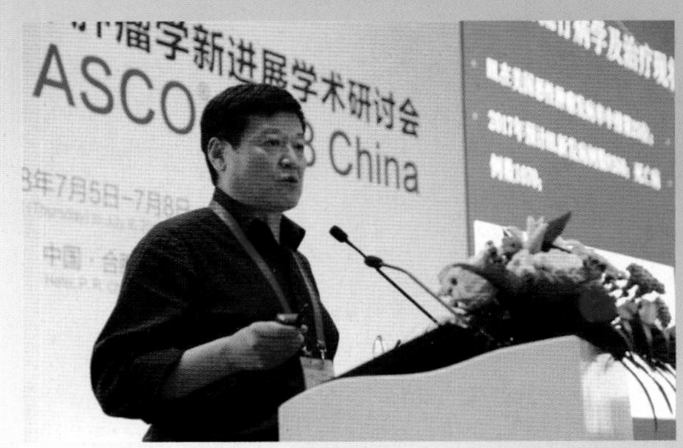

马军教授

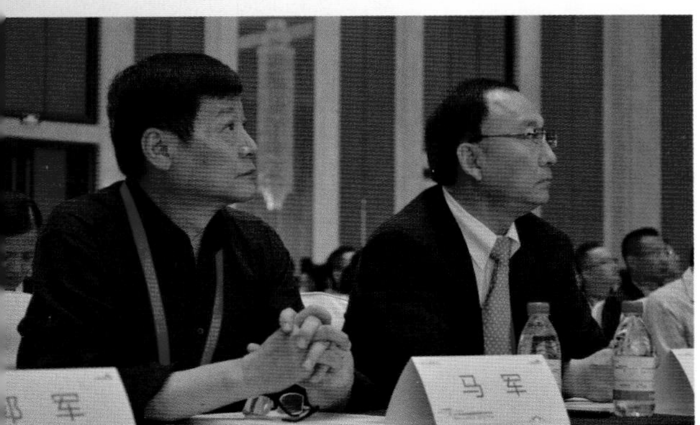

马军教授、秦叔逵教授

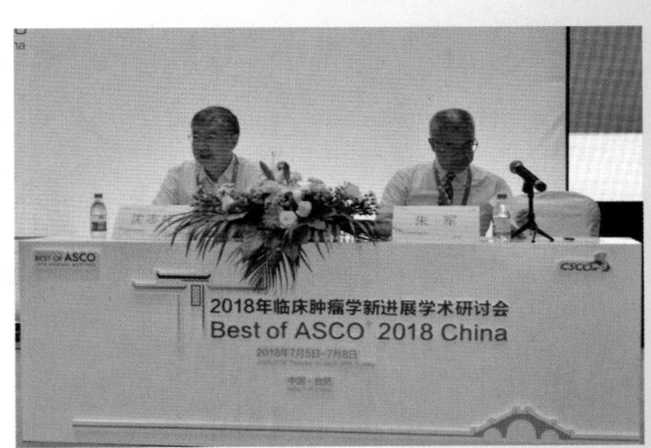

沈志祥教授、朱军教授

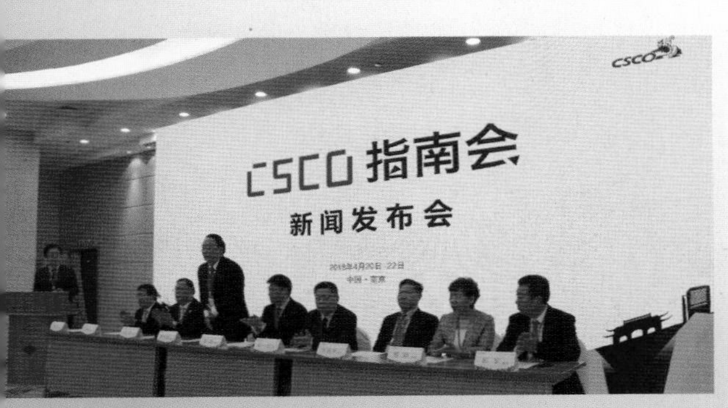

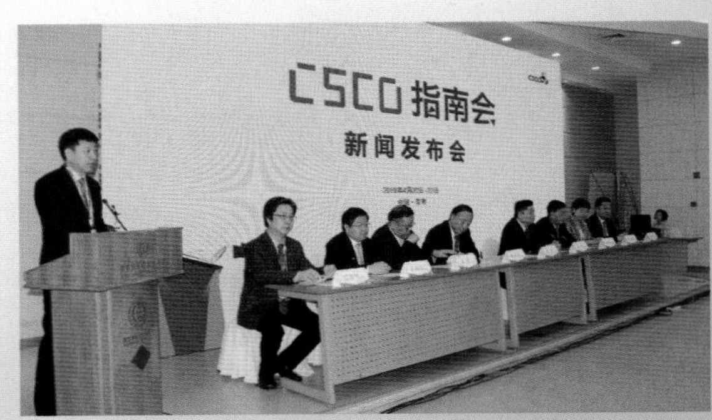

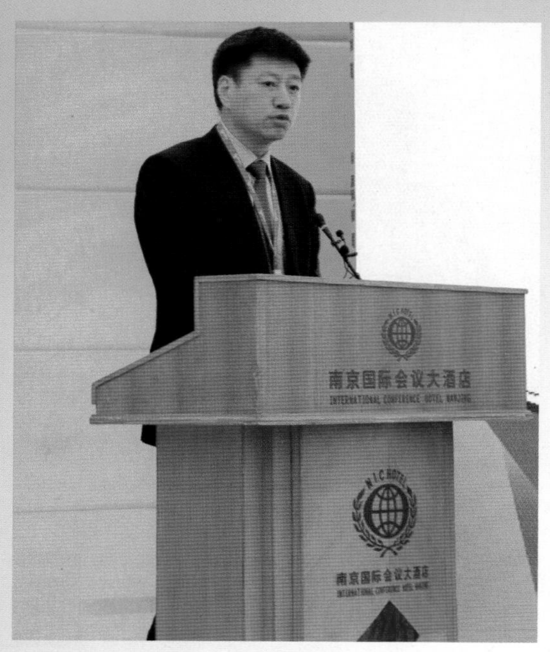

李进教授

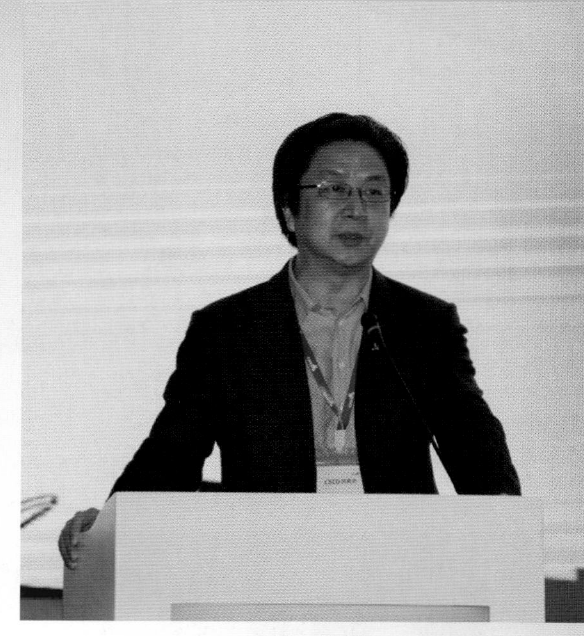

江泽飞教授

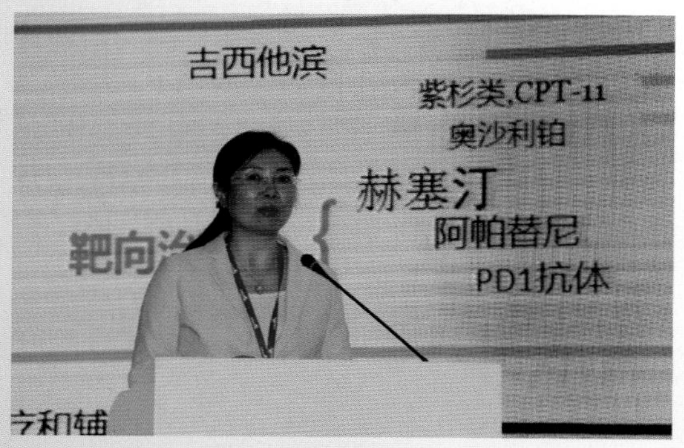

黄镜教授

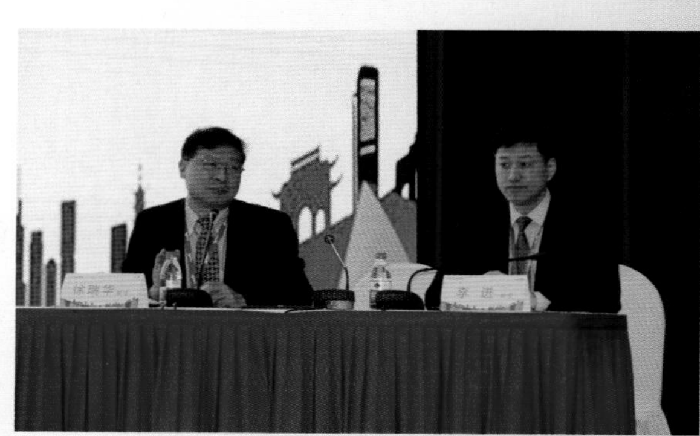

徐瑞华教授、李进教授

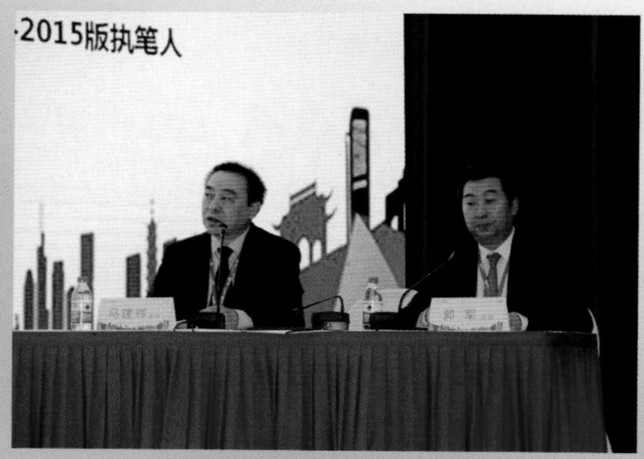

马建辉教授、郭军教授

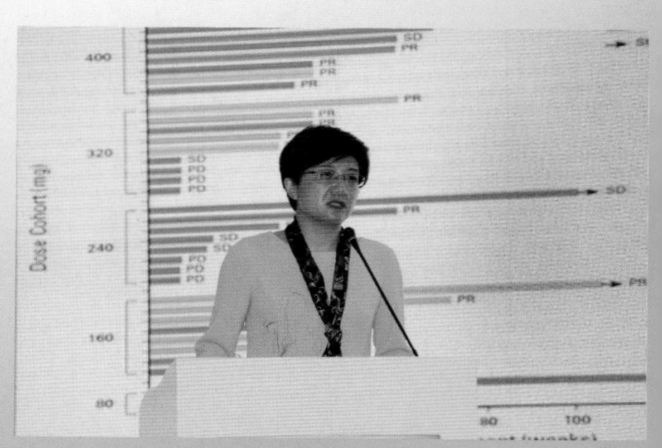

袁芃教授

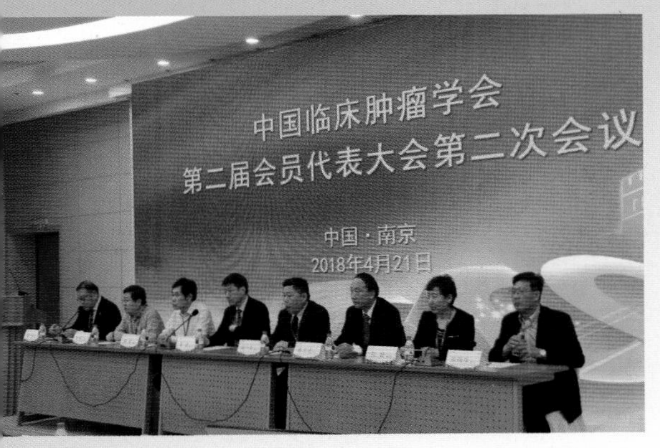

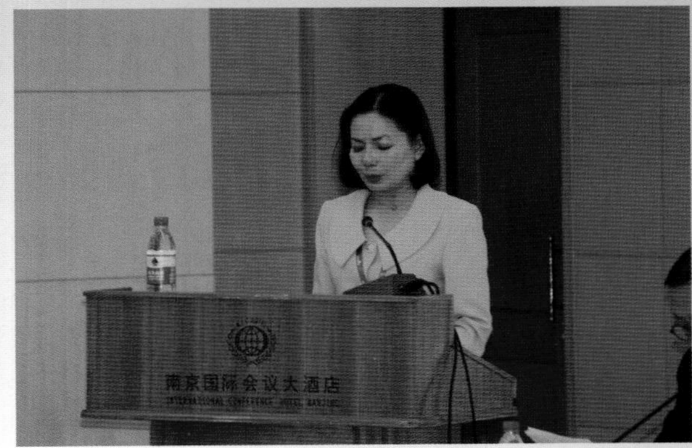

CSCO办公室刘凌主任

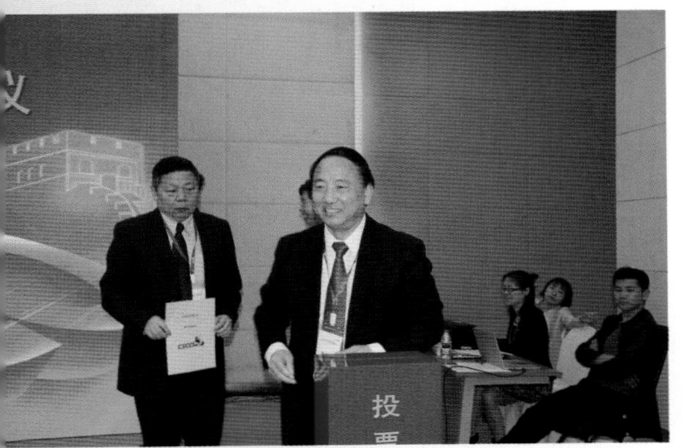

投票选举新一届领导班子

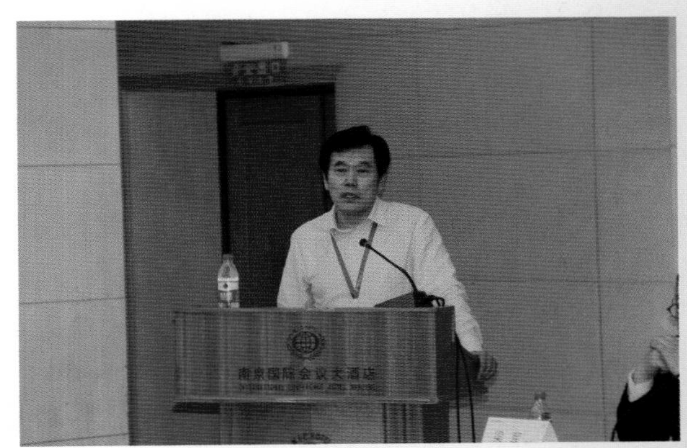

候任理事长赫捷院士

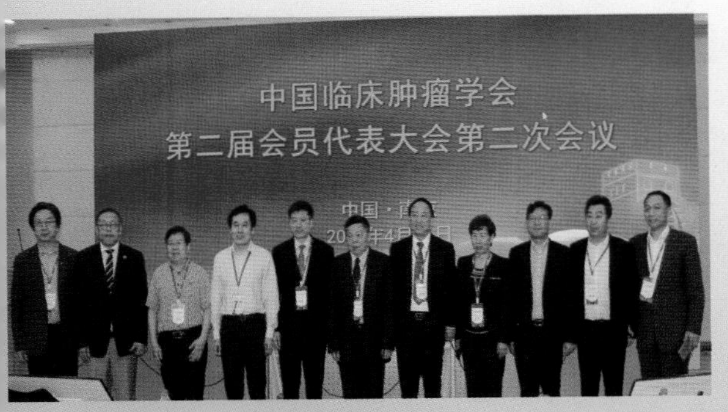

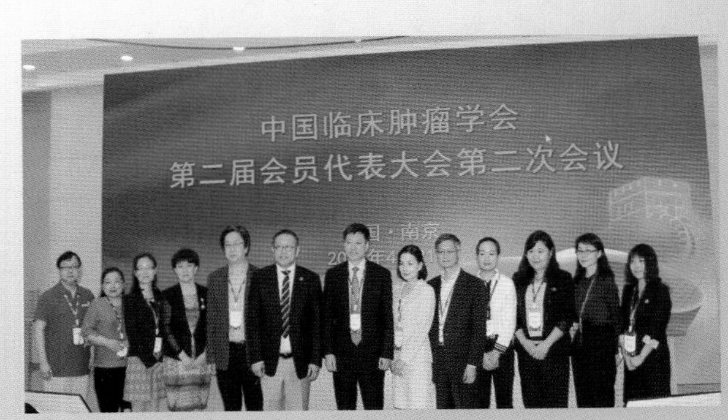

（本版图片由CSCO办公室提供）（相关文字内容见486页）

中国临床肿瘤学会（CSCO）中西医结合专家委员会成立

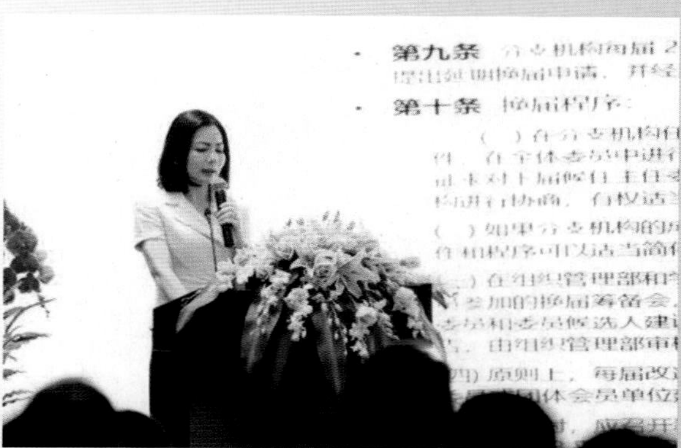

CSCO办公室刘凌主任主持成立大会

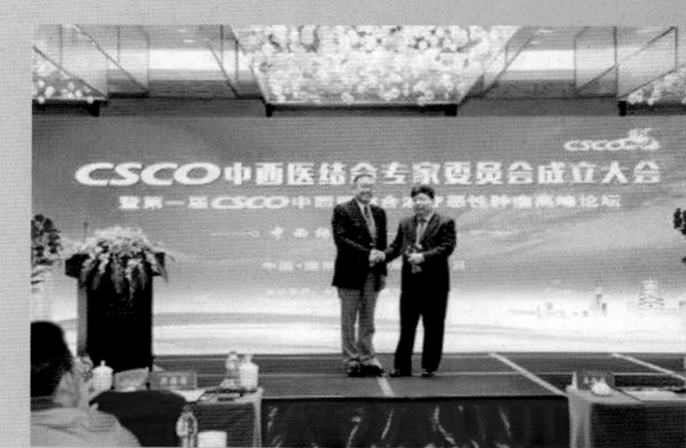

梁军教授为新当选的主任委员华海清教授颁发聘书

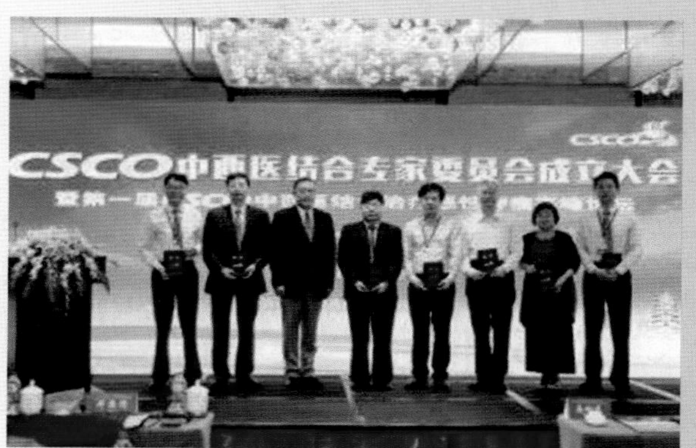

梁军教授为专家委员会领导成员颁发聘书

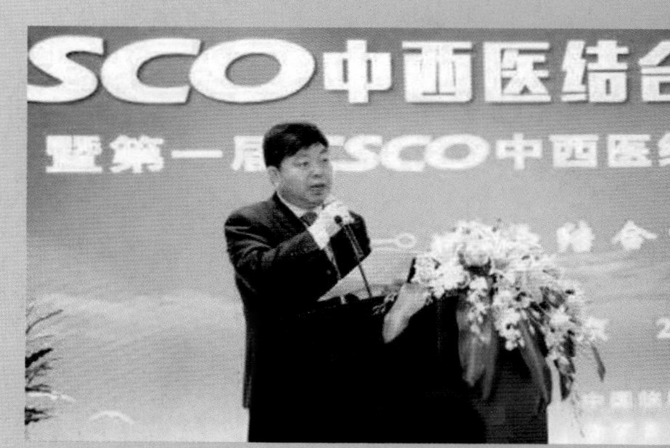

华海清教授

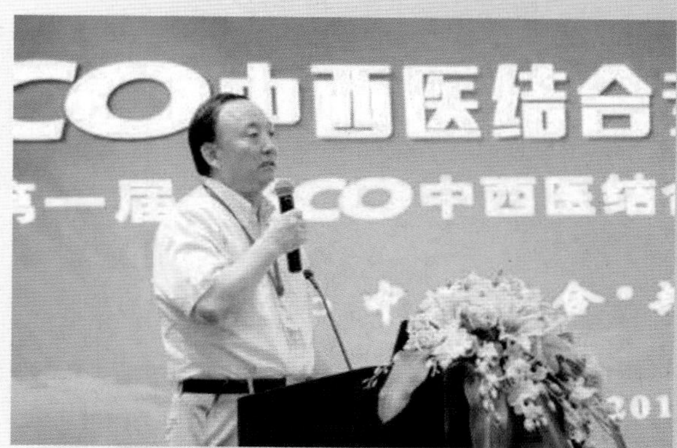

秦叔逵教授

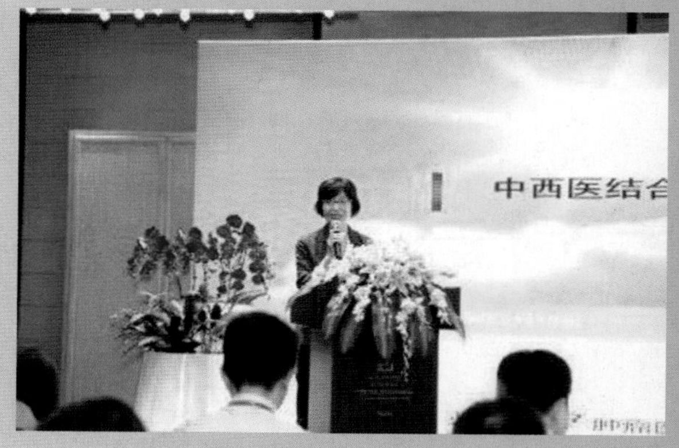

李萍萍教授

（图片来源：CSCO网站）（相关文字报道见529页）

第十三届全国胃癌学术会议

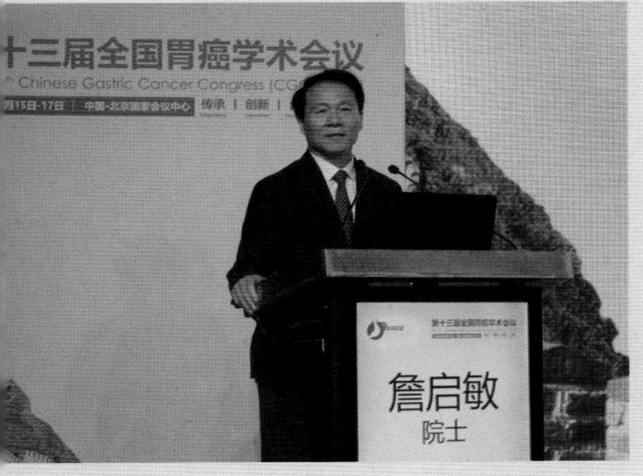

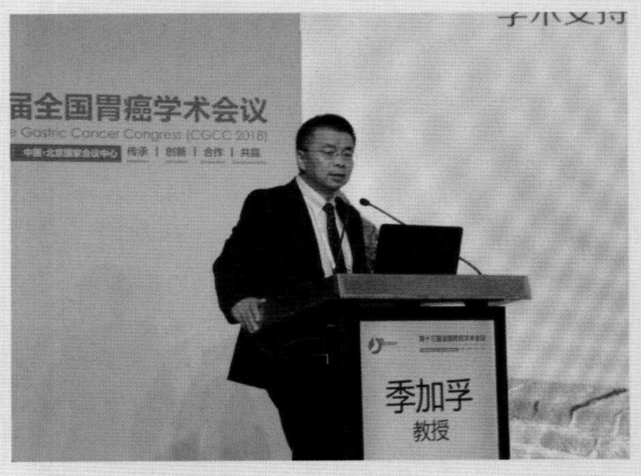

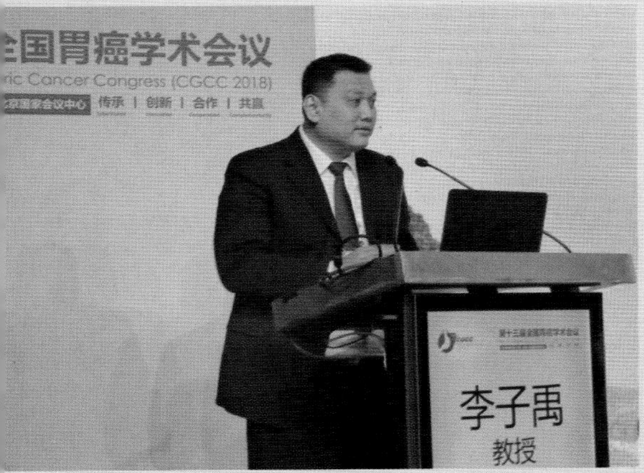

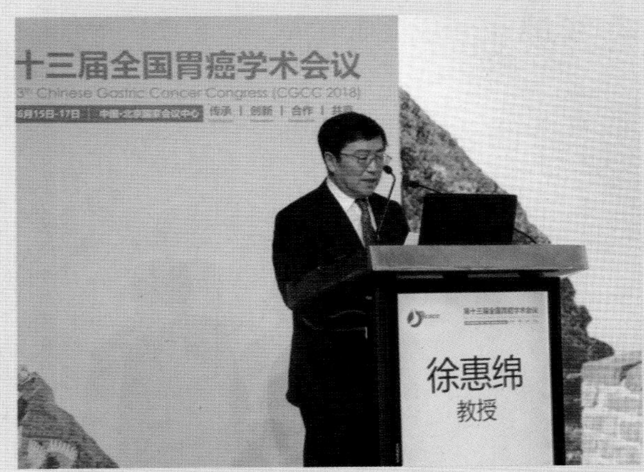

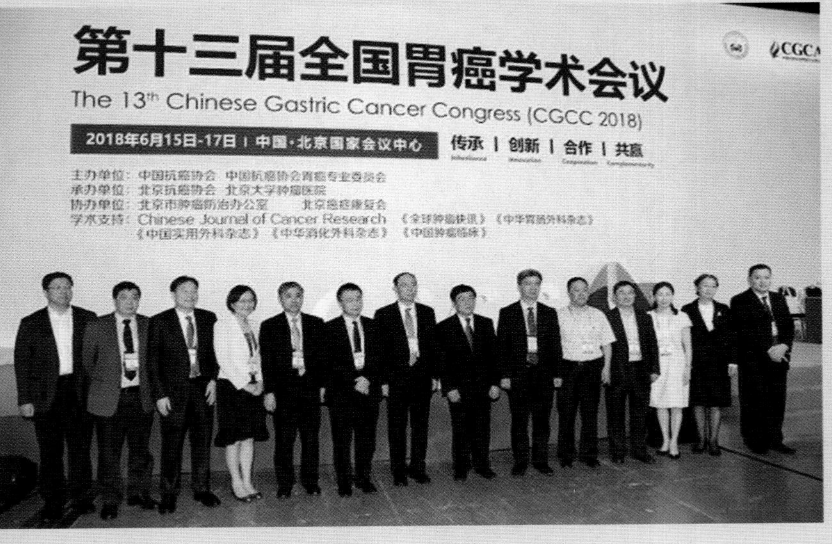

（左图来源：北京大学肿瘤医院网站）
（本版图片除署名外，摄影：张立峰）
（本次会议文字报道见552页）

CSCO中西医结合专家委员会2019年学术年会

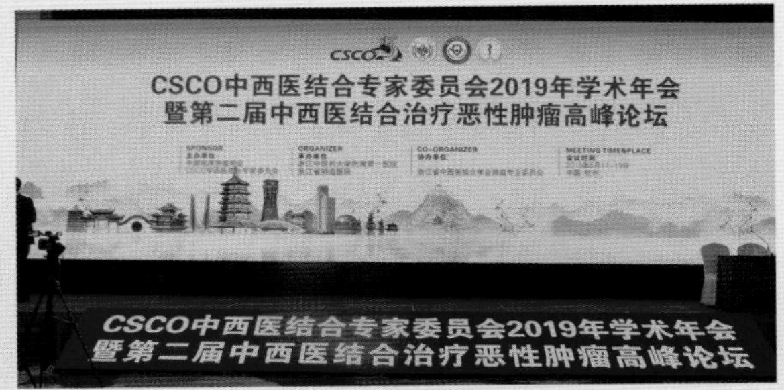

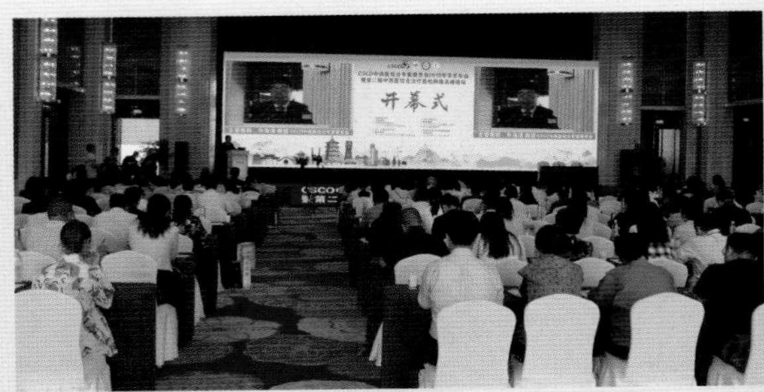

学术年会开幕式

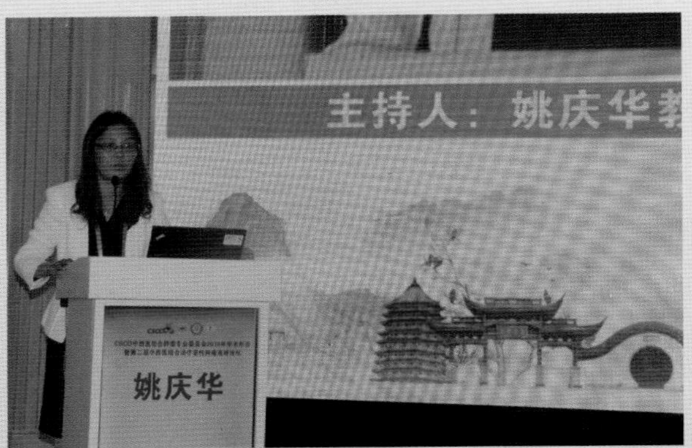

浙江省肿瘤医院姚庆华教授主持开幕式

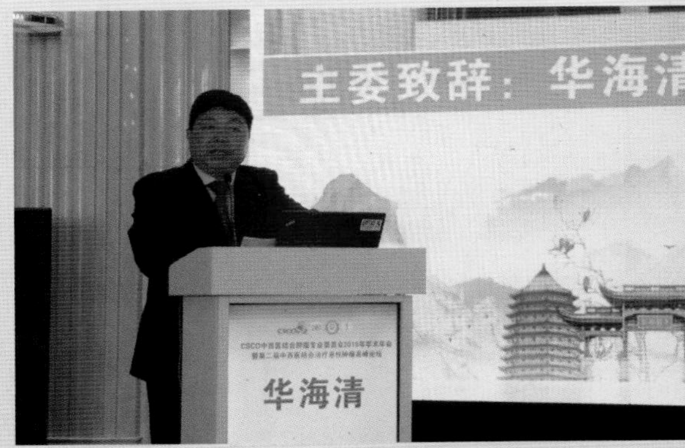

CSCO中西医结合专家委员会主任委员华海清教授

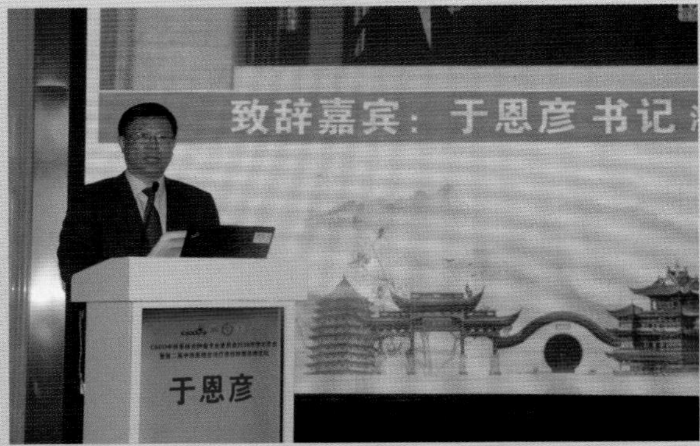

浙江省肿瘤医院于恩彦书记

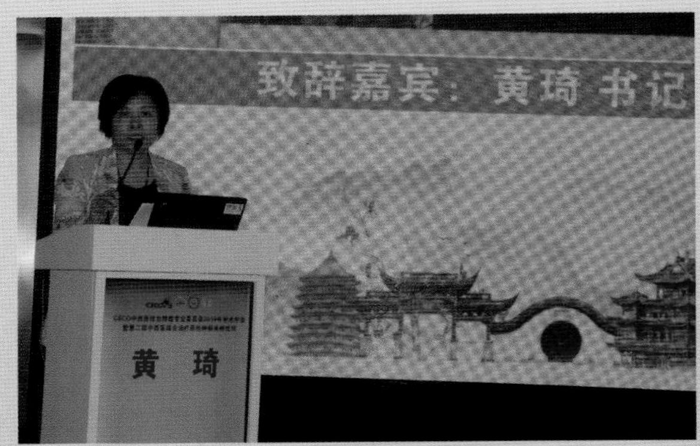

浙江省中医院黄琦书记

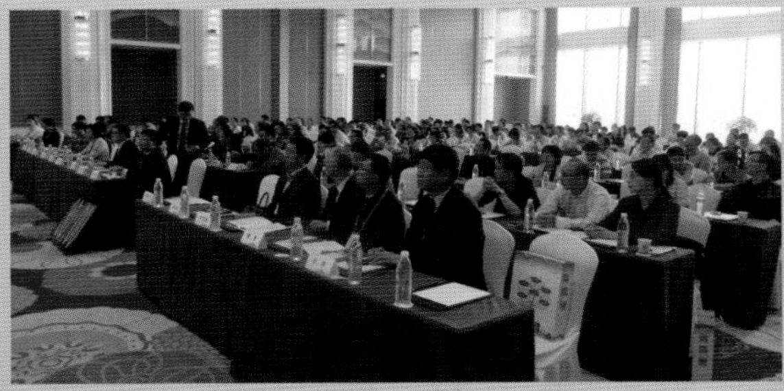

大会现场

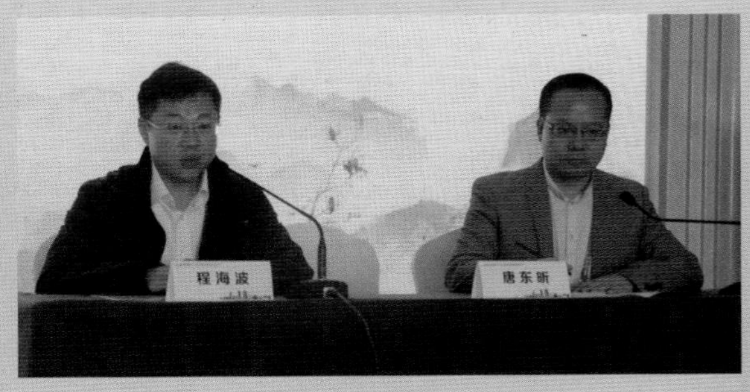

学术报告主持人

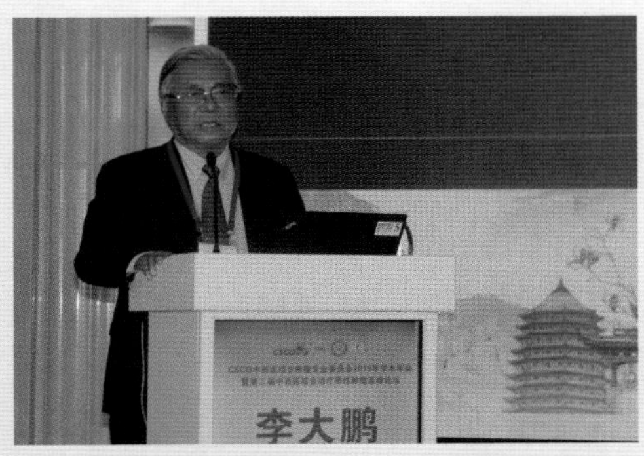

李大鹏院士做学术报告

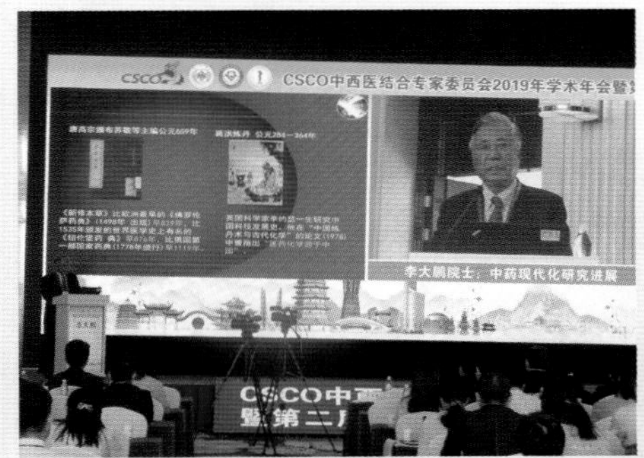

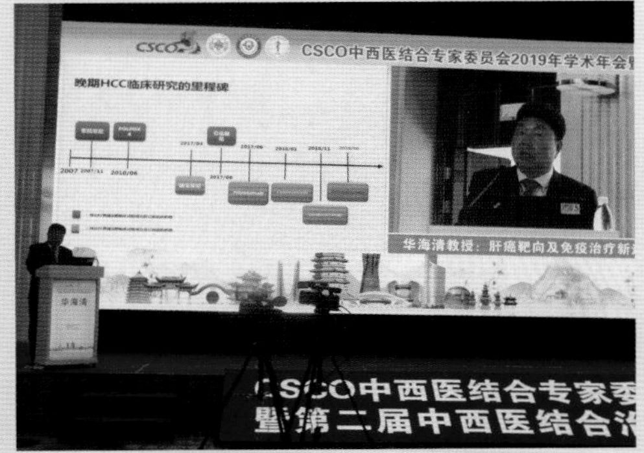

华海清教授做学术报告

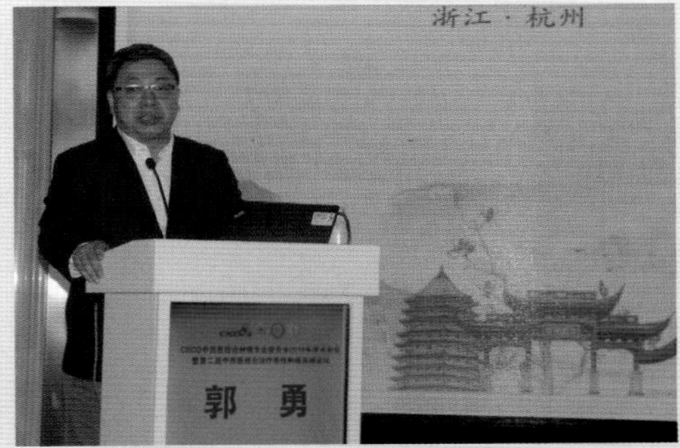

浙江中医药大学附一院郭勇教授做学术报告

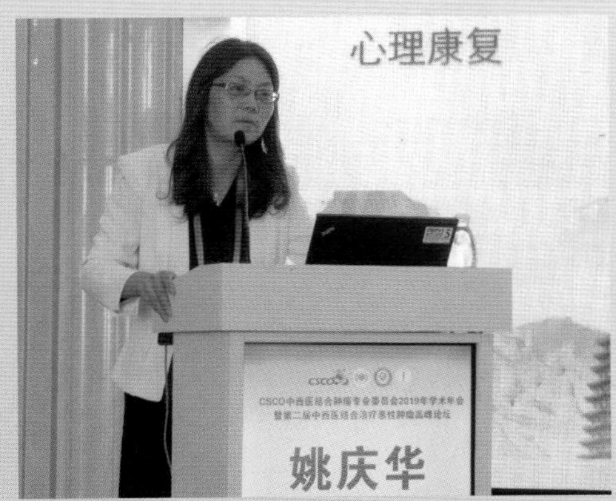

姚庆华教授做学术报告

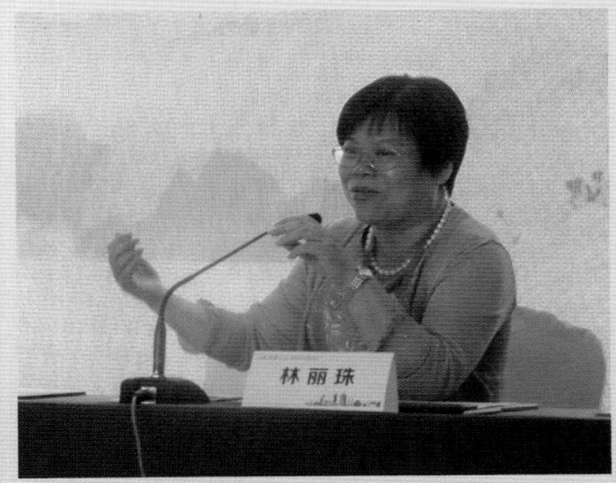

广州中医药大学附一院林丽珠教授主持学术报告

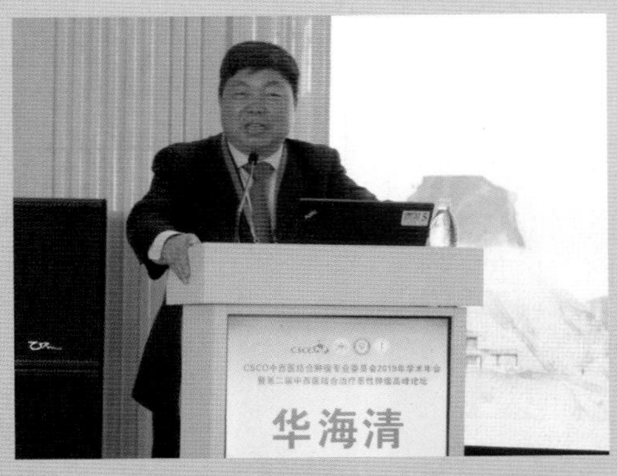

华海清教授在卫星会上做报告

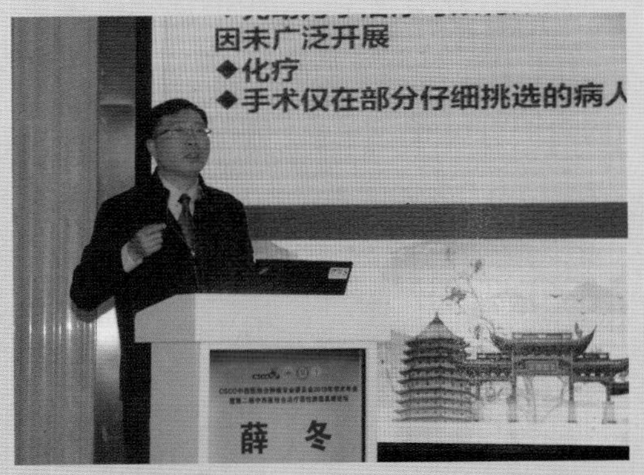

北京大学肿瘤医院薛冬教授做学术报告

（本版图片摄影：张立峰）（本次会议文字报道见531页）

中国老年学和老年医学学会老年肿瘤分会年会暨第十二届中国老年肿瘤学大会

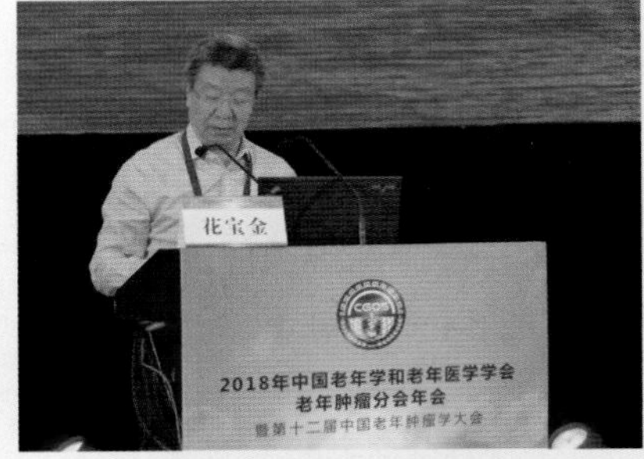

花宝金教授主持大会开幕式

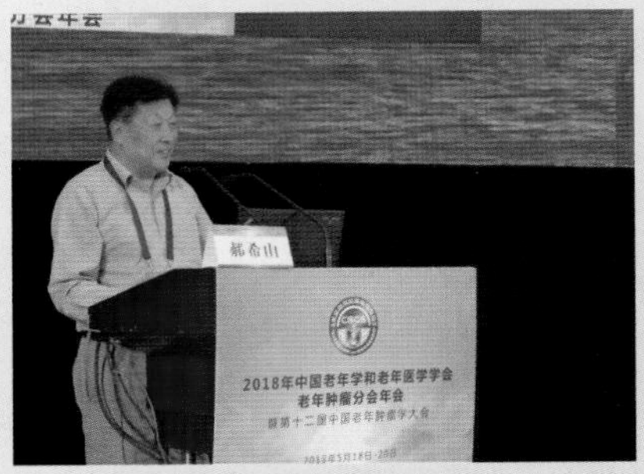

郝希山院士致辞

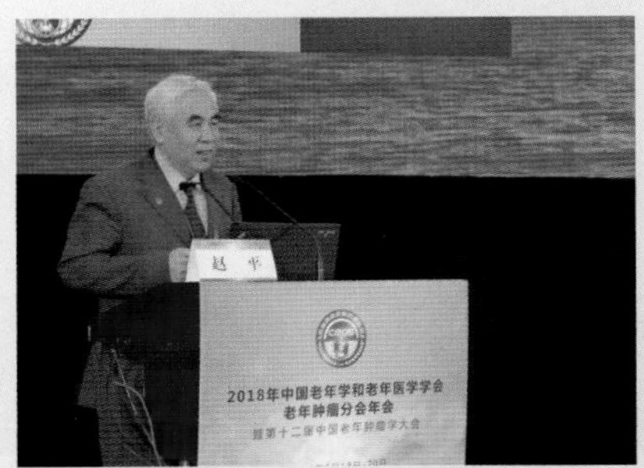

老年肿瘤分会主任委员赵平教授致辞

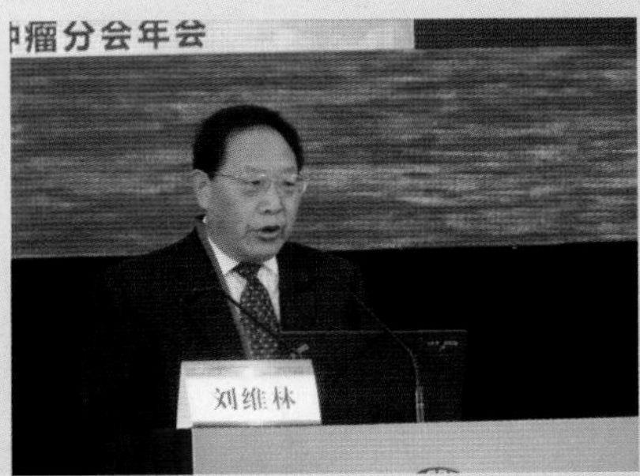

中国老年学和老年医学学会刘维林会长致辞

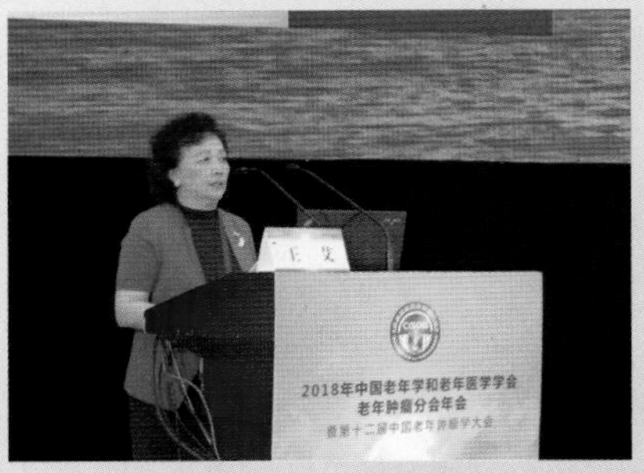

中国医学科学院肿瘤医院副院长王艾教授致辞

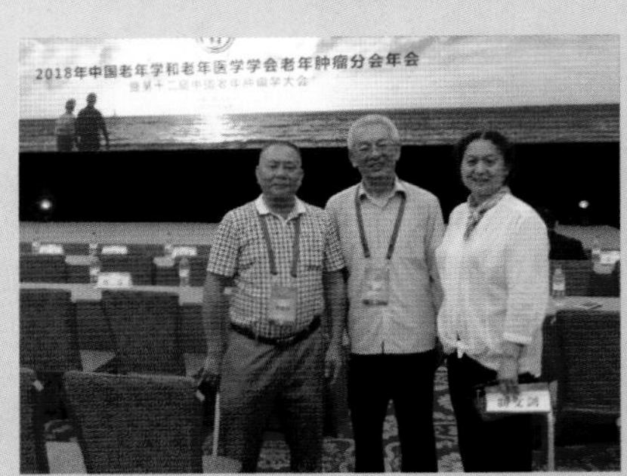

黄智芬、张立峰、于沙金参加开幕式

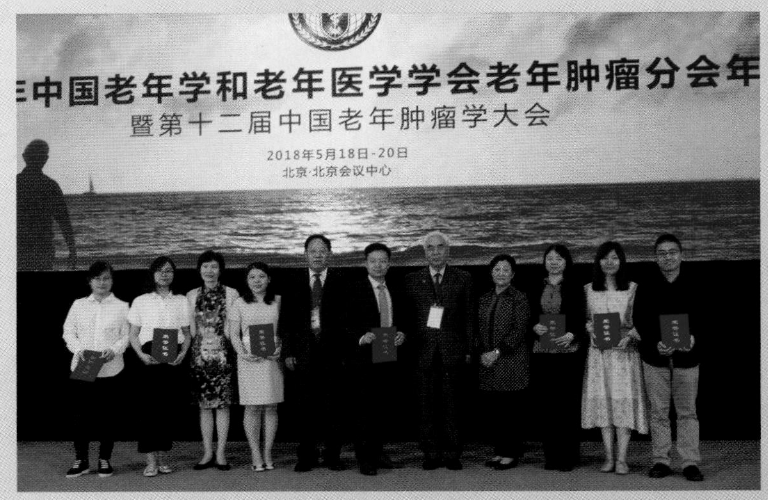

开幕式为优秀论文作者颁奖

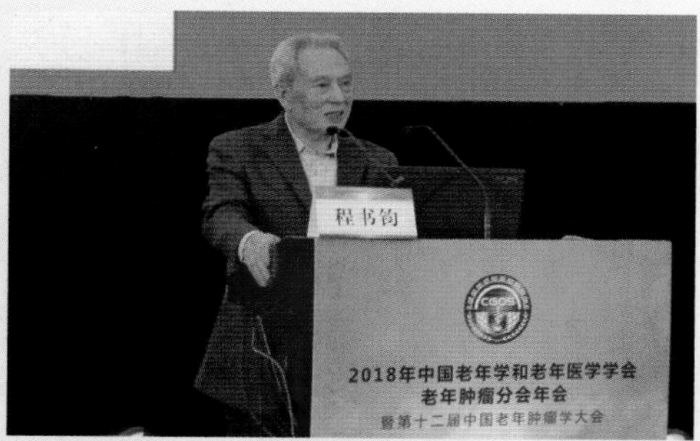

程书钧院士做学术报告

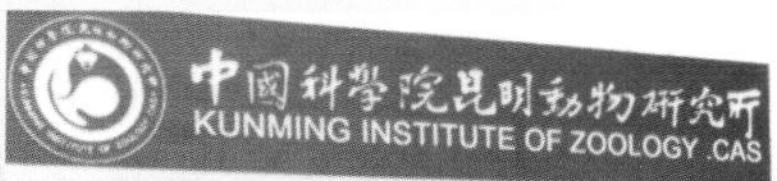

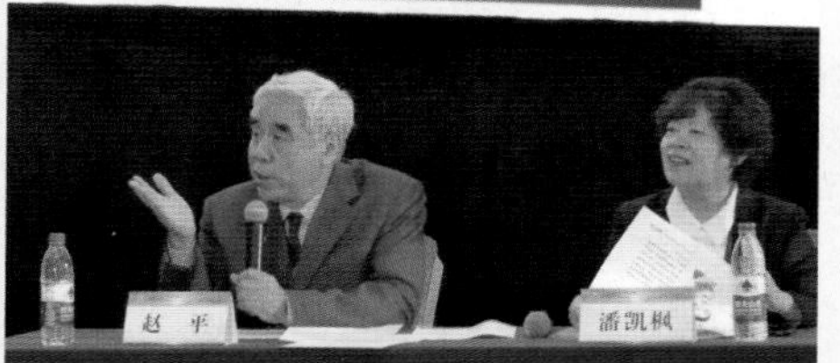

赵平教授主持学术报告会

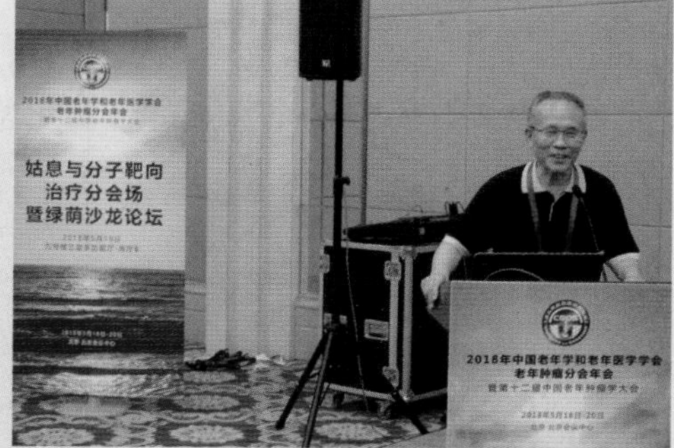

刘端祺教授做学术报告

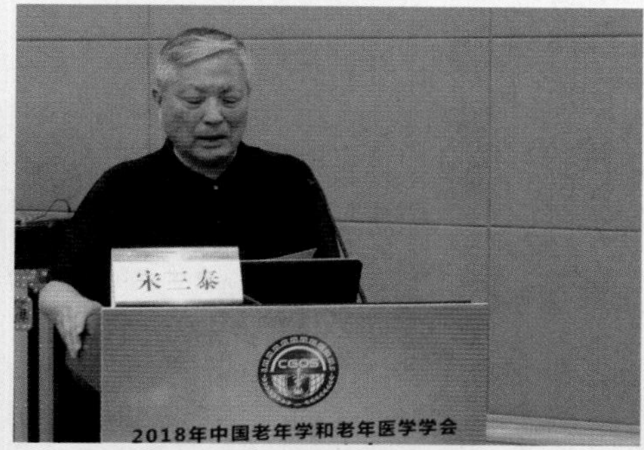

宋三泰教授做学术报告

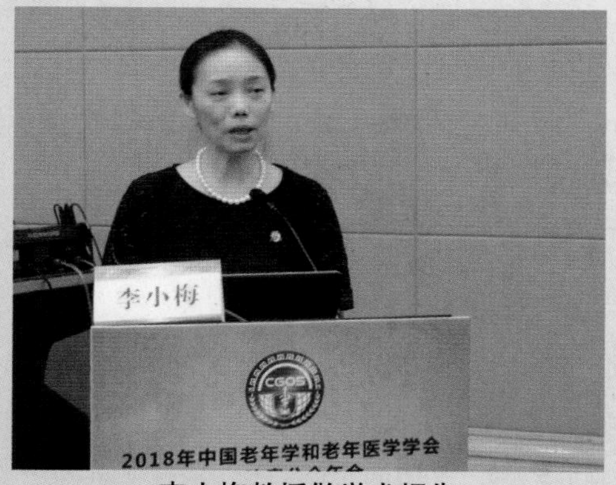

李小梅教授做学术报告

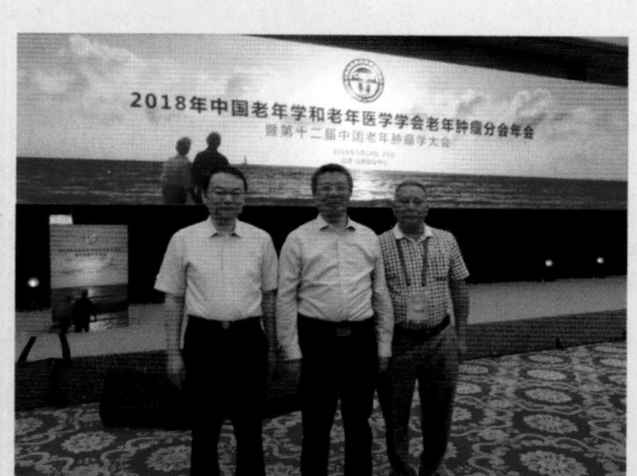

李杰教授、花宝金教授、黄智芬教授合影

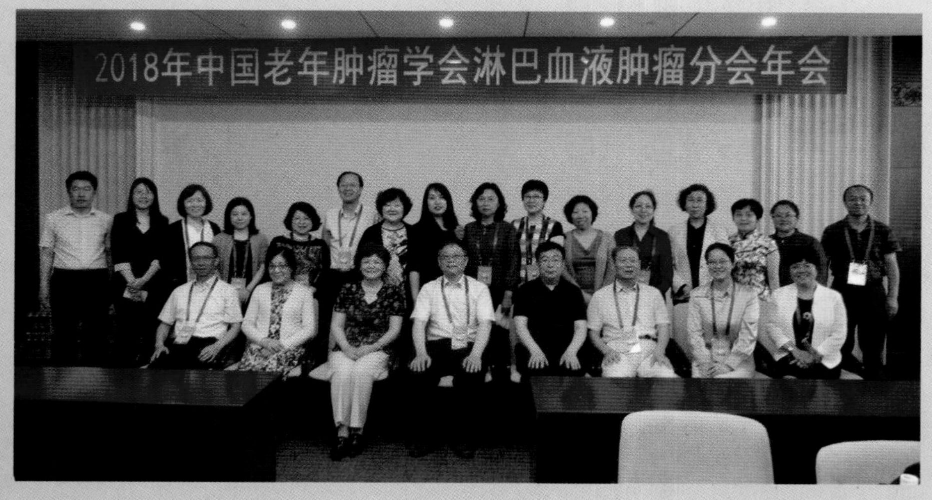

（本版图片摄影：张立峰）

（会议相关报道见543页）

中国老年学和老年医学学会肿瘤康复分会第四届年会

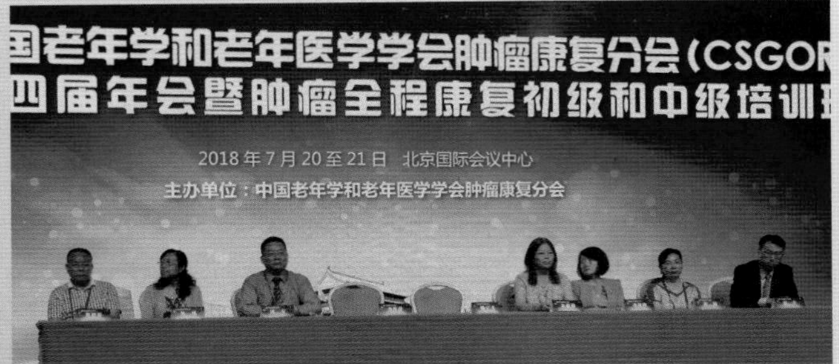

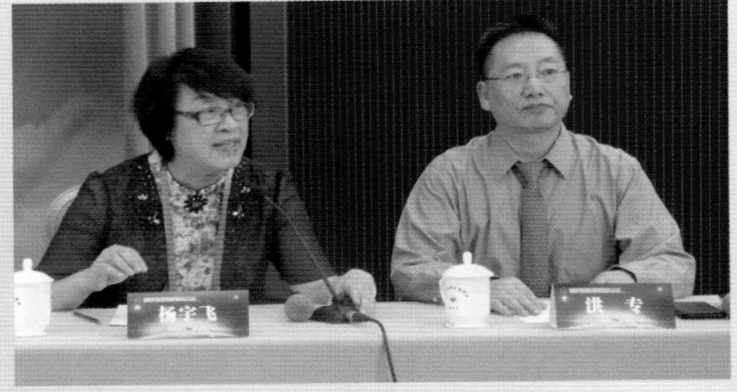

杨宇飞教授、洪专教授

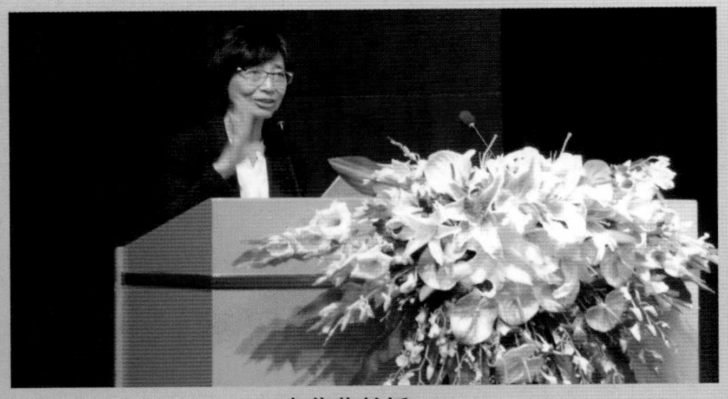

李萍萍教授

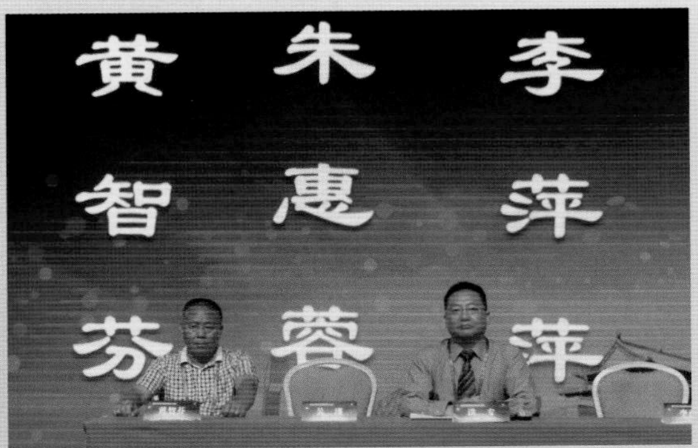

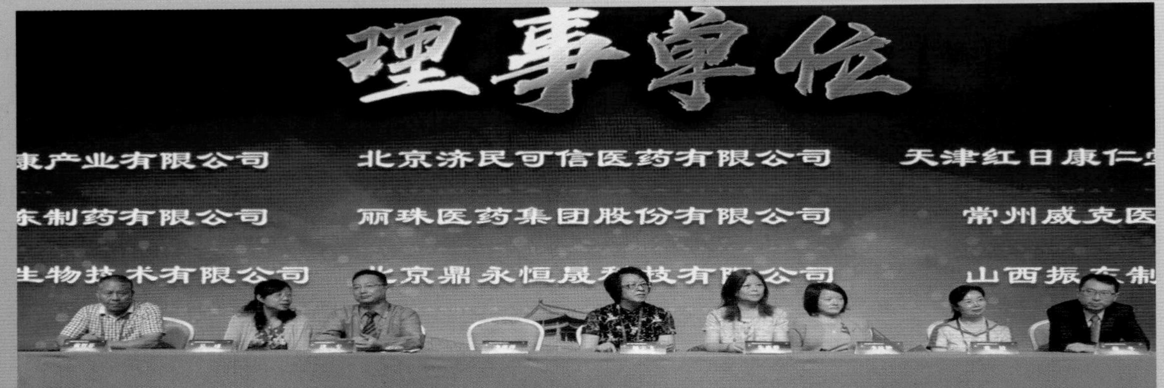

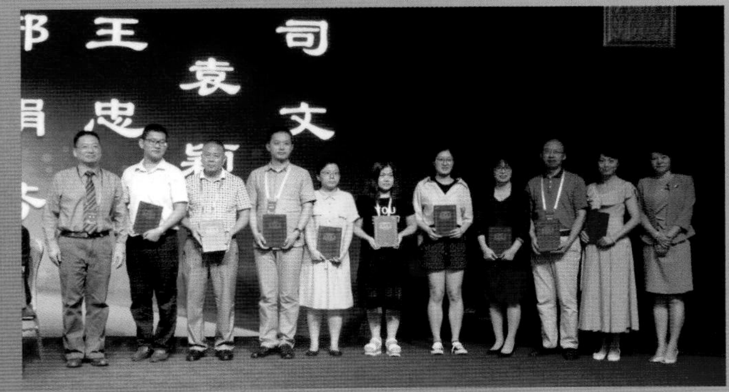

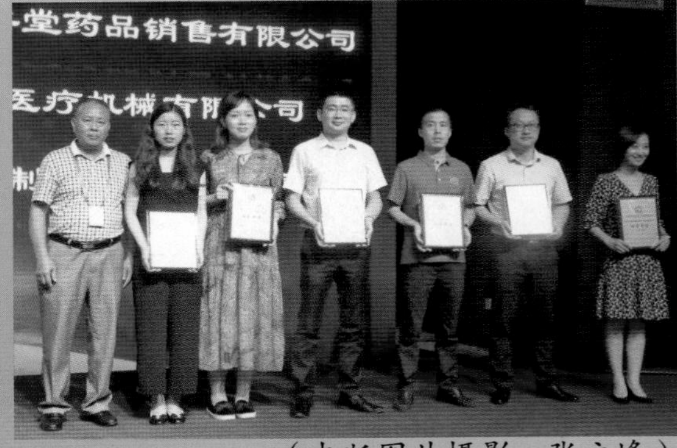

（本版图片摄影：张立峰）

淋巴瘤的中医治疗及出版医学著作注意事项论坛

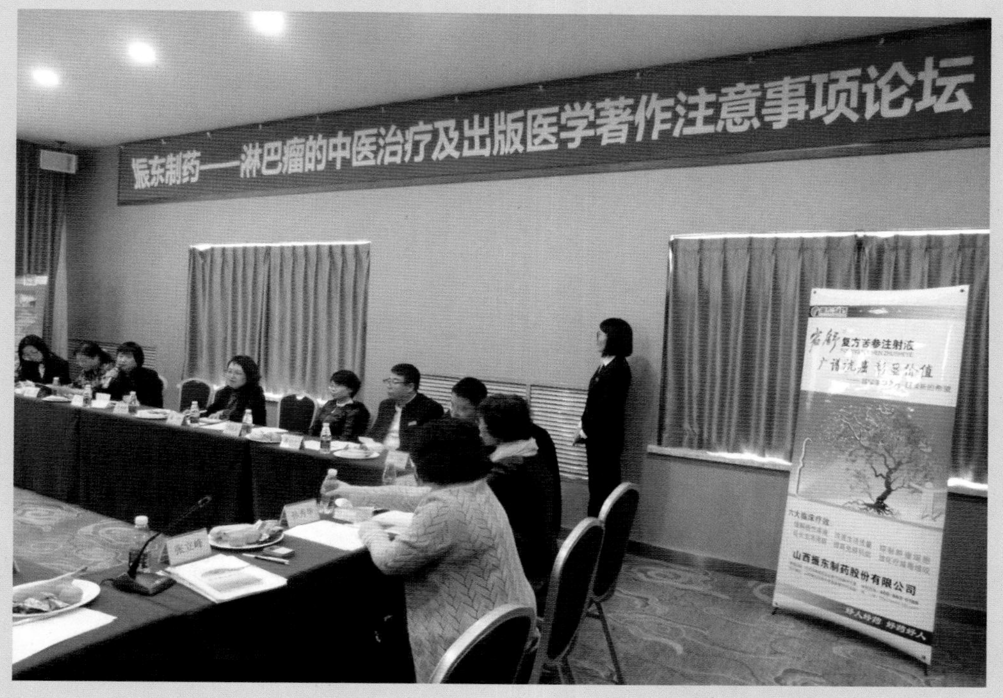

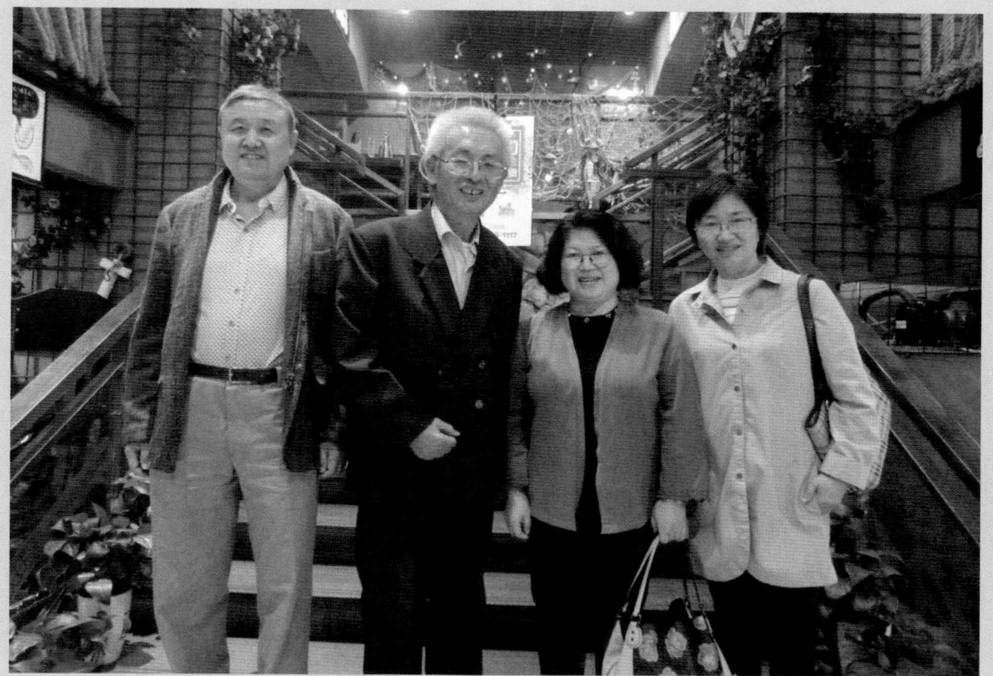

会前合影（左起：冯仲珉、张立峰、孙秀华、蒋葵）

（本版图片摄影：张立峰）（本次会议文字报道见617页）

北京抗癌乐园

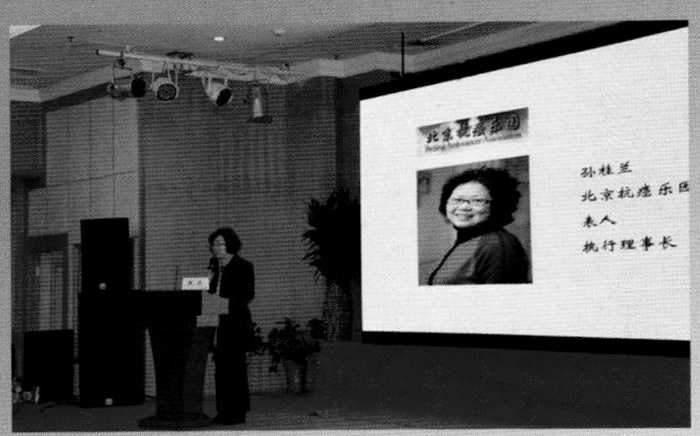

北京抗癌乐园法定代表人、执行理事长孙桂兰出席“中医防治肿瘤健康知识大讲堂”

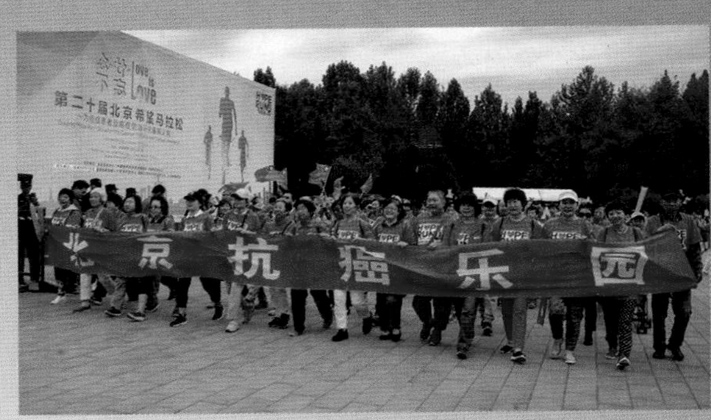

北京抗癌乐园参加第二十届“北京希望马拉松义跑”活动

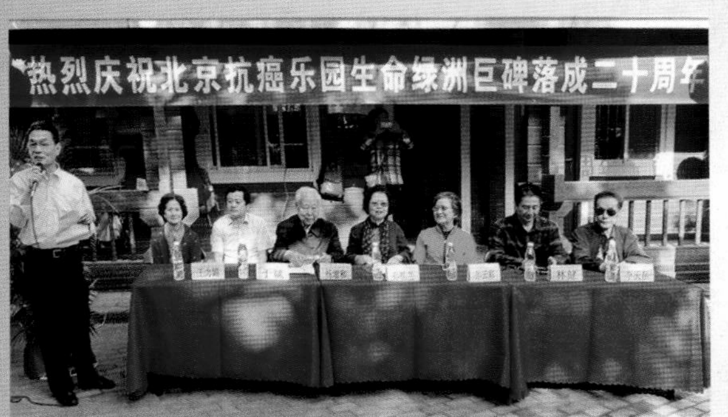

姜寅生秘书长主持庆祝活动

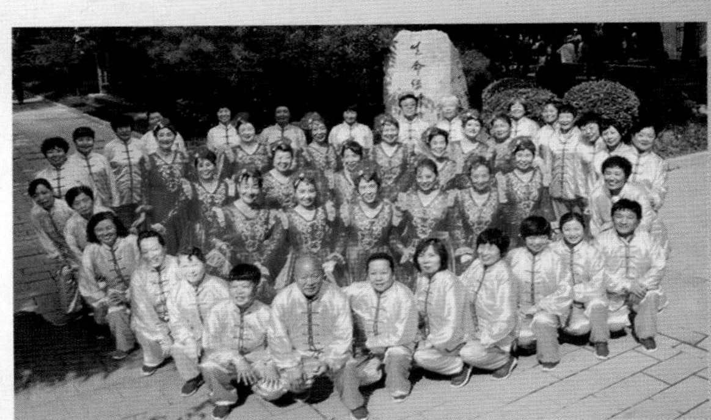

北京抗癌乐园“生命绿洲”巨碑落成20周年庆祝活动

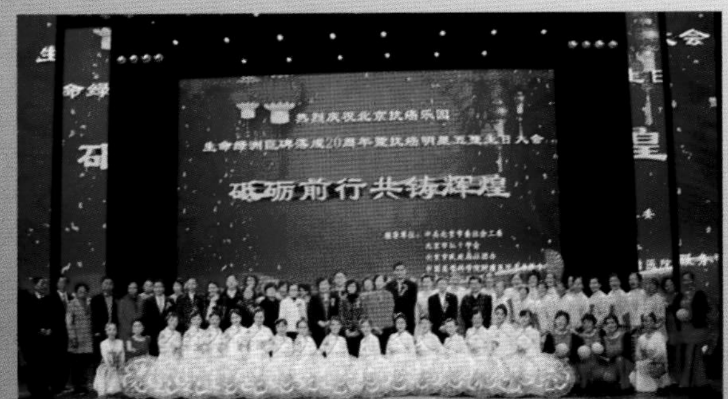

北京抗癌乐园生命绿洲巨碑落成20周年暨抗癌明星五整生日庆祝大会

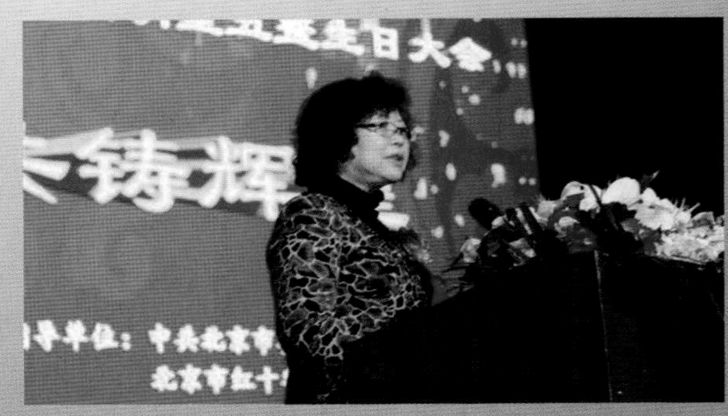

北京抗癌乐园执行理事长孙桂兰女士致辞

（本版图片由北京抗癌乐园提供）（相关文字报道见670～675页）

2018 CTCY

中　国　癌　症　基　金　会
《中国肿瘤临床年鉴》编辑委员会　编

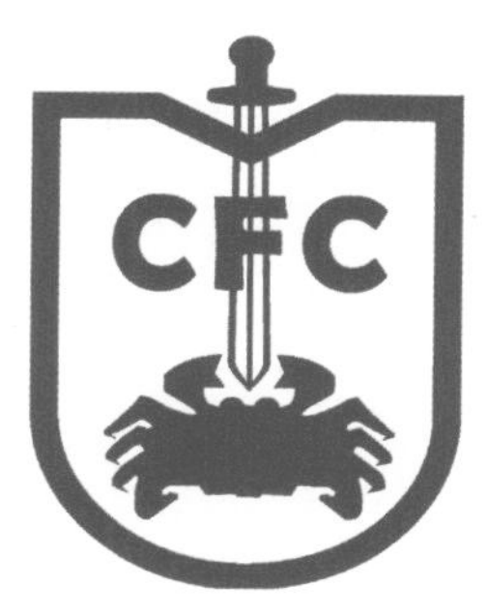

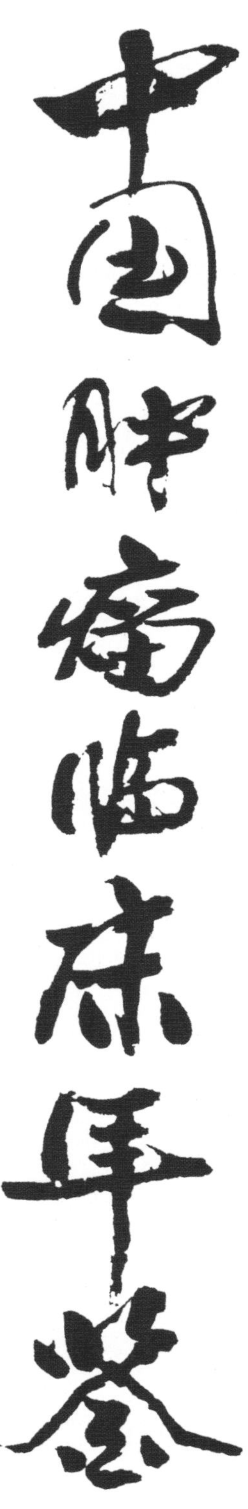

中国协和医科大学出版社

图书在版编目（CIP）数据

中国肿瘤临床年鉴．2018/中国癌症基金会《中国肿瘤临床年鉴》编辑委员会编．—北京：中国协和医科大学出版社，2019.8

ISBN 978－7－5679－1311－0

Ⅰ．①中…　Ⅱ．①中…　Ⅲ．肿瘤－临床医学－中国－2018－年鉴　Ⅳ．①R73－54

中国版本图书馆 CIP 数据核字（2019）第 131935 号

2018 中国肿瘤临床年鉴

编　　者：中国癌症基金会《中国肿瘤临床年鉴》编辑委员会
责任编辑：张立峰　杨小杰

出版发行：**中国协和医科大学出版社**
（北京东单三条九号　邮编 100730　电话 65260431）
网　　址：www.pumcp.com
经　　销：新华书店总店北京发行所
印　　刷：北京新华印刷有限公司

开　　本：787×1092　1/16
印　　张：44.5
彩　　图：19
字　　数：960 千字
版　　次：2019 年 8 月第 1 版
印　　次：2019 年 8 月第 1 次印刷
定　　价：230.00 元

ISBN 978－7－5679－1311－0

本卷《中国肿瘤临床年鉴》作者名录（以文章先后为序）

孙燕　马军　龚守良　李戈　龚平生　董丽华
吕文天　徐维强　唐庚　孔维轩　柯希杨　李成想
邱禹淇　王志成　卢学春　杨波　张皓旻　席义博
张然　贺培凤　王岚　彭智　王正航　袁家佳
刘丹　王雅坤　姬智　张静　王晰程　龚继芳
沈琳　王利军　王宁远　杰德·沃夏克　胡志远
王静云　苏瑗　李远航　刘翠花　张新强　董新宇
申延男　李明焕　于金明　高敏　黄伟　曲伟
张健　陈熙勐　郭斌　张钧栋　智鹏　刘格良
李卓阳　杜丰　史幼悟　张晓东　赵东陆　秦博宇
曹志坚　吕跃　郝文鹏　韩冰虹　方志坚　胡亮钉
吴晓雄　吴亚妹　沈建良　景红梅　克晓燕　方嵩
王璐瑶　李慕瑶　郑壮壮　刘翠花　张新强　梅全喜
郭平　张冰　康超　钟云　李娜　黄卉
蒿长英　张家鹏　郑荣寿　孙可欣　张思维　曾红梅
邹小农　陈茹　顾秀瑛　魏文强　赫捷　陈万青
李贺　王懿辉　毛丽丽　斯璐　郭军　陈锦飞
张立峰

中国癌症基金会
《中国肿瘤临床年鉴》编辑委员会

前　言

本卷《中国肿瘤临床年鉴》是创刊以来出版的第26卷。

在过去的2018年，最引人注目的事件是，该年度的诺贝尔生理学或医学奖颁发给了肿瘤免疫治疗方法的发现者——美国和日本的科学家。这一重大进展在国际、国内都产生了巨大影响，该方法及药物相继研发获批上市。免疫疗法有可能成为21世纪恶性肿瘤的主流治疗方法，给肿瘤患者带来希望。

本卷《年鉴》刊登了肿瘤免疫治疗的长篇综述及相关文章，以及肿瘤界各领域专家的重要文章和大量信息，供肿瘤界同道学习、参考与借鉴。

在国内，2018年又一件令肿瘤患者欢欣鼓舞的举措是，大幅降低了抗肿瘤药物的价格，17种抗肿瘤药纳入医保报销，让更多的患者实现靶向治疗的可及性。充分体现了政府对肿瘤患者的关爱。

2018年，在肿瘤防治事业上，政府主导作用更加突出。中国学者加快了肿瘤预防、诊治研究的步伐。

在2019年第十三届全国人民代表大会第二次会议的《政府工作报告》中指出："我国受癌症困扰的家庭以千万计，要实施癌症防治行动，推进预防筛查、早诊早治和科研攻关，着力缓解民生的痛点。”

有了政府的重视，加上新的疗法和药品降价，多项措施并举。我们相信，通过预防筛查、早诊早治，必将减缓肿瘤发病上升的速率，改善肿瘤患者生存质量，提高患者的5年生存率。为早日实现将肿瘤死亡率降下来的“中国梦”继续努力。

《中国肿瘤临床年鉴》主编

执行主编　张立峰

2019年6月

目　录

❖进展与展望❖

❖临床与基础研究❖

❖肿瘤 CAR-T 疗法❖

❖肿瘤免疫治疗❖

❖肿瘤放射治疗❖

❖肺部肿瘤❖

❖消化系统肿瘤❖

❖血液系统肿瘤❖

❖妇科肿瘤❖

❖中医中药❖

❖癌症康复与姑息治疗❖

❖肿瘤流行病学❖

❖肿瘤相关政策与标准❖

❖肿瘤诊疗规范与指南❖

❖肿瘤科研新动态❖

❖国际肿瘤大会上的中国声音❖

❖抗肿瘤药物❖

❖热点与争鸣❖

❖大事记、工作总结❖

❖肿瘤会议纪要、信息❖

❖他山之石❖

❖国际交流❖

❖群体抗癌❖

❖警钟长鸣❖

附录

❖进展与展望❖

临床肿瘤学中西医结合进展与展望

孙 燕[1] 马 军[2]

1. 中国医学科学院肿瘤医院 北京 100021
2. 哈尔滨血液病肿瘤研究所 哈尔滨 150010

进入21世纪，由于循证医学和分子生物学的发展，临床肿瘤学进展迅速，其中中西医结合也取得一些突出成果。本文介绍部分中西医结合方面的进展，探讨结合的可能途径和展望。

一、中西医结合治疗急性早幼粒细胞白血病是我们民族对世界医学的重大贡献

急性早幼粒细胞白血病（APL）是急性髓系白血病（acute myeloid leukemia，AML）中病情十分凶险的一种类型，20世纪80年代前病死率极高。由于APL有其独特的染色体异常，即t（15；17），产生融合基因PML-RARα及其编码的蛋白质，所以治疗效果与其他急性粒细胞白血病不同。

1980年，王振义首先使用全反式维甲酸（all-transretinoic acid，ATRA）诱导分化治疗APL，初治APL患者完全缓解率（complete response rate，CR）可达90%左右。ATRA对肿瘤细胞的作用机制是通过促进APL细胞的分化、纠正出凝血机制的异常，避免化疗所致的骨髓抑制和诱发弥散性血管内凝血（disseminated intravascular coagulation，DIC）的可能，成为治疗急性白血病成功的范例。同时，王振义带领他的团队又揭示了APL的5种染色体易位均累及17号染色体上的RARα基因。该基因全长39 398 bp，包含9个外显子和8个内含子。t（15；17）易位见于绝大多数APL患者，维甲酸受体α基因与15号染色体的早幼粒细胞白血病（promyelocytic leukemia，PML）基因形成PML-RARα融合基因，该融合基因编码的蛋白质具有不同于正常RARα等位基因编码的野生型维甲酸受体的功能。RARα基因位于17号染色体长臂21区带，其功能是核激素受体。维甲酸结合在RAR受体元件上，转录调节许多基因。PML基因是一种核蛋白，从氨基端到羧基端，包括脯氨酸丰富区、核小体定位所需的胱氨酸丰富区，形成同/异二聚体所需的螺旋环螺旋结构、核定位信号NLS，以及丝氨酸、脯氨酸丰富区。PML基因正常位于一个称为POD（PML oncogenic domain）的结构中。POD在核中呈斑点状，数目15～20个。近年的研究认为，PML基因通过转录共激活作用，具有抑制肿瘤生长的活性，在多种凋亡途径中，PML基因也可能起重要作用。

在M3型AML（APL）中，17号染色体上的RARα与15号染色体上的PML相

互易位，即发生 t（15；17）（q22；q21）。PML 和 RARα 的相互易位造成以下后果：

（1）PML-RARα 融合蛋白通过显性负抑制作用，抑制早幼粒细胞分化成熟；

（2）PML 去定位，形成上百个细小颗粒，分布在核及胞质中，使 POD 的结构破坏，PML 的正常抑制增殖和促凋亡功能发生障碍，导致细胞增殖，凋亡减少；

（3）RARα 正常时能与转录共抑制复合物（N-CoR/Sin3a/HDAC-1，N-CoR 为核受体共抑制物，HDAC 为组蛋白去乙酰化酶）结合。

在生理剂量的维甲酸作用下，RARα 可以与共抑制复合物解离，起转录激活作用，即激活所调节的靶基因。PML-RARα 可促进 RARα 与共抑制复合物的结合，抑制 RARα 所调节的靶基因，抑制了早幼粒细胞的分化成熟，并使其增殖，引起 M3 型 AML。在治疗剂量下，维甲酸可降解 PML-RARα。此外，维甲酸还可使共抑制复合物与 RARα 分离，进而募集共激活（coactivators）复合物，包括 CBP/P300、P/CAF、NcoA-1/SRC-1、P/CIF 等蛋白质，其中 CBF/P300 和 P/CAF 有强烈的组蛋白乙酰化酶活性，使组蛋白乙酰化。组蛋白乙酰化后，转录激活靶基因的功能恢复，早幼粒细胞乃分化成熟。RTRA 可诱导 APL 细胞分化诱导，但不能治愈 APL。

上海王振义、陈竺团队与哈医大一院张亭栋团队及哈尔滨血液病肿瘤研究所马军团队等合作进一步验证和阐明了三氧化二砷（arsenic trioxide，ATO）治疗 APL 的机制。经过多年努力，在 2000 年提出治疗 APL 的“上海哈尔滨模式”，应用 ATRA 和 ATO 双诱导治疗 APL，可使 5 年生存率提高到 95%，从而使 APL 成为第一个可治愈的成人白血病。ATO 作用于 PML 的 APL 致病蛋白质，可使 PML/RARα 致病基因消失而达到临床治愈。开创了非化疗方案治愈 APL 的先例。研究表明，低危 APL 口服 ATO 加 ATRA 的疗效与静脉注入 ATO 同样好。

这些成果被国内外学者临床试验所证实，“上海哈尔滨模式”也得到了国内外学者的一致认可，逐渐成为国际上治疗 APL 的“金标准”方案。王振义院士获得 2010 年度国家最高科学技术奖，同年 12 月 10 日，国际小行星中心发布第 77507 号公报，将第 43259 号小行星永久命名为“王振义星”。2012 年，王振义和陈竺在美国获得第七届圣捷尔吉癌症研究创新成就奖。最近，陈竺和两位法国科学家获颁 2018 年舍贝里奖，以表彰他们阐明 APL 的分子机制并开创革命性疗法。

这一研究是运用东方智慧使癌细胞“改邪归正”的生动实践，是中西医携手国际合作的成功范例，也是东西方文化交融汇聚的动人故事。

二、从经验到循证研究取得新进展

（一）康莱特

康莱特注射液是从中药薏苡仁提取的植物性药物，对肺癌、肝癌等恶性肿瘤具有较好疗效，可有效减轻癌症相关恶病质、癌性疼痛，以及癌症相关的其他症状。美国临床前实验提示，康莱特注射液可抑制肿瘤细胞 NFκB 依赖和蛋白激酶 C 信号传导，从而抑制肿瘤生长、浸润和转移。另一临床前研究发现，康莱特能诱导胰腺癌细胞凋亡。

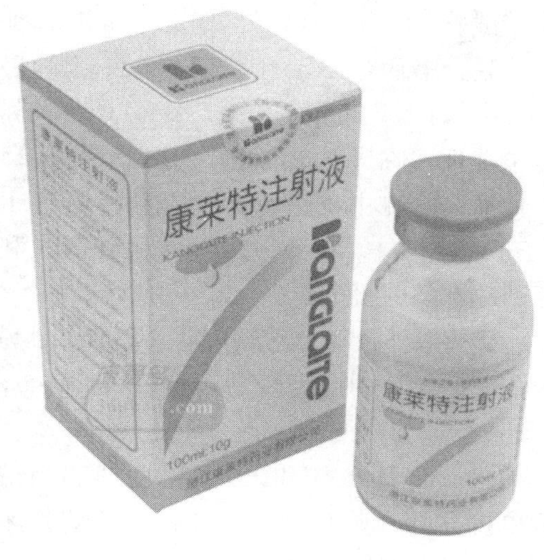

我们与美国、俄罗斯开展的多中心临床研究初步说明，康莱特注射液与吉西他滨（健择）联合治疗晚期胰腺癌疗效优于吉西他滨，而且长期生存患者的生活质量也较好。康莱特胶囊灌胃给药4周对消痔灵注射液所致非细菌性前列腺炎大鼠侧叶前列腺液白细胞数增多和卵磷脂小体密度减少有显著的治疗作用；组织病理学检查结果表明，康莱特软胶囊可显著减轻消痔灵注射液所致非细菌性前列腺炎大鼠侧叶前列腺组织间质中炎症细胞浸润、成纤维细胞增生、腺腔缩小，以及分泌物减少等病理性改变。因此，目前正在开展康莱特胶囊治疗前列腺增生、肥大的临床试验。

（二）榄香烯

榄香烯是从姜科植物温莪术（温郁金）提取的挥发油中的有效成分。榄香烯的作用机制是抑制肿瘤细胞有丝分裂，诱发肿瘤细胞凋亡。腹腔注射榄香烯乳对肿瘤细胞的DNA、RNA及蛋白质合成有明显的抑制作用。该药还能直接作用于细胞膜，使肿瘤细胞破裂，可以改变和增强肿瘤细胞的免疫原性。诱发和促进机体对肿瘤细胞的免疫反应。20世纪90年代，我们应用榄香烯乳剂治疗癌性胸腔积液，曾获得“八五”公关成果奖。

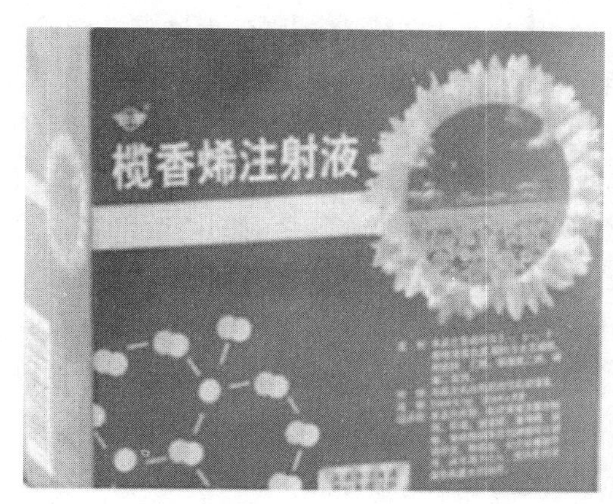

近年来的进展是将榄香烯包封于脂质体双分子层中而形成纳米级靶向微球，可以静脉滴注，并研制成口服胶囊。与放、化疗并用对肺癌、肝癌、食管癌、鼻咽癌、脑瘤、骨转移癌、妇科肿瘤等恶性肿瘤可以增强疗效，降低放、化疗的毒副作用，并可用于介入、腔内化疗及癌性胸腔积液、腹水的治疗。2012年，这一成果获得国家科技进步奖二等奖。

（三）槐耳颗粒

从药用真菌槐耳提取的槐耳颗粒在我国已经应用多年。2018年5月，Chen Q等发表了我国39家中心1044例肝癌手术后应用槐耳颗粒与安慰剂随机对照研究的结果，术后复发风险降低33%。无论患者开始服药时是否存在乙肝病毒感染、肝硬化、腹水等，槐耳颗粒的效果都相对稳定。

（四）升白口服液

由邵梦阳根据“肾主骨，骨生髓”研制的“升白口服液”已经在临床应用多年。升白口服液可以提高模型小鼠的白细胞水平，在白细胞数量及功能的提升上均有体现；同时无肿瘤生长促进作用，安全性好。

2017年，经过多学科专家论证，认为提高升白口服液的临床研究需要应用现代化的手段进行综合评估，从治疗向预防延伸，提高机体免疫力、综合改善患者症状、用可量化的指标等。

2018年，李冰雪等总结现有循证医学资料，说明升白口服液不仅可以有效提高白细胞水平，同时可在较短时间内改善患者脾肾两虚症状，促进体力状况恢复，提高放、化疗完成率。在110例化疗期间随机对照临床研究的基础上，目前正在开展多中心随机对照Ⅲ期临床试验和作用机制的研究。

（五）普那布林

普那布林是从天然海藻中发现的一种全新的小分子化合物，具有多方面的抗癌活性：

（1）通过促进树突状细胞成熟化，激活与肿瘤抗原有关的T细胞，放大免疫作用；

（2）直接通过激活JNK通道促进肿瘤细胞凋亡；

（3）对肿瘤血管的内皮细胞，通过抑制微管蛋白的聚合，使肿瘤血管的内皮细胞肿胀，达到堵塞血管的目的，抑制肿瘤血流量。

目前普那布林已经完成ⅠA、ⅠB和Ⅱ期临床试验。从Ⅱ期临床结果中看到，普那布林联合多西他赛在适用人群中（肺部有可测病灶）的OS是11.3个月，而单药组是6.7个月；普那布林联用组患者有效率为18.3%，而多西他赛单药组为10.5%，提高了近1倍；PFS从2.9个月（多西他赛单药组）提高到3.7个月，而且这些PR患者的OS是19.2个月，比多西他赛单药组6.2个月大大延长。普那布林的研究结果已经连续两年在ASCO会上报告，获得好评。

目前正在开展多国、多中心随机Ⅲ期临床试验。美国FDA在2013年批准普那布林联合多西他赛治疗晚期非小细胞肺癌（non-small cell lung cancer，NSCLC）国际多中心Ⅲ期临床试验。我国CFDA在2015年批准同时在中国进行，并得到我国“十三五”重大专项支持。2016年得到澳大利亚药政部门的批准。

除此以外，FDA已经批准了普那布林另外2个适应证的研究性新药（investigational new drug，IND）申请：

（1）普那布林和PD-1免疫抑制剂纳武单抗联用，治疗NSCLC的Ⅰ/Ⅱ期临床研究已经在美国入组患者；

（2）普那布林预防化疗引起的白细胞降低症的国际多中心Ⅱ/Ⅲ期注册临床研究已经在美国启动，中国的临床研究也已经开始。此外，普那布林联合多西他赛治疗K-ras突变的NSCLC和联合放疗治疗脑转移瘤等多项临床前研究已基本完成。

三、基础研究是进一步阐明中医治疗优势的推动力量

从近年来临床肿瘤学领域内的成果来看，开展中医中药的基础研究，最好的范例应当是前述APL的研究，ATO来自民间中医验方，由哈医大一院韩太云药师研制成三氧化二砷注射液，开创了APL治愈性治疗。正是由于阐明了PML-RARα及其编码的蛋白质和进一步的研究才使得“上海哈尔滨模式”为国际接受。APL的治疗即是临床研究成功后再转化为基础研究的典范。

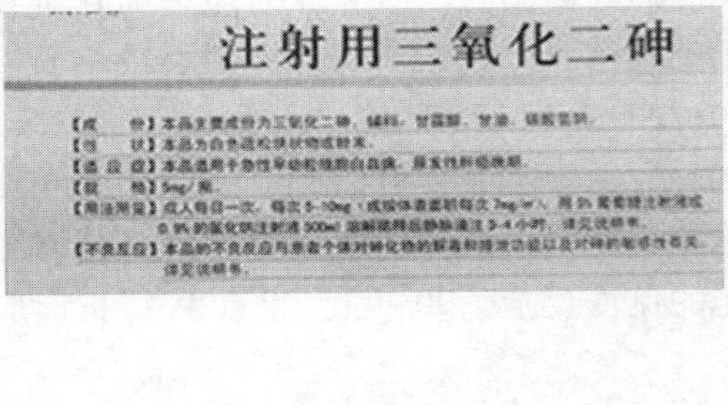

阿克拉定独特的作用机制，特别是抑制 PD-L1 的作用，部分解释了对肝癌突出的疗效，也为寻找“优势人群”奠定了基础。最近我们还发现扶正复方在体外也有抑制 PD-L1 的作用，正在进一步研究。

如前所述，人参皂苷 Rg3 正是由于发现抑制 VEGF 才在临床上发现能提高放、化疗疗效的。我们注重最大限度应用分子生物学研究阐明中药的作用是十分重要的途径，并且是可行的。但是，我们也要听听“分子生物学之父” Jameas Watson 的警告：“DNA 不能是癌症治疗的一切”，要重视患者的整体。这与中医学重视肿瘤发生的微环境、扶正祛邪、重视患者的体质是一致的。

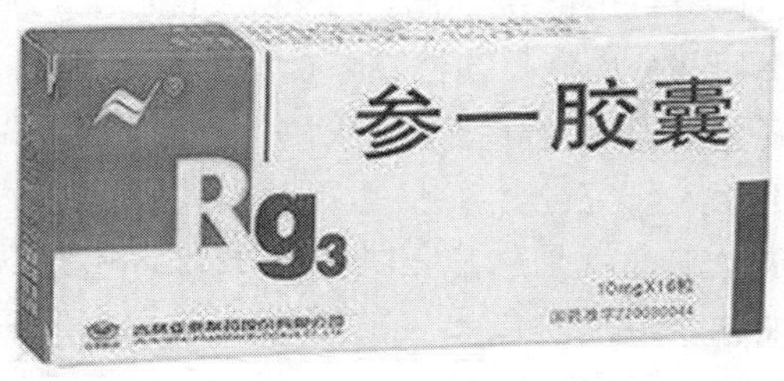

四、中西医理论的结合

多年来很多专家认为，虽然中西医都是人类与疾病斗争中经验的总结，但受中西方哲学思想影响，从理论上结合难度较大。而从临床肿瘤学近 20 年的发展中，我们惊奇地看到中西医基本概念上的互通和融合。

最初，很多同行认为，对中医中药进行循证医学研究比较困难。但 50 年前我们就探索通过循证医学阐明扶正中药可促进患者细胞免疫功能并取得一定成果。通过系统学习中医理论和临床实践，笔者认真学习了中医的辨证论治和扶正祛邪治疗原则及常见病的诊治，不论在医院还是下乡开始应用中西两法治疗患者，在临床实践中逐渐发生了重要的飞跃。

正如国外评述笔者所说：“在他的临床实践中能够融入中医学思想和治法。”我国对补气药黄芪在各个领域内的研究和实践结果，陈可冀、张伯礼和笔者已经编辑成书《黄芪的基础与临床》可供参考。黄芪除了能诱导干扰素，对环核苷酸具有一定的影响，保护骨髓、保护肾上腺皮质功能，与 IL-2 有协同作用，减轻化疗毒副反应，提高机体生活质量和改善远期结果以外，还有以下作用：

（1）抑制肿瘤细胞增殖，促进肿瘤细胞凋亡；

（2）抑制 Ts 细胞的活性；

（3）抑制肿瘤新生血管生成；

（4）逆转化疗耐药性，增强化疗效果；

（5）治疗癌前病变慢性萎缩性胃炎；

（6）抑制 PD-L1 的表达。

笔者与法国居里研究所合作，发现黄芪复方在体外可明显抑制肿瘤细胞 PD-L1 活性，这一研究很可能与扶正中药抑制肿瘤患者过多的 Ts 细胞活性相关。有关研究正在深入开展。笔者以上列出几项新的研究结果都说明，循证医学和有对照的 GCP 研究阐明中药的作用是可能的，而且正是通过这些结果达到中西方互通。

靶向治疗本身就是信号调控。正在放映引起热议的电影《我不是药神》中的伊马替尼（格列卫），本来设计是调控 BCR-ABL 融合基因转录治疗慢性粒细胞白血病的，可是由于具有同样的靶点，该药对胃肠间质细胞瘤（gastrointestinal stromal tumor，GIST）也有良好疗效。这正是中医学“异病同治”的范例。

以后，这样的例子越来越多，2017 年，美国 FDA 批准了帕博利珠单抗（Pembrolizumab，商品名 Keytruda）治疗带有微卫星不稳定性高（microsatellite instability-high，

MSI-H）或错配修复缺陷（mismatch repair deficient，dMMR）的6种肿瘤适应证。

我们开玩笑地说：这是FDA开始学习“异病同治”的标志。自从Thomas Lynch发现第一代表皮因子酪氨酸激酶抑制剂（EGFR-TKI）疗效与EGFR基因突变以后，“同病异治”的例子也越来越多，找到常见肿瘤的“优势人群”成了临床医生的必修课程。但是，不同于中医学调控寒热、虚实和阴阳，我们目前调控的是基因、受体、免疫和激酶。中医学的辨证论治、同病异治、异病同治与目前的治疗个体化研究有“异曲同工”之妙。

五、通过临床实践进一步阐明中医证候的本质

证候是中医对疾病某个阶段病因、病位及病理性质的高度总结，表现为一组有内在联系的症状和体征。中医辨证论治的基础无疑就是在对证候的理解、判断的基础上给予的有效治疗，也正是我国传统医学的精华。以前我们用西医学综合征（syndrome）来理解有一定局限性。

这样的例子很多，例如西医学认为感冒是由病毒所引起的上呼吸道卡他性疾病，既然没有杀感冒病毒的药物，最基本治疗就是发汗解热。而中医学则认为感冒是由于正气不足，卫外功能减弱，肺卫调节疏懈，六淫之邪夹杂病毒乘袭。证候表现上有风寒、风热和暑湿兼夹之证，以及素体阳虚者易受风寒，阴虚者易受风热、燥热，痰湿偏重者易受外湿，治疗上则要分辨风寒、风热、暑湿等不同证候，而且对表实里虚证有特殊的方剂，疗效当然也就较好。

这就是笔者主张的通过临床实践深入研究证候现代医学的诠释的必要性和可能性。但新中国成立以来除了沈自尹院士对肾阳虚用现代医学的诠释以外，应用现代科学方法深度对证候的本质研究不多。沈院士的研究途径是在临床上从中医学角度观察两种疾病：库欣综合征（肾上腺皮质功能亢进）和艾迪生病（肾上腺皮质功能不全），再通过实验研究而获得结论。

笔者曾经指导过两位中医学出身又读过西医学院的医师攻读博士学位，我们共同观察过肿瘤患者的中医证候的现代医学内涵。其中一位研究的题目是探讨阴虚的本质。他后来发现多数阴虚患者IL-1升高，并且在小鼠中用IL-1诱导出近似阴虚的舌象，可能从细胞因子的水平诠释了阴虚的部分内涵。当然这可能只是部分机制，要全面通过分子生物学阐明阴虚，还需要更深入研究。其实在笔者看来，肺结核病形象来说就是林黛玉的临床表现，还有晚期肿瘤最后阶段出现的阴虚，都是我们可以深入研究的模型。

笔者与另一位博士共同探索了人参复方对气虚的影响，后来得到张均田等研究证实人参补气的作用可能是源自人参皂苷Rg1。所以，笔者认为，通过对中药作用机制的研究也是一个比较切合实际的途径。2018年6月25日，国家食品药品监督管理总局药品审评中心发布《证候类中药新药临床研究一般考虑》（征求意见稿），首次将中医药传统思维与现代循证研究相结合，值得点赞。我希望由此能够深入认识、解析、诠释、阐明证候的本质，从而提高常见疾病的防治水平，对世界医学做出更大的贡献。

（转载自《中国中西医结合杂志》2018年7月28日网络优先出版 http：//kns. cnki. net/kcms/detail/11. 2787. R. 20180728. 1456. 002. html）

（来源：《全球肿瘤快讯》2018年8月 总第214期）

激光在肿瘤治疗领域的应用

李 戈[1] 龚平生[2] 董丽华[3,4] 龚守良[3,4] 吕文天[5]

1. 长春市中医院 长春 130041
2. 吉林大学分子酶学工程教育部重点实验室 长春 130012
3. 吉林大学白求恩第一医院放疗科 长春 130021
4. 吉林大学公共卫生学院国家卫健委放射生物学重点实验室 长春 130021
5. 武汉市第五医院肿瘤科 武汉 430050

【摘要】 激光是20世纪以来人类的又一重大发明。激光具有方向性佳、发射角小、亮度强、光谱纯、相干性好和能量密度高等特点，广泛应用于许多领域中。在医学，特别是在肿瘤治疗领域，具有重要的潜能。本文主要针对国内文献报道，在激光及其医学中的应用、激光治疗肿瘤的机制、激光治疗肿瘤的临床应用以及肿瘤的激光消融治疗效果等方面，进行简要的综述，以促进这一领域的可持续发展，并获得更大的进步。

【关键词】 激光；医学；肿瘤；治疗；消融

一、激光及其在医学中的应用

（一）激光

激光（light amplification by stimulated emission of radiation，Laser）是20世纪以来，继原子能、计算机和半导体之后，人类的又一重大发明。1917年，爱因斯坦发表的《辐射的量子理论》，提出了激光的概念。1960年7月8日，美国物理学家西奥多·哈罗德·梅曼（Theodore Harold Maiman）博士研制出了世界上第一台红宝石激光器，并因此曾两度获得诺贝尔物理学奖提名。1961年，激光首次应用于临床，以后经历了基础理论和临床应用研究；到20世纪80年代，形成了激光医学学科；1981年，世界卫生组织（WHO）将激光医学列为医学的一门新学科。

激光作为20世纪60年代的新光源，具有方向性佳、发射角小、亮度强、光谱纯、相干性好和能量密度高等特点。以激光器为基础的激光工业，现已广泛应用于许多领域中，包括医疗卫生、文化教育以及科研等方面。激光医学作为一门医学的边缘学科，不仅可以用多种方法治疗各种疾病，也可以用于诊断疾病及基础医学领域的研究。

通信作者：吕文天，湖北省武汉市汉阳区显正街122号，430050

激光器在外界能源作用下，使介质原子里绕核运动的电子从低能位跃至高能位，当其在激光器谐振腔中受感于感应光后，再返回低能状态时释放出经辐射而放大的光能。医学上利用激光照射人体组织，产生生物效应，从而达到治疗的目的[1]。

（二）激光在医学中的应用

激光在医学上的应用主要分为三大类，即激光生命科学研究、激光医学诊断和激光疾病治疗，其中激光疾病治疗又分为激光手术治疗、弱激光生物刺激作用的非手术治疗和激光的光动力治疗。激光技术在治疗肿瘤方面充分显示出显著的有效性和特殊的优越性，具有很大的应用潜力。许多医院把肿瘤的激光治疗方法与外科治疗、放射治疗、化学治疗和免疫治疗并列为5种疗法之一。

回顾肿瘤的激光治疗史，大致经历了从脉冲激光到连续激光，从治疗体表肿瘤到经内镜治疗内腔肿瘤，从用激光热效应治疗到用其光化效应治疗的历程[2]。Goldman[3]于1963年首先用红宝石激光，研究其对生物组织的作用，并于1964年用该激光成功地破坏了人体黑痣和黑色素瘤。目前，主要利用激光的热效应直接切除或杀伤肿瘤细胞，以及利用激光与光敏剂结合产生光化反应－光动力学杀伤肿瘤，其他还有利用激光的刺激效应增强机体免疫功能等间接达到防癌治癌的目的。

应用于临床治疗的激光主要包括脉冲式染料激光、CO_2激光、半导体激光及各种掺杂的YAG激光（Nd、Ho、Er）等。激光束输出的波长、能量密度、脉宽、模式和发散度是评价激光对生物物质作用的重要参数。应用于临床的激光机/激光技术包括脉冲染料激光机、红宝石激光机、翠绿宝石激光机、CO_2激光机和Nd：YAG激光机[1]。

用于治疗的激光，通常是几个瓦特中等强度的激光。激光对组织的作用，还取决于激光脉冲的发射方式，以典型的连续脉冲发射方式的激光有氩离子激光、二极管激光和CO_2激光；以短脉冲方式发射的激光有Er：YAG激光或许多Nd：YAG激光，短脉冲式的激光强度（即功率）可以达到1000W或更高，这些强度高、吸光性也高的激光，只适用于清除硬组织。激光光纤的直径为300～600μm，单个裸尖激光纤维只能消融直径15mm的组织，间质纤维可消融直径50mm[4]。激光手术的最大优越性：不需要住院治疗，手术切口小，术中不出血，创伤轻，无瘢痕。

二、激光治疗肿瘤的机制

（一）激光对生物组织的效应

激光治疗肿瘤的原理主要利用激光对生物组织的热效应、光压效应和电磁场效应。

1. *热效应*

激光作用于生物组织后，光子可被生物分子吸收，转移成热能，使组织温度升高，即为热效应。激光能量密度极高，在激光束辐射下，瞬间内（几毫秒）可使生物组织的局部温度高达200～1000℃，使蛋白质变性、凝固或气化。激光使生物组织产热机制主要有两种[5]：

（1）吸收生热：主要是红外激光作用到生物组织时的生热方式，因为生物组织（包括肿瘤组织）内含水量达70%以上，对红外线的吸收光谱与水相近，即生物组织对红外线的最大吸收峰发生在水的红外光谱峰值处，最高峰在2.82和6.3μm；

（2）碰撞生热：主要是可见光和紫外激光作用于生物组织或肿瘤组织的一种产热方式，当激光作用于生物组织或肿瘤时，使生物组织产热的速率超过其散热速率时，生物组织温度升高。

2. 光压力和电磁场效应

激光能被色素组织（特别是黑色组织）吸收，增加热效应的作用。另外，激光本身的光压加上由高热引起的组织膨胀而产生的二次冲击波，可使已产生热效应肿瘤组织破坏，蛋白质分解。激光也是一种电磁波，产生的电磁场，可使组织电离化、核分解。

因此，激光的抗肿瘤作用主要是利用激光的热效应和光动力学效应实现的。

（二）激光治疗肿瘤的热反应

1. 热致凝固、气化

组织内激光治疗是一种最小侵入的原位肿瘤清除方法，在超声波、X 线、CT 和 MRI 引导下，通过经皮穿刺，经穿刺针内插入细光导纤维到肿瘤中心，接着释放低功率（1～2W），在一特定波长下加热。纤维尖端释放的激光穿透并在周围组织散射，被热吸收，随后的热损伤导致肿瘤的凝固坏死。组织内激光治疗的突出特征是肿瘤局部加热，癌细胞被选择性杀伤，正常细胞不受损伤[6]。

当激光照射肿瘤组织，使组织温度达到 55～60℃以上时，肿瘤组织蛋白质在约 10 秒内发生热凝固变性，从而破坏肿瘤组织达到治疗目的。当激光照射肿瘤组织，使组织温度升至 100℃以上时，因组织内含有丰富的水，可出现组织液沸腾，水蒸气就会冲破细胞或组织释放出来，从而破坏肿瘤组织，达到治疗的目的。在激光作用时间较短的情况下，热致气化时因水吸收大量热能，而激光照射周围组织细胞升热较少，不会导致热损伤。

2. 热致炭化、燃烧

激光照射肿瘤组织，使组织温度达到 300～400℃时，组织立即发生干性坏死，水分蒸发，坏死组织呈黑色，称为炭化，主要残留于组织表面，一部分可随蒸汽飞溅组织外。激光照射肿瘤组织时，当组织温度达到 530℃时，即可发生燃烧，可见火光，组织中水分因高温而蒸发。临床上，有时将热致气化、热致炭化及热致燃烧统称为气化治疗。

3. 热致压强

激光束直接作用于肿瘤组织而导致的压强常很小。热致压强是激光用于肿瘤组织切割的主要机制，不是光子直接作用所致，而是由光子间接产生，称为二次压强，包括热致气化反冲压、热致气化膨胀压、热致膨胀超声压及电致伸缩压等。

单独激光直接治疗肿瘤，如肿瘤组织比较表浅，则多利用热致凝固、热致气化和热致炭化等几种作用；而对较大包块的良性和恶性肿瘤及带蒂的良性肿瘤根部切割时，则利用激光的热致压强作用。激光手术刀的作用也是利用激光热致压强作用，不但可直接切除肿瘤组织，还可将激光刀用于食管癌、胃癌和结直肠癌等手术中对正常组织的切割、分离及止血等，具有出血少、无机械接触、可防止肿瘤术中扩散和转移等优点；但因激光手术时利用激光高热能作用，炭化或凝固组织残渣遗留，使愈合速度减慢[4,7-9]。

（三）激光消融及其目的

1. 激光消融

激光消融（laser ablation）是一种利用光能转化后的热能损毁组织的方法。激光辐射机体组织时，除了对组织加热和产生热损伤外，还可能发生组织气化、熔融、喷射和高温分解等现象，这些作用都可归结为组织消融，从而实现对目标组织凝固或切割。

一般，医用激光的辐射波长位于红外

波段，红外线能量可直接穿透 12 ~ 15mm 的组织；但由于热能的传导，实际可达到的消融区域范围更大。激光作用于组织的生物效应取决于组织内温度分布情况，这是由激光的各种物理特性，如波长、功率、脉冲持续时间、能量密度、输出方式及靶组织自身的光热特性所决定的。激光光纤的直径为 300 ~ 600μm，传统的单个裸尖激光纤维往往只能消融直径 15mm 的组织。间质纤维末梢呈扁方形或圆柱形，长度为 10 ~ 40mm，形成的消融灶可达 50mm。在激光消融中，应用最广泛的为波长 1064nm 的 Nd：YAG 激光。

2. 激光消融的目的

为充分损毁靶组织，必须达到细胞毒性温度，但热能的蓄积往往受到各种限制，尤其是组织特性的限制。在经皮途径热消融过程中，热能往往集中于光导纤维末梢周围。在一定激光功率或能量条件下，病灶坏死直径随功率或能量的增加而增加；但伴随温度增高，激光光纤头端的损伤及其与周围组织的炭化一同限制了能量的进一步传导。

经临床试验研究，获得了激光治疗的凝固、气化、炭化和消融等临界温度。组织温度 > 60℃ 可导致快速凝固性坏死和细胞瞬间死亡；若温度较低，如 42℃，消融时间较长，如持续 30 ~ 60 分钟也可使细胞不可逆死亡。温度高于 100℃ 将导致组织气化，而高于 300℃ 则致组织炭化。由于炭化组织妨碍光能的穿透及热能的传导，并导致光纤本身损坏；此外，组织在高温下气化时形成的气体成为一种绝缘体，限制热能积蓄，所以应避免过高的消融温度。

为提高热能与组织间的相互作用，可采用：

（1）提高热能蓄积，如重复导入激光光纤探头以扩大消融的直径，或同步精确定位导入多个探头，导入光纤内部的冷却针和能量脉冲技术的应用同样可以达到能量有效蓄积的目的；

（2）提高组织导热性，如注射生理盐水或其他复合物，提高组织的离子表面积，也可使靶组织的热传导快于周围正常组织；由于人体组织本身的组成特性，使得热消融在肝癌的治疗中较有优势；

（3）降低组织的热耐受，研究较少。理论上，化疗及放疗后的组织血供方式及组织特性发生改变，使其热耐受性降低。

在活体及肿瘤中，激光消融的组织体积受到的限制和差异较离体实验中更加明显。较高的组织灌流将导致热沉效应，血液灌流引起的对流将缩小消融坏死的范围。离体实验中，凝固组织的形态较锐利、规则；在活体中，其形态表现个体差异很大，取决于肿块形态和局部组织血管分布及血液灌流的差异。在射频和激光消融中，血流灌注导致的冷却作用可使靶组织的消融体积缩小[10]。

三、激光治疗肿瘤的临床应用

激光由特别装置产生，非常精确地聚焦在很小的治疗区域。激光内镜治疗通常是特殊的激光光线通过柔性管道（内镜）进行，也可用于癌症的诊断。激光内镜可通过口、鼻、肛门、尿道和阴道进入体内靶器官。激光治疗时，通过内镜可直接观察肿瘤，并将激光精确对准靶组织，然后开启装置，产生激光。激光紧靠肿瘤组织处产生强烈的热量，60℃时可凝固蛋白质，100℃时激光可气化组织。组织通常在几秒钟内被烧焦，释放出烟并遗留下一个孔及溃疡。激光治疗仅能切除器官表面可见的肿瘤，如为较大的实体肿瘤，激光治疗只能杀死表面肿瘤。对人体部分表面的肿瘤，达不到彻底治疗的要求。也有用光动力学激光治疗，就是注射一种化学物质，使组织对光更敏感（如血卟啉致敏后），再进行激光治疗，更能选择性地杀死肿瘤细胞；也有利用癌症组织对光有特殊的亲和力的特点而用特殊波长治疗癌症。

（一）激光治疗肿瘤的特点

与传统有效的手术治疗、放射治疗和化学治疗比较，激光治疗有明显的特点[11]。

1. *治疗手段灵活多样*

激光治疗是根据肿瘤的不同类型、不同部位和不同进展选用激光所引起的物理的、化学的和机械的因子进行加热，或凝固、气化、切割、光动力学法等一系列相应的方法，给予根治性治疗或姑息治疗。

2. *治疗肿瘤的特异性*

传统的手术，不管是正常组织还是肿瘤组织，总是“一刀切”。化学治疗时，同时损害正常组织和正常的免疫功能，毒副作用较强。激光治疗由于热凝固作用，在激光切割的同时，将“刀口”两侧的淋巴管和小血管封闭住，可避免癌细胞的术中转移，术后并发症少，疼痛轻。

3. *手术质量高、程序简化*

激光“刀”只要操作熟练，则切口锐利，损伤小、愈合快，能止血又能气化，并瞬间烧尽残余物而手术野十分清晰，所以手术质量高，可保留器官功能。

对消化道、呼吸道和泌尿道等内腔的某些肿瘤手术时，不必进行切开手术。即使体表肿瘤，过去难以“下刀”的复发部位，现在若用激光束就毫无困难，很多手术禁忌证现在都可以做激光手术。

4. *不适应性*

不适于做激光治疗的癌症：虽然激光治疗有上述优点，其适用的基本条件是激光可以直接照射的部位，及未发现临床转移的病例。然而，即使是早期癌，如果是深部肺癌、胃壁内隐蔽的癌等，不适于应用激光治疗。此外，当肿瘤直径超过2cm，即使是治疗适应证也很难彻底治愈[9]。

（二）应用激光治疗肿瘤

到目前为止，接受激光治疗的癌症患者，包括肝癌、食管癌、胃癌、大肠癌、子宫癌、膀胱癌、头颈部癌及皮肤癌等，并取得了很好的治疗效果。其中，应用较多的有肝癌、食管癌及膀胱癌。

在一些选择的病例中，激光治疗可治愈肿瘤。此项技术可减轻出血、梗阻等严重的症状，特别是在癌症不能被外科治疗、放疗或化疗治愈；或常规治疗因高龄、营养不良或心肺疾病不能进行时，也有为了保留功能而使用激光治疗。

激光技术对肿瘤的临床应用研究有着明显的潜力与优势，如不能接受手术切除的严重吞咽困难的晚期食管癌、贲门癌，或肠癌、胰腺癌等梗阻性疾病，用激光通过内镜汽化消融和光动力疗法治疗，对原发性与结直肠转移性肝癌经皮在超声或MRI引导下，采用Nd：YAG激光间质性光凝肿瘤组织，可安全有效地缓解症状，明显改善患者的生存质量。激光选择性治疗恶性肿瘤具有创伤小、住院时间短、安全、病死率低及远期疗效较好等优点[12]。

从20世纪80年代开始，国外许多学者开始了激光治疗肝肿瘤的试验性研究，表明肝肿瘤细胞比正常细胞对热更敏感，而且激光气化引起的热凝固在超声和组织学上有较好的相关性。进入20世纪90年代以来，我国学者也在肝癌的动物研究方面进行了大量工作，观察了超声影像与肝组织改变的关系，对比了激光照射能量与肝组织温度变化及热损伤的关系。实验研究表明，超声引导下经皮Nd：YAG激光肝癌凝固术是可行的。近年来，随着影像技术的发展，利用CT和MRI定位准确的特点，高功率激光切割技术得到了更进一步的发展。尤其是半导体激光在临床上的应用，给肝癌组织内激光热疗展现了新局面[13]。

对于早期肺癌，特别是大气管表面直径 1cm 以下的肿瘤，基本上可以获得100%的治愈。另外，对于高龄或者心、肺功能极差而不能耐受手术的患者，以及本人不愿接受手术治疗的，应用激光疗法也可取得较好的疗效。对于病变广泛不能切除的病例，可以术前实施激光治疗，使癌瘤变小，再手术切除。对于已经不能够完全治愈的病例，也可以用此法缩小病灶，改善患者全身状况，而后再给予综合化疗。

激光技术已广泛运用于治疗良性前列腺增生，其安全性已被大量文献证实。该项技术应用于膀胱肿瘤时具有可以消除闭孔神经反射，减少术中出血，缩短留置尿管时间，减少住院天数的优势。目前，开展的应用激光的整块切除技术更加符合无瘤原则，术后病理标本可以准确地分期分级，有望替代传统经尿道膀胱肿瘤电切术而成为新的手术标准，但亟待证实激光整块切除技术是否有显著的生存获益[14]。

通过 Meta 分析发现，激光治疗 T1 声门型喉癌患者的最终 5 年生存率和保喉率明显高于放射治疗组，但两者局部控制率无明显差异。对于手术风险大，肿瘤分期较晚，或是患者拒绝手术的病例，大多数学者更倾向于选择放射治疗，而对于局限于声带的 T1 声门型喉癌患者，更倾向于选择激光治疗[15]。

（三）不同激光治疗肿瘤

1. CO_2激光治疗

CO_2激光治疗是近年来临床运用广泛的医用激光治疗手段，属于中红外线波段，是一种经分子气体激光器发出的激光，具有高单色性、相干性良好和能量转换率高等特点。临床上可将 CO_2激光束聚焦后形成极小的光斑，功率密度高度聚集，局部温度达 200～1000℃，光斑处的高温及一定的压强对病变组织有切割及气化功能，并可将暴露于切口处的毛细血管封闭，促使术中切割相关病变部位少出血，甚至不出血。由于 CO_2激光治疗的微损伤、止血效果好、功能保全好、术野清晰及无机械损伤的特点，目前已被广泛应用于尖锐湿疣、声门癌、喉癌、咽喉部血管瘤、咽喉接触性肉芽肿块和面部瘢痕的治疗，疗效理想。

杨继志等[16]采用 CO_2微创激光手术治疗 36 例患者咽喉良性肿瘤，另外采用传统手术切除治疗 46 例患者作为对照。CO_2微创激光手术后 6 个月和 12 个月的临床疗效均明显优于对照组患者（$P<0.05$），手术时间、术中出血量及住院时间也均明显低于对照组患者（$P<0.05$）。结果提示，CO_2激光治疗咽喉良性肿瘤，疗效更佳，且手术时间短，术中出血量少，住院时间短，值得应用。

黄少鹏等[17]对支撑显微喉镜下通过 CO_2激光微创手术治疗早期声门型喉癌的疗效进行回顾性分析，激光手术后随访 25～96 个月，喉功能保留率为 96.7%，复发率为 11.0%。5 年整体生存率为 93.2%，局部区域（喉 + 颈部淋巴结）5 年控制率（无肿瘤复发和转移的比率）为 86.7%。由此说明，采用这种方法治疗早期声门型喉癌的疗效可靠，具有创伤小、喉功能保全好、恢复快和并发症少的优点。

2. 钬激光治疗

近年来，钬激光凭借其良好的切割和电凝作用、组织穿透深度浅、热损伤小等优点，在泌尿系统和颅内肿瘤治疗中得到广泛推广，特别是在非肌层浸润性膀胱癌

（NMIBC）患者的治疗获得较为理想的治疗效果。

王志等[18]将 NMIBC 患者分为 A 组及 B 组，每组各 50 例。A 组患者采用经尿道膀胱肿瘤钬激光切除术（HOLRBT）治疗，B 组患者采用经尿道膀胱肿瘤电切术（TURBT）治疗。结果显示，B 组患者的手术时间、术中出血量、膀胱冲洗时间、术后住院时间及尿管留置时间均少于 A 组（$P<0.05$）；术后并发症发生率明显低于对照组（$P<0.05$）。术后 3 天，B 组患者血清多肽生长因子、肿瘤特异性生长因子水平明显低于 A 组，而血浆纤维蛋白原水平明显高于 A 组（$P<0.05$）。结果提示，与 TURBT 比较，采用 HOLRBT 方法治疗 NMIBC 可显著降低患者手术创伤，安全有效，并可加快患者的康复速度。

邓晓俊等[19]也系统评价了经尿道钬激光切除术治疗 NMIBC 的有效性和安全性，证实其具有操作简单，对膀胱组织损伤小，术中出血少，是一种疗效安全可靠的微创术式。

徐宝海[20]比较了经尿道钬激光与传统电切术治疗 NMIBC 的疗效，发现激光手术的时间，术中失血量、住院时间和导管留置时间均显著优于电切术（$P<0.01$），总并发症发生率、膀胱冲洗率和术后 1 年内肿瘤复发率显著低于电切术（$P<0.05$），疾病控制率和总有效率显著高于电切术（$P<0.05$）。结果提示，经尿道钬激光切除术治疗 NMIBC 的疗效优于传统电切术治疗，并发症较少，远期生存率较高。

研究者[21,22]探讨了超声微泡造影剂联合经尿道钬激光膀胱肿瘤切除术的效果，发现患者手术时长，术中出血量、住院时间、留置导尿管时间以及膀胱冲洗时间均明显降低，术后 3 个月、6 个月和 1 年生存率明显增加，患者的闭孔神经反射、尿道狭窄、膀胱痉挛以及血钠水平降低等并发症明显减少，证实这种治疗手段效果好，术后复发率、并发症的发生率低，创伤小，明显延长了患者的生存时间。

梁昌景等[23]对比了表浅层膀胱癌应用经尿道钬激光膀胱肿瘤切除术与经尿道膀胱肿瘤电切术的治疗效果。结果发现，与经尿道膀胱肿瘤电切术比较，实施经尿道钬激光膀胱肿瘤切除术患者的肝细胞生长因子（HGF）和肿瘤特异性生长因子（TSGF）水平明显降低，纤维蛋白原（Fib）水平明显增高；术中出血量明显减少，膀胱冲洗时间、导尿管留置时间和住院时间明显缩短，白细胞介素 6（IL-6）、IL-8、IL-10 和肿瘤坏死因子（TNF-α）水平明显降低；并发症发生率明显降低。结果提示，经尿道钬激光膀胱肿瘤切除术在表浅层膀胱癌的临床治疗中，既可改善血清指标及炎症因子水平，又可缩短患者住院时间，降低并发症发生率，治疗效果较高。

贾卫华等[24]观察了神经内镜辅助钬激光疗法与立体定向放射疗法治疗颅内肿瘤的临床效果。对照组行立体定向放射治疗，观察组行神经内镜辅助钬激光治疗。结果发现，观察组治疗总有效率（92.5%）明显高于对照组（72.5%，$P<0.05$），并发症发生率（10.0%）明显低于对照组（27.5%，$P<0.05$），6 个月和 12 个月生存率（95.0% 和 77.5%）明显高于对照组（85.0% 和 62.5%，$P<0.05$），生活质量显著优于对照组（$P<0.05$）。结果提示，在颅内肿瘤治疗中，选择神经内镜辅助钬激光疗法，疗效确切，安全性高，能有效改善预后，提高患者生存率及生活质量。

3. 绿激光治疗

绿激光是波长 1064nm 的氦氖激光穿过磷化钠钛晶体后转化为波长 532nm 的绿色可见光，其能量可被组织中的血红蛋白选择性吸收，气化组织后可产生厚度为1～2mm的凝固层，可使肿瘤周围的血管及淋巴管封闭，避免肿瘤的播散，且术中基本不出血；手术视野及组织结构清晰，有助于精细操作，彻底切除肿瘤。

张志华等[25]探讨经尿道膀胱肿瘤绿激光汽化术（PVBT）治疗膀胱尿路上皮癌的疗效及安全性。其中，NMIBC 405例，肌层浸润性膀胱癌（MIBC）117例。PVBT治疗后膀胱灌注表柔比星，其中MIBC患者联合术后静脉化疗（吉西他滨+顺铂）。结果发现，NMIBC组住院时间（7.32±1.28）天，手术时间（27.08±5.36）min，留置尿管时间（2.42±0.34）天；术后随访12～60个月，复发38例（9.4%），其中3例行根治性膀胱切除术，余35例再次行PVBT；405例患者全部存活。MIBC组住院时间（26.18±1.92）天，手术时间（38.32±6.54）min，留置尿管时间（2.72±0.85）天，术后随访12～60个月，复发19例（16.2%），4例患者行根治性膀胱切除术，余15例再次行PVBT；复发者中有6例死于膀胱癌远处转移（2例肺转移，4例骨转移），余111例存活。结果提示，PVBT是安全、有效的手术方式，尤其适用于NMIBC及不能或不愿行根治性膀胱切除术的MIBC患者。

李勇等[26]选择绿激光治疗NMIBC，对照组采用经尿道膀胱肿瘤电切术。结果证实，绿激光治疗膀胱尿路上皮癌创伤小、出血量少、临床不良反应少、复发率低，效果优于传统的尿道膀胱肿瘤电切术，是治疗膀胱尿路上皮癌有效方法。

4. *Nd：YAG激光治疗*

Nd：YAG为钇铝石榴石晶体，晶体内Nd原子含量为0.6%～1.1%，属于固体激光，可激发脉冲激光或连续式激光，发射激光为红外线波长1.064μm。Nd：YAG激光器的手持件上装配好各种类型的宝石刀头后，就成为接触式激光刀，其操作的灵活度和切割能力大大提高，且对周围组织的热损害范围<0.2 mm，与CO_2激光器相近，远低于电刀的不规则热损伤（0.5～10mm），特别是对手术野狭小，位置深在的肿瘤就更加显示出其优势。

范益民等[27]观察接触式Nd：YAG激光显微手术治疗髓内肿瘤的疗效，应用美国脊髓损伤协会ASIA标准评分进行统计分析。对所有脊髓髓内肿瘤患者随机分为A组和B组，其中A组接受常规显微手术，B组接受接触式激光器配合显微手术。对两组治疗前后、术后3个月与术前评分，差异有统计学意义（$P<0.001$）。结果证实，接触式Nd：YAG激光可以精确地切除和气化髓内肿瘤，减少副损伤；如配合显微手术，比单纯使用显微手术，增加了脊髓髓内肿瘤的切除率和术后功能好转率，术后6个月内脊髓功能恢复良好，6个月后病情趋于稳定。

经尿道切除表浅非浸润型膀胱肿瘤是目前临床广泛应用的腔内泌尿外科手术方法之一，对于电切及种类繁多的激光，Nd：YAG激光为基层医院开展手术的首选。李彦生[28]观察的33例膀胱表浅非浸润型肿瘤患者全部手术1次成功，未出现闭孔神经反射、膀胱穿孔及肿瘤残留，无输血病例。术后随访27例患者（占81%）1～7年，复发2例（6%），行2次激光切除治疗。结果说明，经尿道Nd：YAG激光治疗表浅非浸润型膀胱肿瘤是一种简便、安全和有效的手术方法。

5. *红激光治疗*

波长980nm的红激光，恰好为冲洗液和血液混合的吸收峰值上，能被水和血红蛋白同时且平衡地吸收，止血效果是所有激光中最佳的。姜亚卓等[29]对无法行根治性手术的肾盂、输尿管上皮肿瘤患者进行腔内红激光治疗，评价其有效性与安全性。结果发现，13 例患者中，肾盂肿瘤行经皮肾镜激光手术 9 例，输尿管肿瘤行输尿管镜激光手术 4 例，平均手术时间分别为（47.22 ± 6.25）和（25.0 ± 4.84）min；平均出血量分别为（133.3 ± 24.9）和（40.0 ± 7.07）ml；血尿及肾积水得到控制，5 例呈现局部进展，1 例术后 10 个月死亡；未出现严重并发症。结果提示，对于特殊情况下的肾盂、输尿管肿瘤患者，腔内红激光手术具有创伤小、止血效果好，可以姑息性切除肿瘤，降低肿瘤负荷，保护肾功能，也能减缓肿瘤进展，可以作为这一类患者的首选治疗方案。

6. 半导体激光治疗

半导体激光是成熟较早、进展较快的一类激光器，由于其波长范围宽、制作简单和成本低，易于大量生产，并由于体积小、重量轻、寿命长和品种多，应用范围较广。1470nm 半导体激光为新型手术激光，与钬激光、绿激光等相比，其具有血红蛋白吸收性及水吸收性双重特性，同时具有良好止血效果及强大的气化切割功能，可精确地切割组织，正常组织损伤小，为治疗膀胱肿瘤提供了一种新型选择。

杨茂林等[30]将收治的 216 例浅表性膀胱肿瘤患者分别行 1470nm 半导体激光和等离子电切术治疗。结果发现，激光组的手术时间、术中出血量、留置导尿管时间及术后住院时间均明显小于电切组，且术中和术后 6 小时的血肾上腺素、去甲肾上腺素及血管紧张素Ⅱ水平均明显低于电切组（$P<0.05$）。激光组未发生闭孔神经反射和膀胱穿孔，总并发症发生率为 5.1%，术后 24 个月膀胱肿瘤复发率为 7.1%；电切组闭孔神经反射发生率为 7.6%，膀胱穿孔发生率为 1.7%，总并发症发生率为 15.3%，术后 24 个月膀胱肿瘤复发率为 17.8%；激光组的上述指标均明显低于电切组（$P<0.05$）。结果提示，1470nm 半导体激光手术治疗非浸润性膀胱肿瘤临床疗效确切，操作简单，术后并发症发生率低，安全性高，中远期复发率低，且对患者应激水平影响小。

杨荣权等[31]探讨 1470nm 半导体激光联合阿帕奇醌膀胱灌注治疗浅表性膀胱肿瘤的疗效。将浅表性膀胱癌患者随机分为半导体激光联合阿帕奇醌灌注方案组（阿帕奇醌灌注组）和半导体激光联合吡柔比星方案组（吡柔比星灌注组），每组均为 56 例，同时进行为期 12 ~ 36 个月的随访观察。结果发现，阿帕奇醌灌注组和吡柔比星灌注组的 1 年复发率分别为 5.36% 和 19.64%；36 个月累计复发率分别为 8.93% 和 26.79%，阿帕奇醌膀胱灌注组 1 年复发率及 36 个月累积复发率显著低于吡柔比星灌注组（$P<0.05$）。阿帕奇醌灌注组无复发生存时间（30.06 ± 2.38）个月显著高于吡柔比星灌注组（23.42 ± 4.05）个月（$P<0.05$）。结果证实，与 1470nm 半导体激光联合吡柔比星灌注治疗相比，激光治疗联合阿帕奇醌膀胱灌注治疗浅表性膀胱肿瘤有更低的近期及远期复发率和更长的生存时间，同时不良反应易于耐受，是膀胱浅表性肿瘤的一种理想治疗手法。

杨成林等[32]探讨肿瘤基底黏膜下吉西他滨溶液扩张辅助 1470nm 半导体激光经尿道肿瘤整块切除术治疗 NMIBC 的疗效及安全性。NMIBC 患者行肿瘤基底黏膜下吉西他滨溶液扩张辅助激光经尿道肿瘤整块切除术（观察组）30 例，行经尿道膀胱肿瘤切除术（对照组）32 例。结果发现，术中闭孔神经反射发生率、术后膀胱冲洗时间、术后留置尿管时间和住院时间，观察组均优于对照组（$P<0.05$）。0.5、1和1.5年无肿瘤复发生存率，观察组分别为96.7%、93.3%和90.0%，对照组分别为87.5%、75.0%和68.8%（$P=0.042$）。结果提示，肿瘤基底黏膜下吉西他滨溶液扩张辅助1470nm激光经尿道肿瘤整块切除术治疗NMIBC，安全有效。

四、肿瘤的激光消融治疗效果

（一）激光消融治疗肿瘤

激光消融主要治疗肿瘤。相对于传统外科肝叶切除手术，经皮激光热消融能够产生很好的临床效果，其严重并发症发生率仅1.26%。在治疗小肝细胞癌方面，目前认为激光热消融的切除率与外科手术相似，对于肿瘤个数≤3个，单个结节≤3cm，或肿瘤直径在5cm以下，Child分级A~B级，且无其他严重肝外系统疾病者，都可以进行激光热消融治疗。

对于直径3cm以下的结节，激光热消融往往可达到完全消融的效果，肿瘤灶残余与复发的概率很低。在乳腺非小叶性恶性肿瘤中，直径<2cm结节的完全消融率约88%，>2cm则疗效不佳。此外，激光消融在甲状腺及肾上腺肿瘤的治疗当中也有一定应用。研究发现，激光消融与射频消融，认为两种方法的1、3和5年生存率无显著差异，而对于Child A级、且肿瘤结节直径<2.5cm的患者，射频消融治疗后的生存率高于激光消融。

消融治疗需要在影像设备导向下进行。目前，应用的影像导向及监控技术包括X线、CT、MRI和超声，主要根据影像设备显示病灶的能力选择影像技术，目的是提供最佳穿刺途径和显示病变附近的主要结构，使治疗效率最大化，风险最小化；此外，操作者技术以及治疗成本－效果比也是影响临床选择的重要因素[4]。

（二）激光消融治疗肿瘤的有效性和安全性

熊琨等[33]通过PubMed、CBM和CNKI数据库的检索与文献，筛选纳入符合要求的临床研究文献，分析激光消融或其联合治疗的安全性和有效性。结果发现，激光消融及其联合治疗原发性肝癌有其特点和较好的有效性与安全性，但激光消融治疗原发性小肝癌与手术切除相比无明显优势。

另外，研究者[34,35]评价超声引导下经皮激光消融治疗复发性甲状腺乳头状癌颈部转移淋巴结的安全性及有效性。术后随访32.22±6.26个月，末次随访复查时消融区最大径及体积明显小于治疗前淋巴结最大径及体积（$P<0.001$）。术后仅1例发生喉返神经损伤，于3个月内自行恢复；其余患者均无颈部血肿、局部感染或气管及食管损伤等严重并发症。结果提示，超声引导下经皮激光消融治疗是一种安全、有效的治疗复发性甲状腺乳头状癌颈部转移淋巴结的方法。

（三）超声引导的激光消融治疗

1. 经皮激光消融

目前，采用Nd：YAG激光，输出激光波长为1064nm，光纤直径为0.3mm，输出功率最高可到10W的连续激光，利用该波长对肿瘤组织良好的凝固特性，从而将使肿瘤组织消融，导致其失去生物活性，其消融效果较显著。目前，已经商品化的激光产品和超声仪结合在一起，通过超声的引导，将21G穿刺针穿刺到消融部位，将光纤导入穿刺针到达消融部位进行激光消融，该设备最多可接4根光纤进行同步消融，以增大消融范围[36]。

甲状腺乳头状癌是临床上分化型甲状腺癌的最常见类型，对其术后颈部复发转移淋巴结常需进行手术清扫；但术后由于局部解剖结构改变、组织粘连等原因，致使淋巴结清扫难度增加，且并发症发生率升高。采用超声引导经皮激光消融治疗甲状腺微小乳头状癌。术后1、3、6、12个月及以后每6个月，超声检查随访。所有患者经皮激光消融治疗成功，未发生严重并发症，病灶的最大径和体积缩小，平均体积缩小率为94.3%；48（78.7%）个病灶完全消失，13（21.3%）个病灶呈瘢痕样改变。术后可见坏死组织及炎性细胞，未见肿瘤细胞。1例患者术后30个月发现颈部淋巴结转移，行手术治疗。结果提示，超声引导经皮激光消融治疗甲状腺微小乳头状癌是安全可靠、有效的局部治疗方法[37-39]。

2. 治疗甲状腺乳头状癌及甲状腺结节

甲状腺乳头状癌恶性程度低，预后情况较好，但仍存在局部复发风险。研究者探讨超声引导激光消融对甲状腺乳头状癌局部复发的治疗效果。应用激光消融治疗后12个月，结节体积和直径降低，癌肿逐渐缩小，结节回声消失和血流信号消失的比率降低；血清甲状腺球蛋白水平呈逐渐下降趋势。结果提示，超声引导激光消融具有安全性高、预后好、创伤小、恢复速度快的优点，可有效治疗甲状腺乳头状癌局部复发，可作为甲状腺乳头状癌局部复发患者手术方式的一种选择[40-42]。

甲状腺结节的治疗方式包括口服左旋甲状腺素片、乙醇注射硬化治疗、激光消融术和手术治疗等，其中激光消融术以其微创、疗效确切等优势，得到了临床广泛应用。研究者应用超声造影在甲状腺结节激光消融术中、术后，完全消融率达100%，术后喉返神经损伤、声音嘶哑和颈部疼痛发生率均明显降低；术后6个月甲状腺激素水平未见明显变化，其结节体积明显降低。提示，超声造影的围术期应用能够提高完全消融率、降低并发症、减少甲状腺功能波动，为术后疗效判断及复发风险评估提供一定指导[43-48]。

3. 治疗小肝癌

肝癌是一种常见的恶性肿瘤，随着体检和诊断技术的提高，越来越多的小肝癌被早期发现。小肝癌是指单个癌结节＜3cm或相邻两个癌结节直径之和＜3cm。通过超声引导下对不同大小、不同部位的小肝癌进行消融治疗，探讨激光消融在高危部位小肝癌消融治疗的临床价值。结果显示，≤1cm组、1～2cm组和2～3cm组病灶的完全消融率分别为100%、86.4%和82.7%。高危组和非高危组病灶的完全消融率分别为85.7%和92.1%，并发症发生率分别为9.1%和5.7%。激光消融可较好地运用于高危部位小肝癌进行消融治疗[49]。

曲君君[50]研究证实，超声造影辅助激光消融术在治疗小肝癌中，其术后并发症发生率明显降低，但复发率与对照组差别不显著，认为超声造影辅助激光消融术治疗小肝癌的效果显著，具有创伤性小、恢复快等优势，可以降低术后并发症发生率，在条件允许情况下，其可以代替开腹手术进行治疗。

潘东英等[51]观察超声引导下激光消融和射频消融治疗小肝癌治疗1个月后的消融效果，血清甲胎蛋白（AFP）和癌胚抗原（CEA）水平及术后不良反应。结果证实，二种治疗方法均是治疗小肝癌的有效方法，但激光消融操作简便、可重复性强，在操作方面更具有优势。

4. 治疗前列腺癌

前列腺癌是老年男性常见恶性肿瘤之一，我国虽处于低发病率国家，但近年来发病率呈不断上升的趋势。陈旖旎等[52]回顾性分析1例超声引导下经会阴前列腺癌激光局部消融的治疗技术及其临床疗效。患者术后无明显并发症，2年随访期间前列腺特异性抗原（prostate-specific antigen, PSA）逐步降至并维持在较低水平，影像学检查未见明显复发征象。因此，激光消融治疗前列腺癌前景乐观，但仍需大样本多中心前瞻性研究对其安全性及疗效进行评价。

参考文献

[1] 黄真辉，聂生东．经皮激光消融技术应用研究进展．生物医学工程学进展，2014，35（4）：228－232.

[2] Siewiera IP, Wysocki MS, Latkowski IT. Lasers in plastic surgery-vascular lasers. Wiad Lek, 2007, 60（3－4）：178－184.

[3] Goldman L. Protection of personnal operating lasers. J Med Electron, 1963, 2：335－238.

[4] 俞理，申锷，胡兵．影像技术引导下激光消融治疗肿瘤．中国介入影像与治疗学，2011，8（3）：247－250.

[5] Ohtani K, Usuda J, Shimada Y, et al. Laser therapy for endobronchial malignancies. Kyobu Geka, 2009, 62（Suppl 8）：739－743.

[6] 范新华，黄祥龙．肝肿瘤的组织内激光治疗新进展．中国癌症杂志，2000，10（2）：184－186.

[7] Gross AJ, Herrmann TR. History of lasers. World J Urol, 2007, 25（3）：217－220.

[8] 阎旭，周健．激光在口腔颌面肿瘤治疗中的应用进展．口腔医学，2006，26（6）：468－469.

[9] 龚守良．肿瘤基因放射治疗基础．北京：人民军医出版社，2013：543－546.

[10] 伍晓敏，周平．超声引导下经皮激光消融肝肿瘤的实验及临床研究．南京：中南大学，2014.

[11] Greve B, Raulin C. Laser therapy for vascular lesions. Hautarzt, 2006, 57（6）：537－548.

[12] 李康英．激光治疗消化道肿瘤的进展．中国激光医学杂志，2002，11（4）：255.

[13] 范新华，黄祥龙．肝肿瘤的组织内激光治疗新进展．中国癌症杂志，2000，10（2）：184－186.

[14] 刘泽赋，刘卓炜．激光技术在非肌层浸润性膀胱肿瘤中的治疗进展．肿瘤学杂志，2017，23（7）：587－592.

[15] 莫海兰，方红雁，高明华，等．激光与放射治疗T1声门型喉癌的系统评价及Meta分析．中国医学文摘耳鼻咽喉科学，2016，31（4）：176－180.

[16] 杨继志，黄永潮，杨家瀚，等．CO_2激光治疗喉部良性肿瘤患者的疗效观察．中国肿瘤临床与康复，2018，25（11）：1343－1346.

[17] 黄少鹏，陈勇，叶青，等．早期声门型喉癌CO_2激光手术治疗．中国耳鼻咽喉头颈外科，2015，22（7）：325－328.

[18] 王志，申凯，王耀东．经尿道膀胱肿瘤钬激光切除术及经尿道膀胱肿瘤电切术治疗非肌层浸润膀胱癌临床疗效观察．创伤与急危重病医学，2018，6（4）：208－210.

[19] 邓晓俊，刘峰，王伟峰，等．经尿道钬激光切除术治疗非肌层浸润性膀胱癌临床疗效分析．国际泌尿系统杂志，2016，36（1）：74－76.

[20] 徐宝海．经尿道钬激光与传统电切术治疗非肌层浸润型膀胱肿瘤的疗效比较．实用临床医药杂志，2018，22（24）：105－108.

[21] D'Souza N, Verma A. Holmium laser transurethral resection of bladder tumor：Our experience. Urol Ann, 2016, 8（4）：439－443.

[22] 赵华才，王志刚，梁亮，等．应用超声微泡造影剂联合经尿道钬激光膀胱肿瘤切除术的效果及对患者生存时间的影响．现代肿瘤医学，2019，27（1）：92－95.

[23] 梁昌景，潘建海，吴扬，等．经尿道钬激光膀胱肿瘤切除术与经尿道膀胱肿瘤电切术治疗表浅层膀胱癌的效果对比．中国当代医药，2018，25（35）：59－61.

[24] 贾卫华，张小义，刘进，等．立体定向放疗与神经内镜辅助钬激光治疗颅内肿瘤疗

效比较. 医学临床研究, 2015, 32 (7): 1315 - 1317.

[25] 张志华, 陈雅童, 李昭夷, 等. 绿激光汽化术治疗膀胱肿瘤 522 例临床观察. 天津医药, 2017, 45 (9): 976 - 979.

[26] 李勇, 徐志刚, 程文广. 尿道膀胱肿瘤电切术与绿激光治疗膀胱尿路上皮癌的疗效对比. 河北医学, 2018, 24 (9): 1544 - 1548.

[27] 范益民, 赵洪洋, 孙之洞, 等. SLT 接触式激光显微手术治疗脊髓髓内肿瘤随机对照研究. 中华神经外科杂志, 2005, 21 (7): 408 - 411.

[28] 李彦生. Nd-YAG 激光治疗浅表性膀胱肿瘤疗效观察. 中国农村卫生, 2018, 11 (22): 87.

[29] 姜亚卓, 曹伟, 程继, 等. 腔内激光手术治疗肾盂输尿管肿瘤. 现代肿瘤医学, 2017, 25 (22): 3644 - 3647.

[30] 杨茂林, 余闫宏, 章卓睿, 等. 半导体激光与等离子电切术治疗浅表性膀胱肿瘤的疗效比较. 重庆医学, 2017, 46 (13): 1762 - 1767.

[31] 杨荣权, 廖泽明, 蔡勇. 1470nm 半导体激光联合阿帕奇醌膀胱灌注治疗浅表性膀胱肿瘤的疗效评价. 微创泌尿外科杂志, 2018, 7 (3): 192 - 195.

[32] 杨成林, 王尉, 肖远松, 等. 肿瘤基底黏膜下吉西他滨溶液扩张辅助 1470nm 激光经尿道膀胱肿瘤整块切除术治疗非肌层浸润性膀胱癌. 实用医学杂志, 2019, 35 (1): 61 - 65.

[33] 熊琨, 陈丹妮, 白飞, 等. 原发性肝癌激光消融的有效性和安全性初步评估. 肝脏, 2018, 23 (9): 782 - 785.

[34] Lee SJ, Jung SL, Kim BS, et al. Radiofrequency ablation to treat loco-regional recurrence of well-differentiated thyroid carcinoma. Korean J Radiol, 2014, 15 (6): 817 - 826.

[35] 张璐, 詹维伟, 周伟, 等. 超声引导下经皮激光消融治疗甲状腺乳头状癌术后复发转移淋巴结. 中国介入影像与治疗学, 2018, 15 (8): 461 - 464.

[36] 黄真辉, 聂生东. 经皮激光消融技术应用研究进展. 生物医学工程学进展, 2014, 35 (4): 228 - 232.

[37] Zhou W, Zhang L, Zhan W, et al. Percutaneous laser ablation for treatment of locally recurrent papillary thyroid carcinoma <15mm. Clin Radiol, 2016, 71 (12): 1233 - 1239.

[38] Zhou W, Jiang S, Zhan W, et al. Ultrasound-guided percutaneous laser ablation of unifocal T1N0M0 papillary thyroid microcarcinoma: Preliminary results. Eur Radiol, 2017, 27 (7): 2934 - 2940.

[39] 张璐, 彭艳, 周伟, 等. 超声引导经皮激光消融治疗甲状腺微小乳头状癌的疗效. 外科理论与实践, 2017, 22 (5): 433 - 437.

[40] Deandrea M, Sung JY, Limone P, et al. Effcacy and safety of radiofrequency ablation versus observation for nonfunctioning benign thyroid nodules: a randomized controlled international collaborative trial. Thyroid, 2015, 25 (8): 890 - 896.

[41] Cheng Z, Yu X, Han Z, et al. Ultrasound-guided hydrodissection for assisting percutaneous microwave ablation of renal cell carcinomas adjacent to intestinal tracts: a preliminary clinical study. Int J Hyperthermia, 2018, 34 (3): 315 - 320.

[42] 潘国强, 李雄英, 王红艳, 等. 超声引导激光消融治疗甲状腺乳头状癌的价值. 中国现代医学杂志, 2018, 28 (28): 117 - 121.

[43] Zhou W, Jiang S, Zhan W, et al. Ultrasound-guided percutaneous laser ablation of unifocal T1N0M0 papillary thyroid microcarcinoma: preliminary results. Eur Radiol, 2017, 27 (7): 2934 - 2940.

[44] Zhao CK, Xu HX, Lu F, et al. Factors associated with initial incomplete ablation for benign thyroid nodules after radiofrequency ablation: first results of CEUS evaluation. Clin Hemorheol Microcirc, 2017, 65 (4): 393 - 405.

[45] Mauri G, Cova L, Monaco CG, et al. Benign

thyroid nodules treatment using percutaneous laser ablation (PLA) and radiofrequency ablation (RFA). Int J Hyperthermia, 2017, 33 (3): 295 – 299.

[46] Zhang M, Luo Y, Zhang Y, et al. Effcacy and safety of ultrasound-guided radiofrequency ablation for treating lowrisk papillary thyroid microcarcinoma: a prospective study. Thyroid, 2016, 26 (11): 1581 – 1587.

[47] Cervelli R, Mazzeo S, Denapoli EL, et al. Radiofrequency ablation in the treatment of benign thyroid nodules: an effcient and safe alternative to surgery. J Vasc Interv Radiol, 2017, 28 (10): 1400 – 1408.

[48] 胡健，宋倩，周宇微，等．超声造影在甲状腺结节激光消融术中及术后指导价值分析．现代仪器与医疗，2018，24 (5)：4 – 5，3.

[49] 伍晓敏，周平，马树花，等．超声引导下激光消融治疗高危部位小肝癌．南方医科大学学报，2016，36 (1)：120 – 125.

[50] 曲君君．超声造影辅助激光消融术在小肝癌治疗中的效果分析．齐齐哈尔医学院学报，2016，37 (32)：4012 – 4013.

[51] 潘东英，张炽敏，张伟民，等．超声引导下激光与射频消融治疗小肝癌的效果比较．现代医学，2016，44 (12)：1714 – 1718.

[52] 陈旖旎，陈磊，胡兵．超声引导下经会阴前列腺癌激光消融（附病例报告）．肿瘤影像学，2016，25 (2)：137 – 142.

有丝分裂灾难和肿瘤

徐维强 唐 庚 孔维轩 柯希杨 李成想 邱禹淇 王志成

吉林大学公共卫生学院国家卫健委放射生物学重点实验室 长春 130021

【摘要】 细胞分裂与细胞死亡是生命活动在微观水平上表现出的对立与统一，有丝分裂过程中染色体的不适当分布会损害细胞功能，降低细胞的适应性或导致恶性转化。作为一种对策，高等真核生物已经进化出了消除有丝分裂无能细胞的策略，其中之一就是有丝分裂灾难（mitotic catastrophe）。有丝分裂灾难是由复杂的信号级联引起的，但从功能角度看，可被视为不同于细胞凋亡、坏死或衰老之前的抑癌机制。因此，有丝分裂灾难造成的细胞死亡减缓了肿瘤的发生和癌症的进展，诱导有丝分裂突变是治疗癌症的一种很有前途的策略。

【关键词】 肿瘤；细胞周期；有丝分裂灾难；基因组稳定；放射治疗

恶性肿瘤是严重危害人类健康的重大疾病，研发高效低毒抗癌药物一直是抗癌领域的热点和难点。肿瘤细胞是增殖失控、细胞周期紊乱的结果，因此，研究细胞分裂、周期调控等成为肿瘤相关学科的重中之重。体细胞可以通过丢失或获得单个染色体，或通过经过连续步骤的多倍体中间物，达到非整倍体（因而有可能致瘤）的状态[1]。在这两种情况下，非整倍体最常见的结果是通过机械的扰动，通常确保子代细胞间遗传物质的正确分离。潜在的致瘤非整倍体细胞是以相对较低的频率产生的，这是由于存在几种避免基因组不稳定的机制，其中之一是有丝分裂灾难[1]。有丝分裂灾难是由异常有丝分裂引起的细胞死亡[2]。在此，著者建议将有丝分裂灾难重新定义为一种感知有丝分裂失败的基本机制，并通过将细胞推向不可逆转的命运（无论是凋亡、坏死或衰老）而对其作出的反应[2,3]。根据这一观点，有丝分裂灾难应视为一种真正的抑癌级联反应，先于细胞死亡与衰老，通过反增殖机制而起作用。

一、有丝分裂灾难的方式和特征

失败的有丝分裂通常与染色体断裂和核型缺乏有关，这导致了最主要的核改变（微核和多核）是有丝分裂灾难的形态特征。然而，在有丝分裂失败的细胞中，也观察到凋亡和坏死的特征，这增加了有丝分裂灾难可能构成凋亡的前奏的可能性，而不是凋亡或坏死细胞死亡这种真正的细

通信作者：王志成，吉林省长春市新民大街1163号，130021

胞死亡机制[4]。虽然引入了多种新词来描述创新的细胞死亡机制，但目前的观点是，细胞死亡往往是通过细胞凋亡或坏死进行的。到目前为止，已经公布了至少三种不同的有丝分裂灾难方式：①在“有丝分裂死亡”期间，有丝分裂紊乱会在细胞周期蛋白B1（cyclin B1）水平升高的情况下激活细胞死亡机制，也就是当细胞尚未退出有丝分裂时[5]。②有丝分裂灾难可以触发一个致命的途径，直到细胞到达下一个细胞周期的间期。在这种情况下，细胞死亡可以在数小时内迅速发生。有丝分裂的退出，或以延迟的方式出现，如放射治疗后几年在人体组织中发生的“延迟放射性细胞死亡”[6]。③在少数情况下，在异常有丝分裂和发生有丝分裂灾难时发出的损伤信号并不会导致细胞死亡，而是会导致衰老，这是一种不可逆转的细胞周期阻滞，这也阻止了基因不稳定细胞的扩增。

重要的是，在有丝分裂灾难的不同实例中，存在有共同的特征。首先，所有类型的有丝分裂灾难都起源于在有丝分裂过程中被感觉到有丝分裂装置的扰动（包括染色体本身和确保它们忠实分离的机制）。其次，有丝分裂灾难总是伴随着某种程度的有丝分裂停止。最后，有丝分裂灾难不同于有丝分裂细胞对几种不同的刺激所表现出的非特异性增加的脆弱性[7]。的确，尽管越来越多的证据表明，被迫进行有丝分裂[8]的细胞比非有丝分裂的细胞对多种应激源更敏感，人们认为有丝分裂灾难是有丝分裂缺陷特有的抑癌信号级联[3]。

二、有丝分裂灾难：避免基因组不稳定的机制

在细胞生命周期中，基因组改变的趋势增加，导致基因组不稳定性，这是肿瘤发生的主要驱动力。细胞对死亡的抵抗力也与基因组的不稳定性密切相关，使恶性细胞即使在充满压力的环境中也能扩增。相当一部分肿瘤细胞是四倍体或非整倍体，使它们在本质上易受有丝分裂畸变的影响，因此，对有丝分裂灾难的诱导特别敏感。

目前，已知细胞可以通过多种机制死亡。有丝分裂灾难代表凋亡或坏死之前的一个步骤，这取决于几种蛋白质表达适当的功能。有丝分裂灾难被认为是一种抑制肿瘤的机制，逃避有丝分裂灾难是癌症发展的路径之一。基因组在整个细胞周期中的改变导致基因组不稳定[9]，这是肿瘤发生的主要驱动力。肿瘤细胞基因组的不断改变促进了DNA进一步变异、克隆和进化，以及肿瘤异质性[10]。在肿瘤形成的不同阶段，从癌前病变到晚期恶性肿瘤，基因组不稳定性是几乎所有癌症的固有因素。基因组不稳定可能源于不同的染色体畸变，最终导致属于p53家族的必要的“守门人”基因失活，从而影响其参与调控的多种细胞功能，包括基因转录、DNA合成、DNA修复、细胞周期阻滞、衰老和凋亡等。

检查点通路是系统遗传保守的，信号级联被激活以响应DNA损伤或细胞周期事件中的错误，如DNA复制或染色体分离。大多数癌细胞在G_1检查点[11]上存在缺陷，因此，在暴露于遗传毒性药物后无法在G_1期停止。相反，癌细胞在G_2期暂时积累。然而，由于G_2检查点在癌细胞中也部分受损，无法维持G_2阻滞，最终在进入有丝分裂时死亡。这个过程被称为有丝分裂灾难。有丝分裂灾难被描述为一个细胞死亡相关的过程，导致异常有丝分裂，并与自发的染色体过早凝结和形成具有多个微核的大细胞有关。有丝分裂灾难源于细胞过早或不适当地进入有丝分裂，或在有丝分裂失调或有丝分裂失败后不久发生[3]。

有丝分裂突变最突出的形态学特征是微核化和多核化。微核通常来源于染色体或染色体片段，这些片段在子核之间分布不均匀，而两个或多个大小相似或不均匀的细胞核可以在异常的染色体运动中产生[12]。因此，有丝分裂灾难可能是一种根尖机制，能感知有丝分裂失败，并通过将细胞推向不可逆转的命运（即凋亡、坏死或衰老）而对其做出反应[13]。

三、有丝分裂灾难的诱导

一组异质的刺激和扰动可以触发有丝分裂灾难。有丝分裂突变的一些诱导剂直接影响遗传物质的完整性（DNA 损伤剂），而另一些则干扰了确保染色体可靠分离的复杂分子机制（微管毒物）。最后，一些化合物通过未知的信号途径触发有丝分裂灾难。例如，热疗和随之而来的热休克反应长期以来一直被认为是有丝分裂死亡的原因之一，目前正被研究为一种可能的放射增敏手段。其潜在的分子机制尚不清楚。

DNA 损伤剂（如辐射和铂类化合物）有利于 DNA 双链断裂的积累，直接或通过干扰 DNA 合成。细胞通常检测到这些和其他 DNA 损伤（如不完全复制和低甲基化），并在 G_1-S 或 G_2-M 转变时阻滞细胞周期。这使得 DNA 修复机制有时间尝试恢复基因组完整性。如果损伤程度无法恢复，细胞永远不会进入有丝分裂，而会通过 TP53 机制凋亡或衰老。这些对 DNA 损伤的反应并不构成有丝分裂灾难的因子，因为基因的改变在进入细胞有丝分裂之前已经被感觉到并被转换成致命的或反增殖的信号。相反，当 G_2检查点被削弱时，如在没有 TP53 的情况下，细胞不能维持较长的细胞周期阻滞，并可能在 DNA 损伤修复前进入潜在的灾难性有丝分裂[14]。

有丝分裂的过早发作会导致有丝分裂灾难和凋亡，这也可能是检查点激酶 1 的药理学或基因抑制所致。Chk1 在后期（有丝分裂的倒数第二个阶段）染色体的正确分离是由微管蛋白的高度动态结构有丝分裂纺锤体的几何和机械功能来保证的。着丝粒产生延迟后期的信号直到它们正确地连接到纺锤体微管。有丝分裂检查点防止纺锤体缺陷细胞的后期和染色体分离[15]。此外，还有一整类抗癌药物（即微管毒物）[16]，无论它们是超聚合物，如紫杉烷和环磷酰胺，还是解聚剂，如文卡生物[14]与微管蛋白结合并破坏有丝分裂纺锤体而触发有丝分裂灾难[17]。

综上所述，这些观察表明，有丝分裂灾难可能是由一组不同的刺激引起的，包括破坏染色体或扰乱有丝分裂的化学物质。与“正常”细胞相比，癌细胞在本质上对有丝分裂灾难更敏感，这意味着存在着一个诱发有丝分裂灾难的“治疗窗口”。有丝分裂灾难的激活可能是一个非常理想的治疗方案[3]。

四、有丝分裂突变致细胞死亡的分子定义

有丝分裂突变是由细胞周期缺陷检查点（特别是 DNA 结构检查点和纺锤体组装检查点）和细胞损伤共同造成的。有丝分裂前或有丝分裂时不停止细胞周期会引发染色体异常分离的企图，最终导致凋亡默认途径的激活和细胞的死亡。细胞死亡发生在中期/后期的转变过程中，其特征是 caspase-2 的激活（caspase-2 可被 DNA 损伤激活）或线粒体膜透入。随着细胞死亡效应的释放，细胞凋亡诱导因子（apoptosis inducing factor，AIF）、caspase-9 和-3 激活物细胞色素 C（cytochrome C，Cyt C）的释放。虽然凋亡的形态学方面可能是不完全的，但这些改变构成了细胞凋亡的生化

标志。由于有丝分裂失败而不能执行凋亡程序的细胞在下一轮细胞分裂中很可能不对称地分裂，产生非整倍体细胞。这意味着，通过抑制有丝分裂灾难，使凋亡程序失效实际上可能有利于染色体不稳定。因此，有丝分裂灾难可能被认为是一种防止非整倍体化的分子装置，而非整倍体可能参与了癌的发生。

有丝分裂突变是由许多分子调控的，特别是细胞周期特异性激酶（如细胞周期素B1依赖性激酶CDK1、类Polo激酶和Aurora激酶）、细胞周期检查点蛋白、p53、caspase和BCL-2家族成员[18]。CDK1/cyclin B1复合物是有丝分裂和有丝分裂突变的关键。细胞周期素依赖性激酶1（CDK1），以前称为Cdc2（或p34c2），与其专性变构激活因子细胞周期蛋白B1相互作用，形成一种活性的异二聚体，即“有丝分裂促进因子”。CDK1/cyclin B1复合物的激活促进了从G_2期到M期的进程，而CDK1/cyclin B1复合物的活性必须从前期持续到中期。随后进入后期严重依赖于后期促进复合物（APC）对CDK1/cyclin B1活性的突然破坏。因此，CDK1的活性在多个层次上以复杂的时空模式被调控，即cyclin B1的转录，以及（在较低程度上）CDK1的转录、调控；内源性CDK1抑制剂cyclin B1亚细胞分布；调节cyclin B1降解。CDK1的转录受遗传毒性胁迫的调控。cyclin B1基因在S期结束时转录，其mRNA稳定。CDK1磷酸化Thr14（主要由Myt1激酶）和Tyr15（主要由Wee1激酶）抑制细胞周期G_2期的活性，而CDK1在Thr14去磷酸化。CDC25磷酸酶家族成员DTyr15在有丝分裂早期激活CDK1。CDK激活激酶（CDK激活激酶，cyclin H和CDK的杂二聚体）对Thr161的磷酸化是CDK1活性的要求严格。CDK1抑制剂p21Cip1/Waf1直接抑制CDK1活性。cyclin B1在有丝分裂早期从胞质转运到细胞核。活化CDK1所需的cyclin B1（以及CDC25C）的核进出口平衡受其磷酸化状态的影响，以及细胞质结合蛋白，如14-3-3s。在中期结束时，细胞周期体（anaphase-promoting complex，APC）[19]必须破坏cyclin B1，以便有丝分裂得以进行。APC具有关键的E3泛素连接酶活性，并指导多泛素链在特定底物上的组装及其随后被26S蛋白酶体降解[20]。APC通过CDC20或CDH1适配器蛋白选择底物来识别cyclin B1中的特定序列（破坏盒）。在后期，APC被激活并破坏CDK1，这是进入后期的必要条件。DNA结构检查点激活检查点激酶（如Chk1和Chk2），使CDC25C在Ser216上磷酸化，从而导致CDK1失活（并未能激活CDK1）。纺锤体检查点的激活延迟了APC的成熟（从而防止cyclin B1降解）。

五、有丝分裂灾难失败的后果

由于DNA损伤或有丝分裂机制的干扰，细胞在有丝分裂过程中会停止，并且通常会经历有丝分裂灾难的“有丝分裂死亡”程序。然而，在某些情况下，丝裂素敏感细胞可以逃避有丝分裂阻滞，进而通过“滑入”进入下一个间期或进行一轮异常有丝分裂。通常情况下，这种分裂不能完成，会发生胞质分裂失败。在胞质分裂失败和有丝分裂滑脱时，会产生四倍体细胞，造成大部分细胞死亡或衰老的结果。当异常分裂发生时，就会形成潜在的致瘤非整倍体细胞；其中大多数会由于染色体重排导致细胞死亡而停止生长。在极少数情况下，会发生有丝分裂滑脱或另一轮异常有丝分裂，这些非整倍体会增殖，但由于它们的生理上的中心体数目不符合有丝分裂规则，在下一个M期非常容易受到有丝分裂灾难死亡程序的影响。或者四倍体可以进行中心体聚类，然后屈服于有丝分裂灾难引发的有丝分裂死亡，或者经历有丝分裂滑移或进行异常分裂，或者导致潜在的致瘤非整倍体子细胞的产生。但是，所有有丝分裂滑脱和胞质分裂失败的情况都会导致后代倍性的增加。而破损的核膜可以表明这些细胞可以包含不同数量的细胞核及微管组织中心。

在所有阶段，癌症的特征是高度的异常细胞增多和异核病；也就是说，癌细胞在细胞质和核大小上是非常不均匀的。恶性细胞表现出高度异质的染色体含量（最常见的是非整倍体），这表明在癌发生过程中，癌前细胞和癌变细胞制定了促癌策略，即非整倍体防止有丝分裂灾难等机制。因此，避免有丝分裂灾难可能是通向恶性转化的通道之一。

从理论上讲，有丝分裂突变的抑制在多个层面促进了基因组的不稳定性。有丝分裂灾难的失败可能会导致有丝分裂的进展，导致非整倍体的产生（当胞质分裂与染色体丢失同时发生时）。或多倍体（在没有胞质分裂的情况下）后代。当这些细胞存活时（即当它们的染色体和中心体含量与生命相容时），这些细胞通常会被阻滞在细胞周期的 G_1 期，或经历自发的凋亡[21]。然而，多倍体和非整倍体细胞偶尔会绕过这些监测机制，进入第二轮异常有丝分裂，这特别容易出错。由于非二倍体细胞基因组不稳定性特别高，有丝分裂突变抑制可能有利于所谓的多倍体去倍级联。这是一个两步过程，通过多极或异常双极分裂产生非整倍体细胞，并且常常涉及中心体聚结和不适当的微管。因此，抑制有丝分裂灾难及有丝分裂灾难的失败可能会增加非整倍体细胞的出现、增殖和非法存活，从而促进肿瘤的发生，能促进肿瘤侵袭性和转移潜能的肿瘤细胞核型异质性。

六、有丝分裂灾难和非小细胞肺癌

非小细胞肺癌（NSCLC）约占所有肺癌病例的85%，因此是这种癌症最常见的组织学类型。非小细胞肺癌的治疗方案包括手术、放疗、化疗、靶向治疗或两者结合。在研究 Acovenoside A 对非小细胞肺癌细胞的杀伤作用时发现其可诱导 NSCLC 细胞发生有丝分裂灾难[22]。事实上，细胞周期紊乱常常与癌细胞不受控制的增殖潜能，以及基因组和染色体不稳定性有关。因此，针对解除管制的细胞周期进程，进而促进细胞凋亡的发生，对恶性肿瘤的治疗是有益的[23]。

CDK1-cyclin B1 复合物的活性在癌细胞从前期到中期的有丝分裂过程中起着至关重要的作用。CDK1-cyclin B1 异型二聚体通过磷酸化激活多种底物来诱导有丝分裂，包括一些微管效应，严格调控有丝分裂－特异性微管的重组和其动力学改变[24]。这对于有丝分裂小管和运动微管的形成是强制性的，以确保染色体的正确附着和适当的分离。越来越多的证据表明，CDK1 的失活是建立在双极微管阵列基础上的合适的后期纺锤体动力学的必要条件，也是完成胞质分裂[25]的必要条件。此外，大量 CDK1-cyclin B1 的存在导致间期微管的解聚和微管阵列的失稳[24]。而 Acovenoside A 则能诱导 CDK1-cyclin B1 的积累，破坏微管的完整性和动态重组，并诱导四倍体细胞的形成，进而造成细胞分裂失败。这种形态变化与有丝分裂灾难有关，这是异常有丝分裂的结果。而扰乱有丝分裂装置的刺激是发生有丝分裂灾难的诱因。有丝分裂灾难本身并不是直接代表细胞死亡的机制，而是可以为凋亡或细胞死亡创造先决条件[3]。

线粒体在有丝分裂灾难与细胞死亡相

关的分子机制发挥关键作用[3]。细胞色素能启动和维持细胞死亡过程。因此，线粒体外膜的通透性增加是诱导线粒体凋亡的重要步骤。CDK1 的长时间激活可诱导线粒体膜通透性及随后的线粒体凋亡。这可以通过激活坏的途径发生，要么是通过在 Ser^{128} 上直接磷酸化，要么是通过间接的机制，如增加 p53 的活性[26]，从而诱导促凋亡基因的转录蛋白，如 Bax 和 Puma。CDK1 还可通过磷酸化和抑制 Bcl-XL 和 MCL1 的失稳而引起线粒体膜透性增加[3]。因此，线粒体将通过有丝分裂灾难与细胞死亡机制联系起来[2,27]。

七、有丝分裂灾难、细胞遗传学灾难和癌症

在无法激活 G_2/M 检查点后，DNA 损伤（或 DNA 复制不完全）的细胞激活一个凋亡程序，从而导致有丝分裂灾难的表型在细胞周期中期表现。抑制凋亡程序（以及纺锤体检查点）可能导致不对称细胞分裂或有丝分裂滑脱，从而产生四倍体细胞。当多倍体检查点被灭活时，会产生非整倍体后代。大多数肿瘤是通过一个多步骤的过程以克隆和随机的方式发展的。作为一种有效的假设，人们很容易认为导致肿瘤发生的机制之一可能是所称的“细胞遗传学灾难”。非法细胞融合所产生的多倍体细胞的不对称分裂可能会导致非细胞上传，因为它可能发生在体内或来自核内有丝分裂或复制[28]。事实上，多倍体在肿瘤中经常被发现，是一个负面的预后因素，而非整倍体是癌症的一个近乎一般的特征[29]。从理论上讲，多倍体细胞（拥有两个以上的中心体）应该以不对称的方式分裂，从而产生非整倍体细胞，其中含有过多的染色体或缺失。由于染色体的随机分布而产生的大多数子代细胞在缺乏编码基本蛋白质的基因的情况下注定要死亡。然而，一小部分异常细胞可以在这样的灾难性事件中存活下来。

因此，上述设想将分以下几个步骤发展：非法细胞融合或内胚层病导致的多倍体化；这种多倍体细胞因多倍体检查点的抑制而存活（至少部分通过细胞凋亡来执行）；子代细胞中多倍体细胞的不对称分裂，可能是由超倍体引起的有丝分裂灾难的发生；子代细胞的达尔文生存。由此产生的“细胞遗传学突变”是对随机现象的理论重构，同时抑制细胞周期检查点和凋亡的背景下发育的肿瘤细胞。

八、有丝分裂突变在肿瘤放化疗中的作用

随着有丝分裂灾难的发展，细胞周期调控的检查点与 DNA 修复过程之间存在着紧密的联系。因此，一些近年开发的 DNA 修复过程抑制剂可能通过激活辐射诱导的有丝分裂灾难作为放射增敏剂。其中，一个强大的无线电筛选剂是 NU7441，可抑制 DNA-PKCs 的活性[30]。这种酶在 DNA DSBs 的修复中起着关键作用，并协调着不同类型的细胞死亡途径。DNA-PKcs 通过促进 Chk 2 活化抑制电离辐射诱导的有丝分裂突变，DNA-PKcs 的缺失导致辐照后多倍体的增加，DNA-PKCs 影响放射敏感性的机制取决于肿瘤的类型。因此，对 DNA-PKCs 的抑制诱导了辐照 NSCLC 细胞的加速衰老表型[31]，但其放射增敏作用通过激活电离辐射诱导的自噬而产生的胶质瘤起始细胞。

NU7441 被成功地用于临床前的研究，使结肠癌和前列腺癌细胞对化疗和放射治疗敏感[32]。NU7441 还能使患者来源的细胞对化疗敏感[33]。近年的数据显示，NU7441 和电离辐射的结合显著地增强了 NSCLC 细胞的辐射效应[34]。在这种情况

下，NU7441 治疗导致 G_2/M 期阻滞，随后细胞死亡。细胞死亡的刺激取决于肿瘤细胞的突变状态和其他遗传因素。这意味着 NU7441 可以成为个性化治疗策略的重要组成部分[34]。因此，PLK 这种在许多癌症中过度表达的激酶，在 DNA 损伤诱导的 G_2 检查点恢复。PLK1 对 NU7441 联合电离辐射致敏细胞的过表达及其在有丝分裂突变中的作用，提示 PLK1 在决定有丝分裂间的选择中具有潜在作用的有丝分裂灾难和其他细胞死亡途径[34]。

根据 Warburg 效应，肿瘤细胞的特征是葡萄糖摄取水平升高，氧化磷酸化水平降低[35]。大多数实体肿瘤独特的代谢来源于线粒体功能的重塑，从而产生糖酵解表型和强烈的抗凋亡能力。越来越多的证据表明，线粒体可以作为癌症治疗的主要靶点发挥重要作用[36]。一种抑制丙酮酸脱氢酶激酶（PDK）的小分子二氯乙酸酯（DCA）[37]可以逆转癌症特异性重塑，从而增加丙酮酸进入丝裂软骨细胞的内流促进其氧化。线粒体活性的刺激会加速 ROS 向细胞质的释放，导致细胞凋亡的增加。电离辐射与 DCA 联合治疗肿瘤细胞通过增加线粒体 ROS、DSBS 蓄积和细胞凋亡的量，具有协同作用[38]。线粒体辐射诱导细胞死亡抑制细胞色素 C 过氧化物酶及细胞色素 C 的释放[39]。此外，阻断核因子-2 相关因子 2（Nrf 2）依赖的抗氧化反应，降低 ROS 介导的细胞死亡，并影响 NSCLC 细胞的放射敏感性[40]。这些研究证实了线粒体活性氧的产生与肿瘤细胞对放射治疗的敏感性之间的联系。重要的是，这种关联不仅在 NSCLC 细胞中被观察到，而且在前列腺、胶质瘤和大肠癌细胞[41]。在临床和临床研究中，对有丝分裂突变的不同诱导因子进行了评估，包括 Aurora 激酶抑制剂、Chk 1、PLKs、Survivin 和 Kinesin 相关蛋白。此外，一些 DNA 修复抑制剂可能通过激活辐射诱导的有丝分裂灾难作为放射增敏剂。综上所述，这些观察表明通过有丝分裂灾难对抗癌治疗有很广阔的前景。

九、展望

有丝分裂灾难是避免基因组不稳定的抑癌机制，被认为是一种独立的细胞死亡程序，有可能被用来消灭耐凋亡的癌细胞。相当一部分肿瘤细胞是四倍体或非整倍体，这使得它们在本质上更容易发生有丝分裂异常，因此，对诱导有丝分裂灾难存在较大可行性。目前，有几种肿瘤化疗方案是在诱导细胞凋亡的浓度下使用的，而不考虑细胞周期的不同。但在较低的剂量时，触发有丝分裂灾难是非常有效的，这将大大限制其毒副作用。可以预见，对这些途径的深入探索将提高人们对癌细胞生物学的认识，产生预测有丝分裂灾难的反应的生物标志物，为抗肿瘤治疗提供了新的靶点。

参 考 文 献

[1] Vitale I, Galluzzi L, Senovilla L, et al. Illicit survival of cancer cells during polyploidization and depolyploidization. Cell Death Differ, 2011, 18 (9): 1403 - 1413.

[2] Galluzzi L, Vitale I, Aaronson SA, et al. Molecular mechanisms of cell death: recommendations of the Nomenclature Committee on Cell Death 2018. Cell Death Differ, 2018, 25 (3): 486 - 541.

[3] Vitale I, Galluzzi L, Castedo M, et al. Mitotic catastrophe: a mechanism for avoiding genomic instability. Nat Rev Mol Cell Biol, 2011, 12 (6): 385 - 392.

[4] Du M, Qiu Q, Gruslin A, et al. SB225002 promotes mitotic catastrophe in chemo-sensitive and-resistant ovarian cancer cells independent of p53 status in vitro. PLoS One, 2013, 8 (1): e54572.

[5] Janssen A, Kops GJ, Medema RH. Targeting the mitotic checkpoint to kill tumor cells. Horm Cancer, 2011, 2 (2): 113 - 116.

[6] Bensimon J, Altmeyer-Morel S, Benjelloun H, et al. CD24 (-/low) stem-like breast cancer marker defines the radiation-resistant cells involved in memorization and transmission of radiation-induced genomic instability. Oncogene, 2013, 32 (2): 251 - 258.

[7] De Souza CP, Hashmi SB, Yang X, et al. Regulated inactivation of the spindle assembly checkpoint without functional mitotic spindles. EMBO J, 2011, 30 (13): 2648 - 2661.

[8] De Souza CP, Hashmi SB, Hage N, et al. Location and functional analysis of the Aspergillus nidulans Aurora kinase confirm mitotic functions and suggest non-mitotic roles. Fungal Genet Biol, 2017, 103: 1 - 15.

[9] Aypar U, Morgan WF, Baulch JE. Radiation-induced genomic instability: are epigenetic mechanisms the missing link? Int J Radiat Biol, 2011, 87 (2): 179 - 191.

[10] Pikor L, Thu K, Vucic E, et al. The detection and implication of genome instability in cancer. Cancer Metastasis Rev, 2013, 32 (3 - 4): 341 - 352.

[11] Fragkos M, Beard P. Mitotic catastrophe occurs in the absence of apoptosis in p53-null cells with a defective G1 checkpoint. PLoS One, 2011, 6 (8): e22946.

[12] Maskey D, Yousefi S, Schmid I, et al. ATG5 is induced by DNA-damaging agents and promotes mitotic catastrophe independent of autophagy. Nat Commun, 2013, 4: 2130.

[13] Denisenko TV, Sorokina IV, Gogvadze V, et al. Mitotic catastrophe and cancer drug resistance: A link that must to be broken. Drug Resist Updat, 2016, 24: 1 - 12.

[14] Luo Q, Li Y, Deng J, et al. PARP-1 inhibitor sensitizes arsenic trioxide in hepatocellular carcinoma cells via abrogation of G2/M checkpoint and suppression of DNA damage repair. Chem Biol Interact, 2015, 226: 12 - 22.

[15] Way M. Expression of Concern: Chromosomal breaks during mitotic catastrophe trigger gammaH2AX-ATM-p53-mediated apoptosis. Gabriela Imreh, Helin Vakifahmetoglu Norberg, Stefan Imreh, Boris Zhivotovsky. J Cell Sci, 2017, 130 (11): 1979.

[16] Fanale D, Bronte G, Passiglia F, et al. Stabilizing versus destabilizing the microtubules: a double-edge sword for an effective cancer treatment option? Anal Cell Pathol (Amst), 2015, 2015: 690916.

[17] Bates D, Eastman A. Microtubule destabilising agents: far more than just antimitotic anticancer drugs. Br J Clin Pharmacol, 2017, 83 (2): 255 - 268.

[18] Ke B, Tian M, Li J, et al. Targeting programmed cell death using small-molecule compounds to improve potential cancer therapy. Med Res Rev, 2016, 36 (6): 983 - 1035.

[19] Zhang S, Chang L, Alfieri C, et al. Molecular mechanism of APC/C activation by mitotic phosphorylation. Nature, 2016, 533 (7602): 260 - 264.

[20] Chang L, Barford D. Insights into the anaphase-promoting complex: a molecular machine that regulates mitosis. Curr Opin Struct Biol, 2014, 29: 1 - 9.

[21] Thompson SL, Compton DA. Proliferation of aneuploid human cells is limited by a p53-dependent mechanism. J Cell Biol, 2010, 188 (3): 369 - 381.

[22] El Gaafary M, Ezzat SM, El Sayed AM, et al. Acovenoside a induces mitotic catastrophe followed by apoptosis in non-small-cell lung cancer cells. Journal of Natural Products, 2017, 80 (12): 3203 - 3210.

[23] Malumbres M, Barbacid M. Cell cycle, CDKs and cancer: a changing paradigm. Nat Rev Cancer, 2009, 9 (3): 153 - 166.

[24] Fourest-Lieuvin A, Peris L, Gache V, et al. Microtubule regulation in mitosis: tubulin phosphorylation by the cyclin-dependent kinase Cdk1. Mol Biol Cell, 2006, 17 (3): 1041-1050.

[25] Munoz-Barrera M, Monje-Casas F. Increased Aurora B activity causes continuous disruption of kinetochore-microtubule attachments and spindle instability. Proc Natl Acad Sci USA, 2014, 111 (38): E3996-E4005.

[26] Imreh G, Norberg HV, Imreh S, et al. Chromosomal breaks during mitotic catastrophe trigger gammaH2AX-ATM-p53-mediated apoptosis. J Cell Sci, 2016, 129 (9): 1950.

[27] Kinnaird A, Michelakis ED. Metabolic modulation of cancer: a new frontier with great translational potential. J Mol Med (Berl), 2015, 93 (2): 127-142.

[28] Dewitt N, Knight J. Biologists question adult stem-cell versatility. Nature, 2002, 416 (6879): 354.

[29] Risal S, Adhikari D, Liu K. Animal models for studying the in vivo functions of cell cycle CDKs. Methods Mol Biol, 2016, 1336: 155-166.

[30] Cornell L, Munck JM, Alsinet C, et al. DNA-PK-A candidate driver of hepatocarcinogenesis and tissue biomarker that predicts response to treatment and survival. Clin Cancer Res, 2015, 21 (4): 925-933.

[31] Azad A, Jackson S, Cullinane C, et al. Inhibition of DNA-dependent protein kinase induces accelerated senescence in irradiated human cancer cells. Mol Cancer Res, 2011, 9 (12): 1696-1707.

[32] Shaheen FS, Znojek P, Fisher A, et al. Targeting the DNA double strand break repair machinery in prostate cancer. PLoS One, 2011, 6 (5): e20311.

[33] Elliott SL, Crawford C, Mulligan E, et al. Mitoxantrone in combination with an inhibitor of DNA-dependent protein kinase: a potential therapy for high risk B-cell chronic lymphocytic leukaemia. Br J Haematol, 2011, 152 (1): 61-71.

[34] Yu L, Yang L, An W, et al. Anticancer bioactive peptide-3 inhibits human gastric cancer growth by suppressing gastric cancer stem cells. J Cell Biochem, 2014, 115 (4): 697-711.

[35] Gogvadze V, Zhivotovsky B. Mitochondria - - a bullseye in cancer therapy. Mitochondrion, 2014, 19 Pt A: 1-2.

[36] Wang X, Peralta S, Moraes CT. Mitochondrial alterations during carcinogenesis: a review of metabolic transformation and targets for anticancer treatments. Adv Cancer Res, 2013, 119: 127-160.

[37] Skeberdyte A, Sarapiniene I, Aleksander-Krasko J, et al. Dichloroacetate and salinomycin exert a synergistic cytotoxic effect in colorectal cancer cell lines. Sci Rep, 2018, 8 (1): 17744.

[38] Kang MA, So EY, Simons AL, et al. DNA damage induces reactive oxygen species generation through the H2AX-Nox1/Rac1 pathway. Cell Death Dis, 2012, 3: e249.

[39] Atkinson J, Kapralov AA, Yanamala N, et al. A mitochondria-targeted inhibitor of cytochrome c peroxidase mitigates radiation-induced death. Nat Commun, 2011, 2: 497.

[40] Liu S, Sawada T, Lee S, et al. Parkinson's disease-associated kinase PINK1 regulates Miro protein level and axonal transport of mitochondria. PLoS Genet, 2012, 8 (3): e1002537.

[41] Shavit R, Ilouze M, Feinberg T, et al. Mitochondrial induction as a potential radio-sensitizer in lung cancer cells-a short report. Cell Oncol (Dordr), 2015, 38 (3): 247-252.

表观功能基因组学是解开恶性肿瘤治疗的钥匙

卢学春　杨　波　张皓旻

中国人民解放军总医院第二医学中心血液科，国家老年疾病临床医学研究中心 北京 100853

【摘要】 单个驱动基因突变很难解释恶性肿瘤发病的全貌，而针对单一基因的恶性肿瘤靶向治疗疗效有限。表观功能基因组学（Epigenomic Functional genomics）从整个基因组范围研究基因的表达调控规律和干预药物，有望进一步推动恶性肿瘤的精准治疗。表观基因组学是在不影响DNA序列的情况下，通过改变基因组的修饰而影响个体的发育、生理功能的发挥，以及疾病的发生等。这种基因组的修饰模式还可以遗传下去。功能基因组学是指基于基因组序列信息，利用各种组学技术，在系统水平上将基因组序列与基因功能（包括基因网络）以及表型有机联系起来，最终揭示自然界中生物系统不同水平的功能的科学。表观功能基因组学系统整合了表观基因组学和功能基因组学的研究内容和研究方法，在整个基因组范围，将疾病相关的基因表达调控机制与功能相结合，通过研究调控疾病相关基因的表达、抑制与基因功能的药物或技术达到治疗疾病的目的。无论是靶向治疗、传统治疗，还是免疫治疗，表观功能基因组学均可通过整个基因组基因谱的改变达到增效减毒的作用。实际上，表观功能基因组学调控的药物和技术，可能是最终解决恶性肿瘤治疗的希望。

【关键词】 表观基因组学；功能基因组学；表观功能基因组学；甲基化；乙酰化；免疫治疗

驱动基因突变，可以引起体细胞恶性增殖而引发癌症。但仅有单个基因突变，很难解释复杂的癌症发生、转移以及对常规和免疫治疗的耐药机制[1]。实际上，癌症的发生，往往是整个基因组事件的后果，而非单个基因遗传突变造成。另外，在有些情况下，虽然恶性肿瘤难治、复发、耐药，并且预后不良，但并没有检测到明确的基因突变存在[2]。上述情况都表明，基因组范围内的基因表达模式可能在恶性肿瘤的发生、发展、对治疗的反应，以及预后等起着非常重要的作用。

由此可见，研究整个基因组范围内的基因表达，有可能更加系统和全面，对于阐述恶性肿瘤的发生、发展和预后具有重要价值和意义。表观基因组学研究的就是

基金项目：2017年度国家老年疾病临床医学研究中心招标课题（NCRCG-PLAGH-2017011）；解放军总医院转化医学项目（2017TM-020）；解放军总医院临床科研扶持项目（2016FC-ZHCG-1004）。

第一作者：卢学春，Email：luxuechun@126.com

在这个基因组范围，基因表达的机制和过程，包括DNA甲基化、组蛋白甲基化和乙酰化、非编码RNA、转录因子，以及蛋白质翻译后的修饰等。另一方面，对大量不同基因表达或抑制的生物学作用，对细胞和机体的综合影响，也非研究单个基因和突变的方法所能达到。

功能基因组学就是研究整个基因组层面在人类疾病中的运用，尤其是恶性肿瘤的组学发病机制方面，深度测序技术的发展，揭示了大量的人类疾病密切关联的基因组信息。这些发现，又阐明了临床上很多疾病的表现型，功能基因组学就是基于基因组序列信息，利用各种组学技术，在系统水平上将基因组序列与基因功能（包括基因网络）以及表型有机联系起来，最终揭示自然界中生物系统不同水平的功能的科学。

基于多组学大数据的研究方法，整合整个基因组范围内基因表达调控模式及对整个机体的影响，揭示恶性肿瘤发病的组学机制，在这个基因组层面寻找干预策略。这些内容都属于表观功能基因组学的研究范畴。本文对表观功能基因组学的基本概念，在肿瘤领域基础和临床研究的进展做一概述。

一、表观基因组学—从组学角度研究基因表达调控的机制

肿瘤是一种机制复杂的疾病。在肿瘤发病过程中，无数的信号通路交织在一起，发挥各种各样的生物学作用。而这些信号通路功能的发挥，离不开表观基因组水平的基因表达调控。在细胞发生恶性变的起始阶段，在恶性肿瘤表型的维持等方面，表观遗传学机制都发挥至关重要的作用。其中，DNA甲基化、组蛋白乙酰化和甲基化、非编码RNA和翻译后的修饰等，都对恶性肿瘤的发生和发展起着重要作用。这些作用的共同之处是，其功能的发挥不依赖于DNA序列的改变。过去曾一度认为，表观基因组学的变化仅和恶性肿瘤的表型维持有关。但最近研究发现，某些表观基因组的变化，可以阻断不同关键信号通路之间的联系，而使正常组织细胞免于过度增殖和寿命过长，且可以抑制组织细胞在远离部位定植[3]。

表观基因组学越来越引起人们注意的原因在于，很多肿瘤的发生无法用单个或少数驱动基因的突变来解释。如肿瘤及肿瘤组织微环境内、肿瘤细胞增殖信号的持续活化、抵抗凋亡和衰老、血管的过度生成、肿瘤细胞的浸润和转移、能量代谢的异常、免疫耐受、有利于肿瘤生存的炎症反应，以及基因组的不稳定等[4]。

表观基因组学的特点是对基因表达的调控不依赖于DNA序列，且可通过基因表达调控来影响表型，一个最为显著的特征是，表观基因组学具有遗传特性。其调控的模式包括：DNA甲基化、染色质重塑、非编码RNAs、调节蛋白的结合（如11-锌指蛋白）和转录因子等[5]。

由于某些表观遗传学事件，既可以存在于正常组织和细胞，也可以发生于恶性肿瘤组织或其他疾病当中。由此可以推测，肿瘤驱动基因的突变也与表观遗传学有关。近年的研究发现，发生突变的癌基因，一般倾向位于染色质组织起源的特定部位。这些突变往往更容易发生于致密染色质区，在DNA复制时靠近DNA修复基因的位置[6]。

由此可见，了解癌症发病相关的基因表达调控模式，对于了解癌症发病的分子病理过程至关重要。为寻找癌症的早期诊断、精准治疗和预后评估，具有非常重要的意义。但是，了解基因表达调控的模式，

需要和基因的功能相关联，因此功能基因组学对于进一步深入了解癌症的发病和临床具有重要指导意义。

二、功能基因组学—在基因组范围研究基因谱表达与疾病的关系，可极大推动癌症免疫治疗的进步

癌症的基因组研究，重点关注的是基因突变和染色体结构的异常变化，其中尤其是与癌症发生易感和表型维持有关的内容。虽然每一个单个基因突变也可能会引起癌症的特殊表型，但更多的应该是转录组和蛋白质翻译引起癌症特殊表现。单个基因对癌症分子生物学的影响，而功能基因组研究的是癌症细胞内基因的复杂变化模式，整合基因表达网络的动态变化信息，据此来研究癌症的特征[7]。

实际上，癌症功能基因组研究最为活跃和取得进步的领域是癌症的免疫治疗。即功能基因组学在免疫治疗领域的应用。众所周知，免疫治疗对于癌症是一个革命性的治疗手段，对多种类型的癌症都取得了很好的疗效，很多患者获得了持续或完全缓解甚至治愈。但免疫治疗也面临诸多重大挑战和困难，包括如何制订个体化的精准治疗策略，精准疗效预测的标志物，如何高效制订联合治疗方案，对目前已有治疗方案耐药后，如何进行下一步治疗方案的选择等[8]。

恶性肿瘤本身和宿主的免疫状态，彼此复杂交融，相互作用，采用传统的研究方法很难得到这一复杂问题的全貌。而功能基因组学的研究方法恰是解决这些复杂问题的有效途径。通过对肿瘤的功能基因组和患者机体本身的功能基因组研究，有望揭示癌症－免疫交互作用的功能基因组特征，据此制订高效、精准的个体化免疫治疗策略。

作者所在团队，通过对淋巴瘤、白血病和多种实体恶性肿瘤的功能基因组学分析发现，免疫细胞不能有效到达肿瘤微环境，肿瘤细胞对免疫细胞的抑制可能是恶性肿瘤难治与预后不良的主要因素。并利用团队建立的 EpiMed 平台，率先建立了超低剂量地西他滨联合自体免疫细胞输注联合方案，初步在老年急性白血病、淋巴瘤和实体肿瘤取得了预期临床疗效[9, 10]。

三、表观功能基因组学的异常变化是驱动基因突变引发恶性肿瘤的组学机制

研究表明，恶性肿瘤发生时，驱动基因的突变会引起基因组发生大范围基因表达调控模式出现异常变化[11]，其结果是自我更新和增殖的功能得到增强，而定向分化的作用减弱。从这个角度来看，驱动基因突变，这种基因性质上的改变反映的也是基因组范围内功能基因表达数量的变化。由此可见，驱动基因突变导致肿瘤的发生，实际上也是基因组大范围表观功能基因组发生异常变化的结果。受此启发，阻断驱动基因相关的组学事件，而不是驱动基因突变本身的功能，可以抑制恶性肿瘤细胞的生长，诱导肿瘤细胞分化。这是不同于靶向治疗的另一个肿瘤治疗的新方向。

多梳抑制复合物 PRC1 和 PRC2 具有通过压缩染色质而发挥抑制转录的作用。在组蛋白甲基转移酶（HMT）亚单位 PRC1 和 EZH2 酶解 H3K27 的甲基化以后，开始启动抑制基因表达的过程。

四、展望

随着肿瘤基因组、表观基因组、功能基因组、代谢组，以及表观功能基因组研究的不断深入，不同类型和基因组特征的肿瘤数据的不断积累，恶性肿瘤发病、耐

药和预后不良的机制会逐渐得以揭示。从整个基因组范围，兼顾恶性肿瘤和宿主的系统特征，有望寻找高效、精准和毒副作用轻微的新型肿瘤治疗策略。

参 考 文 献

[1] Thakur C, Chen F. Connections between metabolism and epigenetics in Cancers. Semin Cancer Biol. 2019 Jun 8. pii: S1044 - 579X (18) 30082 - 8. [Epub ahead of print] Review. PubMed PMID: 31185282.

[2] Rinaldi G, Rossi M, Fendt SM. Metabolic interactions in cancer: cellular metabolism at the interface between the microenvironment, the cancer cell phenotype and the epigenetic landscape. Wiley Interdiscip Rev Syst Biol Med, 2018 Jan, 10 (1). Epub 2017 Aug 30. Review. PubMed PMID: 28857478.

[3] Kagohara LT, Stein-O'Brien GL, Kelley D, et al. Epigenetic regulation of gene expression in cancer: techniques, resources and analysis. Brief Funct Genomics, 2018 Jan 1, 17 (1): 49 - 63.

[4] Hanahan D, Weinberg RA. Hallmarks of cancer: the next generation. Cell, 2011 Mar 4, 144 (5): 646 - 674. Review. PubMed PMID: 21376230.

[5] Dawson MA, Kouzarides T. Cancer epigenetics: from mechanism to therapy. Cell, 2012 Jul 6, 150 (1): 12 - 27. Review. PubMed PMID: 22770212.

[6] Polak P, Karli-R, Koren A, et al. Cell-of-origin chromatin organization shapes the mutational landscape of cancer. Nature, 2015 Feb 19, 518 (7539): 360 - 364. PubMed PMID: 25693567, PubMed Central PMCID: PMC4405175.

[7] Liu ET. Functional genomics of cancer. Curr Opin Genet Dev, 2008 Jun, 18 (3): 251 - 256.

[8] Ajina R, Zamalin D, Weiner LM. Functional genomics: paving the way for more successful cancer immunotherapy. Brief Funct Genomics, 2019 Mar 22, 18 (2): 86 - 98. PubMed PMID: 29762641, PubMed Central PMCID: PMC6430032.

[9] Yang B, Wang HT, Cai LL, et al. Successful management of acute myeloid leukemia transformed from myelodysplastic syndromes in an elderly patient aged over 80 years old by ultralow dose decitabine combined with amifostine and autologous CIK cells. Ann Hematol, 2014 Jul, 93 (7): 1233 - 1235.

[10] Fan H, Lu X, Wang X, et al. Low-dose decitabine-based chemoimmunotherapy for patients with refractory advanced solid tumors: a phase I/II report. J Immunol Res, 2014, 2014: 371087.

[11] Liang K, Smith ER, Aoi Y, et al. Targeting Processive Transcription Elongation via SEC Disruption for MYC-Induced Cancer Therapy. Cell, 2018 Oct 18, 175 (3): 766 - 779.

血管紧张素转化酶抑制剂（ACEI）类降压药潜在致癌风险因素的生物标志物筛选

席义博[1,2]　杨　波[2,3]　张皓旻[1,2]　张　然[3,4]　贺培凤[1]　卢学春[1,2,3]

1. 山西医科大学管理学院 太原 030001
2. 解放军总医院第二医学中心血液科 北京 100853
3. 国家老年疾病临床医学研究中心 北京 100853
4. 解放军总医院第一医学中心心内科 北京 100853

【摘要】 **目的：**高血压是最常见的慢性非传染性疾病，也是全世界心血管疾病死亡的主要原因之一。在临床上，抗高血压药物治疗是最常用的治疗手段，但近年来降压药的安全问题频发。本课题从多组学角度，对 ACEI 类的一线降压药进行研究，并与 33 种癌症的特异性基因进行表达模式的匹配分析，探究其潜在致癌风险因素，并筛选相关生物标志物，为高血压病的药物治疗方案提供组学层面的参考。**方法：**在 GEO 基因表达数据库获取符合分析条件的 ACEI 类降压药的基因表达谱芯片数据集。利用生物信息学方法进行差异表达基因、通路富集等分析，参考从 Drugbank、PharmGKB、KEGG Drug 等药物数据库中获取的 ACEI 类药物的靶点数据，综合得出与 ACEI 类降压药密切相关的基因（ACEI-DEGs）。随后利用 UALCAN 数据库中对 ACEI-DEGs 进行差异表达分析，研究其在 33 种癌症的表达量情况，筛选其中具有显著差异性、且与 ACEI-DEGs 表达模式（上调或下调）一致的基因，并对每一种癌症对应的基因集进行蛋白质互作用网络分析，筛选出 Hub 基因（蛋白质）。从 TCGA 中分别获取相关癌症类型样本的生存时间临床数据，对 Hub 基因（蛋白质）进行生存分析，最终筛选出基因表达情况与生存曲线所反映规律一致的基因为关键基因，并作为 ACEI 类抗高血压药物与各类癌症潜在风险因素的生物标志物。**结果：**从 GEO 获取到 ACEI 类抗高血压药物的基因表达谱数据 GSE83095，对其进行差异表达基因分析得到差异基因共 395 个，其中上调基因有 261 个，下调基因有 134 个。综合药物数据库 Drugbank、PharmGKB、KEGG Drug 中获取到 ACEI 类药物靶点数据 11 个，得到 ACEI 类抗高血压药物的相关靶基因集，共包含405 个

第一作者：席义博 电子邮箱：yibo_ xi@ hotmail. com

通信作者 1：卢学春 电子邮箱：luxuechun@ 126. com

通信作者 2：贺培凤 电子邮箱：hepeifeng2006@ 126. com

基金资助：2017 年度国家老年疾病临床医学研究中心招标课题（NCRCG-PLAGH-2017011），解放军总医院转化医学项目（2017TM-020），解放军总医院临床科研扶持项目（2016FC-ZHCG-1004）项目资助。

基因。UALCAN 数据库的分析结果中，存在一致性基因的癌症有 21 种。分别对其进行蛋白质互作用网络分析与 TCGA 生存分析，最终筛选出 TRMT112、GGCT、PSMA1、FRK、IP6K3、RPS8、EMG1、EIF4A3、EIF3M 和 RAN 共 10 个基因与 BLCA、BRCA、HNSC、KIRC、KIRP、LIHC 和 LUAD 共 7 种癌症具有潜在关联。**结论：**本课题从多组学角度，对 ACEI 类抗高血压药物的安全性进行分析，发现 ACEI 类抗高血压药物与 7 种癌症存在潜在致癌的风险。研究结果中的 10 种致癌风险因素生物标志物，与相关癌症的预后不良密切相关，对未来高血压疾病临床药物治疗方案的优化具有一定的参考意义。

【关键词】 高血压；抗高血压药物；生物信息学；药物安全性；生物标志物

高血压是最常见的慢性非传染性疾病，同时也是全球疾病负担最重的疾病[1]，严重危害着人类健康。我国高血压人数呈逐年上升趋势，解决高血压的治疗问题刻不容缓。目前，抗高血压疫苗的研制、基因治疗的研究、干细胞研究都为高血压疾病的治疗提供了新的思路，并在此取得了可喜的成果，但抗高血压药物治疗作为最便捷、最普及的治疗手段，仍是高血压患者降压的主要措施。高血压一旦确诊需终身服药，其伴随而来的药物安全性问题也不容忽视。近年来，抗高血压药物的安全性问题频频发生，甚至引发全球性的“药品紧急召回”事件，因此急需对目前临床一线降压药进行有效的安全性评估与研究。

本课题组在前期建立了“疾病 - 药物多组学大数据临床生物信息学分析平台”[2-9]，在此基础上利用 GEO、TCGA、UALCAN、Drugbank、PharmGKB 和 KEGG Drug 等数据库，对 ACEI 类抗高血压药物数据及其与癌症之间的关联性进行了一系列生物信息学分析，以探究 ACEI 类抗高血压药物与癌症之间存在的潜在风险因素及生物标志物，从组学层面为高血压的临床药物治疗方案提供指导。本课题的分析流程见图 1。

一、材料与方法

（一）相关数据的获取

1. *基因表达数据*

基因表达综合数据库（Gene Expression Omnibus，GEO）是美国国立生物技术信息中心（National Center for Biotechnology Information，NCBI）下属的一个国际公共高通量微阵列数据库，创建于 2000 年，收录了世界各国研究机构提交的高通量基因表达数据。从 GEO 数据库中获取符合分析要求的基因表达谱数据 GSE83095，其中包含 ACEI 药物治疗样本 4 例和正常样本 16 例，该数据由 Affymetrix Human Gene 1.0 ST Array 表达谱平台 GPL6244 完成注释。

2. *药物靶点数据*

Drugbank、PharmGKB 和 KEGG Drug 数据库是常用的生物信息学和遗传药理学数据库资源，提供了详细药物数据与药物靶点信息及其化学分子信息的数据。在其中以“血管紧张素转化酶抑制剂（ACEI）”的英文 MeSH 词“Angiotensin-Converting Enzyme Inhibitors”及其他同义关键词或词组“ACEI/ACE Inhibitor/ACE Inhibitors”为检索词进行检索，其结果作为 ACEI 类药物的靶点的补充信息。

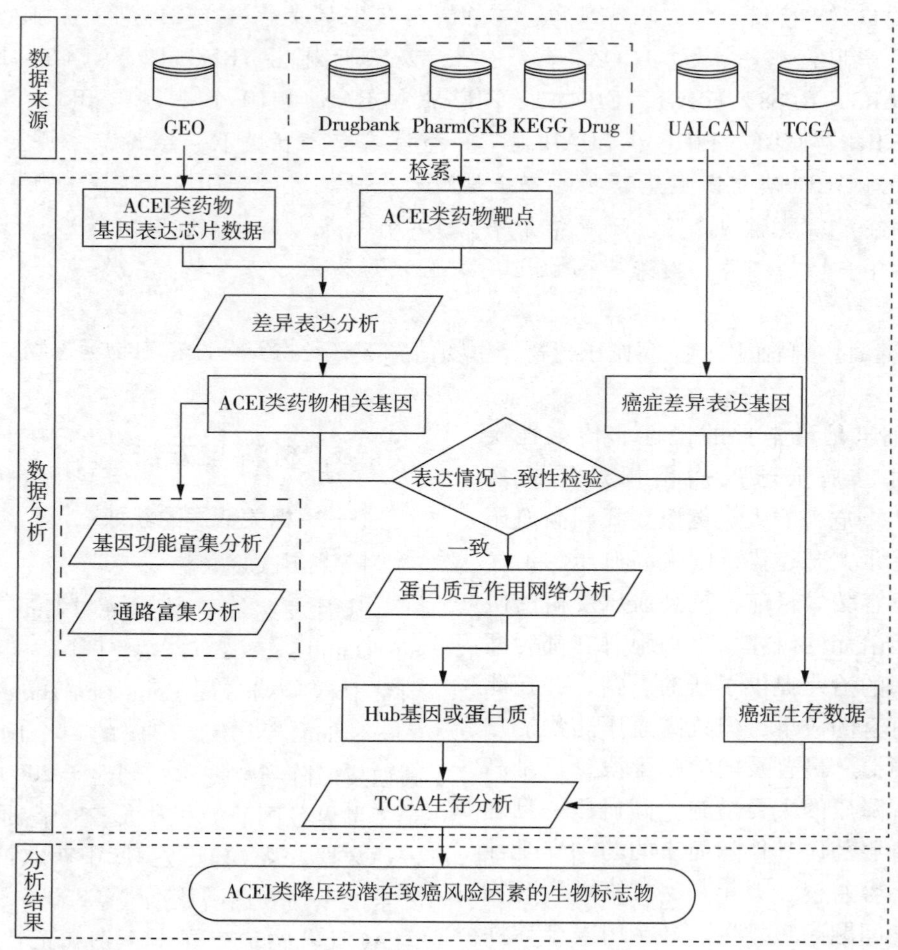

图1　本课题的分析流程图

（二）差异基因的筛选

使用R语言程序包Impute（http：//www.bioconductor.org/packages/release/bioc/）对数据的缺失值进行预处理，使用R语言程序包Limma（http：//www.bioconductor.org/packages/release/bioc/）进行数据标准化及差异分析并构建基因表达热图，以 $P<0.05$，| logFC | ≥0.3 作为DEGs的筛选阈值，利用OriginLab软件进行相关数据的可视化。结合差异基因分析与药物数据库的检索结果，得到ACEI类药物相关差异基因（ACEI-DEGs）。

（三）基因功能富集与通路分析

使用生物学信息注释及可视化数据库（The Database for Annotation，Visualization and Integrated Discovery，DAVID）完成基因本体的生物学进程（biological processes，BP）与通路（KEGG Pathway）富集分析，以 $P<0.05$ 及 FDR<0.05 表示作为富集结果的筛选阈值。

（四）蛋白质互作用网络分析

String蛋白相互作用数据库是关于多个物种预测或已知的蛋白质间相互作用的生物数据库，包括直接的物理互作和间接的功能相关。结合差异表达基因分析结果和数据库收录的互作用关系，构建蛋白质互作用（protein-protein interation，PPI）网络。根据癌症类型调整可信度评分的阈值（0.15～0.7），删除无关联的孤立点，导出TSV格式的数据文件，将TSV格式的数据导入Gephi进行可视化分析，统计网络节点和边的数量并计算每个节点的度（Degree）并筛选Hub基因（蛋白质）。

（五）生存分析

从TCGA中获取不同癌症类型的完整生存时间数据，使用R语言程序包survival进行生存分析，依据赤池信息量准则（Akaike information criterion，AIC）和Kaplan-Meier方法计算风险系数，将样本分为高风险组和低风险组，利用log-rank进行生存差异检验，$P<0.05$表示其具有统计学意义。通过生存分析，筛选出基因表达情况与生存曲线所反映规律一致的基因作为关键基因，即同一时间点，当该基因高表达时，该类型癌症的生存率低于当该基因低表达时的生存率，反之同理。综合筛选的结果作为ACEI类降压药潜在致癌风险因素的生物标志物。

二、结果与分析

（一）差异基因分析结果

使用R语言程序包Impute对样本中的缺失值进行处理，R语言程序包Limma进行数据标准化及差异分析（图2 A，B）。共得到395个DEGs，包括上调基因261个，下调基因134个。利用软件Origin对差异基因的表达情况及聚类分析结果进行可视化（彩图3 A，B；见书后彩图第697页）。

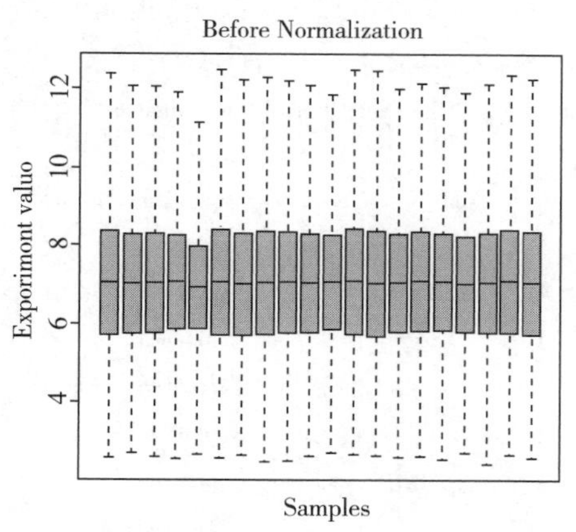

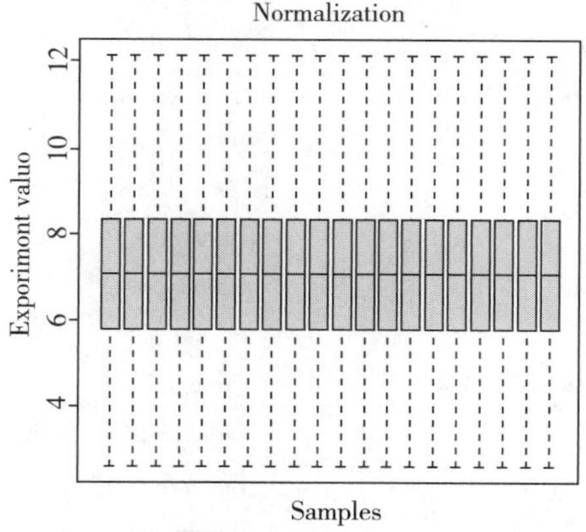

图2　数据标准化处理结果

（二）药物数据库检索结果

在Drugbank、PharmGKB、KEGG Drug数据库进行检索，得到ACEI类相关药物共34种，主要靶点11个，包括ACE、MME、BDKRB1、MMP2、MMP9、LTA4H、ACHE、lecB、IGHG1、ACE2和SFRP4（表1）。结合差异基因分析与药物数据库检索的结果，得到ACEI类药物相关差异基因（ACEI-DEGs）共405个。

表1 药物数据库检索结果

ID *	Name	Target	Drug Group
D01900	Alacepril	ACE	unknown
DB00542, DG00339	Benazepril	ACE	approved, investigational
D03077	Benazeprilat	ACE	unknown
DB00616	Candoxatril	ACE, MME	experimental
DB01197, D00251, rs1799752	Captopril	ACE, BDKRB1, MMP2, MMP9, LTA4H	approved
D03440, DG00340	Ceronapril	ACE	unknown
DB01340, DG00340	Cilazapril	ACE	approved
DG00343	Delapril	ACE	unknown
DB00584, DG00335, rs1799752	Enalapril	ACE	approved, vet_ approved
DB09477, D03769	Enalaprilat	ACE, BDKRB1	approved
DB00492, DG00341	Fosinopril	ACE	approved
D03772	Fosinoprilat	ACE	unknown
D04312	Gemopatrilat	ACE	unknown
DG00347	Imidapril	ACE	unknown
D03756	Indolapril hydrochloride	ACE	unknown
D03758	Libenzapril	ACE	unknown
DB00722, rs1799752	Lisinopril	ACE	approved, investigational
DB00691	Moexipril	ACE, ACE2	approved
DB03740	N-acetyl-alpha-D-glucosamine	ACE, ACHE, lecB, IGHG1	experimental
DB00886	Omapatrilat	ACE, MME	investigational
D03760	Pentopril	ACE	unknown
DB00790, DG00337	Perindopril	ACE, SFRP4	approved
D03763	Pivopril	ACE	unknown
DB00881, DG00338	Quinapril	ACE	approved, investigational
D03773	Quinaprilat	ACE	unknown
DB00178, D00421, rs4344	Ramipril	ACE, BDKRB1	approved
DB01180	Rescinnamine	ACE	approved
DB01348, DG00342	Spirapril	ACE	approved
D03775	Spiraprilat	ACE	unknown
DB08836, DG00345	Temocapril	ACE	experimental, investigational
D06076	Teprotide	ACE	unknown
DB00519, D00383	Trandolapril	ACE	approved
DB13166, DG00346	Zofenopril	ACE	experimental
D03776	Zofenoprilat arginine	ACE	unknown

* 注：依次为 Drugbank ID、KEGG Drug ID、PharmGKB ID

（三）基因功能与通路富集分析

使用 DAVID 对 ACEI-DEGs 进行基因本体分析与通路富集分析，从生物学过程（BP）与相关通路进行基因注释，对结果进行分类统计，以 $P<0.05$ 作为筛选阈值并使用 Origin 进行可视化（图 4 A，B）。BP 富集结果中包括调节蛋白质代谢过程、调节大分子代谢过程、调节细胞过程、对压力反应的调节过程等，主要集中在蛋白质、细胞等的代谢过程。KEGG 通路富集的结果主要与四个方面有关：新陈代谢、遗传信息处理、环境信息处理、细胞过程。具体包括肾素 - 血管紧张素系统、蛋白酶体、醛固酮合成和分泌、丙酮酸代谢、糖酵解/糖异生、胆汁分泌、系统性红斑狼疮、膀胱癌、癌症中的转录失调、卵巢类固醇生成等。

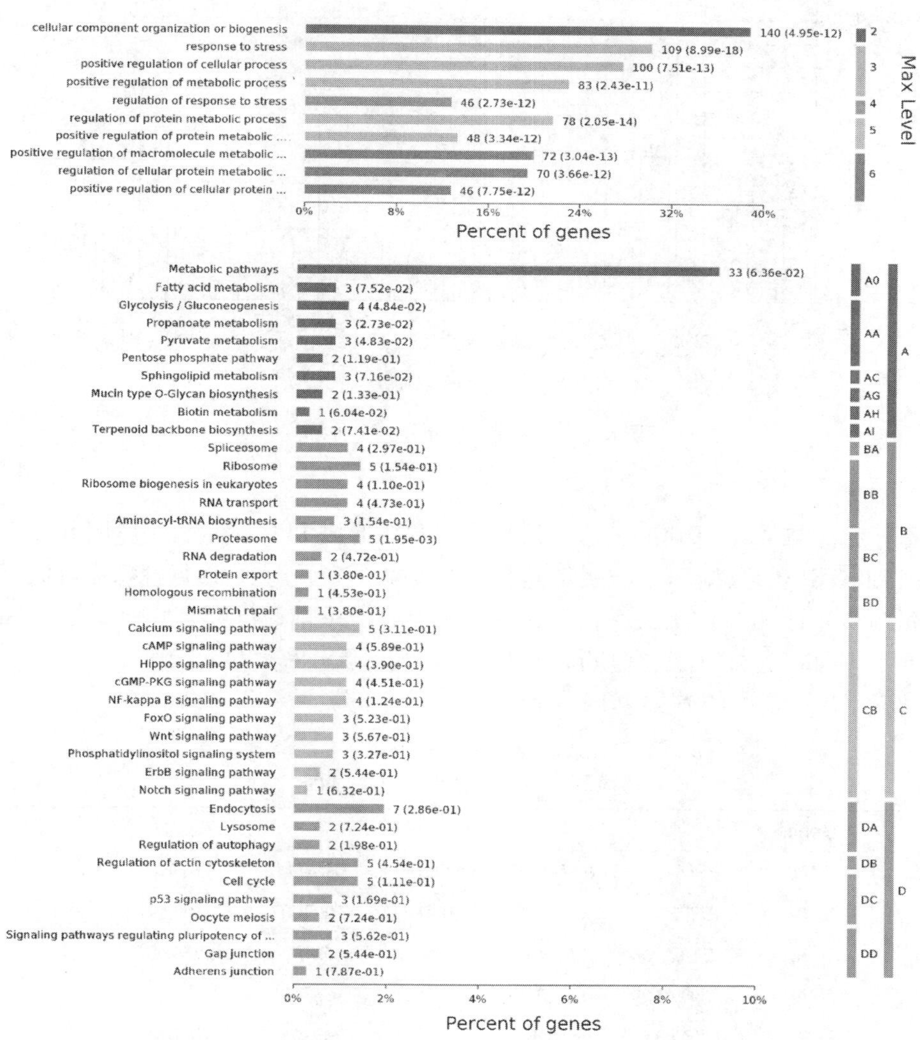

图 4 前 10 位的 BP 富集结果和 KEGG 通路富集部分结果

（四）药物 - 癌症关联分析与 Hub 基因的筛选

在 UALCAN 数据库中对 ACEI-DEGs 中的 405 个基因进行差异表达分析，研究其在 33 种癌症的表达量情况，筛选其中具有显著差异性、且与 ACEI-DEGs 表达模式（上调或下调）一致的基因，结果显示，存在一致性基因的癌症有 21 种（图 5）。

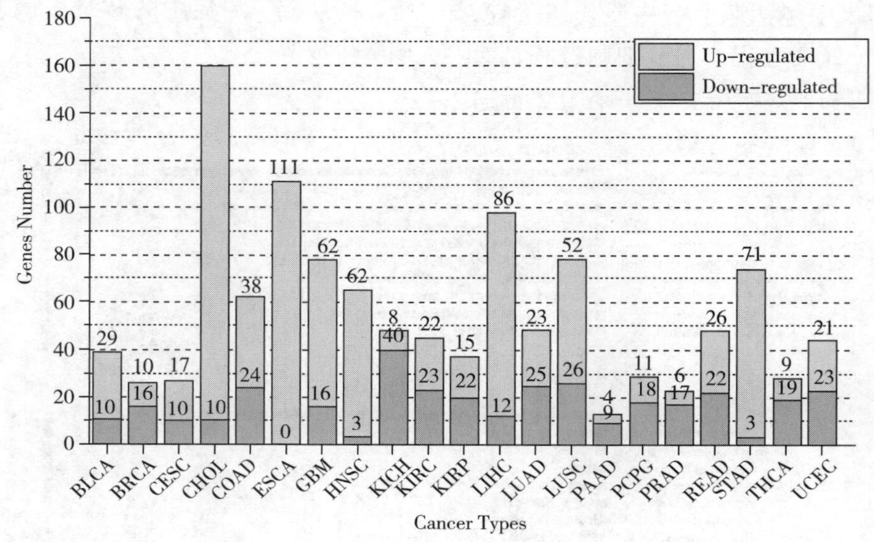

图 5　存在一致性基因的 21 种癌症

将每种癌症与 ACEI-DEGs 表达一致的基因映射到 STRING 数据库中，获得差异基因（蛋白质）的相互作用关系信息，并将数据导入 Gephi 进行可视化分析，结果显示，共有 17 种癌症的差异基因（蛋白质）形成 PPI 网络图（彩图 6，见书后彩图第 697 页）。筛选每种癌症对应 PPI 网络中 Degree 前 5 位（含并列）作为 Hub 基因（蛋白质）（表 2）。

表 2　17 种癌症相关 Hub 基因

Cancer	Genes *						
BLCA	*RAN*	*PSMA6*	*PSMA4*	*NOL11*	*TRMT112*	*TPRKB*		
BRCA	*IL18*	*ERP27*	AGTR1	MME	*GGCT*	S100A9	FOLR2	*RAN*
CHOL	*RPS8*	*EMG1*	*WDR43*	*LTV1*	*RPF2*	*EIF4A3*		
COAD	*RAN*	*PSMA1*	*GNL3*	*NOL11*	*EIF3M*			
ESCA	*RPS8*	*EIF4A3*	*PSMA6*	*EMG1*	*PSMA1*	*EIF3M*		
GBM	*EIF4A3*	*RPS8*	*EIF3M*	*EMG1*	*RPL28*	*NOL11*	*EXOSC8*	
HNSC	*PSMA6*	*PSMA4*	*EMG1*	*PSMC1*	*PSMA1*			

续表

Cancer	Genes *					
KICH	RHOD	TIAM1	ACE2	IFIT2	***IL18***	
KIRC	FRK	***RPL28***	RHOD	***RPS8***	MRPS10	CAMK1G
KIRP	AGTR1	ACE	FRK	***IL18***	IP6K3	CAMK1G
LIHC	***RPS8***	***EMG1***	***EIF4A3***	***PSMA1***	***EIF3M***	
LUAD	***RAN***	C1QA	ACE	SLC15A3		
LUSC	***EIF4A3***	***PSMA1***	***PSMA4***	***EMG1***	***LTV1***	
READ	***EMG1***	***TEX10***	***EIF4A3***	***WDR43***	***GNL3***	***LTV1***
STAD	***EIF4A3***	***EMG1***	***PSMA1***	***PSMA6***	***EIF3M***	
THCA	***LDLR***	***IL18***	***S100A10***	AGTR1	ACE2	
UCEC	MMP2	CDKN1B	***RAN***	***RPL28***	***PSMC1***	***AREG***

*注：斜体加粗表示基因上调，反之则表示基因下调

（五）Hub 基因的生存分析

从 TCGA 中获取上述 17 种同癌症类型的完整生存时间数据，使用 R 语言 survival 程序包分别对每种癌症类型的 Hub 基因进行生存分析并绘制生存曲线，利用 log-rank 进行生存差异检验，$P<0.05$ 表示其具有统计学意义。结果中发现，9 种癌症共 15 个 Hub 基因的生存曲线具有统计学意义（图 7）。

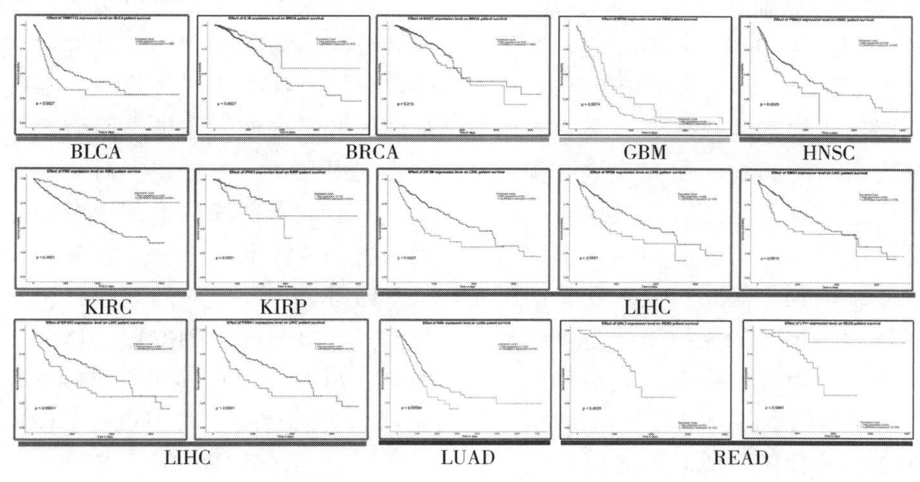

图 7 15 个 Hub 基因的生存曲线

通过生存分析，筛选出基因表达情况与生存曲线所反映规律一致的基因作为关键基因。在上述 15 个 Hub 基因中，TRMT112、GGCT、PSMA1、FRK、IP6K3、RPS8（在 LIHC 中）、EMG1、EIF4A3、EIF3M 和 RAN 共 10 个基因符合生存规律，即在同一时间点上，当某基因高表达时，癌症的生存率低于当该基因低表达时的生

存率；或在同一时间点上，当某基因低表达时，癌症的生存率高于当该基因低表达时的生存率（表3）。

表3　符合生存曲线规律的10个Hub基因

Cancer	Genes *				
BLCA	*TRMT*112				
BRCA	*GGCT*				
HNSC	*PSMA*1				
KIRC	FRK				
KIRP	IP6K3				
LIHC	*RPS*8	*EMG*1	*EIF*4*A*3	*PSMA*1	*EIF*3*M*
LUAD	*RAN*				

* 注：斜体加粗表示基因上调，反之则表示基因下调

三、讨论

高血压病在我国的发病人数已经超过3亿人，高血压的并发症带来的危害众所周知，由于高血压发病原因多样，很多患者并不清楚自身高血压病的根源是什么，导致了不合理用药的现象。再加之，近年来出现了大量抗高血压药物存在致癌风险的报道，部分药物甚至被停售、召回，国内外有关抗高血压药物的研究也进一步证实了这一问题的存在。随着大数据时代的到来，很多新技术、新方法不断推动着各领域的进步，特别是医疗行业，在精准医学和高通量测序技术的支撑下，生物信息领域不断发展，为各种疾病及其治疗药物的研究提供了新的思路。

本课题为了探究ACEI类抗高血压药物可能存在潜在的致癌风险，利用生物信息学方法与工具对GEO中ACEI类抗高血压药物数据GSE83095的差异分析，共得到395个DEGs，包括261个上调基因和134个下调基因。通过在相关药物数据库Drugbank、PharmGKB和KEGG Drug的检索结果，得到ACEI类相关药物共34种，相关主要靶点11个，综合得出ACEI类抗高血压药物相关基因405个，并对其进行了基因功能富集分析与通路富集分析，结果表明，其主要的功能集中在蛋白质、细胞等的代谢过程，通路富集主要包括肾素-血管紧张素系统、蛋白酶体、醛固酮合成和分泌、丙酮酸代谢、糖酵解/糖异生、胆汁分泌、系统性红斑狼疮、膀胱癌、癌症中的转录失调、卵巢类固醇生成等。随后，利用UALCAN数据库对405个基因与33种癌症进行关联分析，并筛选其Hub基因做进一步的生存分析，结果显示，有11个基因符合生存曲线的规律，表明其可能分别与BLCA、BRCA、HNSC、KIRC、KIRP、LIHC和LUAD共7种癌症具有潜在关联，并最终把TRMT112、GGCT、PSMA1、FRK、IP6K3、RPS8、EMG1、EIF4A3、EIF3M和RAN共10个基因作为ACEI类降压药潜在致癌风险因素的生物标志物。

γ-谷氨酰转移酶（Gamma-Glutamylcyclotransferase，GGCT）是参与谷胱甘肽代谢的主要酶之一[10]，虽然GGCT酶早在40多年前就已被分离出来，但直到2008

年[11]它的基因位点才被发现。已有研究表明，GGCT在多种癌症中起到促进癌细胞增殖、侵袭和转移的作用[12-14]。Gromov等进行了包含123例乳腺癌样本的大规模蛋白质组分析，发现GGCT在乳腺癌肿瘤组织中高表达[15]，他们还研究了GGCT的表达情况与患者生存情况的关系，结果显示，GGCT高表达的乳腺癌患者生存率较低，预后不良，这与本课题的研究结果相一致。此外，对GGCT在其他癌症的表达情况进行研究后发现，其在38%的肺癌患者、58%的宫颈癌患者和72%的结肠癌患者中也处于高表达状态。Matsumura等发现，通过消耗GGCT可以抑制乳腺癌细胞的生长[16]。这从另一个角度证明了本研究结果的意义。基于这些研究，GGCT被认为是治疗癌症的一个潜在生物标志物，但仍需研究清楚抑制GGCT表达对细胞内代谢物的影响是否会对健康细胞造成损害。

蛋白酶体是主要的细胞内通过泛素化降解蛋白质的重要结构，参与了细胞中许多功能蛋白质的调节，同时也影响基因表达和许多信号通路。它具有高度有序的环状20S核心结构，由28个不同亚基的4个环组成，其中2个环由7个α亚基组成，2个环由7个β亚基组成[17]。PSMA1（Recombinant Proteasome Subunit Alpha Type 1）编码了其中的一个α亚基。已有研究发现，通过敲除PSMA1抑制蛋白酶体，是非小细胞肺癌放射增敏的有效策略[18]。Fang等在研究中发现，硼替佐米可以通过抑制PSMA1的细胞毒性作用，以起到对骨髓增生异常综合征（MDS）和急性髓系白血病（AML）的治疗作用[19]。以往对蛋白酶体7个α亚基的生物信息学研究也表明，PSMA1在乳腺癌、肺癌、头颈部癌症与正常组织相比呈现显著差异[20]，这与本课题的结论一致。此外，也有研究证实，其他类型的蛋白酶体α亚基与癌症有着密切联系，如PSMA4与肺癌[21]、PSMA7与结直肠癌[22]等。虽然蛋白酶体对调节细胞活动、信号通路起着重要作用，但本研究结果中关于PSMA1高表达与头颈部癌症、肝癌的预后不良的关联性仍有待进一步临床研究的验证。

酪氨酸激酶是一种酪氨酸特异性蛋白激酶，可作用于蛋白质的酪氨酸残基、并使其发生磷酸化，本研究结果中的FRK是一种编码基因，其编码的蛋白质属于Src酪氨酸激酶家族[23]，在细胞周期的G_1期和S期发挥作用、并抑制细胞生长。FRK也被称为蛋白酪氨酸激酶5（PTK5），自1993年被发现以来，大量研究表明，FRK与多种恶性肿瘤有关，尤其是乳腺癌[24]、肝癌[25]和脑癌[26]。此外，有研究发现，FRK通过促进N-cadherin/β-catenin复合物的形成，从而抑制人胶质瘤细胞的迁移和侵袭[27]。但针对本研究结果所呈现的FRK与肾透明细胞癌风险的研究仍比较少，作为Src酪氨酸激酶家族的重要成员，未来针对FRK与KIRC的研究可能具有重要的临床价值。

磷酸肌醇在细胞中主要以可溶性和脂质状态存在，它们在细胞发育和其他生物学功能中起到了重要作用。IP6K3编码的6-磷酸肌醇激酶3（Inositol Hexakisphosphate Kinase 3）属于肌醇磷酸激酶（IPK）蛋白家族，是6-磷酸肌醇激酶（IP6Ks）的亚型之一[28]，能够合成肌醇焦磷酸盐，从而调节不同的生物功能。IP6Ks的亚型中，IP6K1和IP6K2的作用较广泛，IP6K1对细胞遗传修饰起重要作用，还可以调控不同的细胞过程，包括细胞内吞作用、端粒长度的维持和趋化。IP6K1、IP6K2都可以促进细胞凋亡，还可以促进细胞与基质的黏着而降低细胞与细胞之间的黏着，在细胞迁移和侵袭中起重要作用，在肿瘤发生的早期阶段是必不可少的。其中，IP6K3基因主要在小脑浦肯野细胞中表达，并会结合到内收蛋白和血影蛋白等细胞骨架蛋白上来发挥生理性作用[29]。Bhandari 等曾对敲除 IP6K1 基因的小鼠进行了研究，结果表明，IP6K1 基因缺失的小鼠生长迟缓，胰岛素水平降低，以及由于精子发育不良引起的雄性不育。相比之下，敲除 IP6K2 基因的小鼠并没有表现出增长、生育能力或胰岛素分泌的缺陷，但对电离辐射具有抗性，而且它们的成纤维细胞表现出 DNA 修复和干扰素 β 抗性明显上调[30]。本研究的生存分析结果中，IP6K3 低表达对 KIRP 的生存率降低具有统计学意义，可能作为 ACEI 类药物引发 KIRP 的潜在风险因素，但目前对该基因的相关研究少有报道，其分子作用机制还需进一步研究证实。

EIF4A3 基因与 EIF3M 基因分别编码两种真核细胞翻译起始因子。前者 EIF4A3 编码的蛋白质又称 DDX48，属于 DEAD-box（DDX）蛋白家族成员，DDX 蛋白家族是 RNA 解旋酶中最大的家族，参与许多细胞过程，包括 RNA 双链解旋、核和线粒体拼接、核糖体和剪接体的组装，以及核糖体的生成、转录和翻译等[31]。该蛋白质家族的部分成员几乎参与调控 miRNA 形成的全过程，而 miRNA 的异常表达往往会导致生理状态的异常和疾病的产生，甚至可能起到原癌基因和抑癌基因的作用，先前的研究表明，DDX1 参与促进 miRNA 的成熟，抑制了卵巢癌的发展[32]，DDX3 通过表观遗传调控抑制 miRNA 表达来抑制癌症干细胞（CSCs）的生成，从而增强了 DDX3 在原发性肝癌（HCC）中的抑癌作用[33]。后者 EIF3M 编码的蛋白质是真核细胞翻译起始因子 3（EIF3）的亚基，EIF3 在蛋白质的合成中起着至关重要的作用，包括 13 个不同亚基，单个亚基的作用尚无明确报道，但先前的研究在几种人类癌症中检测到某些亚基的异常表达，如 EIF3A 在乳腺癌、食管癌、宫颈癌、肺癌、胃癌和结肠癌中过度表达；EIF3B 在乳腺癌，EIF3C 在睾丸癌，EIF3H 在乳腺癌、肝癌和前列腺癌中的异常表达等[34]。后续研究发现，EIF3M 参与了结肠癌肿瘤发生相关基因的调节[35]，这与本课题在癌症 Hub 基因的相关研究结果保持一致，再次证明了本研究的可靠性。

RAN 编码蛋白是一种主要分布于细胞核中的小分子蛋白质，是一种 GTP 酶，属于 RAS 癌基因家族成员，参与细胞周期的调控、核质运输、细胞转化及纺锤体组装的调节过程[36]。鉴于其在细胞周期中的关键作用，RAN 可能会促细胞的恶性增殖。例如，近年来有报道显示，Ran 和病毒癌蛋白如腺病毒 E1A、人乳头瘤病毒 E7 与病毒感染诱导的细胞恶性转化和基因不稳定性密切相关[37]。此外，目前已有研究表明，RAN 在癌症的发生、发展中起着重要的作用，在许多癌症中过度表达，如肾透明细胞癌[38]、前列腺癌[39]、肺癌[40]等，这与本课题结论中 RAN 在 LUAD 中高表达导致 LUAD 生存率下降的研究结果是一致的。此外，本课题还发现，RAN 在包括 BLCA、BRCA、COAD、LUAD 等 13 种癌症类型中都处于高表达状态，这也可能作为 RAN 同时参与多种细胞调控过程，更易引发正常细胞癌化的有力证明。

另外，tRNA 甲基化转移酶亚基 11 -2（TRMT112）、核糖体小亚基蛋白 S8（RPS8）和 N1 假尿苷转移酶在本研究结果中，呈现出与癌症 BLCA 和 LIHC 密切的相关性，但目前仍鲜有报道，其分子作用机制还需进一步研究证实。

综上所述，本课题通过生物信息学方

法与技术，对 ACEI 类抗高血压药物的组学数据进行分析研究，挖掘其潜在致癌风险因素的生物标志物，最终筛选出 TRMT112、GGCT、PSMA1、FRK、IP6K3、RPS8、EMG1、EIF4A3、EIF3M 和 RAN 共 10 个基因与 BLCA、BRCA、HNSC、KIRC、KIRP、LIHC 和 LUAD 共 7 种癌症具有潜在关联，以期对未来高血压疾病相关治疗药物的研究与药物治疗方案的制订，提供一定的指导作用。

利益声明：该研究无影响其科学性与可信度的经济利益冲突。

参 考 文 献

[1] Franklin SS, Lopez VA, Wong ND, et al. Single versus combined blood pressure components and risk for cardiovascular disease: the Framingham Heart Study. Circulation, 2009, 119 (2): 243 - 250.

[2] 杨波，卢学春，迟小华，等．基于生物信息学分析人类 LRP16 基因功能初步研究．癌症，2009, 28 (12): 1283 - 1290.

[3] 卢学春，迟小华，杨波，等．重型再生障碍性贫血发病相关 T 淋巴细胞基因表达谱的生物信息学分析及作为药物筛选新方法的探索．中国实验血液学杂志，2010, 18 (2): 416 - 420.

[4] 杨波，蔡力力，迟小华，等．依硫磷酸调控人类基因表达谱的预测及生物信息学分析．中国实验血液学杂志，2011, 1 9 (3): 711 - 716.

[5] 卢学春，杨波，迟小华，等．含盐酸二甲双胍联合方案治疗再生障碍性贫血的短期疗效观察．解放军医学杂志，2012, 37 (3): 229 - 233.

[6] Yu R, Yang B, Chi X, et al. Efficacy of cytokine-induced killer cell infusion as an adjuvant immunotherapy for hepatocellular carcinoma: a systematic review and meta-analysis. Drug Des Devel Ther, 2017, 11: 851 - 864.

[7] 于睿莉，杨波，蔡力力，等．老年骨髓增生异常综合征的临床病理特征及氨磷汀联合造血生长因子方案的长期疗效观察．中国药物应用与监测，2017, 14 (2): 75 - 80.

[8] 卢学春，杨波，朱宏丽，等．生物信息学方法优化依硫磷酸联合方案治疗骨髓增生异常综合征的应用研究．中华医学杂志，2009, 89 (26): 1834 - 1837.

[9] 杨波，卢学春，刘丽宏，等．靶向上调 ID4 基因表达药物的生物信息学预测和初步验证．中华医学杂志，2009, 89 (24): 1714 - 1716.

[10] Orlowski M, Meister A. The gamma-glutamyl cycle: a possible transport system for amino acids. Proc Natl Acad Sci USA, 1970, 67 (3): 1248 - 1255.

[11] Oakley AJ, Yamada T, Liu D, et al. The identification and structural characterization of C7orf24 as gamma-glutamyl cyclotransferase. An essential enzyme in the gamma-glutamyl cycle. J Biol Chem, 2008, 283 (32): 22031 - 22042.

[12] Uejima D, Nishijo K, Kajita Y, et al. Involvement of cancer biomarker C7orf24 in the growth of human osteosarcoma. Anticancer Res, 2011, 31 (4): 1297 - 1305.

[13] Takemura K, Kawachi H, Eishi Y, et al. γ-Glutamylcyclotransferase as a novel immunohistochemical biomarker for the malignancy of esophageal squamous tumors. Hum Pathol, 2014, 45 (2): 331 - 341.

[14] Shen SH, Yu N, Liu XY, et al. Gamma-glutamylcyclotransferase promotes the growth of human glioma cells by activating Notch-Akt signaling. Biochem Biophys Res Commun, 2016, 471 (4): 616 - 620.

[15] Azumi K, Ikeda Y, Takeuchi T, et al. Localization and characterization of γ-glutamyl cyclotransferase in cancer cells. Mol Med Rep, 2009, 2 (3): 385 - 391.

[16] Matsumura K, Nakata S, Taniguchi K, et al. Depletion of γ-glutamylcyclotransferase inhibits breast cancer cell growth via cellular senescence induction mediated by CDK inhibitor upregulation. BMC Cancer, 2016, 16 (1): 748.

[17] Tanahashi N, Tsurumi C, Tamura T, et al. Molecular structure of 20S and 26S proteasomes. Enzyme Protein, 1993, 47 (4-6): 241-251.

[18] Cron KR, Zhu K, Kushwaha DS, et al. Proteasome inhibitors block DNA repair and radiosensitize non-small cell lung cancer. PLoS One, 2013, 8 (9): e73710.

[19] Fang J, Rhyasen G, Bolanos L, et al. Cytotoxic effects of bortezomib in myelodysplastic syndrome/acute myeloid leukemia depend on autophagy-mediated lysosomal degradation of TRAF6 and repression of PSMA1. Blood, 2012, 120 (4): 858-867.

[20] Li Y, Huang J, Sun J, et al. The transcription levels and prognostic values of seven proteasome alpha subunits in human cancers. Oncotarget, 2017, 8 (3): 4501-4519.

[21] Liu Y, Liu P, Wen W, et al. Haplotype and cell proliferation analyses of candidate lung cancer susceptibility genes on chromosome 15q24-25.1. Cancer Res, 2009, 69 (19): 7844-7850.

[22] Hu XT, Chen W, Wang D, et al. The proteasome subunit PSMA7 located on the 20q13 amplicon is overexpressed and associated with liver metastasis in colorectal cancer. Oncol Rep, 2008, 19 (2): 441-446.

[23] Serfas MS, Tyner AL. Brk, Srm, Frk, and Src42A form a distinct family of intracellular Src-like tyrosine kinases. Oncol Res, 2003, 13 (6-10): 409-419.

[24] Yim EK, Peng G, Dai H, et al. Rak functions as a tumor suppressor by regulating PTEN protein stability and function. Cancer Cell, 2009, 15 (4): 304-314.

[25] Pilati C, Letouzé E, Nault JC, et al. Genomic profiling of hepatocellular adenomas reveals recurrent FRK-activating mutations and the mechanisms of malignant transformation. Cancer Cell, 2014, 25 (4): 428-441.

[26] Zhou X, Hua L, Zhang W, et al. FRK controls migration and invasion of human glioma cells by regulating JNK/c-Jun signaling. J Neurooncol, 2012, 110 (1): 9-19.

[27] Shi Q, Song X, Wang J, et al. FRK inhibits migration and invasion of human glioma cells by promoting N-cadherin/β-catenin complex formation. J Mol Neurosci, 2015, 55 (1): 32-41.

[28] Saiardi A, Nagata E, Luo HR, et al. Identification and characterization of a novel inositol hexakisphosphate kinase. J Biol Chem, 2001, 276 (42): 39179-39185.

[29] Fu C, Xu J, Li RJ, et al. Inositol Hexakisphosphate Kinase-3 Regulates the Morphology and Synapse Formation of Cerebellar Purkinje Cells via Spectrin/ Adducin. J Neurosci, 2015, 35 (31): 11056-11067.

[30] Morrison BH, Haney R, Lamarre E, et al. Gene deletion of inositol hexakisphosphate kinase 2 predisposes to aerodigestive tract carcinoma. Oncogene, 2009, 28 (25): 2383-2392.

[31] Jarmoskaite I, Russell R. RNA helicase proteins as chaperones and remodelers. Annu Rev Biochem, 2014, 83: 697-725.

[32] Han C, Liu Y, Wan G, et al. The RNA-binding protein DDX1 promotes primary microRNA maturation and inhibits ovarian tumor progression. Cell Rep, 2014, 8 (5): 1447-1460.

[33] Li HK, Mai RT, Huang HD, et al. DDX3 Represses Stemness by Epigenetically Modulating Tumor-suppressive miRNAs in Hepatocellular Carcinoma. Sci Rep, 2016, 6: 28637.

[34] Ahlemann M, Zeidler R, Lang S, et al. Carcinoma-associated eIF3i overexpression facilitates mTOR-dependent growth transformation. Mol Carcinog, 2006, 45 (12): 957-967.

[35] Goh SH, Hong SH, Hong SH, et al. eIF3m expression influences the regulation of tumorigenesis-related genes in human colon cancer. Oncogene, 2011, 30 (4): 398-409.

[36] Clarke PR, Zhang C. Spatial and temporal coordination of mitosis by Ran GTPase. Nat Rev

Mol Cell Biol, 2008, 9 (6): 464 - 477.

[37] Li P, Yu X, Ge K, et al. Heterogeneous expression and functions of androgen receptor cofactors in primary prostate cancer. Am J Pathol, 2002, 161 (4): 1467 - 1474.

[38] Abe H, Kamai T, Shirataki H, et al. High expression of Ran GTPase is associated with local invasion and metastasis of human clear cell renal cell carcinoma. Int J Cancer, 2008, 122 (10): 2391 - 2397.

[39] Lavia P, Mileo AM, Giordano A, et al. Emerging roles of DNA tumor viruses in cell proliferation: new insights into genomic instability. Oncogene, 2003, 22 (42): 6508 - 6516.

[40] Azuma K, Sasada T, Takedatsu H, et al. Ran, a small GTPase gene, encodes cytotoxic T lymphocyte (CTL) epitopes capable of inducing HLA-A33-restricted and tumor-reactive CTLs in cancer patients. Clin Cancer Res, 2004, 10 (19): 6695 - 6702.

❖肿瘤 CAR-T 疗法❖

肿瘤的 CAR-T 细胞治疗

龚平生[1]　李　戈[2]　董丽华[3,4]　龚守良[3,4]　吕文天[5]

1. 吉林大学分子酶学工程教育部重点实验室 长春 130012
2. 长春市中医院 长春 130041
3. 吉林大学白求恩第一医院放疗科 长春 130021
4. 吉林大学公共卫生学院国家卫健委放射生物学重点实验室 长春 130021
5. 武汉市第五医院肿瘤科 武汉 430050

【摘要】 20 世纪 80 年代末，Gross 等提出了肿瘤 CAR-T 细胞疗法。2017 年，美国 FDA 先后批准两款 CAR-T 细胞治疗产品 Kymriah 和 Yescarta 上市，分别用于治疗 B 细胞急性淋巴细胞白血病和复发/难治性大 B 细胞淋巴瘤患者，开启了肿瘤免疫治疗的新时代。因此，2017 年也称为肿瘤治疗领域的“CAR-T”元年。在此推动下，我国也先后出台了相关的重要政策，并于 2018 年初拿到了首个 CAR-T 疗法临床试验批件，从而使细胞免疫治疗引向深入，并与国际接轨。本文综述近期文献报道的肿瘤 CAR-T 细胞治疗相关资料，包括肿瘤的免疫治疗、CAR-T 细胞免疫治疗、CAR-T 细胞在肿瘤治疗的应用、CAR-T 细胞治疗实体瘤、CAR-T 细胞疗法的不良反应和 CAR 的延伸研究等内容，以便助力推动 CAR-T 细胞在肿瘤治疗领域获得更大的发展。

【关键词】 CAR-T 细胞；肿瘤；免疫；治疗

一、肿瘤的免疫治疗

（一）肿瘤生物免疫治疗的本质

肿瘤生物免疫治疗种类很多，但绝大多数都是通过 T 细胞发挥抗肿瘤作用，从传统细胞因子、多肽类药物到最新的免疫检查点抑制剂与嵌合抗原受体（chimeric antigen receptor，CAR）T 细胞（CAR-T 细胞）治疗均是间接或者直接激活人体 T 细胞来清除肿瘤细胞。在有效的抗肿瘤免疫过程中，T 细胞作为核心的执行者，首先被 T 细胞受体（T cell receptor，TCR）介导的抗原识别信号激活，同时许多共刺激和共抑制信号精细调节 T 细胞反应的强度和质量，这些抑制信号即为免疫检查点。在生理环境下，共刺激分子与免疫检查点分子保持平衡，从而最大程度减少对周围正常组织的损伤，维持对自身组织的耐受，

通信作者：吕文天，湖北省武汉市汉阳区显正街 122 号，430050

避免自身免疫反应；而肿瘤细胞可以通过此机制，异常上调共抑制分子及其相关配体，抑制 T 细胞激活，从而逃避免疫杀伤。因此，阻断免疫检查点是增强 T 细胞激活的有效策略之一，也是抗肿瘤的重要靶点。

基因工程 T 细胞构成了强大的新一类治疗制剂，为癌症患者提供了治愈的可能性。2017 年，CAR-T 细胞疗法获得美国 FDA 批准，并进入白血病和淋巴瘤的临床试验。合成生物学为细胞工程提供了一个广泛扩展的工具，可重编程免疫细胞，以增强其功能。T 细胞工程、基因编辑、具有最强功能淋巴细胞的选择及细胞制备等方面的进步，有望拓宽 T 细胞疗法的潜力[1]。

（二）肿瘤免疫细胞治疗

近年来，肿瘤免疫细胞治疗（immune cell therapy）因其疗效显著而备受瞩目。细胞免疫疗法是将患者体内免疫细胞在体外进行工程化改造，使其具备对癌细胞更有效、更精准的免疫能力，改造后的免疫细胞回输到患者体内后，可定向消灭癌细胞。

免疫细胞治疗包括 T 细胞、自然杀伤细胞（NK 细胞）和树突状细胞（DC）治疗，这些细胞在抗肿瘤免疫应答以及肿瘤免疫治疗中发挥了重要作用；其中的 T 细胞是目前认为唯一能够特异性杀伤肿瘤细胞的细胞。DC 将抗原提呈给 T 细胞，诱导 T 细胞的活化和增殖，包括 CD4$^+$辅助性 T 细胞和 CD8$^+$杀伤性 T 细胞；NK 细胞也将利用 CAR 技术和免疫检查点抑制剂进一步增强其在肿瘤治疗中的作用；DC 作为第一个被美国 FDA 批准的治疗性肿瘤疫苗，在证明其安全无毒副作用的基础上，如何提高疗效成为关注热点；另外，值得重视的 CAR-T 细胞技术在血液癌症治疗中取得了显著的效果。

采用体外活化免疫效应细胞，回输给肿瘤患者进行的免疫治疗称为被动性过继免疫治疗（adoptive immunotherapy，AI）。1986 年，Rosenberg 研究组首先报道了肿瘤浸润淋巴细胞（tumor infiltrating lymphocyte，TIL），其表型具有异质性，绝大多数细胞 CD3 阳性；不同肿瘤来源的 TIL 细胞，CD4$^+$和 CD8$^+$ T 细胞的比例有差异，但多以 CD8$^+$ T 细胞为主[2]。

在实体瘤的治疗过程中，肿瘤组织中细胞毒性 CD8$^+$ TIL 的富集与较好的临床效果呈正相关，但其可能出现功能耗竭的状态，限制其抗癌活性。近期，来自多国的研究者发现，导致 CD8$^+$ TIL 功能失调的一种新机制——糖酵解和氧化代谢缺陷。他们发现，人和小鼠黑色素瘤中，糖酵解通路中一个关键酶 enolase 1 活性的下调抑制了 CD8$^+$ TIL 的糖酵解活性；并发现，提供额外的丙酮酸盐（enplase 1 下游的产物）可以避开这个失活的步骤，促进 CD8$^+$ TIL 的糖酵解和氧化磷酸化，最终导致 CD8$^+$ TIL 效应功能的改善。研究者还发现，CD8$^+$ TIL 中 enolase 1 的 mRNA 和蛋白质表达均上调，表明 enplase 1 的活性调节属于翻译后调节[3]。

在过继免疫治疗中，对过继性 T 细胞进行体外改造和培养，然后再将其回输到癌症患者体内，这种过继性 T 细胞转移治疗可获得持久的疗效。目前，肿瘤治疗领域已开发了 3 种有关过继性 T 细胞转移技术，包括治疗 TIL、T 细胞受体 T 细胞（T cell receptor T cell）和 CAR-T 细胞。基因转移技术被用来改造外周血 T 细胞，使其转变为转基因 TCR-T 细胞或 CAR-T 细胞。

二、CAR-T 细胞免疫治疗

（一）CAR-T 细胞治疗的发展

肿瘤 CAR-T 疗法最早由 Gross 等于 20

世纪 80 年代末提出，此前 TIL、LAK（淋巴因子激活的杀伤细胞，lymphokine-activated killer cell）和 CIK（细胞因子诱导的杀伤细胞，cytokine-induced killer）等免疫细胞疗法的出现，为 CAR-T 疗法的研究奠定了基础。至今除 CAR-T 疗法外，DC-CIK 和 CTL 等也是免疫细胞疗法的研究方向，但从技术成熟度和应用前景来看，目前学术界和产业界的关注焦点仍是 CAR-T 疗法。

2017 年，美国 FDA 先后批准两款 CAR-T 细胞治疗产品 Kymriah（tisagenlecleucel，CTL019）和 Yescarta（axicabtagene ciloleucel，KTE-C10）上市，分别用于治疗儿童和年轻人 B 细胞急性淋巴细胞白血病（ALL）和成人复发/难治性大 B 细胞淋巴瘤患者，开启了肿瘤免疫治疗的新时代。这是人类抗癌史上的一个里程碑，因此，2017 年也称为肿瘤治疗领域的“CAR-T”元年。在此推动下，我国也先后出台了相关的重要政策，2017 年 12 月，国家食品药品监督管理总局组织制定了《细胞治疗产品研究与评价技术指导原则（试行）》。2018 年 2 月 28 日，《Science Translational Medicine》杂志发表了 CAR-T 治疗胶质母细胞瘤的研究进展；同年 3 月 5 日，《Nature Biotechnology》杂志发表了改进的 CAR-T 疗法可以完全消除小鼠的实体瘤；3 月 13 日，我国的一家生物公司在短短 3 个月时间，拿到了我国首个 CAR-T 疗法临床试验批件；6 月，中国食品药品检定研究院发布了关于《CAR-T 细胞治疗产品质量控制检测研究及非临床研究考虑要点》的通知，为我国 CAR-T 细胞产品的质量控制研究及非临床评价研究提供了更加具体的技术指导，从而使细胞免疫治疗走上了更加严格的规范化道路，并与国际接轨。

越来越多的临床试验结果证实了 CAR-T 细胞免疫治疗的效果，特别是血液病方面，如白血病和淋巴瘤；在实体瘤的治疗方面，仍需要不断努力。此外，新型的 CAR-T 技术也不断涌现，如双特异 CAR 和通用 CAR 等。除了 CAR-T、TCR-T 和 CAR-NK 等新型细胞免疫治疗也正在开发中。最近，一些新药研发人员也正在设计全新的 CAR，其中一些 CAR-T 细胞能特异性靶向肿瘤微环境，以克服肿瘤的免疫抑制效果。例如，IL-4R 细胞外结构域与 IL-7R 细胞内结构域的融合，可以靶向细胞因子，从而使 T 细胞在抑制性细胞因子 IL-4 存在的情况下，依然可以得到激活和增殖；此外，表达趋化因子受体 CCR2b 的 CAR-T 细胞也能靶向肿瘤表面高度表达的 CCL2；一些 CAR 能靶向肿瘤血管上过量表达的 VEGFR2 或 αvβ3，增强 CAR-T 细胞对肿瘤的穿透能力；还有一些新颖的疗法可以将 CAR-T 细胞作为特定细胞因子或共刺激因子的递送者，增强内源效应 T 细胞的浸润[4,5]。

（二）CAR-T 细胞生物学基础

CAR-T 治疗是指通过基因修饰技术，将带有特异性抗原识别结构域及 T 细胞激活信号的遗传物质转入 T 细胞，使 T 细胞直接与肿瘤细胞表面的特异性抗原相结合而被激活，通过释放穿孔素、颗粒酶素 B 等直接杀伤肿瘤细胞；同时，通过释放细胞因子募集人体内源性免疫细胞杀伤肿瘤细胞，以达到治疗肿瘤的目的，还可形成免疫记忆 T 细胞，从而获得特异性的抗肿瘤长效机制[6]。

1. CAR-T 的结构

T 细胞通过 TCR 与靶标相互作用的基本机制尚不清楚。CAR 由 TCR 复合物和抗体的组合部分组成。TCR 由 TCRα 和 TCRβ

亚基组成的异源二聚体。每个亚基含有可变区结构域（V）和恒定区结构域（C），其后是跨膜区。每个 V 结构域含有 3 个互补决定区（CDR），与主要组织相容性复合物（MHC）上呈递的肽相互作用。TCR 本身不具有信号结构域，需要由 CD3 复合物启动细胞内信号传导。CD3 复合物由 3 个二聚体组成，分别是 CD3ζε、CD3δε 异源二聚体和 CD3ζζ 同源二聚体。

CAR 的基本结构是模块化的，即用于识别抗原的单链可变区（single-chain variable fragment，scFv）、铰链、跨膜区域、共刺激域和 T 细胞激活域。合成的嵌合蛋白，被引入 T 细胞以重定向抗原特异性并增强细胞功能。CAR 通常由一个胞外抗原结合域（如识别 CD19 的单链抗体序列 scFv）、一个铰链区（促进抗原受体与肿瘤抗原的结合）、一个跨膜区（用来固定 CAR）、一个 T 细胞激活结构域（CD3ζ，提供 T 细胞活化的第一信号）以及一个或多个胞内共刺激结构域组成（CD28/4-1BB，提供 T 细胞活化的第二信号）。CAR 的胞外抗原结合域源于抗体的抗原结合基序，可以连接 VH 和 VL 序列构建的单链可变区 scFv，具有特异性识别某种特定肿瘤相关抗原的作用。运用基因转移技术将 CAR 转入自体或异体的 T 细胞中。CAR 识别肿瘤相关抗原，随后通过胞内信号传导结构域，活化 T 细胞，刺激 T 细胞增殖，并发挥免疫效应，释放细胞因子，溶解肿瘤细胞[7]。

2. CAR-T 的四代结构

典型的 CAR 结构为 CAR-T 的四代结构。T 细胞的完全激活依赖于胞外抗原结合域与抗原的结合所传递的第一信号，但也需要共刺激分子受体与其配体结合所传递的第二信号，而肿瘤细胞表面通常不表达这类共刺激配体。第一代 CAR 设计结构相对简单，缺少必要的共刺激信号，无法完全激活其活性，表现为体内扩增不良，临床试验效果不理想。在第一代的基础上，第二代 CAR 引入一个共刺激结构域 CD28 或 4-1BB，显著改善了 CAR-T 免疫活性激活的问题，并提高了作用持久性。第三代 CAR 则包含两个共刺激结构域，一个为 CD28 或 4-1BB，另一个为 OX40、CD28 或 4-1BB。相比第二代 CAR，第三代 CAR 虽然在一些前临床试验中表现出更强、更持久的作用活性；但也有报道指出，可能造成 T 细胞刺激阈值的降低，引起信号泄露，诱发细胞因子过量释放[8]。

基于蛋白质组学 CAR 相互作用组分析，研究者发现第二代和第三代受体都与多种相互作用的伴侣结合，其中一些是相互排斥的。更重要的是，只有第二代 CAR 能够刺激类似天然受体的 CD3ζ 的表达。第二代受体的这种活性依赖于细胞内区域的结构设计，而不是共刺激分子的选择或将受体锚定在细胞上的区域的设计。此外，通过详细的磷酸化蛋白质组学分析，证明第二代受体比第三代受体更有效地激活下游信号传导信使。这些结果表明，第二代 CAR 与第三代 CAR 相比，可以激活额外的 CD3 信号传导源，这可能有助于提供更强烈的信号传导和更高的抗肿瘤效果[9]。

由于肿瘤细胞具有异质性，一部分肿瘤细胞不具有可被 T 细胞特异性识别的抗原，无法被传统的 CAR-T 细胞识别并清除。这一问题或可通过第四代 CAR-T 技术解决，即募集除了 T 细胞以外的免疫细胞至肿瘤所在区域。第四代 CAR-T 细胞又被称为 TRUCK T 细胞（T-cell redirected for universal cytokine killing），含有一个活化 T 细胞核因子（nuclear factor of the activated T cell，NFAT）转录相应元件，可使 CAR-T 细胞在肿瘤区域分泌特定的细胞因子（主要是 IL-12），从而修饰肿瘤微环境，募集并活化其他免疫细胞进行免疫反应。目前，第四代 CAR-T 疗法已经在包括神经母细胞瘤在内的实体瘤治疗的临床试验中开展[8]。

3. CAR 的信号传递

非典型构建的 CAR 利用受体配体或肽作为细胞外抗原识别结构域，如 zetakine CAR，即 IL-13 受体 α2（IL-13Rα2）zetakine CAR。CAR 赋予 T 细胞以不依赖于 MHC 的方式通过 scFv（抗体识别）直接结合表面抗原。CAR 可通过 CD3ζ 和共刺激结构域同时向 T 细胞传递信号，潜在诱导 T 细胞活化。T 细胞活化是通过 TCR 与 MHC-肽复合物的高度有组织的和动态的相互作用介导的。成熟的 MHC-肽复合物是基于 TCR 信号的聚集体，诱导 T 细胞应答。

CAR 下游的细胞内信号传导和 CAR 形成 MHC-肽复合物的机制尚未得到广泛研究。已证明，在 CD19 特异性 CAR-T 细胞和靶细胞之间，ZAP70 向 MHC-肽复合物募集以及 CD45 被排除在 MHC-肽复合物之外，类似于 TCR 活化。最近，关于 CAR 设计影响 MHC-肽复合物形成的报道，使用由 CD28 或 4-1BB 共刺激结构域构建的 CD19 特异性 CAR 检测 CAR MHC-肽复合物质量，并确定 CD28 加 4-1BB 的第三代 CAR 优于基于 CD28 的第二代 CAR，包括 IS 的结构、信号和功能[10]。

在一项研究中，研究者将 CAR 的抗原识别域与胞内信号域相连接，以改变 T 细胞的特异性及其免疫功能。表达带有 CD28/CD3ζ 或 4-1BB/CD3ζ 信号域 CAR 的 T 细胞治疗 B 细胞恶性肿瘤有效，但其两种信号模式在功能、临床效果和毒性作用上是不同的。研究发现，这两种类型的 CAR 都引发相同的信号转导通路激活，但是在信号的时间选择和强度方面存在差异：CD28/CD3ζ CAR 显示出更快更强的活化，而 4-1BB/CD3ζ CAR 显示出更慢更温和的激活。在淋巴瘤小鼠模型中的进一步测试结果表明，4-1BB/CD3ζ CAR 在清除癌细胞方面更有效。这项研究还发现，一种被称作 Lck 的信号蛋白调节 CD28/CD3ζ CAR 引发的 T 细胞反应的强度，而且能够对其加以操纵，微调 CD28/CD3ζ CAR 引发的 T 细胞反应；而 4-1BB/CD3ζ CAR-T 细胞显示出更高的与 T 细胞记忆相关的基因表达，提示 4-1BB/CD3ζ CAR 信号转导可能产生能够存活更长时间，并且维持抗癌作用的 T 细胞[11]。

（三）新方法可监控 CAR-T 细胞

1. CAR-T 细胞生产的质量控制

进行 CAR-T 细胞免疫治疗，应从肿瘤患者的体内分离出 T 细胞，在体外对其进行工程改造，利用特殊的生物技术，安装 CAR，筛选能够特异性识别肿瘤细胞的 T 细胞，并在体外进行增殖培养。当 T 细胞数量达到一定数值后，回输到患者的体内，让其发挥特异的抗肿瘤功能。鉴于 CAR-T 生产原料的多样性和现有的各种培养技术，修饰 T 细胞最终的质量变化仍然是一个有待解决的重要问题。研究者指出，以下 7 个因素的标准化对于大规模 CAR-T 生产的成功是决定性的：制造过程、原料、病毒载体、辅助试剂、质量控制、治疗后免疫监测和政府监管[12]。

2. 检测 T 细胞表面 CAR 的表达

CAR-T 细胞疗法在血液肿瘤患者产生了显著的疗效。近期，研究者开发一种新的基于荧光素酶的方法（Topanga 试验）检测 T 细胞表面 CAR 的表达。这个方法利用 Topanga 试剂的重组融合蛋白，由 CAR 靶标的胞外结构域和海洋荧光素酶或其衍生物组成。此法将表达 CAR 的细胞与 Topanga 试剂共同孵育、几次洗涤及荧光检测，可以检测基于免疫球蛋白或非免疫球蛋白抗原结合结构域的 CAR。

研究者发现，在 Topanga 试剂上加上一个表位标签不仅可以实现一步纯化过程，使这种试剂可以通过流式细胞术检测 CAR 细胞。同时，包含分泌的 Topanga 试剂上清液可以不经任何蛋白质纯化而直接用于生物发光检测，或是流式细胞术检测。研究者认为，Topanga 试验是一种高度敏感、高度特异性、方便、实惠及功能齐全的检测 CAR 的新方法。研究者还计划研究 Topanga 试验是否可以用于监控 CAR-T 细胞注射到患者体内后的扩增和维持情况。如果实现，不仅可以找出由于细胞扩增太快可能出现中毒反应的患者，还可以找出由于 CAR-T 细胞存在时间太短导致可能癌症复发的患者[13]。

三、CAR-T 细胞在肿瘤治疗的应用

（一）CD19 靶向 CAR-T 细胞疗法

1. 治疗急、慢性淋巴细胞白血病

在个案病例观察中，1 例慢性淋巴细胞白血病（CLL）患者在 2013 年接受 CAR-T 细胞治疗后，因单一 CAR-T 细胞及其增殖时产生的细胞而使病情缓解，并在以后的 5 年内保持无癌症状态，这些 CAR-T 细胞仍然存在于他的免疫系统中。另外，还证实这种治疗反应与 CAR 编码基因插入到这例患者的 T 细胞 DNA 中的位置相关联，这可能有助于提高这种治疗反应率的一种关键因素[14]。

T 细胞上 CAR 的表达既能够赋予 T 细胞肿瘤特异性，又能够行使免疫的细胞毒效应。动物实验证实，给荷瘤小鼠单次输注一种 CD19 特异性 CAR 工程化人外周血 T 细胞，能根除其淋巴瘤和白血病。在复发/难治性疾病的患者中，CAR 能靶向 CD19（一种在正常 B 细胞和大部分 B 细胞恶性肿瘤中广泛表达的细胞表面分子），较其他潜在靶标（如 CD20 或 CD22）具有更广泛和更高水平的表达，进而诱导深入而持久的肿瘤效应。例如，在对复发/难治性急性淋巴细胞白血病（ALL）患者的单中心研究中，CD19 CAR-T 能够达到约 90% 的完全缓解率（complete response，CR）；在多中心研究中，CR 为 70% ~ 80%。在复发/难治性非霍奇金淋巴瘤（non-Hodgkin lymphoma，NHL）中，CR 为 50% ~70%。在复发/难治性 CLL 患者中，CR 为 30% ~50%，且缓解持续 6 年以上。在治疗复发/难治性 B 细胞恶性肿瘤患者（包括 NHL 和 CLL），以及 ALL 儿童和成人患者中，在美国已有超过 1000 例患者接受了 CD19 靶向性 CAR-T 细胞疗法，其治疗缓解持久[7, 15]。

2. 治疗复发/难治性霍奇金淋巴瘤

目前，CAR-T 细胞疗法正在针对多种恶性血液肿瘤进行临床研究，其中包括霍奇金淋巴瘤（Hodgkin lymphoma，HL）。由于 HL 在免疫抑制肿瘤微环境（TME）中缺乏 Hodgkin and Reed-Sternberg（HRS）细胞的独特生物学特性；对此，研究者以 CD19 为靶点的 CAR-T 细胞，清除肿瘤微环境（TME）内的 $CD19^+$ B 细胞和推定的循环 $CD19^+$ HRS 克隆型细胞，间接影响不表达 CD19 的 HRS 细胞。

研究者使用 CD19 CAR-T 细胞治疗复发/难治性 HL 患者，采用非病毒 RNA 基因递送 CD19 CAR-T 细胞，以限制潜在的毒性。与病毒载体转导产生的 CD19 CAR-T 细胞在体内扩增并保留 CAR 表达不同，这种非病毒 RNA 基因递送的 CD19 CAR-T 仅在几天内表达 CAR 蛋白。初步研究表明，使用非病毒、RNA 电穿孔和瞬时表达的

CD19 CAR-T 细胞靶向 CD19 阳性细胞，对治疗复发/难治性 HL 患者是可行、安全的，并能产生短暂的反应。一些患者在输注后，至少 48 h 内，能够在外周血中检测到 CD19 CAR-T RNA，但在 7 天后检测不到。基于这些发现，研究者正在设计一种慢病毒转导的 CD19 CAR-T 试验，该试验能够为复发/难治性 HL 患者提供更大的体内扩增和更长的持久性[15]。

3. 治疗弥漫大 B 细胞淋巴瘤

利用 CAR-T 细胞疗法治疗弥漫大 B 细胞淋巴瘤（diffuse large B-cell lymphoma，DLBCL）的治疗过程是比较复杂的。从患者身上采集血液，提取 T 细胞，进行基因修饰，使其获得表面蛋白 CD19 的致病性 B 细胞而杀灭瘤细胞。

在一项利用 tisagenlecleucel（商品名为 Kymriah，一种 CAR-T 细胞疗法）开展的Ⅱ期临床试验中，对这种 CAR-T 细胞治疗 93 例患有复发/难治性 DLBCL 患者的疗效和安全性进行评价，发现 52% 的患者对这种疗法反应良好，其中 40% 完全缓解，12% 部分缓解。在 93 例患者中，治疗 1 年后，65% 的患者没有复发，包括 79% 的完全缓解者[16]。

然而，并不是所有患者都能从 CD19 CAR-T 疗法中获益。例如，CD19 CAR-T 在复发/难治性 NHL 患者中的客观缓解率（ORR）为 80%，完全缓解率（CR）约 50%，仍然存在将近 20% 的无应答，以及超过一半的患者无法达到持续缓解。为此，研究者通过其他靶点的 CAR-T 细胞治疗，开辟了另外的途径。

2019 年，研究者报告，通过靶向 CD30 的 CAR-T 细胞治疗复发/难治性 HL 患者是安全和有效的。在临床试验中，12 例可评估患者中有 7 例获得了持久的完全反应，其中包括 1 例持续 8 周的反应。另外，以 CD20 为靶点的 CAR-T 疗法可能够成为替代解决的方案。CD20 是一种人 B 细胞限制性分化抗原，由 MS4A1 基因编码（位于 11q12）。该蛋白质可能涉及调节 B 细胞活化和增殖，并作为钙离子通道发挥作用。中国人民解放军总医院分子免疫室/生物治疗病区在国际上开展了以 CD20 为靶点的 CAR-T 细胞治疗复发/难治性 DLBCL 的临床试验研究，效果满意。还有，CD19/CD22 或 CD19/CD20 双靶点 CAR-T 细胞治疗肿瘤临床试验也已显示出诱人的前景。针对其他 B 细胞恶性肿瘤的替代抗原，还包括难治性 HL（CD30）、AML（CD33、CD123 和 FLT3）和多发性骨髓瘤（BCMA）等，现处于早期临床试验阶段。

（二）CD4 CAR-T 临床试验

目前，CD4 阳性 T 细胞恶性肿瘤（T 细胞淋巴瘤 TCL 和 T 细胞 ALL，T-ALL），尚未进入 CAR-T 临床试验。其中，TCL 占所有 NHL 的 15% ~20%，T-ALL 在成人 ALL 中约占 25%。但与临床开发的 B 细胞恶性肿瘤相比，这些肿瘤更难以治疗。而且，针对 T 细胞恶性肿瘤的治疗都面临着预后较差、反应率较低、较短的疾病控制和存活时间的现状，几乎没有例外。因此，T 细胞恶性肿瘤的治疗标准尚未确定，唯一可能的治疗方法就是异基因骨髓移植（BMT）；也就是，患者要实现完全的疾病控制，必须要有合适的骨髓捐献者，这使许多患者没有治疗选择。CD4 CAR-T 细胞疗法可能会解决这一困境。

CD4 CAR-T 细胞治疗 $CD4^+$ T 细胞恶性肿瘤疗法，是将 CD4 重定向的 CAR-T 细胞工程化，以表达抗 CD4 scFv 抗体结构域。CD4 CAR 是由患者自身的 T 细胞制备，靶向肿瘤细胞上表达的 CD4。一旦这些细胞通过静脉注射回输到患者体内，就会在整个身体内有效地繁殖并攻击肿瘤细胞[16]。这项治疗复发/难治性 T 细胞白血病和淋巴瘤的 CD4 CAR 工程化 T 细胞的临床研究已经获得美国 FDA 批准。而且，这是 CD4 CAR-T 细胞疗法针对侵入性 T 细胞恶性肿瘤的首次人体临床试验，在 2018 年年底前开始招募 I 期临床试验患者[17]。

（三）改造造血干细胞 CD33 分子

对于急性髓系白血病（AML），CAR-T 细胞疗法并不是一种有效的治疗手段，因 AML 细胞并不表达 CD19。因此，研究者需要寻找其他潜在的作用靶点。一个非常有潜力的例子就是 CD33 蛋白。研究者利用基因编辑工具 CRISPR/Cas9 移除健康造血干细胞中的 CD33 分子，这种 CAR-T 细胞疗法能够识别并攻击携带该分子的癌变细胞[18]。

四、CAR-T 细胞治疗实体瘤

CAR-T 细胞治疗实体瘤的靶点主要有以下三点困难：

（1）几乎所有的靶点都是肿瘤相关抗原，CAR-T 细胞在杀伤肿瘤细胞时容易损伤正常组织，发生“脱靶毒性”；

（2）实体瘤是一群异质性肿瘤细胞，不同突变肿瘤细胞上的靶点不一样，单一种类的 CAR-T 很难杀伤全部肿瘤细胞；

（3）实体肿瘤就像独立的器官一样，拥有自己的血管、淋巴管和结缔组织等，周围的温度、pH、渗透压和细胞因子等微环境都与正常组织不同，正常的免疫细胞以及 CAR-T 等都可能会被肿瘤微环境所抑制，不能发挥免疫反应。

尽管如此，CAR-T 细胞疗法越来越多地针对实体瘤抗原的 CAR-T 细胞疗法临床试验相继开展。

（一）消除多种实体瘤的 7 ×19 CAR-T

CAR-T 细胞在实体瘤的浸润、累积和存活对于消除肿瘤是至关重要的。一项研究表明，将 IL-7 及 CCL19 基因转入 CAR-T 细胞，制备有效杀伤肿瘤的“7 ×19 CAR-T”细胞，表达 IL-7 和 CCL19，在淋巴样器官维持 T 细胞。在小鼠，7 ×19 CAR-T 细胞能够完全消退预先建立的实体瘤，延长小鼠的生存期；与常规 CAR-T 细胞疗法比较，这种 CAR-T 细胞的抗肿瘤效果提高至少 4 倍。另外，在消除实体瘤 100 天后，再次接种癌细胞，也不能形成肿瘤。组织病理学显示，经这种细胞治疗后，增加树突状细胞（DC）的浸润及 T 细胞进入肿瘤组织。在给予 7 ×19 CAR-T 细胞前，损耗受体 T 细胞，可抑制这种细胞的治疗效果。提示，CAR-T 细胞和受体免疫细胞起到协同的抗肿瘤作用。伴随 7 ×19 CAR-T 细胞治疗，受体常规 T 细胞和给予的 T 细胞对肿瘤产生记忆性反应[19]。

（二）逆转 TGF-β 免疫抑制作用的 CAR-T

转化生长因子 β（TGF-β）是存在于实体瘤微环境中的免疫抑制分子，研究者设计一个识别 TGF-β CAR-T，利用 TGF-β 激活 CAR-T 细胞，可逆转其免疫抑制作用。研究者从 3 个 TGF-β 单抗中“拆出”scFv 段，均能阻断 TGF-β 信号；选取阻断信号能力最强的 scFv 段设计 CAR；TGF-β 无法在表达 TGF-β CAR 的细胞上激活其信号（磷酸化 SMAD2），反而激活 CAR-T 细胞的活化 T 细胞核因子（NFAT）和 κ 基因结合核因子（NF-κB）信号；TGF-β 无法在发挥免疫抑制作用，反而促进 TGF-β CAR-T 细胞激活，产生细胞因子；TGF-β 功能被逆转：促进 TGF-β CAR-T 细胞扩增[20]。

（三）CAR-T 细胞穿透血脑屏障

在多发性硬化症中，T 细胞与血脑屏障内皮表面过表达的活化白细胞黏附分子

(activated leukocyte cell adhesion molecule, ALCAM) 结合, 在"主要黏附波"中将 T 细胞松散地束缚在内皮上。这时,"次要黏附波"起作用, 即细胞间黏附分子 (ICAM-1) 和血管细胞间黏附分子 (VCAM-1) 等分子会紧密黏附在 T 细胞上, 助力 T 细胞成功穿越血脑屏障, 进入脑。由此可见, T 细胞通过血脑屏障的途径是精心协调的过程。

为了增强黏附力, 改造 T 细胞, 对其表面的 CD6 蛋白进行修饰。在改造后, 增强 T 细胞与 ALCAM 的结合能力。于是, T 细胞与癌症相关内皮细胞的结合, 能从血液中捕获 T 细胞, 使其穿透内皮, 浸润到胶质母细胞瘤和髓母细胞瘤。在小鼠模型, 研究者设计了针对胶质母细胞瘤的 CAR-T 细胞, 配备了穿透血脑屏障的技术, 显著延长其生存期。

同时, 研究者对 T 细胞上的 CD6 配体进行改造, 合成了"归巢 CD6"(homing-system CD6, HS-CD6), 促使单个配体之间相互作用, 产生多分子蛋白质。使用逆转录病毒将合成的配体引入 T 细胞, 发现 T 细胞表面的 HS-CD6 会增强 T 细胞与表达 ALCAM 的内皮细胞之间的黏附, 从而促进迁移的发生。并且, 与 ALCAM 结合后, HS-CD6 会激活 T 细胞上的 SLP-76 蛋白 (血源性细胞所特有的一种接头蛋白), 后者促使 LFA-1 蛋白 (整合素淋巴细胞功能相关抗原-1) 移动到细胞表面, 并与内皮细胞上的少量 ICAM-1 分子结合, 进一步增强 T 细胞与内皮细胞之间的结合。这些分子变化会激活 FAK (一种调控 T 细胞肌动蛋白网络的蛋白质), 促使 T 细胞挤进内皮细胞之间, 穿过血脑屏障。

重新设计的 CD6 分子类似于一个"归巢系统", 会增强内皮的 T 细胞与 ALCAM 结合, 增强 T 细胞对与癌症相关的血管中 ICAM1 水平降低的敏感性。因此, T 细胞-癌症内皮细胞相互作用介导了循环 T 细胞的捕获, 使其能够穿过内皮, 从而有效地浸润脑瘤。

研究者将 T 细胞配备 CAR, 再将这种带有 HS 的 CAR-T 细胞静脉内用于携带已建立的人胶质母细胞瘤的小鼠模型, 并测量小鼠的肿瘤生长状况。实验结果显示, 这种细胞毒性 HS T 细胞在静脉注射后具有非常强的渗透进入脑部肿瘤组织的能力, 表现出了强有力的抗癌活性, 可治疗所有的荷瘤小鼠, 肿瘤显著缩小。另外, T 细胞能够严格地指向肿瘤部位, 不影响正常脑部或其他正常的身体组织。因此, 这项研究找到了一种可以将细胞毒性 T 淋巴细胞靶向输送到脑部肿瘤的新分子, 这将显著推动脑部肿瘤的细胞免疫治疗应用[21]。

(四) EGFR/EGFRvⅢ双靶点 CAR-T 治疗脑瘤

研究者开发人源化抗体 M27, 可以同时识别肿瘤细胞中的表皮生长因子受体 (EGFR) 和 EGFRvⅢ, 但不识别正常组织中的 EGFR, 并可避免在靶脱瘤的毒副反应。体外实验表明, 该 CAR-T 细胞可有效杀伤 EGFR 或 EGFRvⅢ高表达的肿瘤细胞, 但对高表达 EGFR 的正常细胞 (如角质上皮细胞) 无明显杀伤作用。进一步的动物实验表明, 利用该单链抗体构建的 CAR-T 细胞可以有效清除颅内的 EGFRvⅢ以及 EGFR 阳性胶母细胞瘤。这些研究结果表明, 该 EGFR/EGFRvⅢ双靶点的 CAR-T 细胞有望成为胶母细胞瘤新的治疗手段[22]。

(五) CAR-T 细胞治疗 HER-2 阳性乳腺癌及其脑转移癌

已证实, 人表皮生长因子受体 2 (human epidermal growth factor receptor 2, HER-2) 是乳腺癌一个靶点。作为 HER-2 异源二聚体及其信号伴侣 HER-3/HER-4 涉

及肿瘤发生信号和乳腺癌治疗的抗拒性。研究者将携带 CAR 的 T 细胞工程化，包含 heregulin-1β（HRG1β）细胞外结构域（一种天然的 HER-3/HER-4 配体），并在培养的 HER-3 阳性乳腺癌细胞和异种移植肿瘤中评价 CAR-T 细胞的特异细胞毒性。结果证实，HRG1β-CAR 成功构建，T 细胞转换率为 50%。CAR-T 细胞在体外可特异地识别和杀伤 HER-3 过表达的 SK-BR-3 和 BT-474 乳腺癌细胞，并对 SK-BR-3 异种移植肿瘤模型显示潜在的治疗杀伤效应。这些结果提示，基于 HRG1β 的 CAR-T 细胞能够有效地抑制由 HER 家族受体引发的乳腺癌，为克服 HER-2 靶向治疗的肿瘤抗拒性提供新的策略[23]。

早期 HER-2 阳性乳腺癌是可治的。然而，当肿瘤转移至大脑时，高达 50% 的 HER-2 阳性乳腺癌患者最终会发生脑转移，这些患者在诊断脑转移后 12 个月的存活率较低。研究者开发靶向 HER-2 的 CAR-T 细胞，设计优化的 HER-2-CAR T 细胞治疗乳腺癌的脑转移。HER-2-CAR 结构包含 CD28 或 4-1BB 细胞内共刺激信号结构域。实验结果表明，包含 4-1BB 共刺激信号结构域与包含 CD28 共刺激信号结构域比较，前者可改善肿瘤所致 T 细胞衰竭。在异种移植模型中，HER-2-CARs 在局部颅内脑室传递，显示了抗肿瘤活性，并证实 HER-2-CAR T 细胞可治疗多病灶性脑转移瘤和柔脑膜病[24]。

（六）一种可开关的肿瘤 CAR-T 细胞疗法

以往的 CAR-T 免疫治疗在实体瘤中的效果不理想，主要是缺乏肿瘤特异性抗原。然而，通过肿瘤抗原特异性重组 Fab 开关控制 CAR-T 细胞的活性，可以提供调控 CAR-T 细胞的应答反应，用于治疗一种难治性晚期胰腺导管腺癌（pancreatic ductal adenocarcinoma，PDAC），使荷瘤小鼠的肿瘤完全消失，包括已经转移到肝和肺的癌细胞；还能通过细胞活性的控制，降低对正常组织的毒副作用。同时，还发现这种可开关的新疗法在各种剂量水平的疗效都与传统的 HER-2 CAR-T 细胞疗法相当[25]。另外，研究者通过抗体的开关对 CAR-T 细胞活性进行剂量滴定控制，以周期性方式选择开、关，指导 CAR-T 细胞群进行适宜的扩张和收缩[26]。

（七）溶瘤病毒联合 CAR-T 治疗实体瘤

2015 年，美国 FDA 批准了首个溶瘤病毒（oncolytic virus，OV）疗法 T-VEC，用于治疗不能手术的局部晚期或转移性恶性黑色素瘤，这是一种携带重组粒细胞 - 巨噬细胞集落刺激因子（GM-CSF）的 I 型单纯疱疹病毒（HSV-1）；但是，T-VEC 疗效不理想。对于实体瘤 CAR-T 疗法，其主要障碍是缺乏肿瘤特异性或抗原表达下调，免疫抑制性肿瘤微环境缺乏必要的促炎刺激分子，并且含有丰富的抑制性检查点分子以及实体肿瘤块的物理屏障。

为此，寻求 OV 和 CAR-T 组合的研究。CAR-T 细胞疗法的持久反应取决于供体 T 细胞的运输和肿瘤中的存活，而 OV 可以重塑局部肿瘤微环境，改善 T 细胞募集和效应功能；对于 OV，与 CAR-T 细胞治疗组合可以互补和相加的方式起作用，克服 OV 对远处（未治疗）部位抗肿瘤的局限性。临床前研究证明，上述组合治疗策略可增强抗肿瘤活性。在黑色素瘤免疫活性小鼠模型中证实，溶瘤水疱性口炎病毒（oVSV）的瘤内给药促使肿瘤内 $CD8^+$ T 细胞的增加，与使用热灭活的 oVSV 或未处理的小鼠（其中值存活期约为 20 天）的治疗相比，观察到 T 细胞浸润，在 30 天内存活率为 50%。同样，输注 OT-I（OVA 特异性）T 细胞在 30 天内存活率为 50%。

将 oVSV 治疗与全身输注 OT-I T 细胞相结合，50 天存活率约为 70%，表明抗肿瘤反应比单药治疗更有效。在类似的模型中，溶瘤腺病毒的瘤内给药与离体活化的 OT-I T 细胞结合使内源性 $CD8^+$ T 细胞增加，促进肿瘤再激活的排斥。这些结果证明，溶瘤性病毒疗法与 CAR-T 细胞免疫疗法相结合在免疫活性小鼠模型中，可控制肿瘤生长。

OV 感染肿瘤有可能将细胞转化为细胞因子和趋化因子发生器，从而将肿瘤微环境（TME）从免疫抑制转变为允许 T 细胞进入和活化的免疫刺激环境，而这种潜力也促进了 OV 与 CAR-T 细胞疗法发挥直接和间接协同作用的机会。研究证实，肿瘤内给予溶瘤性Ⅱ型单纯疱疹病毒（HSV-2）可诱导多种促炎趋化因子（即 CCL2、CCL3、CCL4、CXCL9、CXCL10 和 CXCL11）的高表达，从而增加内源性 T 细胞和 CAR-T 细胞的浸润和持久性。抑制性肿瘤微环境耗尽了前 T 细胞细胞因子，这是肿瘤逃避细胞毒性 T 细胞的显著抑制机制之一。OV 可以通过递送炎性细胞因子以刺激肿瘤部位的 T 细胞并逆转这种无反应性，增加肿瘤部位的 T 细胞增殖。两种疗法作为单一治疗的安全性已在众多临床试验中得到证实，在未来的实体肿瘤临床试验中，OV 和 CAR-T 细胞疗法的组合可能是更安全和更有效的治疗方法[27]。

（八）抑制谷氨酰胺代谢改善 CAT-T 细胞疗效

研究者在谷氨酰胺酶（glutaminase）编码基因靶向剔除的小鼠中，即在谷氨酰胺酶活性缺乏的情况下，使介导抗病毒反应和抗癌反应的 T 细胞功能增强。为此，研究者在接受 CAR-T 细胞免疫疗法的小鼠模型中，使用谷氨酰胺酶抑制剂，能够增强 CAR-T 细胞的功能，但是这种增强的功能在一段时候后会丢失。然而，较短地接触这种谷氨酰胺酶抑制剂可改善 CAR-T 细胞的功能，并使 CAR-T 细胞能够持续存在更长的时间。这些结果提示，对谷氨酰胺酶抑制剂与 CAR-T 细胞联用的临床试验产生重大的影响。这些研究者还探讨由谷氨酰胺酶抑制引起的谷氨酰胺代谢机制的变化，并证实谷氨酰胺代谢途径，与细胞信号转导和基因表达紧密结合在一起[28]。

五、CAR-T 细胞疗法的不良反应

（一）CAR-T 治疗后复发

2016 年，1 例 20 岁的 ALL 患者接受 CAR-T 细胞治疗后，获得完全缓解。但在治疗后的 9 个月，患者病情复发，最终死于 ALL 相关的并发症。通常，60% 的 ALL 复发都表现出癌细胞不表达 CD19。在这一病例中，同样检测不到 CD19。研究者分析，白血病细胞上的 CAR 可能会使癌细胞有能力掩盖 CD19 蛋白，从而逃避免疫治疗，缺乏 CD19 蛋白的白血病细胞会对 CAR-T 治疗表现出抗性。白血病细胞对于 CAR 蛋白呈阳性反应，100% 复发的白血病细胞都携带 CAR。进一步研究发现，这些携带 CAR 的癌变细胞都源于一个“CAR-癌细胞”，是制造 CAR-T 细胞中意外发生的。

然而，1 例接受 CAR-T 疗法治疗的 CLL 患者，已 5 年无癌，而这一特殊 T 细胞增殖产生的后代一直存在于患者的免疫系统中。研究发现，患者 CAR 序列（基因）插入到 TET2 基因中。TET2 通常负责调节血细胞的形成，控制这些细胞的生长。当 TET2 基因被破坏后（即 CAR 基因插入其中后），相应的那个 CAR-T 细胞就会大量扩增，最终消灭白血病[29]。

（二）细胞因子释放综合征和神经毒性

近年来，CAR-T 细胞疗法在某些癌症中取得了成功，但严重的毒性限制了其广泛应用。细胞因子释放综合征（CRS）和 CAR-T 相关性脑病综合征（神经毒性）等与 CAR-T 细胞疗法相关的不良反应仍然是不可忽视的不良因素，具有显著的发病率，并妨碍 CAR-T 细胞疗法的广泛使用，因严重 CRS 和脑水肿可引起治疗相关死亡。

CAR-T 细胞疗法最常见的不良反应是 CRS，其精确病理生理学尚不完全清楚。CRS 是由 T 细胞活化和随后细胞因子释放以及其他免疫细胞的募集和激活引起的一系列炎症症状。这些细胞因子包括 IL-6、IFN-γ、IL-10 和 IL-2，可由 CAR-T 细胞直接产生或由其他细胞（如单核细胞/巨噬细胞）产生，以响应 CAR-T 细胞产生的细胞因子。患者出现发热、恶心、头痛、皮疹、心率加快、低血压、呼吸困难和神经毒性等症状。

神经毒性是与 CAR-T 疗法相关的第二常见毒性，典型表现的范围从轻微头痛到癫痫、严重脑病和死亡。最具特征性的表现是脑病，包括表达失语症和极端情况下的迟钝。早期迹象是语言和手写障碍，然后是混乱、激动、幻觉、震颤和头痛。在严重的神经毒性病例中可以看到癫痫发作、运动无力、无情、精神迟钝、颅内压增高、视乳头水肿和脑水肿[30]。

（三）应用抗体 lenzilumab 降低毒副作用

Sterner 等利用临床级抗体 lenzilumab 阻断 CAR-T 细胞和其他细胞释放的粒细胞巨噬细胞集落刺激因子（GM-CSF），降低与 CAR-T 细胞疗法相关的毒副作用的策略。当阻断 GM-CSF 蛋白时，在临床前模型中能够降低毒性，证实 CAR-T 细胞在 GM-CSF 蛋白受到阻断后更好地发挥作用。在此基础上，研究者利用 CRISPR/Cas9 基因编辑技术产生不分泌 GM-CSF 蛋白的 CAR-T 细胞。与正常的 CAR-T 细胞比较，经过基因修饰的 CAR-T 细胞更高效地发挥作用。基于这些发现，研究者正在 CAR-T 细胞治疗期间利用这种 GM-CSF 阻断抗体开展Ⅱ期临床试验[31]。

另外，单核细胞和巨噬细胞促进 CAR-T 细胞治疗后的 CRS 和神经毒性产生。研究者将中和 GM-CSF 作为一种控制 CD19 CAR-T 细胞相关毒副作用的潜在策略。利用 lenzilumab 中和 GM-CSF 后，在患者来源的异种移植物中，增强 CD19 CAR-T 细胞增殖，并对白血病得到一定的持久控制。在出现 CRS 和神经炎症的 ALL 异种移植模型中，GM-CSF 中和导致髓样细胞和 T 细胞在中枢神经系统中的浸润减少，神经炎症显著下降，并阻止 CRS 产生。研究者还在 CAR-T 细胞制备期间通过 CRISPR/Cas9 破坏 GM-CSF，构建出缺乏 GM-CSF 的 CD19 CAR-T 细胞。与正常的 CD19 CAR-T 细胞相比，这些缺乏 GM-CSF 的 CAR-T 细胞维持正常功能，并在体内具有增强抗肿瘤活性，以及提供了总体存活率。研究者计划联合使用 lenzilumab 和 CD19 CAR-T 细胞疗法开展Ⅱ期临床研究[31]。

（三）敲出 Nr4a 对抗 T 细胞衰竭

肿瘤微环境中的 CAR-T 细胞在持续抗原刺激下会变得反应迟钝，抑制受体越来越多，失去效应功能，即“T 细胞衰竭”（T cell exhaustion），但其确切分子机制尚不清楚。研究者发现，Nr4a 转录因子蛋白家族在 T 细胞衰竭过程中发挥重要作用。T 细胞在对抗慢性病毒感染的情况下，Nr4a 转录因子水平升高，并伴随 T 细胞的免疫耐受。而在进入肿瘤的 T 细胞中，Nr4a 蛋白会被另一种转录因子 NFAF 激活。提示，NFAF 和 Nr4a 通路可能导致对抗癌细胞的

T 细胞发生衰竭。

在此基础上，研究者对 CAR-T 细胞进行基因修改，敲除 Nr4a 家族蛋白，输入荷瘤小鼠体内，可有效促进肿瘤消退。接受正常 CAR-T 细胞的肿瘤小鼠到 35 天后死于癌症，而 Nr4a 转录因子全部缺失的 CAR-T 细胞具有更强的抗肿瘤活性，使小鼠至少存活 90 天[32]。

值得一提的是，在同期 *Nature* 杂志上来自中国学者的另一篇论文，也鉴定出转录因子 Nr4a 家族的 Nr4a1，是诱导 T 细胞功能障碍的关键调节因子。转录因子 Nr4a1 在耐受性 T 细胞中高水平地稳定表达。Nr4a1 的过度表达抑制效应 T 细胞分化，然而 Nr4a1 的缺失克服了 T 细胞的耐受性并增加效应功能，以及增强对肿瘤和慢性病毒的免疫力。从机制上讲，Nr4a1 优先被招募到程序性死亡受体 1（programmed cell death 1，AP-1）的结合位点，通过抑制 AP-1 的功能而抑制效应基因表达。Nr4a1 与 AP-1 的结合也促进组蛋白 H3 第 27 位赖氨酸乙酰化（H3K27ac），从而导致耐受相关基因激活。因此，这项研究确定 Nr4a1 是诱导 T 细胞功能障碍的一个关键的通用调节因子，并且是开发肿瘤免疫疗法的一个潜在靶标[33]。

六、CAR 的延伸研究

（一）人 iPS 细胞衍生的 CAR-NK 细胞

研究者利用人诱导性多能干细胞（induced pluripotent stem cell，iPS 细胞）培养出的，与 CAR-T 细胞相似的、修饰的 NK 细胞，即 CAR-NK 细胞，在小鼠模型中可高效地抵抗卵巢癌。在临床试验中，从外周血或脐带血中分离出未经修饰的 NK 细胞可有效地抵抗急性髓系白血病（AML）。研究者设计 9 种靶向间皮素（mesothelin）的 CAR 构造体，其中间皮素是一种在许多人类癌症中表达的抗原。在测试这些 CAR 在体外摧毁癌细胞的效果后，研究者选择出最有效的 CAR 构建体，在人 iPS 细胞中表达，随后将 iPS 细胞分化为 NK 细胞；同时，将人卵巢癌细胞移植到免疫系统受到抑制的小鼠中构建出小鼠模型。随后，将 CAR-NK 细胞灌注到这些小鼠体内。通过生物发光成像监测证实，与接受不表达 CAR 的 NK 细胞灌注的对照小鼠相比，接受人 iPS 细胞衍生的 CAR-NK 细胞治疗的小鼠和接受 CAR-T 细胞治疗的小鼠在 21 天后肿瘤都缩小，前者较后者机体的毒副作用小。

在小鼠中，CAR-NK 细胞对卵巢肿瘤的抵抗能力与 CAR-T 细胞相当，并且明显优于未改变的 NK 细胞。小鼠实验也表明，使用 CAR-NK 细胞可能不会出现 CAR-T 细胞的某些不良反应，如细胞因子释放过多和神经损伤。CAR-NK 细胞也可能不那么容易受到肿瘤的攻击，并可能在 T 细胞衰退的情况下起作用。因为 NK 细胞依赖其他受体识别肿瘤细胞，而不仅是 CAR 细胞，即使肿瘤的抗原发生改变，也能检测到。此外，给患者注射多剂量的 CAR-NK 细胞并将其用于肿瘤治疗是可行的，而 CAR-T 细胞的成本则将患者限制在单一剂量内[34]。

（二）超动力自然杀伤细胞 CAR-iNKT 抗癌

研究表明，一种可大规模生产的超动力自然杀伤细胞（supercharged NK cell），能够有效对抗癌症。这种个性化治疗涉及免疫细胞重编程，或标志着继 CAR-T 疗法之后的下一代免疫疗法。在这项研究中，创建了 CAR19-iNKT 的基因工程的细胞。CAR19-iNKT 同时靶向 CD19 和 CD1d，通过其 iTCR 完整保护 aGVHD（急性移植物抗宿主病），αGalCer 和 ATRA 则对 CAR19-

iNKT 细胞起到反应性增强作用。这种基因工程细胞能够批量生产，且不受个性化的限制。研究显示，CAR19-iNKT 可消除 60% 小鼠体内的所有癌细胞，且 90% 的小鼠长期存活。这种方法已被批准治疗白血病和淋巴瘤。

相比较 CAR-T 细胞，CAR19-iNKT 在消除癌细胞更有效。在小鼠淋巴瘤模型中，接受 CAR19-iNKT 细胞治疗的 90% 小鼠获得了长期存活，而接受 CAR-T 治疗的小鼠存活率仅为 60%。接受 CAR19-iNKT 治疗后，其中 4 只小鼠第 2 次缓解。此外，发现 CAR19-iNKT 细胞还能够到达脑部，还可以对抗大肿瘤，可能用于治疗脑肿瘤以及其他癌症（如前列腺和卵巢癌）。CAR19-iNKT 的研究尚处于早期阶段，但其价格较低、可大规模生产及高效的抗肿瘤活性都值得期待。iNKT 细胞可以来自健康个体，不需要与患者匹配[35]。

（三）CAR-NKT 细胞治疗神经母细胞瘤

2018 年，全球首例儿童神经母细胞瘤患者已经成功接受了在研的自体 CAR-NKT 疗法 CMD-501，同时这也是工程化 NKT 细胞疗法第一次应用于人体。CMD-501（GD2-CAR NKT）是通过患者自身的 NKT 细胞（一种特殊类型的先天淋巴细胞，共享 T 细胞和 NK 细胞的特性）进行基因工程改造，使其靶向 GD2（一种几乎在所有神经母细胞瘤细胞表面均有表达的分子），结合基因工程嵌合抗原受体（CAR）和 IL-15 细胞因子的分泌，在免疫抑制肿瘤微环境下维持治疗细胞的活性。临床前研究中已经显示，这种工程化设计可以增加 CAR-NKT 细胞的持久性，并改善其在免疫抑制性肿瘤微环境中的有效性[36]。

参 考 文 献

[1] 徐圣杰，王亚男，王士玉，等．肿瘤免疫治疗研究现状及发展趋势．现代生物医学进展，2018，18（15）：2982－2986.

[2] 毛艳艳，黄瑶庆，高柳滨．肿瘤免疫治疗发展现状．科技导报，2017，35（13）：61－65.

[3] Gemta LF, Siska PJ, Nelson ME, et al. Impaired enolase 1 glycolytic activity restrains effector functions of tumor-infiltrating $CD8^+$ T cells. Sci Immunol, 2019, 4 (31). pii: eaap9520.

[4] Zhukovsky EA, Morse RJ, Maus MV. Bispecific antibodies and CARs: generalized immunotherapeutics hamessing T cell redirection. Curr Opin Immunol, 2016, 40: 24－35.

[5] Velasquez MP, Bonifant CL, Gottschalk S. Redirecting-T cells to hematological malignancies with bispecific antibodies. Blood, 2018, 131 (1): 30－38.

[6] Davila ML, Bouhassira DC, Park JH, et al. Chimeric antigen receptors for the adoptive T cell therapy of hematologic malignancies. Int J Hematol, 2014, 99 (4): 361－371.

[7] Dai H, Zhang W, Li X, et al. Tolerance and efficacy of autologous or donor-derived T cells expressing CD19 chimeric antigen receptors in adult B-ALL with extramedullary leukemia. Oncoimmunology, 2015, 4 (11): e1027469.

[8] Hartmann J, Schüßler-Lenz M, Bondanza A, et al. Clinical development of CAR-T cells-challenges and opportunities in translating innovative treatment concepts. EMBO Mol Med, 2017, 9 (9): 1183－1197.

[9] Ramello MC, Benzaïd I, Kuenzi BM, et al. An immunoproteomic approach to characterize the CAR interactome and signalosome. Sci Signal, 2019, 12 (568). pii: eaap9777.

[10] Alcantara M, Tesio M, June CH, et al. CAR T-cells for T-cell malignancies: challenges in distinguishing between therapeutic, normal, and

neoplastic T-cells. Leukemia, 2018, 32 (11): 2307 – 2315.

[11] Salter AI, Ivey RG, Kennedy JJ, et al. Phosphoproteomic analysis of chimeric antigen receptor signaling reveals kinetis and quantitative differences that affect cell function. Sci Signal, 2018, 11 (544) . Pii: eaat6753.

[12] Dai X, Mei Y, Cai D, et al. Standardizing CAR-T therapy: Getting it scaled up. Biotechnol Adv, 2019, 37 (1): 239 – 245.

[13] Gopalakrishnan R, Matta H, Choi S, et al. A novel luciferase-based assay for the detection of Chimeric Antigen Receptors. Sci Rep, 2019, 9 (1): 1957.

[14] Fraietta JA, Lacey SF, Orlando EJ, et al. Determinants of response and resistance to CD19 chimeric antigen receptor (CAR) T cell therapy of chronic lymphocytic leukemia. Nat Med, 2018, 24 (5): 563 – 571.

[15] Svoboda J, Rheingold SR, Gill SI, et al. Nonviral RNA chimeric antigen receptor-modified T cells in patients with Hodgkin lymphoma. Blood, 2018, 132 (10): 1022 – 1026.

[16] Schuster SJ, Bishop MR, Tam CS, et al. Tisagenlecleucel in adult relapsed or refractory diffuse large B-cell lymphoma. N Engl J Med, 2019, 380 (1): 45 – 56.

[17] Pinz K, Liu H, Golightly M, et al. Preclinical targeting of human T-cell malignancies using CD4-specific chimeric antigen recepter (CAR) -engineered T cells. Leukemia, 2016, 30 (3): 701 – 707.

[18] Kim MY, Yu KR, Kenderian SS, et al. Genetic inactivation of CD33 in hematopoietic stem cells to enable CAR T cell immunotherapy for acute myeloid leukemia. Cell, 2018, 173 (6): 1439 – 1453.

[19] Adachi K, Kano Y, Nagai T, et al. IL-7 and CCL19 expression in CAR-T cells improves immune cell infiltration and CAR-T cell survival in the tumor. Nat Biotechnol, 2018, 36 (4): 346 – 351.

[20] Chang ZL, Lorenzini MH, Chen X, et al. Rewiring T-cell responses to soluble factors with chimeric antigen receptors. Nat Chem Biol, 2018, 14 (3): 317 – 324.

[21] Samaha H, Pignata A, Fousek K, et al. A homing system targets therapeutic T cells to brain cancer. Nature, 2018, 561 (7723): 331 – 337.

[22] Jiang H, Gao H, Kong J, et al. Selective targeting of glioblastoma with EGFRvIII/EGFR bitargeted chimeric antigen receptor T cell. Cancer Immunol Res, 2018, 6 (11): 1314 – 1326.

[23] Zuo BL, Yan B, Zheng GX, et al. Targeting and suppression of HER3-positive breast cancer by T lymphocytes expressing a heregulin chimeric antigen receptor. Cancer-Immunol Immunother, 2018, 67 (3): 393 – 401.

[24] Priceman SJ, Tilakawardane D, Jeang B, et al. Regional delivery of chimeric antigen receptor-engineered T cells effectively targets HER-2 (+) breast cancer metastasis to the brain. Clin-Cancer-Res, 2018, 24 (1): 95 – 105.

[25] Raj D, Yang MH, Rodgers D, et al. Switchable CAR-T cells mediate remission in metastatic pancreatic ductal adenocarcinoma. Gut, 2018, pii: gutjnl-2018 – 316595. [Epub ahead of print]

[26] Viaud S, Ma JSY, Hardy IR, et al. Switchable control over in vivo CAR T expansion, B cell depletion, and induction of memory. Proc Natl Acad Sci USA, 2018, 115 (46): E10898-E10906.

[27] Rosewell Shaw A, Suzuki M. Oncolytic viruses partner with T-cell therapy for solid tumor treatment. Front Immunol, 2018, 9: 2103.

[28] Johnson MO, Wolf MM, Madden MZ, et al. Distinct regulation of Th17 and Th1 cell differentiation by glutaminase-dependent metabolism. Cell, 2018, 175 (7): 1780 – 1795. e19.

[29] Ruella M, Xu J, Barrett DM, et al. Induction of resistance to chimeric antigen receptor T cell therapy by transduction of a single leukemic B

cell. Nat Med, 2018, 24 (10): 1499 – 1503.

[30] Jin Z, Xiang R, Qing K, et al. The severe cytokine release syndrome in phase Ⅰ trials of CD19-CAR-T cell therapy: a systematic review. Ann Hematol, 2018, 97 (8): 1327 – 1335.

[31] Sterner RM, Sakemura R, Cox MJ, et al. GM-CSF inhibition reduces cytokine release syndrome and neuroinflammation but enhances CAR-T cell function in xenografts. Blood, 2019, 133 (7): 697 – 709.

[32] Chen J, López-Moyado IF, Seo H, et al. NR4A transcription factors limit CAR T cell function in solid tumours. Nature, 2019.

[33] Liu X, Wang Y, Lu H, et al. Genome-wide analysis identifies NR4A1 as a key mediator of T cell dysfunction. Nature, 2019.

[34] Tang XW, Yang L, Li Z, et al. First-in-man clinical trial of CAR NK-92 cells: safety test of CD33-CAR NK-92 cells in patients with relapsed and refractory acute myeloid leukemia. Am J Cancer Res, 2018, 8 (6): 1083 – 1089.

[35] Rotolo A, Caputo VS, Holubova M, et al. Enhanced anti-lymphoma activity of CAR19-iNKT cells underpinned by dual CD19 and CD1d targeting. Cancer Cell, 2018, 34 (4): 596 – 610.

[36] Simon B, Wiesinger M, März J, et al. The generation of CAR-transfected natural killer T cells for the immunotherapy of melanoma. Int J Mol Sci, 2018, 19 (8) . pii: E2365.

全球 CAR-T 疗法临床试验概况

编撰　王　岚

目前，CNDA 批准明聚生物 CAR-T 产品 JWCAR029 的 IND 申请，这是国内首个获准临床的 CD19 靶向 CAR-T 产品。（自 CNDA）

目前，全球范围内已经有两款 CAR-T 细胞免疫疗法产品获批上市，分别是诺华的 Kymriah 和 Kite 制药的 Yescarta。

全球范围内，CAR-T 疗法临床试验数量正大幅攀升，美国癌症研究所（CRI）统计数据显示，截至 2018 年 2 月，全球范围内共有 404 项 CAR-T 项目正在临床试验阶段，以中、美为首。其中，美国共计有 171 项正在临床试验阶段，中国有 152 项，中美两国占了全球的 79.95%。

目前，在研 CAR-T 项目涉及靶点在 47 个以上，主要集中在 CD19、CD20、CD22、GPC3、BCMA 等热门靶点。美国在研 CAR-T 疗法中，靶向 CD19 CAR-T 疗法临床试验占比超过 40%。此前，诺华和 Kite 获批的两款 CAR-T 产品也均是以 CD19 为靶点。其次是 BCMA、CD22、CD30 等靶点。

与美国在研靶点分布情况类似，我国以 CD19 为靶点的 CAR-T 临床试验数量占比也超过 40%。但在美国 CAR-T 临床试验数量仅次于 CD19 的热门靶点 BCMA，在我国的临床试验数量不及 CD20、CD22 和 GPC3，占比仅 5%。

适应证方面，CAR-T 细胞免疫疗法在治疗血液肿瘤方面已经有了突破性进展，显示出良好的靶向性、杀伤性和持久性。诺华和 Kite 获批的两款 CAR-T 产品也均适用于血液肿瘤，分别用于急性淋巴细胞白血病和 B 细胞淋巴瘤，且均在向其他血液系统肿瘤扩展，如滤泡性淋巴瘤、套细胞淋巴瘤、多发性骨髓瘤等。

CAR-T 在实体瘤治疗方面，目前进展相对缓慢。统计显示，全球范围内 75% 左右的在研 CAR-T 临床试验项目主要用于白血病、淋巴瘤等血液系统肿瘤，仅有小部分在研 CAR-T 项目是针对肝癌、肺癌等实体肿瘤。

CAR-T 在血液系统肿瘤领域进展显著，而在实体瘤中进展缓慢，原因诸多：一方面是因为实体瘤和血液系统肿瘤本身特质存在很大的差异，高度异质性使得 CAR-T 疗法在实体肿瘤中的治疗难度大大增加，靶点的选择成为 CAR-T 治疗实体瘤面临的重大挑战之一；另一方面，实体瘤相关的肿瘤抗原不仅在肿瘤组织中表达，在正常组织中也有表达，部分抗原甚至还维持着组织的正常生理功能。如何提高 CAR-T 细胞的识别特异性，减少 CAR-T 细胞攻击正常组织的可能，成为 CAR-T 治疗实体瘤的另一大挑战；此外，CAR-T 细胞在实体瘤中的归巢与活化维持也是挑战之一，需想办法将通过外周血输送的 CAR-T 细胞精准地归巢至肿瘤部位并发挥作用。

未来，随着更多靶点的发现和作用机制的明晰，以及相关临床试验的开展，

CAR-T 在实体瘤中的应用将有更广阔的发展前景。

单从市场规模来看，以国内为例进行测算，在血液系统肿瘤领域，国内每年新增淋巴瘤患者 8.8 万人，其中 30% 会发展成为复发/难治性；每年新增白血病患者 7.5 万人，其中约 60% 会发展为复发/难治性；每年新增骨髓瘤患者 3.25 万人，几乎全部是 BCMA 阳性，其中 70% 会发展成为复发/难治性。

统一按照 30% ~50% 的市场渗透率测算，预计国内每年进行 CAR-T 细胞疗法的血液肿瘤患者有 2.82 万 ~4.71 万人，按照 CAR-T 疗法定价 30 万 ~45 万美元，测算国内血液肿瘤 CAR-T 疗法市场空间约为 84 亿美元，随着市场渗透率提升，预计可达到 212 亿美元。

随着针对实体瘤的治疗技术不断完善，如果 CAR-T 能在实体瘤中实现突破，以当前我国每年新增实体瘤患者 360 万人的体量，按照 10% 的治疗比例，30 万 ~45 万美元的治疗定价，预计国内实体瘤 CAR-T 疗法市场空间将超过千亿美元，将会是血液系统肿瘤市场空间的 5 倍，可见 CAR-T 在实体瘤中的市场应用前景非常广阔。

（来源：《全球肿瘤快讯》2018 年 7 月 总第 212 期）

❖肿瘤免疫治疗❖

ESMO 免疫治疗的毒性管理指南解读

彭 智 王正航 袁家佳 刘 丹 王雅坤
姬 智 张 静 王晰程 龚继芳 沈 琳

北京大学肿瘤医院 北京 100142

随着免疫治疗在肿瘤治疗中取得的成功，越来越多的患者已经在使用或即将可能使用该疗法。免疫治疗因其毒性与传统化疗不同，带来了新的临床问题，也为肿瘤科医生带来了新的挑战——如何了解认识免疫治疗的毒性特点，从而更好地控制和处理免疫治疗带来的不良反应。

近期，欧洲临床肿瘤协会（ESMO）发表了《免疫治疗的毒性管理：ESMO 诊断、治疗及随访临床实践指南》（以下简称该指南）。在沈琳教授的指导下，中国临床肿瘤学会（CSCO）翻译小组对该指南进行了翻译，得到了广大肿瘤科医生的大力支持。

该指南提出的免疫治疗相关毒性主要分为免疫相关皮肤毒性、内分泌疾病、肝毒性、胃肠道毒性、肺炎，以及罕见的免疫相关毒性（神经系统毒性、心脏毒性、风湿免疫毒性、肾毒性、眼毒性）等。各个章节分为发生率、诊断、处理措施三大部分。最后总结出按照不同症状等级进行的分级处理步骤，对临床应用有明确的指导价值。

但是，目前免疫检查点抑制剂（immune checkpoint inhibitors，ICPis）的临床应用时间有限，在我国尚未得到国家食品药品监督管理总局的批准，多为临床研究用药。现有的指南数据有限，国内的医生对于免疫治疗的毒性认识尤显不足，在有限数据的基础上如何更好地理解指南、预测和控制不良反应的发生，以及避免不良反应对患者治疗的影响，都有待进一步的认识和提高。

因此，笔者对该指南进行了解读，本文将重点阐述临床中处理免疫治疗相关不良反应时需要注意的事项，并指出该指南的不足之处。希望随着使用经验的不断积累，在广泛交流的基础上，能够进一步深入研究毒性预测的标志物、预防方法等热点问题。

一、免疫治疗相关皮肤毒性

皮肤不良反应多表现为早发型不良反应（发生于治疗开始后的前几周），是免疫检查点细胞毒性 T 淋巴细胞相关抗原 4（cytotoxic T lymphocyte antigen-4，CTLA-4）和程序性死亡蛋白-1（PD-1）单抗抑制剂最常见的不良事件，伊匹单抗（易普利姆玛，ipilimumab）发生率为 43% ~45%，纳武单抗（nivolumab）和派姆单抗（帕博利珠单抗，pembrolizumab）为 34%。但严重的皮肤不良反应较为罕见，且通常不需要停止治疗或药物减量。

最常见的皮肤不良反应是皮疹、瘙痒及白癜风，白癜风最常见于黑色素瘤患者。其他更少见的皮肤不良反应包括：斑秃、口腔炎、皮肤干燥症及光敏感。也有报道称，出现了银屑病的加重以及在既往无皮肤病病史的患者中发生了银屑病样或苔藓样皮肤不良反应。根据其组织病理学表现，皮肤不良反应可分为以下 4 大类：炎性皮肤病、免疫性大疱性皮肤病、角质形成细胞改变、由黑色素细胞改变引起的免疫反应。

值得关注的是，在接受抗 PD-1 单抗治疗的黑色素瘤患者中，一种免疫治疗相关的皮肤不良反应——白癜风似乎与较好的临床疗效有关。白癜风在抗 PD-1 单抗和联用 ICPis 时的发生率约为 8%，在 ipilimumab 单药中极少有报道。

在一项小型前瞻性研究中，pembrolizumab 治疗后有 25% 的患者出现了白癜风，其发生率与药物疗效明显相关。由于皮肤科医生很少对患者进行常规、系统的皮肤检查，因而临床试验中白癜风的发生率可能被低估了。白癜风主要发生于使用 ICPis 的黑色素瘤患者中，而其他瘤种则少见。

除白癜风外，该指南并未提及其他类型皮肤不良反应能否预测疗效，如皮疹。在应用表皮生长因子受体（EGFR）单抗的患者中，皮疹的发生与疗效有关，而对于 ICPis 的疗效预测作用并不明确。部分原因可能是两类药物的作用机制及引发皮疹的机制不同。事实上，应用不良反应发生率来预测疗效本身存在争议，因为病情进展的患者往往提前终止用药，从而低估了不良反应发生率。因此，不良反应对疗效的预测价值有待探讨。

（一）诊断建议

免疫治疗相关皮肤不良反应的诊断主要依靠用药史及临床表现。该指南建议，使用 ICPis 的患者出现皮肤不良反应时，首先需要除外皮肤疾病的其他原因，如感染、其他药物的反应或其他皮肤疾病的表现。对皮肤、黏膜进行全面仔细的检查非常必要，包括评估有无发热及淋巴结肿大等情况。

必要时进行血细胞计数、肝肾功能检查。这能够帮助排除皮肤急症，如伴嗜酸性粒细胞增多和系统症状的药疹（drug rash with eosinophilia and systemic symptoms，DRESS）、急性发热性中性粒细胞增多性皮肤病（acute febrile neutrophilic dermatosis，Sweet 综合征）、Stevens-Johnson 综合征或中毒性表皮坏死松解症（toxic epidermal necrolysis，TEN）。出现上述致命情况时（已有致死性报道），应永久停用 ICPis，并立即收住院，请专业皮肤科医生协助治疗。

此外，该指南对最常见的皮肤不良反应——皮疹的评价标准提出了自己的观点。通常使用不良事件通用术语标准（Common Terminology Criteria for Adverse Events，CTCAE）来准确评估皮肤不良反应。根据目前使用的 CTCAE 第 4 版内容，当皮疹累及 >30% 体表面积时，将被自动划分为 3 级。

这种分级方法是否一定合适尚需讨论。该指南认为，尽管皮疹分布范围广，但是程度轻微且无任何其他症状时，定义为 2 级皮肤不良反应较 3 级更为合适。我们也期待第 5 版 CTCAE 对于皮肤不良反应会给出更加合适的分类。

（二）处理方法

免疫治疗相关皮肤不良反应多数较轻，严重致死事件罕见。处理方法主要包括对症治疗，以及局部或全身应用糖皮质激素，根据病情的轻重调整激素用法、用量。1 级皮肤不良反应不影响用药，只需局部对症处理。2 级皮肤不良反应可以边用药边观察，如无缓解，需暂停用药。3 级以上皮肤不良反应需立即停药，并全身应用糖皮质激素，直至降至 1 级。4 级皮肤不良反应较为罕见，需立即停药，并尽快入院请皮肤科医生协助治疗。治疗方法包括静脉注射（甲基）泼尼松龙 1 ~ 2mg/kg，注意逐渐减量。

该指南在处理流程规范部分明确提出，对于 2 级及以上的皮疹建议进行皮肤活检。这不仅有助于明确诊断，同时也有助于研究免疫治疗不良反应相关机制。皮疹的病理活检显示：血管周围广泛淋巴细胞浸润，累及表皮和真皮层，并且在凋亡的黑色素瘤细胞周围可见 $CD4^+$ 和黑色素 A 特异性 $CD8^+$ T 细胞浸润。此外，在使用抗 CTLA-4 抗体发生皮疹的患者中观察到血清嗜酸性粒细胞水平明显升高，而在使用抗 PD-1 抗体的患者中未观察到这一现象。同时，该指南还强调了皮肤科专业会诊在免疫治疗相关毒性管理方面的重要性。

由于 ICPis 的有效率低，不良反应谱非常广泛，对于疗效和毒性预测标志物的研究成为未来研究热点之一。鉴于目前对于皮肤毒性预测标志物的探索尚无明确结论，该指南对此并未提及。小样本研究发现，应用抗 CTLA-4 抗体的患者发生皮疹时血清嗜酸性粒细胞水平明显升高，而在抗 PD-1 抗体的患者中并未发现这一现象，可能与两种药物的作用机制不同有关，未来需进一步探索明确的疗效及毒性预测标志物。

二、免疫治疗相关内分泌疾病

免疫治疗相关内分泌疾病主要包括甲状腺疾病、垂体炎、1 型糖尿病、肾上腺功能不全等，该指南对于前两者有较为详尽的阐述，并给出了监测与处理流程图。

应用 ICPis 治疗的患者发生的甲状腺疾病即包括甲状腺功能亢进，也包括甲状腺功能减退，以后者更为常见。甲状腺功能亢进通常是暂时性的，但是可能进展为甲状腺功能减退。据报道，抗 CTLA-4 单抗药物治疗甲状腺功能障碍的发生率为 1% ~ 5%，其发生率随着治疗剂量的增加而增加，抗 PD-1 或抗 PD-L1 单抗治疗时，甲状腺功能紊乱发生率为 5% ~ 10%，而免疫联合治疗时甲状腺疾病的发生率增加至 20%。

但是这些不良反应分级很少超过 2 级，且缺乏特异性，因此很难仅凭临床症状发现，大多数是通过血液学常规检查［促甲状腺激素（TSH）和游离甲状腺素（FT4）］发现的。而且甲状腺疾病可能在治疗过程中的任何时间发生，因此在临床实践中需要定期检查应用 ICPis 治疗的患者的甲状腺功能。

（一）甲状腺疾病

该指南建议每次用药前或至少每个月检查 1 次（每 2 周用药 1 次的患者）甲状腺功能。如果患者有疲劳或其他甲状腺功能减退相关主诉，即使是亚临床甲状腺功能减退也需要考虑使用激素替代治疗（甲状腺素 0. 5 ~ 1. 5μg/kg）并长期维持。如果患者表现为甲状腺功能亢进，则需要使用 β 受体阻滞剂，但是需要通过检测抗 TSH 受体抗体、抗血小板生成素（thrombopoietin，TPO）抗体、甲状腺核素扫描与甲状腺炎、Graves 病相鉴别。

如果表现为伴有疼痛的甲状腺炎，需要考虑泼尼松龙 0. 5mg/kg 治疗，若症状仍然没有好转，需要中断 ICPis 治疗，直至症状消失再考虑重新用药。除了以上针对不同甲状腺疾病症状给出的监测与处理流程，该指南还针对不同的 TSH、FT4 变化水平给出了处理流程，对于临床实践工作中遇到的甲状腺功能检测结果异常而患者无不适主诉的情况具有很强的指导意义。

（二）垂体炎

垂体炎多发生于接受抗 CTLA-4 单抗药物治疗的患者中，发生率随着治疗剂量的增加而增加（1% ~16%）。垂体炎典型表现为乏力、厌食、头痛、视力障碍等，实验室检查提示血中 TSH、促肾上腺皮质激素和（或）卵泡刺激素/黄体生成素比值（FSH/LH）同时降低。由于典型的临床表现与实验室检查结果在现实中少之又少，因此需要临床医生提高警惕，并与脑转移、软脑膜疾病、脑血管病等相鉴别，当怀疑患者发生垂体炎时需行脑部磁共振检查，通常表现为肿胀或扩大的脑垂体。

该指南根据症状将垂体炎分为轻度（乏力、厌食）、中度（头痛、情绪改变）、重度（视力障碍、肾上腺功能减退）3 个级别。轻度症状可继续 ICPis 治疗，同时给予适当的激素替代治疗（氢化可的松、甲状腺素）；中度以上症状需立即中断 ICPis 治疗，中度症状需口服泼尼松龙 0.5 ~ 1mg/kg；而重度症状需静脉给予（甲基）泼尼松龙 1mg/kg 治疗，根据症状控制情况逐步减量至 5mg，但不能停止激素治疗。由于垂体炎涉及机体内多种内分泌激素之间的相互调节，因此最好能够有内分泌专家的会诊指导。

（三）原发性糖尿病

ICPis 治疗引起原发性糖尿病的概率很低（<1%），采用抗 PD-1 和 PD-L1 治疗引起的糖尿病较抗 CTLA-4 治疗更多见。对于接受 ICPis 治疗的患者，建议常规检测血糖水平，需要警惕可危及生命的酮症酸中毒的出现，一旦出现酮症酸中毒，需要根据该指南标准及时处理。类固醇激素很可能对这些患者糖尿病的控制产生不良影响，在该指南中未作推荐。对于经胰岛素治疗后血糖得到控制的患者，可考虑重新开始 ICPis 治疗。

三、免疫治疗相关肝毒性

ICPis 相关的肝炎主要表现为转氨酶水平升高伴胆红素水平轻度升高，临床上通常无明显症状。因治疗前常规进行肝功能检查，一旦发生肝功能受损，通常能够及时发现。该指南指出，免疫治疗相关肝炎通常发生于治疗后 8 ~12 周，最常见于抗 CTLA-4 单抗（ipilimumab），接受常规剂量 ipilimumab、nivolumab 和 pembrolizumab 单药治疗的患者肝炎发生率为 5% ~10%（其中 3 级反应发生率为 1% ~2%）。ipilimumab 3mg/kg 和 nivolumab 1mg/kg 联合治疗的患者肝炎发生率为 25% ~30%（其中 3 级反应发生率为 15%）。

（一）诊断推荐

该指南推荐所有接受 ICPis 治疗的患者在每个治疗周期前检测血清转氨酶和胆红素水平，以评估是否有肝功能受损。肝炎通常是无症状的，也有部分患者表现为低热、乏力，可能与转氨酶水平相关。

虽然少见，但暴发性肝炎甚至死亡病例也有报道。一旦出现转氨酶水平升高，除与试验药物相关外，其他肝毒性药物损伤、自身免疫性肝炎、病毒性肝炎、酒精性肝病等都应列入临床医生考虑的范围。

详细的病史采集（嗜酒、药物服用史、自身免疫病病史等）、临床表现（黄疸、腹水）、血清学检测（自身抗体、胆红素水平、AST/ALT 比例等）、影像学检查（肝大、肝硬化表现、肝新发占位等）都可以作为鉴别诊断的依据。然而，如果没有明显的致病因素，该指南推荐必须的保肝治疗，无需等到血清学结果即可开始。

该指南还指出，为了与严重的肝炎反应相鉴别，可考虑行肝组织活检。多项研究表明，多数病例是全小叶型肝炎，而炎症可能局限于3段。此外，肝窦组织细胞增生症和中央静脉炎有助于诊断ipilimumab相关炎症。而小叶性肝炎和自身免疫性肝炎很难区分；极少数病例可表现为汇管区感染、胆管炎，则很难与非酒精性脂肪性肝炎相鉴别。这时，临床信息采集及与病理科、肝病科医生的多学科讨论至关重要。

（二）治疗和随访指导

关于免疫治疗相关肝毒性，该指南根据CTCAE分级进行了治疗和随访的指导。对于转氨酶或总胆红素水平轻度（1级）升高的患者，如果没有相关的临床症状，可继续免疫治疗，但需定期监测肝功能直至恢复正常。一旦恶化或出现发热、乏力等表现，应重新进行分级和治疗。

对于转氨酶或总胆红素水平中度（2级）升高的患者，需停止使用ICPis，并每周检测2次血清转氨酶和总胆红素水平；转氨酶或总胆红素水平2级升高持续超过1～2周，在排除其他致病因素后，需使用皮质类固醇激素治疗，剂量为1mg/（kg·d）（甲基）泼尼松龙或其他等效药物。一旦改善，皮质类固醇激素逐渐减量后可继续使用ICPis。如果使用皮质类固醇激素后情况恶化或未见改善，增加皮质类固醇激素剂量，2mg/（kg·d）（甲基）泼尼松龙或其他等效药物，并且永久停用ICPis（Ⅳ～Ⅴ，B）。

对于转氨酶或总胆红素水平3/4级升高的患者，永久停用ICPis，并且使用皮质类固醇激素治疗，初始剂量为1～2mg/（kg·d）（甲基）泼尼松龙或其他等效药物。如果2～3天内患者对皮质类固醇激素无反应，应加用吗替麦考酚酯（mycophenolate mofetil，MMF）1000mg，每天2次（Ⅳ～Ⅴ，B）。对于皮质类固醇激素和吗替麦考酚酯难治病例，可以请肝病科医生会诊并考虑肝组织活检（Ⅳ～Ⅴ，B）。

该指南未对三线免疫抑制治疗进行明确定义，但提出1例ipilimumab引起的对激素及吗替麦考酚酯抵抗的肝炎患者应用抗胸腺细胞免疫球蛋白（anti-thymocyte globulin，ATG）治疗成功的病例。另一种三线免疫抑制剂——他克莫司因起效缓慢，并未用于暴发性肝炎患者。同时也有研究指出，激素治疗失败、疾病快速进展、器官功能衰竭是考虑ATG治疗的主要原因。不同于其他消化道免疫治疗相关不良反应，英夫利西单抗因其本身的肝毒性不推荐用于免疫性肝炎的治疗。

在接受适当治疗后，肝炎通常会在4～6周内痊愈，而对于未治愈的病例，需要重新考虑其他病因，必要时重复初始诊断流程。该指南特别提出，要考虑同时服用其他肝毒性药物（包括草药和非处方药）和巨细胞病毒再激活的可能。同时需要警惕的是，即使转氨酶水平一度降至正常，临床上仍观察到转氨酶水平反弹甚至发生暴发性肝炎的病例。所以肝功能恢复后仍需要关注患者的临床表现和血清学检测结果。

四、免疫治疗相关胃肠道毒性

免疫治疗相关胃肠道毒性是ICPis治疗中最常见的不良反应之一，主要表现为腹泻、结肠/小肠炎，发生率高达30%～50%，尤其是3～4级免疫治疗相关胃肠道不良反应是导致ICPis治疗中断的最常见原因。由于对治疗和患者体力状态影响较大，临床医生需时刻警惕胃肠道不良反应的发生，掌握其诊断、鉴别诊断及治疗原则。

该指南指出：现有数据主要集中于抗CTLA-4单抗（ipilimumab），抗PD-1/PD-L1单抗的胃肠道不良反应相关数据较少。

根据现有研究，抗 CTLA-4 单抗的胃肠道不良反应发生风险远高于抗 PD-1/PD-L1 单抗，并且可发生于治疗过程中的任意时间，甚至治疗结束后数月。而抗 PD-1、PD-L1 单抗的胃肠道不良反应发生的中位时间为用药后 3 个月。以上两类药物的联合使用会增加胃肠道不良反应的发生风险，并导致发生时间提前。

临床上为了降低治疗风险，保证治疗顺利进行，筛选出发生严重免疫治疗相关胃肠道不良反应的高危人群，有效预防胃肠道不良反应是临床医生首要关注的问题。但遗憾的是，该指南中并未明确指出免疫治疗相关胃肠道不良反应发生风险的预测因子及有效预防手段。仅少部分研究表明：非甾体类抗炎药（nonsteroidal antiinflammatory drugs, NSAIDs）可能会提高抗 CTLA-4 单抗发生治疗相关肠炎的风险。因此，对于使用抗 CTLA-4 单抗治疗的患者，若合并轻中度疼痛或发热等症状时，可以考虑减少或避免使用 NSAIDs，以尽量降低胃肠道不良反应的发生风险，但尚无临床试验支持。

（一）诊断

虽然腹泻、结肠/小肠炎、腹痛、呕吐是免疫治疗相关胃肠道不良反应的常见临床表现，但部分患者还可表现为口腔溃疡、肛门病变（肛瘘、脓肿、肛裂）、关节疼痛、内分泌紊乱，以及皮肤病变等肠外表现，需要临床医生警惕。

大多数患者病变累及乙状结肠和直肠，上消化道改变罕见，内镜下多表现为黏膜红斑、糜烂、溃疡形成。与抗 PD-1/PD-L1 单抗相比，抗 CTLA-4 单抗治疗者显微镜下可见结肠黏膜中性粒细胞、嗜酸性粒细胞浸润，弥漫性/局灶性片状隐窝脓肿；而抗 PD-1/PD-L1 单抗治疗者除了可见固有层扩张、绒毛缩短、中性粒细胞性隐窝脓肿外，还伴有大量淋巴细胞浸润。

该指南还指出，少数抗 CTLA-4 单抗引起的小肠/结肠炎患者的血清中发现对抗肠道菌群的抗体和抗中性粒细胞胞质抗体，以及粪便中钙卫蛋白水平升高；但抗肠道菌群的抗体和抗中性粒细胞胞质抗体，以及粪便中钙卫蛋白水平与胃肠道不良反应的发生风险不相关。因此，针对免疫治疗相关胃肠道不良反应发生风险的预测因子的研究仍旧任重道远。

（二）治疗

确诊免疫治疗相关胃肠道不良反应后，临床根据腹泻的严重程度（CTCAE v4.0）和持续时间选择治疗方案。除了停用 ICPis 外，该指南推荐，在积极补液、纠正水电解质失衡的基础上，1 级腹泻患者可单纯使用止泻药物（洛哌丁醇等）。2 级及以上腹泻患者，糖皮质激素是首选推荐的治疗药物，糖皮质激素静脉用药治疗 3 ~5 天内有效的患者，可以转为口服治疗，并在 8 ~12 周内逐步减量。

ICPis 相关的胃肠道不良反应主要以腹泻、小肠/结肠炎为主要表现，上消化道反应罕见，目前尚缺乏有效的预测因子和预防手段。随着用药剂量的累积、多种 ICPis 的联合使用会提高胃肠道不良反应的发生风险，糖皮质激素是治疗 2 级及以上免疫治疗相关胃肠道不良反应的重要有效药物，对于糖皮质激素治疗无效或 3 ~4 级胃肠道不良反应，免疫抑制剂（如英夫利西单抗、维多珠单抗、MMF 等）也是可以选择的治疗方法。并且上述免疫抑制剂的使用不影响 ICPis 的疗效。但是，该指南对上述治疗方案的推荐级别仅为Ⅳ ~ Ⅴ，B。因此，胃肠道不良反应的治疗原则尚需在临床实践中进一步探索。

五、免疫治疗相关性肺炎

免疫治疗相关性肺炎的发生率较低，

仅为2% ~5%。但是其管理较为复杂，因此临床医生需要充分了解其特点。发生率方面，该指南中所引用的文献收集了2家中心的数据，结果显示，黑色素瘤和非小细胞肺癌患者的肺炎发生率相似，但也有汇总数据显示，黑色素瘤患者中肺炎的发生率低于非小细胞肺癌和肾细胞癌。不同用药方案的发生率也不尽相同：抗PD-1单抗或抗PD-L1单抗高于抗CTLA-4单抗，联合治疗高于单药治疗。

随着ICPis、化疗及靶向治疗的联用，这一不良反应谱也会出现较大变化，如经奥希替尼（osimertinib）联合durvalumab（抗PD-L1单抗）治疗的非小细胞肺癌患者间质性肺病的发生率高达38%。因此，临床医生更加需要提高对免疫治疗相关性肺炎的警惕性，并及时更新最新进展。高危因素的识别能够帮助我们筛选高危患者并进行密切随访，从而早期发现免疫治疗相关性肺炎，避免严重后果。但遗憾的是，除了瘤种和治疗药物，该指南中并未涉及肺炎发生的其他危险因素。

KEYNOTE-001研究发现，曾有胸部放疗史的患者使用pembrolizumab后，较无胸部放疗史者更易出现治疗相关的肺损伤（13% *vs* 1%）。其他潜在的危险因素可能有基础肺部疾病、吸烟等，但现阶段尚无数据支持这些假设。

（一）相关检查

尽管咳嗽、呼吸困难等呼吸系统不良事件的发生率高达20% ~40%，但免疫治疗相关性肺炎的发生率仅为2% ~5%。该指南指出，对于所有新发的呼吸系统症状（上呼吸道感染、咳嗽、喘息、呼吸困难等）均应完善胸部CT检查；理想情况下，所有≥2级的肺炎均应在使用免疫抑制药物前行气管镜检查来完全排除感染。

但临床实践中，大多数肺炎并不需要行有创的气管镜检查和活检；但由于治疗相关性肺炎的临床表现（主要为呼吸困难、咳嗽、胸痛等）和影像学特点（主要包括磨玻璃样变、原发性机化性肺炎样表现、间质性肺炎、过敏性肺炎等）缺乏特异性，难以同感染或肿瘤进展相鉴别，所以有时肺组织活检是必须的。活检方式可以选择支气管镜下活检（可同时行支气管肺泡灌洗）、CT引导下肺穿刺活检或胸腔镜下/开胸肺活检；而究竟选择何种活检方式取决于病灶的位置和分布、胸外科医生的技术水平以及患者个体的危险因素。一旦进行了肺组织活检，则需要向病理科医生充分说明疾病的背景、活检的原因及诊疗经过。

笔者认为，鉴于ICPis潜在的致命性心脏毒性，对于呼吸困难和存在肺部磨玻璃影的患者也应高度警惕治疗相关心功能不全的可能。确诊免疫治疗相关性肺炎后，需要进一步评估疾病的严重程度。该指南推荐除血常规、肝肾功能、电解质、红细胞沉降率及C反应蛋白这些基础检查外，还推荐对于≥2级的肺炎患者进行肺功能检查（需要包括肺泡弥散功能检查，如一氧化碳弥散量）。笔者建议常规进行血气分析（或指尖氧饱和度监测）。

理想情况下，应综合上述检验和检查结果来判断疾病的严重程度，从而制订合理的治疗方案，但遗憾的是，该指南所推荐的治疗主要依据单一的临床症状：对于仅有影像学改变而缺乏临床症状者（1级），推荐随访和监测；轻中度症状（2级）和重度症状/有生命危险者（3 ~4级）分别推荐泼尼松龙1mg/（kg · d）和2 ~4mg/（kg · d）治疗（Ⅳ ~ Ⅴ，B）。

（二）相关治疗

在治疗开始后应密切评估病情：对于2级肺炎，每2 ~3天评估一次临床症状，最好能同时进行影像学评估；对于3 ~4级肺炎，治疗 2 天后就应进行临床症状和影像学的评估，若无好转征象，则应尽早加用英夫利西单抗、MMF 或环磷酰胺等免疫抑制剂。

在临床实践中，肿瘤科医生可能会遇到临床症状和影像学表现不相符的情况（如症状轻微但肺间质改变显著，或激素治疗后症状好转，但影像学无变化甚至恶化），此类患者激素和其他免疫抑制剂的使用以及剂量均需在多学科诊疗模式下决定，因为目前该指南中推荐意见的级别仅为Ⅳ ~ Ⅴ级。

在治疗过程中需要特别强调的是感染和抗生素问题。一方面，对于无法完全排除感染病因的 3 ~ 4 级肺炎，该指南推荐在使用激素的同时进行经验性广谱抗感染治疗；另一方面，对于长期使用免疫抑制剂的患者，也应该根据我国现有指南进行卡式肺包虫病的预防。

此外，长期使用激素者，应注意补充维生素 D 和钙剂；对食管癌和胃癌等上消化道肿瘤患者，还应警惕激素诱导的上消化道出血可能。这些注意事项在免疫相关性肺炎的处理中可能更为重要，因为治疗肺炎的激素使用量［2 ~ 4 mg/（kg · d）］大于治疗其他不良反应的激素使用量［2mg/（kg · d）］。

六、罕见的免疫治疗相关毒性

罕见的免疫治疗相关毒性包括神经系统毒性、心脏毒性、风湿免疫毒性、肾毒性等方面。称其为罕见，却仍有报道 1% ~ 12% 的发生率，且更倾向发生于采取联合治疗的患者。罕见并不等同于不重要，其发生后对患者的损害程度可导致短时间内死亡，对其更应加强重视。该指南所涉及的罕见免疫治疗相关毒性，如肾毒性、神经系统毒性、心脏毒性对患者的威胁尤为明显，本文将结合该指南及既往文献对其进一步阐述。

（一）肾毒性

该指南指出，肾功能不全较少见于单一免疫治疗患者，但在联合治疗或序贯治疗时其发生率却大大提高。肾炎的发生与目前的免疫疗法有关，且需要免疫抑制治疗。该指南指出，发生严重肾功能不全时应咨询肾内科医生，至于肾活检在辅助诊断中的作用仍需进一步探讨。在使用 ICPis 期间发生急性肾损伤并行肾活检的患者，最常见的病理特征是伴随淋巴细胞浸润的急性肾小管间质性肾炎。

另外，皮疹的伴随出现也较为常见。该指南指出，在每次使用 ICPis 前，都应检测血清钠、钾、肌酐及尿素氮水平，如果肌酐水平升高超过 1.5 倍（与治疗前基线值相比）或出现蛋白尿等肾损害，则需要立即咨询肾内科医生，以尽早开始大剂量皮质激素治疗，防止对肾的进一步损害。总体来说，在尽早干预肾毒性的情况下，恢复肾功能的预后是良好的。一般解决3 ~ 4级肾不良反应的时间窗为 4.7 周（3 ~ 6 周）。

（二）神经系统毒性

该指南指出，免疫治疗对神经系统的不良反应发生率目前报道尚不完全一致，但因其具有危及生命的风险，注意潜在的症状至关重要。除了头痛、头晕、共济失调、震颤、冷漠、麻痹、肌阵挛、认知障碍、言语障碍，甚至癫痫都有可能发生，其包括了一系列的神经系统事件，如多神经病、面神经麻痹、脱髓鞘、重症肌无力、吉兰 - 巴雷综合征（Guillain-Barrés syndrome，GBS）、可逆性后部白质脑病、横贯性脊髓炎、肠神经病、脑炎、无菌性脑膜炎。

该指南指出，除了轻度（1 级）神经系统症状，均应首先停止 ICPis 治疗，然后根据症状考虑使用泼尼松龙或大剂量甾体类药物治疗。此外，血浆置换或静脉注射免疫球蛋白可用于肌无力和吉兰－巴雷综合征。另外，该指南要求排除由于潜在肿瘤进展、癫痫发作、感染及代谢紊乱导致的神经系统损害，但如何准确并及时地排除，该指南并未详细描述。目前来说，所有参与治疗的医生、患者及其家属都应意识到潜在的神经系统不良反应可能发生于治疗时或治疗结束后的任何时期，从而尽量避免神经系统毒性导致的死亡。

（三）心脏毒性

该指南指出，心脏不良反应的发生率低，但表现形式多样，包括心肌炎、心包炎、心律失常、心肌病及心室功能损害，常见的临床表现为呼吸困难、疲劳、外周水肿、双侧啰音、胸痛、心律失常、晕厥等。然而，目前还没有建立与免疫抑制剂相关的心血管评估、诊断或监测标准来指导临床实践。若患者出现血流动力学不稳定，需要强调对症状的早期识别，以确保患者转移至重症监护室进行血流动力学监测和支持，但该指南并未描述如何进行早期识别。

早期诊断包括冠状动脉造影、心功能显像，及包括心肌肌钙蛋白和N端B型利钠肽原（NT-proBNP）在内的生物标志物。超声心动图通常作为确定左室功能不全程度的首选方法，心脏磁共振与组织特征对怀疑为心肌炎的患者提供了宝贵的资料。对血流动力学不稳定的患者，应早期进行右心导管法心内膜心肌活检，其为自身免疫性心肌炎诊断的“金标准”。

活检可显示心肌内有明显的片状淋巴细胞浸润，常累及房室结和心脏窦，伴或不伴纤维化。免疫组织化学染色可通过$CD3^+$、$CD4^+$、$CD8^+$ T细胞的存在进行诊断，另外可以考虑如CD68巨噬细胞标记和Foxp3调节性T细胞凋亡标记。活检标本的PCR分析有助于排除病毒性心肌炎。

如患者高度怀疑为药物引起的心脏不良反应，血流动力学不稳定患者的初始治疗包括呼吸和血流动力学支持；在血流动力学稳定的患者中，应考虑治疗心力衰竭。对于出现心律失常和传导延迟的患者，应采用低阈值插入静脉起搏器，因其进展至完全性心脏传导阻滞的风险似乎很高。该指南指出，大剂量皮质类固醇激素可以有效治疗心脏不良反应，当怀疑为免疫检查点抑制剂诱发的心脏不良反应时，应尽快使用。如使用甾体类药物后症状未能迅速缓解，必要时可加用其他免疫抑制药物，如英夫利西单抗、MMF及ATG。因心脏不良反应发生的数量逐渐增加，且对患者的风险较高，目前亟需建立相关的心血管评估、诊断及有效治疗体系。

结语

免疫治疗是肿瘤治疗的里程碑，ICPis是目前免疫治疗的主要方式。随着临床经验的不断积累，肿瘤科医生对于免疫相关不良反应已有一定的认识。2017年，ESMO终于以指南的形式对这些不良反应进行了详细的梳理和具体的管理流程推荐，这对于临床实践的规范化和系统化具有极为重要的意义。然而，这些推荐意见的证据级别较低，仍需更多前瞻性的临床数据来优化治疗流程。此外，也应关注不良反应的预测以及不同危险分层患者的随访和预防策略。

（转载自《肿瘤综合治疗电子杂志》2018年第4卷第1期）
（来源：《全球肿瘤快讯》2018年2月 总第203期）

免疫检查点抑制剂不良反应及管理

编译　王利军

目前，免疫检查点抑制剂被用于14种以上的肿瘤治疗，部分患者疗效可持续5年以上，如黑色素瘤患者的5年生存率可达20%～40%。免疫检查点抑制剂包括CTLA-4抑制剂（Ipilimumab）、PD-1抗体（Nivolumab、Pembrolizumab）和PD-L1抗体（Atezolizumab、Avelumab、Durvalumab）。随着免疫检查点抑制剂处方量的激增，临床医生非常有必要加强对免疫检查点抑制剂不良反应的了解。（JAMA. 2018年10月4日在线版. doi：10.1001/jama.2018.13995）

一、发生机制

在正常的生理条件下，T细胞受体（也被称为免疫检查点）通过抑制树突状细胞介导的T细胞活化（CTLA-4途径）或通过在炎症部位诱导T细胞衰竭（PD-1/PD-L1途径）来预防自身免疫事件的发生。

去除对T细胞功能的抑制作用后，免疫检查点抑制剂即可促进T细胞介导的抗肿瘤作用。不过，免疫检查点抑制剂也可能诱发T细胞的抗宿主组织活性，间接促进了对（任何）器官的自身免疫作用。

虽然器官特异性AE的原因尚不清楚，免疫检查点抑制剂可能使此前已存在的器官特异性炎症、或自身免疫性疾病的遗传易感性、或自身细胞与恶性细胞共有的抗原等暴露了出来。不同的免疫检查点抑制剂，其自身免疫性不良反应是相似的。与抗PD-1/PD-L1药物相比，CTLA-4抗体的自身免疫性不良反应发生得更早、发生率更高、更严重。

二、一般管理原则

抗CTLA-4相关的自身免疫性不良反应呈剂量依赖性，但抗PD-1/PD-L1单药治疗则无此现象。

虽然AE最常发生于治疗的头12周内，但治疗中断6个月后内也可发生。大多数不良反应发生急骤，且于应用类固醇激素治疗1～7天后消退。因此，轻症的自身免疫性不良反应可应用小剂量糖皮质激素（泼尼松0.5mg/kg）来治疗，重症时使用大剂量糖皮质激素（1～2 mg/kg）。

通常情况下，类固醇激素应在4周内逐渐减量。10%的患者在类固醇激素停药后出现不良反应复发，导致患者需要再次住院。抗PD-1单药治疗患者的再住院率为5%，抗CTLA-4联合抗PD-1治疗患者为36%。

处方类固醇激素3～7天内症状仍未改善时，应考虑用疾病特异性二线免疫抑制剂，例如使用英夫利昔单抗或霉酚酸酯。为了应对免疫检查点抑制剂相关不良反应而全身给予的类固醇激素治疗，似不降低抗肿瘤作用。气促、荨麻疹和发热等输注反应并不常见，发生率一般<1%，仅应用Avelumab时较高（约为20%），非自身免

疫性不良反应也不常见。

此外尚需明确的是，因获批时间较短（Ipilimumab 于 2011 年获批，Pembrolizumab 于 2014 年获批），不良反应的长期特征尚未明确。

三、结肠炎及管理

Ipilimumab 治疗者的结肠炎发生率约为 25%，抗 PD-1/PD-L1 单药治疗时 < 5%，但结肠炎可能致命。典型症状包括：水样腹泻（发生率 > 90%），腹部不适和下消化道出血（>20%）。不及时治疗可致严重脱水或肠穿孔。轻度至中度结肠炎，可补液和使用止泻药（如洛哌丁胺）。重度腹泻，或轻度至中度腹泻持续 5 ~7 天以上时，需给予大剂量类固醇［1 ~2mg/（kg·d）］。

一旦出现腹膜征、脱水、电解质紊乱或频繁的（>10 ~15 次/天）大量排便。结肠镜活检显示上皮内中性粒细胞聚集和隐窝/腺体细胞凋亡增加支持上述诊断。在等待结肠镜检查时，应立即静脉给予大剂量类固醇激素并入院治疗。使用类固醇激素 3 ~5 天后仍未改善的患者，英夫利昔单抗或 Vedolizumab 通常有效。

免疫介导的腹泻或结肠炎不可与细胞毒性药物化疗所致的腹泻相混淆。因为细胞毒性化疗所致的腹泻通过止泻药、补液和调节电解质就能有效控制；但免疫检查点抑制剂所致的结肠炎需要使用类固醇。

四、肺炎及管理

免疫检查点抑制剂相关肺炎也具致命性，发生率为 2% ~5%；主要表现为干咳、气促和缺氧。发热和咳痰不常见，但提示存在感染。CT 常显示为磨玻璃样影和（或）间质增厚，但也有其他影像征象。有全身症状者适宜接受大剂量类固醇激素治疗［1 ~2mg/（kg·d）］，无症状影像学异常者宜密切观察。

五、皮肤不良反应及管理

皮肤不良反应发生率高达 30%，主要表现为瘙痒、痤疮样皮疹和中毒性表皮坏死松解症。轻度炎症者可局部应用类固醇（如氢化可的松或曲安西龙）和抗组胺药（如西替利嗪或苯海拉明）。持续或更严重的病例可能需要大剂量类固醇激素全身用药。水疱或黏膜受累罕见（<1%），一旦提示为大疱性疾病或 Stevens-Johnson 综合征，需及时进行皮肤病学评估和使用大剂量类固醇激素。

六、内分泌功能障碍及管理

抗 CTLA-4 治疗会发生垂体炎（发生率高达 10%），而其他免疫检查点抑制剂则很少见。垂体炎患者出现肾上腺皮质功能不全的症状和体征，如低血压和疲劳。可能出现头痛，应予脑成像评估，以排除转移性疾病或垂体炎。虽然 1 周大剂量泼尼松可改善严重的头痛，但一般仅使用替代剂量的类固醇即可（氢化可的松：每天早上 10 ~20mg，每晚 5 ~10mg）。孤立性肾上腺皮质功能不全也可见，管理与上述类似。

甲状腺功能减退症发生率高达 20%，常先有无症状炎性甲状腺炎，需甲状腺激素替代治疗。症状性甲状腺功能亢进虽不常见但也可能出现，对症治疗即可（如普萘洛尔）。甲状腺功能亢进通常都是一过性的，之后是甲状腺功能减退。内分泌异常虽然基本不可逆，但激素替代治疗即可控制。

七、肝炎及管理

抗 PD-1/PD-L1 药物相关肝炎发生率为 1%，抗 CTLA-4 药物为 10%；主要表现为无症状的实验室指标异常，或较少见的疲劳、恶心、水肿和黄疸。大剂量类固醇激素通常有效；5～7天内未改善的难治性病例，可使用霉酚酸酯。暴发性肝衰竭很罕见（<1%），但静脉注射免疫球蛋白或抗胸腺细胞球蛋白可能有效。

八、心肌炎及管理

炎症性心肌炎发生率<1%，常伴骨骼肌肌炎，可暴发或隐匿发生，死亡风险为20%～50%；主要表现为疲劳、气促、胸部不适和肌钙蛋白升高，暴发性病例主要在免疫检查点抑制剂治疗的第一个月内出现。心电图显示，心脏传导阻滞，可能会恶化为室性心律失常，需要进行心脏监测和类固醇治疗。心脏磁共振成像或心肌活检可确认诊断，心导管检查可排除心肌缺血。

尽管最佳治疗方案、剂量和药物仍不清楚，但在危及生命的情况下可能需要辅助性免疫抑制治疗（如静脉注射免疫球蛋白或抗胸腺细胞球蛋白）。

九、神经毒性及管理

罕见（<1%），但严重的神经毒性包括吉兰－巴雷综合征、重症肌无力和脑炎。吉兰－巴雷综合征和重症肌无力需立即给予针对性治疗，如静脉注射免疫球蛋白、血浆置换、强化支持治疗和大剂量类固醇。脑炎患者可能出现意识模糊或同时出现脑膜体征和症状，应予以腰椎穿刺，以明确中性粒细胞或淋巴细胞比例。

在评估炎症或感染原因的同时，应给予大剂量类固醇激素和抗生素治疗。应进行影像学检查，以排除能产生上述症状的肿瘤进展（如脊髓压迫和脑转移等）。

结语

免疫检查点抑制剂可引起有不同临床表现和严重程度的免疫毒性反应。与肿瘤专家合作，及时使用类固醇对控制毒性而言至关重要。需开展进一步研究探讨免疫检查点抑制剂相关不良反应的病理生理机制，鉴别出最有可能有严重结局的患者，开发相应的治疗方法以管理毒性作用。

（来源：《全球肿瘤快讯》2018年10月 总第217－218期）

免疫组合疗法治疗“冷肿瘤”和“热肿瘤”

编译 王宁远

近年来，肿瘤免疫疗法和免疫检查点抑制剂的应用为肿瘤领域带来了革命性的改变。虽然免疫检查点抑制剂的卓越疗效展示了刺激人体免疫系统在对抗肿瘤方面的巨大潜力，但不容忽视的是很多肿瘤患者对这一创新疗法并无反应。

人们近年来越来越多地听到肿瘤分为“热”肿瘤和“冷”肿瘤两大类型，两种类型的肿瘤有何区别？对两种类型肿瘤的治疗方法有何不同？哪些手段可提高肿瘤免疫疗法对“冷”肿瘤的疗效？近日，巴黎第七大学两位研究者撰写的一篇综述对这些问题进行了详细的解答。（Nat Rev Drug Discov. 2019 年 1 月 4 日在线版．doi：10. 1038/s41573－018－0007-y）

一、何为“热肿瘤”和“冷肿瘤”？

对肿瘤与免疫系统之间相互作用的理解的加深，为根据肿瘤免疫特性进行分类提供了良好的基础。已有重要研究表明，在结直肠癌患者中，肿瘤病灶中的免疫细胞类型、密度和所处位置可准确地预测患者的生存，这一研究导致了肿瘤免疫评分（Immunoscore）的产生。

这一基于共识的标准化评分系统通过对肿瘤中心和肿瘤边界（又称为浸润切缘，invasive margin）区域的 $CD3^+$ 和 $CD8^+$ 两种淋巴细胞的量化统计，将肿瘤分为 4 级。免疫评分为 0 的肿瘤在肿瘤中心和边界区域均无 $CD3^+$ 和 $CD8^+$ 淋巴细胞，而免疫评分为 4 的肿瘤在肿瘤中心和边界区域都存在高密度的 $CD3^+$ 和 $CD8^+$ 淋巴细胞。

目前人们经常提及的“热肿瘤”和“冷肿瘤”指的是出现淋巴细胞浸润和炎症的肿瘤和无淋巴细胞浸润和炎症的肿瘤。这两个概念与分数为 4 和分数为 0 的肿瘤有较好的对应关系。

然而，除了“热肿瘤”和“冷肿瘤”以外，根据肿瘤的免疫特征划分，还有其他两种类型：一种称为“排除型”（excluded），这种类型的肿瘤边缘存在大量 $CD3^+$ 和 $CD8^+$ 淋巴细胞，但这些细胞无法浸润到肿瘤中心。另一种称为“免疫抑制型”（immunosuppressed），这种类型肿瘤的中心和边缘区域虽然都有淋巴细胞，但细胞的密度不高。

二、肿瘤免疫疗法与已存在的免疫反应的关系

免疫调节策略的有效性与已存在的基线抗肿瘤免疫反应水平相关。对目前的免疫检查点抑制剂疗法的一个常见的比喻是它们松开了免疫反应的“刹车”，但这一比喻意味着原先“车子”是可以开动的，若原先“车子”已然没油根本不会动，去掉“刹车”还是不会让它跑起来。

已有的临床研究表明，接受治疗前，在肿瘤局部或在血循环中已经存在的抗肿瘤免疫活性水平，对随后的免疫检查点抑

制剂疗法的疗效有重要影响。而效应T细胞活性是抗肿瘤反应的核心。$CD8^+$ T细胞识别肿瘤抗原后，能通过释放大量细胞毒性因子来杀伤肿瘤细胞。

在转移性黑色素瘤患者中，在肿瘤边缘出现$CD8^+$ T细胞是PD-1阻断能产生疗效的先决条件。且在有反应的患者中，$CD8^+$ T细胞群体的增殖与肿瘤缩小直接相关。通过打破免疫耐受，免疫检查点抑制剂能释放已经存在的免疫反应来杀伤肿瘤，但如果没有已经存在的免疫反应，免疫检查点抑制剂则没有效果（比如“冷肿瘤”和“排除型”肿瘤）。

作为单药应用，免疫检查点抑制剂的有效率在10%～35%。多数Ⅳ期实体瘤在确诊时，原发瘤中没有或只有很少的浸润T淋巴细胞，或可解释患者对免疫检查点抑制剂的反应率。

为了提高这类疗法的临床效果，医药界展开了非常多的研究和临床试验来探讨不同免疫疗法进行组合的疗效，组合疗法包括免疫疗法与标准疗法联用。根据肿瘤是“热”还是“冷”肿瘤，这些组合疗法的疗效也有所不同。

三、“热肿瘤”的治疗方法

（一）靶向T细胞的免疫疗法

“热肿瘤”因为已经包含大量的浸润T细胞，是免疫检查点抑制剂疗法和组合疗法尝试的热点。耗尽或功能失常的肿瘤浸润淋巴细胞通常表达一系列免疫抑制受体，包括CTLA4和PD-1。靶向PD-1和CTLA4的疗法已经获得美国FDA批准，且由于作用机制不重叠，是使用双重免疫检查点阻断的好靶标。

确实，抗CTLA4和PD-1的双重阻断疗法已在治疗晚期黑色素瘤、非小细胞肺癌、肾细胞癌取得成功，并获得FDA批准。不过这些组合疗法可能只会在“热肿瘤”和“免疫抑制型”肿瘤中产生效果，因为它们依赖于一定水平的浸润T细胞的存在。

其他可以与PD-1药物构成组合的疗法包括靶向LAG3、TIM3、TIGIT的疗法。这些靶点都属于T淋巴细胞的共抑制受体。

另一种组合方法是将免疫检查点抑制剂与靶向共刺激受体的药物联用，这些共刺激受体包括OX40抗原（又名TNFRSF4或CD134）、TNFRSF7（又称为CD27）、CD28、TNSFRSF9（又称为4－1BB配体受体或CD137）以及GITR。这些受体的作用都是增强T细胞扩增和效应子功能，同时控制调节性T细胞的免疫抑制功能。

（二）调控微生物组

抗生素在晚期肿瘤患者中可能抑制免疫检查点抑制剂的疗效，有试验表明，对免疫检查点抑制剂的反应和革兰阴性肠道共生菌Akkermansia muciniphila（嗜黏蛋白阿克曼菌）的水平相关。因此，有选择性地调节肠道微生物种群成分，或可帮助克服对免疫检查点抑制剂的抗性。“好”细菌的数量增多与在血循环中$CD4^+$和$CD8^+$ T细胞的数量增多相关，在黑色素瘤患者中，它们与对抗PD-1疗法的疗效也相关。

单靠调节微生物组可能对非“热”肿瘤产生疗效，但现有证据表明，通过相对简单的生活习惯改变或服用“好”细菌可能帮助提高随后的免疫疗法的效率，特别是对“热肿瘤”患者来说。

四、治疗“排除型”和“免疫抑制型”肿瘤的疗法

（一）T细胞运送调控剂

在“排除型”肿瘤中，$CD8^+$ T细胞会在肿瘤边界聚集，意味着宿主能产生T

细胞介导的免疫反应，但T细胞无法侵入肿瘤内部。这一现象可能有很多解释，一个原因T细胞被排除在外可能是由于缺少募集T细胞的信号，包括知道T细胞运送的趋化因子，包括CXCL9、CXCL10、CXCL11、CCL2和CCL5等，肿瘤中出现的基因和表观遗传变异可能抑制它们的表达。促进T细胞募集的治疗策略或可在“排除型”肿瘤中克服对免疫检查点阻断的抗性。

目前的研究表明，使用表观遗传学调控剂提高肿瘤表达的趋化因子和阻断β-连环蛋白信号通路，都能募集更多T细胞，将“排除型”肿瘤变为“热肿瘤”，从而提高免疫疗法的成功率。

（二）破除物理和生化屏障

T细胞不能进入肿瘤的另一个原因可能是物理和生化障碍，肿瘤的另一个标志性特征是产生异常组织结构。肿瘤的血管网络和很多细胞外基质蛋白的表达都发生了显著改变。肿瘤的血管网络通过导致黏附分子的调控失常防止T细胞的迁移，这是T细胞浸润的一大障碍。

肿瘤增生造成的缺氧环境也有利于产生免疫抑制的肿瘤微环境，缺氧的作用主要依靠HIF转录因子家族的作用。另一可提高肿瘤微环境免疫抑制特性的信号通路是ATP-腺苷信号通路。肿瘤中存在的CD39和CD73酶能将ATP转化为腺苷，细胞外腺苷水平的升高可产生一系列免疫抑制作用。

针对这些因素，靶向HIF、CD73、CD39和腺苷受体的抑制剂或单克隆抗体已被开发出来，正在不同临床阶段进行探讨。

另一种改变肿瘤微环境的方法是将肿瘤周围的血管网络正常化。血管网络正常化可减少缺氧环境，提高Ⅰ型辅助T淋巴细胞的浸润和活性。因此抗血管增生疗法与免疫检查点抑制剂疗法的联用可能产生协同效应。

（三）克服可溶性免疫抑制因子

在“免疫抑制型”肿瘤中，肿瘤病灶处出现免疫浸润，但免疫浸润的程度不高，意味着可能有广泛的免疫抑制环境，而并非物理屏障在阻碍T细胞的募集。IL-10和TGFβ是目前研究最为广泛的两种阻碍抗肿瘤免疫反应的可溶性因子。

IL-10和TGFβ的功能之一是阻碍树突状细胞的分化、迁移和抗原呈现。这些功能对产生有效的抗肿瘤T细胞免疫反应至关重要。最近TGFβ抑制剂与抗PD-L1疗法的组合在临床试验中显示一定疗效。

（四）调控局部适应性免疫反应的调控细胞

在肿瘤微环境中抑制局部适应性免疫反应的两类重要细胞是调节性T细胞（Treg）和髓源性抑制细胞（MDSC），因此，药物研发人员正在探索靶向这两类细胞的策略。特异性靶向在髓细胞中高度表达的PI3Kγ，能重塑肿瘤微环境，并在小鼠肿瘤模型中提高细胞毒性T细胞介导的肿瘤缩小。这类药物与PD-1阻断疗法构成的组合疗法目前正在临床试验阶段，其他消除髓源性抑制细胞的策略也取得了一定程度的成功。

五、肿瘤免疫分类用于指导抗肿瘤治疗

（一）治疗“冷肿瘤”的方法

肿瘤免疫评分为0的“冷肿瘤”，是最难于清除的肿瘤类型，它们通常与预后不良相关。克服缺乏已存在的免疫反应，将“冷肿瘤”变为“热肿瘤”的策略，是将提高T细胞反应的触发疗法（例如肿瘤疫苗），与消除共抑制信号的疗法（例如免疫检查点抑制剂或髓源性抑制细胞清除）

和提高共刺激信号的疗法相结合。这种多重疗法组合策略的风险是组合疗法的毒副作用也同时增加，对这些组合疗法还需进行非常严格的评估。

（二）放疗

一种有望与免疫疗法联用的触发疗法为放疗。目前放疗的精准度和导致的对免疫原性细胞信号通路的激活可能将肿瘤变为原位疫苗，不但能起到局部消灭肿瘤的效果，还能通过提高免疫反应对远端肿瘤产生影响。

放疗介导的细胞损伤释放的DNA可导致STING介导的1型干扰素的生成，而这会提高T细胞介导的抗肿瘤免疫反应。这一过程需要$CD103^+$树突状细胞对肿瘤的浸润，因此对“冷肿瘤”的效果有限，但是对“排除型”肿瘤应该有效。放疗与抗CTLA4抗体构成的组合疗法已经在治疗黑色素瘤和NSCLC方面显著提高了治疗效果。

（三）化疗

基因毒性化学疗法可以导致肿瘤细胞出现更多基因突变，从而产生新表位，这会增强肿瘤细胞的免疫原性。然而，这些新抗原可能在肿瘤细胞中表达的水平很低，从而对免疫反应的影响不一定很大。

即便如此，能导致免疫原性细胞死亡的化疗药物（包括蒽环类药物、环磷酰胺、紫杉醇等），可通过释放损伤相关的分子模式（DAMPs）和激发凋亡信号通路等方式，提高佐剂效应（adjuvanticity）。已有研究表明，在乳腺癌患者中进行的新辅助化疗（NAC）可提高肿瘤内$CD8^+$ T细胞与$FOXP3^+$细胞的比例，而且抗肿瘤T细胞的扩增与对NAC的反应相关。

化疗还可能通过脱靶效应激活免疫效应子，从而导致广泛的免疫激活。目前积累的证据表明，化疗不但能抑制肿瘤生长，还能在正向调节免疫系统方面起到重要作用。

（四）靶向疗法

肿瘤相关抗原（TAA）负荷不足，理论上会妨碍有效T细胞介导的免疫反应的产生。因此，提高肿瘤免疫原性的疗法可能会对T细胞募集有益，从而提高肿瘤杀伤效果。促使肿瘤细胞表达TAA的疗法可以提高肿瘤免疫原性。

这些疗法包括DNA去甲基化药物或EGFR和MEK抑制剂，这些药物的一个共同功能是能提高呈现抗原的MHC I复合体的表达，从而提高肿瘤抗原的呈现。

六、治疗“冷肿瘤”肿瘤的不同策略

（一）基于DNA修复的疗法

高突变负荷和预期的高新抗原负荷，在肺癌和黑色素瘤患者中，与免疫检查点阻断疗法的临床效果相关。因此，提高肿瘤细胞中新抗原负荷的疗法，理论上可与免疫检查点抑制剂联用。

在小鼠研究中，在结直肠癌、乳腺癌和胰腺癌细胞中导致DNA错配修复（MMR）机制的失活可引发基因组不稳定性，并触发免疫监察的发生。这项研究不但表明了新抗原负荷的重要性，而且提示了抑制DNA损伤反应（DRR）对免疫疗法的潜在影响。目前有多项阻断DDR系统的药物在临床前和临床期接受检验。

（二）CAR-T疗法

CAR-T疗法是目前肿瘤免疫疗法的另一大新兴领域。在治疗血液系统肿瘤方面CAR-T疗法已经获得出色疗效。对于“冷肿瘤”来说，关键问题是CAR-T疗法能否将“冷肿瘤”变为“热肿瘤”。

从目前的试验结果来看，单靠 CAR-T 细胞可能无法完成这项任务。在不存在炎症性 T 细胞的小鼠黑色素瘤模型中，注入的 CAR-T 疗法无法运送到肿瘤部位，由于肿瘤部位缺乏募集 T 细胞的 CXCL9 和 CXCL10 趋向因子。

（三）溶瘤疗法

溶瘤病毒是天然或基因工程改造的病毒，能有选择性地感染并在肿瘤细胞中复制，最终导致肿瘤细胞裂解。除了直接和局部的抗肿瘤活性以外，溶瘤病毒还可激发较强的、全身性、可能持久的抗肿瘤免疫反应。濒死的肿瘤细胞会释放 TAAs 和 DAMPs，从而激发有效地抗肿瘤免疫反应。

溶瘤病毒需要在保留刺激免疫系统能力的同时，消除毒力因子，才能作为疗法使用。很多在研病毒在临床试验中接受检验，包括腺病毒、HSV-1、脊髓灰质炎病毒、麻疹病毒等。很多在研溶瘤病毒对在肿瘤细胞表面过表达的细胞表面蛋白质具有天然的趋向性。例如，CD46 和 HVEM 分别是麻疹病毒和 HSV-1 病毒进入细胞的受体。

T-VEC 病毒是第一款美国 FDA 批准的治疗无法切除黑色素瘤的溶瘤疗法。一个将“冷肿瘤”“加热”的治疗策略是用溶瘤病毒作为触发疗法，将其与消除共抑制信号的疗法相结合。在临床试验中，T-VEC 与 Ipilimumab（易普利姆玛，也叫依匹单抗）在无法切除的黑色素瘤患者中联用的抗肿瘤活性强于 Ipilimumab 单药疗法。在另一项 Ⅰb 期临床试验中，先使用 T-VEC，然后使用抗 PD-1 抗体帕博利珠单抗在晚期黑色素瘤患者中达到高达 62% 的反应率。

（四）基于肿瘤疫苗的疗法

在发现肿瘤细胞中的新抗原之后，这些新抗原或新抗原表位可通过不同的平台被呈现出来，包括使用肿瘤细胞提取物、RNA 或 DNA 编码的部分或全部蛋白质、树突状细胞中表达的重组病毒或细菌载体。额外添加疫苗佐剂可进一步增强对 TAA 的免疫反应。

虽然理论上肿瘤疫苗似乎非常有价值，但它们在多项临床试验中的表现却差强人意。学界也一直致力于揭示肿瘤疫苗效力不强的原因。一个需要考虑的重要因素是抗肿瘤疫苗在已被确诊肿瘤的患者中接受检验，而这时肿瘤的免疫抑制机制已在发挥作用。

因此，免疫检查点抑制剂的成功给肿瘤疫苗疗法带来了新的希望。免疫检查点抑制剂的临床研究表明，体细胞突变负荷与随后有临床益处的新抗原的出现存在正相关关系。这为将免疫检查点抑制剂与激发 T 细胞的抗肿瘤疫苗联用提供了理论基础。免疫检查点抑制剂可提供类似于疫苗佐剂的作用，这种组合有可能为“冷肿瘤”患者提供益处。

开发抗肿瘤疫苗的挑战是找到作为疫苗的最佳抗原。可供选择的抗原包括过表达的自身蛋白质（如前列腺特异性抗原）、在肿瘤和健康组织中表达量不同的蛋白质、新抗原。新抗原可能是开发抗肿瘤疫苗的理想抗原，因为它们只在肿瘤中存在，且随着肿瘤的进展不断产生。其缺陷在于每例患者的新抗原都不相同，意味着疫苗要个体化定制，延长了疫苗到达患者手中的时间。

最近的一项临床试验探讨了个体化肿瘤新抗原的疫苗的安全性和免疫原性。在 6 例接种疫苗的患者中，4 例在接种疫苗 25 个月之后未出现肿瘤复发。而 2 例出现复发的患者随后接受了抗 PD-1 疗法，获得完全缓解，这些患者中新抗原特异性 T 细胞群增加。这一试验对个体化疫苗免疫疗法进行了探索，还为验证肿瘤疫苗与免疫检查点抑制剂疗法联用的潜在疗效提供了证据。

（五）T细胞免疫调节因子

有多种细胞因子（包括 IL-2、IL-7、IL-15、IL-21、IL-12、GM-CSF 和 IFN-α）可调节 T 细胞的增殖、存活及功能，正在临床试验中接受检验，作为单药疗法或组合疗法用于治疗肿瘤。

IL-2 是最早被用于作为肿瘤免疫疗法的细胞因子，在治疗肾细胞癌和黑色素瘤的试验中取得过积极结果。但 IL-2 对免疫系统的多重作用和严重不良反应限制了其应用。目前对 IL-2 的新一轮研究力图发现能有倾向性地与表达 T 细胞上的 IL-2 受体相结合的配体，如 Nektar 公司的 NKTR-214。这一在研疗法已在临床试验中与抗 PD-1 抗体纳武单抗组合治疗多种肿瘤。

与 IL-2 相关的细胞因子 IL-15 最近吸引了肿瘤免疫治疗界的关注，因其不具有 IL-2 的严重不良反应，且只影响自然杀伤细胞，而不影响调节性 T 细胞的扩增。目前对 IL-15 的研究力求增加其生物可利用性，因其会被肾迅速清除。

结语

近年来，个体化肿瘤免疫疗法的概念越来越受到重视。而个体化的肿瘤免疫疗法的前提是在患者确诊时，对于患者的肿瘤和免疫反应相关的关键性参数进行精确的测量。这样才能对患者进行严格分类并用于指导下一步的疗法选择。

根据肿瘤是“冷”“热”，“排除型”还是“免疫抑制型”，有不同的免疫治疗策略被应用。肿瘤越“冷”，越需要结合多种疗法才能取得显著疗效。不管使用哪种免疫治疗策略，最终，将疗效最大化可能都需将不同免疫疗法进行组合。

（来源：《全球肿瘤快讯》2019 年 1 月 总第 224 ~ 225 期）

一种新兴的癌症细胞疗法
——过继性免疫治疗

过继性免疫治疗（Adoptive Cell Transfer Therapy，ACT），是指从肿瘤患者体内分离免疫活性细胞，在体外进行扩增和功能鉴定，然后向患者回输，从而达到直接杀伤肿瘤或激发机体的免疫应答杀伤肿瘤细胞的目的。过继性免疫细胞治疗主要包括 TIL、LAK、CIK、DC、NK、TCR-T、CAR-T 等几大类。本篇文章作者重点介绍 TIL、TCR-T 和 CAR-T 三种过继性免疫疗法，以及临床试验中的经验教训，为设计下一代免疫细胞疗法提供有效指导原则。

一、过继性免疫治疗

（一）TIL-肿瘤浸润淋巴细胞

TIL 疗法是从肿瘤附近组织中分离出 TIL 细胞，加入生长因子 IL-2 进行体外大量扩增，再回输到患者体内，从而扩大免疫应答，治疗原发或继发肿瘤的方法。目前 TIL 疗法主要致力于提高 T 细胞的质量和表征，以及能简化获得肿瘤特异性 T 细胞的方法。例如，研究提出 PD-1 和 4-1BB 能作为肿瘤标志物对外周血细胞库进行筛选，获得肿瘤特异性 T 细胞，分析输注肿瘤特异性 T 细胞是否比传统输注 TIL 细胞更有效，这为 T 细胞个性化治疗提供了一种非侵入性的策略。还有研究提出，在接种疫苗或免疫检查点抑制剂后，能潜在地分离出肿瘤特异性 T 细胞。

（二）TCR-T 疗法

TCR-T 疗法是将患者体内的普通 T 细胞分离出来，利用基因工程技术引入新的基因，是转基因 T 细胞表达能够识别癌细胞的 TCR-T，回输到患者体内从而杀死肿瘤细胞的治疗方法。

在早期方法中，T 细胞修饰后具有表达靶向共同抗原的能力，但抗原在正常组织中也表达，治疗过程会产生严重毒性。目前 TCR-T 细胞的治疗已从肿瘤相关抗原转移到肿瘤特异性抗原，在诱导强抗肿瘤作用时不会对正常细胞产生毒性。最新技术肿瘤外显子组测序和表位预测算法，能快速鉴定肿瘤细胞中因基因突变而产生的免疫原性新表位，也极大促进了 TCR-T 疗法的发展。

TCR-T 和 TIL 疗法中 T 细胞的激活依赖于外部共刺激和通过 MHC-I 复合物呈递靶向新表位，而 MHC-I 类复合物在癌细胞中通常被下调，所以可以通过 CAR 修饰 T 细胞，CAR-T 无需 MHC-I 类复合物的呈递，扩大了 T 细胞的激活信号。

（三）CAR-T 嵌合抗原受体

嵌合抗原受体（CAR）是 CAR-T 的核心部件，通常由 scFV 细胞外结构域和提供 TCR 激活信号的细胞内信号传导结构域组成。由于 CAR-T 细胞的抗原识别基于 scFV 结合肿瘤表面抗原，因此赋予 T 细胞非依赖式识别肿瘤抗原的能力。

细胞外糖蛋白 CD19 是 CAR-T 治疗最常见的 B 细胞靶点，然而这几年的临床试验结果显示，使用 CD19-CAR-T 细胞有极高的复发率，研究人员针对此结果总结了一些重要的经验：

（1）促进T细胞有效的增殖反应是临床疗效的最佳预测标准；

（2）CD19-CAR-T细胞在不同B细胞肿瘤中的治疗效果差异较大；

（3）CAR-T细胞功能障碍和CD19白血病细胞丢失是导致患者复发的主要原因；

（4）CAR-T治疗可引起显著的毒性，如细胞因子释放综合征和神经毒性等；

（5）在大多数患者中使用抗IL-6R抗体和类固醇可成功控制这些不良反应。

临床数据显示，抗BCMA CAR-T细胞疗法在血液癌症中取得出色的临床反应，目前研究人员希望应用CAR-T细胞疗法治疗实体瘤。在最新的一份研究报告中，针对IL-13Rα2的CAR-T细胞治疗中，一名患者的转移性胶质母细胞瘤完全消退，研究人员针对实体瘤的初步临床试验提出了一些有利于推动CAR-T疗法的建议：

（1）尽管CAR-T细胞运输到肿瘤细胞附近，但很少观察到显著的抗肿瘤反应；

（2）抗肿瘤效力与肿瘤中CAR-T细胞是否显著扩增、持续存活有很大的关系；

（3）CAR-T细胞给药后靶向抗原表达显著降低或丧失，导致T细胞活性降低；

（4）在一些试验中观察到严重的靶向肿瘤外毒性，因此设计新型CAR-T细胞应增强肿瘤特异性抗原的靶向性以减轻毒性。

二、T细胞免疫治疗的当前障碍

（一）T细胞扩增与持久性

过继性转移T细胞的显著扩增和持久性是好的临床效果的关键因素。一些TIL和TCR-T的临床试验结果显示，T细胞持续存在与肿瘤消退有很大的相关性。目前认为，影响过继性转移T细胞持久性的因素有：患者的预处理、体外培养条件、T细胞衰竭、缺乏共刺激因子和宿主免疫应答。

（二）T细胞功能障碍

T细胞效应功能的消失可能与内在（T细胞适应性）和外在（肿瘤微环境）原因有关。T细胞功能障碍包括T细胞无能、衰竭和衰老。功能性失调的T细胞，其增殖和效应功能受损，还会表达各种免疫抑制性受体，例如PD-1、TIM-3、LAG-3、TIGIT和KLGR-1。在黑色素瘤患者中，从肿瘤中分离出来的大多数肿瘤反应性细胞都表达PD-1。

（三）肿瘤异质性和抗原缺失

在临床前和临床研究中很多数据显示，由于抗原丢失、抗原表达的异源性和抗原提呈受损导致了肿瘤细胞躲过免疫逃逸，这也被认为是临床失败的主要原因。

（四）肿瘤污染

细胞治疗产品中的肿瘤污染与自体干细胞移植的复发有关。CD19-CAR-T细胞由外周血淋巴细胞产生，对于患有急性白血病的患者，白细胞母细胞通常在收集时存在于外周血中。通常在CD19-CAR-T细胞扩增结束，通过流式细胞术检测不到残留的B细胞母细胞，因为CD19-CAR-T细胞在体外能有效地清除它们。然而，最近研究发现，一名使用CD19-CAR-T细胞（CTL019）疗法的患者，在输注后9个月复发CD19阴性白血病，异常表达抗CD19-CAR蛋白，原因是在CD19- CAR-T细胞制造过程中，通过慢病毒转导，CD19-CAR-T基因被无意地引入单个白血病B细胞，所以在筛选工程T细胞时应提高免疫选择压力，避免肿瘤污染。

（五）毒性

使用CD19-CAR-T细胞疗法，在一些B-ALL、B-CLL和B-NHL患者的中观察到CRS综合征，该综合征的特征在于细胞因子（IL-6、TNF-α 等）、炎症外标志物（铁蛋白、C-反应蛋白）表达增加，还伴随发热、低血压、肌痛和其他全身症状；另外在针对 Her-2/neu 抗原的 CAR-T 细胞治疗中，虽然该抗原在肺中以低水平表达，但在一个早期试验中导致快速和致命的毒性；工程 T 细胞的脱靶导致对健康组织的破坏也是常见毒性之一。

（六）实体瘤

与血液系统恶性肿瘤相比，固体肿瘤遭遇更复杂的障碍。首先，T 细胞必须渗入实体瘤中，在实体瘤中受到免疫抑制环境的影响，如免疫抑制细胞（调节性 T 细胞、肿瘤相关巨噬细胞、髓样抑制细胞）和一系列免疫抑制分子（PD-L1、IL-10、TGF-β）。另外，许多具有免疫调节活性的酶在癌症患者中上调，一氧化氮等氮氧化物产生增加。这些情况都限制了 T 细胞活化，导致肿瘤特异性 T 细胞在肿瘤中的持久性降低而失去治疗效果。

（七）个体化 T 细胞疗法成本高，价格昂贵

三、改善 T 细胞免疫治疗的策略

（一）增强持久性

（1）通过优化 CAR 结构，可以有效影响 T 细胞的扩增和持久性。例如第二代 CAR 添加了共刺激结构域，大大增强了 T 细胞的持久性和抗肿瘤作用，含有 CD28 和 4－1BB 共刺激结构域的 CAR 在临床中使用最广泛，研究表明，基于 CD28 的 CAR 具有较好的初始抗肿瘤作用，4－1BB 信号传导可以增强 CAR-T 细胞持久性，而第三代 CAR 结合了两个共刺激结构域，将效力和长期持久性相结合。

（2）富集具有干细胞特性的 T 细胞，在较短的时间内完成扩增以减少 T 细胞的分化，改善 T 细胞在体内的持久性。

（二）克服 T 细胞功能障碍

（1）保护过继性转移 T 细胞免受抑制信号的影响，例如利用基因编辑，敲除 T 细胞上的 PD-1 基因座或将 CAR-T 与免疫检查点抑制剂联合使用。

（2）优化 CAR 结构以调节表达，例如将 CAR 编码序列插入到阳性 TCR 基因座中，可以减少强直信号传导水平，延迟 T 细胞分化和衰竭。

（三）克服抗原表达的缺失或抗原异质性

同时靶向多种抗原可以减少抗原阴性逃逸现象，例如使用双特异性或三特异性 CAR-T 细胞治疗，结果显示，多重靶向在预防抗原逃逸现象中十分有效。

在 CD19 阴性白血病的临床试验中，共定位 CD19 和 CD123 可以起到防止抗原丢失和提高疗效的效果。

（四）利用细胞因子武装 T 细胞-TRUCKs

由于肿瘤是一种混合型的细胞群，而 CAR-T 细胞无法对这一群体中那些表面不表达靶抗原的细胞进行杀伤，为了能彻底清除肿瘤细胞，设计了一种新型工程化 T 细胞-TRUCKs，这种被改造后的 T 细胞可以在 CAR 识别靶抗原后，通过激活下游转录因子 NFAT 来诱导促炎性细胞因子 IL-2，从而招募环境中的其他免疫细胞参与对不表达靶抗原的肿瘤的清除。此外，被募集的肿瘤附近的免疫细胞还可以通过分泌某些细胞因子来调节肿瘤附近的微环境，解除免疫抑制性。

（五）减少毒性

减少毒性最主要的策略是，增强 T 细胞对肿瘤特异性抗原的靶向性，减少对正常组织中表达的抗原的靶向作用。新型 CAR-T 设计可以减轻细胞毒性和解决逃逸问题，其原理就是通过组合或串联两种 CAR-T，提高靶向的精确度，减少 CAR-T 的脱靶，从而减少细胞毒性作用。

（六）通用型 CAR-T 细胞

由于目前大部分的 CAR-T 细胞都是利用患者自身的 T 细胞来产生的，属于个体化产物，产生定制 T 细胞是一个昂贵且耗时的过程。除此之外，每种 CAR 具有固定的抗原特异性，每种 CAR-T 制剂仅能靶向特定的表位，因此科学家们致力于开发一种通用型 CAR-T 细胞，生产一种现成的即用型治疗剂。生产通用 CAR-T 细胞的设计原则是从同种异体健康受体产生肿瘤抗原特异性 T 细胞，通过基因编辑的方法破坏 T 细胞的 TCR 基因和 HLA Ⅰ类基因，消除移植物抗宿主病（GVDH）。ZFN、TALEN 和 CRISPR/Cas9 是比较常用的基因编辑手段。

总结

过继性免疫治疗 ACT 领域正在快速的发展，科学界对如何提高 T 细胞杀伤效率、减少 T 细胞衰竭、优化 T 细胞的生成、开发通用 T 细胞、降低临床毒性、避免肿瘤微环境免疫抑制等问题也正在进行深入的研究。目前 ACT 在一些癌症领域中取得较好的结果，生产通用型 CAR-T 细胞有望扩大其在不同癌症中的应用范围。

参考文献

Guedan S，Ruella M，et al. Emerging Cellular Therapies for Cancer. Annual Review of Immunology. 2018，11：7. https：//doi. org/10. 1146/annurev-immunol- 042718 －041407.

（来源：生物制品圈，2018 年 12 月 18 日，自“分析测试百科网”下载）

2018诺贝尔生理学或医学奖揭晓，日美肿瘤免疫学先驱共同获奖

撰文　杰德·沃夏克（Jedd Wolchok）翻译　戴晓橙

10月1日17：30分许，2018年诺贝尔生理学或医学奖授予美国免疫学家詹姆斯·艾利森（James Allison）和日本生物学家本庶佑（Tasuku Honjo），以表彰两位科学家在肿瘤免疫学的贡献。

艾利森现任美国德克萨斯大学安德森癌症中心免疫学系教授兼主任，同时也是癌症研究所（CRI）科学顾问委员会主任。研究方向主要针对T细胞的发展和活动机制，以及肿瘤免疫治疗新策略的发展。艾利森在免疫细胞的分子表面发现，CTLA-4蛋白起到了“分子刹车”的作用，从而终止免疫反应。抑制CTLA-4分子，则能使T细胞大量增殖、攻击肿瘤细胞。基于该机制，第一款癌症免疫药物伊匹单抗（ipilimumab，用于治疗黑色素瘤）问世。他的发现为那些最致命的癌症提供了新的治疗方向。

本庶佑，日本医学家，美国国家科学院外籍院士，日本学士院会员。现任京都大学客座教授。本庶佑于1992年发现T细胞抑制受体PD-1，2013年依此开创了癌症免疫疗法，功绩名列《Science》年度十大科学突破之首。本庶佑是德国医学最高奖“罗伯·柯霍奖”得主。

肿瘤免疫疗法是如何帮助人类抗击癌症的？这种疗法距离消灭癌症还有多远的距离？在2014年6月的《环球科学》中，纪念斯隆－凯特林癌症中心黑色素瘤和免疫疗法部主任杰德·沃夏克为我们详细介绍了肿瘤免疫疗法的发展历程和作用机制。

一、免疫系统的多重防御

免疫系统可以遏制肿瘤，这并非新闻。早在100多年前，纽约癌症医院（New York Cancer Hospital，纪念斯隆－凯特琳癌症中心的前身）的外科医生威廉·科利（William Coley）就曾试图用高温杀死的细菌刺激免疫系统，从而对抗恶性肿瘤。科利发现，一些在癌症手术后发生感染的患者，存活的时间似乎更长，他由此猜想，病原体在机体内激起的免疫反应，可能也会对肿瘤造成影响。

在接下来的几十年里，基础研究领域的科学家对免疫系统进行了深入的研究，揭示了人体防御系统的分子组成、其中的化学介质，以及精确控制该系统的分子开关。在研究的过程中，科学家逐渐了解了免疫系统是如何动员起来，进而去发现可能引起严重感染的病原体（如细菌和病毒）的。同样重要的是，研究人员亦深入理解了免疫系统的“检查”与“平衡”机制，正是因为这些机制的存在，免疫反应才不至于失控，使过多的正常组织受到损伤。总而言之，科学家已经获得了足够的细节信息，知道了免疫系统如何应对肿瘤，而肿瘤又如何影响免疫系统。

机体的第一层防御机制，包括了对抗

细菌与病毒的非特异性免疫反应，这一过程由血液中的白细胞（如中性粒细胞和单核细胞）负责协调。这些细胞隶属于“固有免疫系统”（innate immune system），专门识别细菌或病毒中常见的分子结构——例如部分表面结构，或有别于高等生物的DNA 和 RNA 分子。尽管这些白细胞并不能特异性地识别并攻击某些蛋白质结构，却能抵挡许多微生物的入侵，将其分解成小分子片段——即“抗原”（antigen）。在这之后，免疫系统的其他成员便会将抗原视为异物，予以消灭。

负责机体第二层防线的细胞，构成了我们的“适应性免疫系统”（adaptive immune system）。它们的工作始于对抗原的识别，继而发动更为精准的免疫攻击。如果攻击有效，机体就会产生对该种病原的“记忆”，一旦再次遇到相同的入侵病原，便能更轻易地将其击溃。T 细胞和 B 细胞是适应性免疫应答的核心角色。T 细胞有多种类型，但它们都发源于胸腺。B 细胞则来自骨髓，能够制造抗体。抗体分子与T 细胞上一些特定的分子结构一样，都能够附着在特定的抗原上，免疫系统因此可以锁定目标，消灭细菌和表面带有抗原的受感染细胞。

当机体识别并消灭有害病原时，固有免疫和适应性免疫若能通力合作，免疫系统便能达到最佳状态。此外，有一类 T 细胞还能长时间保留分子记忆，以便在相同的威胁再次出现时，更快地发起免疫应答。

当然，癌症并不同于感染。癌细胞是发生了遗传变异等病理变化的自体细胞，但尽管如此，免疫系统还是能够识别出恶性肿瘤细胞。这是因为，后者会表达异常的分子碎片，对 T 细胞或 B 细胞来说，这些分子碎片相当于异物。然而，在多种因素的作用下，机体对于癌症的免疫应答并没有产生显著的效果。多年以来，研究人员一直致力于刺激机体的免疫系统，强化其对癌症的免疫应答，然而，得到的结果并不稳定。近年来，一些更有效、更稳定的治疗手段，将癌症的免疫治疗带到了一个新的方向。研究人员发现，有些时候，癌症可以与免疫系统的“刹车”协同作用，显著抑制机体对恶性肿瘤细胞的免疫应答，而我们所说的“新方向”，正是瞄准免疫系统的“分子刹车”，使之失去效用（参见第 698 页彩图“免疫系统与癌症的博弈”）。

二、阻断免疫关卡

遵循这一思路，科学家已经设计出一些治疗晚期癌症的药物。这种药物的诞生，得益于对 CTLA-4 蛋白的研究。许多 T 细胞都能表达 CTLA-4 蛋白，但是，只有当特定的 T 细胞识别出作用目标，同时接收到来自其他分子的启动信号时，该蛋白质才会被激活。一旦激活，CTLA-4 就会和其他蛋白质协同作用，起到“分子刹车”或“检查点”的作用，防止过度活跃的免疫系统对机体造成破坏。

我们可以从那些体内没有“检查点”的动物身上，窥见这一机制的必要性。经基因工程改造、体内缺乏 CTLA-4 蛋白的小鼠仅能存活 3 ~ 4 周。如果机体没有任何阻止免疫应答的机制，过度活跃的 T 细胞就将入侵机体所有的正常器官，将它们完全破坏。这一发表于 1995 年的研究成果表明，CTLA-4 蛋白的永久性缺乏，将会引发灾难性的自身免疫反应。

就在同一年，加利福尼亚大学伯克利分校的詹姆斯 · 艾利森提出假设：如果可以暂时抑制 CTLA-4 这一“分子刹车”的活性，是否就能提高免疫系统对肿瘤细胞的攻击性，从而缩小肿瘤的体积？艾利森和同事设计了验证性实验，他们向小鼠体内注入合成的抗体，以阻断 CTLA-4 的活性。

结果显示，抑制 CTLA-4，确实可以使多种肿瘤缩小——包括移植到实验动物上的结肠癌和肉瘤。另外一些实验显示，给实验小鼠注射抗 CTLA-4 的抗体，以及一种实验性疫苗（该疫苗是由经过修饰的黑色素瘤细胞制造的）后，小鼠身上的黑色素瘤显著缩小了（疫苗的目的，正是激起机体对该种肿瘤的特异性免疫反应）。

研究人员的下一步任务，是将这种名为“免疫检查点阻断”的技术，从实验室转移到对人体的治疗上来。艾利森在生物技术公司 Medarex 找到了志同道合的伙伴，该公司已研制出人类的 CTLA-4 抗体——最开始名叫“MDX-010”，也就是我们现在熟知的伊匹单抗（ipilimumab），并招募那些对其他疗法完全无应答的晚期癌症患者，开展临床试验。

无论是在首批试验，还是一系列后续试验中，我们都能看到一些患者的肿瘤的体积明显缩小了。而在此之前，科学家对免疫疗法进行的早期评估，往往会得到令人困惑的结果。在对这些“异常”现象进行追踪调查后，研究人员发现，一旦涉及免疫治疗，评估肿瘤疗法是否有效的常规手段，都有可能产生误导作用。

三、疗效的评价

对于标准的抗癌疗法，肿瘤学家往往很快就能判断某种疗法对患者是否有效。我们可以使用各种成像手段，如 CT、PET（正电子发射断层扫描技术）或 MRI（磁共振成像），来比较刚开始治疗时和治疗 6 周后肿瘤的大小变化。如果恶性肿瘤明显缩小，我们就可以选择继续治疗（因为我们知道这是有效的）；如若不然，我们便可以考虑采用其他疗法，或者干脆停止治疗。但对于免疫疗法，事情就不那么简单了。首先，我们需要足够的时间等待免疫系统激活，所以一般要等到治疗 12 周以后，我们才会去测量肿瘤大小的变化。而就算再加上 6 周的观察与治疗时间，CTLA-4 阻断试验的结果依然不甚明朗。扫描结果显示，一些患者的肿瘤明显缩小了，而另一些患者的肿瘤却增大了——甚至还出现了新的肿瘤。然而，那些体内肿瘤增大了的患者，身体的感觉往往更好。

经过免疫治疗后，患者体内的肿瘤为什么会增大？现在我们有两种可能的解释：一是治疗没有效果；还有一种可能是，大量的 T 细胞和其他免疫细胞进入恶化组织，导致肿瘤变大了。换句话说，肿瘤的增大，恰恰代表治疗起了作用，只需再假以时日，肿瘤就会缩小。免疫疗法的疗效很难通过测量肿瘤体积来判断，因此，研究人员采用了一个既简单又重要的标准来评判伊匹单抗的疗效，将其作为最有说服力的分析结点，这一标准，就是“整体存活期”（overall survival，即患者的生存时间）。

临床试验结果显示，在接受伊匹单抗治疗后，20% 以上的转移性黑色素瘤患者的病情在较长时间内得到了控制，治疗后的存活时间达到了 3 年以上。这一结果已相当令人瞩目，因为在伊匹单抗这样的现代药物出现之前，转移性黑色素瘤患者的中位预期寿命（median life expectancy）仅为 7 ~ 8 个月。事实上，一些较早参与试验的受试者——比如雪莉，在经过治疗后，已经生存了 5 年以上。

与此同时，我们对免疫疗法的研究，已经推进到了第二个关键的“分子刹车”——PD-1 上。这是一种存在于许多 T 细胞表面的分子。当 PD-1 与某些特定分子结合后，能迫使免疫细胞“自杀”（和与其密切相关的 CTLA-4 蛋白一样，PD-1 也是一种行使正常生理功能的蛋白质），从而终止正在进行的免疫反应。然而，一些肿瘤细胞进化出了一种防御机制，它们的表面带有能与 PD-1 蛋白结合的分子，从而诱导 T 细胞过早地进入自我破坏程序。如此一来，T 细胞在攻击肿瘤细胞时，反而会接收到“自杀”的信号。肿瘤细胞已经练就了许多逃避免疫系统方法，而这只是其中之一。

默克公司、医学免疫公司和基因泰克公司（Genentech）都各自研发了相关抗体，抑制肿瘤对 PD-1 的欺骗性诱导作用，从而“解救”与之对抗的 T 细胞。最近的临床试验结果显示，这些药物在 30% 以上的黑色素瘤患者中，都起到了长期性的缓解作用，在有些患者中，这种缓解作用甚至能持续好几年。并且，在这 30% 的患者中，还有一些是对伊匹单抗的治疗没有反应的。我在纪念斯隆 - 凯特琳癌症中心的几位同事，已经和其他机构的合作者一道，试验了 PD-1 阻断剂对一类肺癌患者的疗效：20% 以上的受试者，体内的肿瘤都得到了持续性的抑制。

我们在 2013 年 11 月报道了上述肺癌治疗的临床试验结果。事实证明，这成为免疫疗法的转折点。那些曾对免疫疗法心存疑虑的医生们，再也不能将其当做一种“小众”的疗法——之前的那些试验，只能证明免疫疗法对几种特定的肿瘤有效（如黑色素瘤和肾癌）。而今，免疫疗法在肿瘤治疗领域有了更广阔的前景。未来，免疫疗法很有可能和化疗、放疗一样，成为许多肿瘤的常规治疗手段。

与绝大多数的肿瘤疗法一样，免疫疗法也会引起一些副反应。以使用抗 CTLA-4 药物的患者为例，很多患者会因免疫细胞释放的大量刺激性化学物质，产生皮肤和小肠的炎症反应，从而表现出红疹、肠绞痛和腹泻的症状。患者往往需要服用抑制免疫反应的类固醇药物（如泼尼松）来控制这些不良反应。使用 PD-1 阻断药物的患者，也可能发生这类副反应——尤其是肾癌、肺癌和肝癌患者，但是，这些副反应的发生频率和严重性，都要比使用 CTLA-4 阻断剂时来得要低。幸运的是，使用抗炎药物，并不会影响这些抗肿瘤药物的疗效。

炎症反应也可能引起更严重的问题。长期以来，研究人员们一直担心，免疫疗法使用的药物会使免疫反应越演越烈，以至于激发全面的自身免疫反应——在这种情况下，免疫系统会攻击很多正常组织，而机体却无法阻止。还好，与真正的自身免疫疾病不同，这些不良反应似乎是暂时性的，一旦经过治疗，就不会复发。

抗 PD-1 和 CTLA-4 的抗体似乎可以通过不同的途径增强免疫系统对抗肿瘤的能力，因此，我们非常有必要研究一下，将两种药物一同使用，是否同样安全、有效。2007 年的一项研究显示，在患有结肠癌和黑色素瘤的实验动物身上联用 CTLA-4 和 PD-1 阻断剂，比单独使用其中任何一种都更有效。因此，在 2010 年与耶鲁大学的马里奥 · 斯诺尔（Mario Sznol）合作进行的研究中，我们决定进行一项小范围的药物安全试验，在 53 位患有转移性黑色素瘤的受试者中，联合使用伊匹单抗和抗 PD-1 的抗体纳武单抗（nivolumab）。

我们在去年的一个医学会议上报告了该项试验令人惊叹的研究结果。在接受了最优剂量的药物的治疗后，超过 50% 的受试者体内的肿瘤缩小了一半以上。与单独使用以上任一种抗体的患者相比，联用两种抗体收到了更明显的效果。诚然，患者身上表现出了更多的副反应，但都可以通过类固醇药物进行控制。我必须指出的是，这还只是小范围试验的初步结果，我们并不确定，当患者范围扩大、治疗时间延长，联用两种药物又会表现出什么样的疗效。目前，我们正在进行一项更大范围的联用药物试验，招募了900多位黑色素瘤患者。

另外，还有一些研究人员，正在将这种“联合免疫疗法”应用到更多种肿瘤的治疗当中，其中包括肺癌、肾癌、胃癌、乳腺癌、头颈癌和胰腺癌。研究表明，其他一些直接攻击肿瘤细胞的疗法——如化疗或放疗——在杀伤肿瘤时，可以触发机体的固有免疫系统，而这能够强化免疫疗法的作用。对于肿瘤来说，这是一场完美的“末日风暴”，因为放疗、化疗产生的肿瘤碎片，能更有效地被免疫系统识别和攻击。这种组合式的治疗，也使T细胞形成了对肿瘤细胞的记忆。加强了警惕性的T细胞，足以在治疗停止后的很长一段时间内，防止肿瘤的复发。此类联合性免疫疗法，还可进一步与其他正在研发中的免疫治疗手段联合使用——如肿瘤疫苗，这种联合是否会带来更好的疗效，我们拭目以待。

现在，我们已经能将标准的抗肿瘤疗法与增强自身防御功能的免疫疗法联合起来，因此我相信，长期抑制、甚至治愈肿瘤的梦想，已开始变为现实。

（来源：环球科学）

相关链接

斩获诺奖的癌症免疫疗法：为彻底治愈癌症带来曙光

癌症每年夺去数百万人的生命，是人类最大的健康挑战之一。人类在攻克癌症的路上，尝试了直接手术切除、化疗、放疗等手段，但始终没有看到彻底治愈的希望。

“通过刺激患者自身的免疫系统攻击肿瘤细胞的能力”，这是2018年的两位诺贝尔生理学或医学奖得主，70岁美国免疫学家詹姆斯·艾利森（James Allison）与76岁的日本生物学家本庶佑（Tasuku Honjo）在20世纪末、21世纪初为癌症治疗建立的一个全新的原则。而100多年以来，科学家们一直希望能够通过改进患者自身的机体免疫系统来抵御癌症。

20世纪90年代，艾利森在加利福尼亚大学的实验室对已知蛋白质——细胞毒性T细胞相关蛋白-4（Cytotoxic T lymphocyte associate protein-4，CTLA-4）进行了深入研究。艾利森发现，CTLA-4可以起到抑制免疫系统的作用，相当于患者免疫系统的“刹车器”。抑制CTLA-4分子，则能使T细胞大量增殖、攻击肿瘤细胞。他意识到，如果解除这种抑制，患者的免疫细胞可以再次获得攻击肿瘤的防御能力。

与此同时，本庶佑在淋巴细胞膜上发现了一种免疫球蛋白受体，当时认为与细胞程序性死亡有关，故命名为PD-1（Programmed cell Death 1）。仔细研究它的功能后，最终揭示该蛋白质也是作为一个“刹车器”，但作用机制不同。

艾利森和本庶佑多年的研究展示了如何解除患者自身免疫系统的“刹车器”来治疗癌症。在他们两人取得重大发现之前，癌症临床研究陷入了瓶颈，他们的开创性发现被认为是人类抗击癌症的斗争中的一个重大里程碑，并为彻底治愈癌症带来了曙光。

2011年，美国FDA批准了首个靶向CTLA-4的单克隆抗体药物伊匹单抗（Ipilimumab）上市，用于治疗晚期黑色素瘤，这是肿瘤免疫疗法临床的“开端”。2013年，顶级学术杂志《科学》将肿瘤免疫疗法选为当年十大科学突破之首，正式确立了免疫疗法的“潜力”。2016 年、2017 年，肿瘤免疫治疗两度被美国临床肿瘤学会评选为年度首要进展。

目前在免疫疗法领域被证明有效的癌种包括黑色素瘤、前列腺癌、肺癌、头颈癌、经典型霍奇金淋巴瘤、宫颈癌等。

（一）人类自身免疫防御能对抗癌症吗?

癌症类型五花八门，但各种癌症的共同特征是异常细胞不受控制地扩散，并且扩散到健康器官和组织当中。目前治疗癌症的方法包括直接手术切除、化疗、放疗等手段，该领域的一些突出贡献此前已摘得过诺贝尔奖桂冠。

例如，1966 年，美国医学家哈金斯（Charles Brenton Huggins）因用激素疗法（雄激素阻断疗法）治疗前列腺癌获奖；1988 年，Gertrude B. Elion 和 George H. Hitchings 因化学疗法获奖；1990 年，托马斯（E. Donnall Thomas）用骨髓移植疗法治疗白血病获奖。然而，进行性癌症往往仍难以治疗，研究人员迫切需要开发出新型的癌症疗法。

19 世纪晚期、20 世纪初期，一种新型的癌症治疗理论开始流行，即通过激活机体免疫系统或许能作为攻击肿瘤细胞的新型疗法。通俗来说，即激活调动起患者自身的天然免疫系统，从此前对癌细胞的“麻木放纵”转变为“清醒攻击”。当时有研究人员试图利用细菌感染患者来激活机体的免疫防御机制，但收效甚微。

科学家们意识到还需要进一步深入研究。很多研究人员参与到该领域，开展了密集的基础研究，同时他们也试图研究阐明调节机体免疫力的新型机制，以及机体免疫系统如何有效识别肿瘤细胞。

尽管研究人员取得了一定的进展，但是尝试开发革命性的抗癌疗法依然困难重重。

（二）免疫系统的加速器和刹车器

人类机体免疫系统的基本属性是能够有效区分“自我”与“非自我”。因此，在正常情况下，机体免疫系统往往能够自动攻击和清除外来入侵的细菌、病毒和其他威胁。

以免疫系统的主力军 T 细胞举例，一般情况下，这些 T 细胞在血液里循环的时候就会起到一个“哨兵”的作用，遇到正常细胞就会把它归为“自我良民”。但人体一旦进入逐渐衰老阶段，或整体免疫力下降的时候，“哨兵”的作用会减弱。T 细胞种类也会越来越少，也就是能识别不同“非自我”的花样变少了，就会造成识别失败。这样癌症细胞就能潜伏下来，一段时间后它的表面就会放出一些其他蛋白质，并“迷惑”T 细胞。

T 细胞表面拥有特殊的受体，能结合一些“非自我”入侵物的结构，正是这样的结合能够触发机体免疫系统参与到防御过程中去。不过，仅这样还不够，往往还需要额外的蛋白质来充当 T 细胞“加速器”，因此免疫反应才得以完全成熟。

除“加速器”之外，还存在着给 T 细胞拖后腿的“刹车器”，这些“刹车器”会抑制机体免疫系统的激活。因此，很多研究人员做了大量的基础研究，并鉴别出 T 细胞的“刹车器”蛋白质。

而“加速器”和“刹车器”之间的精细化平衡，对机体免疫系统的严密控制来说也非常重要。它既要保证免疫系统充分参与到抵御外来入侵者的攻击中，同时还要避免免疫系统过度激活从而引发健康细胞和组织出现自身免疫损伤。

（三）免疫疗法新原理

20 世纪 90 年代，艾利森在加利福尼亚大学的实验室对 T 细胞蛋白 CTLA-4 进行了深入研究，其是发现 CTLA-4 蛋白会作为 T 细胞“刹车器”的科学家之一。

其他研究小组彼时主要研究 CTLA-4 蛋白能否用来作为治疗自身免疫性疾病的靶点，而艾利森则有着完全不同的想法，他开发出一种特殊抗体，能够结合 CTLA-4，并且阻断其“刹车器”功能。他还研究 CTLA-4 阻断是否能够解除 T 细胞的“刹车器”，同时重新释放免疫系统攻击肿瘤细胞。

艾利森及其同事于 1994 年进行了首轮试验，随后他们又迅速对实验进行了重复。结果是惊人的：研究者所开发的特殊抗体能够抑制“刹车器”，并且释放机体免疫系统的抗肿瘤 T 细胞活性，从而成功治愈了患癌小鼠。

尽管当时制药行业对该成果兴趣不大，但艾利森一直投入于该项研究，希望能够开发出一种适用于人类的新型抗癌疗法。

与此同时，多个研究小组都获得了一些富有希望的研究结果。2010 年，一项针对恶性黑色素瘤患者的重要临床研究成果发表，多名患者身上的癌症症状消失了，而这样的治疗结果此前从未在患者群体中获得。

（四）PD-1 的发现及其对癌症治疗的重要性

1992 年，在艾利森发现 CTLA-4 之前，日本的研究者本庶佑发现了 PD-1。PD-1 是 T 细胞表面的另外一种特殊蛋白质，为揭开该蛋白质的角色，本庶佑多年来在京都大学的实验室里开展了一系列漂亮的研究。他表示，和 CTLA-4 类似，PD-1 也能作为 T 细胞的“刹车器”，但作用机制有所不同。

本庶佑和其他研究小组的动物实验证明，阻断 PD-1 或许能作为抵御癌症的新型疗法。研究人员随后试图在癌症患者身上将 PD-1 作为一种治疗靶点。临床研究给出了积极数据，2012 年的一项关键研究则明确了其治疗多种不同类型癌症的疗效。疗效是非常显著的，研究人员让一些转移性癌症患者的症状得到了长期缓解、或可能被治愈，这在以前基本是无法实现的。

（五）癌症免疫检查点疗法的现在和未来

研究人员初步证明了阻断 CTLA-4 和 PD-1 的效果后，临床治疗效果非常显著。这种疗法目前被我们普遍熟知的说法是“免疫检查点疗法”（immune checkpoint therapy），这种疗法从根本上改变了癌症晚期患者的治疗结果。

不过，和其他癌症疗法类似，免疫检查点疗法也会产生严重的不良反应，甚至会危及患者生命。这主要源于过度免疫反应诱发了自身免疫反应，不过这点通常是可以控制的。目前，研究人员正在深入研究以阐明该疗法的分子机制，他们希望未来能够改善该疗法，从而能够减小不良反应。

在上述两种疗法中，PD-1 检查点疗法被认为更优，在多种类型癌症的治疗过程中能够有效发挥作用，包括肺癌、肾癌、淋巴瘤和黑色素瘤等。最新的临床研究结果则显示，同时靶向作用 CTLA-4 和 PD-1 的联合疗法或许能够更加有效地治疗黑色素瘤患者。

因此，艾利森和本庶佑希望能够将不同的疗法结合来解除免疫系统的抑制，从而更加有效地消除肿瘤。目前研究人员正在对多种类型癌症进行大量的检查点疗法，新的检查点蛋白质也正在作为靶点进行测试。

100 多年以来，科学家们一直希望能够通过改进患者自身的机体免疫系统来抵御癌症。在这两位诺贝尔奖获奖者取得重大发现之前，癌症临床研究所取得的进展并不显著，如今，免疫检查点疗法带来了彻底治愈癌症的曙光，同时也从根本上改变了我们看待癌症和管理癌症的模式。

两位获奖者的关键成果：

[1] Ishida Y, Agata Y, Shibahara K, Honjo T. Induced expression of PD-1, a novel member of the immunoglobulin gene superfamily, upon programmed cell death. EMBO J, 1992, 11 (11): 3887-3895.

[2] Leach DR, Krummel MF, Allison JP. Enhancement of antitumor immunity by CTLA-4 blockade. Science, 1996, 271 (5256): 1734-1736.

[3] Kwon ED, Hurwitz AA, Foster BA, Madias C, Feldhaus AL, Greenberg NM, Burg MB, Allison JP. Manipulation of T cell costimulatory and inhibitory signals for immunotherapy of prostate cancer. Proc Natl Acad Sci USA, 1997, 94 (15): 8099-8103.

[4] Nishimura H, Nose M, Hiai H, Minato N, Honjo T. Development of Lupus-like Autoimmune Diseases by Disruption of the PD-1 gene encoding an ITIM motif-carrying immunoreceptor. Immunity, 1999, 11: 141-151.

[5] Freeman GJ, Long AJ, Iwai Y, Bourque K, Chernova T, Nishimura H, Fitz LJ, Malenkovich N, Okazaki T, Byrne MC, Horton HF, Fouser L, Carter L, Ling V, Bowman MR, Carreno BM, Collins M, Wood CR, Honjo T. Engagement of the PD-1 immunoinhibitory receptor by a novel B7 family member leads to negative regulation of lymphocyte activation. J Exp Med, 2000, 192 (7): 1027-1034.

[6] Hodi FS, Mihm MC, Soiffer RJ, Haluska FG, Butler M, Seiden MV, Davis T, Henry-Spires R, MacRae S, Willman A, Padera R, Jaklitsch MT, Shankar S, Chen TC, Korman A, Allison JP. Biologic activity of cytotoxic T lymphocyte-associated antigen 4 antibody blockade in previously vaccinated metastatic melanoma and ovarian carcinoma patients. Proc Natl Acad Sci USA, 2003, 100 (8): 4712-4717.

[7] Iwai Y, Terawaki S, Honjo T. PD-1 blockade inhibits hematogenous spread of poorly immunogenic tumor cells by enhanced recruitment of effector T cells. Int Immunol, 2005, 17 (2): 133-144.

（来源：澎湃新闻 2018-10-02）

“广谱抗癌神药”登陆中国，哪些患者才是幸运儿？
——肿瘤免疫治疗深度解析

胡志远

美国FDA体外诊断免疫器械评审专家、中国科学院国家纳米科学中心教授

2015年8月20日，近91岁高龄的美国前总统吉米·卡特宣布自己确诊罹患晚期黑色素瘤，转移到脑中的4个瘤块约2mm大小，准备向世界告别。幸运的是此时神药横空出世，他在PD-1药物的治疗下，3个月之后肿瘤奇迹般地消失了。直到今天，并无任何复发迹象。

上市仅几个月，美国默沙东（Merck）的Keytruda（帕博利珠单抗）就荣获2015美国盖伦奖（Prix Galien Award）最佳生物技术产品奖（Best Biotechnology Product）。该奖项被誉为医学界的“诺贝尔奖”，用以表彰对人类健康带来深远影响的杰出新药发现，是药物研发领域的最高殊荣。

从此，针对肺癌、淋巴瘤、肝癌、胃癌、结直肠癌等十多种恶性肿瘤的一系列临床试验大获成功。一个全新时代开启了，治愈肿瘤不再是梦。

PD-1抗体纳武单抗（opdivo）在不同肿瘤的有效率或控制率

癌症名称	有效率（%）	控制率（%）	备注
非小细胞肺癌（非鳞状）	20		FDA批准
非小细胞肺癌（鳞状）	19		FDA批准
黑色素瘤	32		FDA批准
肾癌	22		FDA批准
霍奇金淋巴瘤	87		FDA批准
头颈癌	19.6（另有23%稳定不进展）		FDA批准
膀胱癌	13.3		FDA批准
肝癌		64	在试验中
结直肠癌		78	在试验中，需检查MSI或MMR
胃癌	24.4		在试验中

3年后的2018年8月28日，以默沙东的帕博利珠单抗（Keytruda，简称K药）和百时美施贵宝（BMS）的纳武单抗（Opdivo，简称O药）为代表的“PD-1/PD-L1免疫治疗药物”正式进入中国，令国内广大肿瘤患者和家人欢欣鼓舞，这代表以前很多无药可治的晚期癌症患者终于有了救命的“广谱神药”。

一、免疫治疗药物如何“救命”——使肿瘤细胞“良民证”失效

肿瘤免疫治疗（Immuno-Oncology，IO）是通过调动机体的免疫系统，增强抗肿瘤免疫力，从而抑制和杀伤肿瘤细胞。肿瘤免疫治疗的代表性“PD-1/PD-L1药物”是当前肿瘤治疗领域中最具前景的方向之一。

PD-1抑制剂，包括PD-1抗体和PD-L1抗体，是一类免疫治疗的新药。主要的作用机制是阻断PD-1和PD-L1之间的相互作用，因为这两个蛋白质的相互作用，会帮助恶性肿瘤逃脱免疫系统的追杀，是典型的“金蝉脱壳”。PD-1/PD-L1抗体，通过阻断这种“欺骗的伪装”，促进患者自身的免疫系统杀伤肿瘤。

简单来说，肿瘤细胞为了逃避人体免疫的追杀，在自身表面产生了一种PD-L1蛋白，相当于一个假的“良民证”。这个蛋白质与免疫细胞表面的PD-1蛋白相结合，就会让人体免疫系统产生“这是良民”的错觉，从而放过肿瘤细胞，任其疯狂繁殖。

通过使用PD-1/PD-L1抑制剂，使得肿瘤细胞的“良民证”失效（如下图）。这样肿瘤细胞就会被免疫细胞果断识破，对其持续围剿，从而达到病情缓解甚至治愈。

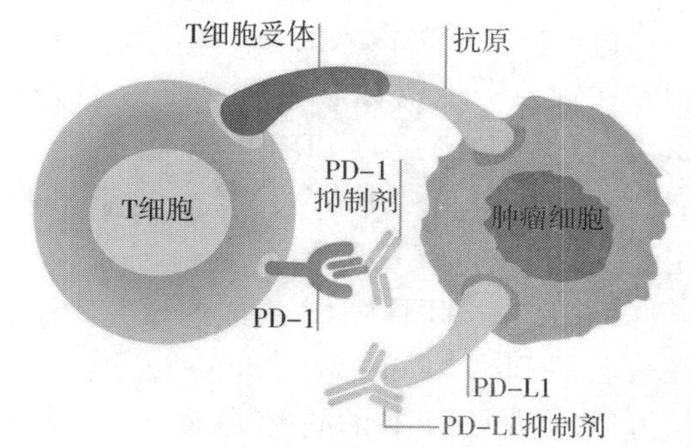

二、PD-1/PD-L1是“万灵神药”吗？——筛选患者是最大难题

肿瘤免疫治疗已成为继手术、化疗、放疗、靶向治疗后肿瘤治疗领域的又一重要手段。但PD-1/PD-L1抑制剂在临床实践中却面临很多的问题，如治疗周期长，进口药物费用高昂（美国的治疗费用约15万美元/年，相当于人民币近100万元）。中国目前一年的费用在50万元人民币左右。贵也就算了，关键是——还不是对每个患者都有效！

针对大部分实体瘤，PD-1抗体的有效率为10%～50%。用在不合适的人身上，不但不能缓解病情，还可能延误病情，造成疾病进展。因此，全世界科学家、医生和患者最关心的问题是：“神药”在手，到底如何筛选合适的患者。

三、如何判断谁是“幸运儿”？——生物标志物是最快速直接的手段

生物标志物（biomarker）作为最直接快速有效的检测手段，为了让患者能得到准确有效的治疗，生物标志物就担起了筛选患者、分类患者的重担，准确找出有药物响应的患者，让他们尽早接受最好的治疗。

目前研究较为深入的与 PD-1 抗体疗效相关性较大的生物标志物主要是：① PD-L1 阳性表达情况（PD-L1 伴随诊断）；②肿瘤突变负荷（TMB）；③微卫星不稳定性（MSI）；④EB 病毒（EBV）。

近期，由韩国科学家组成的研究团队，在著名期刊《Nature Medicine》发表了一篇可以写进教科书的胃癌免疫治疗研究成果[1]。

他们在每个患者身上把这几个生物标志物：PD-L1、MSI、TMB、EBV 都仔仔细细全测了一遍。结果发表在影响因子 32.621 的重量级期刊《Nature Medicine》上。不同的生物标志物给出了非常不同、但又非常有意义的结果。

四、筛选“幸运儿”的标志物有哪些?
——这些标志物都很优秀

1. PD-L1

PD-L1 是一种在肿瘤细胞表面表达的蛋白质，而免疫 T 细胞的表面表达 PD-1 蛋白。

神奇的免疫治疗其实就是通过单克隆抗体保护 PD-1，因此，PD-L1 蛋白高表达的肿瘤细胞无疑就是免疫治疗的靶子。现在这是最热的免疫治疗标志物。

相关临床研究表明，PD-L1 的表达与 PD-L1/PD-1 抑制剂的疗效相关，随着 PD-L1 表达升高疗效增加，疾病控制时间延长，而且预后改善。现已开展的很多关于 PD-L1 检测的临床试验表明，PD-L1 表达阳性对预测免疫治疗在非小细胞肺癌、黑色素瘤、胃癌、食管鳞状细胞癌等多瘤种的疗效上都起到重要作用。

2. MSI

微卫星不稳定性（microsatellite instability，MSI）也是明星生物标志物之一，微卫星序列（microsatellite，MS）在真核生物基因组中约占 5%，是基因重组和变异的来源。

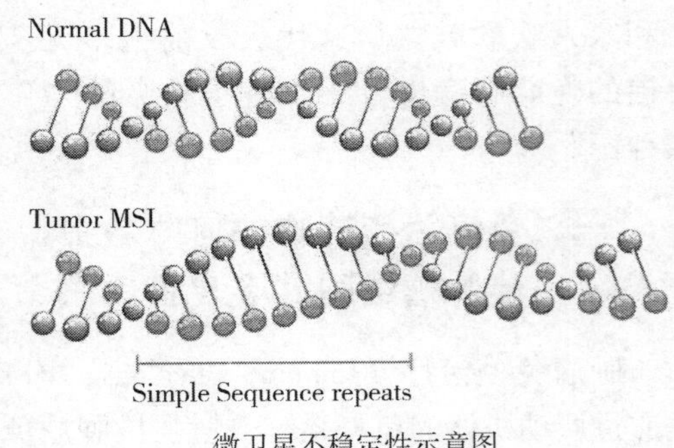

微卫星不稳定性示意图

MSI 便是由于在遗传物质复制过程中，各种错误的累积所致。肿瘤细胞的 DNA 突变多表现在微卫星序列异常，免疫细胞一眼就看出来有问题。

MSI 最大的问题是应用很少，只有在很少的癌种很苛刻的条件下才能使用，而且对于样本要求很高，很多时候需要手术或穿刺。

3. TMB

肿瘤突变负荷（tumor mutation burden，TMB）是肿瘤组织每兆碱基中突变的数目。原理和 MSI 非常相似，只不过突变不在 MS 上，而在全基因组之中。

因此，TMB 高也是预测使用 PD-1 抗体是否有效的一个重要生物标志物。

只是 TMB 检测更昂贵，而且检验标准非常不统一。而且不同癌种的 TMB 水平也很不一样。另外年龄也是一个很大的影响因素，年龄越高 TMB 越高，会影响正常值。

4. EBV

EB 病毒（Epstein-Barr virus，EBV）

是文献中新推荐的标志物。EBV 是鼻咽癌和胃癌中经常出现的外来入侵者。病毒的 DNA 会插入到人细胞 DNA 基因组序列中，导致细胞增殖异常。

五、“明星标志物”的评价指标都有哪些？——既要“挑得出”也要“挑得准”

“明星标志物”可不是这么好当上的，得经过重重指标的考验，仅凭 ORR（Overall Response Rate，总体反应率）还不能判断，还得靠敏感性、特异性统计学指标来统一评价。

敏感性、特异性，主要反映诊断标志物预测的能力，是一个标志物准或者不准最直接的评价标准，主要用于从已经确定是癌症患者的群体中，挑出可能有药物响应的那部分。

敏感性是“挑得出”，特异性是“挑得准”。

根据文献中提供的 PD/SD/PR/CR 的四种患者用药效果，我们计算每一个生物标志物的敏感性和特异性，得出：

PD-L1 的敏感性 = 100%，特异性 = 63.16%

EBV 的敏感性 = 40%，特异性 = 100%

MSI 的敏感性 = 40%，特异性 = 97.62%

TMB 的敏感性 = 42.86%，特异性 = 94.87%

PD-L1 的敏感性是满分——“挑得出”意味着每一个用药有效的患者都被 PD-L1 这个标志物挑出来了。而其他标志物的敏感性都在 40% 上下，意味着有 60% 的有效患者被预测为无效，让大部分用药有效患者失去用药的宝贵机会。

当然另外 3 个生物标志物也有优点，特异性高意味着“挑得准”，挑出来阳性的患者都是对药物有反应的，没有误挑出来的。但是和漏诊使患者失去了用药的机会相比，宁愿多挑出一些也不能漏过。

PD-L1 的敏感性 100%，患者不会漏诊，大大提高了药物的有效性，是优秀的生物标志物。

六、PD-L1 药物如何脱颖而出？——“瑜亮之争”奠定江湖地位

当默沙东公司开始启动肺癌临床项目时，他们觉得自己已落后 BMS（百时美施贵宝）好几年了，他们获得快速批准的机会只能是在一线治疗中展示出非常好的响应率。如何实现这一目标是一大挑战，他们决定求助于新的生物标志物——PD-L1 的阳性表达。施贵宝则更看重另一个标志物 TMB，与 TMB 不同，PD-L1 是 PD1 的天然配体，是药物的作用位点。

默沙东团队希望通过选择具有高水平 PD-L1 的肿瘤患者达到提高疗效的目标。这次他们的策略成功了，科学战胜了商业利益。

在一项名为 Keynote-024 的开放Ⅲ期临床试验中，PD-L1 表达 > 50% 的非小细胞肺癌患者中，和化疗相比，Keytruda（默沙东公司的抗 PD-1 药物）降低了 50% 的疾病进展风险和 40% 的死亡风险。Keytruda 相比化疗，PFS（无进展生存期，12.5 *vs* 6 个月）和 OS（总生存期，30 *vs* 14.2 个月）都有显著提高！

而施贵宝的临床试验由于选择了错误的标志物宣告失败。这场 BMS 和默沙东之间的“瑜亮之战”奠定了 PD-L1 蛋白标志物伴随诊断的王牌江湖地位。默沙东之后的多个癌种的临床试验都在依据 PD-L1 的阳性表达而展开，据最近的一项美国主流医生的调查结果，在非小细胞肺癌的一线

治疗前，73%的医生非常愿意（very likely）选择PD-L1检测，27%的医生很愿意（likely）选择PD-L1检测，不选择检测的医生比例是零。

而如今PD-1作为一个可以对应于多种癌种，并有显著治疗效果的药物，已经得到了美国FDA的审核，PD-L1非小细胞伴随诊断被收入美国国立综合癌症网络（National Comprehensive Cancer Network，NCCN）临床实践指南之中，NCCN是临床医生人人必读的指南，临床诊断和治疗常以指南内容为“金标准”。

七、PD-L1缺点如何克服？——肿瘤捕手可精准挑出获益人群

目前病理上PD-L1检测虽然有效，但还不是完美的。有以下几个缺点：

不够标准化：病理的判读还是过于依赖病理医生的个人经验。

假阴性：越来越多的数据证明，IHC的结果有比较多的假阴性，尤其在活检穿刺的样品。由于PD-L1表达在组织上的空间异质性，穿刺样品由于组织量的局限，经常导致假阴性。

无法取得组织：约有40%的患者因为不愿意，或者实际操作的原因，都获得不到组织样本。

即使有了组织样本，由于时效性以及取样痛苦性，不能经常获得动态、实时的数据。

针对这一问题的解决方案就在于液体活检。利用灵敏的液体活检CTC检测技术，可以检测出游离于外周血中的肿瘤细胞，再进行分析，就精准可以测出CTC上的PD-L1表达。比如中科院的肿瘤捕手CTC PD-L1伴随诊断技术，应用准确定量的纳米医学免疫荧光技术，可以做到更精准的PD-L1表达分析，从而挑出获益人群。[2]

这个技术只需抽血，就可以指导患者是否需要采用“抗癌神药”，可重复检测，具有高灵敏度、高特异性、操作简便、动态实时的优点，把PD-L1伴随诊断技术推向了新的高度。

在2018年ASCO会议上，肿瘤捕手团队发布了和恒瑞、信达等中国药企合作的PD-1药物在消化道肿瘤临床试验结果，显示CTC PD-L1伴随诊断检测与药物具有高相应，可以将平均不到20%的反应率提升到64%。

科学就是这样，不断进步，不断前行。目前国际上，利用CTC PD-L1伴随诊断（Companion Diagnostics）细分患者群体，确定最佳治疗策略，有助于将PD-1/PD-L1药物推向一线，推向更早期，这就是肿瘤患者真正春天的到来。

参 考 文 献

[1] Kim ST, Cristescu R, Bass AJ, et al. Comprehensive molecular characterization of clinical responses to PD-1 inhibition in metastatic gastric cancer. Nature Medicine, 2018.

[2] Yue C, Jiang Y, Li P, et al. Dynamic change of PD-L1 expression on circulating tumor cells in advanced solid tumor patients undergoing PD-1 blockade therapy. Oncoimmunology. 2018.

（来源：新媒体）

❖肿瘤放射治疗❖

肿瘤放射增敏剂的研究进展

王静云　苏　瑗　李远航　刘翠花
张新强　董新宇　王志成　申延男

吉林大学公共卫生学院国家卫健委放射生物学重点实验室 长春 130021

【摘要】 放射治疗（RT）可增强对肿瘤组织的损伤，减少对健康组织的不良反应，因而在许多肿瘤的治疗中获得巨大的效益，但仍存在一些问题。为此，应用放射增敏剂，通过加速 DNA 损伤和产生自由基，可进一步增强对肿瘤组织损伤，促进 RT 的良性发展。目前，已经研究了几种策略来开发高效低毒的放射增敏剂。在本综述中，重点介绍放射增敏剂的最新进展，包括小分子、大分子和纳米材料。首先，基于自由基、假底物和其他机制对小分子进行了阐述。然后，阐述纳米材料，如纳米金属材料，特别是具有可变表面工程和良好的动力学特性的金基材料，已经成为有前途的放射增敏剂。最后，阐述新兴的大分子在放疗中显示的显著优势，可以与生物疗法以及药物递送相结合，达到治疗的目的。通过对上述放射增敏剂进一步深入研究，将会加速放射增敏剂的可持续发展。

【关键词】 肿瘤放射增敏剂；大分子；纳米材料；小分子

放射治疗（RT）是杀死或控制肿瘤的一种方法，通常将其与其他治疗方法相结合治疗肿瘤，如手术、化疗或免疫治疗。根据多种因素，特别是肿瘤的放射敏感性，RT 可以用于主要治疗或辅助治疗[1]。当某些肿瘤在早期阶段治疗时，如大多数淋巴瘤、喉癌、前列腺癌或宫颈癌，以及某些类型的中枢神经系统肿瘤，通过 RT 可能治愈这些肿瘤[1]。通常，RT 是一种电离辐射（IR）的治疗方式，是指高能光子辐射，如 X 射线和 γ 射线，以及粒子辐射，包括 α 或 β 等粒子、碳离子、电子、质子或中子束[2]。所有这些辐射类型都可用于实现治疗目标以满足不同的临床需求。RT 的基本原理是其与肿瘤细胞内物质的相互作用。IR 可以通过直接或间接作用产生效应。在直接作用的情况下，IR 损害生物分子，如蛋白质和类脂，特别是 DNA。DNA 是 IR 的最重要的效应物，并且可以被破坏从而导致细胞分裂和增殖的终止，甚至细胞坏死或凋亡。间接作用通过自由基破坏生物分子，主要是活性氧（ROS），其主要来源于水的辐解产物。ROS 具有不成对的电子，并且可以通过化学反应损害生物分

通信作者：申延男，吉林省长春市新民大街 1163 号，130021

子，如抽氢反应、加成反应、歧化和电子俘获反应；可能会导致生物分子的结构损伤，如DNA的单链断裂（SSB）或双链断裂（DSB）以及DNA-DNA或DNA-蛋白质的交联，导致细胞死亡[3,4]。ROS通过破坏生物分子和激活相关信号通路来增加肿瘤细胞的凋亡[5]，从而在RT中发挥关键作用。氧具有两个不成对的电子，并且是放射增敏剂的原型，可以归类为自由基，它可以迅速添加到许多其他自由基中，巩固生物分子的病变，产生新的活性自由基，并促进链式反应。

氧张力和其他微环境因素可影响RT的效果。大多数具有低氧分压（缺氧）的实体肿瘤通常比良好氧合的肿瘤（含氧量正常）更具放射抗性，并且需要更高剂量的IR用于治疗[6]。高剂量的IR意味着对正常组织的更多的不良反应。为了最大限度地减少正常组织暴露的同时，向肿瘤细胞提供最大剂量，近年来已经进行了一些改进，如近距离放射治疗[7]、调强放疗[8]、图像引导下放疗（IGRT）[9]和立体定向放疗[10]。此外，已建立符合5Rs原则（再氧合、再修复、再分布、再增殖和内在放射敏感性）的分次方案，以加强治疗效果[11]。

尽管上述技术极大地促进了RT，但仍然存在许多障碍，如肿瘤干细胞、肿瘤异质性、血管生成和血管发生、代谢改变和并发症，这使得难以单独使用RT来治愈肿瘤[12]。克服这些障碍的一种方法是通过引入放射增敏剂来增加RT的效果，本文所综述的放射增敏剂是具有增强肿瘤细胞放射敏感性能力的分子/材料。

放射增敏剂领域的专家Adams将放射增敏剂分为以下五类：①抑制细胞内硫醇或其他内源性辐射防护物质；②通过放射增敏剂的辐解形成细胞毒性物质；③生物分子修复的抑制剂；④可以掺入DNA中的胸腺嘧啶类似物；⑤具有亲电能力的氧模拟物。该分类基于DNA损伤和修复的机制，并指出了早期放射增敏剂的方向，促进了多种放射增敏剂的开发，甚至一些药物已经在临床中使用。此外，其他技术也为放射增敏剂的发展注入了活力。随着纳米技术的发展，出现了具有良好的放射增敏作用和代谢特性的纳米材料。已经不断发现用于放射增敏的生物技术药物，如miRNA。所有这些进展都拓宽了该领域的范围，促进了放射增敏剂的发展[13]。在本综述中，重点介绍该领域的进展，分析了出现的主要障碍，并提出了有希望的发展方向。基于这些结构，将放射增敏剂分为三类，即小分子化合物、纳米结构和大分子，以进一步阐明其作用机制。

一、小分子化合物

氧是众所周知的放射增敏剂，利用其电子亲和力通过损伤固定机制而起作用。以自由基为起点开发的一些化学物质已显示出有希望的前景，或已在临床上使用。随着对放射抗性分子机制的更好理解，已经揭示了与放射敏感性相关的信号转导通路，导致作为放射增敏剂影响该通路药物的开发。其他策略，如假底物和缺氧诱导的细胞毒素也已被开发利用。

（一）氧及其模拟物

通常，常规RT的治疗效果通过水辐射而产生自由基的间接作用实现，然后，破坏生物大分子。由自由基引起的生物分子损伤可以通过还原剂修复，如含有硫醇的谷胱甘肽（GSH），硫醇是一种中和细胞内自由基的给电子基团。如果存在氧，它将固定损伤，提高RT的疗效，并且氧模拟物（主要是含硝基的化合物）具有类似的作用。修复和固定功能可以通过以下公式简单解释：

R · + HS^-→损坏修复→细胞存活 + R · + O_2→损伤固定→细胞死亡

其中，R · 代表生物分子的基团，HS^-代表硫醇。在大多数，常见类型的实体肿瘤中发现的缺氧（低氧）区域极大地限制了 RT 的效果。因此，氧及其模拟物可用作放射增敏剂[6,14]。

用作放射增敏剂的氧的模拟物主要是含具有电子亲和力的硝基化合物，并且能够以类似于氧的方式固定由自由基引起的生物分子损伤。电子亲和放射增敏剂的原型是硝基苯，然后研究重点转向硝基咪唑，并发现或合成了相当多的衍生物。其中最早开发的化合物之一是米索硝唑，为一种2 - 硝基咪唑，在几乎所有的小鼠实体肿瘤中都显示出放射增敏作用。然而，研究结果在大量临床试验中并不是阳性，可能是因为其亲脂性引起的剂量限制性毒性作用，导致渗入神经系统的阴性后果。进一步努力改善硝基咪唑的药代动力学性质，如增加亲水性和引入特定基团，以减少周围神经病变和增加缺氧细胞的摄取。与米索硝唑相比，依他硝唑具有更好的亲水性，因为它的侧链被羟基修饰。哌莫硝唑具有肿瘤特异性，因为它含有哌啶，具有碱性，可以通过正常组织和肿瘤细胞之间的 pH 梯度而进入肿瘤部位。这两种化合物的毒性都小于米索硝唑，但在临床试验中没有显示出有益的效果。硝基咪唑类是在氧模拟物和碳酸酐酶抑制剂同时发挥作用的新化合物的背景下发展起来的，并重新成为缺氧成像的有用诊断探针[15-17]。

一些其他硝基化合物已被用于缺氧放射增敏。尼莫拉唑是一种 5 - 硝基咪唑，被发现在几项试验中有效。在丹麦，该化合物已被推荐用于头颈癌的治疗，尤其是血浆中骨桥蛋白含量高的患者，并在 EORTC 国际中进一步探讨。最初用作火箭燃料成分的二硝基氮杂环丁烷 RRx-001 被发现是一种有效的低毒性放射增敏剂，目前正在临床试验（NCT02871843）中进行评估。

利用氧及其模拟物通过“自由基损伤”改善 RT，这正是常规 RT 的基础，也是开发放射增敏剂的良好出发点。虽然在这一方向上取得了很大的进展，但仍存在一些阻碍临床转化的障碍，如硝基和高氧的不良反应及缺乏结构类型、可选的具有“氧效应”的活性基团和肿瘤特异性等。除了进一步改进结构，以改善疗效和药代动力学外，还应将更多的精力集中于低氧特异性细胞毒素和作用于辐射敏感性相关通路的化学物质。

（二）缺氧特异性细胞毒素

一些芳香族氮氧化物、脂肪族氮氧化物、醌、过渡金属配合物和被定义为生物还原剂的硝基化合物引起了极大的关注。由于它们对缺氧细胞的优先细胞毒性，使得它们与 RT 具有协同作用。这些化合物中最突出的一种是替拉唑胺（TPZ），在临床试验中显示出活性。TPZ 被还原为一种代谢产物，作为一种自由基，比其母体药物更具反应性，然后在低氧环境下导致DSB、SSB 和碱基损伤。TPZ 的类似物SN30000 具有更好的扩散性能，正在研发中。SN30000 可以在缺氧条件下被二黄素还原酶代谢，其毒性代谢物可以增强 RT效应[18]。AQ4N 是脂肪族氮氧化物的代表，通过细胞色素 P450 同工酶或一氧化氮合酶2A，在氧敏感的双电子还原中被还原，导致 AQ4 的形成。AQ4 是一种细胞毒性化合物，具有高 DNA 亲和力，可以促进 RT 的作用。AQ4N 在临床前研究中显示出显著活性，而其临床试验（NCT00394628）处于未知结果。具有电子亲和力和还原活性的硝基咪唑，如 RSU1069 及其前体药物

RB6145 也显示出前景，从而扩大了候选药物的范围。

（三）化学放射增敏剂的其他进展

其他类型的化学放射增敏剂，如假底物，影响细胞信号传导的化学物质，靶向递送系统和抑制辐射防护物质的化学物质，也已经取得了一些进展，有些正在进行临床前评估。

对于假底物，其基本原理是进行 DNA 合成的细胞无法有效区分胸腺嘧啶及其卤化类似物，如溴脱氧尿苷（BrUdR）或碘脱氧尿苷（IUdR）。因此，假底物被结合到新合成的 DNA 中并破坏其功能，导致细胞死亡。在 RT 的背景下，BrUdR 结合、DNA 链断裂和克隆存活之间存在相关性。近年来，更多的研究集中在氟类似物上，尤其是 5－氟尿嘧啶（5-FU）、5-FUdR、吉西他滨（2′，2′－二氟－2′脱氧胞苷），5-FU 的前药，卡培他滨，并有理论研究揭示了 5-卤代脱氧尿苷在放射增敏中的作用机制[19]。

有研究发现，与凋亡、转移、DNA 修复、蛋白质降解和其他过程相关的多种信号传导通路对 RT 的疗效有影响。调节重要通路的化学物质，如 DNA 修复抑制剂和细胞凋亡激活剂，能够增强 RT。一些化学物质，如 RSU1069，具有双重或多重作用，因此不仅可以通过"氧效应"，而且通过它们对信号通路的影响（如抑制 DNA 修复）使细胞致敏。随着放射抗性机制研究的发展，发现多种信号通路与放射敏感性相关，为放射增敏提供了更多的靶点，如 HDAC4、MDM2、c-MET-PI3K-Akt、PI3K-Akt-mTOR、CSF1R、Wnt、ADAM17、MAPK、RAD51、a3 整合素和整合素 a6/Akt/Erk。一些相关药物正在开发中，如热休克蛋白 90（HSP90）的抑制剂 TAS-116 在 X 射线和碳离子辐射的情况下显示出有利的放射增敏作用[20]。HDAC4 敲低和 HDAC 抑制剂均可增强 IR 诱导的细胞死亡并减少 DSB 的修复，导致 RT 对肝细胞癌细胞的疗效增加[21]。AMG232 联合 IR 可通过抑制 MDM2 显著抑制小鼠模型肿瘤的生长[22]。BKM120 可通过靶向 PI3K-Akt 通路使肝细胞癌敏感[23]。BEZ235 是一种双重 PI3K-mTOR 抑制剂，可以增强结直肠癌细胞的放射敏感性[24]。所有这些研究都强调了进一步研究放射敏感性机制的潜在益处。

能够在肿瘤细胞内进行辐射防护的物质，如 GSH，会影响 RT 的疗效。因此，抑制这些辐射防护物质是放射增敏的可操作策略。一些放射增敏剂，如氧及其模拟物，与硫醇具有反应性，导致肿瘤细胞中还原剂的消耗。消耗细胞内硫醇的另一种方法是抑制它们的生物合成，并且应用 L-S-丁硫氨酸亚砜亚胺耗尽细胞 GSH 并增强 RT。MnOC-2-PyP 以过氧化氢介导的方式调节硫醇氧化，显示出增加人前列腺癌细胞中 RT 疗效的可能性。氧化还原酶，如超氧化物歧化酶（SOD）、谷胱甘肽还原酶和硫氧还蛋白还原酶，清除超氧化物和羟基自由基并抑制超氧化物诱导的 DNA 链断裂，导致 RT 的疗效降低。因此，通过抑制剂抑制肿瘤细胞中的这些酶应该是放射增敏的策略。化学放射增敏剂是放射增敏的第一种策略，并且在不断发展。临床试验中正在研究几种化学物质，可能会在未来产生更多选择，并为进一步研究提供指导。表 1 总结了用于放射增敏的小分子化合物在进行的临床试验。

表1 正在进行的放射增敏剂的临床试验

识别码	药物名称	癌症类型	肿瘤分期	实验进行时间
NCT02757651	过氧化氢	乳腺癌	Ⅰ/Ⅱ	2017.1
NCT01850563	高压氧	脑转移	相关标准证实	2013.5
NCT01880359	尼莫唑	HNSCC（人类乳头瘤病毒阴性）	Ⅲ	2014.7
NCT00301379	5-FU	胆管癌	Ⅲ	2005.8
NCT02189109	NVX-108（全氟化碳十二氟戊烷）	多形性胶质母细胞瘤	Ⅰ	2014.5
NCT02229656	奥拉帕尼	头颈部肿瘤	Ⅰ	2014.2
NCT02363829	奈非那韦	子宫颈癌	Ⅰ	2015.2
NCT01781403	替莫唑胺	直肠癌	Ⅰ	2013.5
NCT02724618	姜黄素	前列腺癌	Ⅱ	2016.3
NCT01068327	奈非那韦甲磺酸盐	Ⅲ期胰腺癌	Ⅰ	2007.11
NCT01684904	紫杉醇	食管癌	Ⅱ	2012.7
NCT03066154	多西他赛	前列腺肿瘤	Ⅰ	2016.9
NCT02871843	RRx-001	胶质母细胞瘤	Ⅰ	2017.2
NCT03101995	吉西他滨	宫颈癌	Ⅱ	2017.7

除了传统的“自由基损伤”相关药物外，对放射敏感性相关通路的研究为放射增敏提供了新的靶点。相应的药物对肿瘤表现出更高的特异性，并显示出更好的疗效。其他研究方向，如引入假底物和消耗还原剂也是有希望的。小分子药物易于修改，并具有全面的评估系统，包括临床前和临床试验的原则，有助于快速评估。小分子放射增敏剂的设计和筛选应考虑药代动力学及药效学，以改善药物成药性。引入计算机辅助设计和虚拟筛选等新方法将加速放射增敏剂的开发。此外，新兴的纳米结构和大分子开拓了新的领域，并显示出开发放射增敏剂的良好前景。

二、纳米结构

纳米技术的引入为放射增敏剂的发展提供了动力和广阔的视野，特别是具有高原子序数（Z）值的重金属纳米材料，由于其具有吸收、散射和发射辐射能量的特性，近年来显示出作为放射增敏剂的前景。对于小于肾滤过阈值（水动力直径，HD，<5.5nm）、可通过泌尿系统快速清除的纳米材料，在体内具有降低积累毒性的应用前景。此外，良好的动力学特性、快速的分布和低毒性使得金、银纳米颗粒/纳米团簇等金属纳米材料成为有前途的候选材料。

（一）纳米结构金属

金纳米材料在各种肿瘤中表现出良好的放射增敏作用，具有令人满意的化学稳定性，高生物相容性和低毒性[25]。同时，其他高原子序数金基纳米材料，如银纳米粒子和双金属纳米粒子，也已被研究之中[26]。

纳米材料在IR和细胞内所有阶段和水平（包括物理、化学和生物学方面）分子相互作用，以提高RT的疗效[27]。在物理过程方面，高原子序数纳米材料具有吸收IR和发射次级电子的强大能力，导致局部剂量增强，主要是通过康普顿散射或光电效应起作用。康普顿散射是带电粒子（通常是电子）对光子的非弹性散射，是RT中最重要的相互作用之一。它通过与电子碰撞导致入射光子的能量减少，因此可以在局部位置沉积IR能量。对于光电效应，某个原子壳内的电子吸收入射IR的能量，并被射出以电离周围的生物分子。这些效应以及其他效应，如俄歇电子和电子对的产生以及相干散射，使高原子序数纳米材料能够增加肿瘤部位的IR剂量。

ROS，增加氧化应激并通过化学相互作用与DNA结合。前者的机制归因于纳米材料表面的催化活性。虽然金本身是惰性的，但金纳米颗粒在表面表现出很强的催化活性，在IR照射下可增加ROS的生成。特别是表面积$<5nm^2$的金纳米颗粒，能够将电子从表面供体基团转移到O_2中生成超氧化物自由基。金纳米颗粒表面积大，导致活性氧产量高，氧化应激水平高，辐射增敏效应强。除了增加ROS的产量外，金纳米颗粒还表现出通过直接结合使DNA敏化的能力，特别是当金纳米颗粒带正电荷时，这有助于它们与带负电荷的DNA结合。

对高原子序数纳米材料的生物学机制进行了广泛的研究，并提出了细胞周期效应、DNA修复抑制和旁观者效应等几种理论来说明放射增敏的生物学过程。细胞周期是影响放射敏感性的重要因素，因为大多数细胞在S晚期具有放射抗性，在G_2晚期和M期具有放射敏感性。因此，可以利用细胞周期的调节来增强RT的效果。金属纳米粒子可以改变细胞周期阶段，然后改善放射敏感性[28]。

IR诱导的DNA损伤发生，如SSB、DSB和碱基损伤，而肿瘤细胞通过修复这些病变来努力生存。因此，抑制DNA修复可以是放射增敏的有效策略。金属纳米材料可以抑制IR下的DNA修复，这是其放射增敏作用的重要机制。处理中的肿瘤细胞释放细胞因子、miRNA、ROS和其他信号分子，并使周围细胞响应相似，这被称为旁观者效应。金属纳米材料能够介导旁观者信号，并且已经建立了数学模型来解释这种机制，表明它是金属纳米材料放射增敏中的关键作用[29]。

（二）纳米结构化合物和药物输送系统

除金属纳米材料外，一些化学放射增敏剂已被制成纳米制剂，改善了它们的药代动力学特性，增强了它们在肿瘤部位的富集，并提高了它们的作用。

纳米输送系统是一种通过将放射增敏剂运送到肿瘤部位来实现药物定向的有效方法，已引起了研究者广泛的兴趣，近年来取得了进展。该策略通过阻断细胞周期，改善氧合作用和金属本身的剂量沉积效应，将载于空心氧化钛纳米壳中的化学放射增敏剂、氧载体、siRNA和过氧化氢酶等传递到肿瘤部位，进行放射增敏[30]。此外，纳米系统还可以将^{225}Ac（释放α粒子）[31]、^{131}I[32]和^{125}I[33]等放射性粒子精确地送到肿瘤部位，进行近距离放射治疗。结合纳米载体的辐射增敏效应，该方法具有广阔的应用前景。纳米材料的分布可以通过与射线或与壳层结合的磁离子来监测，这为图像引导下的增强RT提供了一种方案[30]。纳米材料，如金纳米颗粒和脂质体，通过靶向分子作为传递系统进行功能化，并已显示出良好的结果。

尽管纳米放射增敏剂研究取得了令人鼓舞的进展，但临床转化仍然是一项挑战。影响临床转化的因素有很多，如纳米制剂的性质（大小、形状、表面涂层和功能化）、辐射源和能量的选择以及治疗指征的选择。主要障碍可能是存在的长期毒性。体液中的稳定性是影响纳米结构成药性的另一个关键因素。与体液中的生物分子的相互作用可能使纳米结构不稳定，尤其是纳米颗粒和纳米团簇可能通过破坏静电排斥力或交换表面配体而导致聚集。聚集会改变药代动力学和细胞反应，甚至会产生堵塞血管等不良反应。因此，在设计纳米放射增敏剂时应考虑几个因素，大小是最重要的决定因素。具有高比表面积的小尺寸高原子序数纳米颗粒具有较高的催化活性，能够产生更多的 ROS，比大尺寸的纳米颗粒具有更好的辐射增敏效果。特别是带正电荷的小纳米粒子具有静电结合带负电荷 DNA 的能力。HD <5.5nm 可被肾清除的纳米材料具有更好的药代动力学，在肿瘤细胞中富集。此外，纳米结构的表面可以通过使用生物相容性材料，如聚乙二醇进行改性，以提高其在体内的稳定性。利用纳米材料表面的靶分子进行功能修饰可以实现肿瘤靶向富集，是一种很有前途的纳米放射增敏剂设计策略。综上所述，合理的设计有助于开发生物相容性纳米放射增敏剂，促进临床转化。

三、大分子

除了化学放射增敏剂和纳米放射增敏剂外，大分子如 miRNAs、蛋白质、多肽和寡核苷酸也具有调节放射敏感性的能力，并已被探索开发出放射增敏剂。

（一）MicroRNAs

miRNA 是一类内源性小的非编码 RNA（约 22 个核苷酸），是转录后水平基因表达的重要调节因子。已经表明，特异性 miRNA 可用于改善 RT 疗效。一些 miRNA 被发现与多种肿瘤细胞的放射敏感性相关，并且在抗性亚群中被下调。因此，这些 miRNA 可以在上调或给药后增加 RT 的疗效。此外，肿瘤细胞中一些 miRNA 的过表达会降低放射敏感性。在这种情况下，miRNA 可以用作靶标，需要下调以增强 RT 效应[34]。研究发现，miR-205 在放射抗性乳腺癌细胞中下调，并通过靶向锌指 E-box 结合同源框 1（ZEB1）和泛素耦联酶 Ubc13 来提高异种移植模型中的放射敏感性[35]。miRNA-34a 通过影响 53BP1 介导的 DNA 损伤反应和 p53 非依赖性途径增加 DNA 损伤和有丝分裂突变。因此，miR-34a 可用于增强 RT 效应[36]。miR-1284 在肝细胞癌中的过度表达通过调节 Sp1 转录因子增加了放射敏感性[37]。miR-203 是与癌症发生和发展相关的重要 miRNA，其过度表达并下调了与 DNA 修复相关的多种途径，如 Akt 和 JAK/STAT3，并显示出增强人肿瘤细胞系放射敏感性的潜力[38]。miR-9 被发现能够通过靶向 NRP1 来增强放射抗性 A549 细胞的 RT[39]。miR-153 显示出通过靶向 Nrf-2/GPx1/ROS 途径能降低胶质瘤干细胞的放射抗性的潜力[40]。其他 miRNA，如 miR-15、miR-214、miR-145、miR-381、miR-449a 和 miR-200c，也通过影响不同的信号传导途径而增强 RT 效应。生物信息学和分子克隆技术的发展加快了 miRNA 表达谱分析和过表达或抑制的研究。因此，寻找与肿瘤放射敏感性相关的 miRNA 成为开发放射增敏剂的有效策略。

（二）蛋白质和多肽

除了与 RT 同时使用的抗体药物之外，已经进行了大量努力来探索用作放射增敏剂的蛋白质和肽。蛋白质，如抗体和短肽，对肿瘤细胞上过表达的抗原和受体表现出高亲和力。例如，表皮生长因子受体靶向抗体 SYM004 通过下调 MAPK 信号通过抑制 DSB 修复和诱导细胞凋亡而显示对肿瘤细胞的放射增敏作用。单克隆抗体 AIIB2 通过抑制 b1 整合素，然后抑制 DSB 修复，显示出对 HNSCC 的放射增敏作用[41]。此外，蛋白质可用于输送药物或治疗放射性核素（用于近距离放射治疗）[42]。携带用于近距离放射治疗的放射性核素的肽已经发展成一种名为肽受体 RT 的策略[43]。研究发现，血清中的蛋白质和肽，如 C-反应性肽、HSP 和对氧磷酶-2，与放射抗性有关，可用作 RT 的生物标志物和靶标[44]。HSP-70 和 HMGB1 对巨噬细胞抑制蛋白-1a 的突变衍生物 ECI301 也有辅助作用，增强 RT 的远期效应[45]。其他蛋白质，如 DZ1 和 NKTR-214，也可以提高 RT 的疗效[46]。此外，靶向蛋白可以作为药物传递系统，丰富肿瘤细胞中的放射增敏剂。

（三）寡核苷酸和 siRNA

易于设计和合成的寡核苷酸在调节基因表达中起重要作用，反义寡核苷酸作为放射增敏剂被广泛应用。siRNA 是一种长度为 20 ~ 25 个碱基对的双链 RNA。siRNA 在转录后通过互补结合和降解 mRNA 来干扰特定基因的表达。因此，siRNA 可以通过沉默与放射抗性相关的基因来增强 RT 效应。通过环状二核苷酸激活干扰素基因模拟物（STING）可以增强胰腺癌放疗的疗效。因此，核苷酸被证明是一种潜在的放射增敏剂。针对人端粒酶逆转录酶的硫磷酸化修饰的反义寡核苷酸（PS-ASODN）显示出在肝癌中促进 RT 的能力[47]。一种靶向反义寡核苷酸（BR-1）使人类肿瘤细胞对 RT 更敏感的新型 BRCA2，也揭示了寡核苷酸在放射增敏中的潜力。抑制 caspase 活化并导致细胞凋亡负调控的生存素被 siRNA 下调，导致 HNSCC 的放射敏感性增强[49]。siRNA 介导的 HuR（一种与抗 RT 抗性相关的 mRNA 结合蛋白）敲低，可以引起氧化应激和 DNA 损伤，从而导致放射敏感性的增强[50]。

大分子药物比小分子药物具有更好的特异性和更少的靶外效应，并易于设计和生产。生物信息学、分子克隆等大分子调控技术的发展有助于解决免疫原性、稳定性等大分子调控障碍。因此，大分子在放射增敏剂的开发中具有广阔的应用前景。

结语

从最早的“自由基损伤和固定”策略到基因调控，从化学物质到纳米材料，放射增敏剂已经发展了几十年。一些放射增敏剂已经用于临床，一些还处于临床前阶段。用于探针的标记放射增敏剂的开发，如用于正电子发射断层扫描（PET）、磁共振成像和 CT 的放射性核素和造影剂，已经在 IGRT 中取得了很大进展，并且有希望作为增敏剂，可用于肿瘤诊断和治疗的药物。研制放射增感剂的新方法已显示出希望，特别是纳米技术为研究和开发理想的放射增敏剂提供了一个新的机会。纳米材料具有合成方法成熟、细胞毒性低、生物相容性好和功能化容易等优点，在放射增敏方面具有广阔的应用前景。对放射敏感性机制的研究将为新型放射增敏剂提供靶点，跨学科研究将加速新放射增敏剂的发展。此外，新的药物输送方法还可以提高放射增敏剂的疗效，从而为放射增敏提供了新的策略。总之，该领域有一些策略显示出潜力，并提供了几种有希望的候选增敏剂，将会引入更多技术来加速发展，为放射增敏提供更多的策略。

参 考 文 献

[1] Zhang XD, Wang H, Antaris AL, et al. Traumatic brain injury imaging in the second near-infrared window with a molecular fluorophore. Adv Mater, 2016, 28 (32): 6872 - 6879.

[2] Giulietti A. Laser-driven particle acceleration for radiobiology and radiotherapy: where we are and where we are going. Proc SPIE, 2017, 10239: 102390401 - 102390421.

[3] Hatzi VI, Laskaratou DA, Mavragani IV, et al. Non-targeted radiation effects in vivo: A critical glance of the future in radiobiology. Cancer Lett, 2013, 356 (1): 34-42.

[4] Sridharan DM, Asaithamby A, Bailey SM, et al. Understanding cancer development processes after HZE-particle exposure: Roles of ROS, DNA damage repair and inflammation. Radiat Res, 2015, 183 (1): 1-26.

[5] Her S, Jaffray DA, Allen C. Gold nanoparticles for applications in cancer radiotherapy: mechanisms and recent advancements. Adv Drug Deliv Rev, 2015, 109: 84-101.

[6] Rey S, Schito L, Koritzinsky M, et al. Molecular targeting of hypoxia in radiotherapy. Adv Drug Deliv Rev, 2017, 109: 45-62.

[7] Mendez LC, Weiss Y, D' Souza DP, et al. Three-dimensional guided perineal-based interstitial brachytherapy in cervical cancer: A systematic review of technique, local control, and toxicities. Radiother Oncol, 2017, 99 (2): e302-e303.

[8] Kong F, Ying H, Zhai R, et al. Clinical outcome of intensity modulated radiation therapy for varcinoma showing thymus-like differentiation. Radiother Oncol, 2016, 96 (2): e361-e362.

[9] Raziee H, Moraes FY, Murgic J, et al. Improved outcomes with dose escalation in localized prostate cancer treated with precision image-guided radiotherapy. Radiother Oncol, 2017, 123 (3): 459.

[10] Jimenez RB, Alexander BM, Mahadevan A, et al. The impact of different hypofractionated stereotactic radiation therapy regimens for brain metastases on local control and toxicity. Radiother Oncol, 2013, 87 (2): 391-397.

[11] Tonissi F, Lattanzio L, Astesana V, et al. Reoxygenation reverses hypoxia-related radioresistance in head and neck cancer cell lines. Anticancer Res, 2016, 36 (5): 2211.

[12] Krause M, Dubrovska A, Linge A, et al. Cancer stem cells: Radioresistance, prediction of radiotherapy outcome and specific targets for combined treatments. Adv Drug Deliv Rev, 2017, 109: 63-73.

[13] Goel S, Ni D, Cai W. Harnessing the power of nanotechnology for enhanced radiation therapy. ACS Nano, 2017, 11: 5233-5237.

[14] Bousquet PA. Reactive oxygen species (ROS) and mitochondrial DNA (mtDNA) damage in tumor hypoxia, poor radiotherapy response, and metastatic progression of rectal cancer. Cancer Res, 2017, 77: 1782-1782.

[15] Zeng Y, Ma J, Zhang S, et al. Imaging agents in targeting tumor hypoxia. Curr Med Chem, 2016, 23: 1775-1800.

[16] Mapelli P, Incerti E, Fallanca F, et al. Concomitant lung cancer and gastrointestinal stromal tumor: first report of hypoxia imaging with 18FFAZA PET/CT. Clin Nucl Med, 2017, 42: e349-e351.

[17] Savi A, Incerti E, Fallanca F, et al. First evaluation of PET-based human dosimetry and biodistribution of 18F-FAZA, a tracer for imaging tumor hypoxia. J Nucl Med, 2017, 58 (8): 1224-1229.

[18] Mistry IN, Thomas M, Edd C, et al. Clinical advances of hypoxia-activated prodrugs in combination with radiation therapy. Int J Radiat Oncol Biol Phys, 2017, 98 (5): 1183-1196.

[19] Wang S, Zhao P, Zhang C, et al. Mechanisms responsible for high energy radiation induced damage to single stranded DNA modified by radiosensitizing 5-halogenated deoxyuridines. J Phys Chem B, 2016, 120 (10): 2649-2657.

[20] Lee Y, Sunada S, Hirakawa H, et al. TAS-116, a novel Hsp90 inhibitor, selectively enhances radiosensitivity of human cancer cells to X-rays and carbon ion radiation. Mol Cancer Ther, 2017, 16 (1): 16-24.

[21] Steglich A, Vehlow A, Eke I, et al. α integrin targeting for radiosensitization of three-dimen-

sionally grown human head and neck squamous cell carcinoma cells. Cancer Lett, 2015, 357 (2): 542 - 548.

[22] Prabakaran PJ, Javaid AM, Swick AD, et al. Radiosensitization of adenoid cystic carcinoma with MDM2 inhibition. Clin Cancer Res, 2017, 23: 6044 - 6053.

[23] Wei-Lin Liu, Ming Gao, Kai-Yuan Tzen, et al. Targeting phosphatidylinositide3-kinase/Akt pathway by BKM120 for radiosensitization in hepatocellular carcinoma. Oncotarget, 2014, 5: 3662 - 3672.

[24] Chen YH , Wei MF, Wang CW, et al. Dual phosphoinositide 3-kinase/mammalian target of rapamycin inhibitor is an effective radiosensitizer for colorectal cancer. Cancer Lett, 2015, 357 (2): 582 - 590.

[25] Cui L, Her S, Borst GR, et al. Radiosensitization by gold nanoparticles: Will they ever make it to the clinic? Radiother Oncol, 2017, 124 (3): 344 - 356.

[26] Ahmed SB. Evaluation of gold, silver and silver-gold (bimetallic) nanoparticles as radiosensitizers for radiation therapy in cancer treatment. Cancer Oncol Res, 2016, 4: 42 - 51.

[27] Rosa S, Connolly C, Schettino G, et al. Biological mechanisms of gold nanoparticle radiosensitization. Cancer Nanotechnol, 2017, 8 (1): 2.

[28] Liu Y, Chen W, Zhang P, et al. Dynamically-enhanced retention of gold nanoclusters in HeLa cells following X-rays exposure: A cell cycle phase-dependent targeting approach. Radiother Oncol, 2016, 119: 544 - 551.

[29] Powathil GG, Munro AJ, Chaplain MAJ, et al. Bystander effects and their implications for clinical radiation therapy: Insights from multiscale in silico experiments. J Theor Biol, 2016, 401: 1 - 14.

[30] Gao M, Liang C, Song X, et al. Erythrocyte-membrane-enveloped perfluorocarbon as nanoscale artificial red blood cells to relieve tumor hypoxia and enhance cancer radiotherapy. Adv Mater, 2017, 29 (35): 1701429.

[31] Zhu C, Sempkowski M, Holleran T, et al. Alpha-particle radiotherapy: For large solid tumors diffusion trumps targeting. Biomaterials, 2017, 130: 67 - 75.

[32] Tian L, Chen Q, Yi X, et al. Albumin-templated manganese dioxide nanoparticles for enhanced radioisotope therapy. Small, 2017, 13 (25): 1700640.

[33] Yang Y, Xie Q, Zhao Z, et al. Functionalized selenium nanosystem as radiation sensitizer of ^{125}I seeds for precise cancer therapy. ACS Appl Mater Interfaces, 2017, 9 (31): 25857 - 25869.

[34] Huang T, Yin L, Wu J, et al. MicroRNA-19b-3p regulates nasopharyngeal carcinoma radiosensitivity by targeting TNFAIP3/NF-κB axis. J Exp Clin Cancer Res, 2016, 35: 188.

[35] Zhang P, Wang L, Rodriguez-Aguayo C, et al. miR-205 acts as a tumour radiosensitizer. by targeting ZEB1 and Ubc13. Nat Commun, 2014, 5: 5671.

[36] Kofman A, Kim J, Park S, et al. microRNA-34a promotes DNA damage and mitotic catastrophe. Cell Cycle, 2013, 12 (22): 3500 - 3511.

[37] Zhang H. MicroRNA-1284 enhances radio-sensitivity in hepatocellular carcinoma cells by regulating SP1. Int J Clin Exp Pathol, 2016, 9: 11420 - 11427.

[38] Hwang Y, Lee DJ, Choi EJ, et al. MicroRNA-203 enhances radiosensitivity of human malignant glioma cells. Cancer Res, 2014, 74: 4398 - 4398.

[39] Xue L, Xiong K. microRNA-9 acts as a tumor suppressor and enhances radio sensitivity in radio-resistant A549 cells by targeting NRP1. Int J Radiat Onco. Biol Phys, 2017, 99: e628.

[40] Yang W, Shen Y, Wei J, et al. MicroRNA-153/Nrf-2/GPx1 pathway regulates radiosensitivity and stemness of glioma stem cells via reactive oxygen species. Oncotarget, 2015, 6

(26): 22006 - 22027.

[41] Dickreuter E, Eke I, Krause M, et al. Targeting of β1 integrins impairs DNA repair for radiosensitization of head and neck cancer cells. Oncogene, 2015, 35 (11): 1353 - 1362.

[42] Jin ZH. 67Cu-radiolabeling of a multimeric RGD peptide for aVb3 integrin-targeted radionuclide therapy: stability, therapeutic efficacy, and safety studies in mice. Nucl Med Commun, 2017, 38: 347 - 355.

[43] Baum RP. [177Lu-DOTA] 0-D-Phe1-Tyr3-octreotide (177Lu-DOTATOC) for peptide receptor radiotherapy in patients with advanced neuroendocrine tumours: a phase-Ⅱ study. Theranostics, 2016, 6: 501 - 510.

[44] Maximilian K, Julianna A, Petra W, et al. The anti-apoptotic PON2 protein is Wnt/β-catenin-regulated and correlates with radiotherapy resistance in OSCC patients. Oncotarget, 2016, 7 (32): 51082 - 51095.

[45] Kanegasaki S, Matsushima K, Shiraishi K, et al. Macrophage inflammatory protein derivative ECI301 enhances the alarmin-associated abscopal benefits of tumor radiotherapy. Cancer Res, 2014, 74 (18): 5070 - 5078.

[46] Mcnamara MJ, Kasiewicz M, Hilgartmartiszus I, et al. NKTR-214 synergizes with radiotherapy to drive tumor regression. Cancer Res, 2017, 77: 1604 - 1604.

[47] Cao F, Ju X, Chen D, et al. Phosphorothioate-modified antisense oligonucleotides against human telomerase reverse transcriptase sensitize cancer cells to radiotherapy. Mol Med Rep, 2017, 16 (2): 2089-2094.

[48] Rytelewski A. A novel BRCA2 targeting antisense oligonucleotide sensitizes human tumor cells to chemotherapy and radiotherapy - the induction of 'complementary lethality' by targeting DNA repair. Mol Cancer Ther, 2013, 12: C77.

[49] Khan Z, Khan AA, Prasad GBKS, et al. Growth inhibition and chemo-radiosensitization of head and neck squamous cell carcinoma (HNSCC) by survivin-siRNA lentivirus. Radiother Oncol, 2015, 101 (2): 359 - 368.

[50] Mehta M, Basalingappa K, Griffith JN, et al. HuR silencing elicits oxidative stress and DNA damage and sensitizes human triple-negative breast cancer cells to radiotherapy. Oncotarget, 2016, 7 (40): 64820 - 64835.

2018 美国放射肿瘤学协会年会重要研究解读

【编者按】 10 月 21 日～24 日，2018 年第 60 届美国放射肿瘤学协会（ASTRO）年会在美国圣安东尼奥召开。本刊特邀山东省肿瘤医院于金明院士为特约主任编委，组织山东省肿瘤医院参会专家撰文对本届年会的重要研究进行解读，精彩内容不容错过。

早期肺癌立体定向放疗再探索

李明焕　于金明

山东大学附属山东省肿瘤医院

放疗界同仁一直致力于在早期非小细胞肺癌（NSCLC）的治疗中更加合理应用和客观评价立体定向放疗（SBRT），从今年 ASTRO 的 4 篇相关口头报道研究可以看出，以问题为导向的着力优化和完善。

一、早期 NSCLC 的 SBRT 和手术回顾性匹配分析对比

Kong（摘要号 16）报告了可比性很强的单一医疗中心 SBRT 和同一组外科医生手术治疗的长期总生存（OS）。虽然曾有多种类似配对分析报告，但大多数患者样本量不足 100 例。

该研究分析了 2005～2015 年 cT1～2N0 期的患者，或接受根治性手术，或接受 SBRT。只有年龄在 65 岁以上的患者被纳入分析，在两家大医院接受同一组外科医生的手术治疗。使用对数秩检验进行组间 OS 比较。

Cox 回归用于年龄、性别、种族、吸烟史、饮酒史、主要部位、侧向、T 分期和组织学分级的单因素检验。单因素分析提示 $P<0.05$ 的变量被用于倾向评分匹配分析，比较手术或 SBRT 对 OS 率的影响。

共有 1244 例 cT1～2N0 期 NSCLC 患者，774 例 65 岁以上患者接受匹配分析，其中 508 例接受了手术，266 例接受了 SBRT。中位年龄 73 岁（65～96 岁），50% 为男性，67% 为 T1 期疾病。中位随访 60 个月。年龄（$P<0.001$）、性别（$P=0.007$）、原发灶所在肺叶（$P<0.001$）、组织学分级（$P<0.001$）和治疗方式（手术对比 SBRT，$P<0.001$）在单变量分析中均与 OS 显著相关。

手术组和 SBRT 组患者的中位 OS 分别为 81 个月（95% CI：66～92 个月）和 37 个月（95% CI：28～46 个月），1 年、3 年和 5 年生存率分别为 85% *vs* 83%、70% *vs*

50%和58% *vs* 29%（对数秩检验，$P <$ 0.001）。

研究者表示，这是目前文献中最大的一项匹配分析，表明手术治疗的老年患者（>65岁）的长期生存率明显高于SBRT，但尚需前瞻性随机研究予以验证。

既往一些报告显示，SBRT和手术之间存在相似的存活率。但2017 ASTRO的共识认为SBRT短期疗效是比较确切的，但长期疗效，即>3年的疗效尚不清楚。因此推荐，对于T1～2N0期、不可手术的NSCLC患者，SBRT可以作为推荐治疗，尤其是年龄大或是合并有多种疾病的患者。

可手术的NSCLC患者，ASTRO指南认为：考虑SBRT者需要经过胸外科医生的评估，推荐多学科讨论（MDT）；对于有常规手术风险的Ⅰ期NSCLC患者（如可预见的手术死亡风险<1.5%），不推荐SBRT在临床试验外替代手术治疗。

手术方式推荐为肺叶切除+系统纵隔淋巴结评估，亚叶切除可以在某些特殊情况下考虑选择。对于有高危手术风险的Ⅰ期NSCLC患者（如无法耐受肺叶切除，但能耐受亚叶切除），SBRT可以作为手术的替代治疗。

二、据肿瘤大小、组织学的个体化剂量能降低复发

Shiue等（摘要号186）报道了依据肿瘤大小、组织类型等个体化给予放疗剂量的研究。该研究人群包括508例患者，在2000～2016年治疗了561个病灶，其中442例患者的482个病灶有完整的剂量学信息。主要终点是野内肿瘤控制、死亡、疾病进展，并评估受累肺叶内的局部控制。

结果显示，中位随访6.7年，3年的野内控制率、受累肺叶内控制率、总生存率和无进展生存率分别为88.1%、80.0%、49.4%和37.2%。大体肿瘤体积（GTV：每毫升体积，HR = 1.01，P = 0.0044）和组织学类型（P = 0.0225）均与累及肺叶失败独立相关，GTV（HR = 1.013，P = 0.001）和GTV的辐射剂量［阈值为110Gy，$\alpha/\beta = 10$（BED10），HR = 2.380，P = 0.0084］均与野内失败独立相关。

对于鳞状细胞癌，较低的处方剂量与不依赖于GTV的野内控制不良相关（≤110Gy BED10对比>110Gy BED10：HR = 3.621，P = 0.0147；12Gy×4或10Gy×5对比18Gy×3或20Gy×3：HR = 3.530，P = 0.0447）。对于腺癌，使用上述剂量分组观察到的野内控制无差异（P = 0.12和P = 0.31）。

研究者认为：GTV大小、GTV剂量、组织学类型是影响受累肺叶内复发和野内复发的重要因素。对于常用的治疗鳞癌的SBRT处方剂量，其局部控制与剂量有关；在缺乏Ⅰ级数据指导管理的情况下，应该考虑使用GTV和组织学类型来个性化SBRT的辐射剂量；如果正常组织的毒性能耐受，鳞癌应避免使用较低的处方剂量（12Gy×4或10Gy×5）。

其实，既往研究提示组织学、肿瘤体积和辐射剂量可能分别作为SBRT后NSCLC复发的预测因子。然而，在选择SBRT剂量处方时是否应该独立考虑组织学尚不清楚。在2017年，Woody等发表了不同病理类型对SBRT治疗效果的影响。

多因素分析发现，鳞癌亚型（HR = 2.4，95%CI：1.3～4.5，P = 0.008）是预测局部复发的最重要的因素。较低的剂量（HR = 0.99，P = 0.008）及较高的BMI（HR = 1.07，P < 0.001）也与局部复发有关。SBRT治疗后鳞癌复发率明显高于腺癌或非特指型（not otherwise specified）

NSCLC，3 年的累积局部复发率分别为 18.9%、8.7%和4.1%。

Gray's 检验发现，在 180Gy BED 组，鳞癌和腺癌局部复发率没有统计学意义（$P=0.33$）；但是 100Gy BED 组，则有显著的统计学意义（$P=0.021$），鳞癌患者（24.9%）的3年局部复发率显著高于腺癌患者（12.1%）。提示对总体人群有效的放射治疗方案可能在个体方面不能获得最优的结果，基于病理分型建立 SBRT 的不同剂量方案有可能提高治疗有效率。

三、预测远处转移和个体化给予辅助系统治疗

我们知道，对于早期 NSCLC 患者，SBRT 通常能获得良好的局部肿瘤控制，但 20%～30%的患者会出现区域失败和远处失败。远处转移是早期 NSCLC 术后和 SBRT 后主要的失败模式。对于术后大肿瘤的早期 NSCLC 患者，常推荐采用辅助全身治疗；但对于不可手术的早期肺癌患者，由于这一人群患者的并发症，一般并不使用辅助全身疗法，因此缺乏证据支持全身治疗联合 SBRT 的使用。随着免疫疗法的出现，其良好的耐受性使得人们对识别出可能获益的患者重新产生了兴趣。那么，哪些患者容易出现远处转移？系统治疗能否进一步改善预后？

Juloori（摘要号 20）开展了预测远处转移的研究，他们构建并经内部验证了预测模型，以预测早期 NSCLC 经 SBRT 治疗后远处转移的可能性；并行外部验证，以期对全身辅助治疗有所启示。他们选择自己研究中心 2003～2017 年 SBRT 治疗的早期 NSCLC 患者 1002 例，进行分析以开发模型。从来自外部机构的大型数据集确认 737 例患者用于模型验证队列。

探索阶段，评估了 14 个变量对远处失败的重要性、交互性和总体预测的能力。随后建立了一个竞争风险回归模型，利用似然比检验了明显的相互作用/非线性关系。然后执行反向变量选择，以简化为一个简洁的模型。用10 倍交叉验证对最终模型的一致性概率（c 指数）进行内部验证。

中位总生存期在内部建模组为 1.71 年，在外部验证组为 1.92 年。中位随访分别为 18.3 个月和 21.1 个月。在内部和外部队列中，1 年远处转移发生率分别为 16%和 12.1%。结果表明，肿瘤大小和 PET SUV 是最重要的预测远处失败的因子。PET SUV≥4.1 对比<4.1 时远处转移的 1 年累积发病率分别为 18.5%和 8.4%；肿瘤大小>3cm 对比≤3cm 时的 1 年累积发病率分别为 26%和 12.6%。远处转移的平均时间在建模组为 0.86 年，在验证组为 1.1 年。

最终模型包括肿瘤大小、组织学类型、PET SUV、年龄、KPS 评分和吸烟情况，交叉验证 c 指数为 0.62。Juloori 等认为，这一新的经验证的模型可以预测早期 NSCLC 患者 SBRT 后 1 年远处转移风险。在未来临床试验中，该模型可帮助确定分层治疗的患者亚群，帮助确定 SBRT 后辅助系统治疗的获益者，以减少远期失败和疾病相关死亡的发生率。

Kann（摘要号 19）则报道了系统治疗联合 SBRT 治疗早期 NSCLC 的回顾性分析结果，数据来自多个治疗中心。包括 2006～2015 年 114 个放疗中心内经 SBRT 治疗的活检证实为 T1～3N0M0 期的 NSCLC 患者。

分组定义为 SBRT 联合系统治疗组和仅采用 SBRT 组。各组特征经卡方、logistic 回归等方法进行比较。采用多变量竞争风险回归分析局部失败（LF）、区域失败（RF）和远处失败（DF）。采用 Kaplan-

Meier法和Cox回归分析无进展生存和总生存。

结果显示，共纳入1328例患者，其中54例（4.1%）接受SBRT联合系统治疗。最常见的系统治疗方案是含铂双药（38例，70.4%），其次是厄洛替尼（8例，14.8%）、单药化疗（3例，5.6%）或未知方案治疗（5例，9.3%）。与SBRT组相比，SBRT联合系统治疗组患者更年轻（中位年龄：71岁 *vs* 78岁，$P<0.001$），肿瘤更大（>2cm：38.9% *vs* 21.5%，$P=0.003$），T分期更高（T2～3期：42.6% *vs* 22.4%，$P=0.001$）。

生存患者的中位随访时间为24个月。与SBRT组相比，SBRT联合系统治疗组的DF率（3.7% *vs* 13.0%，$P=0.04$）和RF率（0 *vs* 10.4%，$P=0.01$）显著降低，但LF率（7.4% *vs* 10.4%，$P=0.48$）无差异。

在多变量分析中，SBRT联合系统治疗与降低的DF（HR=0.22，95%CI：0.22～0.88，$P=0.03$）和总体失败（HR=0.34，95%CI：0.34～0.76，$P=0.009$）独立相关（未评价RF，因为SBRT联合系统治疗组没有区域复发）；SBRT联合系统治疗有改善无进展生存的趋势（HR=0.72，95%CI：0.72～1.06，$P=0.09$），但总生存期（HR=0.78，95% CI：0.78～1.18，$P=0.24$）无差异。SBRT联合系统治疗人群在肿瘤大小、T分期、体能状态评分、吸烟状况、组织学类型、年龄等方面进行倾向性评分匹配后，DF、RF、总失败率均降低（$P<0.05$）。

该研究表明，早期NSCLC患者在接受辅助性全身治疗的SBRT时，尽管更大、更高T分期肿瘤的复发率有所增高，但区域复发、远处转移和整体疾病控制均有所改善。目前正计划进行前瞻性研究，以评估这一假设在高风险亚群中的作用。

笔者认为，由于手术病理分期与临床分期间的不一致性，手术治疗与SBRT的对比研究很难完全匹配，SBRT面临很多挑战，相信随着技术的进步，SBRT从多方面将会更进一步优化和完善。

结语

今年ASTRO研究报道，结合既往SBRT针对肺癌的研究，提示综合考虑肿瘤大小、PET SUV、放疗剂量、病理类型等因素对于指导和优化SBRT（包括改善局控和远处转移）将会有帮助，还可能通过个体化的系统治疗（免疫、化疗等）进一步改善生存。

中枢神经系统放疗与神经认知功能保护

李明焕　于金明

山东大学附属山东省肿瘤医院

放射治疗是脑肿瘤不可或缺的重要/主要治疗手段。近年来，随着治疗技术和理念的进步，脑肿瘤患者的生存时间延长，人们对儿童脑肿瘤、低级别胶质瘤、脑转移瘤等放射治疗导致的认知功能障碍等更加关注，大量研究表明，全脑放疗（WBRT）对生活质量（QOL）和认知功能（NCF）有影响，放疗后3～6个月时35%～52%患者出现认知功能下降，WBRT对情景记忆的影响最明显。

研究者们在减少放射性脑损伤方面做了大量工作，除了在放疗靶区、剂量、分割模式等方面进行探索外，在放疗技术角度方面也不断推出改良的放疗方案，其中避开海马（Hippocampal Avoidance）的全脑放疗技术（HA-WBRT）最受关注。

Memantine（美金刚）因能治疗血管性痴呆而可作为改善记忆功能的药物，Ⅲ期临床研究RTOG 0614结果显示，WBRT联合服用美金刚可降低17%的神经认知障碍概率，美金刚可维持更好的认知功能，特别是延迟发生认知减退的时间，能降低记忆、执行和处理速度下降的风险。

今年ASTRO中枢神经系统报道中放射治疗保护神经认知功能方面的内容依然是研究热点，有1篇LBA（Late-breaking Abstract）和3篇口头发言，从中可看出这方面研究的积极探索和面临的挑战。

Gondi（摘要号LBA-9）报道了NRG CC001研究的初步结果，该研究为全脑照射加美金刚（WBRT + M）联合或不联合海马规避（HA-WBRT + M）的Ⅲ期试验，入组成人脑转移患者按递归分区分析（recursive partitioning analysis，RPA）级别以及既往行放射/外科手术等分层，随机分为WBRT + M组与HA-WBRT + M组；放疗方案为30Gy/10f。在基线、2个月、4个月、6个月和12个月时进行标准化的NCF测试。

主要终点是NCF失败的时间，定义为可靠变化指数下降，使用以下几种测试方法中至少一种：霍普金斯语言学习测试、修正测试、试题性测试或受控的口语词汇联想。使用累积发生率来评估NCF失败的时间（没有NCF失败的死亡被视为竞争风险）。

结果显示，从2016年7月到2018年3月，518例患者被随机分配。平均年龄为61.5岁。治疗组在基线特征上没有差异。3级毒性无差异（$P=0.88$）。生存患者的中位随访时间为6.1个月。6个月的NCF测试符合性为69%，12个月的为61%。治疗组的NCF总生存率（HR = 1.13，95% CI：0.89～1.44，$P=0.31$）或颅内无进展生存率（HR = 1.12，95% CI：0.90～1.39，$P=0.33$）基本无差异。

HA-WBRT + M 组的 NCF 失败时间明显长。WBRT + M 组与 HA-WBRT + M 组的 NCF 失败率分别为：2 个月时 12.8%（95% CI：8.5% ~ 18.0%）和 11.2%（95% CI：7.1% ~ 16.3%），4 个月时 63.0%（95% CI：55.6% ~ 69.5%）和 53.7%（95% CI：46.1% ~ 60.8%），6 个月时 69.1%（95% CI：61.8% ~ 75.3%）和 58.0%（95% CI：50.2% ~ 64.9%）。

校正分层因素后，HA-WBRT + M 治疗（HR = 0.72，95% CI：0.56 ~ 0.94，P = 0.016）和年龄 61 岁（HR = 0.61，95% CI：0.46 ~ 0.81，P = 0.0006）均预测 NCF 失败持续时间更长。治疗组与年龄的交互作用不显著（P = 0.67）。该研究结论证实，在 WBRT 期间，海马神经再生干细胞区域的规避照射保护了 NCF，同时也实现了类似的颅内控制和生存。年龄和海马规避均可独立预测 NCF。

但是，在海马规避时，其放射治疗的参数包括剂量限制等以及对神经毒性的评估等，都面临挑战。Gondi 等提出的正常组织并发症概率（NTCP）模型提示，双侧海马区 40% 的剂量与治疗 18 个月后神经认知障碍有关。

Jaspers（摘要号 14）评估海马 NTCP 评估模型在低级别胶质瘤（LGG）人群中是否适用。该研究回顾性分析了 EORTC-22033 试验中放射治疗组内接受治疗的 LGG 患者。使用 40% 双侧海马受量计算 NTCP 值，并与观察到的神经认知结果进行比较。

模型性能通过受试者操作特征曲线下面积（AUC）和 Brier 分数来衡量。其中 29 例患者符合纳入标准。双侧海马 40% 受量平均 EQD 2Gy 为 39.8Gy（34.3 ~ 44.4Gy）。该模型预测 22 例患者的神经认知障碍风险超过 99%。但此时只有 5 例患者出现恶化。

治疗前后 ALVT-dr 评分差异无统计学意义（平均分：9.28 *vs* 9.83，P = 0.48）。AUC 为 0.57，Brier 得分为 0.67，说明模型性能较差。研究者认为，在 EORTC 22033 试验中，海马 NTCP 模型没能准确预测 18 个月后接受放疗的 LGG 患者的神经认知障碍。该模型高估了这组患者 18 个月后神经认知功能恶化的风险。

还有两个口头报告研究了脑放射治疗后神经功能损伤的预测因素。Cramer 等的 TRAIT 研究（摘要号 1023）是一项评估脑瘤放射治疗患者轻度认知损害的前瞻性纵向研究。结果显示，放疗后发生轻度认知功能损害的患者，在注意力和执行功能方面的基线得分低于那些保持正常认知的患者。

而放疗后认知功能损害等级与中枢前回、岛叶皮质、楔前叶皮质、胼胝体、扣带回、室下区和海马区的放疗剂量均显著相关（P < 0.05）。脑内多个解剖区域与放疗后轻度认知障碍的发生发展呈剂量依赖性关系。

Huynh-Le 等（摘要号 1024）探讨分次脑放射治疗后认知注意力和处理速度下降的剂量预测因子。结果显示，在右侧皮层下白质范围内 30 ~ 40Gy 的受量范围预测放疗 6 个月后注意力/处理速度下降，胼胝体最小受量也预测降低。这表明，依赖剂量的皮层下白质放疗效应导致认知能力下降。需要进一步的复杂建模来为皮层下白质结构生成正常的组织参数，以指导认知保留性脑放疗。

总之，我们关注放疗剂量、分次模式，靶区大小、靶区范围等对 NCF 的影响，在防治方面取得一些进展，但是我们对治疗相关的脑损伤的发生机制、评估、防治、预测等方面的认识还远远不够。

我们并不完全了解神经发生和海马功能在多大程度能自发恢复。而且除放射治疗外的靶向治疗、激素影响、化疗、肿瘤本身、年龄、合并疾病如高血压、糖尿病等对脑功能影响的相互作用，以及除了海马外其他部位神经组织对认知功能的影响，还有用来阐明中枢神经系统功能各个方面的细微变化（如记忆、注意力、执行功能、处理速度、运动速度和整体幸福感等更为精确、客观、可行的神经心理学测试评估方法等）等都需要进一步探索。

MGMT 基因和蛋白表达独立预测高级别胶质瘤的生存

李明焕　于金明

山东省肿瘤防治研究院

多项研究已明确 MGMT（O6-甲基鸟嘌呤-DNA-甲基转移酶，O6-methylguanine-DNA methyltransferase）启动子甲基化阳性的高级别胶质瘤患者对替莫唑胺化疗更为敏感，且可作为一个预测指标和独立的预后指标。

但是目前，检测 CpG 岛甲基化的方法以甲基化敏感的限制性内切酶（MSRE）法和甲基化特异性 PCR 法（MSP）应用较多，两者假阳性率均较高，且不适于大量样本的检测。能否利用 MGMT 蛋白表达、基因表达等进一步判断预后指导治疗？MGMT 基因表达、蛋白表达与 MGMT 甲基化以及预后的关系如何？今年 ASTRO 有两项口头报告分别从 MGMT 基因和蛋白表达角度探讨了该问题。

研究一

NRG/RTOG 9813 研究是一项放疗（RT）和替莫唑胺（TMZ）对比放疗和亚硝基脲（NU）治疗间变性 3 级胶质瘤的Ⅲ期研究，Fleming 等（摘要号 92）对该研究的人群数据进行了再次分析，旨在确定 MGMT 基因水平在接受放化疗的间变性 3 级胶质瘤患者中的预后意义。

该研究使用转录组阵列来获取 NRG 肿瘤/RTOG 9813 研究中 76 例患者基因表达数据，采用 MGMT-STP27 预测模型，依据甲基化探针数据计算 MGMT 启动子甲基化状态。单变量分析和多变量分析中采用 Cox 比例风险模型和 log-rank 法进行检验，确定 MGMT 表达作为连续变量时对无进展生存期（PFS）和总生存期（OS）的影响。在多变量分析中，将患者的治疗前临床特征和治疗模式作为协变量。

单变量分析结果显示，MGMT 基因表达升高与较短的 OS（HR = 1.56，95% CI：1.17 ~ 2.08，P = 0.003）和 PFS（HR = 1.39，95% CI：1.06 ~1.82，P = 0.019）均显著相关。包括 MGMT 基因表达、MGMT 启动子甲基化、年龄、IDH 突变、手术和 KPS 等因素的多变量分析显示：MGMT 基因表达升高与较短的 OS 显著相关（HR = 1.74，95% CI：1.02 ~ 2.97）；同样，MGMT 基因表达升高也与较短的 PFS 显著相关（HR = 2.34，95% CI：1.22 ~4.49，P =0.01）。当 MGMT 启动子甲基化不包括在多变量分析中时，这种效应也相似。

该研究表明，不论 MGMT 甲基化状态，MGMT 基因表达升高仍是 RT + TMZ 或 RT + NU 治疗的间变性星形细胞瘤患者的独立预后标志物。

研究二

另外一项研究中，Becker 等（摘要号 93）发现，MGMT 蛋白表达增加了 MGMT 启动子甲基化的预后价值，并可区分未甲基化胶质母细胞瘤患者的生存预后。该研究回顾性分析了 436 例成年患者，比较了 MGMT 蛋白表达（免疫组织化学检测使用单克隆抗体和 15% 的阳性细胞核作为高 MGMT 表达的阈值），并评估了 MGMT 启动子甲基化状态。在单变量和多变量 cox 回归分析中采用 Log-rank 检验，并纳入经典的临床因素（年龄、KPS、IDH1 状态等），以及 MGMT 表达和 MGMT 启动子甲基化来确定与 OS 的关联。

结果显示，低于 15% 的 MGMT 表达与更好的 OS 相关（单变量分析：HR = 1.7，P = 0.00057；多变量分析：HR = 1.99，P = 0.001），且比 MGMT 启动子甲基化更能预测生存（单变量分析：HR = 1.6，P = 0.0028；多变量分析：HR = 1.37，P = 0.081）。MGMT 启动子甲基化与低 MGMT 表达密切相关（Fisher 精确检验，P = 0.005）；然而，超过 70% 的未甲基化肿瘤的 MGMT 表达水平较低。

使用 Stupp 方案，未甲基化肿瘤患者中 MGMT 低表达者的 OS 显著优于 MGMT 高表达者（P = 0.001）；少数 MGMT 甲基化患者有 MGMT 高表达，其 OS 与未甲基化肿瘤患者的相似（P = 0.270）。MGMT 启动子甲基化仅在固有低 MGMT 表达（P = 0.02）的肿瘤中能显著区分 OS，而在 MGMT 表达为 15%（P = 0.270）时则不能判断预后。

该研究表明 MGMT 蛋白表达是新诊断胶质母细胞瘤的独立预后生物标志物，免疫组织化学检测可以提前以较低的成本确定哪些患者可能对 Stupp 方案无效。

解读

笔者认为，MGMT 是一种 DNA 损伤修复酶，其可将甲基化鸟嘌呤的 O6 位甲基移除到自身的活性半胱氨酸残基上，同时自身不可逆失活为烷基化 MGMT。因此，MGMT 基因既是抗癌基因又是一种耐药基因。正常组织中，CpG 位点一般都处在非甲基化状态。启动子甲基化是 MGMT 基因最常见的异常，多发生于 MGMT 基因启动子 CpG 岛，将使得染色质结构改变，从而阻止转录因子结合、导致基因的沉默。因此，MGMT 基因启动子区的甲基化可以抑制 MGMT 酶的合成，阻碍 DNA 的修复。

众多试验证实，往往 MGMT 启动子区甲基化程度越高，化疗越敏感。MGMT 基因启动子甲基化状态与 MGMT 蛋白的表达关系密切，当 CpG 位点发生甲基化后，导致该基因转录停止，蛋白质表达减少，研究表明，MGMT 基因启动子区 CpG 岛甲基化是导致 MGMT 蛋白表达减少的重要机制和主要原因。但是 MGMT 蛋白表达也受启动子甲基化以外的转录后和翻译后替代机制的调控。

上述两个研究分别表明，独立于 MGMT 甲基化状态：

（1）MGMT 基因表达升高可作为接受放化疗的间变性星形细胞瘤患者的独立预后生物标志物。这是在使用严格的多变量分析对间变性胶质瘤患者进行的Ⅲ期研究中，首次在不依赖 MGMT 启动子甲基化的情况下，确定 MGMT 基因表达在生存方面的意义。

（2）免疫组织化学评估的 MGMT 蛋白表达可评价胶质母细胞瘤患者的预后。目前在胶质母细胞瘤中，造成放射和替莫唑胺化疗（Stupp 治疗方案）抗拒的主要机制之一是 DNA 修复蛋白 MGMT 启动子的未甲基化，也是胶质母细胞瘤的一个关键预后因素；然而，对于甲基化和非甲基化肿瘤，目前的治疗标准是相同的。如果 MGMT 蛋白表达或基因表达能够补充或增加 MGMT 甲基化预测预后的能力，将有可能筛选出真正从化疗中获益的人群，从而指导胶质瘤的治疗决策。

上述研究结果还需要大样本的临床试验进一步验证，一方面甲基化程度、蛋白质表达和基因表达的阈值（切点）需要大样本研究进一步确立；另一方面，MGMT 甲基化水平以及蛋白质表达水平等在不同级别胶质瘤中有明显的不同，其临床预测和预后意义也不同，这些结果不可套用在低级别胶质瘤以及少突胶质细胞瘤。

广泛期小细胞肺癌的放疗有待进一步探索

高　敏

山东大学附属山东省肿瘤医院

今年 ASTRO 会上关于广泛期小细胞肺癌的放疗内容有限，现将一项Ⅰ期研究及一项倾向评分匹配分析内容编撰如下。

Welsh 等（摘要号 TU_ 38_ 3702）开展了一项Ⅰ期临床试验，探索放疗联合帕博利珠单抗（Pembrolizumab，MK-3475，又称派姆单抗）治疗广泛期小细胞肺癌的毒性和有效性。该研究入组完成标准化疗后的广泛期小细胞肺癌患者，非随机给予联合放疗。

Pembrolizumab 的最大耐受剂量由 3＋3 剂量递增设计方案决定，起始剂量为 100mg，或者减少到 70mg，或者增加到 150mg，最后到 200mg；每 3 周行一次 Pembrolizumab 治疗，最多 16 个周期。放疗为 3Gy/次，1 次/天，总剂量 45Gy。

结果显示，入组 35 例患者，最终 25 例患者完成放疗。Pembrolizumab 耐受性良好，最大耐受剂量递增至 200mg，平均治疗周期为 4 个，有 1 例患者完成 16 个周期。4 例患者接受预防性颅脑照射（PCI）。最终 22 例患者被退组，其中 2 例因毒性，1 例因依从性差，19 例因疾病进展（PD）。

中位随访 7.2 个月。无 4 级相关毒性发生，2 例患者出现 3 级毒性事件。24 例患者最终影像评估疗效显示，1 例完全缓解（CR），1 例部分缓解（PR），8 例疾病稳定（SD），1 例 PD。研究者认为：这些数据提示对广泛期小细胞肺癌患者进行联合放疗，毒性是可耐受的，需进一步随访评估长期疗效。

在另一项报道中，Deng 等（摘要号 1135）比较广泛期小细胞肺癌化疗后应用调强放疗（IMRT）对比单独化疗是否改善预后。这项研究共收集 292 例于 2007 年 1 月至 2012 年 12 月在中国医学科学院肿瘤医院接受治疗的广泛期小细胞肺癌患者。将化疗后疗效评估 CR、PR、SD 的患者分为两组：单独化疗组和化疗后联合 IMRT 放疗组。胸部中位放疗剂量 56Gy（32～67Gy），单次分割 1.8～2.3Gy。

结果显示，在整个研究中，化疗后联合 IMRT 组和单独化疗组的 2 年总生存率分别为 34.7% 和 11.1%（$P<0.001$），2 年无病生存率分别为 11.8% 和 7.4%（$P=0.006$），5 年总生存率分别为 12.3% 和 3.6%（$P<0.001$），5 年无病生存率分别为 3.2% 和 1.7%（$P=0.006$）。总的和局部复发率放化疗组低于单独化疗组。因此，广泛期小细胞肺癌化疗后达到 CR、PR、SD 的患者联合胸部调强放射治疗可改善生存，但仍需要多中心、随机Ⅲ期临床研究进一步证实。

ASTRO 2018 乳腺癌放疗进展

黄　伟

山东大学附属山东省肿瘤医院

今年 ASTRO 乳腺癌术后放疗热点主要集中在大分割放疗模式优化、乳房重建术放疗、放疗后美容及心脏毒副作用方面，下面呈现具体研究内容：

一、可能改变乳腺癌临床策略的两项重磅 LBA

（一）低危 DCIS 术后放疗的 12 年数据

乳腺导管内原位癌（DCIS）保乳术后一般需要进行全乳放疗（WBRT）（NCCN 指南Ⅰ类证据），但是对于低危 DCIS 是否需要 WBRT 临床有较大争议。NRG/RTOG 9804 研究是唯一一项比较“低危”DCIS 患者保乳术后 WBRT 与术后观察（OBS）的前瞻性随机试验。

主要研究终点是治疗乳房的局部复发（LR）。该研究的 7 年随访结果发表在 2015 年的《Journal of Clinical Oncology》上，今年 ASTRO 大会上报道了该临床试验的 12 年随访的长期结果（摘要号 LBA1）。

本试验将“低危”DCIS 定义为临床隐匿性 DCIS，是通过乳房 X 线检查或手术中偶然发现的、肿瘤大小≤2.5cm、切缘≥3mm、低度或中度核分级的疾病。患者被随机分配到标准剂量的 WBRT 组或 OBS 组；无瘤床推量。同时联合或不联合他莫昔芬内分泌治疗 5 年。用累积发生率估计局部复发结局。

从 1999 年到 2006 年，共有 636 例女性被随机分配。中位年龄为 58 岁，76% 为绝经后。44% 核分级为 1 级，56% 为 2 级。69% 的患者表示有意使用他莫昔芬治疗，两组患者的该比例相当；但在 WBRT 组（试验组）中实际使用他莫昔芬患者占到 58%，在 OBS 组中实际使用他莫昔芬患者占到 65%，仍存在显著差异（$P=0.05$）。

随访时间中位数为 12.4 年，WBRT 组与 OBS 组的 12 年局部复发的累积发生率分别为 2.8%（95% CI：1.1% ~ 5.6%）和 11.4%（95% CI：7.7% ~ 15.8%；HR = 0.26，95% CI：0.13 ~ 0.54，$P=0.0001$）。在多变量分析中，只有 WBRT（HR = 0.25，95% CI：0.12 ~ 0.53）和使用他莫昔芬（HR = 0.50，95% CI：0.27 ~ 0.91，$P=0.024$）与局部复发降低有关。年龄（<50 岁 *vs* 50 岁）和病理肿瘤大小对局部复发无关。

从该研究看，全乳腺放疗可显著降低低危 DCIS 术后局部复发。这些结果虽然不是向低危 DCIS 患者推荐 WBRT 的绝对适应证，但应该在医患沟通内容中予以体现，讨论内容包括做或者不做 WBRT 所导致的风险、受益和患者的舒适程度、局部复发的差异。

（二）英国 FAST 研究早期乳腺癌大分割放疗 10 年结论

保乳术后大分割放疗普遍采用 13 ~ 16

次的照射次数，而英国 FAST 试验是目前治疗次数最少的大分割方案。该临床试验在早期乳腺癌局部切除后，对比了全乳房放疗（无瘤床推量；5.7Gy ×5 次，6.0Gy ×5 次）与常规分割放疗（6.0Gy × 25 次）。初步结果显示，28.5Gy/5 次方案的局控与对照组相似。

今年 ASTRO 呈现该Ⅲ期随机对照试验 10 年随访成果（摘要号 LBA2）。FAST 试验（ISRCTN62488883）分组标准：随机分配年龄≤50 岁的浸润性乳腺癌（pT1 ~ 2N0）女性至 3 个全乳房放疗组中：5 周内 25 次的 50Gy 组（对照组），5 周内 5 次的 30Gy 组或 28.5Gy 组（1∶1∶1）。

排除标准：拟行淋巴结区域放疗、局部瘤床推量放疗及新辅助化疗患者。每年进行正常组织效应（NTE）评估，共评估 10 年。并将治疗 2 年和 5 年时乳腺外观照片，与放疗前结果进行比较评估。乳腺肿瘤复发是次要终点。

结果显示，从 18 个英国肿瘤中心招募了 915 例妇女（2004 ~ 2007 年）。在 5 年和 10 年评估节点时，临床医师评估的乳房美容效果显示，30Gy 大分割劣于 50Gy 的常规分割。中位随访 9.9 年，有 10 例局部复发（50Gy 组 3 例，30Gy 组 3 例，28.5Gy 组 4 例）和 96 例死亡（50Gy 组 33 例，30Gy 组 33 例，28.5Gy 组 30 例）。

FAST 研究证实：历时 5 周的 28.5Gy/5 次方案晚期美容效果与 50Gy/25 次方案相似，但 30Gy/5 次方案组的效果略差一些。所有组的 10 年局部复发率都非常低。因此，对 5 次分割方案的进一步研究是有道理的。英国准备进行 FAST-Forward 临床试验，该试验计划在 1 周内完成 5 次放疗，但是单次剂量必须慎重考虑。

二、口头报告中保乳术后大分割放疗仍为热点

乳腺大分割放射治疗（HF-WBRT）在乳腺癌治疗中的应用越来越广泛。最常用的大分割方式在 3 ~ 4 周内完成，再加上 1 周或以上的瘤床推量。今年报道了不同分割模式、区域淋巴结大分割放疗（RNI）及重建术大分割放疗等多方面内容。

（一）3 周全乳大分割加瘤床推量的局控率、毒性和美容效果均良好

美国研究者（摘要号 158）进行了一个在 3 周内完成了 HF-WBRT + 瘤床推量的前瞻性Ⅱ期临床试验。研究短期随访报告显示出极好的肿瘤控制、毒性和美观。在这个试验的扩大研究中，研究者准备评估更多患者的长期生存率和预后。

入选条件是 0 ~ ⅢA 期，DCIS，分期为 T2N2a 浸润性肿瘤的乳腺癌患者，术后进行 2 阶段大分割放疗：全乳 HF-WBRT 治疗 11 天，3.33Gy/天，总剂量 36.63Gy；然后瘤床推量 4 天，3.33Gy/天，共 13.32Gy，15 天的总 EQD2 为 61Gy。区域淋巴照射（RNI）3.33Gy/11 次，共 36.3Gy。研究终点是肿瘤局部控制、急性和晚期毒性。美容效果使用哈佛美容学评分。

2009 ~ 2017 年，共 150 例患者入组，其中 146 例接受治疗并被纳入分析。可评价患者中 97% 的患者美容效果良好或优秀，在随访至少 2 年的患者中仍有 94% 美容效果良好或优秀。分别在 30% 和 1% 的患者中观察到 2 级和 3 级急性毒性，分别在 9% 和 3% 的患者中观察到 2 级和 3 级晚期毒性，无 4 级或 5 级毒性反应。5 年无病生存率为 97.4%（95% CI：92.1% ~ 99.2%）。5 年乳腺癌肿瘤特异性生存率和总生存率分别为 98.9%（95% CI：92.8% ~ 99.9%）和

97.8%（95% CI：91.6% ~99.5%）。

该项临床试验是 HF-WBRT 最短疗程疗法之一。研究包括高比例年轻女性和需要化疗和（或）RNI 患者。随着随访时间的延长，患者仍有良好的局部控制和低毒性，具有良好的美容效果。

（二）Ⅰ~Ⅲ期乳腺癌淋巴结放疗时大分割有效

乳腺癌保乳手术后，大分割（HypoF）放疗已得到广泛认可，但如果靶区包括区域淋巴结，许多中心继续使用常规分割（CF）（≤2Gy/d）来治疗。在加拿大研究者所在研究所，区域淋巴结大分割放疗（15~16 次，≥2Gy/d）已经使用了 30 多年，公布的数据显示没有增加毒性。

本研究（摘要号 159）前瞻性筛选了 1998~2010 年的 6247 例初诊Ⅰ~Ⅲ期乳腺癌患者，均接受乳腺/胸壁+局部淋巴结照射，探索了 HypoF 对比 CF 的远期转归及肿瘤特异性转归。对整个队列和高危亚组（3 级、ER 阴性、HER-2 阳性和 >4 个阳性淋巴结），应用 Kaplan-Meier（KM）法分析，以比较 HypoF 与 CF 的局部无复发生存（LRRFS）和无远处复发生存（DRFS）。应用多因素 COX 回归分析（MVA）评估剂量分割方式对 LRRFS 的影响。

结果显示，70%（4384 例）接受 HypoF 治疗，30%（1863 例）接受 CF 治疗，中位随访时间为 12.2 年，且两组相似（HypoF 组对比 CF 组：12.8 年 *vs* 11.2 年）。接受 HypoF 治疗患者的显著特征包括：年龄较大，绝经后、HER-2 阳性、未接受化疗，Ⅲ期疾病更少见。HypoF 组与 CF 组 10 年 LRRFS 率分别为 94.5% 和 94.1%（$P=0.91$），DRFS 率分别为 73.5% 和 74.4%（$P=0.31$）。

亚组分析显示，HypoF 和 CF 组中 3 级、ER 阴性或≥4 个阳性结节（均 $P>0.05$）亚组的 LRRFS 和 DRFS 无显著差异（均 $P>0.05$）。MVA 分析发现，HypoF 相对 CF，与更差的 LRRFS 不相关（HR=1.0，95% CI：0.9~1.1，$P=0.996$）。

这项基于人群的大规模长期随访分析显示，当放疗靶区包括乳腺/胸壁+区域淋巴结低分割时，中度大分割与常规分割相比，提供了相似的局部和远处控制结果。对于接受淋巴结放疗的Ⅰ~Ⅲ期乳腺癌患者来说，大分割放疗是一种有效的选择。

（三）大分割放疗对二期重建术后并发症的影响

韩国一项研究比较了乳腺癌大分割放疗和常规放疗对二期重建术后并发症风险的影响，并确定了并发症的剂量学预测因子（摘要号 162）。49 例患者在乳房切除术后立即放置扩张器，再接受术后放疗，放疗后更换扩张器进行永久性置入。

在这些患者中，19 例接受常规 50Gy 放疗，30 例患者接受大分割放疗（大多数为 40.05Gy/15 次），其中 80% 接受基于 ARC-调强放疗计划。根据 CTCAE v 4.0 标准，1 级皮肤反应 18 例（36.79%）、2 级 9 例（18.4%）、3 级 3 例（6.1%）。大分割放疗后 2~3 级皮肤反应率低于常规放疗（3.3% *vs* 5.7%）。

中位随访时间为 23.6 个月（6.6~60.2 个月）。49 例患者中有 14 例（28.6%）发生乳房切除术后放疗并发症。从完成放疗起到出现并发症的平均时间为 8.1 个月（标准差为 4.9 个月，范围为 3.3~18.2 个月）。

常规放疗组并发症发生率显著高于大分割放疗组（52.6% *vs* 13.3%，$P=0.003$）。ROC 分析显示，胸壁最大剂量 Dmax 是发生 2~3 级皮肤毒性的最佳剂量预测因子，Dmax 受剂量分割方式或皮肤填充物应用的影响。在随访期间，没有发现胸壁局部复发，观察到6个远处转移，其中一个伴有区域复发。

研究者认为：大分割放疗对二期重建保乳术后相关并发症的影响有待进一步研究；严格的RT-QA计划可能是即将进行的大分割随机Ⅲ期试验（Alliance A221505和FABREC）中至关重要的组成部分。

（四）每日一次部分乳房加速照射（APBI）或优于每日两次照射、全乳照射

埃及一项随机研究比较了每日一次部分乳房加速照射（oAPBI）、每日两次部分乳房加速照射（tAPBI）和全乳照射（WBI）的美容和毒性反应（摘要号163）。年龄≥40岁浸润性或原位乳腺癌，≤3cm和淋巴结阴性的女性患者在术后被随机分配入APBI 38.5Gy/10次（每日）组、APBI 38.5Gy/10次（每日两次）组或WBI 50 Gy/25次联合或不联合瘤床推量组。治疗采用3D-CRT。主要终点为同侧乳腺肿瘤复发（IBTR），次要终点为美容和毒性反应。

结果显示，2014～2017年，91例患者被随机分为oAPBI组（31例）、tAPBI组（30例）或WBI组（30组），中位随访时间为20个月。没有IBTR发生，oAPBI组及tAPBI组各有1例区域淋巴结复发。

放疗后1年，tAPBI组不良事件发生率较oAPBI组和WBI组均显著升高（35% *vs* 10% *vs* 16%，$P<0.001$）。与tAPBI组和WBI组相比，oAPBI组的3级急性皮肤反应较少（6.5% *vs* 10% *vs* 33%，$P<0.001$）。

与tAPBI组（10%）和WBI组（6.7%）相比，oAPBI组3级皮下组织纤维化（3.2%，$P<0.001$）发生率显著降低。因此，与tAPBI和WBI相比，oAPBI是一种耐受良好的方案，具有较少的毒性和更好的美容效果。

乳腺大分割放疗已经是大势所趋，在西方国家应用成熟，目前的研究主要是对分割模式的优化和适应证的扩大。但是在我国的应用比例并不多，在探索国人大分割放疗研究的基础上，应加快推广，不但效果相当、毒副反应较轻，也节约大量社会资源。

三、乳房美观效果和心脏的放疗毒性研究更集中

（一）二次切除及部分乳房再次照射不影响功能

RTOG 1014是一项前瞻性的Ⅱ期临床研究，入组经WBI后出现乳房内复发的患者，再进行肿瘤二次切除术，随后行3D-CRT部分乳房再次照射治疗（PBRI），本研究分析侧重于患者报告结局（PRO）和美观效果（摘要号84）。

入组患者需满足WBI后乳腺内复发时间间隔>1年，且被证实是单个病灶<3cm及切缘阴性。使用乳腺癌治疗结果量表（BCTOS）收集3D-CRT的PRO，处方剂量为总剂量45Gy，1.5Gy，每日两次。

与对侧乳房相比的变化分为无、轻微、中度和重度四个级别；并包括三个方面的特征描述：功能性（如肩部或手臂运动、僵硬、疼痛）；外观（如乳房大小、质地、形状、瘢痕组织）；乳房特异性疼痛（如乳房疼痛、压痛、敏感度）。在基线（手术后放疗前）、放疗后12个月、放疗后36个月进行BCTOS评分和美容评分。

结果显示，入组患者中，基线时、12个月和36个月的BCTOS评分结果表明，在观察期内功能性未发生变化，乳房特异性疼痛得到改善，乳腺外观轻微恶化。基线时（44例）纤维化、体积缩小、收缩和色素变化的发生率分别为9%、41%、28%和7%；12个月时（39例）美容效果

有所恶化，上述指标分别为21%、49%、36%和8%；36个月时（30例）美容效果继续恶化，上述指标分别为43%、57%、53%和7%。基线时、12个月和36个月评估美容效果为优或良好的比例分别为59%、63%和52%，美容效果为一般或差的比例分别为41%、37%和48%。

PRO结果证明，二次乳房肿瘤切除术与PBRI对其功能状态没有影响，乳房特异性疼痛随着时间的推移而改善，美观效果略有恶化。

（二）乳房切除术后胸壁推量放疗影响重建效果

乳房切除术后放射治疗（PMRT）仍是乳腺重建环节有待研究的部分。虽然许多研究已经评估了PMRT对重建结果的影响，但是缺乏足够证据表明胸壁推量放疗（CWB）对重建有影响。

为了评估CWB是否是重建并发症的独立预测因子及其在乳房重建环节的疾病控制价值，该项单中心回顾性研究收集了730例于1997～2001年手术治疗的患者（共有743例次乳房切除），乳房重建和乳房切除术后给予放射治疗（摘要号86）。所有入组患者临床病理特征均衡。

对所有乳房切除术患者进行的分类分析显示，321例次（43.2%）接受了PMRT联合CWB，而422例次（56.7%）接受了单纯PMRT。重建技术包括：自体重建（228/743，30.6%）、单阶段直接－置入重建（196/743，26.3%）、两阶段组织扩张器/置入（283/743，38%）和其他类型的重建（36/743，4.8%）。

主要终点为重建并发症，包括皮肤坏死、脂肪坏死、感染、血清肿/血肿、包膜挛缩和置入失败。次要终点为无病生存（DFS）。在单变量和多变量分析中确定主要结果与潜在临床风险因素（如CWB）之间的关联，并计算累积发生率以评估次要终点的不同风险。

结果显示，PMRT＋CWB组的中位随访时间为62个月，而单纯PMRT组患者的中位随访时间为75个月，两组的皮肤坏死率分别为8.4%和2.84%（$P=0.0003$），皮肤感染率分别为11.5%和2.84%（$P=0.0004$）。

在单变量分析中，CWB治疗与置入失败和包膜挛缩均显著相关（OR＝1.75，$P=0.0075$；OR＝2.26，$P=0.0059$）；而多变量分析未发现显著性。在多变量分析中，CWB是需要手术干预的皮肤坏死和感染的重要预测因子（OR＝2.26，$P=0.005$；OR＝2.4，$P=0.0039$）。PMRT＋CWB组和单纯PMRT组5年累积局部区域复发率分别为6.6%和6.5%（$P=0.4265$），5年无病生存率分别为80.8%和84.1%（$P=0.6599$）。

研究结果表明，乳房切除术的放射治疗后不做CWB可以改善乳房重建的效果，同时肿瘤局部控制不受影响。必须强调CWB会延迟整体伤口愈合从而影响生活质量的风险。

（三）冠状动脉左前降支最大剂量预测心脏毒性的价值

乳腺放疗诱导心脏疾病的早期研究提示，放疗会加速心脏冠状动脉左前降支（LAD）硬化。然而，全心剂量限制，即平均心脏剂量（MHD），在放疗治疗计划中最常用于预测和避免心脏毒性。

为了比较MHD、LAD最大剂量（Dmax）与冠状动脉发病的关系（通过CT血管造影确定，CTA），美国研究者回顾性分析了来自麻省总医院、哈佛医学院等52例经确诊为Ⅰ～Ⅲ期的乳腺癌患者（左乳疾病36例，右乳疾病16例）（摘要号91）。

入组患者行辅助乳腺或胸壁3D-CRT，

随后进行 CTA。在实际治疗中并没有对心脏亚结构进行剂量限制，而冠状动脉血管是由心脏影像科医生进行回顾性勾画的。随后基于个体放疗计划来计算 LAD 剂量，并以 LAD 狭窄发生率（管腔狭窄≥25%）和冠状动脉钙化（CAC）Agatston 评分进行病例对照研究。用 logistic 回归（OR 值）评估 LAD Dmax 和 MHD 剂量参数、调整动脉粥样硬化性心血管病（ASCVD）评分、缺血性心脏病病史和他汀类药物使用情况之间的关系。

结果显示，从放疗到 CTA 的中位时间为 5.1 年（2.5 ~ 18.1 年）。LAD Dmax 与任何 CAC（Agatston 评分≥1）、中度/重度 CAC（Agatston 评分≥101）和 LAD 狭窄（25%管腔）的发生均密切相关。对于任何 CAC，MHD 和 LAD Dmax 的 OR 分别为 1.15（95% CI：0.99 ~ 1.33，P = 0.06）和 2.21（95% CI：1.13 ~ 5.03，P = 0.02）。

对于中度或重度 CAC，MHD 和 LAD Dmax 的 OR 分别为 1.04（95% CI：0.95 ~ 1.23，P = 0.24）和 2.57（95% CI：1.01 ~ 7.04，P = 0.04）。对于 LAD 狭窄、MHD 和 LAD Dmax 的 OR 分别为 1.21（95% CI：1.0 ~ 1.46，P = 0.04）和 4.85（95% CI：1.42 ~ 16.63，P = 0.01）。

LAD Dmax > 10Gy 是增加任何 CAC（OR = 10.21，95% CI：1.42 ~ 21.83，P = 0.03）、中重度 CAC（OR = 5.21，95% CI：1.16 ~ 18.36，P = 0.04）及 LAD 狭窄（OR = 6.52，95% CI：1.39 ~ 19.67，P = 0.03）的有意义阈值。

相比 MHD，在 CTA 上 LAD Dmax 与 CAC 和 LAD 硬化关系更大，LAD 应该是乳腺放疗常规避开的结构，而且 LAD Dmax 为 10Gy 是减少心脏毒性非常有价值的临床参数。

乳腺放疗毒副反应主要集中在美容效果、心脏及肺方面，由于大量先进放疗技术和设备的应用，目前相关并发症已经较前明显下降，而且可以更有效的预测和防护相关并发症的发生。

2018 ASTRO 胰腺癌研究新进展

曲 伟

山东大学附属山东省肿瘤医院

中国国家癌症中心2018年发布的数据显示，近12年间中国的胰腺癌患者总生存率一直在下降，从11.7%跌到了7.2%。手术及放、化疗是胰腺癌治疗的重要手段，而60%的胰腺癌患者在发现时已出现远处转移，手术切除率仅为15%，而放疗在局部晚期及转移性胰腺癌的治疗中具有重要的地位。但实际上胰腺癌放疗相关的临床研究较少，考虑到治疗效果、不良反应及敏感性等，放疗在胰腺癌治疗中的作用尚有争议。

2018年美国放射肿瘤学会（ASTRO）大会发布了胰腺癌放射治疗新指南，指南参考了近10年发表的文献，详细规定了胰腺癌常规分割放疗和立体定向体部放疗（SBRT）的适应证、靶区勾画、剂量以及与化疗之间的顺序，也包括模拟定位、治疗计划以及放疗过程中的预防用药等，以指导医生们在管理胰腺癌患者时如何制订决策（该指南目前正在寻求 public comments，并不是最终版本）。本文介绍其部分要点。

一、指南对放疗的推荐

胰腺癌放疗技术包括调强放疗（IMRT）、呼吸控制技术等，影像引导放疗可以实现胰腺癌大分割放疗。放疗在胰腺癌治疗中的作用如何呢？推荐术后辅助常规分割放疗（有条件推荐；高质量证据）；对于临界可切除或部分局部晚期胰腺癌，推荐新辅助化疗＋常规分割同步放化疗（有条件推荐；中等质量证据）。

二、指南推荐的最佳剂量分割模式及靶区范围

何为胰腺癌放射治疗最佳剂量分割模式？对于术后辅助放化疗，放疗剂量推荐45～54Gy，1.8～2.0Gy/次，同步5-FU为基础的化疗（强烈推荐；中等质量证据）；对于临界可切除胰腺癌，如果选择做SBRT，推荐30～36Gy，6.0～6.6 Gy/次，可以给予侵犯血管的肿瘤层面SIB照射，局部加量至40Gy；对于局部晚期胰腺癌，如果选择做SBRT，推荐33～40Gy，6.6～8.0Gy/次。

如何确定胰腺癌放疗的靶区范围呢？对于选择做术后辅助放疗的患者，推荐参考NRG制定的靶区勾画共识；对于可切除的胰腺尾部或体部肿瘤，术后辅助放疗靶区应包括术后切缘＋区域淋巴结。

区域淋巴结可参考NRG制定的关于胰腺头部肿瘤指南共识，但对于胰腺尾部或体部肿瘤，不需要包括门脉周围或肝门区域淋巴结（强烈推荐；中等质量证据）。

对于临界可切除胰腺癌，如果选择做SBRT，靶区包括GTV＋较小的外放；对于

局部晚期胰腺癌，如果选择做 SBRT，靶区包括 GTV + 较小的外放（强烈推荐；高质量证据）；对于局部晚期胰腺癌，如果选择做根治性同步放化疗，推荐选择性淋巴结照射（有条件推荐；中等质量证据）。

三、外泌体成为胰腺癌研究新热点

除了制订指南外，本次会议也发布了胰腺癌生物学方面的最新研究结果。外泌体是由所有细胞产生的细胞外囊泡，天然存在于血液中。针对 K-Ras 突变是胰腺癌的驱动因素这一特点，通过工程化外泌体靶向治疗胰腺癌是美国 M. D. Anderson 癌症中心的一项重要研究。而研究外泌体作为胰腺癌液体活检早期指标也是目前研究的热点。

本次会议上一项密歇根大学的研究报道了胰腺癌患者放、化疗期间外泌体的蛋白质组学特点及功能性细胞反应特征，认为外泌体可增加胰腺癌细胞的迁移、增殖能力，并提高对吉西他滨的反应性，蛋白质组学研究鉴定到4120 个蛋白质，其中35 个被上调，27 个被下调，对其中 3 个进行了进一步的鉴定，其中 PPP2R1A 之前已被该团队鉴定认为参与吉西他滨及放疗的敏感性。另有学者分析了在转移前阶段小鼠模型中肿瘤源性外泌体的系统分布，以及在人类不同肿瘤转移部位的分布情况，为肿瘤的早期发现、预后评估、疗效预测研究等提供了思路。

四、胰腺癌研究突破的几个方向

本次大会上放疗与免疫反应的相关研究围绕着肿瘤（如免疫评分）、治疗方案（放、化疗和免疫治疗）及宿主特点（修复或免疫通路上的多态性、微生物特点等）三个方面展开，涉及的肿瘤包括肺癌、乳腺癌、膀胱癌等。对于肝细胞癌，立体定向放疗后的局部控制情况与长期生存密切相关，Naqa 等分析了临床参数、循环免疫细胞特征在预测 SBRT 治疗后反应情况的价值，认为淋巴细胞及血小板计数、治疗前红细胞压积、中性粒细胞计数及年龄等是预测疗效的重要因子，尚无胰腺癌这方面的研究报道，值得进一步探索。

（来源：《全球肿瘤快讯》2018 年 11 月 总第 220 期）

ASTRO 2018 非小细胞肺癌放疗进展解读

张　健

山东大学附属山东省肿瘤医院 济南 250117

今年 ASTRO 年会非小细胞肺癌（NSCLC）放疗方面热点集中在局部晚期/晚期 NSCLC 放疗与免疫治疗的联合与模式优化、早期 NSCLC SBRT/SABR 大分割放疗模式优化与辅助系统治疗、寡转移灶的局部巩固治疗和大分割放疗后心脏及肺毒副作用方面，下文呈现具体研究内容。

一、可能改变临床策略的两项重磅 LBA 研究

（一）局部巩固治疗或改善一线后无进展寡转移者总生存

美国 M. D. Anderson 癌症中心 Gomez 等曾观察到局部巩固治疗（LCT）改善一线系统治疗后无进展的寡转移性 NSCLC 患者的无进展生存期（PFS），研究结果已于 2016 年发表。本届年会上报告了最终分析结果，包括次要终点总生存（OS）的成熟结果（摘要号 LBA3）。

本研究的患者来自三个机构，并符合下列入组标准：

（1）Ⅳ期 NSCLC；

（2）≤3 个转移病灶；

（3）ECOG PS 评分≤2 分；

（4）标准一线系统治疗后无进展。

患者以 1∶1 比例随机分入标准维持治疗/观察组（MT/O 组）与 LCT 组，LCT 组定义为 MT/O 后放射或手术治疗所有残留的活性病灶。

入组 49 例患者后，M. D. Anderson 数据与安全监察委员会由于 PFS 获益提前关闭试验（结果已于中位随访时间为 12.4 个月时报道）。最后 1 例生存患者截尾数据显示，中位随访 38.8 个月。PFS 获益持久（14.2 个月 *vs* 4.4 个月）。延长随访证实了 LCT 的 OS 获益（41.2 个月 *vs* 17.0 个月）。未观察到额外≥3 级毒性事件。出现新病变的中位时间 LCT 组为 14.2 个月，MT/O 组为 6.0 个月。

该研究是第一项显示一线系统治疗后无进展的寡转移性 NSCLC 患者经局部巩固治疗有 OS 获益的随机临床研究。正在进行的Ⅱ/Ⅲ期试验将继续评估 LCT 的影响，并加入新的治疗如免疫治疗和靶向治疗。

（二）Ⅲ期 NSCLC 放化疗后用德鲁单抗能改善 OS

在全球开展的 PACIFIC（NCT02125461）研究显示，德鲁单抗（Durvalumab）与安慰剂相比，显著改善Ⅲ期不可切除同步放化疗（CRT）后无进展 NSCLC 患者的 PFS，这是多年来该期疾病的第一次重大进展，今年年会呈现了该研究次要终点 OS 结果（摘要号 LBA10）。

研究入组 WHO PS 0～1 分、接受≥2 个周期铂类为基础 CRT 的 NSCLC 患者，随机分组 CRT 后 1～42 天给予 Durvalumab

(10mg/kg iv，q2w）或安慰剂达12个月。

结果显示，713 例患者随机分组，Durvalumab组473 例，安慰剂组236 例。截至2018年3月22日，中位随访25.2个月。停药后，Durvalumab 组和安慰剂组分别有41.0%和54.0%的患者接受了后续抗肿瘤治疗，分别有8.0%和22.4%的患者接受了其他免疫治疗。

Durvalumab 显著改善 OS（未达到 *vs* 28.7个月，HR=0.68，P=0.00251)，所有预定亚组中皆有改善。更新的PFS结果保持相似（17.2个月 *vs* 5.6个月)。次要终点包括至死亡或远处转移时间、PFS2、至下次治疗时间和至二次后续治疗或死亡时间均有改善。3/4级不良事件（AE）发生率分别为30.5%和26.1%，停药比例分别为15.4%和9.8%，未发现新的安全信号；任何等级（3~4级）肺炎/放射性肺炎发生率分别为33.9%（3.6%）和24.8%（3.0%）。

该研究显示，Durvalumab 对 OS 的显著改善既有统计学意义、也有临床意义，也得到了次要终点PFS2等结果的支持。研究结果为标准治疗后给予 Durvalumab 治疗提供了令人信服的证据。

二、口头报告中放疗联合免疫治疗仍为热点

抗 PD-1 治疗已被证实提高 NSCLC 患者OS率。在晚期/转移性NSCLC中，许多患者在疾病过程中接受了抗PD-1药物和放疗联合治疗。今年年会上报告了不同放疗分割模式、不同联合方式、不同免疫检查点药物及联合治疗毒副作用等方面内容。

（一）SBRT联合帕博利珠单抗Ⅰ期前瞻性试验结果

临床前模型证实，免疫检查点抑制剂和放射治疗的协同作用可增强抗肿瘤免疫。研究者报告了Ⅰ/Ⅱ期前瞻性试验第一阶段的结果，旨在评估SBRT同步帕博利珠单抗（pembrolizumab）的安全性和耐受性（摘要号34)。

研究入组转移性NSCLC或黑色素瘤患者，有≥2个可测量病灶。接受过抗PD-1免疫治疗的患者，若按RECIST标准符合疾病进展，可纳入研究，患者在入组时接受SBRT治疗。初次免疫治疗患者接受帕博利珠单抗（200mg，q3w）治疗至疾病进展，后接受SBRT；在SBRT后，患者接受帕博利珠单抗至疾病进展。

结果显示，该研究Ⅰ期部分24例患者（黑色素瘤5例，NSCLC 19例）。9例先前接受了抗PD-1治疗，入组时行SBRT治疗。15例接受了免疫治疗，在疾病进展和SBRT之前接受了平均8.3次帕博利珠单抗治疗。每组均行30Gy/3 f放疗。

在SBRT后60天内未观察到剂量限制性毒性（DLT)。在60天DLT窗口期间或随后帕博利珠单抗治疗期间，发生了≥2级免疫相关非血液学AE（未见4~5级事件)。在SBRT后免疫治疗期间，5/24例发生免疫相关2~3级AE。接受SBRT后，患者继续接受帕博利珠单抗至疾病进展，平均时间为19.8周。

研究者对两组患者进行了30Gy/3 f剂量提升放疗，未观察到DLT，联合治疗耐受性良好。初步疗效数据显示，将SBRT应用于患者疾病过程中有平均19.8周的持续缓解期。

（二）放疗联合纳武单抗的安全性可接受

自CheckMate017和057研究结果公布以来，纳武单抗（Nivolumab）被认为是复发/难治性NSCLC二线治疗的标准治疗方法。在晚期/转移性NSCLC患者中，常规使用放射治疗，许多患者在疾病过程中接受纳武单抗和放射治疗。

法国研究者 Lesueur 等报告了大量 NSCLC 患者接受放疗和联合纳武单抗治疗的毒性和疗效数据（摘要号 36）。研究者回顾性地分析了 3 个法国医疗中心的转移性或难治性 NSCLC 患者数据，患者同时或在纳武单抗治疗前 3 个月至治疗后 6 个月给予放疗。

结果显示，共 103 例患者（144 个颅内外照射病灶），在 62 例患者中观察到 AE，10% 的患者发生 3 ~ 4 级 AE。9 例患者发生 12 种 3 ~ 4 级纳武单抗相关的 AE。与纳武单抗治疗期间或之后接受放疗者相比，纳武单抗前接受放疗患者 3 ~ 4 级 AE 风险更高。

1 年、2 年 OS 率分别为 49.3% 和 29.4%，1 年、2 年 PFS 率分别为 18.8% 和 10.2%。在纳武单抗治疗之前或之后/期间何时加入放疗，均未显出更好的 OS 或 PFS。发生纳武单抗相关 AE 的患者较未发生者在统计学上有更好的 OS。

该研究显示，纳武单抗联合放疗未增加严重或意外毒性事件风险。姑息性放疗患者，在临床实践中应用该联合治疗是安全的。

三、早期及寡转移瘤的大分割放疗进展

（一）SBRT 有望成为 T1N0M0 期手术的替选

JCOG0403 研究旨在评估可手术和不可手术 T1N0M0 期 NSCLC 患者行 SBRT 的安全性和有效性（摘要号 15）。在 2015 年发布了 3 年和 5 年的随访结果，会上报告了可手术患者 10 年随访的更新结果。

随访至 2017 年 9 月，中位 OS 为 5.6 年。3 年、5 年、10 年 OS 率分别为 76.5%、54.0% 和 23.8%。10 年 PFS 率、无局部进展生存和无事件生存率分别为 19.1%、20.9% 和 13.7%。3 年、5 年、10 年的局部控制率皆为 85.4%。

到目前为止，共 27 例治疗失败，包括 9 例局部复发、11 例区域淋巴结失败和 11 例远处转移。在 6 例 3 级 AE 患者中，胸痛 1 例、呼吸困难 4 例、缺氧 1 例、肺炎 2 例。未观察到 4 ~ 5 级 AE。

该长期随访结果证实了以往结果的疗效和安全性。对于可手术的 T1N0M0 期 NSCLC，SBRT 有可能成为手术的替代选择，值得进一步评估。为进一步提高肿瘤控制，一项 80% 等剂量线的较大剂量随机Ⅲ期研究正在进行中（JCOG1408）。

（二）手术对比 SBRT 改善 cT1 ~ 2 期老年患者的长期结局

已有几项配对分析比较了 SBRT 和手术的生存差异，但多数样本量小于 100 例。为比较单一医疗中心同一组外科医生手术后和 SBRT 后的长期 OS，研究者分析了 2005 ~ 2015 年的癌症登记数据（摘要号 16），cT1 ~ 2N0 期疾病患者（≥65 岁）初治行手术治疗或 SBRT。

结果显示，共 1244 例 cT1 ~ 2N0 期 NSCLC 患者，774 例≥65 岁，其中 508 例行手术治疗，266 例行 SBRT 治疗。中位年龄 73 岁，50% 为男性，67% 为 T1 期。中位随访 60 个月。单变量分析显示，年龄、性别、原发肺叶位置、组织学分级和治疗方式均与 OS 显著相关。手术者和 SBRT 者的中位 OS 分别为 81 个月和 37 个月，1 年、3 年和 5 年 OS 率分别为 85% *vs* 83%、70% *vs* 50% 和 58% *vs* 29%。

这项样本量最大的匹配分析表明，手术治疗老年患者的长期生存高于 SBRT，与之前一些报告显示出相似的生存率，但尚需前瞻性随机研究验证。

（三）“超中心”肺肿瘤，SBRT 局控率高、毒性大

SBRT 治疗中心型肺肿瘤与更高的严重

AE 相关。最近的数据表明，具有“超中心”肿瘤的患者，即临近近端支气管树（PBT）或食管的具有特定高危特征的患者，特别容易发生严重并发症。

美国研究者 Wang 等评估了 SBRT 治疗上述高危肺肿瘤患者的毒性和疗效（摘要号 18），回顾性分析了 2008 ~ 2017 年在单一机构接受 SBRT 治疗的所有中心型肺癌患者，确定高危病例（GTV 邻接 PBT，或 PTV 与食管或气管交叉）。分割方式为 600cGy/f，≤8 次的患者被纳入研究。

结果显示，共 65 例患者符合标准，中位随访 35.6 个月。36 例为原发性 NSCLC，8 例为局部复发性 NSCLC，21 例为肺转移瘤。处方剂量为 60Gy/8 f（14 例）、50Gy/5 f（25 例）、45Gy/5 f（25 例）和 40Gy/5 f（1 例）。

3 级 AE 总发生率为 18.5%，7 例发生了可能与 SBRT 相关的致命并发症。在 3 例致命性肺出血患者中，PBT 的最大点剂量为 54.9Gy、55.2Gy 和 49.6Gy（分割次数均为 5 次），其中 2 例接受了贝伐珠单抗（时间上靠近 SBRT）。

致命性肺炎/放射性肺炎患者均已患有 COPD。仅 1 例用 8 次分割放疗的患者出现 3 级 AE，所有其他≥3 级 AE 发生在 5 次分割放疗的患者中。所有患者的 2 年和 4 年局部控制率分别为 85.4% 和 70.5%。原发性 NSCLC 患者的 2 年和 4 年 OS 率分别为 68.1% 和 26.6%。

研究表明，SBRT 对这些患者的局部控制率很高，但严重或致命 AE 的发生率也很高，需要进一步确定 SBRT 与 AE 间的关系。

（四）全身治疗联合 SBRT 改善早期患者的区域、远处和总体控制

早期 NSCLC 患者的 SBRT 局部控制虽好，但高达 20% ~30% 的患者会出现区域失败（RF）和远处失败（DF）。虽然辅助全身治疗（ST）通常被推荐用于大肿块早期 NSCLC 的术后，但 SBRT 后是否 ST 仍缺乏证据支持。

美国研究者 Kann 等使用了一个多中心数据库来评估 SBRT 治疗的早期 NSCLC 患者中 ST 与生存结果间的相关性（摘要号 19），纳入 2006 ~ 2015 年接受 SBRT 的经活检证实的 T1 ~ 3N0M0 期 NSCLC 患者。

结果显示，1328 例患者被纳入分析，54 例接受 SBRT + ST。最常见的 ST 方案是含铂两药方案，其次是厄洛替尼、单药化疗或未知方案。与 SBRT 患者相比，SBRT + ST 患者中位年龄较小、肿瘤较大、T 分期较高。

与 SBRT 组相比，SBRT + ST 组 DF 率（3.7% *vs* 13.0%）和 RF 率（0 *vs* 10.4%）显著降低，但局部失败（LF）率无差异（7.4% *vs* 10.4%）。在多变量分析中，SBRT + ST 与 DF 降低和总体失败显著相关，有改善 PFS 的趋势，但 OS 无改善。在肿瘤大小、T 分期、体能状态、吸烟状态、组织学和年龄方面的倾向评分匹配后，SBRT + ST 组降低 DF、RF 和总失败率。

该研究表明，尽管较大和较高分期肿瘤的比例增加，但接受 SBRT 联合辅助全身治疗的早期 NSCLC 患者的区域、远处和总体疾病控制均得到改善。

四、放疗毒性之心脏损伤

乳腺癌和霍奇金淋巴瘤患者胸部放疗与心脏毒性和病死率的增加有关。然而，这种影响在 NSCLC 患者中尚未得到证实。

（一）心脏剂量的重要性是否过高

最近研究表明，心脏剂量和病死率间存在相关性，但相关强度和最佳剂量预测因子尚不明确。

加拿大研究者 Zhang 等开展了一项系统评价和荟萃分析，以提供基于证据的 NSCLC 患者心脏剂量与病死率之间的关系

(摘要号 183)。根据 PRISMA 指南对 MEDLINE (PubMed) 和 Embase 数据库 (2018 年 1 月开始) 进行检索。研究评估了 NSCLC 患者心脏剂量学因素，包括心脏事件、心脏相关病死率和 OS。

结果显示，22 项研究包括 6240 例患者，共评估了 214 个心脏剂量测定参数 (84 个独特参数) 作为心脏毒性或死亡的可能预测因子，每项研究评估了 10 个剂量因子的平均值。

评估的预测因子包括一般剂量测定因子 (如平均和最大心脏剂量)，基于阈值剂量的因子 (如心脏 V5)，以及基于解剖结构或体积的剂量因子 (如心房、心室)。最常分析的参数是平均心脏剂量 (MHD)、心脏 V5 和 V30。

对于 OS，1/11 项研究中的多变量分析显示 V5 有显著意义，2/12 项研究显示 V30 有显著意义，而 MHD 在 8 项研究中的任何一项中都无意义。对于心脏事件终点，2/4 项研究显示 V5 有显著意义，1/3 项研究显示 V30 有显著意义，2/4 项研究显示 MHD 有显著意义。在多项研究中，多变量模型中包含的体积参数几乎无重叠。

该研究表明，心脏剂量 - 体积限制与 NSCLC 患者的 OS 相关性并不一致。多重检测是一个主要问题，可能会增加文献中 I 类错误的总发生率。未来的研究应该先验地指定预测因子，对多重检测进行校正，并报告不显著变量的效应估计情况。

(二) 降低心脏剂量与心脏风险评估

NSCLC 患者的放射治疗相关心脏毒性出现较早，具有比过去认为更大的临床意义。最近的研究大多受限于定义不统一和小样本量。

美国研究者 Atkins 等使用全面、有效的心脏毒性评价标准和剂量 - 体积数据报告了大队列 NSCLC 患者放疗后主要心脏事件 (MACE) 的发生情况 (摘要号 184)。研究者回顾性分析了单机构 1998 ~ 2014 年 748 例Ⅱ期 (9%) 至Ⅲ期 (91%) NSCLC 患者，患者接受三维适形放疗或调强放疗。61% 的患者接受化疗，33% 接受化疗和外科手术，4% 接受单独放疗。

结果显示，放疗后中位随访 1.9 年。中位 MHD 为 12.3Gy。低、中、高 Framingham 风险组或已知冠心病组患者的 2 年 OS 率分别为 62.7%、56.0%、47.0% 和 46.8%。第一次发生重大心脏事件的中位时间为 10.4 个月，1 年、2 年和 5 年的累积发生率分别为 18.2%、23.5% 和 32.4%。

主要心脏事件的 2 年累积发生情况分别为传导系统 (12.0%)、心衰 (5.7%)、MACE (4.8%)、心包 (全部，4.7%)、心包 (积液、细胞学良性，1.8%)、冠状动脉/缺血 (2.5%)、瓣膜 (1.1%) 和心肺/其他 (5.4%)。有或无基线冠心病 (CHD) 患者的 2 年累积发生率分别为 31.2% 和 18.9%，而 MHD > 12Gy 对比 ≤ 12Gy 者的发生率分别为 26.7% 和 19.3%。

多变量分析表明，基线 CHD 和 MHD 与 MACE 显著相关。联合基线 CHD 和已知肺癌预后因素的多变量分析显示，MACE 与 OS 降低显著相关，而 MHD 与 OS 无关。

可见，在此 NSCLC 患者大队列研究中，MACE 很常见，发生时间比之前报道的要早，且与基线 CHD 和心脏剂量显著相关。这些结果支持尽量降低心脏照射剂量，并强调治疗前心脏风险评估和高危患者的风险缓解策略。

(来源：《全球肿瘤快讯》2018 年 12 月 总第 221 期)

❖肺部肿瘤❖

基于 TCGA 和 GEO 数据的整合生物信息学分析筛选 EGFR 突变肺腺癌分子标志物

张皓旻[1] 杨 波[1] 陈熙勐[1] 郭 斌[1] 席义博[2,1]
张钧栋[1] 智 鹏[2,1] 刘格良[2,1] 李卓阳[2,1] 卢学春[1]

1. 中国人民解放军总医院第二医学中心血液科 国家老年疾病临床医学研究中心 北京 100853
2. 山西医科大学管理学院 太原 030600

【摘要】 **背景与目的：**本研究利用来自 GEO 和 TCGA 的 EGFR 突变肺腺癌转录组数据分析了其预后不良和耐药的转录组学机制。**方法：**首先，应用 limma 包分别对来自 GEO 数据集的三个表达谱数据（GSE31210、GSE32863 和 GSE75037）筛选差异表达基因。而后应用 RRA 方法整合分析三组差异表达基因以获得显著性基因。应用 STRING 数据库搜索显著性基因的蛋白质相互作用关系，并通过 Cytoscape 软件可视化。随后，应用 DAVID 对 PPI 网络中出现的 51 个基因进行功能富集分析，并用 R 语言可视化。然后，结合来自 TCGA 的患者随访数据对 PPI 中出现的 51 个基因进行 Kaplan-Meier 生存分析，发现 8 个基因与预后有关。最后，应用多变量 Cox 回归分析确定 8 个预后相关基因对总生存的意义。**结果：**从 GEO 数据集中共鉴定出 100 个显著性基因，其中 41 个上调基因，59 个下调基因，其中有 51 个出现在 PPI 网络中，IL-6、MMP9、CD36、CDH5 和 SPP1 与其他基因的相互作用关系密切。富集分析显示，8 个 GO 和 4 个 KEGG 结果具有显著性。在这些 GO 和 KEGG 中，有 13 个基因出现在 PPI 网络中。通过对来自 TCGA 数据的 Kaplan-Meier 生存分析，我们发现 8 个基因与总生存有相关。多变量 Cox 回归分析发现 CFD 可能是影响 EGFR 突变肺腺癌患者总生存的重要因素。**结论：**EGFR 突变型肺腺癌的转移、免疫逃逸和预后不良可能与 MMP9、TOP2A、SFTPC、PDK4、MMRN1 和 CEACAM5 有关。而 CFD、COL6A5 可能是 EGFR 突变型肺腺癌治疗和预后评估的新靶点，所有提到的目标和途径都需要通过进一步研究验证。

近年来，肺癌死亡率显著上升，已成为全球死亡率最高的恶性肿瘤。肺癌的基本类型可分为小细胞肺癌（SCLC）和非小细胞肺癌（NSCLC），占所有肺癌的 80%

并列第一作者：张皓旻，Email：zhmlff@ 163. com；杨波，Email：yangsongru312@ 163. com

通信作者：卢学春，Email：luxuechun@ 126. com

基金项目：2017 年度国家老年疾病临床医学研究中心招标课题（NCRCG-PLAGH-2017011）；解放军总医院转化医学项目（2017TM-020）；解放军总医院临床科研扶持项目（2016FC-ZHCG-1004）。

~85%[1]。其中，肺腺癌（lung adenocarcinoma）是NSCLC的主要类型，超过40%的患者被发现时已属晚期。表皮生长因子受体（Epidermal Growth Factor Receptor，EGFR）的过度表达和突变存在于40%~80%的肺腺癌患者中[2]。

随着吉非替尼、厄洛替尼和阿法替尼等靶向药物的成功应用，EGFR突变肺腺癌的治疗进入了靶向治疗时代[3]。然而，用于EGFR突变肺腺癌的EGFR-酪氨酸激酶抑制剂（EGFR-TKIs）有效率仅为21%[4]。即使在EGFR-TKIs有效的患者中，大多数患者也会在12个月内出现获得性耐药[5]。在中国，尽管EGFR-TKI的有效率在12个月内为73%，但中位生存时间仅为13.1~17.8个月[6]。虽然以奥希替尼（Tagrisso，泰瑞沙，AZD9291）为代表的新一代靶向药物在一定程度上为吉非替尼获得性耐药的患者带来了福音，但EGFR突变肺腺癌的复发和耐药机制尚不明晰。同时，最新研究表明，表观遗传机制可能发挥重要作用，但对此问题的研究很少[7]。因此，基于转录组的EGFR突变肺腺癌研究将澄清EGFR突变肺腺癌的复发和耐药机制，为下一步EGFR突变肺腺癌的表观遗传学研究提供方向，并为其临床治疗提供新的方法。

随着人类基因组计划的完成，越来越多的研究人员利用转录组研究EGFR突变对人体的影响[8]。然而，大多研究角度单一，如遗传多态性、基因突变位点或受EGFR突变影响的下游信号分子[9-12]。很少有研究基于整个转录组的影响。随着大数据时代的到来，基于基因芯片和高通量测序的转录组数据不断积累。这些数据提供了所有基因的表达特征[13,14]。可用来鉴定肿瘤和正常组织之间的差异表达基因（Differential Expression Genes，DEG）[15]，特别是对于EGFR突变相关DEGs。近年来，出现了大量的组学数据库。其中，基因表达综合（Gene Expression Omnibus，GEO）具有最丰富的数据，它提供了各种类型的组学数据[16,17]。由于这些新技术和方法的出现，使研究EGFR突变肺腺癌复发和耐药的潜在机制成为可能。本研究对来自GEO数据集的多个EGFR突变肺腺癌表达谱数据筛选了DEGs，并对DEGs进行了统计分析，以筛选EGFR突变肺腺癌的显著性基因。随后对显著性基因进行生物信息学分析并预测了EGFR突变肺腺癌的转录调控网络。本研究为深入研究EGFR突变肺腺癌的表观遗传学机制、发现早期诊断标志物，以及发现与其复发和耐药相关的潜在分子靶点提供了理论基础。

一、材料与方法

（一）数据来源

以“EGFR突变和肺腺癌”为关键词在GEO库中检索，下载GSE31210、GSE32863和GSE75037的表达谱数据。GSE31210包括20个正常肺样品和226个肺腺癌（127个具有EGFR突变）[18,19]。GSE32863包括58个相邻的非肿瘤肺组织样品和58个肺腺癌样品（17个具有EGFR突变）[20]。GSE75037包括83个匹配的相邻非恶性肺病变和83个肺腺癌（19个具有EGFR突变）[21]。数据集信息如表1所示。每个数据集的表达谱数据按照图1所示的程序进行分析。

表 1　使用数据详细信息

GEO	sample	platform	normal	EGFR mutation	Reference
GSE31210	Lung	GPL570	20	127	Okayama, et al [18,19]
GSE32863	Lung	GPL6884	58	17	Selamat, et al [20]
GSE75037	Lung	GPL6884	83	19	Girard, et al [21]

GEO, Gene Expression Omnibus; GSE, GEO series; GPL, GEO platform.

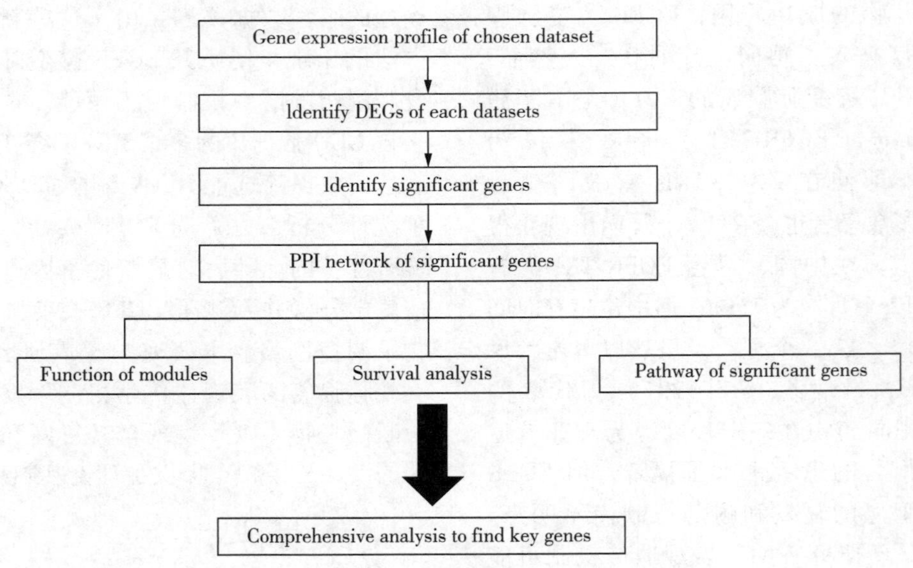

图 1　EGFR 突变肺腺癌数据分析流程

（二）数据预处理和差异基因的筛选

数据处理包括注释和均一化。每个数据都用来自 Bioconductor 的注释包进行注释[22]。使用 R 语言的 impute 包进行均一化处理[23]。预处理后的基因表达谱用于后续分析。然后，使用 limma 包来筛选 EGFR 突变肺腺癌和正常肺组织之间的差异表达基因。选择 $P<0.05$ 的基因作为候选基因。接下来，应用 Bonferroni 校正来调整错误发现率（False Discovery Rate，FDR）的原始 P 值，并计算倍数变化（Fold Change，FC）[24]。本研究设置差异表达基因的筛选阈值为 $|\log2FC|>1$ 且 $FDR<0.05$。保留 3 个 GEO 的所有差异表达基因结果用于后续分析。

（三）鉴定 3 组差异表达基因中的显著性基因

使用 R 语言的 RRA 包对上述分析中获得的 3 组差异表达基因进行分析，以获得在 3 组差异表达基因中都具有重要作用的显著性基因。鲁棒秩聚合（Robust Rank Aggregation，RRA）的方法主要是对不同数据集获得的差异基因进行排序，如果一个基因在所有实验中排名靠前，则其 P 值越小，差异基因表达的可能性越大，从而获得最佳排名结果[25]。

（四）蛋白质互作网络构建

STRING 是一个可以构建蛋白质相互作

用网络（Protein Protein Interaction network，PPI）的开源数据库[26]。为了更好地理解显著性基因间的相互作用关系，使用STRING数据库预测其编码蛋白的PPI网络，设置可靠性阈值 >0.4。Cytoscape软件用于构建显著性基因的PPI网络[27]。在PPI网络中，每个节点代表基因、蛋白质或分子，节点之间的连线代表这些生物分子的相互作用关系，其可用于鉴定EGFR突变肺腺癌中由显著性基因编码的蛋白质之间的相互作用关系。通过计算节点之间的线连数量和每个节点的某个节点没有直接连接的节点数来识别核心节点（具有重要生物学功能的分子）。

（五）PPI中重要基因的富集分析

注释、可视化和集成发现数据库（The Database for Annotation，Visualization and Integrated Discovery，DAVID）是一个可以对基因进行聚类分析的综合数据库和分析工具[28]。基因本体论（Gene Ontology，GO）分析是专门用于查看基因功能的研究方法[29]。为了从生物过程（Biological progress，BP）、细胞成分（Cell Component，CC）和分子功能（Molecule Function，MF）方面研究肿瘤发展中的关键基因，对PPI网络中的基因进行GO功能富集分析。京都基因和基因组百科全书（The Kyoto Encyclopedia of Genes and Genomes，KEGG）通路数据库提供有关分子或基因的作用通路信息[30]。使用KEGG数据库对PPI网络中的重要基因进行通路分析。本研究设置 $P<0.05$ 为阈值筛选聚类得到的通路及本体学注释。

（六）用TCGA进行PPI基因的生存分析

结合来自癌症基因组图谱（The Cancer Genome Atlas，TCGA）数据库的EGFR突变肺腺癌的RNA-seq数据，分析PPI网络中的基因对EGFR突变肺腺癌的预后影响。首先，使用Kaplan-Meier生存曲线分析每组患者的总生存（OS），并且使用双侧对数秩检验获得统计学显著性。最后，Cox回归分析用于更深入地分析基因对总生存的影响。

二、结果

（一）数据分析及差异表达分析

将EGFR突变肺腺癌表达谱数据GSE31210、GSE32863和GSE75037标准化，结果如彩图2（见书后彩图第699页）所示。随后，对标准化数据进行差异分析，设置阈值为 $|\log2FC|>1$ 且 $FDR<0.05$。表达谱GDS31210共筛选差异基因1913个，其中下调基因1156个，上调基因757个。表达谱GDS32863共筛选差异基因943个，其中下调基因609个，上调基因334个。表达谱GDS75037共筛选差异基因2639个，其中下调基因1464个，上调基因1175个。三组数据的差异表达结果分别显示在彩图3（见书后彩图第699页）中。

如彩图4（见书后彩图第700页）所示，GSE31210、GSE32863、GSE75037中表达水平前50基因的热图。热图中的每列代表样品，每一行代表一个基因。颜色表示癌组织和正常对照之间基因的表达水平。

（二）鉴定显著性基因

R语言RRA包用于鉴定3个肺腺癌表达谱数据的差异基因中的显著性基因。通过这种方法，鉴定出100个显著性基因，其中上调基因41个和下调基因59个。使用R语言的Pheatmap包用于绘制显著性基因的前20个上调和下调基因的热图，如彩图5（见书后彩图第701页）所示。

（三）用 PPI 网络分析重要基因

使用 STRING 数据库（阈值 >0.4）进行重要基因的 PPI 网络，总共 100 个显著性基因，包括 41 个上调基因和 59 个下调基因。为了观察 EGFR 对显著性基因的影响，我们将 EGFR 作为核心基因添加到网络中。在去除网络中断开的节点后，PPI 网络中仅出现 100 个重要基因中的 51 个基因，如彩图 6A（见书后彩图第 701 页）所示。在网络中显示的前 10 个重要基因是：IL6、MMP9、CDH5、EGFR、CD36、CLDN5、TEK、CLDN2、TOP2A 和 SPP1（彩图 6B，见书后第 701 页）。

（四）PPI 中重要基因的富集分析

接下来，对 PPI 网络中的重要基因进行了 GO 和 KEGG 富集分析。GO 富集以 FDR < 0.05 为筛选标准，PPI 网络中所有 51 个基因的结果如图 7 所示，其中 8 个 GO 结果具有显著意义，包括细胞黏附（FDR = 2.41E - 07；其中涉及 SPP1，CD36 和 TEK），生物黏附（FDR = 2.46E - 07；其涉及 SPP1 和 CD36）和细胞 - 细胞黏附（FDR = 0.003200852；其涉及 CDH5 和 CLDN5）。详细情况如彩图 8（见书后彩图第 702 页）所示。

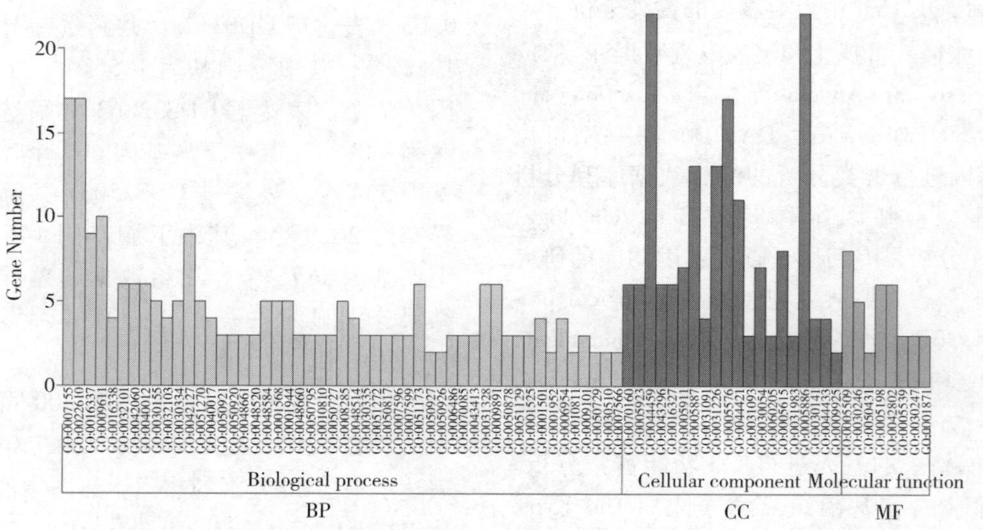

图 7　PPI 网络中重要基因的 GO 富集分析结果

左侧柱条表示生物过程（BP），中部柱条表示细胞成分（CC），右侧柱条表示分子功能（MF）；X 轴表示 GO 编号，Y 轴表示每个 GO 结果中富集的基因数量。

此外，获得了与 PPI 网络中显著性基因相关的 KEGG 结果（$P < 0.05$）。结果显示，PPI 网络中涉及的显著性基因主要富集在：白细胞跨内皮迁移（P 值 = 1.70E - 05）、细胞黏附分子（P 值 = 3.22E - 05）、ECM 受体相互作用（P 值 = 6.73E - 04）和紧密连接（P 值 = 0.003793）（表 2）。

表2　PPI 网络中显著性基因的 KEGG 结果

pathway	ID	Gene number	*P*-Value	Gene symbol
Leukocyte transendothelial migration	hsa04670	7	1.70E－05	CLDN18, CLDN3, MMP9, CLDN5, CLDN2, JAM2, CDH5
Cell adhesion molecules (CAMs)	hsa04514	7	3.22E－05	CLDN18, CLDN3, CLDN5, CLDN2, CDH3, JAM2, CDH5
ECM-receptor interaction	hsa04512	5	6.73E－04	CD36, COL6A6, COMP, THBS2, SPP1
Tight junction	hsa04530	5	0.003793	CLDN18, CLDN3, CLDN5, CLDN2, JAM2

（五）筛选 PPI 中基因的预后特征

随后，我们使用来自 TCGA 的 76 个带有随访数据的 EGFR 突变肺腺癌患者数据对 PPI 网络中的 51 个基因进行了生存分析。通过对 TCGA 数据集的 Kaplan-Meier 分析，我们发现，PPI 网络中的 8 个基因涉及 EGFR 突变肺腺癌患者的预后。基于 8 个基因表达的中位数，将每个基因分为的高表达组和低表达组。76 名 EGFR 突变肺腺癌患者的 Kaplan-Meier 生存曲线如图 9A 所示。在 8 个基因中，MMP9 和 TOP2A 是 PPI 网络的核心基因。为了找到影响患者总生存的独立因素，进一步对 EGFR 突变肺腺癌患者生存可能有影响的 8 个基因进行多因素 Cox 回归分析。结果显示，CFD 对于独立预测患者总生存具有重要意义（$P<0.05$）。将 76 名患者分为高风险组和低风险组，使用中位风险评分作为临界点。Kaplan-Meier 分析显示，高风险组和低风险组之间患者的总生存具有显著差异（图 9B）。同时，绘制 ROC 曲线以获得 AUC = 0.689，表明结果较为准确（图 9C）。

总之，通过生存分析可知，有 8 个基因可能与 EGFR 突变肺腺癌的预后相关，其中 CFD 是最重要的一个，结果需要进一步研究验证。

三、讨论

EGFR 突变肺腺癌是最常见的恶性肿瘤之一，特别是在中国[31]。本研究使用了 3 个数据集，选择了其中的 EGFR 单一突变样本。经过一系列生物信息学分析，我们筛选出 100 个显著性基因（41 个上调基因和 59 个下调基因）。它们具有不同的功能（细胞黏附、生物黏附、闭塞连接、紧密连接、质膜部分、顶端连接复合体）和参与通路众多（白细胞跨内皮迁移、细胞黏附分子、ECM-受体相互作用、紧密连接）。核心基因 MMP9、CLDN2、CDH5 和 SPP1 富集在上述通路中。结合使用 TCGA 数据对 PPI 网络中基因进行生存分析，发现 COL6A5、MMP9、MMRN1、PDK4、SFTPC、TOP2A、CEACAM5 和 CFD 基因可能与 EGFR 突变肺腺癌的预后相关。有研究证实，MMRN1 的低表达与非小细胞肺癌的预后有关[32]，与本研究结果一致。使用 Cox 回归分析，我们发现，CFD 基因可能对于独立预测 EGFR 突变肺腺癌患者总生存具有重要意义。

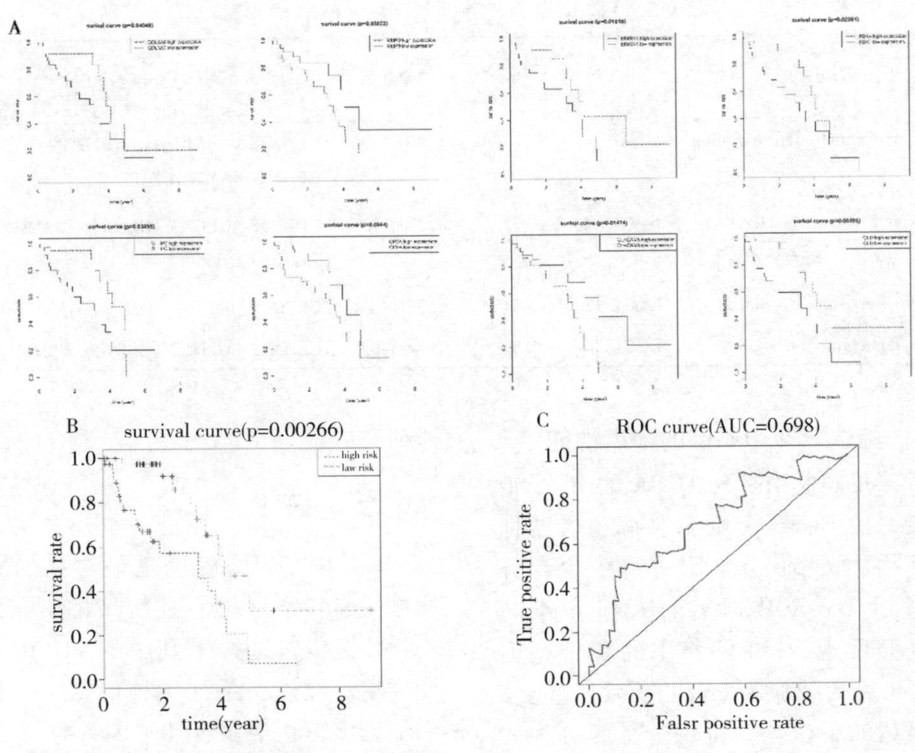

图9　8 个基因与 EGFR 突变肺腺癌的生存相关

A：76 例 EGFR 突变肺腺癌患者的 Kaplan-Meier 生存曲线；B：Kaplan-Meier 分析 TCGA 数据集中高风险或低风险评分患者的总体生存率；C：ROC 分析预测结果的准确性。

Hanahan 等[33]在 2011 年提出，癌症的发展包括持续存在的细胞增殖信号、规避生长抑制因子、抵御细胞凋亡、细胞永生化、诱导血管生成、重组能量代谢、逃避免疫破坏、侵袭和转移的激活 8 个特征。通过对 EGFR 突变肺腺癌的转录组学分析，我们发现，EGFR 突变不仅可以激活持续存在的细胞增殖信号（EEF1A2、ETV4），还可以使肿瘤抑制基因（WIF1）失活，甚至可以导致肿瘤细胞免疫逃逸的发生（IL6、SPP1）[34-37]。

EGFR 突变肺腺癌耐药及复发机制尚不明晰，但已发现它与肿瘤微环境中的效应细胞不足和免疫逃逸有关。例如，Biton 等[38]发现，肿瘤微环境中 $CD8^+$ T 细胞的丢失和免疫抑制细胞过多与肿瘤免疫逃逸有关，但其具体机制有待进一步研究阐明。Akbay 等[39]发现，EGFR 突变可以通过激活 PD-1 信号通路引发免疫逃逸和耐药。然而，现有临床研究证实，PD-1 抑制剂并不能完全逆转肿瘤的发生和发展，这表明其他机制正在发挥作用。事实上，本研究发现 EGFR 突变可以影响大量与免疫逃逸相关的分子，包括 IL-6、SSP1、MMP9、PDK4。例如，IL-6 可以通过促炎反应引起免疫逃逸并促进 LA 的发展[36]。SSP1 可以上调 PD-1 并引发肺腺癌细胞的免疫逃逸[37]。MMP9 裂解骨桥蛋白亚型并通过诱导骨髓源性抑制细胞的扩张介导肿瘤免疫逃逸[40]。PDK4 抑制 EMT 促进 EGFR 突变肺癌患者对厄洛替尼耐药的发生[41]。在本研究中还发现，PDK4 抑制与预后不良相关，如图 9A 所示。同时，本研究分析发现，IL-6 在整个肿瘤发展过程中对肿瘤的支持作用，包括转移、生长促进和抗凋亡，与早期研究一致[42]。

大多数 EGFR 突变肺癌患者最终死于转移，但其机制尚不清楚[43]。一些研究发现，这与基因的异常表达有关，但缺乏整个转录组水平的系统研究。例如，Chen 等[44]发现，SOX5 可能与 LA 的转移有关。Zhao 等[45]发现，IL6 可能与活动性远端转移有关。该结果与 Pérez 等的研究结果一致[46]。Ferguson 等[47]发现，TOP2A 在非小细胞肺癌脑转移中表达增加；本研究也发现，TOP2A 过表达与预后不良有关。Lafuente 等[48]发现，CEACAM5 与早期非小细胞肺癌淋巴结转移有关，本研究也发现，CEACAM5 过表达与预后不良有关。Nordgård 等[49]发现，SFTPC 促进非小细胞肺癌的淋巴转移；本研究也发现，该基因与预后不良有关。本研究发现，EGFR 突变可以影响大量转移相关分子的表达，如 MMP9[50]、CDH5[51] 和 IL-6[42]。同时，我们发现，MMP9 的上调与预后不良有关(图 9A)。有报道证实，本研究发现的 EGFR 突变肺腺癌影响的重要通路之一 ECM-受体相互作用通路与转移有关。ECM 是一种维持细胞稳定性和完整性的细胞外基质，肺腺癌细胞的细胞外基质在其发育中起重要作用，其由大量支持肺腺癌细胞发育的细胞因子组成。本研究中发现，大量分子富集在 ECM-受体相互作用通路中，例如 CD36、COL6A6、COMP、THBS2 和 SPP1。同时，ECM 也与肺腺癌的转移和预后不良密切相关[52]。上述均与早期研究一致[53-56]。

在生存分析中发现的 8 个预后相关基因中，COL6A5 和 CFD 尚未报道。在 Genecard 数据库中关于 COL6A5 和 CFD 的具体描述，并且没有提及其基因突变与非小细胞肺癌或其他癌症相关。然而，在本研究发现，它们可能与 EGFR 突变肺腺癌的预后不良有关，尤其是 CFD。因此，这两个基因有可能成为 EGFR 突变型肺腺癌治疗和预后评估的新靶点，有待进一步研究证实。

上述与免疫抑制、转移和预后不良相关的分子和通路在本研究中都是具有统计学意义的。未来，需要更深入的细胞和临床研究来确认其在 EGFR 突变肺腺癌中的重要作用，以指导临床治疗方案的优化和预后评估。本研究的结果还包括大量与能量代谢、血管生成、细胞周期、细胞凋亡相关的途径和分子，但不具有统计学意义。这可能与数据集源或样本选择有关。也许通过增加样本量或进行更有针对性的转录组测序，可以发现更有意义的新分子及信号通路。未来，开展针对患者个性化的转录组监测和分析对于阐明 EGFR 突变肺腺癌发生、发展、耐药机制，制订个性化治疗方案和预后评估具有指导意义。

总之，EGFR 突变可引起整个转录组的变化。其中 MMP9、TOP2A、SFTPC、CEACAM5、MMRN1 和 PDK4 可能通过激活肿瘤免疫逃逸，促进肺腺癌的发生和转移，在肺腺癌的临床转归中发挥重要作用，对未来临床针对 EGFR 突变肺腺癌的分型施治具有指导作用。同时，COL6A5 和 CFD 作为本研究发现的新的 EGFR 突变肺腺癌的潜在治疗靶点，其特定作用和对患者预后的影响仍需要通过基础和临床实验验证。此外，本研究所有涉及分子和通路的具体机制有待进一步的研究验证。

参 考 文 献

[1] Johnson AM, Hines RB, Johnson JA 3rd, et al.

Treatment and survival disparities in lung cancer: the effect of social environment and place of residence. Lung Cancer, 2014 Mar, 83 (3): 401 - 407.

[2] Gainor JF, Shaw AT. Emerging paradigms in the development of resistance to tyrosine kinase inhibitors in lung cancer. J Clin Oncol, 2013, 31 (31): 3987 - 3996.

[3] Lynch TJ, Bell DW, Sordella R, et al. Activating mutations in the epidermal growth factor receptor underlying responsiveness of non-small-cell lung cancer to gefitinib. N Engl J Med, 2004, 350: 2129 - 2139.

[4] Paez JG, Jänne PA, Lee JC, et al. EGFR mutations in lung cancer: correlation with clinical response to gefitinib therapy. Science, 2004 Jun 4, 304 (5676): 1497 - 1500.

[5] Cabanero M, Sangha R, Sheffield BS, et al. Management of EGFR-mutated non-small-cell lung cancer: practical implications from a clinical and pathology perspective. Curr Oncol, 2017 Apr, 24 (2): 111 - 119.

[6] Zhuo M, Zheng Q, Zhao J, et al. Survival difference between EGFR Del19 and L858R mutant advanced non-small cell lung cancer patients receiving gefitinib: a propensity score matching analysis. Chin J Cancer Res, 2017 Dec, 29 (6): 553 - 560.

[7] Feinberg AP. The key role of epigenetics in human disease prevention and mitigation. N Engl J Med, 2018 Apr 5, 378 (14): 1323 - 1334.

[8] Collins FS, Morgan M, Patrinos A. The Human Genome Project: lessons from large-scale biology. Science, 2003 Apr 11, 300 (5617): 286 - 290.

[9] Jiang J, Protopopov A, Sun R, et al. Genomic profiling on an unselected solid tumor population reveals a highly mutated Wnt/β-Catenin pathway associated with oncogenic EGFR Mutations. J Pers Med, 2018 Apr 9, 8 (2): E13.

[10] Arriola E, Paredes-Lario A, García-Gomez R, et al. Comparison of plasma ctDNA and tissue/cytology-based techniques for the detection of EGFR mutation status in advanced NSCLC: Spanish data subset from ASSESS. Clin Transl Oncol, 2018 Apr 5.

[11] Kim DM, Kim DH, Jung W, et al. Fluorometric detection of EGFR exon 19 deletion mutation in lung cancer cells using graphene oxide. Analyst, 2018 Mar 21.

[12] Chen Y, Wang Y, Zhao L, et al. EGFR tyrosine kinase inhibitor HS-10182 increases radiation sensitivity in non-small cell lung cancers with EGFR T790M mutation. Cancer Biol Med, 2018 Feb, 15 (1): 39 - 51.

[13] Poulos RC, Wong JWH. Finding cancer driver mutations in the era of big data research. Biophys Rev, 2018 Apr 2.

[14] Yang X, Zhu S, Li L, et al. Identification of differentially expressed genes and signaling pathways in ovarian cancer by integrated bioinformatics analysis. Onco Targets Ther, 2018 Mar 15, 11: 1457 - 1474.

[15] Rothbauer M, Ertl P. Next-Generation Live-Cell Microarray Technologies. Methods Mol Biol, 2018, 1771: 3 - 8.

[16] Edgar R, Domrachev M, Lash AE. Gene Expression Omnibus: NCBI gene expression and hybridization array data repository. Nucleic Acids Res, 2002 Jan 1, 30 (1): 207 - 210.

[17] Wilhite SE, Barrett T. Strategies to explore functional genomics data sets in NCBI' s GEO database. Methods Mol Biol, 2012, 802: 41 - 53.

[18] Okayama H, Kohno T, Ishii Y, et al. Identification of genes upregulated in ALK-positive and EGFR/KRAS/ALK-negative lung adenocarcinomas. Cancer Res, 2012 Jan 1, 72 (1): 100 - 111.

[19] Yamauchi M, Yamaguchi R, Nakata A, et al. Epidermal growth factor receptor tyrosine kinase defines critical prognostic genes of stage I lung adenocarcinoma. PLoS One, 2012, 7

(9): e43923.

[20] Selamat SA, Chung BS, Girard L, et al. Genome-scale analysis of DNA methylation in lung adenocarcinoma and integration with mRNA expression. Genome Res, 2012 Jul, 22 (7): 1197-1211.

[21] Girard L, Rodriguez-Canales J, Behrens C, et al. An expression signature as an aid to the histologic classification of non-small cell lung cancer. Clin Cancer Res, 2016 Oct 1, 22 (19): 4880-4889.

[22] Irizarry RA, Hobbs B, Collin F, et al. Exploration, normalization and summaries of high density oligonucleotide array probe level data. Biostatistics, 2003, 4: 249264.

[23] Hastie T, Tibshirani R, Narasimhan B, et al. Impute: imputation for microarray data. R package version, 2012, 1.

[24] Benjamini Y, Hochberg Y. Controlling the false discovery rate: a practical and powerful approach to multiple testing. J R Stat Soc B, 1995, 57: 289300.

[25] Kolde R, Laur S, Adler P, et al. Robust rank aggregation for gene list integration and meta-analysis. Bioinformatics, 2012 Feb 15, 28 (4): 573-580.

[26] Franceschini A, Szklarczyk D, Frankild S, et al. STRING v9.1: protein-protein interaction networks, with increased coverage and integration. Nucleic Acids Res, 2013, 41 (Database issue): D808-815.

[27] Shannon P, Markiel A, Ozier O, et al. Cytoscape: A software environment for integrated models of biomolecular interaction networks. Genome Res, 2003, 13: 24982504.

[28] Huang da W, Sherman BT, Lempicki RA. Systematic and integrative analysis of large gene lists using DAVID bioinformatics resources. Nat Protoc, 2009, 4: 4457.

[29] Ashburner M, et al. Gene ontology: tool for the unification of biology. The Gene Ontology Consortium. Nat Genet, 2000 May, 25 (1): 25-29.

[30] Kanehisa M, Goto S. KEGG: Kyoto encyclopedia of genes and genomes. Nucleic Acids Res, 2000, 28: 2730.

[31] Zhao M, Zhan C, Li M, et al. Aberrant status and clinicopathologic characteristic associations of 11 target genes in 1321 Chinese patients with lung adenocarcinoma. J Thorac Dis, 2018 Jan, 10 (1): 398-407.

[32] Välk K, Vooder T, Kolde R, et al. Gene expression profiles of non-small cell lung cancer: survival prediction and new biomarkers. Oncology, 2010, 79 (3-4): 283-292.

[33] Hanahan D, Weinberg RA. Hallmarks of cancer: the next generation. Cell, 2011 Mar 4, 144 (5): 646-674.

[34] Zhu X, Jiang J, Shen H, et al. Elevated beta1, 4-galactosyltransferase I in highly metastatic human lung cancer cells. Identification of E1AF as important transcription activator. J Biol Chem, 2005 Apr 1, 280 (13): 12503-12516.

[35] Zheng Y, Li X, Jiang Y, et al. Promoter hypermethylation of Wnt inhibitory factor-1 in patients with lung cancer: A systematic meta-analysis. Medicine (Baltimore), 2016 Dec, 95 (49): e5433.

[36] Du L, Xiao X, Wang C, et al. Human leukocyte antigen-G is closely associated with tumor immune escape in gastric cancer by increasing local regulatory T cells. Cancer Sci, 2011 Jul, 102 (7): 1272-1280.

[37] Zhang Y, Du W, Chen Z, et al. Upregulation of PD-L1 by SPP1 mediates macrophage polarization and facilitates immune escape in lung adenocarcinoma. Exp Cell Res, 2017, 359 (2): 449-457.

[38] Biton J, Ouakrim H, Dechartres A, et al. Impaired tumor-infiltrating T cells in patients with COPD impacts lung cancer response to PD-1 blockade. Am J Respir Crit Care Med, 2018,

198 (7): 928 - 940.

[39] Akbay EA, Koyama S, Carretero J, et al. Activation of the PD-1 pathway contributes to immune escape in EGFR-driven lung tumors. Cancer Discov, 2013 Dec, 3 (12): 1355 - 1363.

[40] Shao L, Zhang B, Wang L, et al. MMP-9-cleaved osteopontin isoform mediates tumor immune escape by inducing expansion of myeloid-derived suppressor cells. Biochem Biophys Res Commun, 2017 Dec 2, 493 (4): 1478 - 1484.

[41] Sun Y, Daemen A, Hatzivassiliou G, et al. Metabolic and transcriptional profiling reveals pyruvate dehydrogenase kinase 4 as a mediator of epithelial-mesenchymal transition and drug resistance in tumor cells. Cancer Metab, 2014 Nov 3, 2 (1): 20.

[42] Lin WW, Karin M. A cytokine-mediated link between innate immunity, inflammation, and cancer. J Clin Invest, 2007 May, 117 (5): 1175 - 1183.

[43] Choi BD, Shankar GM, Sivaganesan A, et al. Implication of biomarker mutations for predicting survival in patients with metastatic lung cancer to the spine. Spine, 2018, 43 (21): E1274-E1280.

[44] Chen X, Fu Y, Xu H, et al. SOX5 predicts poor prognosis in lung adenocarcinoma and promotes tumor metastasis through epithelial-mesenchymal transition. Oncotarget, 2017 Nov 6, 9 (13): 10891 - 10904.

[45] Zhao K, Xu J, Tian H. Correlation analysis between an IL-6 genetic polymorphism and non-small cell lung cancer prognosis. Genet Mol Res, 2016 Mar 11, 15 (1): 15017021.

[46] Pérez-Ramírez C, Cañadas-Garre M, Alnatsha A, et al. Interleukins as new prognostic genetic biomarkers in non-small cell lung cancer. Surg Oncol, 2017 Sep, 26 (3): 278 - 285.

[47] Ferguson SD, Zheng S, Xiu J, et al. Profiles of brain metastases: prioritization of therapeutic targets. Int J Cancer, 2018, 143 (11): 3019 - 3026.

[48] Lafuente-Sanchis A, Estors-Guerrero M, Zúñiga Á, et al. Clinical significance of molecular micrometastasis in the sentinel lymph node of early-stage non-small cell lung cancer patients. Am J Clin Oncol, 2018, 41 (11): 1106 - 1112.

[49] Nordgård O, Singh G, Solberg S, et al. Novel molecular tumor cell markers in regional lymph nodes and blood samples from patients undergoing surgery for non-small cell lung cancer. PLoS One, 2013 May 3, 8 (5): e62153.

[50] Tian W, Li YS, Zhang JH, et al. Comprehensive analysis of DNA methylation and gene expression datasets identified MMP9 and TWIST1 as important pathogenic genes of lung adenocarcinoma. DNA Cell Biol, 2018 Apr, 37 (4): 336 - 346.

[51] Hung MS, Chen IC, Lung JH, et al. Epidermal growth factor receptor mutation enhances wxpression of cadherin-5 in lung cancer cells. PLoS One, 2016 Jun 30, 11 (6): e0158395.

[52] Götte M, Kovalszky I. Extracellular matrix functions in lung cancer. Matrix Biol. 2018 Feb 27, pii: S0945-053X (17) 30329 - 3.

[53] Friedl P, Alexander S. Cancer invasion and the microenvironment: plasticity and reciprocity. Cell, 2011 Nov 23, 147 (5): 992 - 1009.

[54] Jinka R, Kapoor R, Sistla PG, et al. Alterations in cell-extracellular matrix interactions during progression of cancers. Int J Cell Biol, 2012, 2012: 219196.

[55] Lu P, Weaver VM, Werb Z. The extracellular matrix: a dynamic niche in cancer progression. J Cell Biol. 2012 Feb 20; 196 (4): 395 - 406.

[56] van Dijk M, Göransson SA, Strömblad S. Cell to extracellular matrix interactions and their reciprocal nature in cancer. Exp Cell Res, 2013 Jul 1, 319 (11): 1663 - 1670.

❖消化系统肿瘤❖

免疫检查点抑制剂敏感的晚期胃癌的分子特征

杜 丰 史幼悟 张晓东

北京大学肿瘤医院消化道肿瘤 VIP-2 病区 北京 100142

韩国成均馆大学医学院等报告，既往化疗后进展的转移性或复发性胃或胃食管交界处腺癌患者，二线或二线以上接受帕博利珠单抗（Pembrolizumab）治疗时敏感的患者缓解情况较好，且 EB 病毒（EBV）阳性（+）、微卫星状态、肿瘤突变高负荷及间叶细胞亚型或均可作为疗效标志物，而 ctDNA 结果也能提供更丰富的疗效信息。不过，鉴于该研究纳入样本量较小，上述结论尚待进一步验证。（Nat Med. 2018 年 7 月 16 日在线版. doi：10.1038/s41591-018-0101-z）

一、研究背景

世界范围内，胃癌位居全部恶性肿瘤发病率第 5 位，肿瘤相关死亡率第 3 位。研究显示，34% 的胃癌患者携带高突变负荷，提示部分胃癌患者能够从免疫治疗中获益。KEYNOTE-012 研究中，39 例 PD-L1 阳性的患者化疗失败后使用帕博利珠单抗治疗，有效率 22%。

后续 KEYNOTE-059 研究纳入 259 例未经选择的既往二线治疗失败后的晚期胃癌患者，帕博利珠单抗治疗有效率为 11.6%。然而在Ⅲ期 KEYNOTE-061 研究中，帕博利珠单抗对比紫杉醇治疗铂类和氟尿嘧啶一线化疗后进展的晚期胃癌或胃食管结合部癌，对于 PD-L1 CPS 评分≥1 的患者，帕博利珠单抗较紫杉醇未能显著延长总生存时间（9.1 个月 *vs* 8.3 个月，HR = 0.82，95% CI：0.66 ~ 1.03）。

KEYNOTE-061 研究的阴性结果明确表明，对胃癌患者而言，单纯 PD-L1 表达不足以筛选能从免疫治疗中充分获益的人群，必须寻找新的疗效相关标志物协助进一步优化患者选择。候选的标志物包括肿瘤突变负荷、微卫星状态、ctDNA、胃癌分子分型等。然而这些标志物在晚期胃癌中与免疫治疗效果的相关性尚未得到充分论证。

二、研究设计

为了系统阐释对 PD-1 单抗敏感的晚期胃癌患者的分子特征，该项前瞻性Ⅱ期单臂临床试验纳入转移或复发性的胃或胃食管交界处腺癌，所有患者均经病理确诊、既往接受至少一线化疗（含铂和 5-FU）后进展、ECOG PS 评分≤1 分。所有患者需要在治疗前 42 天内提供新鲜冰冻组织标本。

组织标本处理后分别进行全外显子测序、RNA 测序、EBER 原位杂交检测、MSI 状态检测（PCR 法和免疫组化法），PD-L1 状态检测（CPS 评分，≥1 分为阳性），同时治疗中连续收集血浆进行 ctDNA 检测。

患者接受帕博利珠单抗 200mg 静脉注射 30 分钟，每 3 周 1 次，直到疾病进展、出现不可接受毒性，或用药超过 24 个月。每 6 周进行疗效评价。

三、缓解情况

共入组 61 例韩国籍患者，中位年龄 57 岁，男性占 70%。共有 6 例（9.8%）患者明确为 EBV（+），7 例患者明确为 MSI-H 型胃癌。中位随访时间 16.2 个月，3 例完全缓解，12 例部分缓解，20 例疾病稳定，总体客观有效率 24.6%，疾病控制率 57.4%。3 例 CR 患者疗效持续均超过 6 个月。12 例 PR 患者中，8 例肿瘤负荷缩小超过 50%。中位疗效持续时间为 7.2 个月。

7 例 MSI-H 的患者，6 例有效（3 例 CR、3 例 PR），有效率 87.5%。所有 6 例 EBV（+）患者均取得 PR，有效率 100%。MSI-H 患者和 EBV 患者无重合。PD-L1 阳性患者有效率 50%，PD-L1 阴性患者有效率 0。

（一）肿瘤突变负荷与疗效显著相关

根据突变负荷将患者分为高突变负荷（>400 SNVs）、中突变负荷（100 ~ 400 SNVs）、低突变负荷（>100 SNVs）。8 例高突变负荷病例中，6 例为 MSI-H，1 例为 MSS，1 例为 EBV（+），有效率 88.9%。20 例中等突变负荷患者中，有效率下降至 20%；27 例低突变负荷患者中，有效率仅为 11.1%。有趣的是，5 例 EBV（+）患者没有检测到高突变负荷，而 1 例 MSS 的患者表现为高突变负荷。

（二）分子分型、基因表达谱与疗效显著相关

4 种 TCGA 胃癌亚型中，EBV 型 4 例、MSI-H 型 6 例、CIN 型 25 例、GS 型 20 例。4 组的有效率分别为 100%、100%、12% 和 5%。同时，临床疗效与 MSI 相关基因表达（AUC = 0.87）、免疫相关基因表达（AUC = 0.76）以及增殖相关基因表达（AUC = 0.71）显著相关。既往有研究报道间叶细胞亚型与免疫治疗效果负相关。本组人群中，6 例患者为间叶细胞亚型，有效率 0，非间叶亚型有效率 30.7%。但把 MSI-H 和 EBV（+）患者剔除后，非间叶亚型有效率下降至 10%。

（三）ctDNA 与疗效的相关性

ctDNA 具有无创、动态的优点，是一种新型血浆生物标志物。本研究中，采用 73 基因 panel 测序法估测 ctDNA 中的突变负荷。23 例患者同时检测了组织和 ctDNA 的突变负荷，结果显示，两者相关性较高（$r^2 = 0.54$）。根据 ctDNA 突变负荷将患者分为 3 组，高突变负荷组有效率为 83%，中 + 低突变负荷组仅为 7.7%，并且高突变组 PFS 有延长的趋势。比较治疗 6 周后和治疗前的 ctDNA 水平，4 例升高的患者在 100 天之内出现疾病进展。而治疗后下降的患者疗效相比更为显著（ORR：58% *vs* 0；PFS：123 天 *vs* 66 天）。

四、研究解读

该研究利用多种分子检测方法，系统地展示了对免疫治疗敏感的晚期胃癌患者的分子特征，筛选出一系列可能预测免疫治疗敏感性的分子标志物，研究结果对于临床工作有较大的启发意义。

首先，该研究的最大亮点在于首次临床验证了 EBV（+）胃癌患者对免疫治疗的高度敏感性。6 例 EBV（+）患者全部有效，疗效持续时间达到 8.5 个月，并且其中 5 例患者没有携带大量肿瘤突变负荷，提示 EBV（+）胃癌与 MSI-H 胃癌具有完全不同的特点，两类患者人群基本没有重合。EBV（+）胃癌常携带中 - 低突变负荷、PD-L1 高表达，而 MSI-H 的患者具有高突变负荷、PD-L1 高表达的特点。EBV 状态是独立于 MSI 状态和肿瘤突变负荷，能够额外筛选出一组免疫治疗获益人群的分子标志物。

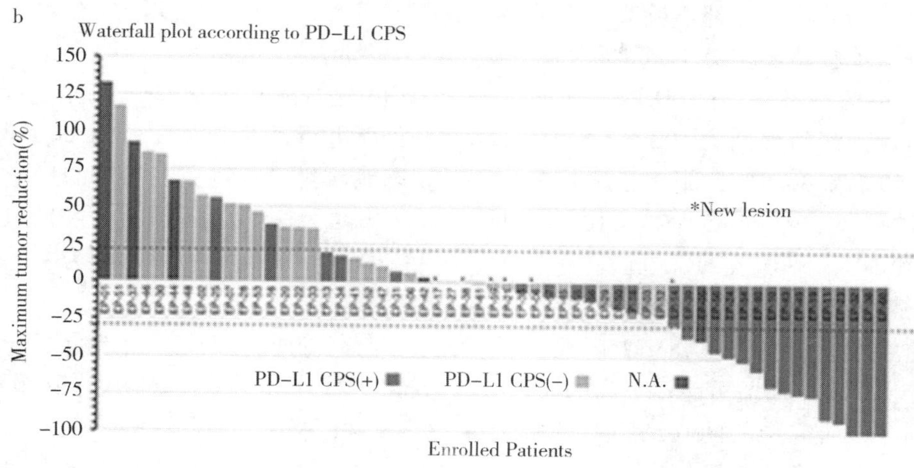

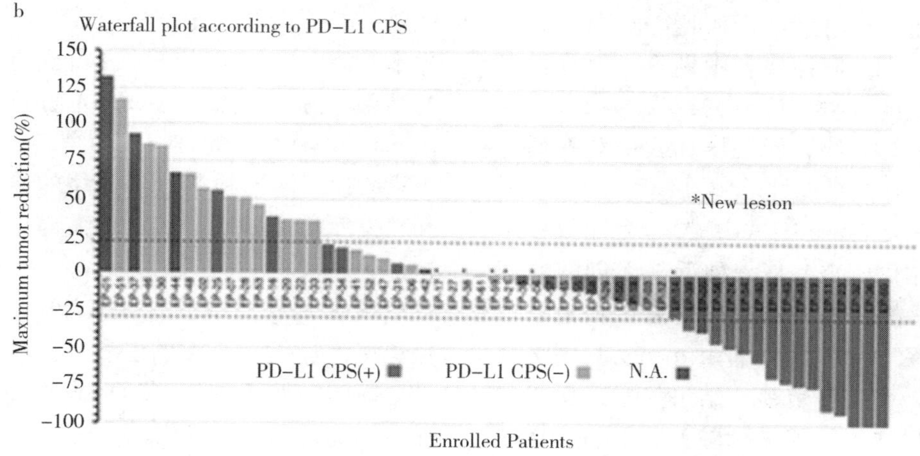

EB病毒相关胃癌（EBVaGC）约占胃癌整体的10%，即采用原位杂交法能够在胃癌细胞中检测到EBV编码RNA（EBER）的一类亚型。EBVaGC男女发病率约为2∶1，且60岁以下患者多见，常发生于近端胃，如贲门、胃底、胃体等处。肿瘤形态上多形成溃疡型肿瘤，通常为中低分化。EBVaGC具有独特的分子特征，包括DNA过甲基化和PD-L1高表达等，提示EBV能够作为预测免疫治疗效果的标志物。根据该研究的结果，EBV状态应该在胃癌患者中作为常规检测。

病理上将EBVaGC分为三种类型：

（1）淋巴上皮瘤样肿瘤（Lymphoepithelioma-like carcinoma，LELC）：特点为广泛淋巴细胞浸润，淋巴细胞数目超过肿瘤细胞；

（2）克罗恩病样淋巴反应的肿瘤（Crohn's disease-like lymphoid reaction，CLR）：定义为肿瘤边缘有≥3个具有活性生发中心的淋巴滤泡；

（3）传统类型的腺癌：定义为肿瘤中浸润散在淋巴细胞，缺少淋巴滤泡结构或每张切片中只有1~2处淋巴细胞聚集。

其次，PD-L1阳性（CPS≥1）作为疗效标志物的问题在于，其选择的人群过于宽泛、敏感性和特异性都不够高。根据本文的数据，单独检测 EBV、MSI 状态、肿瘤突变高负荷（ML-H）、PD-L1、非间叶亚型的阳性预测值分别为 100%、85.7%、87.5%、50% 和 30.8%，阴性预测值分别为 83.6%、83.3%、85.1%、100% 和 100%。MSI-H、肿瘤突变高负荷和 EBV（+）胃癌患者通常同时高表达 PD-L1，因此检测这些指标相当于在 PD-L1 阳性人群中又细分出了 3 个获益可能性更高的亚组。另一方面，该研究中的间叶细胞亚型的患者有效率为 0，其中有部分病例 PD-L1 阳性，意味着利用间叶细胞亚型这一标志物，能够从 PD-L1 阳性患者中剔除一部分肯定无法获益的人群。该研究结果提示，组合检测上述标志物，能够增加我们对晚期胃癌免疫治疗的把握性。

第三点启示在于 ctDNA 作为疗效标志物的应用。ctDNA 是一种近乎无创的血液标志物，携带着丰富的肿瘤基因信息，本篇研究探索了采用 73 基因 panel 测序法估测 ctDNA 中突变负荷，结果显示，血浆与组织检测结果的相关性较好，并且 ctDNA 高突变负荷的人群免疫治疗有效率明显高于中－低突变负荷人群。如果能够通过对 ctDNA 进行部分基因 panel 测序，对肿瘤突变负荷进行准确估测，那么将实现无创、动态地预测患者对免疫治疗的反应。但是这一方法无法筛选出 EBV（+）患者，因为 EBV（+）胃癌患者一般为中－低突变负荷人群。

与此同时，应注意到该研究的局限之处在于样本量有限，其中的亚组如 EBV（+）和 MSI-H 的患者例数仅有 6 例和 7 例，因此免疫治疗对这类胃癌患者的实际疗效必然不会像文中那么显著，必须在大样本人群中进一步验证才能得到更加准确的结果。另一方面，对 ctDNA 进行部分基因 panel 测序估测整体突变负荷，目前仍在探索阶段，不同检测公司使用的检测方法和数据库均有差别，因此仍需谨慎地解读这部分结果。

该研究数据中没有涵盖 PD-L1 阴性、但免疫治疗仍然有效的患者，提示可能仍需要新的涉及不同机制的标志物加入，从而更加优化标志物组合。

（来源：《全球肿瘤快讯》2018 年 8 月 总第 215 期）

肝细胞癌潜在生物标志物的组学分析

陈熙勐[1] 杨 波[2] 张皓旻[1] 卢学春[1,2] 贺培凤[1]

1. 山西医科大学管理学院 太原 030001
2. 解放军总医院第二医学中心血液科，国家老年疾病临床医学研究中心 北京 100853

【摘要】 **目的：**利用 TCGA 数据库数据，通过多组学分析方法分析与肝细胞癌（hepatocellular carcinoma，HCC）发生、发展及不良预后相关的生物标志物。**方法：**从 TCGA 数据库下载符合要求的转录组数据，运用 R 语言 edgeR 程序包进行差异表达基因筛选，并对差异基因进行 GO 功能富集分析和 KEGG 通路分析，同时使用 STRING 数据库数据，利用 Cytoscape 软件构建相互作用网络，筛选出 hub gene，结合 TCGA 数据库附带的临床信息对 hub gene 进行预后分析。**结果：**筛选出 1246 个差异基因。其中，上调差异基因 825 个，下调差异基因 421 个。综合 GO 功能富集、KEGG 通路富集分析、蛋白质相互作用网络结果，筛选出 CDC20、CDK1、BUB1、CCNA2、CCNB1、BUB1B、ESR1、EZH2、FOXM1、CCNB2 为 hub gene。生存分析显示，CDC20、CDK1、BUB1、CCNA2、CCNB1、BUB1B、EZH2、FOXM1、CCNB2 高表达患者的生存期低于低表达组。**结论：**CDC20、CDK1、BUB1、CCNA2、CCNB1、BUB1B、EZH2、FOXM1、CCNB2 可以作为 HCC 发生、发展的相关生物标志物，与不良预后相关，可以为进一步研究提供依据。

【关键词】 肝细胞癌；多组学；生物信息学；预后

肝细胞癌（hepatocellular carcinoma，HCC）在全球恶性肿瘤发病率中排第 6 位，每年新发的肝癌病例和死亡病例有一半以上发生在中国[1]。我国的肝癌发病率居恶性肿瘤第 4 位[2]，死亡率居恶性肿瘤第 2 位[8]。因早期肝癌临床症状并不明显，70% ~80% 的患者就诊时病情已为进展期。HCC 作为一种全身性疾病，单靠手术切除或局部治疗不能解决所有问题。近年来，以索拉非尼为代表的靶向药物为肝癌的治疗开辟了新的道路，但其价格较高，长期用药会产生耐药，疗效有限。目前，肝癌的治疗虽取得了巨大进步，但肝癌治疗的总体预后仍不理想。

目前，高通量基因芯片技术和生物信息学分析已广泛应用于疾病的发病机制、分子诊断、治疗药物靶点寻找和预后预测分析等方面。以转录组测序为代表的高通

基金项目：国家老年疾病临床医学研究中心招标课题（NCRCG-PLAGH-2017011）；解放军总医院转化医学项目（2017TM-020）；山西省重点研发计划项目（201803D31067）

*共同通信作者：卢学春，E-mail：luxuechun@126.com；贺培凤，E-mail：hepeifeng2006@126.com

量测序为 HCC 的发病机制研究提供了大规模临床数据，而生物信息学分析手段为 HCC 的早期诊断、治疗及实验研究提供了理论依据。本研究通过对 HCC 高通量测序数据进行生物信息学分析，以期进一步探究 HCC 发病机制，为临床治疗提供新的启发。

一、材料与方法

（一）数据的筛选与获取

肿瘤基因图谱（The Cancer Genome Atlas，TCGA）数据库是美国国家癌症研究所和美国国家人类基因组研究所于 2005 年发起的一个项目。该数据库旨在为人们提供整合多种癌症基因组测序数据，绘制了 33 种癌症关键基因组变化的全面、多维图谱。TCGA 数据集来自 1.1 万名患者的 2.5×10^{15}b（字节）数据描述肿瘤组织和正常组织的数据集，已公开并被研究界广泛使用[3]。

本研究 RNA 数据来源于 TCGA 数据库 TCGA-LIHC 项目转录组测序基因表达量数据（Read Counts）。使用 TCGA 提供的 GDC 下载客户端对数据下载后，利用 Perl 语言程序脚本对数据进行整理，共获得 160 例 HCC 患者样本和 6 例正常人对照样本。

（二）差异基因识别

R 语言 edgeR[4] 是一个用于检查计数数据差异表达的程序包。该程序包采用过度分散的泊松模型解释生物样本之间的表达差异，应用经验贝叶斯方法描述调节转录本之间的分散程度，从而提高运算的可靠性。该软件包适用于至少复制了一种表型或数据的实验条件，甚至可以在复制水平最低的情况下使用。

本研究差异分析采用 R 语言 edgeR 程序包，对 P 值采用错误发现率（false discovery rate，FDR）多重检验进行校正。认为差异表达倍数 $|\log FC|>2$，FDR 校正后 $P<0.05$ 筛选的差异表达基因有意义。

（三）差异基因功能富集分析

ClusterProfiler 是基于 R 语言的程序包，该程序包提供了 groupGO、GO、KEGG 三种方法用于基因分类和富集分析。ClusterProfiler 程序包将生物名词分类和富集分析应用于基因聚类比较，有助于更好地理解生物系统的高阶功能。

本研究通过使用 R 语言 ClusterProfiler 程序包，对差异基因进行基因本体（Gene Ontology，GO）和京都基因和基因组百科全书（Kyoto Encyclopedia of Genes and Genomes，KEGG）通路富集，将差异基因分到不同的通路中，以减少分析的复杂度。以校正 $P<0.05$ 作为阈值筛选与 HCC 发生有显著相关性的分子功能（Molecular Function，MF）、生物进程（biological process，BP）和细胞组分（cellular component，CC）和 KEGG 通路。

（四）蛋白质相互作用网络构建

通过研究基因及其编码蛋白质的功能和蛋白质之间相互作用等信息，能更加深入地明确蛋白质功能及其调控机制。STRING 数据库[5] 可通过整合大量生物已知和预测的蛋白质－蛋白质关联数据来收集和整合表达蛋白之间的所有功能。

本研究使用 STRING 数据库，对差异基因编码的蛋白质进行相互作用分析，以可信度打分 >0.7 作为截断值，输出蛋白质相互作用网络。

（五）核心基因筛选

核心基因（hub gene）是在生物学过程中发挥至关重要作用的基因，在相关通路中，其他基因的调控往往要受到该基因的影响。

Cytoscape 软件[6]的 CytoHubba 插件[7]会根据蛋白质在网络中的属性进行排名，并提供了 Degree、Edge Percolated Component（EPC）、Maximum neighborhood component（MNC）、Density of Maximum Neighborhood Component（DMNC）、Maximal Clique Centrality（MCC）等 11 种拓扑分析方法，并依据相应算法对蛋白质（node）进行打分和排名。

本研究采用 Cytoscape 软件 CytoHubba 插件对蛋白质相互作用网络结果进行分析，输出 11 种算法各排名前 10 的蛋白质，并统计出现频次排名前 10 的蛋白质作为核心基因。

（六）核心基因预后分析

从 TCGA 数据库中下载 160 例 HCC 样本数据及其完整临床生存数据。使用 R 语言 Survival 程序包对 hub gene 预后情况进行分析。以中位数为界，分成高表达组和低表达组，采用 Kaplan-Meier 法分析，使用 log-rank 检验对生存差异进行检验，$P<0.05$ 为差异具有统计学意义。

二、结果

（一）差异表达基因识别

通过使用 R 语言 edgeR 包以校正 $P<0.05$，$|\log FC|>2$ 作为筛选标准，共发现 1246 个差异基因。其中，上调差异基因 825 个，下调差异基因 421 个，差异基因表达情况见彩图 1（书后彩图第 702 页）。

（二）差异基因功能富集

通过使用 R 语言 ClusterProfiler 程序包对差异基因进行功能富集，以校正 $P<0.05$ 作为截断值，共富集 GO 594 条，KEGG 通路 261 条。GO 生物功能包含 529 条 BP，45 条 CC，21 条 MF。在 GO 功能富集中，校正 P 值排名前 20 的条目见图 2，KEGG 富集见表 1。

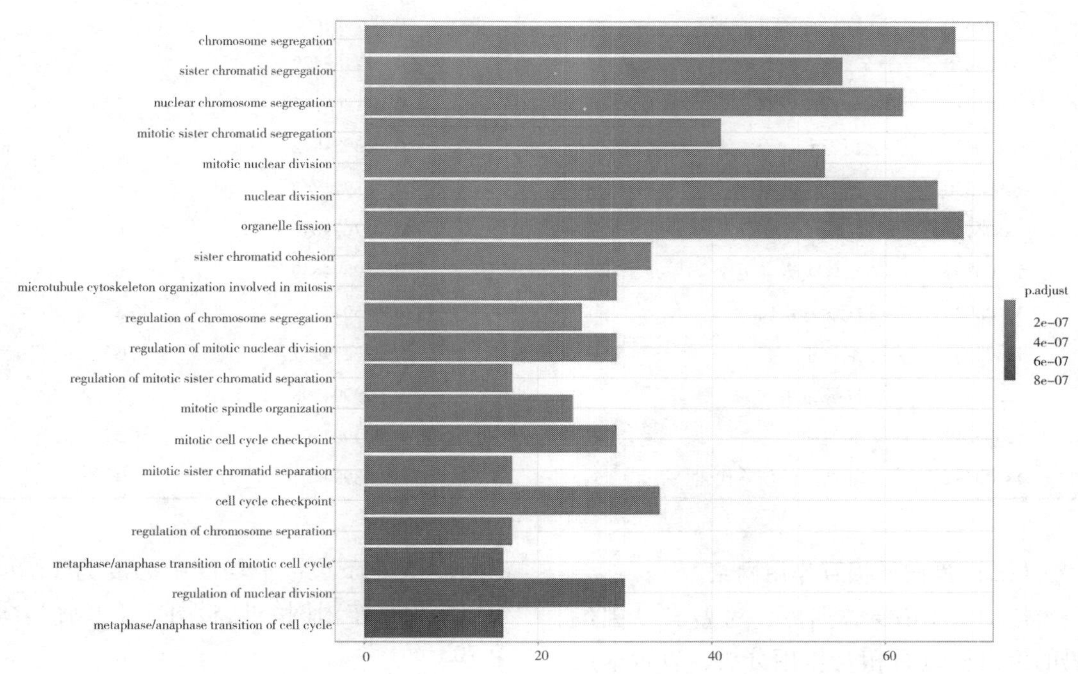

图 2　GO 富集 P 值排名前 20

表 1 KEGG 富集通路

ID	通路名称	*P* 值	基因数量
hsa04110	细胞周期	3.67E-15	30
hsa04114	卵母细胞减数分裂	3.01E-07	20
hsa04060	细胞因子及其受体相互作用	0.027703687	20
hsa05166	人 T 细胞白血病病毒感染	0.006092849	18
hsa04218	细胞衰老	0.003574822	15
hsa05202	癌症中的转录失调	0.013835533	15
hsa00830	视黄醇的新陈代谢	6.86E-07	14
hsa04115	p53 信号通路	4.86E-05	12
hsa04914	黄体酮调节卵母细胞成熟	0.001032358	12
hsa00982	药物代谢-细胞色素 P450	0.000932379	10
hsa05204	化学致癌作用	0.002545996	10
hsa05150	金黄色葡萄球菌感染	0.002345297	9
hsa00980	细胞色素 P450 对外源生物的代谢作用	0.005023397	9
hsa04610	补体和凝血级联	0.006487066	9
hsa00071	脂肪酸降解	0.000486475	8
hsa03320	PPAR 信号通路	0.013587703	8
hsa05032	吗啡成瘾	0.041160825	8
hsa00380	色氨酸代谢	0.001863796	7
hsa03460	Fanconi 贫血通路	0.007884665	7
hsa05218	黑色素瘤	0.034188429	7
hsa05214	神经胶质瘤	0.041365206	7
hsa00250	丙氨酸、天冬氨酸和谷氨酸代谢	0.003921842	6
hsa00350	酪氨酸代谢	0.003921842	6
hsa05144	疟疾	0.017679646	6
hsa00140	甾体类激素生物合成	0.042894649	6
hsa05020	朊病毒疾病	0.015947142	5
hsa05033	尼古丁上瘾	0.027179947	5
hsa03440	同源重组	0.029904298	5
hsa05219	膀胱癌	0.029904298	5
hsa00591	亚油酸的新陈代谢	0.033994607	4

（三）蛋白质相互作用网络

使用 STRING 数据库，对差异基因编码的蛋白质进行相互作用分析，以可信度打分 >0.7 作为截断值，共发现 517 个蛋白质，3336 条边，平均度中心度为 12.9。蛋白质相互作用网络见彩图 3（书后彩图第 703 页）。

（四）核心基因

采用 Cytoscape 软件的 CytoHubba 插件中的 Degree、Edge Percolated Component（EPC）、Maximum neighborhood component（MNC）、Density of Maximum Neighborhood Component（DMNC）、Maximal Clique Centrality（MCC）等 11 种拓扑分析方法对蛋白质互作用网络进行分析，对 11 种算法输出的各打分前 10 的蛋白质进行统计，出现频次排名前 10 位的蛋白质为 CDC20、CDK1、BUB1、CCNA2、CCNB1、BUB1B、ESR1、EZH2、FOXM1、CCNB2。这些基因确定为具有重要调控作用的核心基因（图 4）。

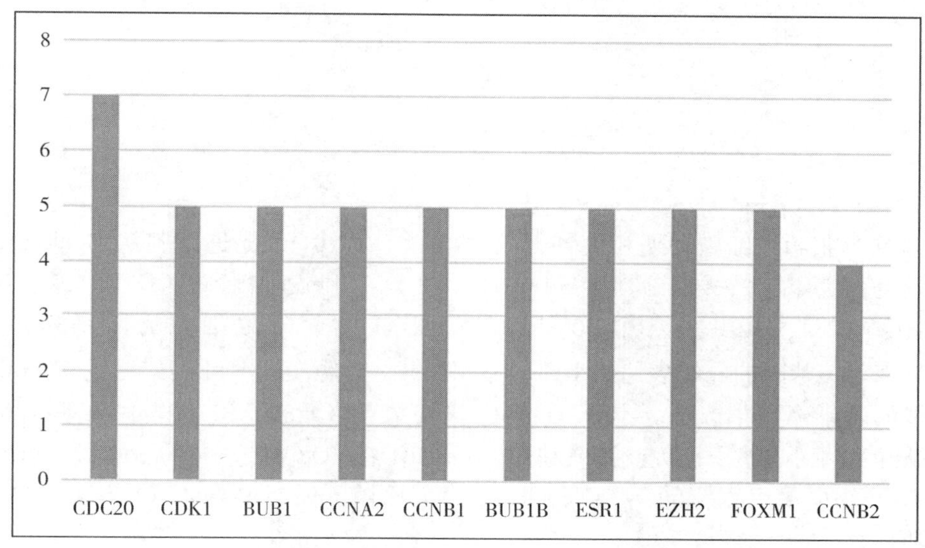

图 4 核心基因

（五）生存分析

通过对 PPI 分析得到的核心基因在 TCGA 数据中的表达值进行提取，结合患者生存数据，以中位表达值为界，分为高表达组与低表达组。通过 R 语言 survival 程序包对 10 个核心基因生存曲线进行绘制。结果表明，CDC20、CDK1、BUB1、CCNA2、CCNB1、BUB1B、ESR1、EZH2、FOXM1、CCNB2 高表达组与低表达组差异具有统计学意义（均 $P < 0.05$）。其中，ESR1 高表达组生存情况明显好于低表达组，其余基因高表达组患者的生存率均明显低于低表达组（图 5）。

三、讨论

肝细胞癌是全球高发的恶性肿瘤之一，在我国死亡率仅次于肺癌居第二位[8]。临床上，诊断 HCC 所采用的指标主要有甲胎蛋白（AFP）、维生素 K 缺乏诱导蛋白（PIVKA-Ⅱ）等，但临床应用时发现这些传统诊断指标存在一定比例的假阳性和假阴性，尤其当这些指标进行单独检测时的灵敏度和特异度都较低。因而，进一步探究与 HCC 发生、发展以及预后有关的基因十分必要。

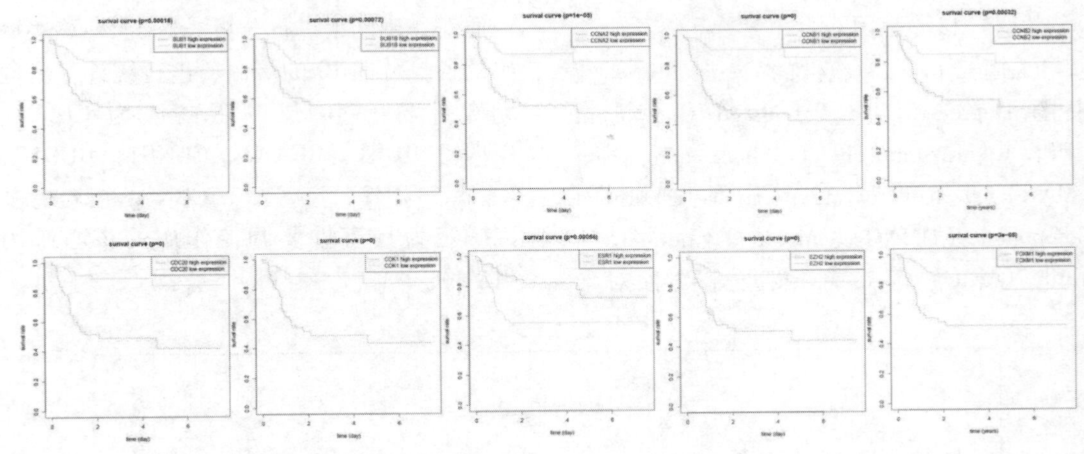

图5 核心基因生存分析

大量文献报道，细胞周期相关基因与HCC的发生、发展有关，包括CDK1[9]、CCNB1[10]、CCNB2[9]、BUB1[11]、CDC20[12]等。而细胞周期相关基因的异常表达是HCC发生、发展的基础遗传学改变。本研究中筛选出了9个与细胞周期相关的关键基因，可能是HCC靶向治疗的潜在治疗靶点和患者预后的标志。

CDK1是细胞周期的重要调节因子[13, 14]。研究表明：肝细胞癌组织的CDK1表达水平明显高于非癌组织，CDK1在凋亡蛋白诱导的肝癌细胞凋亡中起着重要的调控作用[15]。CDK1的高表达与肝癌患者整体存活率低有关，CDK1抑制剂阻断CDK1/pdk1/β-Cat信号转导，可提高索拉非尼治疗肝癌临床前模型的疗效，为临床提出个性化治疗方案提供依据[16]。

CCNA2在细胞有丝分裂的S/G_2期高水平表达，CCNA2异常表达会导致染色体结构不稳定，进而诱导肿瘤的发生[17]。Hung等[18]发现，肝癌细胞中精氨琥珀酸裂解酶（argininosuccinatelyase，ASL）与CCNA2相互作用，并通过非酶途径促进肝癌的形成。

CCNB1可促进细胞从G_2期向M期转变，在肿瘤细胞中CCNB1过度表达与CDK1结合导致细胞无限增殖[19]。Chai等[20]发现，沉默肝癌细胞的FOXM1基因可显著降低CCNB1的表达水平，表明CCNB1在FOXM1诱导的肝癌细胞增殖中有重要作用，证明FOXM1-CCNB1与肝癌患者预后不良相关。

CCNB2在多种肿瘤组织中过表达，且与肿瘤的侵袭和临床治疗效果差相关，肝癌细胞中KPNA2可通过促进CCNB2/CDK1的表达，诱导肝癌细胞增殖，且与肝癌患者总生存时间和无病生存时间显著降低有关[21]。

BUB1基因编码的丝氨酸/苏氨酸激酶参与细胞有丝分裂过程[22]，其表达增加可改变有丝分裂纺锤体组装检查点通路，在细胞增殖和肿瘤进展中发挥重要的作用[23]。Xu等[24]研究发现，通过抑制BUB1表达，可以抑制肝癌细胞的增殖、浸润和迁移能力，进一步降低细胞存活率并促进细胞凋亡。本研究中，BUB1低表达组患者生存情况明显好于高表达组，与上述研究一致，可进一步研究证实BUB1

基因在 HCC 发生和预后当中的作用。

CDC20 编码与细胞周期 APC/C 相互作用的调节蛋白，肝细胞中 CDC20 高表达可加速细胞增殖，促进肝癌的发生和发展，但其分子机制及预后意义有待深入研究[25]。

BUB1B 蛋白是一种具有纺锤体分离调控功能的蛋白激酶[26]。大量研究表明，BUB1B 参与了多种肿瘤形成过程，但其在肝癌中的作用机制鲜有报道。在本研究中 BUB1B 基因表达上调，且预后分析显示，该基因高表达组预后较差，2 年生存率不足 55%，说明该基因在 HCC 的发生、发展过程中起到了重要作用。

雌激素受体 1（ESR1）在乳腺癌、前列腺癌、子宫内膜癌及其他类型癌症中的临床相关性也已被研究[27]，而 ESR1 在 HCC 中的相关研究较少。Hishida 等[28]的研究认为，ESR1 是 HCC 的候选抑癌基因。在本研究中，ESR1 基因表达下调、且生存分析表明该基因高表达有利于患者预后，与 Hishida 研究具有一致性。因此，可对 ESR1 进一步研究，以期能够寻求调节 ESR1 高表达的药物或治疗方案，从而提高 HCC 患者生存期。

EZH2（Enhancer of Zeste Homologue 2）是果蝇 zeste 基因增强子 E（Z）高度同源的蛋白质。虽然 EZH2 在肝癌中的具体调控机制仍未被完全阐明，但已有大量证据表明，EZH2 的高度表达维持肿瘤高度增殖与高转移能力，与肿瘤的恶性程度及预后不良密切相关。Mann 等[29]研究发现，甲基化 CpG 结合蛋白 2（MeCP2）可以上调 EZH2 在肝星状细胞中的表达，诱导肝星状细胞向肌成纤维细胞转化，从而加重肝纤维化程度。这提示我们 EZH2 可能参与了肝癌早期发生过程。Xu 等[30]发现，miRNA-101 在肝癌组织中低表达可以导致 EZH2 在肝癌中的过度表达，并且 miRNA-101 可以靶向下调 EZH2 的表达，抑制肝癌的发生与发展，并增加肝癌对化疗药物的敏感性。本研究中。EZH2 基因表达上调，预后分析显示，高表达组患者的预后明显低于低表达组，5 年生存率不足 50%，而低表达组可达 85%。Hajosi-Kalcakose 等[31]通过大样本免疫组织化学检测发现，EZH2 在大部分肝癌组织中呈阳性表达，而在良性肿瘤中表达阴性。因此，可通过进一步实验证实 EZH2 在 HCC 患者预后判断中的价值。

综上所述，本研究通过生物信息学分析，发掘出了与 HCC 发生、发展可能涉及的差异表达基因和预后相关基因，而这些预后相关基因作为潜在的生物标志物，将有助于 HCC 的早期诊断与个体化治疗，并为后续的实验研究提供指导。

参 考 文 献

[1] Torre LA, Bray F, Siegel RL, et al. Global cancer statistics, 2012. CA Cancer J Clin, 2015, 65 (2): 87 – 108.

[2] Chen WQ, Zheng RX, Baade PD, et al. Cancer statistics in China, 2015. CA Cancer J Clin, 2016, 66 (2): 115 – 132.

[3] Tomczak K, Czerwinska P, Wiznerowicz M. The Cancer Genome Atlas (TCGA): an immeasurable source of knowledge. Contemporary Oncology, 2015, 19 (1A): A68 – A77.

[4] Robinson MD, McCarthy DJ, Smyth GK. edgeR: a Bioconductor package for differential expression analysis of digital gene expression data. Bioinformatics, 2010, 26 (1): 139 – 140.

[5] Szklarczyk D, Franceschini A, Wyder S, et al. STRING v10: protein-protein interaction networks, integrated over the tree of life. Nucleic Acids Res, 2015, 43 (Database issue): D447 – 452.

[6] Shannon P, Markiel A, Ozier O, et al. Cytoscape: a software environment for integrated models of biomolecular interaction networks. Genome Res, 2003, 13 (11): 2498 – 2504.

[7] Chin CH, Chen SH, Wu HH, et al. cytoHubba: identifying hub objects and sub-networks from complex interactome. BMC Syst Biol, 2014, Suppl 4: S11.

[8] 郑荣寿, 孙可欣, 张思维, 等. 2015 年中国恶性肿瘤流行情况分析. 中华肿瘤杂志, 2019, 41 (1): 19 – 28.

[9] Gao CL, Wang GW, Yang GQ, et al. Karyopherin subunit-α2 expression accelerates cell cycle progression by upregulating CCNB2 and CDK1 in hepatocellular carcinoma. Oncol Lett, 2018, 15 (3): 2815 – 2820.

[10] Chai N, Xie HH, Yin JP, et al. FOXM1 promotes proliferation in human hepatocellular carcinoma cells by transcriptional activation of CCNB1. Biochem Biophys Res Commun, 2018, 500 (4): 924 – 929.

[11] Xu B, Xu T, Liu H, et al. MiR – 490 – 5p suppresses cell proliferation and invasion by targeting BUB1 in hepatocellular carcinoma cells. Pharmacology, 2017, 100 (5 – 6): 269 – 282.

[12] Li J, Gao JZ, Du JL, et al. Increased CDC20 expression is associated with development and progression of hepatocellular carcinoma. Int J Oncol, 2014, 45 (4): 1547 – 1555.

[13] Sakurikar N, Eastman A. Critical reanalysis of the methods that discriminate the activity of CDK2 from CDK1. Cell Cycle, 2016, 15 (9): 1184 – 1188.

[14] Banyai G, Baidi F, Coudreuse D, et al. Cdk1 activity acts as a quantitative platform for coordinating cell cycle progression with periodic transcription. Nature Communications, 2016, 7 (1): 11161 – 11172.

[15] Zhao J, Han SX, Ma JL, et al. The role of CDK1 in apoptininduced apoptosis in hepatocellular carcinoma cells. Oncology Reports, 2013, 30 (1): 253 – 259.

[16] Wu CX, Wang XQ, Chok SH, et al. Blocking CDK1/PDK1/beta-catenin signaling by CDK1 inhibitor RO3306 increased the efficacy of sorafenib treatment by targeting cancer stem cells in a preclinical model of hepatocellular carcinoma. Theranostics, 2018, 8 (14): 3737 – 3750.

[17] Kanakkanthraa A, Jeganathan KB, Limzerwala JF, et al. Cyclin A2 is an RNA binding protein that controls Mre11 mRNA translation. Science, 2016, 353 (6307): 1549 – 1552.

[18] Hung YH, Huang HL, Chen WC, et al. Argininosuccinate lyase interacts with cyclin A2 in cytoplasm and modulates growth of liver tumor cells. Oncology Reports, 2017, 37 (2): 969 – 978.

[19] Park TJ, Kim JY, Oh SP, et al. TIS21 negatively regulates hepatocarcinogenesis by disruption of cyclin B1-Forkhead box M1 regulation loop. Hepatology, 2008, 47 (5): 1533 – 1543.

[20] Chai N, Xie HH, Yin JP, et al. FOXM1 promotes proliferation in human hepatocellular carcinoma cells by transcriptional activation of CCNB1. Biochem Biophys Res Commun, 2018, 500 (4): 924 – 929.

[21] Gao CL, Wang GW, Yang GQ, et al. Karyopherin subunit-alpha 2 expression accelerates cell cycle progression by upregulating CCNB2 and CDK1 in hepatocellular carcinoma. Oncology Letters, 2018, 15 (3): 2815 – 2820.

[22] Yu H, Tang Z. Bub1 multitasking in mitosis. Cell Cycle, 2005, 4 (2): 262 – 265.

[23] Takagi K, Miki Y, Shibahara Y, et al. BUB1 immunolocalization in breast carcinoma: its nuclear localization as a potent prognostic factor of the patients. Hormones & Cancer, 2013, 4 (2): 92 – 102.

[24] Xu B, Xu T, Liu H, et al. miR-490-5p suppresses cell proliferation and invasion by targeting BUB1 in hepatocellular carcinoma cells. Pharmacology, 2017, 100 (5 – 6): 269 – 282.

[25] Li J, Gao JZ, Du JL, et al. Increased CDC20

expression is associated with development and progression of hepatocellular carcinoma. International Journal of Oncology, 2014, 45 (4): 1547 - 1555.

[26] Wu CX, Wang XQ, Chok SH, et al. Blocking CDK1/PDK1/beta-catenin signaling by CDK1 inhibitor RO3306 increased the efficacy of sorafenib treatment by targeting cancer stem cells in a preclinical model of hepatocellular carcinoma. Theranostics, 2018, 8 (14): 3737 - 3750.

[27] Sun H, Hou J, Shi W, et al. Estrogen receptor 1 (ESR1) genetic variations in cancer risk: A systematic review and meta-analysis. Clin Res Hepatol Gastroenterol, 2015, 39 (1): 127 - 135.

[28] Hishida M, Nomoto S, Inokawa Y, et al. Estrogen receptor 1 gene as a tumor suppressor gene in hepatocellular carcinoma detected by triple-combination array analysis. Int J Oncol, 2013, 43: 88 - 94.

[29] Mann J, Chu DC, Maxwe, et al. Me CP2 controls an Epigenetic pathway that promotes myofibroblast trans differentiation and fibrosis. Gastroenterology, 2010 (138): 715 - 714.

[30] Xu L, Beckebaum S, Iacob S, et al. MicroRNA-101 inhibits human hepatocellular carcinoma progression through EZH2 downregulation and increased cytostatic drug sensitivity. J Hepatol, 2014, 60 (3): 590 - 598.

[31] Hajosi-Kalcakosz S, Dezs K, Bugyik E, et al. Enhancer of zestr homologue 2 (EZH2) is a reliable immunohistochemical marker to differentiate malignanr and benign hepatic tumors. Doagm Pathol, 2012 (7): 86.

❖血液系统肿瘤❖

EHA 2018 成人急性髓系白血病研究解读

马　军

哈尔滨血液病肿瘤研究所 哈尔滨 150010

2018 年 6 月 14 日 ~17 日，第 23 届欧洲血液学协会（European Hematology Association，EHA）会议于瑞典斯德哥尔摩隆重召开，血液领域的重磅研究悉数亮相。其中，急性髓系白血病（AML）领域进展迅速，FLT3 抑制剂、IDH1/2 抑制剂、BCL-2 抑制剂等新药显著改善患者预后，包括 CAR-T 细胞治疗、免疫检查点 PD-1 抑制剂、基因治疗和免疫疫苗在内的免疫治疗也有诸多进展。

一、成人急性髓系白血病的新药研究进展

在成人急性髓系白血病领域，在原始的“3 +7 方案”（即 DA 方案，具体为蒽环/蒽醌类药物，第 1 ~3 天使用；阿糖胞苷，第 1 ~7 天使用）诱导缓解治疗、巩固治疗和维持治疗的基础上，目前已有几个重要的新药在美国获批上市用于治疗 AML。

（一）FLT3 抑制剂

FLT3 抑制剂治疗 AML 的研究已有十几年之久，直到 2017 年 4 月，美国 FDA 批准第一个 FLT3 抑制剂米哚妥林（Midostaurin）联合传统化疗用于治疗伴有 FLT3 ITD 突变阳性的初治 AML。此次 EHA 会议上，在欧洲学者报道的 400 多例患者和美国学者报道的 700 多例 AML 患者中，米哚妥林单药治疗 AML 的完全缓解（CR）率可达 26% ~32%；米哚妥林联合阿糖胞苷或表观遗传学调控药物如阿扎胞苷或地西他滨可显著提高疗效。最新研究报道，米哚妥林联合 PD-1 抑制剂治疗 AML 的疗效显著。

（二）IDH2 抑制剂

Enasidenib 为美国 FDA 批准的第一个 IDH2 抑制剂。虽然此次会议上报道的 Enasidenib 单药治疗 AML 的有效率仅 18% ~35%，但也为伴 IDH2 突变的 AML 患者提供了一种新的治疗选择。另外，IDH2 抑制剂联合阿糖胞苷或其他化疗药物，或联合免疫治疗，可使患者 OS 率达 68%。

（三）BCL-2 抑制剂 Venetoclax

既往研究显示，Venetoclax（ABT-199）在治疗某些类型的淋巴瘤，如复发/难治性（R/R）弥漫大 B 细胞淋巴瘤（DLBCL）和慢性淋巴细胞白血病/小 B 细胞淋巴瘤（CLL/SLL）中疗效显著，美国 FDA 已通过快速通道批准其用于治疗 CLL/SLL 患者。美国的一项纳入 107 例 R/R AML 患者的研究中，Venetoclax 单药治疗的部分缓解（PR） +CR 率可达 32%，目

前美国 FDA 已批准开展由研究者发起的临床研究，主要纳入包括异基因造血干细胞移植（Allo-HSCT）后 R/R AML 患者，评估其疗效。在意大利、德国和法国联合开展的一项 BCL-2 抑制剂 Venetoclax 治疗 R/R 老年 AML 的临床试验中，总体反应率（ORR）高达 62%。目前国内正在开展 Venetoclax 治疗年轻 R/R AML 患者的临床试验，在已完成治疗的 6 例患者中，4 例患者获得 CR。Venetoclax 对 Allo-HSCT 后复发的患者也有很好疗效。

Venetoclax 联合小剂量阿糖胞苷或联合阿扎胞苷、地西他滨治疗 R/R AML，CR 率可达 71%（24/34）。同时Ⅲ期临床试验结果显示，其对老年 AML 也有较好疗效。对年轻 AML 初治病人的Ⅲ期临床试验中，此方案也有望提高治愈率。

（四）其他药物

Guadecitabine（SGI-110）是一种新型的去甲基化药物（HMAs），为地西他滨和脱氧鸟苷缩合的去甲基化二核苷酸，治疗 103 例 R/R AML 患者，23 例达到 CR，中位生存期为 8 个月；对于不耐受化疗的初治 AML，51 例患者中 57% 达 CR 和 CPp。抗 CD33 单抗也被批准用于治疗 AML。另外，SL-401（抗 CD123）也被用于治疗 AML 和髓系肉瘤。

二、老年急性髓系白血病患者的治疗选择

对于年龄超过 65 岁的老年患者，美国 FDA 批准复合物脂质体柔红霉素和阿糖胞苷（Ara-C）进行治疗，突破了原始的“3 +7 方案”（即 DA 方案）。相对于传统的柔红霉素联合 Ara-C 的治疗方案，其优势在于更好地靶向白血病细胞，提高疗效，降低心脏毒性，尤其适用于不能耐受强烈化疗的老年 AML 患者。目前正在进行其用于一线治疗治疗老年 AML 的临床试验。此次 EHA 会议上，美国华盛顿大学的研究者报道，107 例接受此药物治疗的 R/R 性老年 AML 患者获得较高的反应率，但目前仍需延长随访时间，进一步肯定其临床价值，3 年和 5 年的随访结果值得期待。

三、急性髓系白血病检测领域的进展

来自斯坦福大学和梅奥诊所的研究显示，应用二代测序和数字 PCR 技术可检测 AML 白血病细胞特异的分子“marker”，用于提示疾病复发，便于早期进行干预。有研究应用二代测序和数字 PCR 技术分析“白血病前期”相关的基因突变和 AML 发生的关系。美国的一项研究对 1755 人开展基因全序列，结果发现，数个基因突变和 AML 的发生存在关系。由于此研究目前病例数较少，得出确切的研究结论为时尚早，但其研究结果值得期待，最重要的是这代表了未来 AML 检测领域的发展方向。

四、成人急性髓系白血病的免疫治疗进展

今年比较令人振奋的消息是免疫治疗在成人 AML 领域取得很多进展。过去认为免疫治疗主要分为两类：（1）免疫检查点阻断剂 PD-1 和 PD-L1 治疗；（2）CAR-T 细胞治疗。今年 EHA 会议上，另外增加了基因治疗和免疫疫苗。目前已有研究表明，对于儿童 R/R ALL，基因疫苗联合 CAR-T 细胞可改善 Allo-HSCT 后复发患者的长期无病生存期。

在 AML 领域，在原始的“3 + 7 方案”诱导缓解治疗、巩固治疗和维持治疗的基础上，出现很多新药。化疗联合 PD-1/PD-L1 抑制剂治疗，R/R AML 缓解率显著提高。另外，CAR-T 细胞治疗 AML 领域也有

很多进展，通过CD19结合另外的单克隆抗体，使用双表达的单克隆抗体可治疗AML，日本学者提出结合IL-7，可动员树突状细胞杀伤肿瘤细胞、白血病细胞。因此目前CAR-T细胞已不局限于ALL，对AML的CR率可高达38%。今年EHA会议上，斯坦福大学、华盛顿大学和梅奥诊所分别做了关于CAR-T细胞治疗AML的报道，我国王建祥教授在这方面的研究成果也以壁报形式展示。总体而言，今年AML领域进展很多，包括很多新的治疗方法和理念，我们应借鉴国外的发展经验，加快我们AML领域的研究。

五、我国急性髓系白血病领域的治疗现状和未来发展方向

正如前文所述，目前在国际上AML治疗领域有很多已上市和研究中的新药，以及不同种类的免疫治疗，R/R AML及部分初治AML的疗效得到显著改善。目前，国内AML的治疗仍存在很多空白与不足，如新药暂时缺乏（如脂质体柔红霉素和阿糖胞苷复合制剂、脂质体高三尖杉酯碱、FLT3抑制剂、IDH1/2抑制剂），尚未批准用于治疗AML患者的PD-1抑制剂；我国针对AML的CAR-T技术相对不成熟。基于此，中国应加大自主研发力度，促使更多新药可以更快地进入中国市场，使国内AML患者有更多的治疗选择。

就AML的发展方向而言，主要是新药的发展，并且免疫治疗不容忽视。AML与淋巴瘤骨髓瘤一样，新药辈出，包括对高危亚型也研发出靶向治疗。今年是“AML年”，未来的治疗方式以低毒化、治愈率高为目标。

（来源：《全球肿瘤快讯》2018年6月 总第211期）

恶性淋巴瘤免疫治疗新进展

赵东陆[1] 秦博宇[2] 马 军[1]

1. 哈尔滨血液病肿瘤研究所 哈尔滨 150010
2. 中国人民解放军总医院第一医学中心 北京 100835

自20世纪90年代末，利妥昔单抗上市以来，免疫治疗成为恶性淋巴瘤，特别是B细胞淋巴瘤治疗不可或缺的部分。近年来，随着新的免疫治疗药物的不断涌现，恶性淋巴瘤已经进入了免疫治疗的新时代。本文将就恶性淋巴瘤免疫治疗的新进展进行简要综述。

一、单克隆抗体

（一）免疫检查点抑制剂

1. 帕博利珠单抗（pembrolizumab）

Keynote-087研究是一项多中心、单臂，评价pembrolizumab治疗复发/难治的经典霍奇金淋巴瘤（cHL）的Ⅱ期研究。组1为自体干细胞移植后序贯brentuximab vedotin（BV）治疗后复发/难治的霍奇金淋巴瘤（HL）患者；组2为不适合移植且对化疗及BV耐药的HL患者；组3为自体造血干细胞移植后未使用BV治疗复发/难治的HL患者。2018年ASH会议上报道了该研究的2年随访结果。共210例患者进入研究，3组入组患者分别为69例、81例和60例。中位随访27.6个月，总有效率（ORR）为71.9%，完全缓解（CR）率为27.6%，部分缓解（PR）率为44.3%。各亚组的缓解率分别为：组1：总有效率为76.8%，完全缓解率为26.1%；组2：总有效率为66.7%，完全缓解率为25.9%；组3：总有效率为73.3%，完全缓解率为31.7%。中位持续缓解时间（DOR）16.5个月，组1中位DOR为22.1个月，组2中位DOR为11.1个月，组3中位DOR为24.4个月。所有患者中位无进展生存（PFS）时间13.7个月，24个月PFS率为31.3%，获得完全缓解的患者中位PFS未达到，部分缓解的患者中位PFS为13.8个月。中位总生存率未达到，24个月总生存率为90.9%，各组的总生存率分别为：92.5%、90.6%和89.4%。总的治疗相关不良反应为72.9%，常见的不良反应为甲状腺功能减退（14.3%）、发热（11.4%）、乏力（11%）、皮疹（11%）。3~4级治疗相关不良反应为中性粒细胞减少和腹泻[1]。

原发纵隔弥漫大B细胞淋巴瘤（PMBCL），对传统治疗反应欠佳，预后差，较早的研究（KEYNOTE-013）发现pembrolizumab治疗复发/难治的PMBCL获得了良好的疗效。并且进一步的研究正在进行中（KEYNOTE-170），以进一步验证有效性，并评价治疗的生物学标志[2]。最新报告显示，KEYNOTE-013研究共21例患者入选，ORR为48%，CR率为33%。中位随访29.1个月，中位DOR未达到。中位PFS

为10.4个月，12个月时PFS率为47%；中位OS为31.4个月，12个月时的OS率为65%。在最新的报告里，KEYNOTE-013研究没有出现新的不良反应。在新的KEYNOTE-170研究中，共53例复发/难治的PMBLC进入研究，ORR为45%，CR率为13%。中位随访12.5个月，中位DOR也未达到，获得完全缓解的患者没有出现复发。中位PFS为5.5个月，12个月时PFS率为38%；中位OS未达到，12个月时的OS率为58%。30例（57%）患者出现了相关不良反应，常见的有中性粒细胞减少、甲状腺功能减退、乏力、发热，12例（23%）患者出现3～4级治疗相关不良反应，包括5例3级和2例4级中性粒细胞减少。发生了包括1例4级肺炎在内的6例免疫相关的不良反应。未出现治疗相关死亡[3]。

既往的研究显示，pembrolizumab在弥漫大B细胞淋巴瘤（DLBCL）中有一定的疗效，最近研究人员探索了pembrolizumab联合标准的RCHOP方案在一线DLBCL的疗效。入选标准为18岁以上，初治的DLBCL，转化淋巴瘤或3B期滤泡性淋巴瘤。治疗方案为pembrolizumab 200mg/次，共6个周期，联合RCHOP 6个疗程。目前共29例患者入组，其中28例患者完成了治疗，1例患者正在接受治疗。对全部29例患者进行了安全性评价，13例患者共出现18例次临床显著的不良反应，其中11例患者出现16例次严重不良反应。死亡2例患者，1例是广泛胃侵犯的DLBCL患者，在第1周期死于出血。另外1例死于复发后异基因造血干细胞移植后的GVHD。发生四种免疫相关不良事件（IRAE）：1例3级皮疹，口服类固醇治疗后未复发；1例1级甲状腺功能亢进；1例2级结肠炎和1例3级肺炎，这例肺炎患者是唯一与免疫相关的SAE，发生于78岁，有烟草使用史和COPD，并导致在第3周期后停止治疗。27例患者完成治疗（不包括第1周期死亡的患者），平均蒽环类药物剂量为预期的95%；蒽环类相对剂量强度（RDI）为94%。26名可评估的患者，PETCT评估显示18例CR（69%），7例PR和1例原发难治性疾病。在7例PR中，1例复发，3例活检阴性，3例保持缓解。中位随访时间为13个月，2例复发（1例原发进展性疾病，1例PET PR后）。一年期PFS为87%。这些数据显示，pembrolizumab联合化疗的方案在初治的DLBCL患者中是安全的，不良反应与RCHOP相似，蒽环类化疗药物剂量未见明显减少，且有更优的CR率和PFS率，支持该方案在DLBCL中或其他的恶性淋巴瘤中进一步研究[4]。

2. 纳武单抗（nivolumab）

较早的CheckMate 205研究显示，nivolumab治疗自体造血干细胞移植或BV治疗失败的复发/难治的经典霍奇金淋巴瘤的ORR为69%［Armand，et al. J Clin Oncol，2018；NCT02181738］。CheckMate 205研究最新的随访数据在2018年ASH会议上公布，总有效率为71%。该研究共入组243例患者，分为3组：A组为既往未使用过BV的患者，共63例；B组为自体造血干细胞移植后BV治疗失败的患者，共80例；C组为自体造血干细胞移植前或后接受过BV治疗的患者，共100例。中位随访31个月，49例患者仍在接受治疗。总有效率为71%，A组、B组和C组的ORR分别为65%、71%和75%。中位DOR为18个月，中位PFS为15个月，三组分别为17、12和15个月。中位OS未达到，24个月OS率三组分别为90%、86%和86%。最常见的治疗相关的不良反应为乏力（24%）、腹泻（16%）、皮疹（12%），3

~4 级不良反应少见，治疗相关感染为 15%，只有 2% 的患者出现 3 ~ 4 级治疗相关感染；34 例（14%）患者出现治疗相关输液反应，3 ~ 4 级输液反应 < 1%。最常见的不良反应为皮疹，26 例患者因不良反应而中断治疗，未出现治疗相关死亡。随着随访时间的延长，更多的患者获得了 CR，且获得 CR 的患者可以获得更长的 PFS 和 OS[5]。但是，nivolumab 治疗不能自体移植和移植失败的复发/难治 DLBCL 的疗效却不能令人满意。在移植失败和不能移植的患者中 ORR 分别为 10% 和 3%，中位持续缓解时间分别为 11 个月和 8 个月，移植失败组中位 PFS 和 OS 分别为 1.9 个月和 12.2 个月，不能移植组为 1.4 个月和 5.8 个月。24% 的患者出现 3 ~ 4 级不良反应，常见的不良反应为中性粒细胞减少、血小板减少和脂肪酶增高。在分析 9p24.1 变异的所有样品中，16% 显示低水平拷贝增加，3% 为扩增。该研究显示，nivolumab 治疗复发/难治的 DLBCL 时，安全性良好，但有效性低。也许联合化疗有可能获得令人满意的疗效[6]。

一项 Ⅰ、Ⅱ 期临床试验评估了 nivolumab 联合 BV 对 R/R HL 患者的安全性与疗效。试验分为 3 组：第 1、2 组为交替给药，每周期予 BV 1.8mg/kg，第 1 天；nivolumab 3mg/kg，第 8 天；21 天为 1 个周期，共 4 个周期。第 3 组为同时给药，每个周期予 BV + nivolumab，第 1 天，21 天为 1 个周期，共 4 个周期；4 个周期后评估病情缓解者则进行 ASCT。第 3 组共纳入 30 例患者，均可评估疗效，CR 率为 80%，ORR 为 93%，9 个月 PFS 率为 88 %，与第 1、2 组的结果相当（9、15 个月 PFS 率分别为 86%、82%）。大多数患者可耐受治疗，仅 1 例因 3 级 GGT 增高停药。这一研究结果表明，BV 联合 nivolumab 可作为 R/R HL 患者 ASCT 前的一线挽救治疗[7]。ECOG-ACRIN 研究组报道了 nivolumab + BV + 易普利姆玛（ipilimumab）三联用药治疗 R/R HL 的 Ⅰ 期临床研究的疗效与安全性。22 例患者入组，19 例患者可进行疗效评估，ORR 为 95%，CR 率为 79%。该研究显示了三联用药在复发/难治的霍奇金淋巴瘤患者中的疗效，安全性方面：3 例患者因出现了剂量限制性毒性（DLT）而停药，5 例患者因 3 级不良反应而停药，全部患者均恢复治疗[8]。

3. 替雷利珠单抗

替雷利珠单抗（tislelizumab，BGB-A317）是我国自主研发的新型 PD-1 抑制剂。在一项针对中国复发/难治的霍奇金淋巴瘤患者的单臂多中心 Ⅱ 期临床研究中，共招募了 70 例患者，均为 ASCT 失败或不适合行 ASCT 的患者，接受替雷利珠单抗的剂量为 200mg，1 次/周治疗。中位随访 7.9 个月时，ORR 为 85.7%，CR 率为 61.4%，6 个月的 PFS 率为 80.0%。最常见的不良反应是发热（52.9%）、甲状腺功能减退（30.0%）、体重增加（28.6%）、上呼吸道感染（27.1%）和咳嗽（17.1%）。4 例（5.7%）患者因不良反应停药，未见 5 级不良反应发生[9]。

二、其他单抗

MOR208 是一种以 CD19 为靶点的增强 Fc 段的人源化单克隆抗体，可激活 NK 细胞介导的抗体依赖细胞毒作用、巨噬细胞介导的吞噬作用和直接细胞毒作用。一项 MOR208 联合来那度胺的临床研究共有 81 例患者进入研究，49% 的患者接受过至少 2 种以上的方案治疗，38% 的患者对利妥昔单抗耐药，41% 的患者对上一疗程的治疗无效，53% Ann Arbor 分期 ≥ Ⅲ 期，52% 国际预后指数（IPI）评分为 3 ~ 5 分。

来那度胺 25mg/d，连续口服 21 天。MOR208 第 1 个至第 3 个周期给予 12mg/kg，每周静脉滴注（第 1 个周期第 4 天加用 1 次）；第 4 个至第 12 个周期，MOR208 每 2 周 1 次。12 个周期结束后无进展的患者给予 MOR208 每 2 周 1 次，直至疾病进展。最常见的治疗相关不良反应为中性粒细胞减少（48%）、血小板减少（32%）和贫血（31%）。42% 的患者需来那度胺减量来控制不良反应。ORR 为 58%，其中 CR 率为 33%，PR 率为 25%。此项研究表明，MOR208 联合来那度胺在不适合大剂量化疗和移植的 R/R DLBCL 患者中显示出良好的疗效，值得进一步的临床研究来探讨该方案的应用前景[10]。

三、双抗和抗体耦联药物

（一）双抗

一项 CD20/CD3 双抗 Mosunetuzumab 的临床Ⅰ/Ⅰb 期研究中，包括 55 例 DLBCL 患者在内的 98 例患者进入研究。DLBCL 患者的 ORR 为 33%，主要的不良反应多发生在第 1 周期，为 CRS，大多数都是 1～2级。3 级及以上的中性粒细胞减少为 13%，1 例患者发生 3 级及以上的神经毒性。值得注意的是，所有获得 CR 的患者，全部保持 CR[11]。

REGN1979 是另一个抗 CD20 和 CD3 的双特异性 IgG4 抗体。Ⅰ期临床研究入组了 54 例复发/难治 B 细胞非霍奇金淋巴瘤（NHL）患者，其中 DLBCL 30 例、FL 患者 16 例、套细胞淋巴瘤 5 例、边缘带淋巴瘤 2 例，以及华氏巨球蛋白血症 1 例。REGN1979 中位剂量为 7mg（0.03～27mg），在 12 周连续用药后每隔 2 周 1 次用药，总疗程为 36 周。在 15 例剂量≥5mg 的 DLBCL 患者中，ORR 为 40%，PR 率 40%（6/15）。而在剂量为 18mg 和 27mg 的 4 例 DLBCL 患者中，ORR 为 100%，CR 1 例，PR 3 例。最常见的不良反应包括输液相关反应和细胞因子释放综合征（CRS）。在该 54 例患者中，26 例出现 CRS；17 例出现中枢神经系统相关症状，包括头痛、眩晕、感觉异常等；≥3 级不良反应包括淋巴细胞、中性粒细胞、血小板减少等。5 例患者因疾病进展死亡[12]。

RG6026 是一种 2∶1 形式 CD20-T 细胞双特异性抗体（TCBs），可以增强对肿瘤抗原的亲和性，迅速活化 T 细胞，增强对肿瘤细胞的杀伤能力。共 64 例患者接受治疗，其中 47 例为 DLBCL，患者多为接受三线治疗失败者。ORR 为 38%，CR 为 24%。最常见的毒性反应是发热、中性粒细胞减少和 CRS，没有发现神经毒性。并且与 Mosunetuzumab 一样，获得 CR 的患者均可以获得长时间的缓解[13]。

CD19/CD3 双特异性抗体 Blinatumomab 是一种 BiTE（细胞毒 T 细胞和表达 CD19 的 B 细胞），治疗 B 细胞 ALL 中取得了良好的疗效，被批准用于治疗高危的 B 细胞 ALL。在 41 例 DLBCL 患者中，ORR 为 37%（15/41），59% 患者出现 3～4 级不良反应，超过 4 级的不良反应占 24%，神经毒性占 56%，包括 24% 的 3 级神经毒性[14]。

（二）抗体耦联药物

有研究发现，肿瘤细胞对 BV 的耐药性与多药耐药基因 1（MDR1）表达的上调相关，因此研究尝试对复发/难治的霍奇金淋巴瘤患者进行 BV 联合 MDR1 抑制剂环孢素（CsA）的治疗。该试验为前瞻性Ⅰ期试验，采取“3＋3”方案设计，确定最大耐受剂量（MTD）为 BV 1.8 mg/kg，第 1 天；CsA 5mg/kg，2 次/天，第 1 天至第 5 天。共纳入 13 例患者，其中 12 例可评估疗效，ORR 为 67%，CR 率为 33%。共 6

例患者发生3~4级不良事件（AE），包括中性粒细胞减少4例，贫血2例，低磷血症2例，低钠血症、天冬氨酸氨基转移酶增高、淋巴细胞减少、腹痛和结肠炎各1例。结果表明，在MTD以内BV联合CsA是安全可行的，且疗效令人鼓舞[15]。另一项国际多中心Ⅰ、Ⅱ期临床试验评价了BV联合苯达莫司汀（BvB）方案治疗复发/难治霍奇金淋巴瘤患者的疗效及安全性。推荐的Ⅱ期剂量为BV 1.8mg/kg，第1天；苯达莫司汀90mg/m^2，第1、2天。共有65例患者入组，其中23例（17例为CR，6例为PR）PFS长达1年以上。这23例长PFS患者的中位DOR、PFS和OS分别为28、32、34个月。这一结果表明，在既往高强度治疗后的R/R HL患者中BvB方案是一种安全有效的挽救方案，且有望治愈一部分患者[16]。

另外一个值得关注的抗体耦联药物是polatuzumab。英国一项前瞻性临床研究报道了polatuzumab联合苯达莫司汀、利妥昔单抗或obinutuzumab（奥滨尤妥珠单抗）及苯达莫司汀联合利妥昔单抗的研究结果。Ⅰb期试验（polatuzumab+苯达莫司汀+利妥昔单抗，PBR）、Ⅱ期试验（PBR比苯达莫司汀+利妥昔单抗，BR）、Ⅰb/Ⅱ期试验（polatuzumab+苯达莫司汀+obinutuzumab，PBO）的中位随访时间分别为37.6、22.3、27.0个月。Ⅱ期研究中，PBO组比苯达莫司汀+obinutuzumab组PET-CT检测CR率更高（40% *vs* 18%）。18%的PBR组患者和23%的PBO组患者治疗后反应时间>20个月。PBR组ABC型患者的中位PFS时间为10.5个月，中位OS时间为13.9个月；BR组ABC型患者的中位PFS时间为2.5个月，中位OS时间为4.3个月。PBR组GCB型患者的中位PFS时间为4.7个月，中位OS时间为9.3个月；BR组GCB型患者的中位PFS时间为1.5个月，中位OS时间为3.2个月。在myc与bcl-2双阳性的患者中，BR组6例，PBR组9例，中位PFS时间为7.0个月，中位OS时间为12.9个月；BR组中位PFS时间为0.7个月，中位OS时间为3.8个月。此项研究表明，polatuzumab+苯达莫司汀+利妥昔单抗治疗患者相对于苯达莫司汀+利妥昔单抗治疗者生存时间更长[17]。

Adct-402（loncastuximab tesirine，Lonca-T）是由一种针对CD19的人源化抗体与一种吡唑二氮平二聚体毒素结合而成。来自英国的一项Ⅰ期多中心开放性单臂试验评估Adct-402在复发/难治的非霍奇金淋巴瘤患者中的有效性和安全性。共入组183例患者，其中DLBCL患者137例，FL患者15例，MCL患者15例，患者每3周接受1次Lonca-T静脉输注，从15μg/kg起，采用“3+3”剂量递增直至200μg/kg。在可评价的167例患者中98.8%（165/167）出现不良反应。71.8%患者出现≥3级治疗相关AE。在可评估的132例DLBCL患者中，ORR为40.2%，CR率为22.0%，PR率为18.2%；在无大肿块的患者中，ORR为44.2%（50/113），CR率为24.8%（28/113），PR率为19.5%（22/113），中位DOR和PFS分别为4.17个月和2.79个月。在绝大部分接受剂量≥120μg/kg的患者中，ORR为41.8%（51/122），CR率为23.0%（28/122），PR率为18.9%（23/122）。15例FL患者ORR为80%，CR率为53.3%，PR率为26.7%，中位DOR和PFS均未达到。15例MCL患者ORR为46.7%，CR率为26.7%，PR率为20%，中位DOR和PFS分别为5.3个月和4.8个月。该研究显示，Adct-402在复发/难治的B细胞淋巴瘤中表现出了良好的疗效，期待该药的进一步研究进展[18,19]。

四、CAR-T 细胞治疗

（一）Axicabtagene Ciloleucel

Axicabtagene Ciloleucel（Axi-cel）为抗CD19 CAR-T 细胞。来自美国的一项研究对 108 例接受 2×10^6/kg Axi-cel 治疗的 R/R DLBCL 患者进行了为期至少 1 年的随访，中位随访时间 15.4 个月。ORR 为 82%，CR 率为 58%。在≥2 次序贯化疗后复发患者中，CR 率为 53%（29/55）；在 ASCT 后 12 个月内复发患者中，CR 率为 72%（18/25）；高级别 B 细胞淋巴瘤（HGBCL）或双表达 B 细胞淋巴瘤（DEBCL）的 ORR 为 89%（33/37），CR 率为 68%（25/37）。≥3 级的 CRS 及神经毒性发生率分别为 12% 和 31%，中位发生时间分别为输注后 2 天和 7 天。此项研究表明，在 HGBCL 和 DEBCL 中，约半数患者的 CR 持续时间≥1 年，治疗相关 AE 可被很好地控制[20]。Axi-cel 上市后，真实世界的数据显示，实际疗效和安全性与既往的 ZUMA-1 研究相似[21]。截至 2018 年 6 月 30 日，211 例患者接受 Axi-cel，其中 163 例患者有安全性数据，3 级细胞因子释放综合征（CRS）和神经毒性分别为 7% 和 31%，没有 5 级 AE 的报告。在回输第 30 天时，112 例患者总有效率（ORR）为 79%，其中 50% 为 CR，29% 为 PR。在回输 100 天对 39 例患者进行疗效评估，ORR 为 59%（CR = 49%，PR = 10%）。并且进一步分析发现，在有效率和不良反应方面年轻人与老年人之间没有差异[22]。

（二）tisagenlecleucel

Tisagenlecleucel 是另一个抗 CD19 CAR-T 细胞，既往的研究显示，tisagenlecleucel 可获得持续的 CR，并且安全性良好。最近更新的 JULIET 研究数据显示，tisagenlecleucel 在治疗 R/R DLBCL 患者中显示出极高的反应率和持续反应时间[23]。截至 2018 年 5 月 21 日，共纳入 167 例患者，115 例患者接受 tisagenlecleucel 输注治疗。其中 99 例患者进行有效性评价，ORR 为 54%，其 CR 率为 40%。在既往行自体造血干细胞移植患者和双重/三重打击淋巴瘤患者中也获得了 PR 以上的疗效。中位持续缓解时间（DOR）未达到，预计无复发率为 66%，在细胞输注 11 个月后，没有患者出现复发。获得 CR 的患者中位 OS 未达到，全部患者中位 OS 为 11.1 个月。12 个月和 18 个月时的 OS 率预计为 48% 和 39%。3～4 级的不良反应多出现在细胞输注的 8 周内，包括持续超过 28 天的中性粒细胞减少（34%）、CRS（23%）、感染（19%）、中性粒细胞减少性发热（15%）、神经毒性（11%）和肿瘤细胞溶解综合征（2%）。未出现治疗相关死亡。

（三）JCAR014 联合 PD-L1 抑制剂 durvalumab

CAR-T 细胞治疗在难治性 $CD19^+$ B-NHL 中表现出很高的 ORR，但并非所有患者都能达到 CR，PD-L1 在肿瘤细胞上表达可削弱 CAR-T 细胞的疗效。一项Ⅰ期研究报道了 CAR-T 细胞 JCAR014 联合 PD-L1 抑制剂 durvalumab 治疗 R/R B-NHL 的初步结果。该研究招募了 15 例患者，13 例患者接受 2×10^6/kg CAR-T 细胞输注，2 例接受 7×10^5/kg CAR-T 细胞输注；6 例在 JCAR014 治疗后 21～28 天接受 durvalumab 治疗，剂量分别为 225mg（3 例）和 750mg（3 例），9 例在 CAR-T 细胞输注前 1 天使用 durvalumab，剂量分别为 7.5mg（1 例）、22.5mg（1 例）、75mg（3 例）、225mg（4 例）。应用 JCAR014 后每 4 周进行 1 次 durvalumab 治疗，采用剂量递增方法，达

到其最高使用剂量，并在出现 AE 及疾病进展时停药。在接受 2×10^6/kg CAR-T 细胞输注的 13 例患者中，38% 在输注 4 周内出现了 CRS，8% 出现神经毒性，而在加用 durvalumab 后未发生此类 AE。最终对 12 例患者进行了评估，ORR 为 50%，CR 率 42%，PR 率 8%，67% 患者 CAR-T 细胞输注后无反应，继续 durvalumab 治疗，呈现持续疾病稳定，1 例患者因 4 级 CRS 死亡。在输注 14 天内 CAR-T 细胞在外周血中呈现扩增状态。该项研究表明，JCAR014 联合 durvalumab 治疗对于 R/R B-NHL 患者来说是安全的，进一步研究正在开展中[24]。

（四）AUTO3 联合 PD-L1 抑制剂帕博利珠单抗（pembrolizumab）

AUTO3 是一种针对 CD19、CD22 的 CAR-T 细胞，可通过减少肿瘤细胞的抗原丢失而降低疾病复发。一项研究将 AUTO3 联合 PD-L1 抑制剂 pembrolizumab 用于 R/R DLBCL 治疗。所有患者在接受 AUTO3 输注前均接受 3 天的氟达拉滨每天 30mg/m^2 和环磷酰胺每天 300mg/m^2 预处理，AUTO3 设定了 3 个剂量：50×10^6/kg、150×10^6/kg、300×10^6/kg。共入组 6 例患者，3 例患者仅接受 AUTO3 50×10^6/kg 治疗，2 例经 AUTO3 50×10^6/kg 治疗后接受 3 个周期 pembrolizumab 200mg 治疗，1 例等待 pembrolizumab 治疗。患者中位年龄 35 岁（28 ~60 岁），先前使用的中位治疗方案数为 3 个，17% 患者治疗前接受过 ASCT，67% 对化疗无效，4 例为原发 DLBCL，2 例为惰性淋巴瘤转变的 DLBCL。最常见的≥3 级 AE 为中性粒细胞减少、血小板减少和低磷血症。最长随访时间为 3 个月，最终对 5 例患者进行评估，ORR 为 80%，CR 率为 40%，PR 率为 40%。所有患者均可持续监测到 CAR-T 细胞。该项研究表明，即使在最低剂量的 AUTO3 输注时，仍有较高的 ORR 和 CR 率，该项研究正在招募更多的患者进行下一步的研究[25]。

相信随着新药的不断涌现，免疫治疗药物联合小分子靶向药物有可能替代传统的化疗，成为今后恶性淋巴瘤治疗的主要手段。但是，在关注疗效的同时，我们也要注意到新药的不良反应，尤其是免疫相关的不良反应。因此如何选择这些免疫靶向药物，组成高效低毒的治疗方案，是我们今后研究的方向和要努力解决的问题。

参 考 文 献

[1] Zinzani PL, Chen RW, Lee HJ, et al. Two-year follow-up of Keynote-087 study: Pembrolizumab monotherapy in relapsed/refractory classic Hodgkin lymphoma. Blood, 2018, 132: 2900.

[2] 赵东陆，马军. 免疫检查点抑制剂在恶性血液系统肿瘤中的应用. 白血病·淋巴瘤，2017, 26 (1): 1-2, 11.

[3] Armand P, Rodig SJ, Melnichenko V, et al. Pembrolizumab in patients with relapsed or refractory primary mediastinal large B-cell lymphoma (PMBCL): Data from the Keynote-013 and Keynote-170 studies. Blood, 2018, 132: 228.

[4] Smith SD, Lynch RC, Till BG, et al. Pembrolizumab in combination with standard RCHOP therapy for previously untreated diffuse large B-cell lymphoma. Blood, 2018, 132: 1686.

[5] Armand P, Engert A, Younes A, et al. Nivolumab for relapsed or refractory classical Hodgkin lymphoma (cHL) after autologous hematopoietic cell transplantation (auto-HCT): Extended follow-up of the phase 2 single-arm CheckMate 205 study. Blood, 2018, 132: 2897.

[6] Ansell SM, Minnema MC, Johnson P, et al. Nivolumab for relapsed/refractory diffuse large B-cell lymphoma in patients ineligible for or having failed autologous transplantation: A single-arm, phase Ⅱ study. J Clin Oncol, 2019 Feb

20, 37 (6): 481－489.

[7] Advani RH, Moskowitz AJ, Bartlett NL, et al. Phase 1/2 study of brentuximab vedotin in combination with nivolumab in patients with relapsed or refractory classic Hodgkin lymphoma: part 3 (concurrent dosing) results and updated progression-free survival results from parts 1 and 2 (staggered dosing). Blood, 2018, 132: 1635.

[8] Diefenbach C, Hong F, Ambinder RF, et al. A phase Ⅰ study with an expansion cohort of the combinations of ipilimumab, nivolumab and brentuximab vedotin in patients with relapsed/refractory Hodgkin lymphoma: a trial of the ECOG-ACRIN research group (E4412: Arms G-I). Blood, 2018, 132: 679.

[9] Song YQ, Gao QL, Zhang HL, et al. Tislelizumab (BGB-A317) for relapsed/ refractory classical Hodgkin lymphoma: preliminary efficacy and safety results from a phase 2 study. Blood, 2018, 132: 682.

[10] Salles GA, Duell J, González-Barca E, et al. Single-arm phase Ⅱ study of MOR208 combined with lenalidomide in patients with relapsed or refractory diffuse large B-cell lymphoma: L-mind. Blood, 2018, 132: 227.

[11] Budde LE, Sehn LH, Assouline S, et al. Mosunetuzumab, a full-length bispecific CD20/CD3 antibody, displays clinical activity in relapsed/refractory B-cell non-Hodgkin lymphoma (NHL): Interim safety and efficacy results from a phase 1 study. Blood, 2018, 132: 399.

[12] Bannerji R, Jon E, Arnason JE, et al. Emerging clinical activity of REGN1979, an anti-CD20 × anti CD3 bispecific antibody, in patients with relapsed/refractory follicular lymphoma (FL), diffuse large B-cell lymphoma (DLBCL), and other B-cell non-Hodgkin lymphoma (B-NHL) subtypes. Blood, 2018, 132: 1690.

[13] Hutchings M, Iacoboni G, Morschhauser F, et al. CD20-Tcb (RG6026), a novel "2: 1" format T-cell-engaging bispecific antibody, induces complete remissions in relapsed/refractory B-cell non-Hodgkin's lymphoma: preliminary results from a phase Ⅰ first in human trial. Blood, 2018, 132: 226.

[14] Coyle L, Morley NJ, Rambaldi A, et al. Open-Label, Phase 2 study of blinatumomab as second salvage therapy in adults with relapsed/refractory aggressive B-cell non-Hodgkin lymphoma. Blood, 2018, 132: 400.

[15] Chen RW, Chen L, Herrera AF, et al. Phase 1 study of MDR1 inhibitor plus brentuximab vedotin in relapsed/refractory Hodgkin lymphoma. Blood, 2018, 132: 1636.

[16] Sawas A, Kuruvilla J, Lue JK, et al. Prolonged overall survival (OS) in a subset of responders to the combination of brentuximab vedotin (BV) and bendamustine (B) in heavily treated patients with relapsed or refractory Hodgkin lymphoma (HL): results of an international multi-center phase Ⅰ/Ⅱ experience. Blood, 2018, 132: 2907.

[17] Sehn LH, Herrera AF, Matasar MJ, et al. Polatuzumab vedotin (Pola) plus bendamustine (B) with rituximab (R) or obinutuzumab (G) in relapsed/ refractory (R/R) diffuse large B-cell lymphoma (DLBCL): updated results of a phase (Ph) Ⅰb/Ⅱ study. Blood, 2018, 132: 1683.

[18] Radford J, Kahl BS, Hamadan IM, et al. Interim results from the first-in-human clinical trial of Adct-402 (Loncastuximab Tesirine), a novel pyrrolobenzodiazepine-based antibody drug conjugate, in relapsed/refractory diffuse large B-cell lymphoma. Blood, 2018, 132: 398.

[19] Caimi P, Kahl BS, Hamadani M, et al. Safety and efficacy of Adct-402 (Loncastuximab Tesirine), a novel antibody drug conjugate, in relapsed/refractory follicular lymphoma and mantle cell lymphoma: Interim results from the

Phase 1 First-in-Human Study. Blood, 2018, 132: 2874.

[20] Neelapu AS, Ghobadi A, Jacobson CA, et al. 2-year follow-up and high-risk subset analysis of Zuma-1, the pivotal study of axicabtagene ciloleucel (Axi-cel) in patients with refractory large B cell lymphoma. Blood, 2018, 132: 2967.

[21] Nastoupil LJ, Jain MD, Spiegel JY, et al. Axicabtagene ciloleucel (Axi-cel) CD19 chimeric antigen receptor (CAR) T-cell therapy for relapsed/refractory large B-cell lymphoma: Real World Experience. Blood, 2018, 132: 91.

[22] Sano D, Nastoupil LJ, Fowler NH, et al. Safety of axicabtagene ciloleucel CD19 CAR T-cell therapy in elderly patients with relapsed or refractory large B-cell lymphoma. Blood, 2018, 132: 96.

[23] Schuster TJ, Bishop MR, Tam C, et al. Sustained disease control for adult patients with relapsed or refractory diffuse large B-cell lymphoma: An updated analysis of juliet, a global pivotal phase 2 trial of tisagenlecleucel. Blood, 2018, 132: 1684.

[24] Hirayama AV, Gauthier J, Hay KA, et al. Efficacy and toxicity of JCAR014 in combination with durvalumab for the treatment of patients with relapsed/ refractory aggressive B-cell non-Hodgkin lymphoma. Blood, 2018, 132: 1680.

[25] Ardeshna K, Marzolini MAV, Osborne W, et al. Study of AUTO3, the first bicistronic chimeric antigen receptor (CAR) targeting CD19 and CD22, followed by anti-PD1 consolidation in patients with relapsed/refractory (r/r) diffuse large B cell lymphoma (DLBCL): Alexander Study. Blood, 2018, 132: 1679.

慢性淋巴细胞白血病治疗进展
——从传统化免治疗到个体化靶向治疗

曹志坚　马　军

哈尔滨血液病肿瘤研究所 哈尔滨 150010

慢性淋巴细胞白血病（CLL）是一种常见的淋巴系统恶性疾病，发病率随年龄增加而上升，约占所有恶性血液病的11%。近年随着小分子抑制剂——B细胞受体抑制剂、BCL2抑制剂等的出现，使得慢性淋巴细胞白血病的治疗取得了巨大进步。依鲁替尼（Ibrutinib）是Bruton酪氨酸激酶抑制剂（BTK），在B细胞受体信号传导途径中起到重要作用，是CLL治疗重要靶点，目前是不伴del（17p）/TP53突变的老年或不耐受嘌呤类似物化疗的CLL患者首选治疗方案，如依鲁替尼单药，依鲁替尼联合利妥昔单抗（Rituximab）/奥滨尤妥珠单抗（Obinutuzumab）/维奈妥拉（Venetoclax）方案等；另一种B细胞受体抑制剂艾代拉里斯（Idelalisib），是磷脂酰肌醇3激酶（PI3K）抑制剂，与利妥昔单抗联合，用于复发的CLL治疗。而Venetoclax属于BCL2抑制剂，用于治疗伴有del（17p）的复发CLL。

一、靶向药物治疗

（一）初治CLL的靶向治疗

B细胞受体抑制剂，包括以Ibrutinib和Idelalisib为代表的BTK抑制剂和PI3K抑制剂。既往的RESONATE2试验显示，Ibrutinib单药对于年龄超过65岁，不伴del（17p）的CLL，获得了74%的无进展生存率（PFS率）。而最新的iLLUMINATE（PCYC-1130）试验和Alliance 041202试验显示，以Ibrutinib为基础联合Obinutuzumab或Rituximab则分别获得了79%或88%的PFS率，结果令人鼓舞。

ILLUMINATE（PCYC-1130）试验比较了Ibrutinib + Obinutuzumab（Ibr + G）和苯丁酸氮芥（Chlorambucil）+ Obinutuzumab（Clb + G）一线治疗慢性淋巴细胞白血病/小淋巴细胞淋巴瘤（CLL/SLL）的疗效。中位随访31.3个月，Ibr + G能较Clb + G明显延长PFS，Ibr + G/Clb + G的HR = 0.231，可以降低77%的进展或死亡风险。30个月时Ibr + G和Clb + G的PFS率分别是79%、31%。Ibr + G各亚组也有获益。在包含del17/TP53突变、del11、伴或不伴IGHV突变高危人群中，Ibr + G也好于Clb + G组，HR = 0.154，可以降低85%的疾病进展或死亡风险。Ibr + G和Clb + G的客观缓解率（ORR）分别是91%和81%，完全缓解率（CR/CRi）分别是41%和16%，治疗后MRD阴性患者分别是35%和25%。两组30个月的OS率分别是86%和85%，Clb + G组有40%患者接受Ibr二线治疗。随访期后Ibr + G和Clb + G分别有4%和44%的患者需要后续治疗[1]。

Alliance 041202试验的结果显示，Ibrutinib 能够提高 65 岁以上初治的 CLL 患者的 PFS。该研究比较了 Ibrutinib（I）单药、Ibrutinib + rituximab（IR）和苯达莫司汀（Bendamustine）+ rituximab（BR）三组。中位随访 38 个月，I/BR 的风险比（HR）= 0.40，IR/BR 的 HR = 0.41，I/IR 的 HR = 1.01，说明 Ibrutinib 单药与 IR 组 PFS 接近，都好于 BR 组。BR 组、I 组、IR 组的 2 年 PFS 率分别是 74%、87%、88%；OS 率差别不大，2 年 OS 率差别不显著，分别是 95%、90%、94%。BR 组、I 组、IR 组的 3 级以上血液学不良反应事件分别是 61%、41%、39%；3 级以上非血液学不良反应事件分别是 63%、74%、74%[2]。

E1912 试验则比较了 Ibrutinib + Rituximab（IR）对比氟达拉滨（Fludarabine）+ 环磷酰胺（cyclophosphamide）+ rituximab（FCR）在年轻初治的 CLL 患者中的疗效。结果显示：IR 方案可以提高年轻初治 CLL 患者无进展生存期（PFS）和总生存期（OS），中位随访 33.4 个月，IR 的 PFS 和 OS 好于 FCR，HR 分别为 0.352 和 0.168，均好于预期。在亚组分析中，考虑年龄、性别、状态、疾病分期、有无 del11q23 等因素，IR 组都好于 FCR。考虑 IGHV 无突变，IR 组 PFS 好于 FCR；而有 IGHV 突变中，IR 则与 FCR 近似。试验中引起死亡的原因包括 CLL 进展、急慢性呼吸衰竭、转移性结肠癌、药物过量，IR 组少于 FCR 组，分别是 4 例和 10 例。3 ~5 级治疗相关不良反应事件（AE）包括白细胞减少、贫血、血小板减少、感染、白细胞减少性发热、动脉纤维化、出血、高血压、腹泻，IR 组低于 FCR 组，分别为 58.5% 和 72.1%[3]。

（二）复发/难治 CLL 的靶向治疗

1. 依鲁替尼为基础的靶向治疗

Ⅱ期临床试验 CLARITY，观察 Ibrutinib + Venetoclax 用于复发/难治（R/R）CLL 的疗效。6 个月时有 39% 的患者外周血 MRD 阴性和 24% 的患者获得骨髓 MRD 阴性，12 个月时 58% 的患者获得 CR/CRi；87% 的患者骨髓活检阴性；94% 的患者骨髓象 CLL 细胞 <1%；58% 的患者外周血获得 MRD 阴性（MRD4），41% 骨髓获得阴性；41% 的患者持续性获得低于 MRD4 的深度缓解，29% 的患者获得 MRD5 阴性。最常见的不良反应为白细胞减少、胃肠道反应，主要集中在 1/2 级，3/4 级少见。严重不良反应 31 例次，不良反应 918 例次。出现 2 例疑似严重不良反应，分别是腹痛和天疱疮。所有不良反应都得到控制，患者可以序贯进行治疗[4]。

Ibrutinib + Venetoclax + Obinutuzumab 用于初治（TN）和 R/R CLL 获得了令人鼓舞的疗效。在 R/R 患者，23/25 例仍然接受治疗且都获得治疗反应，3 例获得 CR，17 例 PR，ORR 92%，23 例进行 MRD 检查，16 例（70%）获得外周血和骨髓双阴性反应。21 例（84%）TN 患者完成治疗；21/23（92%）R/R 完成治疗。所有患者都未出现疾病进展。没有出现白细胞减少或肠炎导致死亡病例。血液学毒性主要是血小板减少（80%）和白细胞减少（76%）。非血液学毒性主要是高血压、输液相关反应（66%）、擦伤（52%）、肌痛（50%）、恶心（50%）。3 ~4 级不良反应主要是白细胞减少（56%）和血小板减少（34%），非血液学不良反应是高血压（32%）[5]。

2. 其他 BTK 抑制剂

ACE-CL-001 试验研究处于Ⅰ/Ⅱ期，共价键型 BTK 抑制剂阿卡替尼（Acalabrutinib）初始治疗 CLL 患者。ORR 高达 97%，36 个月的持续反应（DOR）和 PFS 率分别是 99% 和 98%。24 个月的无事件生存预计 94.9%。中位反应事件 3.7 个月。CR 率 5%，达到 CR 的中位时间为 28 个月。最常见的不良反应为腹泻（47%）、头痛（44%）、淤斑（34%）[6]。

Vecabrutinib 为非共价键 BTK 抑制剂，用于 R/R 恶性 B 细胞淋巴瘤剂量递增扩展试验进行到 Ⅰb/Ⅱ期。入组 9 例患者，CLL 6 例，以前至少接受过 1 个疗程的化疗、BTKi、Venetoclax、CAR-T 治疗。CLL 患者中 5/6 例（83%）无 IGVH 突变，5/6 例（83%）出现 TP53 突变，3/6 例（50%）出现 BTK C481 突变，2 例 C481S，1 例 C481R，无 PLCg2 突变。Vecabrutinib 吸收迅速，中位 Tmax：2 小时，2 例 CLL 患者剂量递减，2 例基线值时出现 BTK C481S 突变患者在治疗结束时疾病稳定。不良反应主要为贫血和盗汗（均为 43%，3/7 例），以及白细胞减少、中性粒细胞减少、血小板减少、腹胀、便秘、疲劳、丙氨酸氨基转移酶升高、天冬氨酸氨基转移酶升高、背痛和发热（各 29%，2/7 例）[7]。

3. PI3K 抑制剂

Umbralisib（UMB）+ Ublituximab（UTX）+帕博利珠单抗（Pembrolizumab，Pembro）治疗复发/难治（R/R）CLL 和发生 richter 转化（RT）的 CLL。客观反应率（ORR）为 89%。既往 BTK 抑制剂治疗后出现复发的患者，接受三联治疗后重获 ORR 为 75%（3/4）；在加入 Pembro 之前，有 2 例患者已对 UMB + UTX 产生反应。4/5 例 RT 患者对治疗产生反应，其中 ORR 为 50%（2/4，CR），获得 CR 的 2 例 RT 患者获得持续反应。这 2 例患者既往都接受过 Ibrutinib 治疗且复发，既往分别接受 7 线（包括移植）和 8 线治疗，1 例接受过 CAR-T 治疗并失败。中位随访 15 个月，71% 的患者无疾病进展，包括 1 例 CLL 患者疾病稳定，已经终止治疗超过 27 个月。不良反应可控，包括白细胞减少（43%）、ALT/AST 升高（21%）、血磷减低（21%）[8]。

Ⅲ期试验 DUO，观察了口服双亚型 PI3K（δ、γ）抑制剂 Duvelisib 对比奥法木单抗（ofatumumab）治疗复发/难治 CLL/SLL 的有效性。分别获得了 13.3 个月 *vs* 9.9 个月的 PFS，Duvelisib 在 6 个月和 12 个月时的 PFS 率分别是 78% 和 60%。对于具有高危细胞遗传学 del（17p）/TP53 的患者，Duvelisib *vs* ofatumumab 的 PFS 分别达到 12.7 个月和 9.0 个月，预计 6 个月和 12 个月时，Duvelisib 的无进展率达到 73% 和 55%，Duvelisib 在难治/早期复发，4 级血细胞减少和既往 12 个月接受过抗癌治疗的亚组分析中的效果也都好于 ofatumumab。Duvelisib 的 ORR 好于 ofatumumab，分别为 73.8% *vs* 45.3%，其中 PR 率达到 72.5%，包括 1 例 CR 和 1 例部分缓解伴淋巴细胞增多（PRwL）。Duvelisib 对淋巴结病反应率尤其显著，达到 85%，相对于 ofatumumab 只有 15.7%。Duvelisib 最常见的不良反应包括腹泻、中性粒细胞减少、发热、恶心、贫血和咳嗽[9]。

4. PD-1 抑制剂和 Bcl-2 抑制剂

Nivolumab + Ibrutinib 用于发生 richter 转化（RT）的 CLL 患者，已进行到Ⅱ期。PET 评估后总反应率为 43%（10 例），出现完全反应 8 例，部分反应 2 例。中位反应持续时间 9.3 个月。既往 2 例患者接受过 Ibrutinib 治疗并有反应。4 例患者获得治疗反应后接受异基因造血干细胞移植（Allo-SCT），另外 4 例患者挽救治疗后接受 Allo-SCT。中位 OS 时间 13.8 个月。不良反应事件：1 例出现 3 级变形虫病，1 例出现 4 级脂肪酶/淀粉酶升高，1 例出现 2 级肺炎和葡萄膜炎[10]。

Pivotal 试验对伴 del（17p）的 CLL 患者接受 Venetoclax 治疗进行了研究，患者主体为复发/难治的 CLL 患者，目前进展至Ⅱ期。接受治疗中位时间 23.1 个月，ORR 率达到 77%，其中 CR 率为 20%，24 个月时 PFS 率预计达到 54%。有 16 例患者既往接受过激酶抑制剂治疗，其中 63% 的患者获得 ORR，24 个月时的 PFS 率预计为 50%。意向性治疗分析结果显示，有 30% 的患者外周血检测获得 MRD，低于 10^{-4}。最常见的 3～4 级不良反应主要出现在血液系统中[11]。

二、化学免疫治疗（CIT）

（一）初治 CLL 的 CIT

20 世纪 80、90 年代，随着苯丁酸氮芥、环磷酰胺、氟达拉滨等化疗药物的出现[12,13]，使慢性淋巴细胞白血病（CLL）获得了不错的疗效。随后出现的利妥昔单抗，使得 CLL 的治疗进入了化学免疫治疗（CIT）时代[14,15]，如 FCR（氟达拉滨、环磷酰胺、利妥昔单抗）方案和 BR（苯丁酸氮芥、利妥昔单抗）方案。德国 CLL 研究组（GCLLSG）的 CLL8 研究显示，FCR 方案中 R（利妥昔单抗）的加入，延长了 PFS 和 OS 率[16]。而 CLL10 研究也显示，FCR 方案比 BR 方案获得了更长的 PFS 时间（57.6 个月 *vs* 42.3 个月），治疗周期短，但骨髓抑制和感染发生率较高[17]。

BTK 抑制剂 Ibrutinib 对于初治的 CLL 患者，其 ORR 和 CR 分别达到 87% 和 29%，5 年的 PFS 率达到惊人的 92%[18,19]。在 RESONATE-2 的Ⅲ期试验中[20]，对于 65 岁以上的初治 CLL 患者，Ibrutinib 的中位 PFS 时间更长，2 年的 PFS 率达到 89%，经过交叉试验 ibrutinib 的 OS 率也更好[21]。因此进一步的 iLLUMINATE 试验了比较 Ibrutinib + Obinutuzumab（Ibr + G）和 Chlorambucil + Obinutuzumab（Clb + G）一线治疗初治慢性淋巴细胞白血病/小淋巴细胞淋巴瘤（CLL/SLL）。尤其是那些伴 del（17p）的 CLL 患者，对 CIT 治疗并不敏感。因此 Ibrutinib 或 venetoclax 等靶向治疗成为这类患者的治疗首选，疗效好于 CIT 治疗[22,23]。

（二）复发/难治 CLL 的 CIT

既往，CIT 是复发/难治 CLL 的标准治疗方案，但靶向治疗的出现改变了这一固有认识。Ibrutinib 用于复发/难治 CLL 的Ⅰ/Ⅱ期试验显示，ORR 和 CR 分别达到 89% 和 10%，这类 CLL 的 PFS 中位时间为 52 个月[24,25]，之前平均接受过 4 种疗法治疗。而相比较，FCR 方案和 BR 方案的 PFS 只有 21～31 个月[26-28]和 15 个月[29]。因此对复发/难治 CLL，Ibrutinib 的疗效要好于 CIT。而 BCL2 抑制剂 venetoclax，用于治疗复发/难治伴 del（17p）的 CLL 患者。虽然这些新药疗效显著，耐受性也要好于传统化疗，但是这些药物并不能完全消除不良反应，尤其是对老年患者。

MURANOⅢ期试验观察了 Venetoclax + Rituximab（VenR）*vs* Bendamusitine + Rituximab（BR）用于复发/难治（R/R）CLL 的疗效。VenR 组 PFS 好于 BR 组，HR = 0.16；VenR 组 *vs* BR 组 2 年 PFS 率预计 84.9% *vs* 36.3%，各亚组分类包括年龄、危险分层、地域、既往治疗疗程数、del（17p）、TP53、IGVH 突变因素，VenR 组的 PFS 率（82.8%～85.8%）都好于 BR 组（36.6%～39.4%）。其中伴和不伴 del（17p）的患者，VenR 组 *vs* BR 组的 PFS 率分别是 81.5% *vs* 27.8% 和 85.9% *vs* 41.0%。接受 VenR 治疗达到 2 年的患者，6 个月和 12 个月的 PFS 率分别是 92% 和 87%；2 年完成 VenR 治疗有 130 例患者，其中 16 例出现疾病进展（PD），14/16 例患者 24 个月时外周血出现 MRD 阳性 > 1%（发生在 Ven 开始单药治疗减量时），这 16 例患者在基线值时有 10 例是 del（17p）/TP53。VenR 组的 OS 同样好于 BR 组，HR = 0.50。3～4 级不良

反应事件发生率35%，最常见的是白细胞减少（12%）、贫血（3%）、血小板减少（2%）。其中VenR组的发生3～4级中性粒细胞减少率高于BR组，但是发生3～4级粒细胞缺乏发热和感染的可能VenR组低于BR组。VenR组3.1%的患者发生肿瘤溶解综合征。VenR组7例发生Richter转化，BR组6例。此结果显示，靶向治疗对复发/难治CLL明显好于传统化疗。

（三）CIT和靶向药物的联合治疗

M. D. Anderson癌症中心对CIT和靶向治疗的联合方案进行了初步研究。试验采用Ibrutinib，FC，obinutuzumab联合治疗无del（17p）但伴IGHV突变的年轻CLL[30]。3个疗程后骨髓MRD阴性率为44%，6个月达到93%。3个疗程后的CR/CRi率为44%，6个疗程后增加到78%。所有患者在1年时获得MRD阴性并停止ibrutinib治疗，无MRD复发。Dana-Farber癌症研究中心采用Ibrutinib联合6疗程FCR，用于伴或不伴IGHV和伴del（17p）的年轻CLL[31]。CR/CRi率63%，骨髓MRD阴性率83%。显示了好于FCR方案的结果，骨髓MRD阴性率更低。HELIOS试验[32]采用Ibrutinib+BR *vs* BR用于复发/难治CLL，18个月的PFS率分别为79% *vs* 24%。另一项Ⅲ期试验[33]采用idelalisib+BR *vs* BR用于复发/难治CLL，显示idelalisib+BR可以获得更长的PFS和OS时间。

随着靶向治疗时代的到来，CIT的重要性在减弱。以FCR方案为一线治疗的CIT治疗，用于伴IGHV并不伴del（17p）的年轻CLL，可以获得良好长期预后。这类患者占所有需要一线治疗CLL的7%～10%。对于其他接受一线治疗效果差或复发/难治的患者，则更需要靶向治疗新药。

三、老年CLL治疗选择

CLL诊断的中位年龄是70岁，发病率随年龄增加而上升，65岁以上的CLL患者占67%。在Mayo诊所的大数据研究中，显示除75岁以上的Rai 0期患者，其他CLL患者的生存预期都受年龄影响而减少[34]。但是伴随新药的出现，老年CLL的治疗正在发生改变。

（一）老年CLL的靶向治疗

对于老年CLL不能接受以氟达拉滨为基础的CIT治疗（对氟达拉滨耐受性差，氟达拉滨单药疗效不佳），在靶向治疗药物出现之前，通常给予苯丁酸氮芥治疗[35]。但是随着CD20单克隆抗体利妥昔单抗的出现，利妥昔单抗联合FC提高了PFS率和生存率。

CLL11试验比较了苯丁酸氮芥（Clb）*vs* 苯丁酸氮芥+利妥昔单抗（R-Clb）*vs* 苯丁酸氮芥+obinutuzumab（G-Clb）用于身体条件差［疾病累积评分（CIRS）小于6分，伴肾小球滤过率超过70ml/min/1.73m^2］的老年患者。CD20单克隆抗体的PFS好于Clb单药，G-Clb *vs* R-Clb *vs* Clb的PFS时间分别26.7个月 *vs* 16.3个月 *vs* 11.1个月。G-Clb的生存率也有好于苯丁酸氮芥单药。Obinutuzumab和利妥昔单抗提高了MRD阴性率，G-Clb和R-Clb的外周血MRD阴性率分别是37.1%和3.3%，而骨髓中MRD阴性率分别是19.5%和2.6%。在G-Clb组，MRD阴性与PFS相关明显[36]。与之类似，COMPLEMENT1研究比较苯丁酸氮芥 *vs* 苯丁酸氮芥+ofatumumab（O-Clb），O-Clb的PFS明显更长（22.4个月 *vs* 13.1个月），但是生存率无差异[37]。

RESONATEⅡ研究比较了苯丁酸氮芥与Ibrutinib治疗老年CLL的结果，数据显示ibrutinib无论是初治的反应率、PFS，还是总生存率，优势都更加明显[38]。对老年CLL而言，Ibrutinib一线治疗可以克服del（11q）和IGHV突变的缺失等不利因素[39]，但同时老年CLL患者也出现了特有的不良反应，包括心房纤颤和出血。3项关于Ibrutinib的研究[40-42]显示，心房纤颤在老年人群中本身就具有很高的发生率，老年CLL采用Ibrutinib治疗时的心房纤颤的发生率在5%~7.7%，并且可能随着时间延长而增高[43]。采用Ibrutinib治疗，出血风险同样增加，大多数是1~2级的皮肤黏膜出血。而高龄、身体状态差则可能增加出血风险。

交叉试验也显示，ibrutinib比G-Clb或O-Clb获得更长的PFS[44]。同时还有两项正在进行的老年CLL相关的试验，ELEVATE-TN（NCT02242942）比较acalabrutinib（阿卡替尼）*vs* acalabrutinib + obinutuzumab（奥滨尤妥珠单抗）*vs* 苯丁酸氮芥 + obinutuzumab用于GFR低于70ml/min/1.73m²或CIRS高于6分的65岁以上或<65岁。另一项CLL14则研究了obinutuzumab/苯丁酸氮芥 *vs* venetoclax（维奈妥拉）/苯丁酸氮芥用于身体状态差的老年患者。虽然现在老年CLL的治疗方案已经获得了持续的反应，但是治疗选择仍然有赖于预测因素和患者身体状态。

（二）老年CLL的CIT治疗

对不伴del（17p）或TP53突变的老年CLL患者，一线标准治疗是FCR方案和BR方案。对具有良好遗传学特征（伴IGHV突变，无del11q，无TP53突变或缺失）的CLL，FCR是唯一经过长期随访，具有长期PFS的方案。因此对有良好预后因素并能耐受FCR方案的患者，FCR方案优于BR方案。

具有良好预后因素［伴IGHV突变并且不伴del（11p）或不伴有del（17p）］的老年CLL患者，FCR方案可以获得长期缓解以及潜在的治愈可能[45-47]，并且部分身体条件良好的老年CLL患者能够耐受FCR方案的不良反应。德国CLL研究组的CLL8试验对此类患者进行了研究[48]，65岁以上患者占31%，70岁以上患者占11%，所有患者的疾病累积评分（CIRS）<6分伴肾小球滤过率超过70ml/min/1.73m²。对PFS或生存率来说，年龄不是独立预测因素。另外3~4级严重血液学毒性发生率，65岁以上CLL较65岁以下更多（53% *vs* 45%），但不增加老年患者感染的发生率。M. D. Anderson癌症中心的数据也显示FCR方案不减少65岁以上CLL的PFS。

进一步CLL10试验获得如下结论，总体上FCR方案的PFS好于BR方案，但是对65岁以上CLL而言，FCR方案和BR方案的PFS相同。BR方案较FCR方案降低了中性粒细胞减少和感染的概率。其次是FCR方案具有较高的治疗相关骨髓抑制的可能（1.5%~4.5%）和与年龄正相关的治疗相关继发肿瘤。依鲁替尼联合FCR方案或BR方案以及以venetoclax为基础的临床试验正在进行中。

四、总结

目前的数据显示，小分子抑制剂在复发/难治CLL的治疗中优势明显。同样对不能耐受CIT治疗的老年患者，也首选小分子抑制剂。如果不耐受治疗相关毒性的CLL，可以考虑B细胞受体抑制剂或BCL2抑制剂。对B细胞受体抑制剂耐药的患者，可以选择BCL2抑制剂治疗。小分子抑制剂联合治疗及优化方案的临床试验正在进行中，比如BTK抑制剂和PI3K抑制剂联合治疗等。而CIT治疗（FCR方案）仍然在不伴del（17p）年轻CLL的治疗中扮演重要角色。

参 考 文 献（略）

2018 ASH 年会慢性淋巴细胞白血病治疗进展

曹志坚　马　军

哈尔滨血液病肿瘤研究所 哈尔滨 150010

慢性淋巴细胞白血病（CLL）是一种常见的淋巴系统恶性疾病，约占所有恶性血液病的 11%。赖氨酸激酶抑制剂（BTK 抑制剂）在 B 细胞受体信号传导途径中起到重要作用，是 CLL 治疗的重要靶点。以 BTK 抑制剂为基础的治疗方案层出不穷，如依鲁替尼（Ibrutinib，Ibr）+利妥昔单抗、Ibr + 奥滨尤妥珠单抗（Obinutuzumab）、Ibr + 维奈妥拉（Venetoclax）以及 Ibr + Venetoclax + Obinutuzumab 方案。其他试水的药物也表现不俗，例如第二代 BTK 抑制剂，如新型共价键/非共价键 BTK 抑制剂阿卡替尼（Acalabrutinib）、Vecabrutinib，PI3K 抑制剂 Umbralisib，以及 PD-1 抑制剂/Bcl-2 抑制剂纳武单抗（Nivolumab）、帕博利珠单抗（Pembrolizumab）、Venetoclax。对于 Ibr 治疗失败的患者，CAR-T 治疗则是首选方案，包括 CTL119、JCAR014 以及 Liso-cel。

一、依鲁替尼为基础的治疗：新方案层出不穷

（一）Ibr + R 方案

Alliance 041202 研究（摘要号 6）比较了 Ibr 单药或 Ibr + 利妥昔单抗（Ibr + R）方案对比苯达莫司汀 + 利妥昔单抗（BR）方案对老年初治 CLL 患者无进展生存期（PFS）的改善情况。

中位随访 32 个月，Ibr 单药对比 BR 方案的风险比（HR）为 0.40，Ibr + R 方案对比 BR 方案的 HR 为 0.41，Ibr 单药对比 Ibr + R 方案的 HR 为 1.01，说明 Ibr 单药组与 Ibr + R 组的 PFS 接近，都好于 BR 组。BR 组、Ibr 单药组、Ibr + R 组的 2 年 PFS 率分别为 74%、87% 和 88%；总生存（OS）差别不大，2 年 OS 率分别为 95%、90% 和 94%。

3 级以上血液学不良反应事件发生率分别为 61%、41% 和 38%，3 级以上非血液学不良反应事件发生率分别为 60%、72% 和 71%。

E1912 试验（摘要号 LBA4）比较了 Ibr + R 方案与氟达拉滨 + 环磷酰胺 + 利妥昔单抗（R + FC）方案对年轻初治 CLL 患者 PFS 和 OS 的改善情况。中位随访 33.4 个月，Ibr + R 组的 PFS 和 OS 好于 FCR 组，HR 分别为 0.352 和 0.168，均好于预期。

在亚组分析中，考虑年龄、性别、状态、疾病分期、有无 del（11q23）等因素，Ibr + R 组都好于 R + FC 组。IGHV 无突变时，Ibr + R 组 PFS 好于 R-FC 组；而有 IGHV 突变时，Ibr + R 组则与 R-FC 组近似。

试验中引起死亡的原因包括 CLL 进展、急慢性呼吸衰竭、转移性结肠癌、药物过量，Ibr + R 组少于 R-FC 组，分别是 4

例和10例。3～5级治疗相关不良反应事件包括白细胞减少、贫血、血小板减少、感染、白细胞减少性发热、动脉纤维化、出血、高血压、腹泻，Ibr + R组低于R-FC组，分别为58.5%和72.1%。

（二）Ibr + G方案

iLLUMINATE试验（摘要号691）则比较Ibr + Obinutuzumab（Ibr + G）和苯丁酸氮芥 + Obinutuzumab（Clb + G）一线治疗慢性淋巴细胞白血病/小淋巴细胞淋巴瘤（CLL/SLL）的疗效。

中位随访31.3个月，Ibr + G方案较Clb + G方案能显著延长PFS，Ibr + G方案对比Clb + G方案的HR为0.231，可以降低77%的疾病进展或死亡风险。30个月时Ibr + G组和Clb + G组的PFS率分别为79%和31%。Ibr + G各亚组也有获益。在包含del（17p）/TP53突变、del（11q）、伴或不伴IGHV突变在内的高危人群中，Ibr + G组也好于Clb + G组（HR = 0.154），可降低85%的疾病进展或死亡风险。

Ibr + G组和Clb + G组的客观缓解率（ORR）分别为91%和81%，完全缓解（CR/CRi）率分别为41%和16%，治疗后MRD阴性患者分别为35%和25%。两组30个月的OS率分别为86%和85%，Clb + G组有40%患者接受Ibr二线治疗。随访期后Ibr + G组和Clb + G组分别有4%和44%的患者需要后续治疗。

（三）Ibr + Venetoclax方案

CLARITY试验（摘要号182）进行到Ⅱ期，Ibr + Venetoclax方案用于复发/难治（R/R）CLL。6个月时分别有39%和24%的患者的外周血中和骨髓中MRD获得阴性，12个月时58%的患者获得CR/Cri；87%的患者骨髓活检阴性；94%的患者骨髓CLL细胞＜1%；58%的患者外周血获得MRD阴性（MRD4），41%骨髓获得阴性；41%的患者持续性获得低于MRD4的深度缓解，29%的患者获得MRD5阴性。

最常见的不良反应为白细胞减少、胃肠道反应，只要集中在1～2级，3～4级少见。严重不良反应发生31例次，不良反应918例次。出现2例疑似严重不良反应，分别是腹痛和天疱疮。所有不良反应都得到控制，患者可以序贯进行治疗。

（四）Ibr + Venetoclax + Obinutuzumab方案

Ibr + Venetoclax + Obinutuzumab方案用于初治和R/R CLL的研究（摘要号693）中，23/25例R/R患者仍然接受治疗且都获得治疗反应，3例获得CR，17例部分缓解（PR），ORR率92%，23例进行MRD检查，16例（70%）获得外周血和骨髓象双阴性反应。21例（84%）初治患者完成治疗；21/23例（92%）R/R患者完成治疗。

所有患者均未出现疾病进展。没有出现白细胞减少或肠炎导致的死亡病例。血液学毒性主要是血小板减少（80%）和白细胞减少（76%）。非血液学毒性主要是高血压、输液相关反应（66%）、擦伤（52%）、肌痛（50%）、恶心（50%）。3～4级不良反应主要是白细胞减少（56%）和血小板减少（34%），非血液学不良反应是高血压（32%）。

二、二代BTK抑制剂：试水复发患者

（一）共价键BTK抑制剂

Ⅰ/Ⅱ期试验ACE-CL-001（摘要号692）研究了Acalabrutinib初始治疗CLL患者。ORR高达97%，36个月的持续缓解（DOR）率和PFS率分别为99%和98%。

24个月的无事件生存率预计为94.9%。中位的至疾病缓解时间为3.7个月。CR率为5%，达到CR的中位时间为28个月。最常见的不良反应为腹泻（47%）、头痛（44%）和瘀伤（34%）。

（二）非共价键BTK抑制剂

Vecabrutinib用于R/R恶性B细胞淋巴瘤剂量递增扩展试验进行到Ⅰb/Ⅱ期（摘要号3141）。入组9例患者，CLL 6例，以前至少接受过1个疗程的化疗、BTK抑制剂、Venetoclax或CAR-T治疗。CLL患者中5/6例（83%）无IGVH突变，5/6例（83%）出现TP53突变，3/6例（50%）出现BTK C481突变，2例C481S，1例C481R，无PLCg2突变。

Vecabrutinib吸收迅速，至峰浓度的中位时间为2小时，2例CLL患者剂量递减，2例基线时出现BTK C481S突变患者在治疗结束时疾病稳定（SD）。不良反应主要为贫血和盗汗（各43%，3/7例）、白细胞减少、中性粒细胞减少、血小板减少、腹胀、便秘、疲劳、丙氨酸氨基转移酶升高、天冬氨酸氨基转移酶升高、背痛和发热（各29%，2/7例）。

三、其他抑制剂：初步疗效可期

（一）PI3K抑制剂

Umbralisib（UMB）+ Ublituximab（UTX）+帕博利珠单抗治疗R/R CLL和发生Richter转化（RT）患者的研究进行到Ⅰ/Ⅱ期（摘要号297）。ORR为89%。既往BTK抑制剂治疗后出现复发的患者，接受三联治疗后重获ORR为75%（3/4例）；在加入帕博利珠单抗之前，有2例患者已对UMB + UTX产生反应。4/5例RT患者对治疗产生反应，其中ORR为50%（2/4例，CR），获得CR的2例RT患者获得持续缓解。

这两例患者既往都接受过Ibr治疗且复发，既往分别接受7线（包括移植）和8线治疗，1例接受过CAR-T治疗并失败。中位随访15个月，71%（10/14例）的患者无疾病进展，包括1例SD，已经终止治疗超过27个月。不良反应可控，包括白细胞减少（43%）、ALT/AST升高（21%）、血磷降低（21%）。

（二）PD-1抑制剂

纳武单抗 + Ibr方案治疗Richter转化CLL患者的研究进行到Ⅱ期（摘要号296）。PET评估后总缓解率43%（10例），获得CR者8例，PR者2例。中位DOR为9.3个月。既往2例患者接受过Ibr治疗并有反应。

4例患者获得治疗反应后接受异基因造血干细胞移植（Allo-SCT），另外4例患者挽救治疗后接受Allo-SCT。中位OS为13.8个月。不良反应事件：1例出现3级变形虫病，1例出现4级脂肪酶/淀粉酶升高，1例出现2级肺炎和葡萄膜炎。

（三）Bcl-2抑制剂

MURANO试验（摘要号184）观察Venetoclax + 利妥昔单抗（VenR）方案对比BR方案治疗R/R CLL的疗效。VenR组的PFS好于BR组（HR = 0.16），两组预计的3年PFS率分别为71.4%和15.2%，各亚组分类包括年龄、危险分层、地域、既往治疗疗程数、del（17p）、TP53、IGVH突变因素，VenR组的PFS都好于BR组。

接受VenR治疗达到2年的患者，6个月和12个月的PFS率分别为92%和87%；2年完成VenR治疗者有130例，其中16例出现疾病进展（PD），14/16例患者24个月时外周血出现MRD阳性 > 1%（发生在 Venetoclax 开始单药治疗减量时），这 16 例患者在基线时有 10 例是 del (17p) /TP53。

VenR 组的 OS 同样好于 BR 组（HR = 0.50），两组预计的 3 年 OS 率分别为 87.9% 和 79.5%。3～4 级不良反应事件发生率为 35%，最常见的是白细胞减少（12%）、贫血（3%）、血小板减少（2%）。VenR 组 7 例发生 Richter 转化，BR 组 6 例。

四、CAR-T 治疗：或为 Ibr 失败者的首选

（一）CTL119 + Ibr 方案

CTL119 + Ibr 用于既往 Ibr 治疗 6 个月后未缓解的 CLL/SLL 患者（摘要号 298）。结果显示，19 例接受了 CTL119 + Ibr 治疗患者有 18 例存活，12 例随访超过 12 个月。18 例生存患者的中位随访期 18.5 个月。

3 个月时，14 例患者进行了 IWG-CLL 评估，6 例 CR、4 例 PR、3 例 SD、1 例 PD。3 个月时，18 例患者中有 17 例（97%）获得骨髓象的 CR；15 例 MRD 阴性。3 个月时同样对 IGHV 进行了 MRD 检测，精度为 10^6 个有核细胞中检测出 1 个 B 细胞，18 例患者有 14 例是阴性，经对数转换（lg，以 10 为底的对数）后 4 例阳性患者较基线值分别减少了 3.36、4.76、1.79 和 0.48。在接受 CTL119 后 3 个月和 10 个月，2 例患者淋巴结缓解证实无 CLL 克隆。

12 个月时，11 例患者进行了骨髓象评估，10 例（91%）患者 CR，1 例复发。10 例形态学缓解患者，有 3 例 MRD 阳性，其余仍然阴性。最新的随访显示，18 例患者中有 16 例处于形态学和 MRD 的 CR。存活的 19 例患者中，18 例出现了细胞因子释放综合征（CRS），1～2 级的 CRS 有 15 例，3～4 级 3 例。

（二）JCAR014 + Ibr 方案

另一项试验（摘要号 299）采用 JCAR014 + Ibr 对比 JCAR014（non-Ibr）治疗 Ibr 治疗失败的 R/R CLL。联合 Ibr 组的 CR + PR 好于 non-Ibr 组，分别为 88% 和 56%。接受治疗前有淋巴结病（LNB）的患者中，联合 Ibr 组和 non-Ibr 组分别有 10/12 例（83%）和 10/17 例（59%）重获 CR + PR。

治疗前出现骨髓侵犯但 CAR-T 治疗后流式细胞仪检测的转阴率，在联合 Ibr 组和 non-Ibr 组分别为 75% 和 65%；而在第 4 周，经 CAR-T 治疗后骨髓流式细胞仪检测结果转阴的患者中，两组的转阴率分别为 83% 和 60%。联合 Ibr 及治疗前 SUVmax 值低与治疗反应正相关。联合 Ibr 组和 non-Ibr 组 1～2 级 CRS 发生率分别为 76% 和 89%，3～4 级 CRS 分别为 0 和 26%。

（三）试用 Liso-cel

代号为 TRANSCEND CLL 004 的Ⅰ/Ⅱ期临床试验（摘要号 300）入组三线治疗后的标危 CLL/SLL 患者或二线治疗后的高危［del (17p)，TP53 突变，无 IGVH 突变，或复杂核型］CLL/SLL 患者，既往治疗包括使用 BTK 抑制剂，给予 Liso-cel 治疗。

6/8 例（75%）患者获得 ORR，4 例（50%）CR。7 例进行了 MRD 检测，6 例（85.7%）为 MRD 阴性。3 个月时 5 例患者接受了评估，4 例获得 DOR 且保持 MRD 阴性，1 例出现 Richter 转化。

主要不良反应为 CRS（8/10 例，1～2 级）、贫血（7/10 例）、血小板减少（6/10 例）和白细胞减少（5/10 例）。

（来源：《全球肿瘤快讯》2018 年 12 月 总第 222 期）

2018 年第 60 届美国血液学会年荟萃

吕　跃

中山大学附属肿瘤医院 广州 510060

第 60 届美国血液学会（ASH）年会，于 2018 年 12 月 1 日 ~4 日在美国圣地亚哥成功召开。美国血液学会成立于 1958 年，是世界上最大的专业学会，拥有来自全球近 100 个国家和地区的超过 17 000 名成员，ASH 为世界各地致力于治疗血液疾病的临床医生和科学家服务。

作为一年一度的世界血液病学盛会，ASH 通过促进对血液学的研究、临床护理、教育、培训和宣传，进而促进对血液、骨髓、免疫、止血和血管系统疾病的了解、诊断与防治。这次大会上报道了众多血液病学最新进展，在这里将一些新的亮点集锦荟萃，供大家学习参考。

一、白血病和 NK/T 细胞淋巴瘤：两项研究初步结果喜人

在白血病和淋巴瘤方面，笔者主持的两项关于白血病和 NK/T 细胞淋巴瘤的临床研究报告引起关注。一项为 C-CAG 方案（克拉屈滨联合粒细胞集落刺激因子，小剂量阿糖胞苷和阿克拉霉素）治疗难治/复发（R/R）急性髓系白血病（AML）的疗效和安全性：第 2 阶段、单中心、单臂研究报告。

尽管近几十年来 AML 治疗取得了相当大的进展，但只有 1/3 的患者（急性早幼粒细胞白血病除外）可治愈，多数患者复发或原发性难治性。然而，常规化疗后 R/R AML 患者没有标准治疗方案。本研究目的是前瞻性评估 C-CAG 方案对 R/R AML 患者的疗效和安全性（本研究登记于 www. chictr. org，临床试验注册号为 ChiCTR-OPC-16010166）。

该组患者将接受 C-CAG 方案进行抢救治疗，具体如下：克拉屈滨 5mg/m^2，d1 ~5；G-CSF 300μg，d0 ~9；多柔比星 10mg，d3 ~6；阿糖胞苷 10mg/m^2，q12h，SC，d3 ~9；4 周为一个周期。截至 2018 年 6 月 1 日，已完成 15 例 R/R AML 患者入组。中位年龄为 38 岁（21 ~72 岁）。多数患者为 M2 或 M5 的 FAB 亚型。

所有患者（15 例）已开始治疗且可评估反应。15 例患者中，C-CAG 方案完全缓解（CR）率为 73. 3%。由于骨髓供体缺乏或患者无力负担昂贵的药物治疗费用，没有患者接受同种异体移植。中位随访 6 个月，患者中位无病生存期（DFS）和总生存期（OS）分别为 8 个月和 12 个月。

最常见的不良反应是骨髓抑制。3 级或 4 级血液学毒性事件的发生率为 80. 0%。中性粒细胞减少症的中位持续时间为 12 天。血小板恢复超过 50 × 10^9/L 的中位时间为 23 天。所有患者的 3 级或 4 级感染性毒性事件发生率为 13. 3%。没有治疗相关死亡。

笔者主持的另外一项研究报告为培门冬酶联合放疗用于初治ⅠE～ⅡE期结外鼻型NK/T细胞淋巴瘤的Ⅱ期试验。结外NK/T细胞淋巴瘤（ENKTL）是一种侵袭性非霍奇金淋巴瘤，放射治疗（RT）被广泛用于局灶性鼻腔病变。

然而，单独接受RT的患者经常出现局部和全身性复发。因此，需要化疗与RT联合以降低复发风险。同步放化疗（CCRT）可改善局部和全身病灶情况，并已成为一些实体瘤的标准疗法。因此，我们进行了基于培门冬酶的CCRT的Ⅱ期研究，以探索更有效的治疗鼻型NK/T细胞淋巴瘤的方法（本研究登记于www.chictr.org，临床试验注册号为ChiCTR-OPC-15007662）。

本Ⅱ期单中心临床试验患者入组后同时开始放化疗。给药方案如下：第一天，在三个不同部位深部肌内注射培门冬酶2000U/m^2，每3周重复一次，预计行6个疗程。所有患者均采用线性加速器产生的4MV或6MV光子进行三维（3D）适形放疗。受累野放疗（IFRT）剂量为50Gy，每日予2.0Gy，持续5周。

直到2018年5月2日，我们已经完成了12例初治ENKTL患者入组。所有患者已开始治疗，且可评估治疗反应。在12例患者中，同步放化疗CR率为100%。迄今为止，无患者疾病进展。患者耐受性良好，没有患者因不良反应而中断治疗，也未发生治疗相关死亡事件。

二、复发/难治AML和MDS：Lurbinectedin安全耐受

Trabectedin是美国FDA批准的DNA双螺旋结构的小沟结合剂（MGB），具有对抗易位相关肉瘤的活性。Lurbinectedin则是下一代MGB，具有对抗髓系白血病细胞的活性。

美国研究者Chien报告了Lurbinectedin（PM01183）探索剂量治疗AML和骨髓增生异常综合征（MDS）患者安全性和耐受性的Ⅰ期研究。

该研究对42例R/R AML/MDS患者使用Lurbinectedin，在3＋3研究设计中，Lurbinectedin以静脉输注1小时的方式给药。有两种给药方案：第一种是第1天和第8天分别使用3.5mg、5mg、7mg或6mg；第二种是第1～3天连续3天分别使用2mg、3mg、1mg或1.5mg。

结果显示，在第1天和第8天给药的化疗方案中，3例患者出现了横纹肌溶解症、高胆红素血症和口腔疱疹的剂量限制性毒副作用。不良事件主要包括胃肠道表现、中性粒细胞减少、发热/感染、肺毒性和肾衰竭。观察到最常见的实验室指标异常是肌酐增加、贫血、中性粒细胞减少和血小板减少。

总体而言，42例患者中有33例的外周血或骨髓中的原始细胞减少。1例患者获得部分缓解，2例患者获得形态学上无白血病状态。大多数患者因疾病进展而停药。早期死亡由与疾病相关的因素引起，并非Lurbinectedin所致。

研究结果表明，就该试验的给药方案和剂量水平来说，Lurbinectedin是安全和可耐受的。虽然没有观察到持续的缓解，但单药Lurbinectedin对一些白血病患者还是有短暂的抑制效果。

三、新诊断AML：IDH1/2基因分析影响预后

在白血病方面，德国Jan Moritz Middeke等入组3898例新诊断AML患者，报告了IDH1/2突变AML患者的临床特征和预后分析结果。

异柠檬酸脱氢酶-1（IDH1）和IDH2基因突变是AML中最常见的改变之一，在诊断过程中约20%的患者可发现该突变。目前，有多种IDH抑制剂处于临床研究的后期阶段，最近美国FDA批准了IDH2抑制剂Enasidenib。

该研究通过一个白血病研究联盟（SAL）的前瞻性试验分析新诊断的AML患者，研究IDH1/2突变对预后的影响。所有AML患者，若连续参加SAL拟定的强化治疗方案或在SAL登记注册过的都包括在这次分析。使用IlluminaMiSeq系统的二代测序（NGS）技术，检测预处理样本中的IDH1/2突变。针对所有强化治疗患者，根据突变状态来分析患者的OS和对治疗的反应。

结果显示，223例（8.4%）患者有IDH1突变，423例（11%）患者有IDH2突变；12例两基因均突变，IDH1/2的总突变率为19%（740/3898例）。

在IDH1突变中，最常见的是在143例（43%）患者中发现的R132C突变体和在137例（42%）患者中发现的R132H突变体。在IDH2突变中，324例（77%）有R140Q突变体，80例（19%）有R172K突变体。

在IDH2基因突变的两个主要突变类型（前面已经提及）中，IDH2 R172K与NPM1和（或）FLT3-ITD突变互斥。总体来看，与有R140Q突变体的患者相比，IDH2 R172K突变患者（26个月 *vs* 15个月）的OS有增加趋势。

患者若具有正常核型、且无NPM1/FLT3-ITD突变，这些患者（27例）的OS会比IDH2R140Q突变患者（46.3个月 *vs* 13.1个月，$P=0.012$）更长，该发现曾由Papaemmanuil等提出。

在IDH1突变的患者中，观察到两种最常见突变类型IDH1 R132C和R132H的基线特征有显著统计学差异。与R132H突变相比，携带R132C突变的患者年龄较大（62岁 *vs* 55岁，$P=0.001$），具有较低的WBC（3.6 GPT/L *vs* 21 GPT/L）和具有正常核型的可能性更低（43% *vs* 66%），与NPM1（23% *vs* 66%）以及FLT3-ITD突变的共突变率更低（8% *vs* 27%）。

在单变量检验中，IDH1 R132C患者的CR率较低，具有统计学意义（53% *vs* 72%）；其12.9个月的中位OS与R132H变体患者的17.4个月相比，差异具有统计学意义。

在包括年龄、WBC、NPM1和FLT3状态以及ELN风险的多因素分析中，IDH1 R132C突变体患者的CR率更低，差异具有统计学意义。中位IDH基因突变中不同等位基因的频率（IDH VAF）为38%（0.1%～58%）。VAF>30%的患者具有更高的BM鼓风计数（73% *vs* 40%，VAF≤5%）和WBC（21.2 GPT/L *vs* 3.7 GPT/L），但在多因素分析中，没有发现对CR率和OS有显著影响。

研究表明，在这个IDH1/2突变的AML患者队列研究中，发现IDH1两种最突出的突变类型，且发现其迄今尚未报道的差异。R132C突变与年龄增加，WBC更低、NPM1和（或）FLT3共突变率更低相关。此外，这些患者的CR率较低，OS较短。对于IDH2，能够重现在共突变中的发现，表明对具有正常核型，没有NPM1/FLT3-ITD突变和IDH2 R172K突变患者进行强化治疗，有更好的预后。

四、大B细胞淋巴瘤：CD19 CAR-T的应用

在淋巴瘤方面，Sano报告了CD19 CAR-T治疗老年R/R大B细胞淋巴瘤的安

全性评估结果。Axicabtagene ciloleucel（axi-cel）是一种自体 CD19 特异性 CAR-T 细胞治疗产品，经美国 FDA 批准用于至少两次系统治疗失败后的 R/R 大 B 细胞淋巴瘤。

Sano 等回顾性分析了老年大 B 细胞淋巴瘤患者（≥65 岁）接受 axi-cel 治疗的安全性结果。入组患者的诊断包括 R/R 弥漫性大 B 细胞淋巴瘤（DLBCL），原发纵隔 B 细胞淋巴瘤（PMBCL），高级别 B 细胞淋巴瘤（HGBCL）和转化性滤泡性淋巴瘤（TFL）。患者接受环磷酰胺和氟达拉滨化疗 3 天，休息 2 天后进行 axi-cel 治疗，剂量为 2×10^6 CAR + T 细胞/kg。在 CAR-T 输注后，患者至少在院 7 天以监测毒性，并且在 axi-cel 治疗后至少随访 30 天以进行安全评估。

结果显示，共纳入 61 例接受了 axi-cel 治疗的 R/R 大 B 细胞淋巴瘤患者，其中 44 例患者 <65 岁，17 例≥65 岁。第 30 天的 ORR 和 CR 率在两组之间是相当的。CRS 在两组中都很常见，分别见于 83% 的老年患者和 91% 的年轻患者。但大多数 CRS 为 1 ~2 级。有 18% 的老年患者和 11% 的年轻患者发生≥3 级的 CRS。老年组中 1 例有自身免疫性疾病史的患者死于噬血细胞综合征。在老年组和年轻组中分别有 58% 和 71% 的患者被观察到 CRES。老年患者组观察到≥3 级 CRES 者比例为 29%，而年轻患者组为 39%。两组的 axi-cel CAR-T 细胞治疗的中位住院时间相近。

研究结果表明，在 axi-cel 治疗后第 30 天，老年患者和年轻患者的治疗缓解率相近。重要的是，在患有 R/R 大 B 细胞淋巴瘤的老年（≥65 岁）和年轻（<65 岁）患者中，axi-cel CD19 CAR-T 治疗后 CRS 和（或）CRES 的毒性事件是相近的。

五、治疗 DLBCL：RCHOP 中添加依鲁替尼疗效几何

在淋巴瘤方面，会议还报道了 Anas Younes 等将依鲁替尼联合利妥昔单抗、环磷酰胺、多柔比星、长春新碱和泼尼松（RCHOP）用于既往未治疗的非生发中心 B 细胞样（GCB）弥漫性大 B 细胞（DLBCL）全球随机Ⅲ期研究。

DLBCL 是一种侵袭性疾病，依鲁替尼是一种口服共价 Bruton 酪氨酸激酶抑制剂，本研究旨在分析在 RCHOP 中加入依鲁替尼是否能改善既往未治疗患者的非 GCB DLBCL 或 ABC 亚型的疗效。非 GCB DLBCL 患者在 21 天周期中以 1:1（560mg/d，口服）或安慰剂随机化至标准 RCHOP，持续 6 或 8 个周期。

将 838 例患者随机分配至依鲁替尼 + RCHOP（419 例）或安慰剂 + RCHOP（419 例）。在依鲁替尼 + CHOP 组与安慰剂 + RCHOP 组中，病死率分别为 16.5% 和 17.2%。在 <65 岁的患者中，分别有 90.4% 和 91.1% 的患者在依鲁替尼 + RCHOP 组与安慰剂 + RCHOP 组中接受≥6 个 RCHOP 周期的治疗。安慰剂 + RCHOP 组和依鲁替尼 + RCHOP 组中≥65 岁的患者接受≥6 个 RCHOP 周期的比例分别为 90.0% 和 69.0%。

依鲁替尼 + RCHOP 方案未改善非 GCB（通过 IHC）或 ABC（通过 GEP）DLBCL 的患者的无事件生存（EFS）。多变量分析显示疗效是年龄的函数：年轻患者有稳定获益，随着年龄的增长而下降，并且在≥65 岁的患者中，不再有获益。

六、新诊断 MM：FDG PET/CT 的价值大

在多发性骨髓瘤（MM）患者中，与

计算机断层扫描相结合的F-18-氟脱氧葡萄糖正电子发射断层扫描（FDG-PET/CT）被认为是评估和监测治疗代谢反应和确定骨髓外微小残留病灶（MRD）状态的标准技术。在这方面，图像标准的标准化和对阳性/阴性界限的定义是非常重要的。

意大利Elena Zamagni报告了两项前瞻性随机Ⅲ期试验的联合分析：在257例新诊断可移植MM患者中，根据Deauville标准应用18F-FDG PET/CT对MRD进行标准化评估。

本研究目的是：对新诊断的符合移植标准的MM亚组患者，在诊断和维持治疗前，应用FDG-PET/CT前瞻性地评估分析，主要终点是通过集中成像和修订来标准化PET/CT的评估结果，并定义治疗后PET阴性的标准。

236例患者参加PET/CT成像亚组研究，随访中位数为62.9个月。通过研究设计，在基线和维持开始之前在当地进行PET/CT扫描，上传到中心网站，并由核医学专家组成的专家小组在一个盲法独立中心审查过程中重新解释后验。

根据IMPeTUs标准，将五点Deauville评分（1~5）应用于以下参数：骨髓，局灶性病变，髓外病变。在维持治疗开始前分析评估每个参数对结果的影响；通过试验对单变量和多变量进行分层分析，以消除两项研究之间的差异。

两项试验的患者基线特征基本一致：中位年龄59岁，ISS和R-ISS Ⅲ期分别为15.8%和11.5%，高危细胞遗传学［通过FISH检测：t（4；14）±del（17p）±T（14；16）］14%。57%的患者在移植组中接受随机分组，43%被分入硼替佐米强化组，在IFM2009与EMN02试验中的比例较高（54% *vs* 24%）。

在基线时，80%的患者有局灶性病变，中位的最大标准摄取值（SUVmax）为5，中位骨髓SUVmax为3，IFM2009与EMN02试验局灶性病变和骨髓的中位SUVmax均稍高（5.7 *vs* 4.2；3.7 *vs* 2.68），参数值SUVmean（纵隔血池和肝）在两项研究中没有差异。局灶性病变和骨髓Deauville评分（BMS）>3（高于肝）患者分别为79.8%和35.5%，两项试验之间没有差异。11%的患者存在髓外病变。

在维持治疗之前，局灶性病变和骨髓的中位SUVmax分别为3.6和2.3，获得FS和BMS≤2的患者分别为53.5%和71.2%，FS和BMS≤3为79%和91.4%。单变量分析中，在维持前的标志性时间，达到FS和BMS≤3是无进展生存期（PFS）和OS延长的最强预测因子：PFS（FS≤3对比>3的中位值：40个月 *vs* 26.6个月；BMS≤3对比>3的中位值：39.8个月 *vs* 26.6个月）、OS（FS≤3对比>3的63个月估计值：73% *vs* 63.6%；BMS≤3对比>3的估计值：75.5% *vs* 49.7%），且可被确定为治疗后PET阴性值最具代表性的截点。

在PFS方面，在两个维持治疗前的评分中，只有FS≤3在未接受移植的患者亚组中保留了预后相关性。在Cox多变量分析中，维持治疗前FS和BMS≤3是延长PFS和OS的独立预测因子。

总之，无论治疗如何，FDG PET/CT被证实是新诊断MM患者预后的可靠预测因子。治疗后，在局灶性病变和骨髓中FDG摄取低于肝，这是改善PFS和OS的独立预测因子。该分析的结果可以作为标准化提出，以确定治疗后PET阴性，明确MM中Deauville评分的价值。

七、硼替佐米三联诱导 MM：高危者继以两次移植获益大

在多发性骨髓瘤（MM）方面，Michele Cavo 等关于 124 例新诊断 MM 双次对比单次自体干细胞移植（ASCT）的随机Ⅲ期研究的长期随访（10 年）分析也引起了人们关注。

由于最近报道的两项比较了新诊断 MM 患者双次对比单次 ASCT 随机研究结果相矛盾，为了解决这个有争议的问题，该研究对以硼替佐米 - 沙利度胺 - 地塞米松（VTD）或硼替佐米 - 多柔比星 - 地塞米松（PAD）作为 ASCT 前的诱导治疗，ASCT 后以硼替佐米为基础的巩固和（或）维持治疗的三项Ⅲ期试验的患者数据进行了长期随访分析。根据研究设计，患者被分配接受单次或双次 ASCT（ASCT-1 组或 ASCT-2 组），这样便于在这些治疗之间进行比较。

将 909 例意向治疗患者随机分配到 VTD 组或 PAD 组，并且在研究开始时准备 ASCT-1（501 例）或 ASCT-2（408 例）。中位随访 117 个月（91 ~ 126 个月），与 ASCT-1 组相比，ASCT-2 组中位 PFS 较长（47 个月 *vs* 38 个月；HR = 0.76，*P* = 0.0008）、估计的 10 年 OS 率较高（58% *vs* 47%；HR = 0.69，*P* = 0.0002）。

ASCT-2 组的无进展生存（PFS）获益呈现于预先指定的亚组中，包括具有标准风险的患者（中位数：53 个月 *vs* 43 个月；HR = 0.74，*P* = 0.005）和高风险细胞遗传学特征的患者（中位数：36 个月 *vs* 20 个月；HR = 0.67，*P* = 0.032）。

标准风险组 ASCT-2 患者的 10 年 OS 率为 72%，ASCT-1 为 60%（HR = 0.68，*P* = 0.004），高风险细胞遗传学患者分别为 51% 和 34%（HR = 0.54，*P* = 0.004）。

基于硼替佐米的三联化疗应用到 ASCT 这一Ⅲ期研究的汇总分析结果证实，在延长 PFS 和 OS 方面，ASCT-2 优于 ASCT-1。高风险患者的亚组大多受益于 ASCT-2，特别是那些 ISS 分期晚、不良细胞分裂和未能达到 CR 的患者。

结语

另外还有许多研究报告也非常精彩。总之，这次大会内容丰富，硕果累累，亮点众多，推动了世界血液肿瘤的临床和研究的发展。

（来源：《全球肿瘤快讯》2018 年 12 月 总第 222 期）

儿童急性淋巴细胞白血病诊治进展
——暨第60届美国血液年会进展荟萃

郝文鹏[1]　秦博宇[2]　韩冰虹[1]

1. 哈尔滨血液病肿瘤研究所 哈尔滨 150010
2. 中国人民解放军总医院第一医学中心 北京 100835

2018年第60届美国血液年会于12月1日~4日在美国加利福尼亚州圣迭戈国际会议中心举行，作为全球最具影响力的血液学会议，再次吸引了世界各国数万名血液学、肿瘤学专家参会。儿童急性淋巴细胞白血病（acute lymphoblastic Leukemia，ALL）作为儿童最常见的恶性疾病之一，自然是研究的重点，大会有多篇口头报告对儿童ALL近一年的诊治进展进行了阐述，本文对上述报告内容加以整理总结。

一、遗传学相关进展

（一）儿童B细胞性ALL（B-ALL）

发生体细胞遗传性病变是大多数大型儿科癌症协会对儿童B-ALL风险分层算法的重要组成部分。这些病变大多是与疾病发展相关的结构染色体改变，具有预后影响。超二倍体（染色体数目51~65或DNA指数>1.16）在儿童B-ALL结构性染色体中很常见，发生于20%~25%的儿童患者中，并随着年龄的增长发生频率有所降低。超二倍体儿童B-ALL通常具有良好的预后。儿童肿瘤组（COG）的相关研究发现，特定的三体（4、10和17号染色体三体）对治疗表现出良好的效果。相反的，具有染色体数目<44、DNA指数<0.81的亚二倍体患者的疗效并不令人满意，多数患者在第一次达完全缓解（complete remission，CR）后进行了造血干细胞移植（hematopoietic stem cell transplant，HSCT）治疗。然而，来自于单一机构的小部分患者治疗数据表明，如果白血病微小残留检测（minimal residual disease，MRD）为阴性的伴有亚二倍体的患者同样取得了很好的化疗疗效。最近的来自于COG的分析数据显示，虽然取得MRD阴性的（<0.01%）患者比阳性患者预后好，但单纯应用化疗治疗的患者5年无事件生存率（disease-free survival，DFS）仅为60.3%±9.2%。而且还发现，在第一次获得CR后，HSCT并没有带来生存优势，这表明需要为这预后不良的亚群开发新的治疗策略。

（二）除非整倍性外，许多染色体的易位和其他结构染色体畸变对B-ALL的预后有影响

儿童B-ALL中最常见的易位是t（12；21），导致ETV6-RUNX1融合基因，发生于20%~25%的儿童B-ALL患者中，该融合基因与良好的预后相关；相反的，涉及染色体11q23的KMT2A基因（以前称为MLL）的重排，在诱导治疗后可检测出较高的MRD，约80%的婴幼儿B-ALL伴有

KMT2A-r的表达，而在年长儿童中的发生率仅为3% ~5%，伴有该基因表达患儿的预后极差；另外，1% ~3%的儿童B-ALL具有21号染色体内的扩增，这些患者都具有易复发的特点，不过在增强的化疗方案治疗后，降低了复发的风险；同样，携带t（17；19）的B-ALL患儿，导致TCF3-HLF融合基因的产生，虽然罕见（占B-ALL患者的1%），但却具有高钙血症、不易被纠正的凝血功能障碍和极差的预后的临床特点，该类患者需尽早考虑HSCT治疗，不过最近的临床数据表明，这些患者可能对BCL-2抑制剂敏感。涉及单核细胞增强因子D2（MEF2D）的重排往往发生于3% ~4%较大的年长儿当中，可导致多伙伴基因重排，均表达相似的基因表达谱，包括MEF2D靶蛋白HDAC9的过表达，提示HDAC抑制剂是MEF2D重排患者的潜在治疗策略，虽没有大规模的研究报道，但一个小样本的回顾性的分析证明MEF2D表达与不良预后明显相关。此外，锌指蛋白384基因（ZNF384）重排已在4% ~5%的儿童B-ALL患者中确认，这些重排导致ZNF384与包括TCF3、EWS1、CREBBP和EP300在内的多基因融合，ZNF384重排B-ALL的特点为CD10表达弱，骨髓抗原的表达异常和较强的原始细胞的髓系表达。Hirabayashi等报道，具有TCF3-ZNF384融合基因表达的患者年龄均较小，对糖皮质激素相对耐药，复发风险高；Ph样的融合基因表达已经被发现了10年，因其已成为儿童ALL的独立预后因素，目前越来越受到血液病学者的重视，随着年龄的增长，Ph样基因的检出率从10%到发生于20%青少年患者，广泛的基因组学研究已确定了许多驱动Ph样B-ALL的损伤，包括宿主基因组的改变和激酶信号通路的激活，在所有Ph样标的的病例中，有50%的患者存在CLRF2基因的过表达，该基因编码胸腺淋巴细胞生成素受体，该受体与白介素7（IL-7R）共同激活配体结合上的JAK/STAT信号。因此，CLRF2过表达导致JAK/STAT异常活化。奇怪的是，CLRF2过表达B-ALL中约有50%同时存在JAK1和JAK2的激活突变。以上结果均表明，JAK通路的抑制剂是治疗这一类儿童B-ALL的潜在靶点。已经有许多临床试验评估了JAK1/2抑制剂鲁索替尼（ruxolitinb）联合化疗治疗的安全性、耐受性和有效性。二代测序广泛应用后的基因组研究的成果极大地扩展了我们对B-ALL基因组的看法，发现了几种对正常B细胞发育至关重要的转录因子的周期性缺失，包括PAX5、EBF1和IKZF1，尽管这些基因的缺失可能导致B-ALL的发生，但只有IKZF1的缺失会影响预后，在研究IKZF1基因的过程中，发现IKAROS（IKZF1编码的蛋白质）的功能缺失导致干细胞样的基因表达，增加了对骨髓基质的黏附，维A酸及FAK激酶联合酪氨酸激酶抑制剂（tyrosine kinase inhibitor，TKI）对该亚型患者的治疗效果已得到证实。最近发现B-ALL复发性基因组病变具有明显的转录特征和潜在的预后影响，包括同源框转录因子DUX4和转化特定转录因子家族的红细胞成员ERG的解除调节作用，这些发生于7%的儿童B-ALL中，并且与预后良好相关，有趣的是，DUX4-ERG失调常与IKZF1的缺失同时发生，但与其他B-ALL亚型不同的是，伴随而来的IKZF1缺失似乎不会对结果产生负面影响。

（三）儿童ALLT细胞型（T-ALL）

最常见的突变基因是参与正常T细胞发育的跨膜受体NOTCH1，存在于>70%的患者中，另外，FBXW7、活化信号通路和表观遗传调控因子的突变也很常见。目前正在探讨将遗传损害风险纳入风险分层的努力。NOTCH1 负性调节因子 FAXW7 在 T-ALL 中激活 NOTCH1 突变和功能突变缺失的频率使 NOTCH1 信号通路成为一个具有吸引力的潜在治疗靶点。另外，NOTCH1 激活直接上调 MYC 基因，针对 MYC 基因的靶向治疗药物可能是另一个有效治疗策略。

二、治疗相关进展

（一）化疗治疗

仍为治疗儿童 ALL 的主要方法，其中糖皮质激素的应用非常广泛且疗程较长，随着年龄的增长，尤其是大于 10 岁的患者更易出现骨坏死，目前的治疗方案已将糖皮质激素减少剂量并进行间断应用。

（二）靶向治疗

针对 MLL 伴有 KMT2A 结构异常的患者，可选用蛋白酶体抑制剂、组蛋白去乙酰化酶抑制剂（HDACi）及去甲基化药物可能有效，另有一些靶向治疗已于前介绍。针对难治的儿童 T-ALL，国外有报道可加入蛋白酶体抑制剂（硼替佐米），取得了较好的疗效。

（三）免疫治疗

据国外及部分国内治疗中心相关报道，利妥昔单抗（CD20 单抗）已应用于所有儿童 ALL 治疗中，主要机制为应用其免疫治疗作用的同时，也可应用该药的免疫抑制作用，有利于避免如应用门冬酰胺酶的患者产生抗体，从而增加了门冬酰胺酶的疗效。

嵌合抗原受体 T 细胞（chimeric antigen receptor T-cell，CAR-T）免疫疗法的出现，为儿童 ALL 患者复发后的再次缓解提供了新的可能，在此基础上可进行骨髓移植治疗。目前我国尚未批准该疗法进入临床应用，但已有许多国内诊疗中心进行了可观的临床试验，取得了可喜的疗效。具体该疗法能否取代化疗，或应用该疗法的时间点（如是在骨髓移植前还是后），仍有其不确定性。该疗法存在的主要问题为：①培养过程中收集的淋巴细胞缺乏初始扩增；②治疗早期 CAR-T 细胞丢失；③抗原逃逸等。

总之，2018 年美国血液年会再次为我们提供了精彩纷呈的报告，为儿童 ALL 的个体化精准治疗、新的药物的应用以及化疗相关毒副作用减少提供了非常多的依据，完全值得国内血液学相关学者学习。

参 考 文 献（略）

rhTPO 联合孟鲁司特钠治疗复发/难治免疫性血小板减少症的临床观察研究

杨 波[1] 张皓旻[1] 方志坚[3] 胡亮钉[4] 吴晓雄[5]
吴亚妹[5] 沈建良[6] 景红梅[2] 克晓燕[2] 卢学春[1]

1. 中国人民解放军总医院第二医学中心血液科，国家老年疾病临床医学研究中心 北京 100853
2. 北京大学第三医院血液科 北京 100191
3. 北京大学首钢医院血液科 北京 100144
4. 中国人民解放军总医院第五医学中心血液科 北京 100071
5. 中国人民解放军总医院第四医学中心血液科 北京 100048
6. 中国人民解放军总医院第六医学中心血液科 北京 100048

原发免疫性血小板减少症（primary immune thrombocytopenia，ITP）是一种获得性自身免疫性出血性疾病，好发于育龄期女性及60岁以上老年人，以皮肤黏膜出血为主要表现，严重者可发生内脏出血，甚至颅内出血。当前，国内外学术团体均已出版关于ITP的诊断及治疗临床实践共识和指南[1-3]。尽管ITP是一种良性血液系统疾病，但转为慢性病程或演变为复发/难治类型往往影响患者生活质量，一旦发生严重出血甚至危及生命。本课题组早在2008年提出了ITP的分型施治[4]，依据ITP患者不同的发病机制进行个体化治疗，强调巨核细胞分化成熟产生血小板障碍不完全与免疫异常有关，与TPO/MPL信号通路功能失调密切相关[5,6]。现已知，TPO受体激动剂类药物（重组人血小板生成素、艾曲波帕、罗米司亭）已用于治疗ITP多年，它们都是通过促进TPO/MPL通路活性而发挥治疗作用，临床具有起效快，但长期维持疗效不理想。本研究以人类ITP全转录组表达谱数据为对象，筛选ITP相关异常表达基因，应用自主建立的“疾病-化合物”关联分析模型（我们将此平台命名为Epi-Med）[7-13]，筛选出对TPO/MPL信号通路具有潜在活化作用的化合物——白三烯受体拮抗剂孟鲁司特钠（Montelukast Sodium，默沙东制药有限公司），并在临床上观察其作为辅助用药联合重组人血小板生成素（rhTPO，中国沈阳三生制药

第一作者：杨波，Email：yangsongru312@163.com

通信作者：卢学春，Email：luxuechun@126.com；克晓燕，E-mail：xykbysy@163.com

基金项目：2017年度国家老年疾病临床医学研究中心招标课题（NCRCG-PLAGH-2017011）；解放军总医院转化医学项目（2017TM-020）；解放军总医院临床科研扶持项目（2016FC-ZHCG-1004））；第二届三生TCP中青年科研基金之春芽计划资助项目。

有限责任公司）治疗 ITP 的初步疗效，现予以报道。

本研究纳入 16 例 ITP 患者，均经详细的临床病史采集、实验室血常规检测、骨髓穿刺及活检检查，明确诊断。年龄 21 ~ 84 岁，平均 55 岁；男性 7 例，女性 9 例；其中，8 例为复发/难治，6 例为难治，2 例为初诊。本组患者中，6 例患者既往应用 rhTPO 治疗，另外还包括 ITP 一线、二线治疗方案，但疗效评价均不满意，绝大多数（14/16）患者血小板计数仍为 $50 \times 10^9/L$ 以下，其中 8 例 $< 30 \times 10^9/L$（表 1）。本组患者均接受 rhTPO 联合孟鲁司特钠方案治疗（rhTPO 300U/kg qd ×14 d，孟鲁司特钠 10mg qn ×30 d），并观察了治疗后 1 个月内血小板计数变化（图 1）。用药后疗效观察显示，所有患者随治疗时间延长血小板计数均达到 $50 \times 10^9/L$ 以上，其中治疗 15 天后，11 例血小板计数超过 $100 \times 10^9/L$，5 例血小板计数为 $70 \times 10^9/L \sim 100 \times 10^9/L$，尤其 6 例既往使用 rhTPO 治疗的患者，在接受本联合方案治疗后血小板计数均较治疗前得到显著提高（$P = 0.02$）。随着 rhTPO 逐渐减停、并继续服用孟鲁司特钠至 1 个月，血小板计数始终稳定，多数患者仍保持在正常范围内（表 1，图 1）。

目前已知，C-MPL 受体激动剂类药物（重组人血小板生成素、艾曲波帕、罗米司亭）均作用在 C-MPL 分子的胞外段和跨膜段，从而激活 TPO/MPL 下游信号通路，发挥巨核细胞成熟分化及血小板生成作用[14,15]。我们推测，进一步活化此信号通路的下游分子也可以增强和（或）协同 C-MPL 受体激动剂类药物的升血小板作用。通过对孟鲁司特钠的药物基因组生物信息分析发现，孟鲁司特钠可直接作用于 STAT 分子，起上调活化作用，而此分子正是 TPO/MPL 下游关键分子。经过本临床观察研究初步发现，孟鲁司特钠可能具有潜在的增强和（或）协同 rhTPO 升血小板作用。未来可考虑开展更大规模的临床试验加以验证，并进行体内外实验探索其确切的分子机制。

参考文献

[1] Provan D, Stasi R, Newland AC, et al. International consensus report on the investigation and management of primary immune thrombocytopenia. Blood, 2010, 115 (2): 168 - 186.

[2] Neunert C, Lim W, Crowther M, et al. The American Society of Hematology 2011 evidence-based practice guideline for immune thrombocytopenia. Blood, 2011, 117 (16): 4190 - 4207.

[3] 中华医学会血液学分会止血与血栓学组. 成人原发免疫性血小板减少症诊断与治疗中国专家共识（2016 年版）. 中华血液学杂志, 2016, 37 (2): 89 - 93.

[4] 卢学春，朱宏丽，姚善谦. 免疫性血小板减少性紫癜分型施治的基础与临床研究进展. 中国实验血液学杂志, 2008, 16 (5): 1232 - 1236.

[5] Dasouki M, Saadi I, Ahmed SO. THPO-MPL pathway and bone marrow failure. Hematol Oncol Stem Cell Ther, 2015 Mar, 8 (1): 6 - 9.

[6] Liu ZJ, Italiano J Jr, Ferrer-Marin F, et al. Developmental differences in megakaryocytopoiesis are associated with up-regulated TPO signaling through mTOR and elevated GATA-1 levels in neonatal megakaryocytes. Blood, 2011, 117 (15): 4106 - 4117.

[7] Wang HT, Yang B, Hu B, et al. The effect of amifostine on differentiation of the human megakaryoblastic Dami cell line. Cancer Med, 2016, 5 (8): 2012 - 2021.

[8] 卢学春，杨波，朱宏丽，等. 生物信息学方法优化依硫磷酸联合方案治疗骨髓增生异常综合征的应用研究. 中华医学杂志, 2009, 89 (26): 1834 - 1837.

[9] 杨波，蔡力力，迟小华，等. 依硫磷酸调控人类基因表达谱的预测及生物信息学分析. 中国实验血液学杂志, 2011, 19 (3): 711 - 716.

Table1 Clinical characteristics of all patients treated with rhTPO plus Montelukast

ID	Gender	Age (year)	Diagnosis	Disease status	Previous therapy	rhTPO plus Montelukast	Before rhTPO plus Montelukast	rhTPO plus Montelukast				
								3 days	5 days	9 days	15 days	30 days
Pt1	F	84	ITP	relapse/refractory	rhTPO + Human Immumoglobulin	rhTPO 300U/kg qd×14 d, Montelukast 10mg qn×30 d	51	34	36	53	90	78
Pt2	M	27	ITP	refractory	rhTPO + Human Immumoglobulin + Rituximab + CTX	rhTPO 300U/kg qd×14 d, Montelukast 10mg qn×30 d	2	36	79	84	94	90
Pt3	M	54	ITP	refractory	rhTPO + prednisone	rhTPO 300U/kg qd×14 d, Montelukast 10mg qn×30 d	37	75	98	137	191	135
Pt4	F	37	ITP	relapse/refractory	rhTPO + prednisone	rhTPO 300U/kg qd×14 d, Montelukast 10mg qn×30 d	44	60	204	501	319	247
Pt5	M	82	ITP	refractory	rhTPO + Human Immumoglobulin	rhTPO 300U/kg qd×14 d, Montelukast 10mg qn×30 d	12	26	39	49	75	132
Pt6	F	30	ITP	relapse/refractory	rhTPO + prednisone	rhTPO 300U/kg qd×14 d, Montelukast 10mg qn×30 d	64	95	127	252	382	320
Pt7	F	63	ITP	relapse/refractory	prednisone	rhTPO 300U/kg qd×14 d, Montelukast 10mg qn×30 d	40	58	64	89	179	165
Pt8	F	60	ITP	relapse/refractory	prednisone	rhTPO 300U/kg qd×14 d, Montelukast 10mg qn×30 d	36	40	54	66	72	94
Pt9	M	64	ITP	relapse/refractory	prednisone	rhTPO 300U/kg qd×14 d, Montelukast 10mg qn×30 d	34	36	57	73	80	76
Pt10	F	21	ITP	Initial diagnosis	Human Immumoglobulin	rhTPO 300U/kg qd×14 d, Montelukast 10mg qn×30 d	7	82	158	167	127	178
Pt11	M	70	ITP	refractory	prednisone + dexamethasone + Methylprednisolone	rhTPO 300U/kg qd×14 d, Montelukast 10mg qn×30 d	1	45	81	106	144	125

续表

ID	Gender	Age (year)	Diagnosis	Disease status	Previous therapy	rhTPO plus Montelukast	Before rhTPO plus Montelukast	rhTPO plus Montelukast				
								3 days	5 days	9 days	15 days	30 days
Pt12	M	57	ITP	Initial diagnosis	none	rhTPO 300U/kg qd × 14 d, Montelukast 10mg qn × 30 d	1	18	83	332	342	190
Pt13	F	63	ITP	refractory	prednisone + Vincristine + Methylprednisolone	rhTPO 300U/kg qd × 14 d, Montelukast 10mg qn × 30 d	13	22	86	221	289	115
Pt14	M	64	ITP	refractory	dexamethasone	rhTPO 300U/kg qd × 14 d, Montelukast 10mg qn × 30 d	3	16	121	224	324	167
Pt15	F	65	ITP	relapse/refractory	prednisone + Human Immumo-globulin + splenectomy	rhTPO 300U/kg qd × 14 d, Montelukast 10mg qn × 30 d	32	56	98	134	198	99
Pt16	F	26	ITP	relapse/refractory	Methylprednisolone + Danazol + splenectomy	rhTPO 300U/kg qd × 14 d, Montelukast 10mg qn × 30 d	2	3	35	139	146	134

Note: F, female; M, male; Pt, patient; ITP, immune thrombocytopenia.

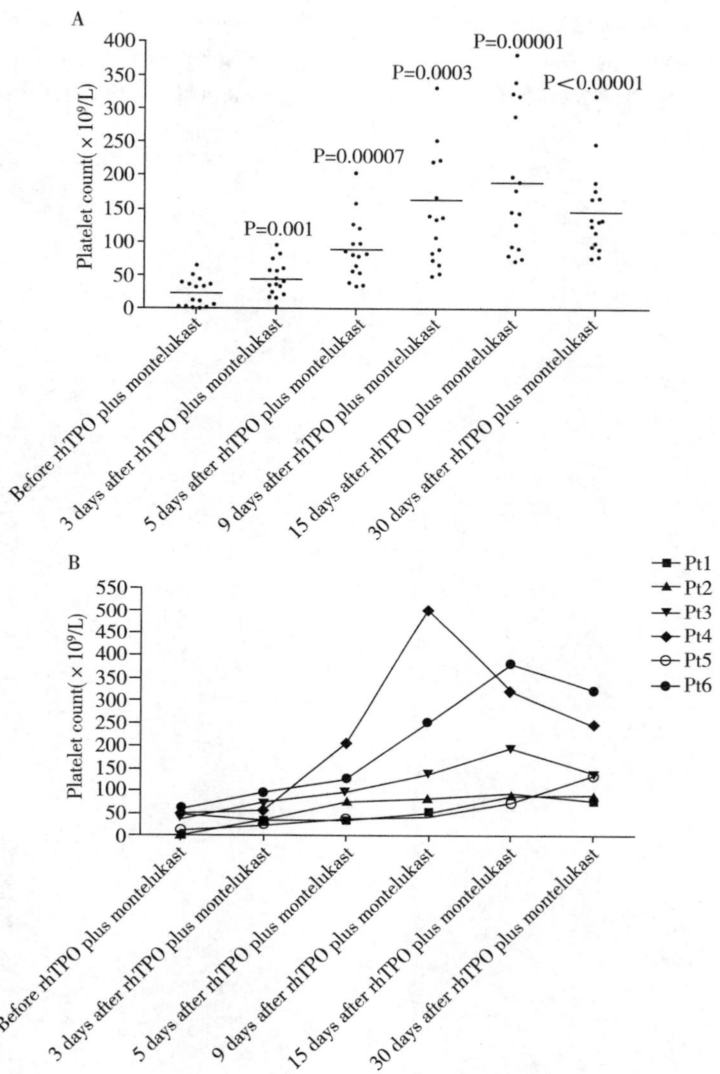

Figure1 Platelet count trend of all patients before and after treated.

A: Trend of platelet count from all patients.

B: Trend of platelet count in 6 patients with previous TPO treatment.

[10] 卢学春，迟小华，杨波，等．重型再生障碍性贫血发病相关T淋巴细胞基因表达谱的生物信息学分析及作为药物筛选新方法的探索．中国实验血液学杂志，2010，18（2）：416－420.

[11] 卢学春，迟小华，楼方定，等．药物靶向调控ID4基因表达的生物信息学预测与分析．中国实验血液学杂志，2007，15（3）：594－598.

[12] 杨波，卢学春，刘丽宏，等．靶向上调ID4基因表达药物的生物信息学预测和初步验证．中华医学杂志，2009，89（24）：1714－1716.

[13] 于睿莉，丁佳琪，杨波，等．变应性鼻炎发病相关基因表达谱的生物信息学分析及作为药物筛选新方法的探索．临床耳鼻咽喉头颈外科杂志，2018，32（19）：1464－1468.

[14] Kuter DJ. Managing thrombocytopenia associated with cancer chemotherapy. Oncology (Williston Park). 2015, 29 (4): 282 - 294.

[15] Grozovsky R, Giannini S, Falet H, et al. Regulating billions of blood platelets: glycans and beyond. Blood, 2015, 126 (16): 1877 - 1884.

❖妇科肿瘤❖

宫颈癌细胞放射敏感性相关 lncRNA 的研究进展

方 嵩 王璐瑶 李慕瑶 郑壮壮
刘翠花 张新强 王志成 申延男

吉林大学公共卫生学院国家卫健委放射生物学重点实验室 长春 130021

【摘要】 宫颈癌是全世界女性最常见的妇科肿瘤之一，严重威胁女性生命健康。宫颈癌放疗是治疗晚期宫颈癌的重要手段，但是，迄今为止，尚无一个准确的指标能够评价个体宫颈癌组织对放射的敏感性。在临床实验室使用的肿瘤标志物，如鳞状细胞癌相关抗原（SCC）、癌胚抗原（CEA）和糖类抗原 15－3（CA15－3），是诊断宫颈癌很重要的生化指标。然而，寻找能够预测宫颈癌患者放疗效果的新标志非常必要。随着对表观遗传学研究的不断深入，与宫颈癌发生发展相关的 lncRNA 的作用机制不断完善。本文综述了近几年来与宫颈癌细胞放射敏感性相关 lncRNA 的研究进展，为今后进行宫颈癌的放疗敏感性相关研究提供方向，为临床评价宫颈癌放疗预后提供可能的参考指标。

【关键词】 宫颈癌；辐射反应；放射治疗；放射敏感性；lncRNA

宫颈癌是全世界第二常见的妇科恶性肿瘤，发病率仅次于卵巢癌、且日益趋向年轻化，严重威胁女性身体健康。宫颈癌的发生与人乳头瘤病毒（HPV）感染有密切的关系，是一个循序渐进的过程；早期刮片病理检查可见宫颈上皮内瘤变（cervical intraepithelial neoplasia，CIN），进而发展为 CIN1～CIN3 各级癌前病变，最终发展成浸润癌[1-3]。尽管随着宫颈病变筛查技术不断的推广与应用，全世界宫颈癌发病率仍不断增高，每年约新发 50 万病例，死亡 26 万例。其中，接近 80% 患者诊断为局部晚期宫颈癌（LACC）。

肿瘤放射治疗学又称为放射肿瘤学，是以治疗恶性肿瘤为主的临床学科，主要由临床肿瘤学、放射物理学、放射生物学和放射治疗技术学等组成。放射治疗是利用放射线对肿瘤组织的杀伤作用进行治疗的方法。放射治疗、手术与化学治疗称为恶行肿瘤治疗的三大手段，放射治疗和手术同属于局部治疗，放射治疗相对于手术的优点为不开刀、不麻醉及不出血，在去除肿瘤的同时还能保存完整器官、功能和美容效果。临床上，65%～75% 的恶性肿瘤患者在疾病的不同时期因为不同的治疗目的而接受放射治疗。放疗过程中，肿瘤

通信作者：申延男，吉林省长春市新民大街 1163 号，130021

细胞经辐照后会产生性质活泼的羟基自由基和过氧化氢等活性氧（reactive oxygen species，ROS）等物质，ROS 会导致细胞膜通透性发生改变，同时可进入细胞核，进而导致 DNA 双链或单链损伤、染色体畸变以及氧化应激等，从而起到杀死肿瘤细胞的作用。遗传物质损伤是辐射造成肿瘤细胞损伤的主要原因[5]。

一、lncRNA 的概述

（一）lncRNA 的基本概念

当今，人们已经充分认识到，超过 75% 的人类基因组中包含的基因需要被转录，然而其中只有约 2% 的转录基因具有编码蛋白质的能力[6]。其中，一类非编码 RNA——长链非编码 RNA（lncRNA），是经 RNA 聚合酶 Ⅱ 转录而成的。这些 lncRNA 通常长度大于 200 个核苷酸，一般在 1000 ~ 10 000 个核苷酸之间，几乎没有蛋白质编码潜力。lncRNA 按照来源途径不同主要分为以下四种（图 1）[7]：

（1）基因间 lncRNAs（intergenic lncRNA）：位于蛋白质编码基因之间；

（2）双向 lncRNA（bidirectional lncRNA）：与蛋白质编码基因从同一个启动子起始转录，但方向相反；

（3）反义 lncRNA（antisense lncRNA）：来源于蛋白质编码基因的反义 RNA 链；

（4）与蛋白质编码基因的一个或多个内含子和（或）外显子重叠的 RNA 链（sense-overlapping lncRNAs）。

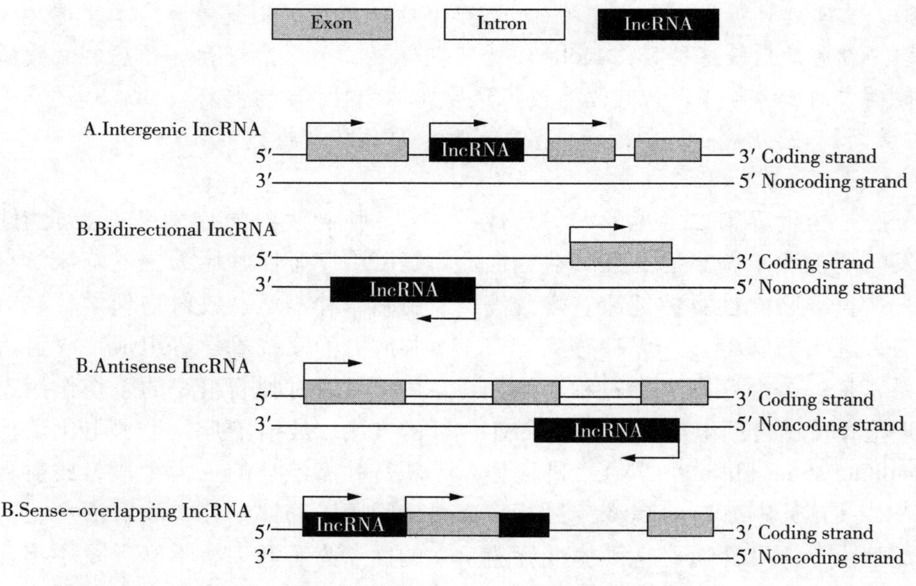

图 1　lncRNA 主要有四个最基本的来源途径

（二）lncRNA 的分子作用机制

lncRNA 的类型多样造就其对基因表达调控模式的丰富多彩[8]：

（1）通过在蛋白质编码基因的上游启动子区转录而干扰下游基因的表达；

（2）通过抑制 RNA 聚合酶 Ⅱ 的活性或介导染色质重构、组蛋白修饰而影响基因的表达；

(3) 通过与蛋白质编码基因的转录本形成互补双链干扰 mRNA 的剪切，从而产生不同的剪切体；

(4) 通过与特定蛋白质结合，从而调节其活性；

(5) 作为结构组分与蛋白质形成核酸蛋白质复合体；

(6) 通过结合到特定蛋白质上，从而改变其在细胞质中的定位。

总之，lncRNA 可以通过改变染色质的结构来调节基因的表达，也可以通过顺式或反式方法来沉默或激活一个基因或一个基因家族，甚至整条染色体。lncRNA 与蛋白质、miRNA 和 mRNA 在肿瘤的发生和发展过程中形成复杂的调控网络[11]。因此，研究清楚 lncRNA 如何调节基因的转录和表达修饰过程，将有助于更好地了解宫颈癌的发病机制。

1. LncRNA 与蛋白质/mRNA

与宫颈癌相关的 lncRNA 已经被证实，通过直接结合靶蛋白或 mRNA 进行转录后修饰，从而促进癌症的发生。据报道，lncRNA HOXA11-AS 通过调节 HOXA11 的表达来参与癌症的发生[12]。同时，lncRNA-TI17313 由于它是一种与 EZH2 结合的基因，因此被命名为 LncRNA-EBIC[13]，EZH2 是 PRC2 家族中的重要成员，参与癌症相关的几种重要的调控机制。除了 lncRNA-EBIC，还有许多 lncRNA，如 HOTAIR、lncRNA-HEIH PVT1 和 H19，它们都已被证明与 HZH2 结合并参与癌症表观基因组的调控[14-17]。Tseng 等[18]的研究表明，在 8q24 异常扩增的人类肿瘤细胞中，高 Myc 蛋白的表达需要 lncRNA-PVT1 的表达。C-Myc 是一种癌蛋白，在宫颈癌细胞中表达上调[19,20]。C-Myc 位于 XLOC_010588、CCAT2 和 RSU1P2[21-23]下游的效应器，可通过抑制 Myc 第 58 号位上氨基酸的磷酸化来稳定 Myc[24]。在癌症组织中，E-钙黏蛋白的表达受到 MALAT1 的上调，并受到 lncRNA-EBIC 的抑制[25]。此外，lncRNA-CCHE1 通过影响 PCNA mRNA，进而影响 PCNA 的表达[26]。这些研究表明，lncRNA 通过与 mRNA 和（或）蛋白质相互作用在宫颈癌中发挥作用。

2. lncRNAs 与 miRNAs/circRNA

自从发现竞争性内源 RNA（ceRNA）的作用后，lncRNA 被认为是最终重要的 ceRNA 之一，它将 miRNA 应答元件（MREs）作为信使，影响 mRNAs 或影响基因的转录[27]。lncRNA 可抑制 miRNA 对 mRNA 的靶向活力。据报道，MEG3 是一种肿瘤抑制因子，在体外可抑制 miRNA-29a-3p 在宫颈癌细胞中的表达[29]。MALAT1 通过影响 miRNA-124、miRNA-145 和 miRNA-375 促进宫颈癌细胞的恶性增殖[30-32]。这些研究成果显示了宫颈癌中 lncRNAs、miRNAs 和 circRNAs 相互作用。

3. LncRNA 与 HPV

人乳头瘤病毒（HPV）感染是宫颈癌发展的关键性因素，其中风险最高的是 HPV16 型和 18 型[33,34]。此外，一些研究表明，lncRNA 和 miRNA 通过影响与 HPV 结合的 miRNA，进而在宫颈癌的发展中发挥重要的作用。其他研究也显示，HPV16E7 癌蛋白与 lncRNA 相互串扰，如 HOTAIR[35]。越来越多的研究表明，miR-135a-E6/E7 在宫颈癌中起着重要的作用[36]。由于 HPV 蛋白在宫颈癌致癌性中的重要性，寻找能有效抑制 HPV 蛋白转录和翻译的 lncRNAs 是非常重要的。

二、宫颈癌细胞放射敏感性相关 LncRNA

（一）lncRNA-p21

缺氧状态在实体瘤中很常见，对肿瘤

的进展、治疗和预后有重要影响[37]。长基因间非编码 RNA（LincRNA）-p21 具有缺氧反应，是宫颈癌细胞周期、凋亡和 Warburg 效应的新调节因子，苏州大学放射医学辐射与防护学系沈勇团队研究发现[38]，X 射线照射或缺氧处理提高了 SMMC7721 肝癌和 U251MG 胶质瘤细胞 lincRNA-p21 的表达。lincRNA-p21 通过 HIF-1/Akt/mTOR/p70S6K 途径诱导低氧肿瘤细胞 G_2/M 期阻滞，促进细胞凋亡，降低细胞增殖和运动能力，降低细胞自噬能力，揭示了 lincRNA-p21 增强低氧肿瘤细胞放射敏感性的新机制，为肝癌、胶质瘤等实体肿瘤的放射治疗提供了有价值的靶点。

（二）lncRNA-GAS5

以往的研究表明，lncRNA-GAS5 通过调节 microRNA21，抑制宫颈癌发展[39]。Gao 团队采用 RNA 免疫沉淀法和 RNA 提取法检测 GAS5 与 miR-106b 的相互作用，双荧光素酶报告法检测 miR-106b 与 IER3 的调节关系，为验证 GAS5 对 CC 体内抗辐射作用的影响，建立 CC 裸鼠模型。研究发现，GAS5 和 IER3 在耐药人 CC 组织和 SIHA 细胞中低表达，而 miR-106b 则高表达。IER3 或 GAS5 的过表达增强了 Siha 细胞的放射敏感性，而敲除 IER3 或 GAS5 则降低 ME 180 细胞的放射敏感性。此外，miR-106b 对 IER3 的表达具有负调控作用，GAS5 作用于 miR-106b。同时，GAS5 还能通过 miR-106b 调节 IER3 的表达；而 GAS5 则通过抑制 miR-106b，在体内外增强对 CC 细胞的辐射敏感性。进而 GAS5 过表达通过 miR-106b 上调 IER3 来增强 CC 细胞对辐射的敏感性[40]。

（三）HOTAIR

HOX 反义基因间 RNA（HOTAIR）在宫颈癌中过表达。在体外，HOTAIR 的上调抑制细胞凋亡，促进细胞增殖、细胞周期进程、迁移和侵袭；相比之下，HOTAIR 的下调诱导更多的凋亡，抑制细胞增殖、细胞周期、迁移和侵袭。此外，在原代培养的宫颈癌细胞中，高水平的 HOTAIR 与放疗耐药和 p21 的下调密切相关[41]。进一步研究证明，HOTAIR 升高可通过抑制 p21，从而诱导 HeLa 细胞产生耐药性；而 HOTAIR 基因敲除则可上调 p21，从而提高 C33A 细胞的放射敏感性。稳定的 HOTAIR 基因敲除，可明显抑制肿瘤生长，使宫颈癌在体内产生致敏效应[42]。

（四）MALAT 1

MALAT1 是一种在包括宫颈癌在内的多种癌症中发挥致癌作用的 lncRNA。研究发现，MALAT 1 在放射敏感癌中的表达明显高于非放射敏感性癌。此外，在 HR-HPV + 宫颈癌细胞中，MALAT 1 和 miR-145 的表达在照射后也发生了相反的变化。通过克隆形成实验和流式细胞术分析细胞周期和凋亡，发现 MALAT 1 基因敲除的 CaSki 细胞和 HeLa 细胞集落形成率明显降低，G_2/M 期阻滞率较高，细胞凋亡率较高。通过 RNA 结合蛋白免疫沉淀（RIP）和 RNA 实验，证实 miR-145 和 MALAT 1 处于同一 Ago 2 复合物中，两者之间存在相互抑制作用。同时，在对宫颈癌细胞放射敏感性进行研究时发现，si-MALAT 1 和 miR-145 在减少癌细胞集落形成、调节细胞周期和诱导细胞凋亡等方面具有一定的协同作用[43,44]。这些发现为研究宫颈癌放射耐药机制提供了重要线索。

（五）NEAT1

NEAT1 在辐射抗拒的宫颈癌组织细胞系中有很高的表达。过度表达的 NEAT1 可以促进癌细胞的扩散，若对 NEAT1 进行抑制或 NEAT1 沉默会导致 G_0/G_1 细胞周期停止，从而引发更多的凋亡。NEAT 对细胞增殖的影响取决于电离辐射的剂量，NEAT1 可以通过竞争性结合 mir-193-3p 来提高 cyclin D1 的表达，从而影响宫颈癌的放疗敏感性[45]。

（六）LINP1

LINP1 是一种可用于促进治疗耐药三阴性乳腺癌（TNBC）的 lncRNA[46]，近年研究发现其在宫颈癌的治疗中也发挥着作用。LINP1 与 NHEJ 蛋白质（K80 和 DNA-PKs）有着密切的关系[47]。在辐射的作用下，LINP1 从细胞质转移到细胞核，同时 LINP1 的敲除可显著增加细胞凋亡蛋白酶 3 和 PARP 的水平，导致电离辐射后细胞凋亡增强。敲除 LINP1 宫颈癌细胞在电离辐射作用后，显示出 DNA 双链断裂延迟修复。敲除 LINP1 也可抑制 HeLa S3 细胞的辐射敏感性[48]。

三、结语

总的来说，尽管现在人们对 lncRNA 的研究还不很透彻，尚存在一些未阐明的重要机制。然而，迄今为止的研究支持了 lncRNA 在未来宫颈癌放射治疗中可能发挥重要的作用，预计这些研究结果将与现代治疗技术和生物引导的个体化治疗紧密结合。相信在不久的将来，会有越来越多的相关研究成果，针对 lncRNA 在宫颈癌放射治疗敏感性预测方面，将会开辟出一片广阔的天地。

参考文献

[1] 蔡冬慧，李燕，郭润梅，等．宫颈癌 HPV 分型与 Th17 和 Treg 细胞的相关性研究．中国肿瘤临床，2017，43（63）：1099－1102.

[2] Jin Tianbo，Wu Xiaohong，Yang Hua. Association ofthe miR-17-5P variants with susceptibility to cervical cancer in a Chinese population. Oncotarget，2016，7（47）：76647－76655.

[3] 白焕焕，蔡江义．女性下生殖道 HPV 感染与宫颈上皮内瘤病变及宫颈癌关系的病理研究．现代肿瘤医学，2017，25（4）：617－619.

[4] Sohyoung H，Jaffray DA，Christine A. Gold nanoparticles for applications in cancer radiotherapy：Mechanisms and recent advancements. Advanced Drug Delivery Rev，2017，15：84－101.

[5] Krisko A，Leroy M，Radman M. Extreme antioxidant protection against ionizing radiation in bdelloid rotifers. Proc Natl Acad Sci USA，2012，109（7）：2354－2357.

[6] Djebali S，Davis CA，Merkel A，et al. Landscape of transcription in human cells. Nature，2012，489：101－108.

[7] Balas MM，Johnson AM. Exploring the mechanisms behind long noncoding RNAs and cancer. Non-coding RNA Res，2018，3：108－117.

[8] 余良河，李楠，程树群．长链非编码 RNA 的功能及其研究．中国细胞生物学学报，2010，32（3）：350－356.

[9] Schmitt AM，Chang HY. Long noncoding RNAs in cancer pathways. Canc Cell，2016，29：452－463.

[10] Soibam B. Super-lncRNAs：identification of lncRNAs that target super-enhancers via RNA：DNA：DNA triplex formation. RNA，2017，23（11）：1729－1742.

[11] Maass PG，Luft FC，Bähring S. Long non-coding RNA in health and disease. J Mol Med（Berl），2014，92：337－346.

[12] Chen J，Fu Z，Ji C，et al. Systematic gene microarray analysis of the lncRNA expression profiles in human uterine cervix carcinoma. Biomed Pharmacother，2015，72：83－90.

[13] Sun NX，Ye C，Zhao Q，et al. Long noncoding RNA-EBIC promotes tumor cell invasion by binding to EZH2 and repressing E-cadherin in cervical cancer. PLoS One，2014，9：e100340.

[14] Yang F，Zhang L，Huo XS，et al. Long noncoding RNA high expression in hepatocellular

carcinoma facilitates tumor growth through enhancer of zeste homolog 2 in humans. Hepatology, 2011, 54: 1679 – 1689.

[15] Luo M, Li Z, Wang W, et al. Long non-coding RNA H19 increases bladder cancer metastasis by associating with EZH2 and inhibiting E-cadherin expression. Cancer Lett, 2013, 333: 213 – 221.

[16] Gupta RA, Shah N, Wang KC, et al. Long non-coding RNA HOTAIR reprograms chromatin state to promote cancer metastasis. Nature, 2010, 464: 1071 – 1076.

[17] Zhang S, Zhang G, Liu J. Long noncoding RNA PVT1 promotes cervical cancer progression through epigenetically silencing miR-200b. APMIS, 2016, 124: 649 – 658.

[18] Tseng YY, Moriarity BS, Gong W, et al. PVT1 dependence in cancer with MYC copy-number increase. Nature, 2014, 512: 82 – 86.

[19] Yuan Y, Zhang J, Cai L, et al. Leptin induces cell proliferation and reduces cell apoptosis by activating c-myc in cervical cancer. Oncol Rep, 2013, 29: 2291 – 2296.

[20] Rughooputh S, Manraj S, Eddoo R, et al. Expression of the c-myc oncogene and the presence of HPV 18: Possible surrogate markers for cervical cancer? Br J Biomed Sci, 2009, 66: 74 – 78.

[21] Liao LM, Sun XY, Liu AW, et al. Low expression of long noncoding XLOC_ 010588 indicates a poor prognosis and promotes proliferation through upregulation of c-Myc in cervical cancer. Gynecol Oncol, 2014, 133: 616 – 623.

[22] Ling H, Spizzo R, Atlasi Y, et al. CCAT2, a novel noncoding RNA mapping to 8q24, underlies metastatic progres-sion and chromosomal instability in colon cancer. Genome Res, 2013, 23: 1446 – 1461.

[23] Liu Q, Guo X, Que S, et al. lncRNA RSU1P2 contributes to tumorigenesis by acting as a ceRNA against let-7a in cervical cancer cells. Oncotarget, 2017, 8 (27): 43768 – 43781.

[24] Iden M, Fye S, Li K, et al. The lncRNA PVT1 contributes to the cervical cancer phenotype and associates with poor patient prognosis. PLoS One, 2016, 11: e0156274.

[25] Sun R, Qin C, Jiang B, et al. Down-regulation of MALAT1 inhibits cervical cancer cell invasion and metastasis by inhibition of epithelialmesenchymal transition. Mol Biosyst, 2016, 12: 952 – 962.

[26] Yang M, Zhai X, Xia B, et al. Long noncoding RNA CCHE1 promotes cervical cancer cell proliferation via upregulating PCNA. Tumour Biol, 2015, 36: 7615 – 7622.

[27] Salmena L, Poliseno L, Tay Y, et al. A ceRNA hypothesis: The Rosetta Stone of a hidden RNA language? Cell, 2011, 146: 353 – 358.

[28] Yuan JH, Yang F, Wang F, et al. A long noncoding RNA activated by TGF-β promotes the invasion-metastasis cascade in hepatocel-lular carcinoma. Cancer Cell, 2014, 25: 666 – 681.

[29] Zhang J, Yao T, Wang Y, et al. Long noncoding RNA MEG3 is downregulated in cervical cancer and affects cell proliferation and apoptosis by regulating miR-21. Cancer Biol Ther, 2016, 17: 104 – 113.

[30] Lu H, He Y, Lin L, et al. Long non-coding RNA MALAT1 modulates radiosensitivity of HR-HPV + cervical cancer via sponging miR-145. Tumour Biol, 2016, 37: 1683 – 1691.

[31] Liu S, Song L, Zeng S, et al. MALAT1-miR-124-RBG2 axis is involved in growth and invasion of HR-HPV-positive cervical cancer cells. Tumour Biol, 2016, 37: 633 – 640.

[32] Liu S, Song L, Yao H, et al. MiR-375 is epigenetically downregulated by HPV-16 E6 mediated DNMT1 upregulation and modulates EMT of cervical cancer cells by suppressing lncRNA MALAT1. PLoS One, 2016, 11: e0163460.

[33] Bosch FX, Manos MM, Muñoz N, et al. Prevalence of human papillomavirus in cervical cancer: A worldwide perspective. International

biological study on cervical cancer (IBSCC) Study Group. J Natl Cancer Inst, 1995, 87: 796 - 802.

[34] Greco D, Kivi N, Qian K, et al. Human papillomavirus 16 E5 modulates the expres-sion of host microRNAs. PLoS One, 2011, 6: e21646.

[35] Sharma S, Mandal P, Sadhukhan T, et al. Bridging links between long noncoding RNA HOTAIR and HPV oncoprotein e7 in cervical cancer pathogenesis. Sci Rep, 2015, 5: 11724.

[36] Leung CO, Deng W, Ye TM, et al. miR-135a leads to cervical cancer cell transformation through regulation of β-catenin via a SIAH1-dependent ubiquitin proteosomal pathway. Carcinogenesis, 2014, 35: 1931 - 1940.

[37] Wang Shiguang, Shan Yuanzhou, Zhou Lianming, et al. Effect of HIF - 1α on the epithelial mesenchymal transition and invasion and migration of pancreatic cancer cells under hypoxic condition. Modern Oncol, 2016, 24 (11): 1704 - 1709.

[38] Shen Y, Liu Y, Sun T, et al. LincRNA-p21 knockdown enhances radiosensitivity of hypoxic tumor cells by reducing autophagy through HIF-1/Akt/mTOR/P70S6K pathway. Exp Cell Res, 2017, 358 (2): 188 - 198.

[39] Wen Q, Liu Y, Lyu H, et al. Noncoding RNA GAS5, which acts as a tumor suppressor via microRNA 21, regulates cisplatin resistance expression in cervical cancer. Int J Gynecol Cancer, 2017, 27 (6): 1096 - 1108.

[40] Gao J, Liu L, Li G, et al. lncRNA GAS5 confers the radio sensitivity of cervical cancer cells via regulating miR-106b/IER3 axis. Int J Biol Macromol, 2018, 20 (126): 994 - 1001.

[41] Jing L, Yuan W, Ruofan D, et al. HOTAIR enhanced aggressive biological behaviors and induced radio-resistance via inhibiting p21 in cervical cancer. Tumour Biol, 2015, 36 (5): 3611 - 3619.

[42] Lin K, Jiang H, Zhang LL, et al. Down-regulated lncRNA-HOTAIR suppressed colorectal cancer cell proliferation, invasion, and migration by mediating p21. Dig Dis Sci, 2018, 63 (9): 2320 - 2331.

[43] Lu H, He Y, Lin L, et al. Long non-coding RNA MALAT1 modulates radiosensitivity of HR-HPV + cervical cancer via sponging miR-145. Tumour Biol, 2016, 37 (2): 1683 - 1691.

[44] Sun H, Lin DC, Cao Q, et al. Identification of a novel SYK/c-MYC/MALAT1 signaling pathway and its potential therapeutic value in ewing sarcoma. Clin Cancer Res, 2017, 23 (15): 4376 - 4387.

[45] Han D, Wang J, Cheng G. LncRNA NEAT1 enhances the radio-resistance of cervical cancer via miR-193b-3p/CCND1 axis. Oncotarget, 2017, 9 (2): 2395 - 2409.

[46] Xuanxuan Wang, Hai Liu, Liming Shi, et al. LINP1 facilitates DNA damage repair through non-homologous end joining (NHEJ) pathway and subsequently decreases the sensitivity of cervical cancer cells to ionizing radiation. Cell Cycle, 2018, 17 (4): 439 - 447.

[47] Zhang Y, He Q, Hu Z, et al. Long noncoding RNA LINP1 regulates repair of DNA double-strand breaks in triple-negative breast cancer. Nat Struct Mol Biol, 2016, 23 (6): 522 - 530.

[48] Sakthianandeswaren A, Liu S, Sieber OM. Long noncoding RNA LINP1: scaffolding non-homologous end joining. Cell Death Discovery, 2016, 2: 16059.

❖中医中药❖

冬虫夏草抗肿瘤作用确切

梅全喜

广州中医药大学附属中山中医院 广东中山 528401

【提要】 虽然冬虫夏草（简称虫草）中不含有抗癌成分虫草菌素和喷司他丁，但现代进行的众多药理实验均证明其抗肿瘤作用是十分明确的。

冬虫夏草含砷“超标”不是虫草本身的问题，原因主要有两个方面：一是野生虫草的生长地土质有问题，二是在销售过程中人为引起的。

近日看到一篇网上的奇文“冬虫夏草成为本世纪最大的谎言”，文中指出“近日，国际知名科学杂志《细胞》子刊《化学生物学》发表了一篇爆炸性报告，把冬虫夏草的成分好好测了测，结果发现，冬虫夏草中不含有抗癌成分虫草菌素和喷司他丁……如今，这个价值数百亿元的虫草产业，却成了本世纪最大的谎言。”该文还假借中医大夫的名义说虫草在临床上“基本没有效果”，甚至提出因某些虫草中含有类金属砷“不但不抗癌，服用过量还致癌”。作为一个从事中药工作30多年的中医药人，我是不敢苟同这样的观点。

一、虫草的文献研究与临床疗效

冬虫夏草为麦角菌科真菌冬虫夏草菌寄生在蝙蝠蛾科昆虫幼虫上的子座和幼虫尸体的干燥复合体，是中医临床常用药之一。藏医最早发现与应用虫草，最早记载见于成书于公元8世纪中期的藏医《月王药诊》，后来《藏本草》中也记载了冬虫夏草“补肾，润肺”的功能。虫草的大范围应用大概在明代，明代御医龚廷贤《寿世保元》中《药性歌四百味》记载：“冬虫夏草，味甘性温，虚劳咯血，阳痿遗精”，中药专书的最早记载见于清代汪昂著《本草备要》，载其“保肺益肾，止血化痰，止劳咳”。而赵学敏的《本草纲目拾遗》记载“冬虫夏草，羌俗采为上药。功与人参同，能治诸虚百损”。历版《中华人民共和国药典》对冬虫夏草也有记载，2015版《中华人民共和国药典》记载：“甘，平。归肺、肾经。补肾益肺，止血，化痰。用于肾虚精亏，阳痿遗精，腰膝酸痛，久咳虚喘，劳嗽咯血”。

几百年来的临床应用均表明冬虫夏草的疗效是确切的，现代大量临床研究也进一步证明了虫草在肺、肾疾病方面的显著疗效。冬虫夏草对弥漫性肺泡炎和肺泡结构紊乱导致肺间质纤维化具有很好的辅助治疗及稳定效果。通过冬虫夏草提取物与甲泼尼龙联合治疗特发性肺纤维化的研究证明，其疗效理想，值得临床上推广应用。

并且，在临床上其他肺部疾病多以冬虫夏草复方进行给药治疗。亦有研究观察了冬虫夏草软胶囊对支气管哮喘患者气道炎症的改善作用，发现冬虫夏草软胶囊能减轻气道炎症，缓解哮喘症状，而且可能具有一定的改善气道重构作用。

冬虫夏草在治疗急、慢性肾衰竭方面也具有较好临床疗效，有人应用冬虫夏草治疗20例慢性肾功能不全患者，发现其血肌酐、尿素氮、胆固醇、三酰甘油（甘油三酯）均有明显的下降，疗效显著。将冬虫夏草应用于急性肾衰竭的治疗，发现冬虫夏草对急性肾衰竭患者的肾小管上皮细胞有良好的修复作用。冬虫夏草可以修复肾功能损害，给21例采用顺铂化疗方案的肿瘤患者口服冬虫夏草，发现冬虫夏草对顺铂引起的肾损伤有明显的保护作用。上述临床研究均验证了古籍文献中所记载的冬虫夏草具有"保肺""益肾"的效果。

二、虫草的现代药理研究证明其抗肿瘤作用确切

无论是中医的传统应用历史，还是现代的临床和实验研究，均表明冬虫夏草的临床疗效是确切的。现代进行的更多药理实验研究表明，虫草不仅在肺、肾及心血管疾病方面有较好的治疗作用，还确有显著的抗肿瘤作用。虽然冬虫夏草中不含有所谓的抗癌成分虫草菌素和喷司他丁，但现代进行的众多的药理实验均证明其抗肿瘤作用是十分明确的。

中国医学科学院药用植物研究所以及多家科研机构共同研究表明，冬虫夏草的醇提物能剂量依赖性地抑制多种肿瘤细胞的生长，如肺癌细胞、淋巴瘤细胞、肝癌细胞、宫颈癌细胞、结直肠癌细胞、黑色素瘤细胞等，其中对黑色素瘤细胞的抑制作用最强。有人研究发现冬虫夏草乙醇提取物对多种肿瘤细胞的生长和繁殖具有抑制作用，动物实验发现其对小鼠接种的B16黑色素瘤的生长有显著抑制作用；冬虫夏草醇提取物能够抑制动物肺部肿瘤的生长和转移，进而抑制肿瘤导致的肺部增重。冬虫夏草子实体的甲醇提取物对人肺癌细胞（Calu-1细胞）的生长和增殖有抑制作用。

国外学者Koteswara等也报道了冬虫夏草甲醇提取物中氯仿和正丁醇馏分对人肝癌Hep G2细胞的生长和增殖均具有抑制作用。国内外多项研究表明，冬虫夏草水提物对乳腺癌肺转移有抑制作用，对B16黑色素瘤细胞具有显著的抑制作用，可明显抑制肺癌细胞的原发灶生长和自发肺部转移，对肺癌Lewis细胞的生长与肝转移有显著抑制作用，可显著抑制雌性小鼠腹水型肝癌皮下移植瘤的生长等等。还有人通过水提－醇沉的方式得到的冬虫夏草提取物能够抑制肺癌NCI-H460细胞的增殖，并诱导肺癌细胞凋亡。有研究发现冬虫夏草多糖对B16黑色素瘤荷瘤小鼠体内的肿瘤具有显著的抑制作用；冬虫夏草多糖能够显著抑制H22肿瘤在小鼠体内的生长。冬虫夏草多糖类成分能促进免疫细胞的增殖、分泌，增强免疫细胞的功能，通过宿主介导而发挥抗肿瘤作用。

冬虫夏草子实体的甲醇提取物对人慢性髓系白血病K562细胞、急性T细胞白血病Jurkat细胞的抑制作用显著。亦有研究证明冬虫夏草乙醇提取物对人白血病HL-60细胞增殖有显著的抑制作用。

三、虫草面临的问题

近年来，冬虫夏草人工种植的难关已被攻克了，经过多方面的研究证明，人工种植的冬虫夏草与野生的品种（菌种及虫体）、外观形态、成分及含量、药理作用与

临床疗效都是一致的，而且人工种植的是不含有砷的，可以放心使用。相信随着人工种植的扩大，虫草来源的增加，虫草的价格也将会越来越低，未来普通的老百姓也能用得起冬虫夏草这种名贵中药材了。

至于说虫草所含的砷超标问题，这不是虫草本身的问题，因为并不是所有的虫草都有含砷的问题。虫草的含砷问题主要有两个方面：一是野生虫草的生长地土质有问题，二是在销售过程中人为（如为了增重而为虫草涂铅粉、铁粉）引起的。食用了受到污染的虫草当然给人体产生不利的影响，就像是三七的农药残留超标、远志的黄曲霉毒素超标一样，这些只能说明这一批药材是不合格的，我们不能因为这个批次不合格而认为所有的三七和远志都是不能用的。

前些时中医药一直都被人“黑”，先是阿胶，后是虫草，下一个不知道轮到那味中药？写这篇文章的目的是告诉大家：虫草的疗效是确切的！至于虫草为什么价格那么贵？是否是物有所值？那是见仁见智的事！价格贵是经济杠杆原理所致，服用的人太多了，资源少，自然价格就贵。所谓的夸大宣传问题我也有不同看法：虫草价高是市场需求量大、资源少而慢慢涨起来的，并没有哪个企业在炒作，就是被国家药监局“叫停”的某生产虫草破壁粉含片的公司也没有公开夸大虫草的功效来宣传，只是用了一个宣传语“虫草含着吃”而已。当前最值得关注的是确保虫草的质量（杜绝伪品掺假者）、安全（控制砷含量不超标），扩大虫草的资源（发展人工种植），让我们的百姓真正能够用到安全、有效、经济的虫草。

（原标题：冬虫夏草是本世纪最大谎言？非也 冬虫夏草临床疗效确切）

（来源：中国中医药网，下载自：国医网，2018－09－18，本书略作修改）

编者附注：关于冬虫夏草含砷“超标”问题的科学解释，请参阅《中国肿瘤临床年鉴》2015 卷 P. 463～466“冬虫夏草会引起砷‘中毒’吗？”一文。

中药槐耳颗粒可使肝癌术后复发风险降低26%

我国39家三甲医院共同开展的一项大规模临床试验证实，由药用真菌槐耳制成的中药槐耳颗粒，可显著降低肝癌切除术后患者的复发率，有望填补肝癌缺乏有效辅助疗法的空白。（Gut. 2018年5月25日在线版）

即使是早期肝癌，切除手术后复发率高达40%～70%，没有有效的预防复发的治疗。欧洲肝脏研究学会（EASL）和欧洲癌症治疗研究组织（EORTC）指南指出，在临床实践中，不推荐化疗、栓塞、消融、免疫治疗等手段作为肝癌术后预防复发的辅助治疗策略，但仍然期待有大规模临床试验进一步研究相关问题。

槐耳有1600多年药用史，早在东晋葛洪（283～343）著《肘后备急方》中，就有“治肠痔下血：槐树上木耳，为末，饮服方寸匕，日三服”的记载。《本草纲目》中亦收载了槐耳。槐耳的抗癌功效被发掘，可追溯到20世纪80年代，上海肿瘤医院（现复旦大学附属肿瘤医院）接诊的一名晚期肝癌患者，在住院期间拿乡亲所赠的槐耳冲液然后服用，一年多后症状竟完全消失。

这一现象引起了南京中医药大学专家的兴趣，经过一系列调查考证、药物研发和临床试验，槐耳颗粒于1992年获批用于晚期肝癌治疗，成为基于真菌生产的中药抗肿瘤药物。槐耳能否用于肝癌术后患者?

由华中科技大学同济医院陈孝平院士牵头，全国39家三甲医院共同开展了本次的大规模临床试验，共在2011～2014年间招募1002例接受了欧美标准肝癌根治术的术后患者，按2∶1的比例分别口服槐耳颗粒（每日三次，每次20克）治疗和作为空白对照组。分析槐耳颗粒对降低术后复发率是否有帮助，主要终点为无复发生存。

随访24个月，槐耳颗粒显示出色疗效。试验组和对照组复发率分别为37.6%和50.9%，试验组无复发生存期为75.5周，对照组为68.5周，较对照组延长33%。不管患者开始服药时是否存在乙肝病毒感染、肝硬化、腹水等情况，槐耳颗粒的效果都相当稳定。

总生存方面，因随访时间相对较短，两组患者生存率均超过90%，计算相对值的话，槐耳颗粒仍使患者死亡风险降低44.7%，治疗的安全性也相当好，两组不良反应发生率相近，只有不足2%的患者中途停药。

该临床试验未以安慰剂进行对照，稍有遗憾，研究者表示，这是由于槐耳颗粒苦味明显，容易分辨，难以制出足以以假乱真的安慰剂。至于随访时间问题，研究者表示，将来分析患者的5年生存率，预计槐耳颗粒仍会有明显优势。

（编译　孙菲菲）

（来源：《全球肿瘤快讯》2018年6月 总第209～210期）

抗乙型肝炎病毒中药复方紫叶丹对人肝癌SMMC-7721细胞生物学行为及机制的探讨

郭 平[1,2] 张 冰[2] 康 超[1] 钟 云[1] 李 娜[1] 黄 卉[1*]
1. 北京汉典制药有限公司企业技术中心 北京 100020
2. 北京中医药大学 北京 100029

【摘要】 目的：阐明抗乙型肝炎病毒中药复方紫叶丹对人肝癌 SMMC-7721 细胞生物学行为产生的影响，并探讨其可能的作用机制。**方法：**采用四甲基偶氮唑盐比色法（MTT）检测细胞的增殖能力，细胞黏附试验检测细胞的黏附能力，划痕试验检测细胞的迁移能力，流式细胞术检测细胞的周期和凋亡，逆转录聚合酶联反应（RT-PCR）法检测基质金属蛋白酶（MMP）-2、MMP-9、金属蛋白酶组织抑制剂 1（TIMP-1）、Snail、波形蛋白（Vimentin）、过氧化物酶 1（Prx-1）mRNA 的表达。**结果：**（1）复方紫叶丹可明显抑制 SMMC-7721 细胞增殖，且抑制作用优于组方中各单味药；（2）复方紫叶丹可明显抑制 SMMC-7721 细胞黏附能力，且具有剂量依赖关系；（3）复方紫叶丹可明显抑制 SMMC-7721 细胞迁移能力，且呈明显的量－效关系和时－效关系；（4）复方紫叶丹可促进 SMMC-7721 细胞凋亡，且在 S 期产生细胞周期阻滞；（5）各剂量复方紫叶丹均能显著下调 SMMC-7721 细胞 MMP-2、Snail mRNA 的表达，高剂量（1000μg/ml）复方紫叶丹能明显下调 MMP-9 mRNA 的表达。**结论：**复方紫叶丹可通过促进细胞凋亡、S 期细胞周期阻滞而产生抑制肝癌 SMMC-7721 细胞增殖的作用，并通过下调 Snail、MMP-2 和 MMP-9 mRNA 的表达抑制肝癌细胞的转移。

【关键词】 中药；复方紫叶丹；肝癌；SMMC-7721 细胞；增殖；转移

肝癌是临床最常见的恶性肿瘤之一，位于全球癌症死亡率第三位，中国癌症死亡率第二位[1]，具有发病初期无症状、恶性程度高、病情转变快、生存期短和病死率高等特点。传统中医理论认为肝癌多属于“癥瘕、积聚、臌胀、黄疸、胁痛、胆胀、痞满、岩”等范畴，其主要病因为劳倦伤脾致脾不健运，或情志抑郁致肝失疏泄，导致体内产生瘀、毒、痰、湿、热等各种病理状态[2]。

作者简介：郭平，硕士，药理研究员。研究方向：中药防治代谢性疾病的基础与临床研究，专业特长：新药研发、体内外药效评价及机制研究。

通信作者：黄卉，博士，药理毒理室主任，研究方向：抗肿瘤药理研究、抗糖尿病药理研究，专业特长：新药研发、体内外药效评价及机制研究。

基金项目：中小企业创新基金（编号：09C26211100043）。

抗乙型肝炎病毒中药复方紫叶丹由叶下珠、丹参、云芝和紫草组方而成，叶下珠、丹参、云芝、紫草均有一定的抗肿瘤作用[3-6]，中药复方紫叶丹临床上用于治疗慢性乙型病毒性肝炎辨证属湿热内蕴兼气虚血瘀型者。我国80%～95%的肝癌患者乙肝表面抗原（HBsAg）呈阳性[7]，乙型肝炎病毒感染已被公认为肝癌的主要病因，若乙型肝炎治疗不当，肝的持续性损伤可发展为肝硬化，从而为肝癌结节的形成奠定基础[8]。这些都为中药复方紫叶丹用于肝癌治疗提供了理论依据和线索。本研究利用肝癌细胞SMMC-7721在药物干预下细胞生物学行为的改变，观察和评价中药复方紫叶丹的体外抗肿瘤作用，并探讨其在肝癌治疗过程中可能的作用机制，同时评价中药复方紫叶丹与各单味药的药效差异，为肝癌的中药复方治疗提供参考。

一、材料与方法

（一）细胞与药品

人肝癌细胞株SMMC-7721（由中国科学院上海细胞库提供）。复方紫叶丹（生产批号13040102），复方紫叶丹各提取部位混合物，叶下珠水提液过大孔树脂，叶下珠醇提物，叶下珠水提物，云芝水提物，紫草、丹参醇提物，紫草、丹参水提物（均由北京汉典制药有限公司提供）。

（二）方法

1. 四甲基偶氮唑盐比色法（MTT）检测紫叶丹复方及组方中各单味药对SMMC-7721细胞增殖的影响

人肝癌细胞株SMMC-7721于10% FBS的1640完全培养基中常规培养，以密度3×10^3个/孔接种于96孔板中。分别加入浓度为500、1000μg/ml的不同受试物：复方紫叶丹（成品组），紫叶丹各提取部位混合物（全方组），叶下珠水提液过大孔树脂（药物1组），叶下珠醇提物（药物2组），叶下珠水提物（药物3组），云芝水提物（药物4组），紫草、丹参醇提物（药物5组），紫草、丹参水提物（药物6组）。平行3孔，分别培养24 h、48 h和72 h后进行MTT检测。

抑制率（%）=（$A_{空白孔}-A_{测量孔}$）/（$A_{空白孔}-A_{调零孔}$）×100%。

2. 细胞黏附试验检测SMMC-7721细胞黏附能力

以密度1×10^6个/孔接种于6孔板中，分别加入浓度为500、750、1000、1500、2000μg/ml的紫叶丹，平行2孔，药物作用48h后收集细胞并用10% FBS的1640完全培养基重悬细胞接种于24孔板，培养4h。甲醇固定20min（或用95%乙醇固定10min），用0.1%结晶紫染色15～20min，用清水洗3次，风干，拍照。

细胞黏附抑制率（%）=（对照组细胞黏附数－药物组细胞黏附数）/对照组细胞黏附数×100%。

3. 划痕试验法检测SMMC-7721细胞迁移能力

以密度1×10^6个/孔接种细胞于6孔板中，分别加入浓度为500、1000、1500、2000μg/ml的复方紫叶丹，平行3孔。培养至细胞长满培养板后，吸弃上清，用20μl的枪头在6孔板上画“一”字，对照组加入完全培养基。在100倍倒置显微镜下，分别于药物作用0、24、48h时拍照。

愈合率（%）=（药物作用前痕迹宽度－药物作用后痕迹宽度）/药物作用前痕迹宽度×100%。

4. 流式细胞术检测SMMC-7721细胞凋亡及周期

以密度1×10^6个/孔接种细胞于6孔板

中，分别加入浓度为1500、2000、2500、3000、4000μg/ml和500、750、1000μg/ml复方紫叶丹于37℃培养48h。采用流式细胞术检测SMMC-7721细胞的凋亡及周期。

5. *逆转录聚合酶联反应法（RT-PCR）检测SMMC-7721细胞侵袭转移相关基因的表达*

以密度1×10^6个/孔接种细胞于6孔板中，分别加入浓度为500、1000、2000 μg/ml复方紫叶丹培养48h。Trizol法提取总RNA，分别扩增Snail基因（3′-CCTTCGTCCTTCTCCTCTACTT，5′-GCTTCTTGACATCTGAGTGGGT；94℃ 2min，94℃ 30s，56.4℃ 30s，72℃ 60s，35个循环，72℃ 5min）、波形蛋白（Vimentin）基因（3′-CGA CGC CAT CAA CAC CGA GT，5′-CCG TGA GGT CAG GCT TGG AA；94℃ 2min，94℃ 30s，56.4℃ 30s，72℃ 60s，26个循环，72℃ 5min）、过氧化物酶1（Prx-1）基因（3′-AGGAAATGCTAAAATTGGGCACC，5′-TCTTTGCTCTTTTGGACATCAGG；94℃ 2min，94℃ 30s，59.7℃ 30s，72℃ 60s，35个循环，72℃ 5min）、基质金属蛋白酶（MMP）-2基因（3′-GGATGATGCCTTTGCTCG，5′-CAGTGGACATGGCGGTCT；94℃ 2min，94℃ 30s，61℃ 30s，72℃ 60s，40个循环，72℃ 5min）、MMP-9基因［3′-GGCTACGTGACCTATGACATCCT，5′-TCCTCCCTTTCCTCCAGAACA、金属蛋白酶组织抑制剂1（TIMP-1）基因（3′-CCAGAGAGACACCAGAGAACC，5′-GCTGGTATAAGGTGGTCTGGT；94℃ 2min，94℃ 30s，60.3℃ 30s，72℃ 60s，35个循环，72℃ 5min）；94℃ 2min，94℃ 45s，60.5℃ 45s，72℃ 45s，40个循环，72℃ 5min］、β-actin基因（3′-TGACGTGGACATCCGCAAAG，5′-CTGGAAGGTGGACAGCGAGG；94℃ 2min，94℃ 30s，58℃ 30s，72℃ 60s，30个循环，72℃ 5min）；PCR产物进行琼脂糖凝胶电泳。

（三）统计学方法

应用SPSS 17.0软件对数据进行统计处理。计量资料以均数±标准差（$\bar{x}\pm s$）表示，多组计量资料分析采用One way ANOVA，多重比较采用LSD，线性相关采用线性回归分析，以$P<0.05$表示差异有统计学意义。

二、结果

（一）紫叶丹复方及组方中各单味药对SMMC-7721细胞增殖的影响

表1显示，随着作用时间的延长和给药剂量的增加，除药物4组以外，其余组均对SMMC-7721细胞逐渐产生增殖抑制作用，且抑制率方面，成品组>全方组>组方中各单味药组，并呈现明显的量-效关系和时-效关系。在500μg/ml剂量下，48h、72h成品组和全方组的抑制率高于细胞对照组（$P<0.01$），72h药物2、3、5组的抑制率高于细胞对照组（$P<0.05$或$P<0.01$）；在1000 μg/ml剂量下，24h、48h、72h成品和全方的抑制率均高于细胞对照组（$P<0.01$），72h药物1、2、3、5、6组的抑制率高于细胞对照组（$P<0.01$）。

（二）复方紫叶丹对SMMC-7721细胞黏附能力的影响

与细胞对照组比较，复方紫叶丹各剂量组SMMC-7721细胞数量减少（$P<0.05$或$P<0.01$），且细胞数量随着复方紫叶丹浓度增加而递减（表2）。

表1 复方紫叶丹及其单味药对 SMMC-7721 细胞增殖的影响（$\bar{x} \pm s$，$n=3$）

组别	抑制率/%		
	24 h	48 h	72 h
细胞对照组	0	0	0
成品组（500μg/ml）	-13.3 ±10.4**	19.5 ±4.1**	45.4 ±1.8**
全方组（500μg/ml）	-6.8 ±2.3	6.7 ±2.1**	24.7 ±2.3**
药物1组（500μg/ml）	-10.4 ±5.6*	-0.7 ±2.6	1.9 ±0.8
药物2组（500μg/ml）	-11.1 ±1.3*	-3 ±2.9	7.1 ±3.0**
药物3组（500μg/ml）	-24.6 ±6.7**	-5.3 ±2.8*	4.6 ±3.7*
药物4组（500μg/ml）	-29.4 ±5.5**	-21.1 ±0.3**	-14.8 ±2.9*
药物5组（500μg/ml）	-6.5 ±3.3	-0.8 ±4.9	7.1 ±3.0**
药物6组（500μg/ml）	-12.1 ±3.5*	-12.8 ±0.6**	-3.3 ±1.2
成品组（1000μg/ml）	17.6 ±3.9**	54 ±6.3**	76.9 ±3.3**
全方组（1000μg/ml）	17.8 ±2.6**	40.1 ±5.3**	70.2 ±3.1**
药物1组（1000μg/ml）	-12.5 ±4.2**	7.9 ±4	22.5 ±5.5**
药物2组（1000μg/ml）	-17.3 ±1.6**	-1 ±3.1	19.3 ±2.6**
药物3组（1000μg/ml）	-21 ±3.7**	3.4 ±6.4	20.2 ±7.3**
药物4组（1000μg/ml）	-36.1 ±3.6**	-22.9 ±6.3**	-3.4 ±4.4
药物5组（1000μg/ml）	-10.6 ±3.9**	7.1 ±3.8	16.5 ±3.9**
药物6组（1000μg/ml）	-22.1 ±4.9**	-6.2 ±2	10.9 ±4.2**

与细胞对照组相比，*$P<0.05$，**$P<0.01$

表2 复方紫叶丹对 SMMC-7721 细胞黏附能力的影响（$\bar{x} \pm s$，$n=3$）

组别	细胞数量/个	抑制率/%
细胞对照组	396 ±28	
复方紫叶丹组		
500μg/ml 组	367 ±27	7.3
750μg/ml 组	227 ±13**	42.7
1000 μg/ml 组	93 ±7**	76.5
1500 μg/ml 组	46 ±5**	88.4
2000 μg/ml 组	5 ±2**	98.7

与细胞对照组相比，**$P<0.01$

（三）复方紫叶丹对 SMMC-7721 细胞迁移能力的影响

表3显示，复方紫叶丹各剂量组的愈合率，随着给药剂量的增加而递减，随着给药时间的增加而增加。在划痕24h后，细胞对照组愈合率为85.5%，复方紫叶丹各剂量组的愈合率均低于细胞对照组（$P<0.05$ 或 $P<0.01$）；在划痕48h后，细胞对照组的痕迹完全愈合，复方紫叶丹各剂量组的痕迹愈合率均低于细胞对照组，差异有统计学意义（$P<0.01$）。

表3 复方紫叶丹对 SMMC-7721 细胞迁移能力的影响（$\bar{x} \pm s$，$n=3$）

组别	愈合率/%	
	24 h	48 h
细胞对照组	85.5 ±2.6	100.0 ±0.0
复方紫叶丹组		
500μg/ml 组	78.9 ±4.5*	86.6 ±1.5**
1000μg/ml 组	62.3 ±2.7**	69.2 ±1.8**
1500μg/ml 组	52.9 ±2.6**	65.4 ±1.3**
2000μg/ml 组	26.8 ±6.7**	41.7 ±4.3**

与细胞对照组相比，*$P<0.05$，**$P<0.01$

（四）复方紫叶丹对 SMMC-7721 细胞凋亡及细胞周期的影响

细胞凋试验结果显示，在培养 48h 时，与细胞对照组相比，复方紫叶丹各剂量组细胞凋亡率增加，差异有统计学意义（$P<0.01$），且凋亡率随着给药剂量的增加而增加（表4）。

表4　复方紫叶丹对 SMMC-7721 细胞凋亡的影响（$\bar{x}\pm s$，$n=3$）

组别	细胞凋亡率/%
细胞对照组	4.2±0.4
复方紫叶丹组	
1500μg/ml 组	45.7±4.3**
2000μg/ml 组	50.2±3.7**
2300μg/ml 组	52.1±5.6**
3000μg/ml 组	56.2±5.0**
4000μg/ml 组	88.6±6.7**

与细胞对照组相比，** $P<0.01$

细胞周期试验结果显示，在培养 48h 时，与细胞对照组相比，复方紫叶丹各剂量组 S 期细胞数比例增加，差异具有统计学意义差异（$P<0.05$ 或 $P<0.01$），G_0/G_1 期与 G_2/M 期细胞数比例无显著性差异（$P>0.05$）（表5）。

（五）复方紫叶丹对 SMMC-7721 细胞侵袭转移相关基因表达的影响

与细胞对照组相比，复方紫叶丹各剂量组 SMMC-7721 细胞 MMP-2（$P<0.05$ 或 $P<0.01$）、Snail mRNA（$P<0.01$）的表达均降低，MMP-9 mRNA 的表达也有下调，其中复方紫叶丹 2000μg/kg 组差异具有统计学意义（$P<0.01$）。与细胞对照组相比，复方紫叶丹各剂量组 SMMC-7721 细胞 TIMP-1、Vimentin 和 Prx-1 mRNA 表达差异无统计学意义（$P>0.05$）（图1、表6）。

三、讨论

肝癌是一种严重危害人类健康的疾病，临床上常用手术、介入、化疗等方法治疗。针对于肝癌的靶向药物如索拉非尼，在延长患者生存期的同时也伴随着较大的毒副反应[9]。另外，某些治疗药物如多柔比星、氟尿嘧啶等，无论是单独用药还是联合用药，有效率均不高，且毒副作用大。因此，研发具有低毒性的抗肝癌药物是临床研究的热点和难点。我国传承两千多年之久的中药在安全性上有着明显的优势，用于治疗肝癌的中成药种类繁多，如金龙胶囊、肝复乐片（胶囊）等，具有一定的疗效，毒副作用较小，目前多为肝癌的辅助治疗用药。

中药复方紫叶丹具有毒副作用小的优势，还具有抗乙型肝炎病毒的作用，适用于我国肝癌患者高乙肝病毒携带率的情况，这在抗肝癌中成药中较为少见。方中君药：叶下珠，为大戟科植物叶下珠（*Phyllanthus urinaria L.*）的干燥全草。性味微苦、甘，凉，入肝、肺经，具有平肝清热、利水解毒的功效。研究显示，具有抗乙型肝炎病毒、保肝护肝、抗肿瘤、抗病原微生物、抗氧化、抗血栓的药理作用[3]。臣药云芝：性味甘、平，益气养阴，扶正祛邪，调和阴阳。君药解毒以袪邪，臣药补阴以扶正，君臣共奏祛邪扶正之功。佐使药丹参：性味苦、微寒，入心、肝经，清营凉血，活血通经。此处用之活血化瘀、消肿止痛。佐使药紫草：性味苦、咸、寒，入心、肝经。凉血、活血，解毒。此处用之，与叶下珠配伍，既发挥清热凉血解毒之效，又增活血化瘀之功。

表5 复方紫叶丹对 SMMC-7721 细胞周期的影响($\bar{x} \pm s$, $n=5$)

组别	细胞周期/%		
	G0/G1	S	G2/M
细胞对照组	75.2 ±5.2	18.3 ±2.1	6.5 ±1.6
复方紫叶丹组			
500μg/ml 组	65.1 ±4.4	32.7 ±2.3*	2.2 ±0.8
750μg/ml 组	56.3 ±4.1	41.2 ±3.3**	2.5 ±1.2
1000μg/ml 组	56.2 ±5.6	42.6 ±3.9**	1.1 ±1.8

与细胞对照组相比，*$P<0.05$，**$P<0.01$

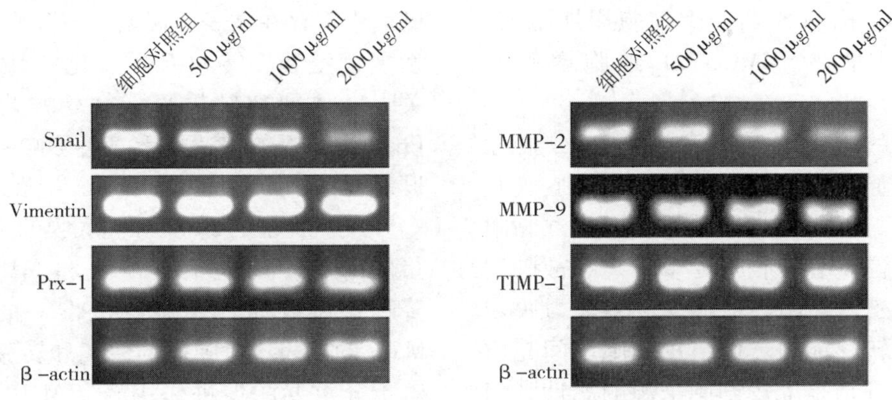

图1 复方紫叶丹对 SMMC-7721 细胞侵袭转移相关基因影响的电泳图

表6 复方紫叶丹对 SMMC-7721 细胞侵袭转移相关基因的影响($\bar{x} \pm s$, $n=3$)

组别	基因相对表达量					
	Snail	Vimentin	Prx-1	MMP-2	MMP-9	TIMP-1
细胞对照组	1.1 ±0.05	1.75 ±0.07	1.22 ±0.06	1.03 ±0.09	1.19 ±0.07	1.39 ±0.05
复方紫叶丹组						
500μg/ml 组	0.91 ±0.05**	1.68 ±0.19	1.11 ±0.11	0.86 ±0.09*	1.12 ±0.12	1.33 ±0.08
750μg/ml 组	0.9 ±0.04**	1.71 ±0.19	1.15 ±0.06	0.84 ±0.08*	1.06 ±0.09	1.35 ±0.09
1000μg/ml 组	0.76 ±0.08**	1.64 ±0.21	1.12 ±0.04	0.7 ±0.09**	0.94 ±0.06**	1.24 ±0.05

与细胞对照组相比，*$P<0.05$，**$P<0.01$

癌症的发生机制十分复杂，其发病是多因素、多步骤、多基因突变的结果，主要表现为细胞的恶性增殖和无序凋亡，可以说细胞的恶性增殖是肿瘤发生的基础，有效抑制肿瘤细胞的增殖生长，是研究抗肿瘤药物的第一步[10]。本研究通过 MTT 法观察复方紫叶丹及其组方中各单味药不同提取物对 SMMC-7721 细胞的影响，结果证明，对 SMMC-7721 细胞的增殖抑制作用复方紫叶丹 > 提取物混合物 > 组方中各单味药，且呈现明显的量－效关系和时－效关系，说明复方紫叶丹对 SMMC-7721 细胞具有抑制作用，同时也验证了组方的合理性。进一步的细胞凋亡与细胞周期试验结果表明，培养 48h 时，剂量在 1500μg/ml 以上的复方紫叶丹可诱导 SMMC-7721 细胞产生细胞凋亡，剂量在 500～1000μg/ml 的复方紫叶丹可诱导 SMMC-7721 细胞在 S 期产生细胞周期阻滞。提示，复方紫叶丹可能通过诱导 SMMC-7721 细胞产生细胞凋亡，且通过抑制 S 期产生细胞周期阻滞，从而起到抑制 SMMC-7721 细胞增殖的作用。

肿瘤的转移是一个复杂的过程，肿瘤细胞需从原发瘤中脱落，向上皮基底膜及上皮浸润，从而进入循环系统，扩散黏附至其他部位并增殖形成转移瘤[11]，故肿瘤细胞的增殖、黏附、迁移、侵袭能力决定了肿瘤的转移能力。而上皮细胞－间充质转化（EMT）是上皮细胞来源的恶性肿瘤细胞获得迁移和侵袭能力的重要生物学过程。E-钙黏蛋白属于Ⅰ型钙黏蛋白，通过细胞质中的 α 和 β 蛋白连接到肌动蛋白细胞骨架，并通过形成胞外免疫球蛋白域而形成稳定的细胞间接触，从而阻止细胞活动侵袭及转移扩散[12]。Snail 是一种锌指蛋白，可通过 DNA 结合因子识别钙黏蛋白 E 启动子区的 E 盒，抑制钙黏蛋白 E 的表达，诱导 EMT 的发生。Vimentin 是间充质细胞中发现的一种中间丝蛋白，与肿瘤的发生和转移密切相关，Vimentin 调节细胞骨架蛋白、细胞黏附分子等蛋白质间的相互作用，参与肿瘤细胞和肿瘤相关内皮细胞、巨噬细胞的黏附、迁移、侵袭和细胞信号转导[13]。研究表明，间质表型的分子指标 Vimentin 的表达增加可以促进 EMT 的发生。从本研究的黏附、划痕试验结果可以看出，复方紫叶丹可以抑制 SMMC-7721 细胞的黏附和迁移能力，且呈现明显的量－效关系和时－效关系。而 RT-PCR 结果显示，复方紫叶丹可以下调 SMMC-7721 细胞 Snail mRNA 的表达，而对 Vimentin mRNA 的表达无显著影响，提示复方紫叶丹抑制肝癌转移的作用机制可能与下调 Snail mRNA 的表达有关。

Prx 1 属于 Prx 蛋白家族中的一员，后者是一类新发现的过氧化物酶，具有很强的抗氧化和清除自由基作用，在多种恶性肿瘤中都存在高表达现象，与肿瘤的发生、发展、侵袭、转移及放、化疗敏感性相关[14]。本研究结果显示，复方紫叶丹对 Prx 1 mRNA 的表达并无显著影响，故其对肝癌转移作用的机制应与 Prx 1 无关。

Ⅳ型胶原是 ECM 和基底膜的主要结构蛋白，而 MMP 包括 MMP-2 和 MMP-9，是降解Ⅳ型胶原三螺旋部位惟一的酶，故 MMP 的过表达对肿瘤的侵袭和转移过程有着十分重要的促进作用[15]。MMP 的表达和活性受转录水平、酶原激活和抑制剂抑制作用的调节[16]。TIMP-1 是一种糖蛋白，分子量为28.5 kDa，可抑制多数 MMP，并与 MMP-9 前体或有活性的 MMP-9 形成具有高亲和度的非共价复合物，从而阻止 MMP-9 的激活或直接抑制其活性[17]。大量研究证明，恶性肿瘤中 MMP 的活性和表达上调，而 TIMP-1 的活性和表达降低，从而打破 MMP-9 和 TIMP-1 之间的平衡来增加其侵袭和转移能力。从本研究的 RT-PCR 结果可以看出，复方紫叶丹能降低 MMP-2 和 MMP-9 mRNA 的表达，而 TIMP-1 没有升高，推测复方紫叶丹有可能通过其他信号通路调控 MMP-2 和 MMP-9 mRNA 的表达。

四、结论

综上所述，中药复方紫叶丹可能通过

细胞凋亡、S 期细胞周期阻滞而发挥抑制肝癌 SMMC-7721 细胞增殖的作用；同时可能通过下调 Snail、MMP-2 和 MMP-9 mRNA 的表达达到抑制肝癌转移的作用。

参考文献

[1] 曾倩，崔芳芳，宇传华，等．中国癌症发病、死亡现状与趋势分析．现代生物医学进展，2016，33（2）：321－323.

[2] 谢晶日，赵刚，梁国英．原发性肝癌的中医药现代研究进展．中国医药导报，2008，5（7）：17－18.

[3] 戴卫波，肖文娟．叶下珠药理作用研究进展．药物评价研究，2016，39（3）：498－500.

[4] 王爱云，陶丽，陆茵，等．丹参干预肿瘤和缺血性疾病血管生成研究进展．中草药，2015，46（9）：1399－1404.

[5] 林文华．云芝多糖的研究概况．海峡药学，2014，26（1）：35－37.

[6] 梁文全，陈凛，郗洪庆，等．紫草素在消化系统肿瘤中的抗癌机制研究进展．现代生物医学进展，2017，17（15）：2976－2980.

[7] 吴跃锐，陈伟，唐贝，等．原发性肝癌病理类型与乙肝病毒感染模式和血清 AFP 含量的相关性研究．广东药科大学学报，2017，33（3）：321－323.

[8] 张春晨，董勤．原发性肝癌发病相关因素研究进展．现代生物医学进展，2015，15（75）：62－65.

[9] 王俊珊，卢洁，周莹群，等．索拉菲尼及几种靶向药物的肝癌治疗评价．世界临床药物，2015，36（6）：361－365.

[10] 崔国祯．旋毛虫抗肿瘤作用的实验研究．长春：吉林大学，2006.

[11] 魏伟，吴希美，李元建，等．药理实验方法学．4 版．北京：人民卫生出版社，2010：1623.

[12] 王辉．上皮间质转化促进胰腺癌干细胞增生、侵袭和迁移的研究．南京：南京医科大学，2012.

[13] 潘燕，韩婧，张晔，等．Vimentin 在肿瘤转移中的作用及药物研究进展．生理科学进展，2010，41（6）：413－416.

[14] 郭启帅．Peroxiredoxin Ⅰ对乳腺癌细胞放射敏感性的影响及其作用机制的实验研究．重庆：重庆医科大学，2011.

[15] 刘坤．黄蘑碱溶性多糖抗肿瘤作用及其体内对 MMPs/TIMPs 的调节作用的研究．长春：吉林大学，2006.

[16] 刘永．MMP-9 及 TIMP-1 在皮肤恶性黑色素瘤中的表达及其临床意义．青岛：青岛大学，2005.

[17] 李国萍．不同侵袭迁移能力鼻咽癌细胞蛋白组学及转移相关基因功能研究．昆明：昆明医科大学，2012.

（本文原载《世界临床药物》2018 年 39 卷 5 期 306－312，原标题“抗乙型肝炎病毒中药复方 ZYD 对人肝癌 SMMC-7721 细胞生物学行为及机制的探讨”，文稿由作者提供，本书略作修改）

紫叶丹胶囊治疗二乙基亚硝胺诱导肝硬化模型大鼠的研究

郭 平 康 超 钟 云 蒿长英 黄 卉*

北京汉典制药有限公司企业技术中心 北京 100020

【摘要】 **目的**：探讨紫叶丹胶囊对二乙基亚硝胺诱导的肝硬化模型大鼠的干预作用。**方法**：Wistar 大鼠随机分为治疗组、模型组和正常组，每组各40只。治疗组和模型组腹腔注射二乙基亚硝胺诱导大鼠肝硬化模型，治疗组给予紫叶丹胶囊（0.781g/kg）灌胃，连续给药16周，模型组和正常组以等体积的纯水灌胃。观察各组第4、8、12、16周体重变化、肝病变及肝组织中Ⅰ、Ⅲ型胶原和生长转化因子-β1（TGF-β1）信使RNA（mRNA）的表达。**结果**：（1）模型组与治疗组各时间点体重均低于正常组（$P<0.01$）；（2）第12周时治疗组的肝纤维化程度评分较模型组降低（$P<0.05$）；（3）与模型组比较，治疗组第4、8、12、16周时Ⅰ、Ⅲ型胶原 mRNA 的表达明显降低（$P<0.01$），第12、16周时 TGF-β1mRNA 的表达明显降低（$P<0.01$）。**结论**：紫叶丹胶囊具有抑制二乙基亚硝胺诱导大鼠肝硬化形成的作用，其机制可能与下调Ⅰ、Ⅲ型胶原和 TGF-β1mRNA 的表达有关。

【关键词】 紫叶丹胶囊；肝硬化；肝纤维化；二乙基亚硝胺

肝硬化（Hepatocirrhosis）为常见慢性肝病，是各种肝损伤共同的终末阶段，按病因可分为肝炎性、酒精性和胆汁性肝硬化等。我国主要以乙型和丙型病毒性肝炎为主要发病原因[1]。晚期肝硬化患者常进展为原发性肝癌，有资料报告，肝癌手术切除患者，术后病理报告85.2%伴有肝硬化。故而普遍认为，原发性肝癌多由肝硬化引起。预防和治疗肝炎、肝硬化可以在一定程度上降低肝癌的发病率。

紫叶丹胶囊由叶下珠、云芝、丹参和紫草组成，具有清肝解毒、活血化瘀之功效，临床用于治疗慢性乙型病毒性肝炎辨证属湿热内蕴兼气虚血瘀型患者。药理实验证明，紫叶丹胶囊可降低感染乙型肝炎病毒的鸭血清中乙型肝炎病毒（DHBV-DNA）水平；改善环磷酰胺所致免疫功能低下，并对四氯化碳所致的慢性肝损伤模型大鼠和短小棒状杆菌加脂多糖所致的免疫性肝损伤模型小鼠有保护作用。本研究使用二乙基亚硝胺诱导大鼠肝硬化模型，观察紫叶丹胶囊在大鼠由肝损伤，到肝纤维化最终发展为肝硬化过程的干预作用。

通信作者：黄卉。

一、材料

（一）药品与试剂

紫叶丹胶囊（商品名：紫珠，北京汉典制药有限公司生产，生产批号：13040102，规格0.5g/粒）。二乙基亚硝胺（Sigma 公司生产，生产批号：049K1613V，比重0.95g/ml）。聚合酶链反应（PCR）引物（由北京奥科鼎盛生物科技公司合成）。

（二）方法

将120只6周龄、体重约200g的雄性Wistar大鼠按体重进行随机分组，分为治疗组、模型组和正常组，每组各40只。治疗组和模型组按50mg/kg剂量腹腔注射二乙基亚硝胺，一周2次，连续4周，之后改为按50mg/kg剂量腹腔注射，一周1次，共注射14周；正常组按等体积腹腔注射生理盐水；继续饲养至16周。治疗组给予紫叶丹胶囊灌胃，给药剂量为0.781g/kg，一日1次，灌胃给药连续16周，模型组和正常组以等体积的纯水灌胃。

（三）观察指标

分别记录第4、8、12和16周时各组大鼠体重。每组分别于第4、8、12、16周时各取4只大鼠，处死并摘取肝组织固定于10%甲醛溶液中，经梯度乙醇脱水，石蜡包埋，切片厚度4μm，苏木精－伊红（HE）染色，光镜检查肝组织病理学变化，并记录肝纤维化评分情况。根据纤维化程度将肝组织病理学变化分级[2]：0级：正常肝组织（记0分）；1级：胶原纤维从中央静脉或汇管区向外延伸（记1分）；2级：胶原纤维延伸明显，纤维间隔开始形成（记2分）；3级：胶原纤维不全分隔包绕肝小叶（记3分）；4级：胶原纤维包绕分隔肝小叶，以大方形假小叶为主（记4分）；5级：肝小叶结构完全被破坏，假小叶形成，大方形假小叶及小圆形肝小叶各占50%（记5分）；6级：肝内布满小圆形假小叶，假小叶间有粗大增生的胶原纤维（记6分）。

逆转录聚合酶链反应（RT-PCR）法检测Ⅰ、Ⅲ型胶原、转化生长因子（TGF）-β信使RNA（mRNA）：Trizol法提取肝组织总RNA；逆转录反应条件为30℃ 10min、50℃ 30min、99℃ 5min、5℃ 5min合成cDNA。TGF-β1上游引物5′-CCGCAACAACGCAATCTA-3′，下游引物5′-AGCCACTCAGGCGTATCA-3′，扩增长度243bp；Ⅰ型胶原上游引物5′-TGCCGTGACCTCAAGATGTG-3′，下游引物5′-CACAAGCGTGCTGTAGGTGA-3′，扩增长度462bp；Ⅲ型胶原上游引物5′-GAGCGGAGAATACTGGGT-3′，下游引物5′-CAATGTCATAGGGTGCGAT-3′，扩增长度530bp；β-actin上游引物5′-CGCGAGTACAACCTTCTTGCAGCT-3′，下游引物5′-ATGGGCACAGTGTGGGTGACCC-3′，扩增长度554bp。PCR扩增：扩增条件为Ⅰ、Ⅲ型胶原和β-actin：94℃ 2min，1个循环，94℃ 30s，57℃（β-actin为60℃）30s，72℃ 30s，共35个循环，72℃ 5min，1个循环；TGF-β1：94℃ 5min，1个循环，94℃ 30s，50.7℃ 30s，72℃ 30s，共30个循环，72℃ 5min，1个循环。用凝胶成像系统观察并记录结果，获取各条带光密度值。

（四）统计学方法

采用SPSS 21.0统计软件进行统计分析，计量资料以均数±标准差（$\bar{x} \pm s$）表示，多组间比较采用One-way ANOVA分析，两组间比较采用最小显著差值法（LSD），以$P<0.05$为差异有统计学意义。

二、结果

（一）体重变化情况

正常组大鼠饮食、活动及精神状态均未

见异常。与正常组大鼠比较，模型组与治疗组第4、8、12、16周时体重明显降低（$P<0.01$），而模型组与治疗组大鼠体重组间比较，差异无统计学意义（$P>0.05$）（表1）。

表1　各组大鼠体重比较（$\bar{x}\pm s$，单位：g）

	第4周（n=40）	第8周（n=36）	第12周（n=32）	第16周（n=28）
正常组	378.8±27.4	470.3±35.4	519.8±34.3	553.2±33.7
模型组	297.7±25.8**	323.8±49.1**	329.1±60.2**	344.1±60.5**
治疗组	301.4±31.4**	335±57.8**	337±54.5**	331.5±47.4**

与正常组比较，** $P<0.01$；

（二）肝组织病理学结果

1. 正常组

各时间点肝组织结构正常，未见明显病变与坏死，未见水肿、出血与浸润。

2. 模型组

于第4周起肝细胞可见轻微细胞水肿和脂肪变性，以及纤维增生，肝纤维化程度多为2~3级，偶见细胞异型性改变，分化程度高，汇管区可见少量炎性细胞浸润；至第8周，肝细胞出现明显细胞水肿，表现为细胞体积较大，细胞质疏松，细胞质着色较浅，部分细胞出现轻度的小脂滴样空泡变性，包膜、汇管区和（或）间质的纤维增生、延伸，形成大小不等的假小叶结构，肝纤维化程度多为4~5级，偶见细胞异型性改变，分化程度较高，汇管区可见少量炎性细胞浸润；至第12周时，肝细胞索排列紊乱，肝小叶结构破坏，细胞出现水肿和空泡变性，可见再生结节及假小叶形成，结节内大量细胞坏死，形成大小和数量不等的囊腔，再生结节和假小叶结构布满整个肝组织，其纤维化程度多为5~6级，间质炎性细胞浸润。实质细胞大小不等，并出现较为广泛的核异常，可见病理性核分裂象，细胞透明样变性、水变性、胞质嗜碱性变或嗜酸性变；至第16周时，肝小叶结构完全破坏，肝索排列紊乱，肝细胞增生结节增多，小叶塌陷，肝板消失，合并出血多见，结节内肝细胞异型性增生明显，胞质染色不均匀，核奇形怪状、深染、密度增加，可见嗜碱性或嗜酸性和透明肝细胞增生灶，有些细胞呈腺管状排列，间质炎性细胞浸润，肝纤维化程度多为5~6级。（彩图1，见703页）

表2显示，第8周后治疗组肝组织纤维化程度评分较模型组显著降低，其中12周纤维化程度评分，治疗组与模型组比较，差异具有统计学意义（$P<0.05$）。

（三）RT-PCR结果

与正常组比较，模型组第4、8、12、16周时，Ⅰ、Ⅲ型胶原和TGF-β_1 mRNA的表达均明显升高（$P<0.05$ 或 $P<0.01$）。与模型组比较，治疗组第4、8、12、16周时，Ⅰ、Ⅲ型胶原mRNA的表达均明显降低（$P<0.01$），第12、16周时TGF-β_1 mRNA的表达明显降低（$P<0.01$）（表3~表5、图2）。

表2 紫叶丹对 DEN 诱导的大鼠肝硬化形成过程中纤维化程度评分（$\bar{x} \pm s$，$n=4$，单位：分）

组别	第4周	第8周	第12周	第16周
模型组	2.3±0.5	4.8±0.5	5.8±0.5	5.5±0.8
治疗组	2.8±2.4	4.0±1.2	4.8±0.5$^{\triangle}$	4.8±1.3

与模型组组比较，$^{\triangle}P<0.05$。

表3 各组大鼠肝组织Ⅰ型胶原 mRNA 表达（$\bar{x} \pm s$，$n=4$）

组别	第4周	第8周	第12周	第16周
正常组	1.084±0.056	0.69±0.074	0.753±0.02	0.201±0.04
模型组	1.599±0.049**	1.259±0.077**	0.975±0.021**	0.763±0.026**
治疗组	1.069±0.043$^{\triangle\triangle}$	0.634±0.081$^{\triangle\triangle}$	0.673±0.049$^{**\triangle\triangle}$	0.508±0.046$^{**\triangle\triangle}$

与正常组比较，$^{**}P<0.01$；与模型组组比较，$^{\triangle\triangle}P<0.01$

表4 各组大鼠肝组织Ⅲ型胶原 mRNA 表达（$\bar{x} \pm s$，$n=4$）

组别	第4周	第8周	第12周	第16周
正常组	0.435±0.051	0.915±0.053	0.505±0.055	0.834±0.062
模型组	0.992±0.056**	1.514±0.073**	0.659±0.069*	1.045±0.080**
治疗组	0.814±0.078$^{**\triangle}$	1.095±0.041$^{**\triangle\triangle}$	0.415±0.046$^{\triangle\triangle}$	0.797±0.046$^{\triangle\triangle}$

与正常组比较，$^{*}P<0.05$，$^{**}P<0.01$；与模型组比较，$^{\triangle\triangle}P<0.01$

表5 各组大鼠肝组织 TGF-β1 mRNA 表达（$\bar{x} \pm s$，$n=4$）

组别	第4周	第8周	第12周	第16周
正常组	0.219±0.018	0.525±0.048	0.076±0.023	0.155±0.026
模型组	0.896±0.057**	0.837±0.048**	0.47±0.029**	0.782±0.034**
治疗组	0.877±0.08**	0.871±0.038**	0.22±0.027$^{**\triangle\triangle}$	0.182±0.015$^{\triangle\triangle}$

与正常组比较，$^{**}P<0.01$；与模型组比较，$^{\triangle\triangle}P<0.01$

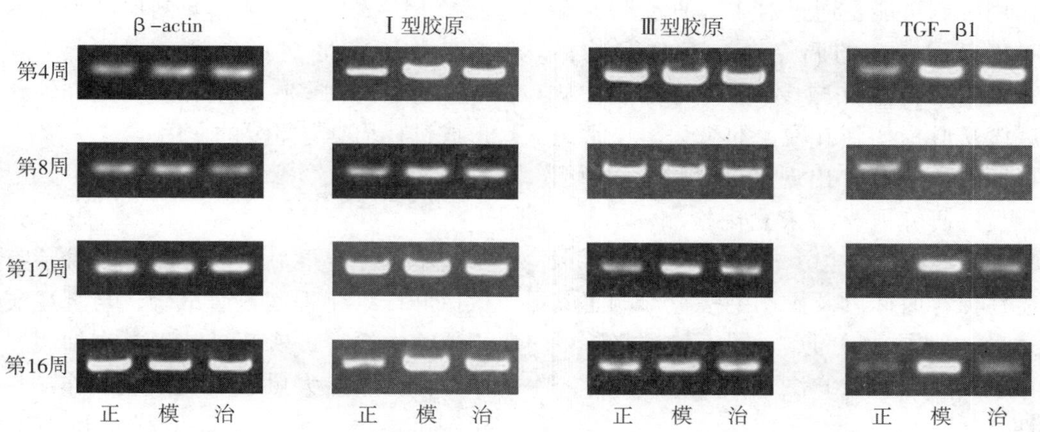

图2 RT-PCR 电泳图

正：正常组；模：模型组；治：治疗组

三、讨论

肝硬化的形成是一个缓慢的动态过程。首先是由慢性病毒性肝炎等多种疾病引起肝损伤，继而在肝损伤的修复过程中，释放 TGF-β、血小板衍生的生长因子（PDGF）、白介素-1（IL-1）和肿瘤坏死因子-α（TNF-α）等大量细胞因子，使肝星状细胞（HSC）活化、增殖、转型，并大量分泌细胞外基质（ECM），导致肝纤维化的发生，而肝纤维化的持续发展可进一步形成肝硬化[3, 4]。其中，TGF-β 水平升高是肝纤维化患者的共性，其可激活 HSC 活化和增殖，而被激活的 HSC 又通过自分泌途径产生 TGF-β 进一步激活 HSC，形成恶性循环，同时 TGF-β 还具有增加 ECM 合成并抑制 ECM 降解的作用[5]。ECM 包括胶原、非胶原糖蛋白及氨基多糖类等，胶原是 ECM 中最重要的成分，肝中主要有Ⅰ、Ⅲ、Ⅳ、Ⅴ和Ⅵ型胶原，在肝纤维化过程中又以Ⅰ、Ⅲ型胶原含量变化为主[6]。

本研究中，紫叶丹胶囊下调了Ⅰ、Ⅲ型胶原和 $TGF\text{-}\beta_1$ mRNA 的表达量，提示其作用机制可能是通过对Ⅰ、Ⅲ型胶原和 $TGF\text{-}\beta_1$ 基因表达的调控来一直 HSC 的活化、增殖、转型并减少 ECM 的合成，从而减缓从肝损伤到肝硬化的进程。正常组大鼠肝胶原 mRNA 出现进行性减少，原因可能是该研究取材后未立刻检测，第 4 ~ 16 周的 PCR 检测也并非同时进行，所以可能在保存时间以及操作手法上影响了其表达量，但同一时间点、同一检测指标的保存时间及操作手法可以保证具有一致性。

本研究对象紫叶丹胶囊为我国自主开发的抗乙型肝炎病毒中成药，由叶下珠、云芝、丹参、紫草组成。现代药理学研究表明，君药叶下珠具有抗病毒、抗肿瘤、抗菌和内毒素、抗血栓形成、免疫调节、保肝、抗氧化和抑制 α-淀粉酶等作用[7]，其提取物可通过减少促纤维化型细胞因子 IL-13 的分泌，下调脾细胞 GATA3 mRNA 的转录水平，从而起到抑制血吸虫病肝纤维化的形成与进展的作用[8]；臣药云芝提取物能降低对乙酰氨基酚急性肝损伤小鼠血清谷丙转氨酶（ALT）和谷草转氨酶（AST）活性，并且提高对乙酰氨基酚致急性肝损伤小鼠肝组织匀浆内谷胱甘肽含量，减轻肝细胞坏死程度，从而起到保肝的作用[9]；丹参提取物可以通过降低 TGF-β1、TNF-α 和 PDGF 等细胞分子的表达，阻滞钙离子通道，干预 c-Jun 氨基末端激酶、核转录因子（NF）-κB、细胞外调节蛋白激酶和内毒素等细胞内信号转录通路，从而抑制 HSC 的活化，最终达到抑制纤维化发展的目的[10]；紫草提取物具有显著抑制 D-半乳糖胺诱导的肝损伤模型小鼠 ALT、AST 和丙二醛（MDA）的升高，以及降低超氧化物歧化酶、谷胱甘肽还原酶的作用，且可能通过抑制 NF-κB 信号通路激活，进而减少一氧化氮合成，起到保肝护肝的作用[11, 12]。由此可见，紫叶丹胶囊复方和组方中的各药物，在防止肝损伤至肝硬化的形成过程均具有重要的作用。

四、结论

本研究结果显示，紫叶丹胶囊治疗后大鼠肝纤维化程度显著减轻，与上述文献报道基本符合。紫叶丹胶囊具有抑制二乙基亚硝胺诱导大鼠肝硬化形成的作用，其机制可能与下调Ⅰ、Ⅲ型胶原和 $TGF\text{-}\beta_1$ mRNA 的表达有关。总之，本研究探讨紫叶丹胶囊在大鼠由肝损伤到肝纤维化最终发展为肝硬化过程的干预作用，为增加新的临床适应证提供依据。

参考文献

[1] 陈奇．肝纤维化、肝硬化的中药药效研究思路与方法．见：陈奇主编．中药药效研究思路与方法．北京：人民卫生出版社，2005：511.

[2] 潘琳．实验病理学技术图鉴．北京：科学出版社，2012：155－155.

[3] 王宏宾，樊海宁，邓勇．肝星形细胞与肝纤维化的研究进展．青海医学院学报，2008，29（2）：133－137.

[4] Hernandez-Gea V，Friedman SL. Pathogenesis of liver fibrosis. AnnuRev Pathol，2011，（6）：425－456.

[5] 王华，魏伟．肝纤维化与细胞因子的关系．中国药理学通报，2002，18（2）：132.

[6] 李丝冰，贾玉杰．肝纤维化细胞外基质和星状细胞间的相互作用．生理科学进展，2014，45（6）：462－463.

[7] 程艳刚，裴妙荣，孔祥鹏，等．叶下珠化学成分和药理作用研究进展．辽宁中医药大学学报，2016，18（4）：238－242.

[8] 黄艺芬．叶下珠提取物对日本血吸虫感染所致小鼠肝纤维化的影响．武汉：湖北中医药大学，2011.

[9] 赵新湖，包海鹰．云芝对对乙酰氨基酚肝损伤的保护作用．时珍国医国药，2015，26（7）：1633－1634.

[10] 董颖，张翼宙．丹参有效成分抗肝纤维化分子机制研究进展．山西中医学院学报，2014，15（2）：63－66.

[11] 买尔旦·马合木提，刘燕，尼加提·热合木．新疆紫草提取物对D-氨基半乳糖致小鼠急性肝损伤的保护作用．中国中药杂志，2006，31（19）：1646－1649.

[12] 沈淼．紫草素对刀豆蛋白A诱导的急性肝损伤的作用及初步机制．世界华人消化杂志，2016，24（25）：1646－1649.

（原载《世界临床药物》2018年39卷7期464－469，文稿由作者提供，本书略作修改）

中医药在防治肿瘤的复发转移中有着十分重要的作用

癌症的高致死率是世界难题。世界卫生组织划定5年无进展生存期为癌症基本“治愈”的一个界限，实际上，这是对治癌医生的宽慰。对于发病年龄50岁以下的癌患，这个目标显然差强人意。

在中国，由于癌症早期筛查的落后，尤其是“三板斧”主导的癌症医疗规范流程常常加剧过度医疗，结果导致即使这个勉强凑合的5年生存标准，也特别令人心酸和心焦。加之中国的癌症中青年化越来越严峻，癌症造成的伤亡，就尤其令人痛心疾首。

那么，癌症伤人害命的最主要因素是什么呢？是肿瘤的复发与转移！

国内外相关研究表明，90%的肿瘤患者死于肿瘤的复发；我国肿瘤术后1年的复发率大于60%；肿瘤3~5年的复发率约80%，较长者超过10年仍会复发。肿瘤在复发过程中，大多数同时伴有肿瘤的转移。

肿瘤的复发与转移机制十分复杂。有研究认为，每克肿瘤组织每日约有高达300万~400万个肿瘤细胞脱落（注：在接近正常免疫功能尚存的情况下，绝大部分肿瘤细胞在运行过程中可被多种因素所清除）。脱落的肿瘤细胞，可通过直接扩散、血液和淋巴等途径广泛转移。又由于不同肿瘤多只与某些组织更具亲和性，因此，不同肿瘤的转移部位并不完全一致。

手术、放疗和化疗是目前治疗肿瘤的三大最主要方法。但由于肿瘤细胞的高脱落性，而除极少数早期发现且十分局限的较小肿瘤之外，手术一般不可能完全清除所有的肿瘤细胞，尤其是对于中晚期肿瘤，更几乎无根治的可能（注：这也是肿瘤术后1年的复发率高达60%以上，以及术后何以还要进行放、化疗治疗的原因所在）。放、化疗，虽对肿瘤细胞具有相当的杀灭抑制作用，但至今世界上仍无任何一个肿瘤是放、化疗所能彻底清除的，否则，世界上也将不会因患肿瘤而致命了。其他如介入、射频、生物免疫治疗等方法，对肿瘤的治疗作用则更为有限（当然有时对有些癌症也有效，但这个效果往往有限，这是必须正视的问题!）。正是由于无论手术和放、化疗等，由于均难以彻底消灭肿瘤细胞，而肿瘤细胞又具有高脱落和易于广泛扩散转移的特性，方形成肿瘤的高复发/转移率。

综上可见，临床上对于肿瘤的手术、放疗和化疗等治疗，虽具有十分良好的近期治疗疗效（是适宜肿瘤所应该也必须进行的有益治疗），但却均缺乏能长期抑制和杀灭肿瘤细胞的较好的远期疗效，以及肿瘤对放、化疗可很快产生耐药（受）性等，从而才形成了肿瘤的高复发/转移率，以及复发/转移肿瘤患者的高死亡率。

高达90%的肿瘤患者是死于肿瘤的复发和转移，因此，有效防治肿瘤的复发和转移尤其重要。

众所周知，手术对于再复发/转移肿瘤的治疗意义十分有限（很少有医生肯对复发/转移瘤实施手术，这也是手术禁忌证）；肿瘤细胞对化疗极易产生耐药性（含“多药耐药性”），对放疗极易产生耐受性的特点，导致了放、化疗对复发/转移瘤的疗效大打折扣！可以说，放、化疗对于再复发/

转移肿瘤的治疗几近无能为力。如果一味坚持当下癌症的医疗模式，那么肿瘤的高复发/转移率和高死亡率就无法扭转！

中医药在防治肿瘤的复发/转移中有着十分重要的作用，其主要在于：

（一）中医药直接抗肿瘤作用

众多研究和临床实践充分证明，中医药具有十分重要的抗肿瘤作用。其中肿瘤细胞毒作用可直接抑制癌细胞增殖、诱导癌细胞分化周期失控等而杀伤癌细胞，导致癌细胞凋亡。抗突变作用能有效减少染色体的癌畸变。有效抑制血管内皮细胞的增殖和体内血管形成等而抑制肿瘤血管的形成，从而抑制癌细胞的转移生长。最明显的是调节和增强机体抗肿瘤免疫力作用。正因为中医药通过多途径作用，综合具有良好的直接抗肿瘤作用，因此，临床以中医药治疗癌症并获得良好疗效者才并不少见。

（二）中医药整体调理、间接防治肿瘤作用

在肿瘤的发生、发展过程中，机体的多方面会逐渐受到不同程度影响，发生一系列病变，而多方面病变，反之又会在一定程度上影响和加重癌症的发生、发展。因此，对机体多方面进行调理和改善，不仅具有改善某些病变，减少减轻患者痛苦的作用，更具有间接防治肿瘤的重要作用。临床上有相当部分的肿瘤患者，在多次尤其是过度放、化疗后，何以常常还“走”得更快，其重要原因之一，即在于放、化疗的巨大毒副作用对机体造成了严重损害，其不仅危及身体和生命，同时也间接加快了肿瘤的发展。

（三）中医药抗肿瘤无耐药性，具有远期抗肿瘤疗效

众多的放、化疗治疗，在肿瘤的初期治疗阶段，疗效并不差，部分甚至是十分显著，但最后几乎均以失败告终。根本即在于化疗药物的化学成分较单一或放射线较单一，肿瘤细胞因此极易产生耐药（受）性，使其治疗作用迅速递减直至无效。因此，放、化疗治疗虽有较好的近期疗效，却缺乏远期疗效，对再复发/转移肿瘤，由于已产生耐药（受）性，更是接近无效甚至完全无效，治疗价值十分有限。然而，中医药的单味中药即常达数十上百种成分，由多药组成并经常变化的方剂，其成分则更是极其复杂并不断变化，没有任何一种肿瘤细胞以及包括人等高等生物在内，能够对其产生拮抗性保护机制即耐药性。中医药治疗肿瘤不会产生耐药性的特点，更使中医药治疗肿瘤可长期发挥作用，对于长期抑制肿瘤，减缓减少肿瘤的复发和转移，甚至是消除肿瘤等具有十分重要的远期治疗作用和意义，并因此常是肿瘤后期唯一有效的治疗。

在肿瘤的中、西医治疗中，由于二者治疗肿瘤的途径和原理不同，因此二者对于肿瘤的治疗作用互无冲突，更不因某方面无效而影响另一方的治疗作用，反而是在适宜肿瘤的治疗时，二者的治疗作用可以互补和增强。因此，中西医配合治疗肿瘤，1+1>2，是适宜肿瘤在治疗中所应采取的正确治疗方法。

诚然，中医药治疗肿瘤，还需结合多方面的情况，还需进行辨证论治等才能正确用药，并非只要是中药就能充分发挥以上作用。若不正确用药，虽然一般不会有较大毒副作用，或仅在一些次要方面有所改善，但若不能较好抑制肿瘤，于根本无济于事，则仍为贻误治疗，而同样需要肿瘤患者所高度注意。

（来源：国医网）

论中医肝的含义及为病特点

张家鹏[1]　张立峰[2]

祖国医学是研究人体生命现象、生理病理及其变化规律的科学，整体观是其一大特点。肝在整体中有着重要作用，中医对肝的认识有两方面：①以藏象学说阐述肝的功能和与其他脏腑及四时气候等的关系；②描绘了肝的解剖。

一、古人对肝的认识

较全面讨论肝的著作，最早见于《黄帝内经》，后世医家又有所发挥。《素问·灵兰秘典论》曰："肝者，将军之官，谋虑出焉"。指出了肝为刚脏，与情绪反应中的"怒"有关。《素问·六节藏象论》曰："肝者，罢极之本，魂之居也；其华在爪，其充在筋，以生血气，其味酸，其色苍，此为阳中之少阳，通于春气"。指出肝主筋，与人体耐受疲劳的程度有关，是藏魂之处。它的盛衰反映在指（趾）甲上。它能充养筋膜，可造血生气，是阳中少阳，通于春气。春天，万物生发，阳气初盛，肝与春天相通为少阳，故春天肝功能渐盛，为治肝时考虑时间因素提供了线索。《素问·经脉别论》曰："食气入胃，散精于肝，淫气于筋"。指出人进食后，靠脾胃转化为水谷精微，在肝的参与下，方能散精至周身。精，是人体生长、发育、修复、生殖，以及各种功能活动的物质基础。肝的散精功能衰退，可引起机体的各种疾患。《内经》中有："夫精明者，所以视万物，别白黑，审短长"（《素问·脉要精微论》）；"人卧血归于肝，肝受血而能视"（《素问·五脏生成》）之说，在世界医学史上，最早指出肝与视觉的关系。肝藏血，肝血充足，方能视力敏锐。

《内经》对肝与养生之间的关系也有论述。《素问·四气调神大论》曰："春三月，此谓发陈。天地俱生，万物以荣。夜卧早起，广步于庭，被发缓形，以使志生，生而勿杀，予而勿夺，赏而勿罚；此春气之应，养生之道也，逆之则伤肝……"。告诫人们，春天起居要有规律，适当锻炼身体，并保持良好的心情，对于春天赋予人的生发之气不要随便损害、劫夺和克伐它，否则要伤肝，对今天的保健医学也有借鉴价值。

后人对肝的认识进一步深化。（朝鲜）许浚撰于1610年的中医学著作《东医宝鉴·内景篇》曰："肝之余气，溢入于胆，聚而成精"。观察到了肝能分泌胆汁，与现代医学的认识不谋而合。唐·王冰认为：

1. 原中国中医研究院（今中国中医科学院）中药研究所主任医师、专家委员会委员、中药理论研究室副主任，北京市老年康复医学研究会常务理事；参加了1955年卫生部举办的全国第一期西医学习中医研究班。曾任广安门医院内科负责人，1975年，参与主持了青蒿素在海南岛昌江县的临床试验工作。

2. 通信作者，E-mail：zhanglf1952@126.com

“肝藏血，心行之，人动则血运于诸经，人静则血归于肝脏，肝之血海故也”。肝藏血，为了能有调整周围血量的余地，以满足机体不同活动状态的需要。中医理论认为“肝主疏泄”，朱丹溪曰：“司疏泄者，肝也”。唐容川曰：“木之性主于疏泄，食气入胃，全赖肝木之气以疏泄之，而水谷乃化”。均强调了疏泄的作用。疏为疏通之意，可理解为“交通警”，泄为排泄和流通。一方面指对某种生理活动没有直接的因果关系，但没有肝的疏泄作用，此生理活动就不能进行或发生紊乱，如对肠、胃、心、脾等脏腑机能活动的影响，对三焦水道通利的影响及对经、精运行的影响等。另一方面，则是肝的功能，如分泌胆汁。因此，肝的疏泄功能好坏，可直接影响其他脏腑的功能。另外，气机升降有序是机体健康的条件之一。《内经》指出，人体气机运行和周天气机运行是一致的，故云肝位于左、主升，此概念对理解肝病特点和治疗均有指导意义。

对肝的解剖部位较确切的描述当推王清任的《医林改错》：“肝左三叶，右四叶，凡七叶”。“肝又长于总提之上，大面向上，后面连于脊，肝体坚实”。与现代解剖学所述相近。

二、肝为病特点

肝是一个对全身阴阳气血都有调节作用的系统，肝脏为病，表现复杂。

（一）肝气不升而郁结

叶天士认为：“肝从左而升，肺从右而降，升降得宜，则气机舒畅”。如情志不舒，感受外邪，使肝失条达，肝气郁结。其为病，病变错杂。正如朱丹溪所云：“气血冲和，万病不生。一有怫郁，诸病生焉”。而胸闷嗳嗳，胁肋胀痛甚则引及胸背肩痛或疼痛走窜不定，或出现咽中似物梗阻，为其共性。此为肝郁则疏泄失常，气机失调，升降不利，可由气郁而致气滞，肝气往往经肝经走窜，故有是症。兼证有以下数种。肝气郁结可使：

1. 气滞血瘀，经隧阻塞，木郁克土，脾失健运，郁久化火；消灼阴液，致肝肾阴虚。最后可使肝肾阴竭，阴阳离决而死亡。气滞血瘀，可逐渐产生癥瘕积聚。见于肝癌、胰腺癌等病。

2. 气郁络阻，清窍被扰，可导致暴盲。

3. 肝藏相火，肝气郁结，使相火内动，引起遗精。也可因疏泄失常而导致阳痿。

4. 肝郁血瘀日久，可阻碍三焦气机的通利、水液的运行。此由于肝“允许”水液运行的作用减弱，水液代谢发生障碍，运行紊乱，溢于肌肤，而出现水肿、腹水等症。

5. 叶天士《未刻本叶氏医案》：“妇科杂病，偏于肝者居半”。肝的疏泄，有助于血海、冲脉的气血运行。肝疏泄失常，常引起月经不调、痛经、闭乳等妇科疾病。

6. 叶天士说：“肝为起病之源，胃为传病之所”。仲景有“治肝当先实脾”之说，都指肝气久郁，木乘肝胃，胃土久伤，肝木愈横，出现胃失和降、脾气不运之证。如呕逆吞酸、食欲缺乏、腹痛腹泻。见于肝炎、胰腺炎、慢性胃炎、溃疡病等疾病。

7. 朱丹溪云：“气有余便是火”。肝气郁结，亦可化热化火、肝阳上扰。患者有肝气郁结的基本症状，伴有眩晕、面热、口燥、咽干。多见于更年期综合征及高血压等症。值得一提的是，每于晨起鼻衄，与此时阳气始升，肝气升动过甚，反侮及肺，伤络动血有关。肝火较盛时，出现头晕、头痛、急躁易怒、耳鸣耳聋、目赤等症。见于高血压、急性结膜炎、上消化道出血等症。

8. 肝气郁结，肾水不足，心火上扰，痰火蒙神，引起脏躁。见于精神分裂症、躁狂症等疾病。

9. 肝气郁结，肝气厥逆，可造成喘咳、气厥等病变。

治疗肝气郁结，主要立法是疏肝理气。有气滞者加以行气，有血瘀者活血祛瘀，阳亢者加以平肝潜阳，有火者清肝。祖国医学是以症候群为辨证依据，古人治病的直接目的就是缓解症状。因为病是否痊愈还是缓解，时代所限，他们不清楚。症状缓解、疾病同时愈者为痊愈，还有症状缓解而疾病实未愈者。目前，有各种理化检查来延长人的感官检查。如未愈，要继续治疗。此为治疗要点之一，不可缺也。

《素问·六微旨大论》云："出入废，则神机化灭；升降息，则气力孤危。故非出入，则无生长壮老已；非升降，则无以生长化收藏。是以升降出入，无器不有。故器者，生化之宇。器散则分之，生化息矣。故无不出入，无不升降"。提示我们，治疗肝气郁结，最主要的是把紊乱的气机调整过来，使肝气得升，肝木条达。用味薄质轻的药物来宣通气机，治疗妇科疾病，即所谓的"轻灵透达法"，本着《素问·阴阳应象大论》："味厚者为阴，薄为阴之阳。气厚者为阳，薄为阳之阴。味厚则泄，薄则通。气薄则发泄，厚则发热"的精神，采用桑叶、橘叶、佛手、陈皮、紫苏、炒神曲、炒麦芽、炒茵陈、竹茹、桑枝、茯苓、扁豆、木瓜、菖蒲、猪苓、泽泻、滑石、西瓜翠衣、丝瓜络等气味俱薄之品，以宣通郁滞，透达气机。此外，疏肝药尚有柴胡、香附、郁金、青皮、川楝子、元胡等。《临证指南医案》云："凡肝阳有余，必须介类以潜之，柔静以摄之，味取酸收，或主咸降，务清其营络之热，则升伏矣"。临床上重用介类药潜阳，确常获效。一般讲，清肝常用黄芩、栀子、夏枯草、青黛等。肝火上升于目，可加用草决明、青箱子、夜明砂等。如肝气太盛，用柴胡舒肝散加减。肝气犯脾用逍遥散。有血瘀者，加用活血化瘀之品，必要时加用虫类药，并佐以行气补气之品。治病的原则应是法于古人而不应泥于古人。如血瘀阻滞脉络，可急用大剂破血祛瘀、疏肝行气，继用活血化瘀、调肝理气。血脉渐通，再用益气养血之剂。一般讲，只要辨证准确，常可获效。

（二）肝风的证治

《内经》讨论的肝风有两方面。《素问·风论》说："肝风之状，多汗恶风，善悲，色微苍，嗌干，善怒，时憎女子，诊在目下，其色青"。指的是风邪由外入内伤及肝所引起的症状，与目前常讲的肝风，即以肌体不正常运动为主要特征的一组症候群不同。《内经》讨论病机时，有"诸风掉眩，皆属于肝"（《素问·至真要大论》）之说，认为风症是肝的功能失调所致，指内风而言。风以动摇、变化为特点，故辨证时，要注意有无肌体不正常运动和不正常状态。《素问·阴阳应象大论》云："风胜则动"即是此意。常伴有头晕、站不稳、目胀、眼花、耳鸣等症。

1. 热极生风

高热伤阴，筋脉失养，出现昏迷、惊厥、四肢抽动、角弓反张等症状，见于流行性乙型脑炎、流行性脑脊髓膜炎、败血症。

2. 肝阳化风

肝肾阴虚，导致肝阳上亢，阳亢无制则生风。出现头痛眩晕，同时有肝肾阴虚症候群。重则出现中风不语、昏仆偏瘫等症，见于高血压、脑血管意外。

3. 肝阴血虚生风

肝阴血虚，筋失濡养，虚风内动，不仅有头晕、多梦目眩等肝血虚证候，急躁易怒、爪甲干枯等肝阴虚症状，还有震颤、抽搐、行走不便等症。见于某些垂体肿瘤、贫血、小脑疾病、脑卒中（中风）等。

治疗此类疾病，主要为熄风。消除风动原因可达熄风之目的。有热者清热，阳亢者平肝潜阳，阴血虚者滋肝补血。有熄风作用的药物有：钩藤、僵蚕、地龙、全蝎、蜈蚣、羚羊角、白蒺藜、天麻等。具体方药：清热可选用清瘟败毒饮加减。肝阳亢者加用菊花、石决明、生龙骨、磁石等。阴虚用一贯煎；血虚用阿胶鸡子黄汤。根据风动情况选用熄风药物，注重准确辨证，随症加减。

（三）肝虚证证治

《内经》中已经提出肝虚证及治疗原则。《素问·五脏生成论》云："肝欲酸"。《难经》云："肝苦急，急食甘以缓之"。酸生肝，肝阴虚补用酸、甘味药能入脾补脾，培土可以荣木。包含两点：①肝有阴虚证；②酸、甘合用是治肝阴虚证的组方原则。《素问·上古天真论》云："丈夫……七八，肝气衰，筋不能动"。《灵枢·本神》曰"肝气虚则恐，实则怒"。提出肝有气虚证。如伴有寒象，则出现肝阳虚。肝主藏血，故有肝血虚证。

肝阴血虚性质和其他脏器虚证相似，但表现的部位和肝之所主有关。如眼干目涩、视力减退、爪甲干枯、肢麻、头晕、月经少等。肝连冲脉，阴血不足，导致经少、闭经，常伴有肝风、肝郁等症状。"阴胜则阳病，阳胜则阴病，阳胜则热"。（《素问·阴阳应象大论》）如浮阳上越则出现虚热之象，兼有手足心热、口燥咽干、盗汗。值得注意的是，其他脏器如心、肺、肾阴虚虚热可导致类似症状，注意鉴别阴虚属哪个脏器。

陈修园曰："肝体阴而用阳，此以甘酸补肝体，以辛药补肝用"。只是重复了《内经》的说法。较具体治法见《西溪书屋夜话录》："补肝阴，杏仁、地黄、乌梅；补肝阳，肉桂、川椒、苁蓉"。补肝阳，尚可选用枸杞子、女贞子等。补肝血，可选用当归、制首乌、阿胶。如有虚火，苦寒之品不宜重用。仲景云："夫肝之病，补用酸，助用焦苦，益用甘味之药调之"。以防苦寒化燥伤津和败胃。《温病条辨》中冬地三黄汤（麦冬、生地、甘草、黄连、黄芩、黄柏、苇根汁、玄参、银花露）即苦甘合化之剂，主治阳明温病，小便不利。其组方思路，可兹效仿。

肝经绕阴器，上巅络脑，连于目系，肝气虚，表现精神萎靡、易怒、头痛、头晕等症。如伴有畏寒肢冷、筋脉拘急、阴囊冷湿等症，则为肝阳虚。治宜暖肝温经。

（四）肝湿、热、瘀证治

如果脾虚失运，此时病邪袭人，湿热蕴结，致使肝胆、脾胃为病，可引起黄疸，见于急慢性肝炎、胆道胆囊疾患等。黄疸一词，最早见于《素问·平人气象论》："溺黄赤，安卧者，黄疸。……目黄者曰黄疸"。元·罗天益在《卫生宝鉴》中，进一步把黄疸分为阳症、阴症。即阳黄（湿热）、阴黄（寒湿）两类，这个概念目前尚在使用。清·叶天士《临证指南医案》进一步指明了黄疸的病机："阳黄之作，湿从火化，瘀热在里，胆热液泄。与胃之浊气共并，上不得越，下不得泄。熏蒸遏郁……身目俱黄。热流膀胱，溺色为之变赤，黄如橘子色。阳主明，治在胃。阴黄之作，湿从寒水，脾阳不能化热。……溢于皮肤，色如熏黄。阴主晦，治在脾。"指出黄疸与湿、热、瘀的密切关系。目前，急性肝炎黄疸（多为阳黄）以热重于湿、湿重于热、湿热并重分型。而“湿热余邪残未尽，肝瘀脾肾气血虚”成为慢性肝炎。有湿，表现在身困倦疲乏，腹满胁胀，不思饮食，皮肤发黄，舌苔厚腻，脉滑。发热，表现在尿少黄赤，发热口渴，脉数。有瘀，表现在腹胀胁痛，舌暗瘀癍。有气血虚表现在乏力消瘦，面黄白，心悸。湿、热、瘀和气血虚可同时并存。辨证时要根据各类症状表现强度，分清主次，调整方药。

治疗此类症候群，要全面考虑，热重者清热，湿重者祛湿，有气血虚者先去邪，后补气血。争取尽快缓解症状，应进一步研究中药是否能阻止肝炎病理变化及逆转其病理变化。清热利湿常用茵陈、金钱草；清热燥湿常用栀子、黄柏、黄连。利湿以淡渗为佳，常用茯苓、猪苓、车前子等。

（五）肝病与心、肺、脾、肾病的关系

肝的病变，可致其他脏腑病变；其他脏腑病变亦可影响肝的功能。

1. 肝与心的关系

心、肝阴血不足，往往互为影响，若心血不足，则肝血因之而虚，肝血不足，也会导致心血不足。辨证时，注意其特有症状。心血不足，表现在心悸、怔忡，面色无华；肝血亏虚，表现在失眠多梦、头晕目眩、手足震颤。心主神志，肝主疏泄，都与精神情志活动有关。因此在某些精神因素所致病变中，心、肝两脏常相互影响。如心血虚、肝阴虚时，烦躁失眠与急躁易怒同时出现。故某些心绞痛患者，如伴有明显烦躁易怒等症状，用疏肝之法治疗常能收效。

2. 肝与肺的关系

一般认为，肺金的清肃可以抑制肝阳上亢。肝气易升，借肺气清肃下行，肝气得以平。如肝阳上亢太过，木即侮金，古人称：“木火刑金”。有肝阳上亢症状，伴有咳嗽、咯血、鼻衄等症状，平肝潜阳泄肺往往可收效，可选用黛蛤散等。

3. 肝与脾的关系

《素问·宣明五气》已有论述：“五精所并：……并于肝则忧，”五脏之精气相并而导致脏气偏胜，若并于肝，使肝气横逆犯脾，脾病而为忧，因忧是脾志。《内经》又指出，肝为阳脏而主春，发病的根源在于冬，冬季摄生不当而伤肝，春季易于发病。由于“酸味先入肝”，酸味性涩敛，过食酸味，可使肝气过盛，克伐脾土，而出现肝盛脾衰的病变。肝主筋，故《素问·宣明五气》指出：“酸走筋，筋病无多食酸”。又如肝气郁结，可致肝脾不和，肝胃不和。此类症候，两胁胀满疼痛，急躁易怒，脉弦为共同症状。伴有消瘦乏力、食欲不佳、便溏，可知犯脾。伴有胃脘痛、嗳腐吞酸、嗳气呃逆，可知犯胃。分别治以疏肝健脾，疏肝和胃，疏肝为其治疗重点，分别选用逍遥散和柴平煎加左金丸加减。

4. 肝与肾的关系

五行学说中有水生木之说，指出肝的正常功能的行使，需要肾阴的滋养和肾阳的温煦，先天之精藏于肾，并不断得到后天之精的充养。《灵枢·决气》云：“中焦受气取汁，变化而赤，是谓血”。《灵枢·邪客》又云：“营气者，泌其津液，注之于脉，化以为血，以荣四末”。《张氏医通》云：“气不耗，归精于肾而为精，精不泄，归精于肝而化清血”。故血液是水谷、精、营气所化生，肾精气不足，而导致肝阴血不足，而肝血不足，肾后天之精补充受阻，久而导致肾精气不足。肝肾两脏盛则同盛，衰则同衰，故有肝肾同源之说。如肝阴虚阳亢，治疗时除滋阴潜阳平肝，还应注意滋肾阴。因为肾阴虚可导致肝阴虚，从而肝阳亢。

三、中医治肝方法简介

古人治肝，有很多很好的经验。清·王泰林《西溪书屋夜话录》有多种肝病证治方法。他根据患者症状将肝病扼要分为肝气、肝风、肝火。

1. 治肝气

疏肝理气，用香郁散；疏肝通络，用旋覆花汤；柔肝，用当归、杞子、柏子仁、牛膝；缓肝用白芍、炙甘草、橘饼；培土泄木，用六君子汤加吴茱萸、白芍、木香；泄肝和胃，用二陈汤加左金丸，或金铃子、白蔻；抑肝，用吴萸汁炒桑皮、苏梗、杏仁、橘红。

2. 治肝火

有以下几法：清肝，用羚羊角、丹皮、黑栀、黄芩、竹叶、连翘、夏枯草；泄肝，用泻青丸（当归、龙脑、川芎、山栀子仁、大黄、羌活、防风）、当归龙荟丸、龙胆泻肝汤；清金制木，用沙参、麦冬、石斛、枇杷叶、天冬、玉竹、石决明；泻子，如肝火实者，兼泄心，用甘草、黄连，乃“实则泄其子”；补母，当益肾水，用六味地黄丸、大补阴丸，乃“虚则补母”之法；化肝，用化肝煎（青皮、陈皮、丹皮、山栀、白芍、泽泻、贝母）；温肝，用肉桂、吴茱萸、蜀椒。如兼中虚胃寒，加人参、干姜。

3. 治肝风

熄风和阳，用羚羊角、丹皮、甘菊、钩藤、白蒺藜；熄风潜阳，用牡蛎、生地、女贞子、玄参、白芍、菊花、阿胶；培土宁风，用人参、甘草、麦冬、白芍、甘菊、玉竹；养肝，用生地、归身、枸杞子、牛膝、天麻、制首乌、胡麻；暖土御风寒，用《金匮》近效白术附子汤。

此外，王泰林提出了补肝阴阳，敛肝镇肝之法。值得一提的是搜肝法，用于外风引动肝内风，外风去内风平。选用天麻、羌活、独活、薄荷、蔓荆子、防风、荆芥、僵蚕、蝉蜕、白附子。临证时，根据症状随证加减。

张锡纯很重视肝的升降，认为：“肝从左而升，肺从右而降……肝气不升则先天之气化不能由肝上达，胃气不降则后天之饮食不能由胃下输”。张锡纯认为，肝为将军之官，中寄相火，病变常出现肝阳肝火上亢或肝风内动上扰诸证，用镇肝之药，并佐升肝之品。升肝之药，常用生麦芽、知母。张锡纯曰：“疏达肝郁之药，若柴胡、川芎、香附、生麦芽、乳香、没药皆可选用”。治本之法，当遵《金匮》“见肝之病，知肝传脾，当先实脾”。故张锡纯指出：“培养中宫，俾中宫气化敦厚，以听肝木自理”。张锡纯认为补肝气以黄芪为冠。治肝，重视升脾。如治胃气不降之证加小量柴胡升肝。重视治肝的程度：“平肝之议出焉，至平肝之犹不足制其横恣，而伐肝之议出焉”，即是佐证。古人治病的思路，给我们留下了很好的启示。

祖国医学中有关脏象的内容，有着深刻的含义。肝在人体整个生理活动中起着重要的作用。目前，对肝的认识基本来源于《内经》，有待于进一步提高。

❖癌症康复与姑息治疗❖

樊碧发教授和刘端祺教授：谈“癌痛患者的现代管理方案”

2018 年 3 月，影响因子 187 的肿瘤学期刊《CA：临床医师癌症杂志》（CA：Cancer J Clin）同时刊登了两篇文章：“Optimal Pain Management for Patients With Cancer in the Modern Era”（癌症患者疼痛的现代管理方案）和“Pain Management for Patients With Cancer”（癌症患者的疼痛管理）。前者是对 40 年来，特别是近 15 年来美国癌痛管理工作的系统回顾和总结；后者则是基于前者阐述的观点和立场，配套写给癌痛患者的一份“科普作品”，告知患者“疼痛治疗是癌症治疗的重要组成部分”，以及患者和亲属应当了解的癌痛管理常识。以癌痛管理为主题同时发表的 2 篇文章，其分量之重不言而喻。

在此，我们依据文章内容，阐述对癌痛患者管理方案的见解，以期与全国同道分享。

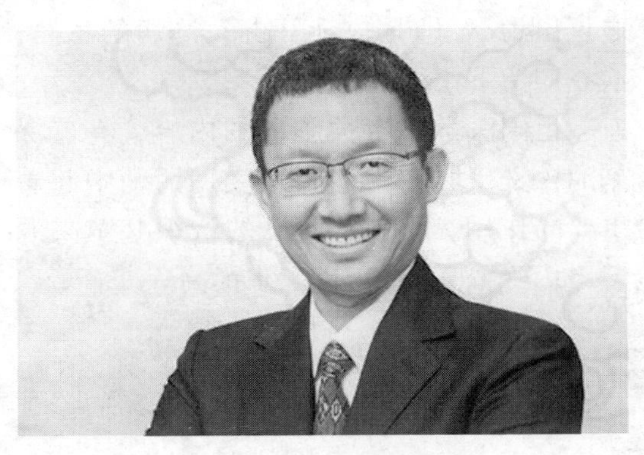

中日友好医院樊碧发教授

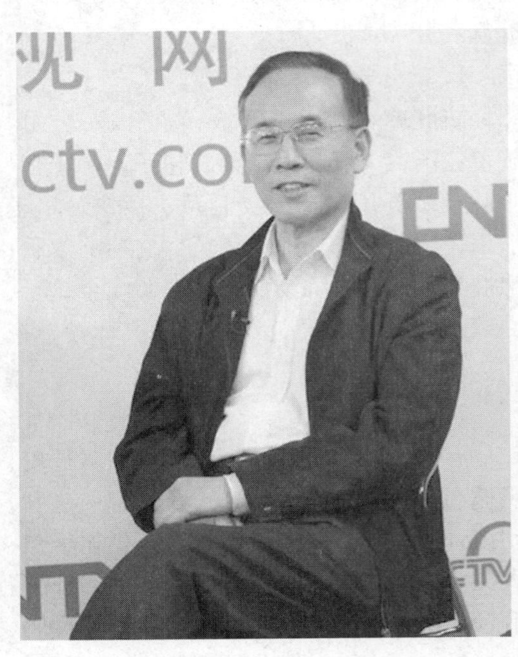

解放军陆军总医院刘端祺教授

一、40 年努力之后，仍有 1/3 患者疼痛

“癌症患者疼痛的现代管理方案”（下称“方案”）一文的作者首先指出：“疼痛并非限于特定癌症人群，而是广泛存在于癌症患者之中”，“尽管 2007 ~ 2013 年，在美国癌痛治疗不充分的情况下降了约 25%，但是仍有 1/3 的癌痛患者的疼痛未得到合理治疗”。作者认为，造成这种阻碍癌痛获得合理管理的主要原因有：社会对疼痛管理不到位，系统和监管较差，临床医生的水平、

患者、种族和社会经济地位的差异等。

现代姑息缓和事业的奠基者Cicely Saunders女士早在20世纪60年代就提出了“总疼痛”的概念，认为“疼痛是一种复杂的多维体验”。1996年，美国疼痛学会将疼痛定义为“第五生命体征”，鼓励所有临床医生都应重视并学会评估和治疗疼痛，这是一个具有里程碑意义的观念转变。观念的进步对止痛实践有强烈的引导作用，疼痛被视为一种客观体征，而非主观症状，临床医生开始关注降低患者疼痛评分，催生出多学科疼痛管理的临床实践。

二、城门失火，殃及池鱼?

鉴于“有50%～70%的慢性非癌性疼痛患者对阿片类药物不应答”，“慢性非癌性疼痛患者应用阿片类药物镇痛超过4个月的安全性和有效性的数据非常有限”，因此，非癌性疼痛“应该着重于生活质量的改善和生理功能的恢复，而非单一的降低疼痛评分”。同时，由于美国多年来对非癌性疼痛治疗的管控过于宽松，“一些医生对急性与慢性疼痛差异的了解有限”、“多学科疼痛门诊的缺乏”以及“医疗中心不断上升的经济压力”，导致了“临床医生无视病因随意使用阿片类药物。”为此，2016年美国医学学会（AMA）甚至删除了将监测疼痛作为生命体征的推荐，近些年来，对非癌痛患者应当减少阿片类药物处方，已在美国医生中渐成共识。

面对这一趋势，“方案”作者在文中表示了担心：虽然“癌症患者不是阿片类药物滥用的主要人群，但社会现状必然会对癌痛患者产生深远影响，给合理管理疼痛平添障碍。肿瘤医生在管理癌症生存者的癌痛时，必须充分理解慢性非癌痛管理指南与癌痛管理指南的区别，因为一些存在持续疼痛的肿瘤非活跃期患者，很可能得到与慢性非癌性疼痛患者相似的疼痛管理方案。”作为疼痛科和肿瘤科医生，我们对美国同行的这种担心十分理解。

必须说明的是，由于我国多年来对非癌性疼痛的阿片类药物治疗限制严格，阿片类药物在非癌性疼痛治疗中的应用非常少，美国出现的情况对我们还只能算是“预警”。国内同道不应以讹传讹，不要将我国出现的极为个别的偶发案件，夸大为已经形成的流弊；不要将美国对非癌性疼痛治疗的限制举措移植到我国对癌痛患者止痛的管理，使目前我国尚处于比较脆弱的癌痛管理工作倒退。实践证明，我国长期坚持的对阿片类药物“既要管得严，又要用得上”的理念是正确的。否则，很容易出现“方案”作者描述的“城门失火，殃及池鱼”的景况：培训的关注点“最终往往侧重于鉴别异常的觅药行为和理解非癌性疼痛管理。这种培训与教育医生如何安全有效地使用阿片类药物治疗癌痛的目的大相径庭。”

三、医生普遍缺乏癌痛管理的培训

美国肿瘤科医生每年投入疼痛管理教育的平均时间仅约为1.3小时，对疼痛管理能力的自我评价与治疗临床病例的水平也不一致，存在“潜在的未被察觉的知识软肋”，“几乎没有正式的关于疼痛管理的教育”，癌痛管理也不在毕业后医学继续教育的常规科目要求之列。培训的缺失使得医生常常不能理解疼痛管理的基本概念，如阿片类药物的等效剂量滴定，假性成瘾、耐受、生理依赖和阿片类药物使用障碍之间的差异等，而对这些概念的正确理解恰恰是阿片类药物得以合理使用的关键。因此，美国医生们希望得到更多关于如何评估与治疗疼痛，以及如何为患者提供阿片类药物安全性咨询的指导。

显然，我国对医生培训的需求与美国颇为相似，确有加强的必要。

四、前提：癌痛的全程准确评估

癌痛的全程准确评估是确定正确止痛方案的前提，“方案”作者建议“可以通过病史回顾、癌痛日记或两者综合来完成。”

临床医生应该经常询问疼痛评分的细节（如疼痛最高评分、疼痛最低评分、过去一周疼痛平均评分）并修改镇痛方案，从而对患者疼痛史进行全程评估，而不仅仅关注于目前疼痛的情况。对认知障碍患者，他们积累了一些值得借鉴的经验，如观察患者不需要语言表达即可发现的不适症状（焦虑、烦躁、烦躁、痛苦或困惑）；针对认知功能受损同时伴有焦虑的患者，经验性滴定镇痛药时；如镇痛药给药后患者焦虑减少，提示焦虑可能是认知受损患者表现疼痛的一种方式。

标准的疼痛日记记录内容有：用药频率、用药天数、不良反应、并发症，以及疼痛对身体功能的影响。随访期间，医患双方往往无法记住过去几周的疼痛史，但疼痛日记可以提供相应信息，从而便于患者参与疼痛管理，并为医生提供使用和调整阿片类药物的理由（如阿片类药物是否被用于躯体疼痛或情绪上的痛苦）。我国多数医院还没有医患双方共同完成疼痛日记的习惯，这可能与患者文化水平差异较大，以及医护数量过少、工作量较大有关。但是，疼痛日记对提高患者的疼痛管理水平确有实效，在有条件的医院和患者，还是值得提倡。

五、癌痛不仅是治疗，更是管理

不言而喻，控制癌痛离不开药物治疗，尤其是阿片类药物治疗。但是，癌痛需要全方位多学科、多部门的综合性管理，而不仅仅是药物治疗。所以，长期以来，许多文献和资料更多的使用管理（managment）一词，而非治疗（treatment）。“方案”作者在论文题目上即开宗明义强调了管理。

作者还提出，“管理疼痛的第一步是为患者设定适当的期望”，从而保持更好的患者满意度和治疗依从性。期望必须适当，否则适得其反。我国医生较少以“治疗期望”为话题与患者交流，交流时又往往简单随便“许愿过度”，使患者及家属期望过高，成为医疗纠纷的诱发因素。

“方案”作者在对三阶梯止痛原则基本予以肯定的同时，也在二阶梯使用强阿片类药物、疾病全程考虑使用辅助药物、疾病进程早期进行干预使患者有更多获益等方面，提出了颇有新意的修改意见。作者还采纳一些学者的意见，将 WHO 阶梯镇痛示意图做了修正，加入了“第四阶梯”的非药物治疗的内容，但算不上重要的原则性改动。

六、关于癌痛治疗用药

近几年，我国医生比较关注阿片类药物的基础研究和临床用药，“方案”的介绍和我国医生的看法大体一致。值得欣慰的是，我国学者基于大量临床实践，将用药经验体现在我们的教材和治疗指南中，和国外先进国家基本是同步的。因此，阅读这一部分内容时，经常有“似曾相识”之感。

关于辅助性用药，作者复习了大量文献，对非甾体类固醇类药物、对乙酰氨基酚以及神经精神类药物都做了细致的综述，有不少反映了近几年对癌痛辅助性药物使用细节上的新认识，很有参考价值，值得细读。

（来源：《中国医学论坛报今日肿瘤》，下载自搜狐网站 2018－05－06）

癌症中无法忍受的痛
——“无痛” 才能更好的治疗癌症

【本书编者按】 “忍”是中国传统文化的一个重要概念，儒、释、道文化都包涵有“忍”的内容。例如，孔子有句名言：“小不忍，则乱大谋。”当然这些都是精神层面的。在身体出现疼痛症状时，则应提倡“无需忍痛”，这样才能提升癌症患者的生存质量。

长久以来忍似乎是大家的“通病”，无论什么事都是忍一忍就过去了。

当面对癌症疼痛时候也无法引起足够的认识，很多时候就把轻度疼痛忍成无法忍受的剧痛，错过了最佳治疗时机。

癌症 = 死亡 = 无法忍受的疼痛。据不完全统计，70% 的肿瘤患者在不同的病情阶段都伴有疼痛。这其中晚期癌症在治疗过程中甚至 30% 的恶性肿瘤伴有难以承受的剧烈疼痛。

癌性疼痛没有间歇期，它会随着病情的发展越来越严重。

早在 2000 年悉尼的会议上就提出过“疼痛状态为人类的第五大生命特征”，疼痛也成为继体温、脉搏、血压、呼吸之后的第五大生命特征。

有的医院在体温单上已标记出“疼痛指数”，以便对患者进行更明确地生命体征标志。

癌性疼痛的原因可分三类：

肿瘤直接引起的疼痛，约占 88%；

癌症治疗引起的疼痛，约占 11%；

肿瘤间接引起的疼痛，约占 1%。

疼痛还不仅是痛本身造成的难以忍受的不适，往往还会引起甚至加重心理上的问题，焦虑、失眠、抑郁、恐惧、心情烦躁……

这些症状不仅让患者的生活质量受到影响、造成更大的心理负担，严重时往往会造成治疗的中断。

常见的疼痛治疗方法

1. 药物治疗

癌症疼痛的治疗在近几十年来逐步规范，目前在医院里药物治疗仍然是常见的方式。尤其在早期癌症治疗中根据患者的情况进行给药，以持续有效地减轻疼痛。

癌症疼痛治疗越早，对于癌症疼痛的治愈效果也就越好。通过越早的疼痛治疗，是治疗期生活能够无痛的活动，很大程度上帮助恢复，提升生存期。

一般医院在进行药物治疗时候会根据患者的具体情况，从小剂量口服药开始，慢慢地增加，同时也会观察药物不良反应的产生。

癌症疼痛治疗的“三阶梯”给药原则，仍是疼痛治疗的基础：

第一阶梯：对于轻、中度癌症疼痛首先选用非阿片类止痛药（阿司匹林、对乙酰氨基酚）；

第二阶梯：中度癌症疼痛非阿片类止痛药物治疗无效者，选用弱阿片类止痛药（可待因、二氢可待因、曲马多），可联合非阿片类止痛药增加疗效；

第三阶梯：重度疼痛或第二阶梯治疗无效者。选用强阿片类止痛药（吗啡），可联合非阿片类止痛药增加疗效。

2. 伴生情况多注意

便秘在癌性疼痛的治疗中发生率极高，是迫使患者中断治疗的重要原因。

如果发生了便秘的情况，可以考虑以下方式：

（1）在疼痛治疗开始的同时通便治疗效果会更好，尤其在阿片类药物治疗开始的时候。

（2）已经出现便秘的时候，通便药物交换着使用，不能长期使用一种。

（3）平时可以多运动、做做腹部按摩，饮食上多吃用膳食纤维的食物，喝水量也要增加。

3. 保证营养足够

得了癌症就改吃素了，荤腥一律忌口，这可是临床上很大的一个谬论了。

无论是对抗癌症治疗，还是康复恢复都是需要足够的体力、精力来支持的。

但是要求生病后还吃很多恐怕也是不现实的。尤其在治疗期间，化疗、放疗都导致胃口变差，完全不想吃东西也是存在的。

这个时候为保证营养的足够，荤素都要吃，可以根据自己的情况，少吃多餐。蔬菜、水果、蛋白质的摄入都要足够，必要的情况下多补充维生素，提升身体的免疫力。

除了上面说的这些，睡眠质量也是作为衡量止痛效果的一个标准。好的止痛效果不会让人在睡眠中被疼醒，能保证充足的睡眠。

最后，提醒大家：身体上有疼痛，不要有忍忍就过去的想法，和医生沟通的越多，才能更好给医生提供准确信息，也好帮助自己恢复。

（来源：国医网 2018－11－05）

❖肿瘤流行病学❖

2015年中国恶性肿瘤流行情况分析

郑荣寿[1] 孙可欣[1] 张思维[1] 曾红梅[1] 邹小农[1]
陈 茹[1] 顾秀瑛[2] 魏文强[1] 赫 捷[3]

1. 国家癌症中心 国家肿瘤临床医学研究中心 中国医学科学院北京协和医学院肿瘤医院 肿瘤登记办公室 北京 100021
2. 新疆医科大学附属肿瘤医院肿瘤防治研究所 乌鲁木齐 830011
3. 国家癌症中心 国家肿瘤临床医学研究中心 中国医学科学院北京协和医学院肿瘤医院胸外科 北京 100021

【摘要】 **目的：**汇总分析各省（自治区、直辖市）肿瘤登记处上报的2015年恶性肿瘤登记数据，估算全国2015年恶性肿瘤流行情况。**方法：**收集整理各省（自治区、直辖市）501个登记处上报的2015年肿瘤登记数据，通过数据质量的审核和评估，以符合标准的368个登记处数据为基础，按地区（城乡）、性别、年龄别及不同肿瘤的发病率和死亡率分层，结合全国人口数据，估算全国2015年恶性肿瘤发病、死亡数据。标准人口采用2000年全国人口普查数据和Segi's世界标准人口。**结果：**纳入分析的368个登记处共覆盖人口309 553 499人（其中城市148 804 626人，农村160 748 873人）。病理诊断比例为69.34%，只有死亡证明书比例为2.09%，死亡发病比为0.61。据估计，全国2015年新发恶性肿瘤病例约392.9万例，全国恶性肿瘤发病率为285.83/10万（男性305.47/10万，女性265.21/10万），中国人口标化率（简称中标率）为190.64/10万，世界人口标化率（简称世标率）为186.39/10万，累积率（0~74岁）为21.44%。城市地区发病率为304.96/10万，中标发病率为196.09/10万；农村地区发病率为261.40/10万，中标发病率为182.70/10万。全国2015年恶性肿瘤死亡病例约233.8万，死亡率为170.05/10万（男性210.10/10万，女性128.00/10万），中标死亡率为106.72/10万，世标死亡率为105.84/10万，累积死亡率（0~74岁）为11.94%。城市地区死亡率为172.61/10万，中标死亡率为103.65/10万；农村地区恶性肿瘤死亡率为166.79/10万，中标死亡率为110.76/10万。中国常见的恶性肿瘤为肺癌、胃癌、结直肠癌、肝癌和女性乳腺癌等，前

通信作者：魏文强 Email：weiwq@cicams.ac.cn；赫捷 Email：prof.hejie@263.net

基金项目：国家自然科学基金（81602931）；国家重点研发计划（2018YFC1311704）；中国医学科学院医学与健康科技创新工程（2018-I2M-3-003）

10位发病约占全部恶性肿瘤新发病例的76.70%。肺癌、肝癌、胃癌、食管癌和结直肠癌等是主要的肿瘤死因，前10位死亡约占全部恶性肿瘤死亡病例的83.00%。**结论：**中国癌症负担总体仍呈现持续上升趋势，癌症负担的城乡差异及男女性别差异明显，癌谱呈现发达国家癌谱与发展中国家癌谱共存的局面，癌症防控形势依然严峻。

【主题词】 肿瘤登记；恶性肿瘤；发病率；死亡率；中国

恶性肿瘤已经成为严重威胁中国人群健康的主要公共卫生问题之一，根据最新的统计数据显示，恶性肿瘤死亡占居民全部死因的23.91%[1]，且近十几年来恶性肿瘤的发病死亡均呈持续上升态势[2]，防控形势严峻。国家癌症中心是国家癌症预防和诊疗的全国性领导机构，其主要职责之一就是组织开展肿瘤登记等信息收集工作。肿瘤登记可以为国家癌症防控提供基础的科学数据支撑，是癌症防控重要的基础性工作。（原）国家卫生和计划生育委员会、中医药管理局联合下发的《肿瘤登记管理办法》[3]对我国的肿瘤登记工作进行了明确部署，国家癌症中心肿瘤登记办公室负责制定全国肿瘤登记工作计划、实施方案、质量控制和评价标准，建立全国肿瘤登记信息系统和跨区域肿瘤登记数据交换制度，负责肿瘤登记数据收集、质量控制和统计分析，定期汇总和分析登记资料，发布全国肿瘤统计数据。本研究根据新上报的肿瘤登记处数据，估计全国2015年恶性肿瘤发病、死亡情况，并分析分城乡、性别主要癌种的流行现况。

一、资料与方法

（一）资料来源

截至2018年8月1日，国家癌症中心共收到全国31个省（自治区、直辖市）501个登记处提交的2015年肿瘤登记资料，其中地级及以上城市173个，县和县级市328个。

（二）数据审核及质控

根据《中国肿瘤登记工作指导手册》[4]，参考国际癌症研究中心（IARC）/国际癌症登记协会（IACR）对肿瘤登记数据质量的相关评价标准[5, 6]，对全部上报数据的可靠性、完整性、有效性和时效性进行审核与评价，评价指标包括病理诊断比例（MV）、只有死亡证明书比例（DCO）、死亡发病比（M/I）以及登记处的历史发病率变化趋势等主要指标。

（三）统计学方法

以符合肿瘤登记质量控制标准的登记点数据为基础，计算各恶性肿瘤分城乡、性别、年龄组发病死亡率，结合全国人口数据估计2015年全国恶性肿瘤发病和死亡情况，其中城乡划分标准以地级以上城市为城市地区，县或县级市为农村地区。

人口数据根据国家统计局公布的第5次和第6次人口普查数据，以及每年常规发布的2000～2015年全国人口数据，结合城乡比变化以及人口年龄结构情况，推导全国2015年分城乡、性别及年龄组的人口数据。中国人口标化率（简称中标率）采用2000年全国普查的标准人口年龄构成，世界人口标化率（简称世标率）采用Segi's世界标准人口年龄构成[7]。

二、结果

（一）数据纳入情况

根据质控审核标准，最终纳入368个登记处（其中地级以上城市134个，县和县级市234个），覆盖人口共309 553 499人，其中男性156 934 140人，女性152 619 359人，占全国2015年年末人口数的22.52%。其中城市地区覆盖人口148 804 626人，占全国登记地区人口数的48.07%，农村地区覆盖人口160 748 873人，占51.93%。纳入分析的肿瘤登记地区合计MV为69.34%，DCO为2.09%，M/I为0.61（图1）。

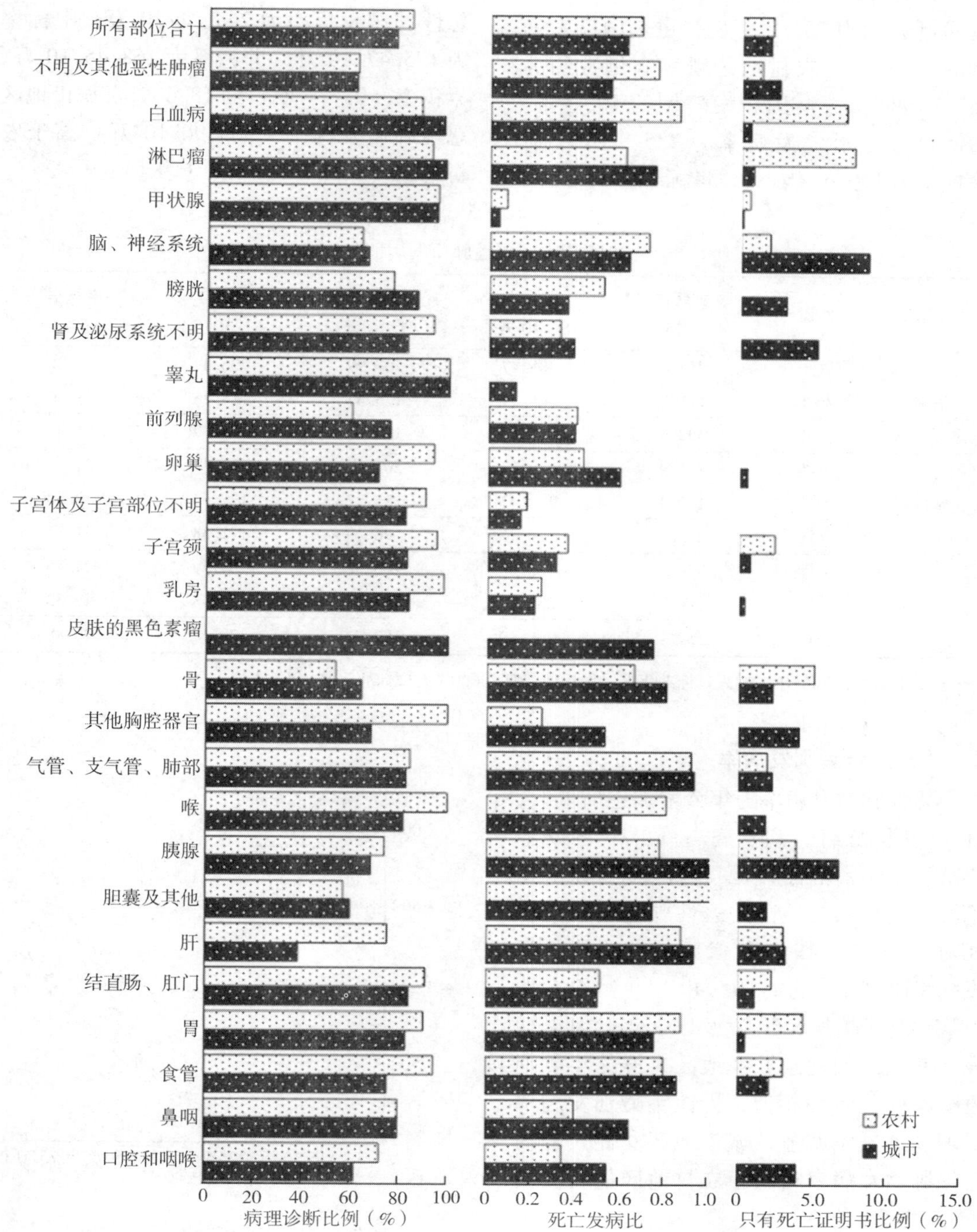

图1 2015年中国368个肿瘤登记处的肿瘤登记数据主要质控指标

（二）总体发病情况

据估计，2015 年全国新发恶性肿瘤病例数约为 392.9 万例，其中男性约为 215.1 万例，女性约为 177.8 万例。城市地区新发病例数约为 235.2 万例，占全国新发病例的 59.86%。农村地区新发病例数约为 157.7 万例，占全国新发病例的 40.14%。2015 年恶性肿瘤发病率为 285.83/10 万，中标率为 190.64/10 万，世标率为 186.39/10 万，累积率（0～74 岁）为 21.44%。男性恶性肿瘤发病率为 305.47/10 万，中标率为 207.99/10 万，世标率为 206.49/10 万，累积率（0～74 岁）为 24.36%。女性恶性肿瘤发病率为 265.21/10 万，中标率为 175.47/10 万，世标率为 168.45/10 万，累积率（0～74 岁）为 18.60%。城市地区恶性肿瘤发病率（304.96/10 万）高于农村地区（261.40/10 万）（表 1）。

表 1　2015 年中国恶性肿瘤发病情况估计

地区	性别	发病数（万）	发病率（1/10 万）	中标率（1/10 万）	世标率（1/10 万）	累积率[a]（%）
全国	男性	215.1	305.47	207.99	206.49	24.36
	女性	177.8	265.21	175.47	168.45	18.60
	合计	392.9	285.83	190.64	186.39	21.44
城市	男性	125.9	319.82	209.14	207.44	24.26
	女性	109.3	289.47	185.42	177.64	19.50
	合计	235.2	304.96	196.09	191.38	21.81
农村	男性	89.2	287.30	206.04	204.79	24.46
	女性	68.5	233.92	161.27	155.48	17.33
	合计	157.7	261.40	182.70	179.17	20.88

注：中标率：2000 年中国人口标准化率；世标率：Segi's 世界人口标准化率；[a]0～74 岁

（三）年龄别发病率

恶性肿瘤发病率随年龄增加逐渐上升，到 80 岁年龄组达到发病高峰，80 岁以上年龄组发病率略有下降。其中 30 岁以前无论城市还是农村地区的恶性肿瘤发病率均相对较低，0～19 岁年龄组男性恶性肿瘤发病率略高于女性，20～49 岁年龄组女性发病率高于男性，50 岁及以上年龄组男性发病率高于女性。城乡地区人群的年龄别发病率变化趋势相似，男性年龄别发病率的城乡差异不明显，城市地区女性人群的恶性肿瘤发病率略高于农村地区的女性人群。（图 2）

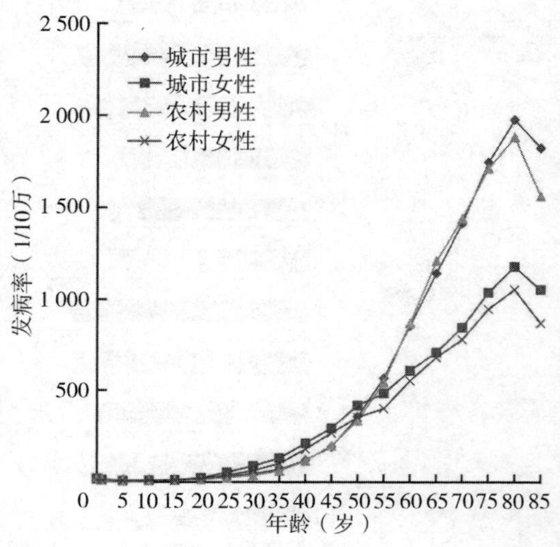

图 2　2015 年中国城市和农村地区恶性肿瘤年龄别发病情况

（四）主要恶性肿瘤发病情况

按发病人数顺位排序，肺癌位居我国恶性肿瘤发病首位，估计结果显示，2015年我国新发肺癌病例约为78.7万例，发病率为57.26/10万，中标率为35.96/10万。其他高发恶性肿瘤依次为胃癌、结直肠癌、肝癌和乳腺癌等，前10位恶性肿瘤发病约占全部恶性肿瘤发病的76.70%。男性发病首位为肺癌，每年新发病例约52.0万，其他高发恶性肿瘤依次为胃癌、肝癌、结直肠癌和食管癌等，前10位恶性肿瘤发病约占男性全部恶性肿瘤发病的82.20%。女性发病首位为乳腺癌，每年发病约为30.4万，其他主要高发恶性肿瘤依次为肺癌、结直肠癌、甲状腺癌和胃癌等，女性前10位恶性肿瘤发病约占女性全部恶性肿瘤发病的79.10%。城市地区与农村地区的恶性肿瘤发病顺位有所不同，城市地区主要高发恶性肿瘤依次为肺癌、结直肠癌、乳腺癌、胃癌和肝癌等，农村地区主要高发恶性肿瘤依次为肺癌、胃癌、肝癌、食管癌和结直肠癌等。城市地区与农村地区前10位恶性肿瘤发病分别占城乡全部恶性肿瘤发病的74.80%和79.50%（表2、图3）。

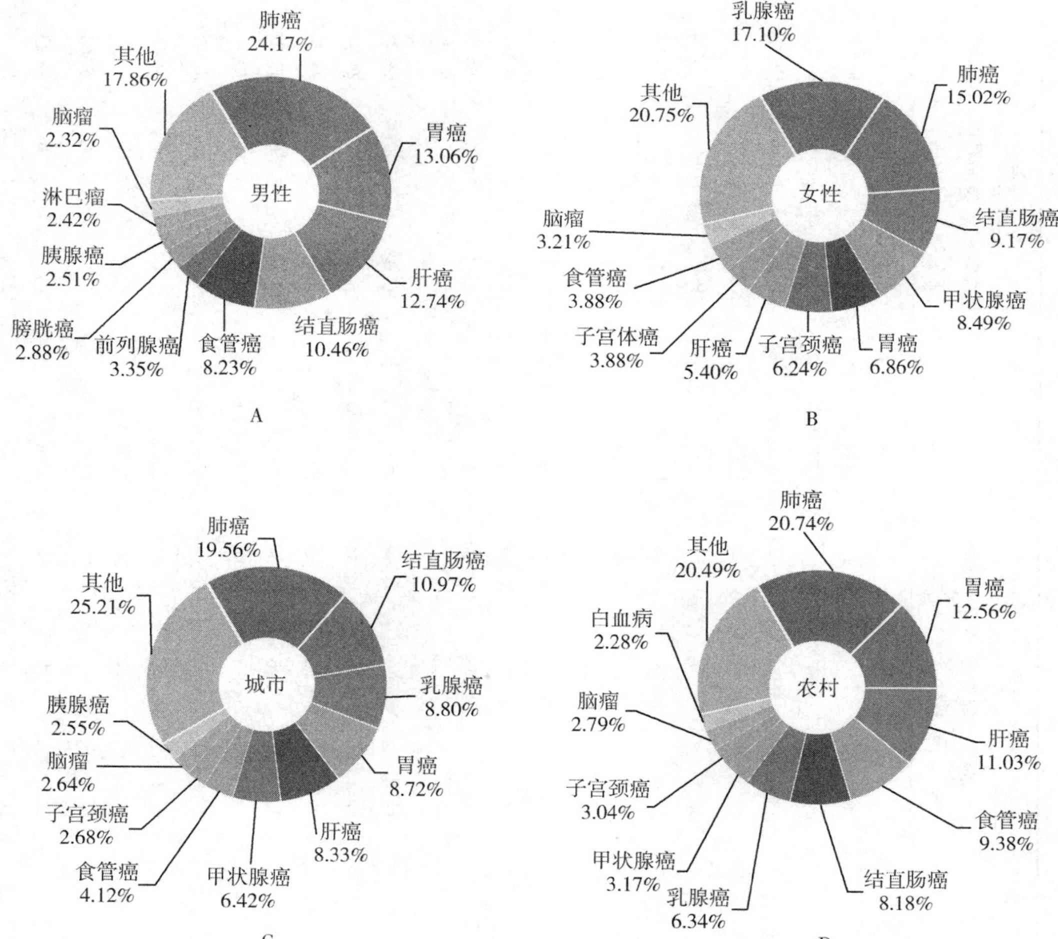

图3 2015年中国分性别和城乡前10位恶性肿瘤发病构成

A. 男性；B. 女性；C. 城市；D. 农村

表2 2015 年中国前10位恶性肿瘤发病情况估计

全国顺位	全国			城市顺位	城市			农村顺位	农村		
	发病数（万）	发病率（1/10万）	中标率（1/10万）		发病数（万）	发病率（1/10万）	中标率（1/10万）		发病数（万）	发病率（1/10万）	中标率（1/10万）
男女合计											
肺癌	78.7	57.26	35.96	肺癌	46.0	59.68	36.07	肺癌	32.7	54.16	35.77
胃癌	40.3	29.31	18.68	结直肠癌	25.8	33.51	20.52	胃癌	19.8	32.79	21.82
结直肠癌	38.8	28.20	18.02	乳腺癌[a]	20.5	54.31	35.75	肝癌	17.4	28.80	20.07
肝癌	37.0	26.92	17.64	胃癌	20.5	26.59	16.37	食管癌	14.8	24.57	15.95
乳腺癌[a]	30.4	45.29	31.54	肝癌	19.6	25.46	15.90	结直肠癌	12.9	21.41	14.56
食管癌	24.6	17.87	11.14	甲状腺癌	15.1	19.59	15.60	乳腺癌[a]	9.9	33.64	25.53
甲状腺癌	20.1	14.60	12.05	食管癌	9.7	12.63	7.59	甲状腺癌	5.0	8.24	7.06
子宫颈癌	11.1	16.56	11.78	子宫颈癌	6.3	16.57	11.28	子宫颈癌	4.8	16.54	12.46
脑瘤	10.6	7.72	5.65	脑瘤	6.2	8.02	5.64	脑瘤	4.4	7.33	5.65
胰腺癌	9.5	6.92	4.31	胰腺癌	6.0	7.79	4.66	白血病	3.6	5.99	5.04
合计	392.9	285.83	190.64	合计	235.2	304.96	196.09	合计	157.7	261.40	182.70
男性											
肺癌	52.0	73.90	48.68	肺癌	30.0	76.35	48.25	肺癌	22.0	70.80	49.24
胃癌	28.1	39.95	26.54	结直肠癌	15.1	38.31	24.46	胃癌	13.8	44.50	31.04
肝癌	27.4	38.98	26.63	肝癌	14.8	37.65	24.31	肝癌	12.6	40.68	29.86
结直肠癌	22.5	31.96	21.36	胃癌	14.3	36.36	23.22	食管癌	10.2	32.76	22.53
食管癌	17.7	25.13	16.50	食管癌	7.5	19.11	12.03	结直肠癌	7.4	23.91	17.07
前列腺癌	7.2	10.23	6.59	前列腺癌	5.3	13.44	8.40	膀胱癌	2.1	6.89	4.79
膀胱癌	6.2	8.83	5.79	膀胱癌	4.1	10.36	6.51	脑瘤	2.1	6.89	5.58
胰腺癌	5.4	7.67	5.06	甲状腺癌	3.9	9.80	8.09	白血病	2.0	6.58	5.61
淋巴瘤	5.2	7.43	5.37	肾癌	3.4	8.64	5.63	胰腺癌	2.0	6.48	4.53
脑瘤	5.0	7.04	5.41	胰腺癌	3.4	8.61	5.44	前列腺癌	1.9	6.17	4.16
合计	215.1	305.47	207.99	合计	125.9	319.82	209.14	合计	89.2	287.30	206.04

续表

全国顺位	全国			城市顺位	城市			农村顺位	农村		
	发病数（万）	发病率（1/10 万）	中标率（1/10 万）		发病数（万）	发病率（1/10 万）	中标率（1/10 万）		发病数（万）	发病率（1/10 万）	中标率（1/10 万）
女性											
乳腺癌	30.4	45.29	31.54	乳腺癌	20.5	54.31	35.75	肺癌	10.7	36.51	22.82
肺癌	26.7	39.78	23.77	肺癌	16.0	42.31	24.44	乳腺癌	9.9	33.64	25.53
结直肠癌	16.3	24.25	14.79	甲状腺癌	11.2	29.79	23.38	胃癌	6.0	20.38	12.90
甲状腺癌	15.1	22.56	18.29	结直肠癌	10.8	28.51	16.71	结直肠癌	5.5	18.76	12.14
胃癌	12.2	18.15	11.09	子宫颈癌	6.3	16.57	11.28	子宫颈癌	4.8	16.54	12.46
子宫颈癌	11.1	16.56	11.78	胃癌	6.2	16.42	9.78	肝癌	4.7	16.20	10.32
肝癌	9.6	14.26	8.64	肝癌	4.8	12.75	7.43	食管癌	4.7	15.88	9.54
子宫体癌	6.9	10.28	6.86	子宫体癌	4.3	11.35	7.22	甲状腺癌	3.9	13.25	11.13
食管癌	6.9	10.25	5.92	卵巢癌	3.4	8.99	6.09	子宫体癌	2.6	8.90	6.36
脑瘤	5.7	8.43	5.87	脑瘤	3.4	8.92	5.99	脑瘤	2.3	7.80	5.70
合计	177.8	265.21	175.46	合计	109.3	289.47	185.42	合计	68.5	233.92	161.27

注：中标率：2000 年中国人口标化率；[a] 仅为女性乳腺癌

（五）总体死亡情况

据估计，2015 年全国恶性肿瘤死亡例数约为233. 8 万例，其中男性约为 148. 0 万例，女性约为 85. 8 万例。城市地区恶性肿瘤死亡约为 133. 1 万例，占全国死亡例数的56. 93%。农村地区恶性肿瘤死亡约为 100. 6 万例，占全国死亡例数的 43. 07%。2015 年中国恶性肿瘤死亡率为 170. 05/10 万，中标率为 106. 72/10 万，世标率为 105. 84/10 万，累积率（0 ~ 74 岁）为 11. 94%。男性恶性肿瘤死亡率为 210. 1/10 万，中标率为 139. 13/10 万，世标率为 138. 57/10 万，累积率（0 ~ 74 岁）为 15. 79%。女性恶性肿瘤死亡率为 128/10 万，中标率为 75. 92/10 万，世标率为 74. 81/10 万，累积率（0 ~ 74 岁）为 8. 13%。城市地区恶性肿瘤死亡率（172. 61/10 万）高于农村地区（166. 79/10 万）（表 3）。

表 3　2015 年中国恶性肿瘤死亡情况估计

地区	性别	死亡数（万）	死亡率（1/10 万）	中标率（1/10 万）	世标率（1/10 万）	累积率[a]（%）
全国	男性	148. 0	210. 10	139. 13	138. 57	15. 79
	女性	85. 8	128. 00	75. 92	74. 81	8. 13
	合计	233. 8	170. 05	106. 72	105. 84	11. 94
城市	男性	83. 5	212. 28	134. 08	133. 83	15. 03
	女性	49. 6	131. 26	74. 78	73. 72	7. 83
	合计	133. 1	172. 61	103. 65	102. 97	11. 4
农村	男性	64. 4	207. 35	145. 72	144. 68	16. 79
	女性	36. 2	123. 78	77. 43	76. 24	8. 52
	合计	100. 6	166. 79	110. 76	109. 57	12. 65

注：中标率：2000 年中国人口标准化率；世标率：Segi's 世界人口标准化率；[a]0 ~ 74 岁

（六）年龄别死亡率

年龄别死亡率变化趋势和发病相似，随年龄增加逐渐上升。男性的年龄别死亡率高于女性。0 ~ 39 岁人群中，男性年龄别死亡率略高于女性。40 岁及以上人群中，同年龄组男性与女性死亡率的差异随年龄的增加而显著增大。城乡人群的年龄别死亡率变化趋势相似。除 0 ~ 4 岁和 75 岁及以上年龄组农村男性死亡率低于城市男性，其他年龄组农村男性死亡率高于城市男性。20 ~ 74 岁年龄组农村女性死亡率高于城市女性，其他年龄组城市女性死亡率高于农村女性（图 4）。

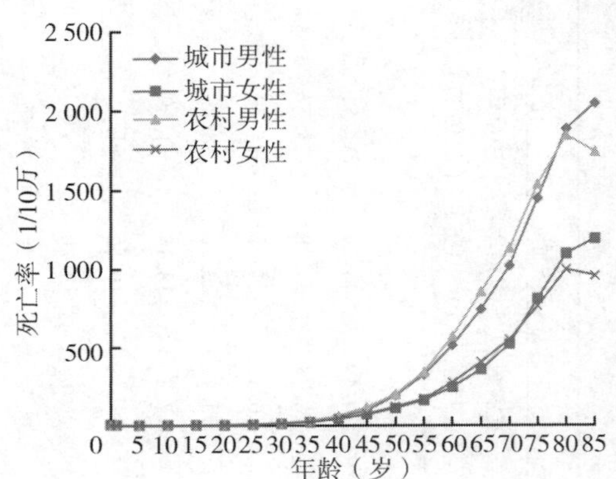

图 4　2015 年中国恶性肿瘤年龄别死亡情况估计

（七）主要恶性肿瘤死亡情况

按死亡人数顺位排序，肺癌位居我国恶性肿瘤死亡第1位，2015年我国因肺癌死亡人数约为63.1万例，死亡率为45.87/10万，中标率为28.16/10万。其他主要恶性肿瘤死亡顺位依次为肝癌、胃癌、食管癌和结直肠癌等，前10位恶性肿瘤死亡约占全部恶性肿瘤死亡的83.00%。男性和女性的恶性肿瘤死因顺位略有差异。男性依次为肺癌、肝癌、胃癌、食管癌和结直肠癌等，男性前10位恶性肿瘤死亡约占男性全部恶性肿瘤死亡的87.60%。女性主要恶性肿瘤死因顺位依次为肺癌、胃癌、肝癌、结直肠癌和乳腺癌，女性前10位恶性肿瘤死亡约占女性全部恶性肿瘤死亡的80.50%。城市地区与农村地区的恶性肿瘤死因顺位不同，城市地区主要恶性肿瘤死因依次为肺癌、肝癌、胃癌、结直肠癌和食管癌，农村地区主要恶性肿瘤死因依次为肺癌、肝癌、胃癌、食管癌和结直肠癌，城市地区与农村地区前10位恶性肿瘤死亡分别占城乡全部恶性肿瘤死亡的81.30%和85.20%（表4，图5）。

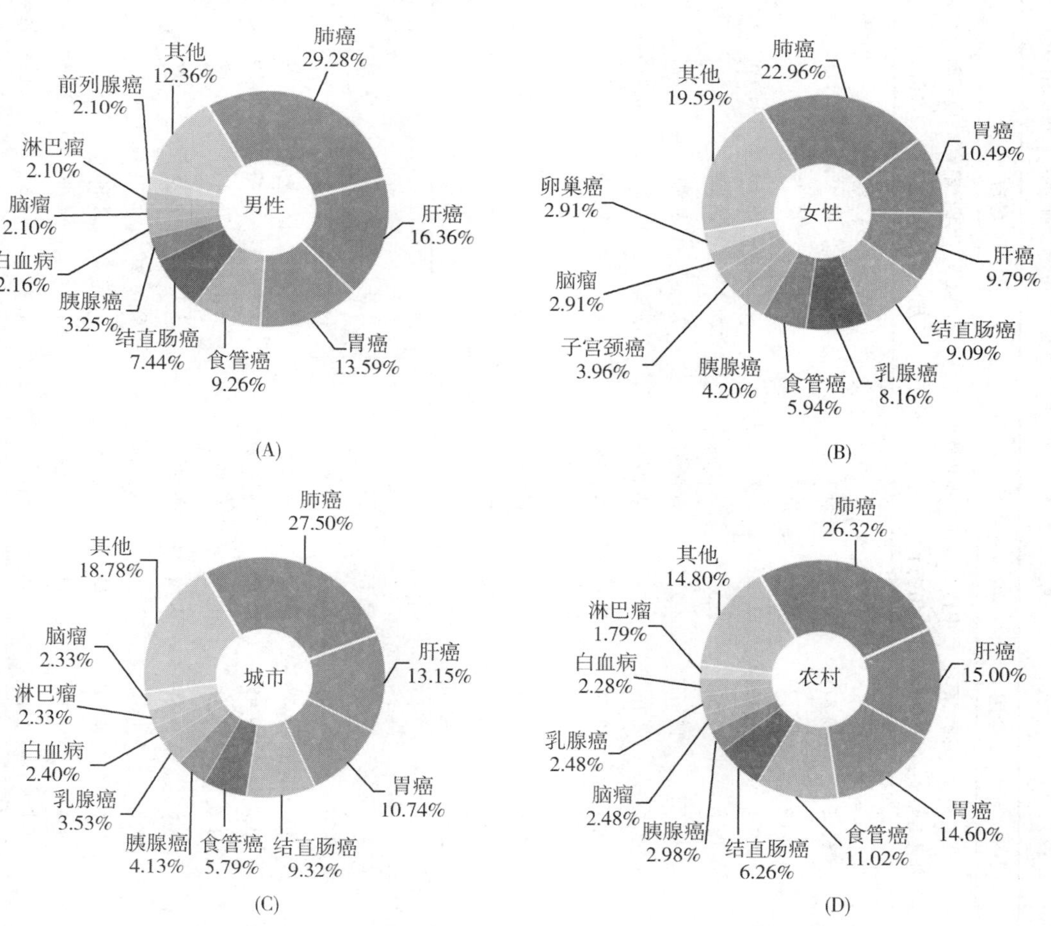

图5 2015年中国分性别和城乡前10位恶性肿瘤死亡构成

A. 男性；B. 女性；C. 城市；D. 农村

表4 2015年中国前10位恶性肿瘤死亡情况估计

全国顺位	全国 死亡数（万）	全国 死亡率（1/10万）	全国 中标率（1/10万）	城市顺位	城市 死亡数（万）	城市 死亡率（1/10万）	城市 中标率（1/10万）	农村顺位	农村 死亡数（万）	农村 死亡率（1/10万）	农村 中标率（1/10万）
男女合计											
肺癌	63.1	45.87	28.16	肺癌	36.6	47.45	27.93	肺癌	26.5	43.85	28.44
肝癌	32.6	23.72	15.33	肝癌	17.5	22.75	14.00	肝癌	15.1	24.96	17.17
胃癌	29.1	21.16	13.08	胃癌	14.3	18.60	11.05	胃癌	14.7	24.44	15.84
食管癌	18.8	13.68	8.33	结直肠癌	12.4	16.08	9.24	食管癌	11.1	18.39	11.67
结直肠癌	18.7	13.61	8.21	食管癌	7.7	9.99	5.87	结直肠癌	6.3	10.47	6.79
胰腺癌	8.5	6.16	3.78	胰腺癌	5.5	7.15	4.21	胰腺癌	3.0	4.90	3.18
乳腺癌[a]	7.0	10.50	6.67	乳腺癌[a]	4.6	12.16	7.29	脑瘤	2.5	4.19	3.11
脑瘤	5.6	4.10	2.90	白血病	3.2	4.09	3.03	乳腺癌[a]	2.5	8.37	5.81
白血病	5.4	3.96	3.02	淋巴瘤	3.1	4.07	2.57	白血病	2.3	3.80	3.02
淋巴瘤	5.0	3.62	2.39	脑瘤	3.1	4.02	2.74	淋巴瘤	1.8	3.05	2.15
合计	233.8	170.05	106.72	合计	133.1	172.61	103.65	合计	100.6	166.79	110.76
男性											
肺癌	43.3	61.52	40.15	肺癌	25.1	63.68	39.81	肺癌	18.3	58.79	40.56
肝癌	24.2	34.31	23.26	肝癌	13.1	33.30	21.35	肝癌	11.1	35.58	25.91
胃癌	20.1	28.59	18.75	胃癌	9.9	25.07	15.73	胃癌	10.3	33.05	22.85
食管癌	13.7	19.45	12.66	结直肠癌	7.3	18.47	11.39	食管癌	7.7	24.93	17.01
结直肠癌	11.0	15.56	10.08	食管癌	6.0	15.13	9.44	结直肠癌	3.7	11.86	8.23
胰腺癌	4.8	6.88	4.50	胰腺癌	3.1	7.95	4.99	胰腺癌	1.7	5.51	3.82
白血病	3.2	4.51	3.53	前列腺癌	2.2	5.50	3.11	脑瘤	1.4	4.53	3.52
脑瘤	3.1	4.40	3.23	淋巴瘤	1.9	4.90	3.23	白血病	1.3	4.30	3.51
淋巴瘤	3.1	4.38	3.02	白血病	1.8	4.68	3.53	淋巴瘤	1.2	3.71	2.73
前列腺癌	3.1	4.36	2.61	脑瘤	1.7	4.31	3.01	膀胱癌	0.9	3.00	1.99
合计	148.0	210.10	139.13	合计	83.5	212.28	134.08	合计	64.4	207.35	145.72

续表

全国顺位	全国			城市顺位	城市			农村顺位	农村		
	死亡数（万）	死亡率（1/10万）	中标率（1/10万）		死亡数（万）	死亡率（1/10万）	中标率（1/10万）		死亡数（万）	死亡率（1/10万）	中标率（1/10万）
女性											
肺癌	19.7	29.43	16.77	肺癌	11.5	30.53	16.66	肺癌	8.2	28.00	16.91
胃癌	9.0	13.37	7.72	结直肠癌	5.1	13.58	7.23	胃癌	4.5	15.31	9.16
肝癌	8.4	12.60	7.43	乳腺癌	4.6	12.16	7.29	肝癌	4.0	13.69	8.50
结直肠癌	7.8	11.58	6.47	胃癌	4.5	11.87	6.66	食管癌	3.4	11.46	6.56
乳腺癌	7.0	10.50	6.67	肝癌	4.4	11.76	6.66	结直肠癌	2.6	8.99	5.41
食管癌	5.1	7.62	4.17	胰腺癌	2.4	6.61	3.43	乳腺癌	2.5	8.37	5.81
胰腺癌	3.6	5.41	3.07	子宫颈癌	1.9	4.98	3.11	子宫颈癌	1.5	5.12	3.53
子宫颈癌	3.4	5.04	3.29	食管癌	1.8	4.64	2.42	胰腺癌	1.2	4.25	2.56
脑瘤	2.5	3.77	2.57	卵巢癌	1.7	4.44	2.72	脑瘤	1.1	3.83	2.70
卵巢癌	2.5	3.73	2.38	脑瘤	1.4	3.73	2.47	白血病	1.0	3.26	2.53
合计	85.8	128.00	75.92	合计	49.6	131.26	74.78	合计	36.2	123.78	77.43

注：中标率：2000年中国人口标化率；[a] 仅为女性乳腺癌

三、讨论

恶性肿瘤是严重威胁我国居民健康的一大类疾病。随着我国人口老龄化逐渐加剧、工业化和城镇化进程的不断加快，与慢性感染[8, 9]、不健康生活方式[10]、环境等危险因素的累加，防控形势严峻[11]。而肿瘤登记工作在癌症防控政策的制订及相关工作的开展中发挥着重要的作用，可以连续动态收集并统计分析恶性肿瘤流行的相关情况，是恶性肿瘤防治的工作基础。我国肿瘤登记工作自2008年纳入中央转移支付项目以来发展迅速，登记处由2008年的54个增至2018年的574个，覆盖人口达4.38亿，约占全国人口的31.5%，肿瘤登记的覆盖面和数据质量稳步提升。

本研究结果显示，我国目前每年恶性肿瘤发病约392.9万人，死亡约233.8万人，与历史数据[12-16]相比，癌症负担呈持续上升态势。且近10多年来，恶性肿瘤发病率每年保持约3.9%的增幅，死亡率每年保持2.5%的增幅[17]。城乡恶性肿瘤发病水平逐渐接近，恶性肿瘤负担差异仍然较为明显，表现在城市恶性肿瘤发病率高于农村，而农村恶性肿瘤死亡率高于城市。这可能与城乡癌谱构成差异有关，农村地区主要癌种以上消化系统肿瘤如食管癌、胃癌、肝癌等预后较差的恶性肿瘤为主，城市地区则以结直肠癌和乳腺癌等恶性肿瘤高发。此外，农村地区医疗资源分配不足，诊治水平相对较差，居民健康意识不足，也会导致农村地区的恶性肿瘤生存率相对偏低。

根据全球癌症负担估计结果显示，中国恶性肿瘤新发病例和死亡病例分别占全球恶性肿瘤新发病例和死亡病例的23.7%和30.2%，在全球185个国家或地区中，中国的恶性肿瘤发病、死亡位居中等偏上水平，部分消化道肿瘤如食管癌、胃癌、肝癌等恶性肿瘤的发病和死亡约占全球的一半[18]，整体防控形势严峻。与其他国家或地区比较，全球大多数国家和地区恶性肿瘤死亡率近10年来呈缓慢下降趋势[19, 20]。美国近年来恶性肿瘤的死亡率下降趋势明显，每年平均下降约1.5%[21, 22]。

2015年中国恶性肿瘤发病率、死亡率和癌谱的构成与2014年水平基本相当[23, 24]，标化发病率水平基本持平，而发病人数有所增加，说明目前的癌症负担增加主要是由于人口结构老龄化所致。肺癌、肝癌、上消化系统肿瘤及结直肠癌、女性乳腺癌等依然是我国主要的恶性肿瘤。肺癌位居男性发病第1位，而乳腺癌为女性发病首位。男性恶性肿瘤发病相对女性较高，且发病谱构成差异较大。甲状腺癌近年来增幅较大，在女性恶性肿瘤发病谱中目前已位居发病第4位。男性前列腺癌近年来的上升趋势明显，已位居男性发病第6位，在未来的肿瘤防控中应当重点关注。

从年龄分布看，恶性肿瘤的发病随年龄的增加而上升，40岁以下青年人群中恶性肿瘤发病率处于较低水平，从40岁以后开始快速升高，发病人数分布主要集中在60岁以上，到80岁年龄组达到高峰。不同恶性肿瘤的年龄分布均有差异，如女性乳腺癌的发病则从30岁左右开始上升，而前列腺癌等恶性肿瘤的发病则从60岁左右才开始上升[25, 26]。因此，应针对不同恶性肿瘤的发病年龄特点有针对性地开展防控工作。恶性肿瘤发病的年龄别曲线变化显示，85岁及以上年龄组发病率略有下降，理论上恶性肿瘤发病随年龄增加会逐渐上升，所以80岁后肿瘤的发病率和死亡率应该是持续上升的，发达国家如日本、美国的数据均显示这样的发病率变化趋势[18]，即85岁及以上年龄组发病持续上升。但本研究的年龄别发病率数据显示，85 岁及以上年龄组恶性肿瘤发病率呈现下降趋势，其可能的原因有以下几个方面：首先，80 岁以后存在其他疾病的竞争死亡，如高年龄组人群可能发生心脑血管疾病或其他疾病意外死亡，导致恶性肿瘤患者被诊断的比例下降；其次，高年龄组（85 岁及以上年龄组）人群存在减少看病的可能性从而导致漏诊，不能被肿瘤登记所收集到；第三，农村肿瘤登记地区 85 岁及以上年龄组发病率下降的更为明显，可能与农村地区医疗条件有关系，存在老年人群在门诊怀疑为恶性肿瘤也较少接受进一步治疗的可能，而门诊确诊癌症的可靠度相对较低，所以目前肿瘤登记中不收集门诊数据，因此这部分患者也存在漏报可能。未来的监测工作中应该重视高年龄组人群数据资料的收集及核实，保证数据的完整性和准确性。

目前，我国恶性肿瘤发病、死亡数持续上升，每年恶性肿瘤所致的医疗花费超过 2200 亿元[27]。城乡分析结果显示，城市地区的发病率略高于农村，而死亡率农村略高于城市，但城乡恶性肿瘤发病与死亡的差异逐渐减小[28]，可能是由于恶性肿瘤危险因素的城乡差异在缩小，如吸烟、慢性感染、饮食习惯，以及空气污染等，导致发病率日趋接近。而农村医疗资源的相对匮乏，防癌意识相对薄弱，导致农村恶性肿瘤死亡率仍偏高。在过去的 10 余年里，恶性肿瘤生存率呈现逐渐上升趋势，目前我国恶性肿瘤的 5 年相对生存率约为 40.5%，与 10 年前相比，我国恶性肿瘤生存率总体提高约 10 个百分点[29]，但是与发达国家还有很大差距[30, 31]，其主要原因是我国癌谱和发达国家癌谱存在差异，我国预后较差的消化系统肿瘤如肝癌、胃癌和食管癌等高发，而欧美发达国家则是以甲状腺癌、乳腺癌和前列腺癌等预后较好的肿瘤高发[18, 32]。但必须看到，中国预后较好的肿瘤如乳腺癌（82.0%）、甲状腺癌（84.3%）和前列腺癌（66.4%）的 5 年生存率仍与美国等发达国家存在差距（90.9%、98% 和 99.5%）[33]。出现这种差距的主要原因是临床就诊早期病例少、早诊率低以及晚期病例临床诊治不规范。因此，我国应在扩大相关肿瘤的筛查及早诊早治覆盖面、肿瘤临床诊治规范化和同质化推广应用两方面共同发力，降低我国恶性肿瘤死亡率。

总之，我国恶性肿瘤负担日益加重，城乡差异较大，地区分布不均衡，癌症防控形势严峻；发达国家和发展中国家癌谱并存，防治难度巨大。目前，根据我国恶性肿瘤负担的实际情况，国家制定并出台了《“健康中国 2030”规划纲要》《“十三五”卫生与健康规划》《中国防治慢性病中长期规划（2017—2025 年）》，以及癌症防治行动计划等一系列切实可行的防控策略，癌症防控的重点任务正在逐步落实，国务院已经建立了重大慢病防治部际联席会议制度，20 个省份建立了省级癌症中心，全国肿瘤监测点已达 574 个，肿瘤登记及监测随访网络基本建成，这些工作的推进必将有效遏制我国癌症负担日益增长的势头，为健康中国战略实施奠定良好基础。

致谢：本研究得到了全国各肿瘤登记处工作人员的协助。

利益冲突：所有作者均申明不存在利益冲突。

参考文献

[1] 国家卫生和计划生育委员会统计信息中心，中国疾病预防控制中心慢性非传染性疾病预防控制中心. 中国死因监测数据集 2016. 北

京：中国科学技术出版社，2017：26.

[2] Chen W，Zheng R，Baade PD，et al. Cancer statistics in China，2015. CA Cancer J Clin，2016，66（2）：115－132.

[3] 疾病预防控制局 . 关于印发肿瘤登记管理办法的通知［EB/OL］.［2018/11/12］. https：//http：//www. nhfpc. gov. cn.

[4] 国家癌症中心 . 中国肿瘤登记工作指导手册（2016）. 北京：人民卫生出版社，2016，59－75.

[5] Bray F，Parkin DM. Evaluation of data quality in the cancer registry：principles and methods. Part Ⅰ：comparability，validity and timeliness. Eur J Cancer，2009，45（5）：747－755.

[6] Parkin DM，Bray F. Evaluation of data quality in the cancer registry：principles and methods Part Ⅱ. Completeness. Eur J Cancer，2009，45（5）：756－764.

[7] Bray F，Guilloux A，Sankila R，et al. Practical implications of imposing a new world standard population. Cancer Causes Control，2002，13（2）：175－182.

[8] Liu J，Zhang S，Wang Q，et al. Seroepidemiology of hepatitis B virus infection in 2 million men aged 21－49 years in rural China：a population-based，cross-sectional study. Lancet Infect Dis，2016，16（1）：80－86.

[9] de Martel C，Ferlay J，Franceschi S，et al. Global burden of cancers attributable to infections in 2008：a review and synthetic analysis. Lancet Oncol，2012，13（6）：607－615.

[10] Islami F，Chen W，Yu XQ，et al. Cancer deaths and cases attributable to lifestyle factors and infections in China，2013. Ann Oncol，2017，28（10）：2567－2574.

[11] Wang JB，Jiang Y，Liang H，et al. Attributable causes of cancer in China. Ann Oncol，2012，23（11）：2983－2989.

[12] Chen W，Zheng R，Zhang S，et al. Annual report on status of cancer in China，2010. Chin J Cancer Res，2014，26（1）：48－58.

[13] Chen W，Zheng R，Zeng H，et al. Annual report on status of cancer in China，2011. Chin J Cancer Res，2015，27（1）：2－12.

[14] Chen W，Zheng R，Zuo T，et al. National cancer incidence and mortality in China，2012. Chin J Cancer Res，2016，28（1）：1－11.

[15] Chen W，Zheng R，Zhang S，et al. Cancer incidence and mortality in China，2013. Cancer Lett，2017，401：63－71.

[16] Chen W，Sun K，Zheng R，et al. Cancer incidence and mortality in China，2014. Chin J Cancer Res，2018，30（1）：1－12.

[17] 郑荣寿，顾秀瑛，李雪婷，等 . 2000—2014 年中国肿瘤登记地区癌症发病趋势及年龄变化分析 . 中华预防医学杂志，2018，52（6）：593－600.

[18] Bray F，Ferlay J，Soerjomataram I，et al. Global cancer statistics 2018：GLOBOCAN estimates of incidence and mortality worldwide for 36 cancers in 185 countries. CA Cancer J Clin，2018，68（6）：394－424.

[19] Global Burden of Disease Cancer Collaboration，Fitzmaurice C，Akinyemiju TF，et al. Global，regional，and national cancer incidence，mortality，years of life lost，years lived with disability，and disability-adjusted life-years for 29 cancer groups，1990 to 2016：A systematic analysis for the global burden of disease study. JAMA Oncol，2018，4（11）：1553－1568.

[20] Fitzmaurice C，Allen C，Barber RM，et al. Global，regional，and national cancer incidence，mortality，years of life lost，years lived with disability，and disability-adjusted life-years for 32 cancer groups，1990 to 2015：A systematic analysis for the global burden of disease study. JAMA Oncol，2017，3（4）：524－548.

[21] Siegel RL，Miller KD，Jemal A. Cancer statistics，2018. CA Cancer J Clin，2018，68（1）：7－30.

[22] Siegel RL，Miller KD，Jemal A. Cancer statistics，2017. CA Cancer J Clin，2017，67（1）：

7 – 30.

[23] 陈万青，李贺，孙可欣，等．2014 年中国恶性肿瘤发病和死亡分析．中华肿瘤杂志，2018，40（1）：5 – 13.

[24] 陈万青，孙可欣，郑荣寿，等．2014 年中国分地区恶性肿瘤发病和死亡分析．中国肿瘤，2018，27（1）：1 – 14.

[25] 林恒娜，顾秀瑛，张思维，等．全球恶性肿瘤发病年龄分析．中华肿瘤杂志，2018，40（7）：543 – 549.

[26] 陈万青，郑荣寿，张思维，等．2013 年中国老年人群恶性肿瘤发病和死亡分析．中华肿瘤杂志，2017，39（1）：60 – 66.

[27] Cai Y, Xue M, Chen W, et al. Expenditure of hospital care on cancer in China, from 2011 to 2015. Chin J Cancer Res, 2017, 29（3）：253 – 262.

[28] 陈万青，郑荣寿，曾红梅，等．1989 – 2008 年中国恶性肿瘤发病性别和城乡差异以及平均年龄趋势分析．中华肿瘤杂志，2014，36（10）：796 – 800.

[29] Zeng H, Chen W, Zheng R, et al. Changing cancer survival in China during 2003 – 15: a pooled analysis of 17 population-based cancer registries. Lancet Glob Health, 2018, 6（5）: e555 – e567.

[30] Allemani C, Matsuda T, Di Carlo V, et al. Global surveillance of trends in cancer survival 2000 – 14（CONCORD-3）: analysis of individual records for 37 513 025 patients diagnosed with one of 18 cancers from 322 population-based registries in 71 countries. Lancet, 2018, 391（10125）: 1023 – 1075.

[31] Allemani C, Weir HK, Carreira H, et al. Global surveillance of cancer survival 1995 – 2009: analysis of individual data for 25 676 887 patients from 279 population-based registries in 67 countries（CONCORD-2）. Lancet, 2015, 385（9972）: 977 – 1010.

[32] Torre LA, Bray F, Siegel RL, et al. Global cancer statistics, 2012. CA Cancer J Clin, 2015, 65（2）: 87 – 108.

[33] National Cancer Institute, Surveillance Epidemiology and End Results（SEER）program. Cancer query system: SEER survival statistics［EB/OL］.［2018/12/25］. https://https://seer.cancer.gov/canques/survival.html.

（收稿日期：2018 – 12 – 29）

［原载：中华肿瘤杂志，2019，41（1）：19 – 28.］

2014 年中国恶性肿瘤发病和死亡分析(摘要)

陈万青 李 贺 孙可欣 郑荣寿 张思维
曾红梅 邹小农 顾秀瑛 赫 捷

【摘要】 **目的**：分析 2017 年全国肿瘤登记中心收集的全国各登记处上报的 2014 年恶性肿瘤登记资料，估计我国恶性肿瘤的发病和死亡情况。**方法**：全国肿瘤登记中心共收到全国 449 个登记处上报的 2014 年肿瘤登记数据，通过严格的审核和评估，339 个登记处的数据符合标准。将入选的登记处按地区（城乡）、性别、年龄别以及不同恶性肿瘤类型的发病率和死亡率分层，并结合 2014 年全国人口数据，估计全国恶性肿瘤发病和死亡情况。中国人口标化率（中标率）采用 2000 年全国人口普查的标准人口年龄构成，世界人口标化率（世标率）采用 Segi's 标准人口年龄构成。**结果**：2014 年纳入分析的 339 个登记处共覆盖登记人口 288 243 347 人（其中城市 144 061 915 人，农村 144 181 432 人）。病理诊断比例为 68.01%，只有死亡证明书比例为 2.19%，死亡发病比为 0.61。估计全国 2014 年新发恶性肿瘤病例约 380.4 万例，死亡病例 229.6 万例。全国恶性肿瘤发病率为 278.07/10 万（男性 301.67/10 万，女性 253.29/10 万），中标率为 190.63/10 万，世标率为 186.53/10 万，累积率（0～74 岁）为 21.58%。城市地区发病率为 302.13/10 万，中标发病率为 196.58/10 万，农村地区发病率为 248.94/10 万，中标发病率为 182.64/10 万。全国恶性肿瘤死亡率为 167.89/10 万（男性 207.24/10 万，女性 126.54/10 万），中标死亡率为 106.98/10 万，世标死亡率为 106.09/10 万，累积死亡率（0～74 岁）为 12.00%。城市地区死亡率为 174.34/10 万，中标死亡率为 103.49/10 万。农村地区恶性肿瘤死亡率为 160.07/10 万，中标死亡率为 111.57/10 万。肺癌、胃癌、结直肠癌、肝癌、女性乳腺癌、食管癌、甲状腺癌、子宫颈癌、脑瘤和胰腺癌是我国主要的常见恶性肿瘤，约占全部新发病例的 77.00%。肺癌、肝癌、胃癌、食管癌、结直肠癌、胰腺癌、乳腺癌、脑瘤、白血病和淋巴瘤是肿瘤的主要死因，约占全部肿瘤死亡病例的 83.36%。**结论**：我国肿瘤登记工作发展迅速，肿瘤登记覆盖范围逐年扩大，数据质量稳步提升。肿瘤登记作为肿瘤防治工作的基础，为制订中长期肿瘤防治策略提供可靠依据。我国目前肿瘤负担依然很严重，且城乡、性别间肿瘤负担差异明显，今后应根据实际情况制订肿瘤防控策略，有的放矢地采取有效措施。

[原载：中华肿瘤杂志，2018，40（1）：5－13.]

我国首份8年乳腺癌患者生存率报告

2018年3月6日，复旦大学附属肿瘤医院发布中国首份8年乳腺癌患者生存率报告，报告披露，从8年患者随访数据发现，该院乳腺外科8年间病患数增长了157%，年平均增长率为12.6%，2008～2015年期间出院的乳腺癌0～Ⅲ期患者20 085例，5年无病生存率为85.5%。

报告指出，目前我国乳腺癌已成为继甲状腺肿瘤之外生存率最高的恶性肿瘤。早期乳腺癌可获得完全治愈，中晚期患者也可通过靶向治疗、内分泌治疗等全身治疗手段，实现长期带瘤生存，标志着我国乳腺癌疗效已达到欧美发达国家水平。

统计数据显示，复旦大学附属肿瘤医院乳腺外科2017年共完成治疗病例数5343例，几乎承担上海一半的乳腺癌治疗患者服务量，平均住院日控制在7天以内。

报告披露，我国乳腺癌发病年龄趋同欧美发达国家。该院自2008～2016年乳腺外科住院治疗患者平均年龄50.8岁，绝经前患病女性和绝经后患病女性比例分别为51.8%和48.5%。复旦大学附属肿瘤医院乳腺外科邵志敏教授指出，近年来临床上绝经后患者比例有所增加，越来越趋同于欧美发达国家发病谱。预计到2030年，中国≥65岁乳腺癌患者比例将占乳腺患者总数的27.0%。中国大城市乳腺癌平均发病年龄依旧在45岁左右，较欧美发达国家年轻10岁左右，但并未出现社会上一直甚嚣尘上的乳腺癌年轻化趋势。该院肿瘤预防部主任郑莹教授指出，乳腺癌发病“双高峰”提示我们，身处此年龄段的患者更需提高自身健康意识，留心乳头溢液、乳房皮肤橘皮样改变等身体发出的“预警信号”，尽早诊断、及时治疗。

统计数据显示，乳腺癌原位癌5年总生存率可达97.9%，只需手术无需后续的放、化疗，便能实现完全治愈。Ⅱ期和Ⅲ期患者5年平均生存率分别为75%和61%。乳腺癌患者的生存期随着肿瘤分期的上升呈现出明显的下降趋势。

报告指出，在乳腺癌精准治疗时代，单侧直接手术的乳腺癌0～Ⅲ期Luminal A型、Luminal B型、Luminal C型、过度表达型和三阴性患者5年无病生存率分别为87.3%、85.2%、83.3%、84.7%和78.6%。表明恶性肿瘤的生物学特性决定其治疗是一个长期的过程，不以患者出院而结束，出院后仍需实施定期复查和长期随访，了解其病情变化，指导临床治疗和康复。

在谈到中国乳腺癌疗效为什么会达到欧美发达国家水平时，邵志敏教授指出，最重要的原因是倡导以多学科综合治疗为依托的首次治疗的规范性，即根据患者的病情及各项检测的结果首次综合制定“个性化”的治疗方案。比如手术治疗后对没有淋巴转移的患者，一般不需要放疗；乳腺癌早期、肿块大小在2cm以下的、激素受体呈阳性的肿瘤患者，也不需要化疗，而用内分泌治疗；内分泌治疗一定要针对激素受体阳性的患者使用；而HER-2强阳性的患者术后可联合靶向治疗；对保乳手术和乳房重建手术的患者，医生也应严格遵守适应证，在确保肿瘤根治和疗效最佳的基础上，再进行手术方式的选择和制订。还有，就是依托信息化，把随访服务覆盖所有出院患者；未来随访服务将更加规范化和精细化，此对评估患者生存和疗效提供更精准的数据有重要意义。

邵志敏教授指出，乳腺癌作为一种浅表器官的肿瘤，完全可以通过自检和筛查实现早发现。医疗技术虽说大大提升乳腺癌治疗效果，但中晚期乳腺癌医疗技术只能提高30%的疗效，复发风险可能较早期乳腺癌患者增加50%，所以早期诊断是极其重要的。40岁以上女性需定期接受一次X线钼靶检查，有乳腺癌家族史、“丁克”或未哺乳的高危人群需将筛查年龄提早到35岁。

（编撰　王懿辉）

（来源：《全球肿瘤快讯》2018年3月 总第204期）

❖肿瘤相关政策与标准❖

肿瘤多学科诊疗试点工作方案（2018－2020年）关于开展肿瘤多学科诊疗试点工作的通知

各省、自治区、直辖市及新疆生产建设兵团卫生计生委：

为进一步提高国内肿瘤规范化诊疗水平，保障患者医疗安全，按照《进一步改善医疗服务行动计划（2018－2020年）》（国卫医发〔2017〕73号）有关工作安排，我委决定于2018－2020年在全国范围内开展肿瘤多学科诊疗试点工作。现将工作方案印发给你们，请遵照执行。各地卫生健康行政部门要切实加强组织领导，结合实际认真组织实施，确保试点工作顺利开展，并及时将试点有关情况报送我委医政医管局。

国家卫生健康委联系人：医政医管局 罗睿、王斐

联系电话：010－68792097、68791889

电子邮件：yzygjzyc@ nhfpc. gov. cn

中国医师协会联系人：多学科诊疗专业委员会 陆明

联系电话：15801292978

附件：肿瘤多学科诊疗试点工作方案（2018－2020年）

（国家卫生和计划生育委员会代章）

2018年8月21日

发布时间：2018－08－27

肿瘤多学科诊疗试点工作方案（2018－2020年）

为指导各地科学建立推广多学科诊疗模式，进一步提高国内肿瘤等疑难复杂疾病的规范化诊疗水平，保障医疗质量和安全，制定本方案。

一、工作目标

2018－2020年，在全国范围内遴选一定数量的医院开展肿瘤多学科诊疗试点（以下简称试点医院）。通过开展肿瘤多学科诊疗试点工作，发挥试点医院的带动示范作用，以点带面，逐步在全国推广多学科诊疗模式，促进各专业协同协调发展，提升疾病综合诊疗水平，改善患者就医体验，进一步增强人民群众获得感。

二、试点范围

在具有肿瘤诊疗相关专科的三级综合医院和肿瘤专科医院，首先选择消化系统肿瘤开展试点工作，并逐步扩大病种范围。

三、组织管理

国家卫生健康委员会医政医管局负责试点工作的组织和管理，制定工作方案并组织实施；成立多学科诊疗专家委员会（以下简称专家委员会）；组织试点医院审核认定和指导评估等工作。

受国家卫生健康委员会委托，中国医师协会联合专家委员会共同负责试点工作的具体实施，制订相关培训材料并组织培训；协助对试点医院申请单位进行技术审核和指导，开展相关工作信息分析和评估等。

各省级卫生健康行政部门负责组织和指导辖区内试点相关工作。

四、试点内容和要求

试点医院重点要将个体化医学、精准医学、快速康复理念融入肿瘤的诊疗，通过建立肿瘤多学科诊疗（multi-disciplinary team，MDT）标准化操作流程，加强对医务人员和患者的宣教，提高肿瘤诊疗水平和效率。为病人提供科学、适宜的治疗方案，改善肿瘤患者生存质量。重点做好以下工作：

（一）建立肿瘤 MDT 标准化操作流程

结合医院工作实际，制定 MDT 工作制度和相应的 MDT（如门诊 MDT、住院病房 MDT、远程 MDT 等）标准化操作流程，保证肿瘤 MDT 效率和质量。

（二）提高肿瘤 MDT 诊疗水平

严格执行相关肿瘤诊疗规范、专家共识和指南要求，不断提高医务人员肿瘤 MDT 规范化诊疗水平。

（三）提高肿瘤 MDT 管理质量

成立肿瘤 MDT 工作委员会，建立肿瘤 MDT 监督管理机制，对全院肿瘤 MDT 工作进行全面监督和管理，定期对医院 MDT 活动开展情况进行督查，针对存在的问题进行评估和反馈，持续提高 MDT 质量。

（四）加强对医务人员和患者的宣教

组织开展肿瘤防治知识的系列宣教活动，制定有针对性的培训计划，利用传统媒体、新媒体等全媒体渠道，提高医务人员和患者对 MDT 重要性的认识，推动肿瘤 MDT 试点工作顺利开展。

五、实施步骤

（一）筹备启动阶段（2018 年 8 月—9 月）

1. 我委成立专家委员会，制定试点工作方案。

2. 请省级卫生健康行政部门根据试点方案要求，于2018年8月31日前推荐辖区内至少3家符合基本要求的医院（见附件1），并将推荐医院名单和体现医院有关情况的书面材料以纸质和电子邮件形式报送我委医政医管局。

3. 中国医师协会联合专家委员会，对各地推荐医院的材料进行审核，必要时开展现场核查，于9月底前将审核结果报我委医政医管局。

（二）组织实施阶段（2018年10月—2020年6月）

1. 印发试点医院名单，各试点医院按照试点方案要求开展工作。

2. 省级卫生健康行政部门对辖区内试点工作进行指导。

3. 我委按照本方案和质量控制指标（见附件2）对试点医院进行指导和定期评估。

（三）总结评估阶段（2020年6月—9月）。

省级卫生健康行政部门组织对本辖区试点工作进行自评估；我委组织对全国试点工作进行总结评估，宣传和推广先进典型和经验，在全国推广可复制的MDT模式。

六、工作要求

（一）加强组织领导

各级卫生健康行政部门要统一思想，从推动医疗服务高质量发展和不断满足人民日益增长的美好生活需要的高度，充分认识开展MDT服务模式的重要意义，切实加强组织领导，协调相关部门为试点工作提供收费、医保报销等政策支持。

（二）扎实稳步推进

各试点医院要认真贯彻落实本方案，结合本院实际和MDT组织实施规范（见附件3），认真开展试点工作。鼓励试点医院创造性地开展肿瘤MDT试点工作，探索符合本院特点的MDT长效机制。

（三）加强评估指导

各级卫生健康行政部门要加强对试点工作的评估和指导，及时发现并解决试点医院面临的困难和问题。我委适时组织试点工作督导，确保工作取得实效。

附件：

1. 肿瘤多学科诊疗试点医院基本要求
2. 肿瘤多学科诊疗质量控制指标
3. 多学科诊疗组织实施规范
4. 国家卫生健康委多学科诊疗专家委员会消化系统肿瘤专家工作组成员名单

附件 1

肿瘤多学科诊疗试点医院基本要求

一、基本条件

（一）三级综合医院或肿瘤专科医院。

（二）设置有肿瘤科、外科、医学影像科、病理科、放射治疗科、介入放射科等与肿瘤治疗相关的诊疗科目。

（三）具备开展食管癌根治术、胃癌根治术、结直肠癌根治术、肝胆胰肿瘤切除术、经导管动脉栓塞化疗和经导管动脉栓塞术、消化系统恶性肿瘤化疗、适形调强放疗等相关能力和条件。

（四）具备开展 MDT 病例讨论会的场地及基本设施要求。

二、组织管理

（一）成立由医院分管院领导负责，相关科室和管理部门参与的肿瘤 MDT 工作委员会，下设肿瘤 MDT 办公室，负责医院肿瘤 MDT 日常管理和运行。

（二）成立一个或多个肿瘤 MDT 专家团队。

（三）建立肿瘤 MDT 工作制度、操作流程、诊疗规范等工作文件，制定 MDT 管理人员和专业技术人员的岗位职责。

三、服务要求

（一）医院应将 MDT 作为改善医疗服务工作重点积极推进，为肿瘤 MDT 开展提供必要的资金、人员和硬件设备设施支持，保证 MDT 顺利运行。

（二）至少每 2 周开展一次肿瘤 MDT，并辐射带动周边地区医院积极开展肿瘤 MDT 工作。

（三）建立肿瘤 MDT 病例数据库，及时登记 MDT 病例资料，包括基本信息和 MDT 讨论、执行、随访情况等信息，并根据收集的信息，定期开展肿瘤 MDT 效果评估，不断提高肿瘤 MDT 质量和水平。

附件 2

肿瘤多学科诊疗质量控制指标

本指标用于对肿瘤诊治规范性、MDT 运行情况、MDT 病例治疗效果和卫生经济学进行评估。

一、肿瘤诊疗规范性指标

（一）病理诊断规范性。

（二）医学影像检查规范性。

（三）放射治疗规范性。

（四）药物治疗规范性。

（五）手术和其他局部治疗手段选择的规范性。

二、MDT 运行情况指标

（六）MDT 病例年诊疗数量和占比（按年度统计开展 MDT 病例总数占全院当年肿瘤病例总数比例）。

（七）MDT 初诊病例占全部 MDT 病例比例。

（八）MDT 病例不同分期情况所占比例（分为早期、局部晚期和晚期）。

（九）MDT 治疗方案执行情况评估（分为完全执行、部分执行、未执行，并提供部分/未执行原因）。

（十）MDT 病例数据库建立完善情况。

三、MDT 病例治疗效果指标

（十一）MDT 病例治疗效果达到 MDT 治疗方案预期的比例（分为完全达到、部分达到、未达到，给出具体部分达到和未达到的说明）。

（十二）MDT 病例手术根治切除率和术后复发率。

（十三）MDT 病例接受多种治疗手段比例。

（十四）MDT 病例预后情况评估，包括生存时间、术后复发情况。

四、卫生经济学指标

（十五）MDT 病例次均住院费用（按病种统计，多病种的单独统计）。

（十六）MDT 病例围手术期治疗总费用（按病种统计，多病种的单独统计）。

附件 3

多学科诊疗组织实施规范

多学科诊疗（Multi-disciplinary team，MDT）模式是指以患者为中心、以多学科专业人员为依托，为患者提供科学诊疗服务的模式，具体通过 MDT 病例讨论会形式开展。

一、MDT 病例讨论会人员组成

（一）讨论专家

一般由副主任医师及以上职称人员担任，可分为“核心成员”和“扩展成员”，前者包括：诊断类（医学影像、病理等）和治疗类（外科、内科、放疗、介入等），后者包括：麻醉、护理、心理、康复、临床药学、营养等。讨论专家应当具备团队精神，尊重同行发言，善于合作，善于学习，能够及时掌握本领域的最新进展和诊疗指南。

（二）MDT 病例讨论会主席

主要负责 MDT 病例讨论会的组织，具体有以下职责：

1. 确保所有需要讨论的病例能够及时进行讨论，必要时根据病情缓急，调整讨论优先次序。
2. 确保 MDT 所有成员能围绕主题参与讨论并发言。
3. 确保 MDT 所有成员充分交流，营造专业的讨论气氛。
4. 确保以循证医学为依据和以病人为中心的 MDT 治疗方案产生。
5. 在治疗方案产生后，明确落实执行人员，并在会议纪要中记录。

（三）协调员

协调员是 MDT 规范高效运行的必要组成人员，具体有以下职责：

1. 安排 MDT 病例讨论会。
2. 收集患者资料。
3. 准备必要的设备设施。
4. 负责撰写 MDT 病例讨论会的会议纪要。
5. 追踪 MDT 治疗方案的落实情况和执行效果。

二、场所和设施要求

（一）场所要求

1. MDT 病例讨论会议室应设在安静的场所。
2. 房间大小和布局适宜，确保所有与会成员都有座位，并能够面对面交流（可采用 U 形或圆桌会议室）。

（二）技术和设备要求

1. 具备投影设备和放射影像播放设备。

2. 配备可以浏览活检或手术标本的病理照片和既往病例资料的设备。

3. 可连接医院 PACS 系统。

4. 有条件单位，还可配备视频对话设备（如视频会议）以及与场外人员分享讨论资料的设备。

三、MDT 病例讨论会的组织

应根据需求定期或不定期地举行 MDT 病例讨论会，避免与核心成员临床工作时间冲突，拟讨论病例的主管医师须出席会议。

（一）会前准备

1. 明确病例讨论的原因和目的。

2. 制定 MDT 讨论病例标准。

3. 准备的临床资料至少包括：必要的诊断信息（如病理和影像等）、临床信息（包括既往史、合并症、心理状态和治疗情况等）、患者和家属对诊疗的观点等。

（二）会中组织

1. MDT 病例讨论会参会人员签到。

2. MDT 病例讨论会主席主持会议，参会人员围绕讨论病例充分发言。

3. 协调员使用信息系统记录会议意见（包括：诊疗决策过程以及不明确或存在分歧的问题），记录内容标准化、可备份。

（三）会后工作

1. 及时（同日或次日）与患者和家属沟通 MDT 诊疗建议。

2. 确保 MDT 治疗方案在临床实施。

3. 确保 MDT 病例讨论会参会人员能及时了解 MDT 治疗方案的执行情况。

4. 若患者需要转诊时，按照 MDT 达成共识的转诊制度转诊患者。

5. 完成 MDT 病例讨论会数据录入工作。

附件 4

国家卫生健康委多学科诊疗专家委员会
消化系统肿瘤专家工作组成员名单

白春梅　北京协和医院肿瘤内科主任医师
金　晶　中国医学科学院肿瘤医院放疗科主任医师
王　屹　北京大学人民医院放射科主任医师
叶颖江　北京大学人民医院胃肠外科主任医师
沈　琳　北京大学肿瘤医院主任医师
李　健　北京大学肿瘤医院消化内科主任医师
钦伦秀　复旦大学附属华山医院普外科主任医师
盛玮琪　复旦大学附属肿瘤医院病理科主任医师
袁响林　华中科技大学附属同济医院肿瘤科主任医师
黄美近　中山大学附属第六医院主任医师
陈　功　中山大学肿瘤防治中心结直肠科副主任医师
张　波　四川大学华西医院胃肠外科主任医师
戴广海　解放军总医院肿瘤内科主任医师
刘颖斌　上海交通大学医学院附属新华医院普外科主任医师
梁　寒　天津医科大学肿瘤医院胃部肿瘤科主任医师
张苏展　浙江大学医学院附属第二医院肿瘤科主任医师
于金明　山东省肿瘤医院放疗科主任医师
燕　锦　四川省肿瘤医院肠道外科主任医师
张　涛　重庆医科大学附属第一医院肿瘤科主任医师
王海江　新疆医科大学附属肿瘤医院胃肠外科主任医师

关于成立国家卫生健康委儿童白血病专家委员会的通知

国卫办医函〔2018〕869号

各省、自治区、直辖市及新疆生产建设兵团卫生计生委：

为落实《关于开展儿童白血病救治管理工作的通知》（国卫医发〔2018〕16号）要求，发挥专家作用，进一步提高儿童白血病诊疗管理和科研水平，决定成立国家卫生健康委儿童白血病专家委员会。专家委员会主要职责包括：在国家卫生健康委领导下，组织制修订儿童白血病诊疗规范、临床路径等技术规范；开展相关培训和技术指导，实施儿童白血病医疗质量控制、评价和考核；对儿童白血病病例登记信息进行技术分析，提出儿童白血病诊疗管理政策专家意见；开展儿童白血病诊疗技术研究和新药应用、新技术评估，促进临床转化应用；承担国家卫生健康委交办的其他任务。我委将结合工作需要，适时对专家委员会成员进行调整。

附件：国家卫生健康委儿童白血病专家委员会名单

国家卫生健康委办公厅

2018年10月8日

（发布时间：2018-10-16）

附件

国家卫生健康委儿童白血病专家委员会名单

（排名不分先后）

一、首席顾问

陈　竺　中国科学院院士

裴正康　中国工程院院士

二、顾　问

顾龙君　国家儿童医学中心

吴敏媛　国家儿童医学中心

汤静燕　国家儿童医学中心

李志光　香港中文大学威尔斯亲王医院

三、主任委员

陈赛娟　上海交通大学医学院附属瑞金医院，中国工程院院士

四、副主任委员

陈　静　国家儿童医学中心
王天有　国家儿童医学中心
翟晓文　国家儿童医学中心
竺晓凡　中国医学科学院血液病医院
任瑞宝　上海血液学研究所

五、秘书长

沈树红　国家儿童医学中心

六、临床诊疗工作组

组　长：
郑胡镛　国家儿童医学中心
副组长：
沈树红　国家儿童医学中心
方建培　中山大学孙逸仙纪念医院
胡绍燕　苏州大学附属儿童医院
于　洁　重庆医科大学附属儿童医院
成　员：
师晓东　首都儿科研究所附属儿童医院
郝良纯　中国医科大学附属盛京医院
汤永民　浙江大学医学院附属儿童医院
王宁玲　安徽医科大学第二附属医院
梁昌达　江西省儿童医院
鞠秀丽　山东大学齐鲁医院
刘玉峰　郑州大学第一附属医院
金润铭　华中科技大学同济医学院附属协和医院
胡　群　华中科技大学同济医学院附属同济医院
江　华　广州市妇女儿童医疗中心
文飞球　深圳市儿童医院
高　举　四川大学华西第二医院
何志旭　贵州医科大学附属医院
田　新　昆明市儿童医院
潘凯丽　西北妇女儿童医院

刘安生　西安市儿童医院
严　媚　新疆医科大学第一附属医院

七、临床转化工作组

组　长：
任瑞宝　上海血液学研究所
副组长：
周斌兵　卫生部儿童血液肿瘤重点实验室
李志刚　国家儿童医学中心
李本尚　国家儿童医学中心
成　员：
王建祥　中国医学科学院血液病医院
付　晨　上海市疾病预防控制中心
黄晓军　北京大学人民医院
黄　薇　国家人类基因组南方研究中心

关于开展儿童白血病救治管理工作的通知

国卫医发〔2018〕16号

各省、自治区、直辖市及新疆生产建设兵团卫生计生委、发展改革委、人力资源社会保障厅（局）、医疗保障局、中医药管理局、食品药品监督管理局：

为加大儿童白血病医疗救治及保障工作力度，提高少年儿童健康水平，经国务院同意，国家卫生健康委、国家发展改革委、人力资源社会保障部、国家医疗保障局、国家中医药管理局、国家药品监督管理局决定开展儿童白血病救治管理工作，进一步完善诊疗体系和保障制度，按照自愿原则，为白血病患儿提供定点救治和相应医疗保障。现将有关要求通知如下：

一、充分认识开展儿童白血病救治管理工作的重要意义

儿童的健康成长关系祖国和民族的未来，也是每个家庭的希望和期盼。儿童白血病是儿童时期最常见的恶性肿瘤，对儿童健康危害大，治疗费用高，家庭负担重。党中央、国务院高度重视儿童医疗卫生服务发展和儿童白血病医疗服务及保障工作。习近平总书记在党的十九大报告中强调要保障妇女儿童合法权益，实施健康中国战略，为人民群众提供全方位全周期健康服务。做好儿童白血病救治管理工作，是落实党的十九大精神，实施健康中国战略，保障儿童健康权益的关键举措，也是加快推进全面建成小康社会的重要任务。各级卫生健康、发展改革、人力资源社会保障、医疗保障、中医药、药监等部门要高度重

视，坚决贯彻落实习近平总书记系列重要讲话精神和党中央、国务院有关工作部署，做好儿童白血病救治管理，维护和保障儿童健康权益，让儿童在全面建成小康社会的进程中不掉队。

二、提高儿童白血病医疗服务管理水平

（一）建立完善诊疗服务网络

各省份要建立健全儿童白血病诊疗服务网络，实行定点集中救治，全程规范管理。建立由省级定点医院牵头，各级定点医院共同参与的诊疗服务网络，改善条件，提高能力。制定完善儿童白血病分级诊疗和双向转诊标准，省级定点医院负责区域内儿童白血病的诊断、确定治疗方案和业务指导，收治高危白血病患儿，其他定点医院负责收治低危和中危患儿。建立健全专家巡诊、远程会诊、上下转诊机制。将白血病患儿全部纳入家庭医生签约服务，实施全程跟踪管理。指导做好组织救治、定期复查、感染防控等，引导白血病患儿分级诊疗，确保白血病患儿诊疗服务延续、规范。

（二）提高医疗服务规范化水平

各地要按照国家卫生健康委、国家中医药局印发的有关技术规范，完善临床路径、诊疗规范和管理制度。确定各分型儿童白血病诊疗路径和基本治疗服务包，按照“诊疗必需、安全有效、价格合理、使用方便、中西药并重”的原则，科学遴选所需药品和耗材，为患儿提供“保基本、兜底线、量入为出”的原发病及并发症诊疗服务。各地要以相关临床路径和诊疗管理规范为基础，开展定点医院医务人员培训和考核，提高诊疗水平。加大儿科、急诊科、发热门诊等相关医务人员教育培训力度，增强白血病识别诊断意识，对于疑似患者及时请相关科室会诊，或转至上级定点医院就诊，提高早诊早治率。

（三）加强医疗质量管理

各省级卫生健康行政部门要会同中医药主管部门组建儿童白血病诊疗管理专家组，加强对辖区内儿童白血病诊疗工作的指导和质量管理。国家建立病例信息登记制度，制订完善医疗质量管理与控制相关指标，利用信息化手段对定点医院开展质量控制和评价，保障医疗质量与安全。定点医院要强化医疗质量安全意识，完善管理制度和工作规范，开展单病种质量控制，对患儿的医疗、护理和感染控制等进行规范化管理，按照相关病种临床路径要求，规范临床诊疗行为。

三、完善儿童白血病药品供应和医疗保障制度

（一）保障药品供应

各地要落实《关于改革完善短缺药品供应保障机制的实施意见》（国卫药政发〔2017〕37号），开展儿童白血病药品供应情况监测。积极探索带量采购、量价挂钩，规范购销行为，保障供应，降低成本。提高血浆综合利用率，保障静注人免疫球蛋白供应。同时，要加大靶向治疗、免疫治疗药物和技术的研发、生产支持力度，促进临床研究成果转化，提高儿童白血病治疗精准度和治疗效果。

（二）加强综合医疗保障

各地要认真贯彻落实《国务院办公厅关于进一步深化基本医疗保险支付方式改革的指

导意见》（国办发〔2017〕55号）和《关于推进按病种收费工作的通知》（发改价格〔2017〕68号）要求，推进支付方式改革。合理测算适宜分型儿童白血病的病种费用，鼓励实行按病种付费。对于符合条件的贫困白血病患儿及家庭，各地要落实资助参加基本医疗保险政策，确保全部纳入基本医保和大病保险范围。提高大病保险筹资水平，实施大病保险精准支付，对罹患儿童白血病等大病的困难群众，实行降低起付线、提高报销比例和最高支付限额等倾斜政策。对于符合医疗救助条件的，要适当提高医疗救助待遇。各地要加强基本医保、大病保险、医疗救助等制度的衔接，同时积极探索推进商业补充保险，发动社会慈善救助力量，采取综合保障措施，降低个人负担。各地要简化、优化儿童白血病结算报销流程，积极推行基本医保、大病保险、医疗救助等“一站式”结算服务。对于符合条件的困难患者，要推进实施“先诊疗、后付费”制度，减轻垫资压力。

各级卫生健康、发展改革、人力资源社会保障、医疗保障、中医药、药监等部门要加强组织领导和沟通协调，落实好儿童白血病救治管理工作各项要求。要加大相关保障政策宣传力度，对定点医院名单和基本信息进行公示，提高群众知晓率，引导合理预期。各省份要及时总结，推广适宜经验做法，调整完善相关政策，确保儿童白血病诊疗效果，加大保障力度，提高儿童健康水平。

国家卫生健康委员会　国家发展改革委
人力资源社会保障部　国家医疗保障局
国家中医药管理局　国家药品监督管理局
2018年8月23日
发布时间：2018-08-28

相关链接1

国家卫生健康委员会2018年10月16日新闻发布会散发材料之一：儿童白血病救治管理工作材料

一、儿童白血病基本情况

（一）白血病分型及发病率

儿童白血病是儿童时期最常见的恶性肿瘤，据美国统计资料，是15岁以下儿童第二位的死亡原因。主要分为急性白血病（约占95%）、慢性白血病（占3%～5%）和骨髓增生异常综合征等。急性白血病又分为急性淋巴细胞白血病和急性髓细胞白血病，分别占儿童白血病的75%和20%。慢性白血病分为慢性粒细胞白血病和幼年型粒单细胞白血病，分别占儿童白血病的1%～3%和2%左右。根据危险程度，白血病分为低危、中危和高危三组。有关资料显示，我国儿童白血病（15岁以下）发病率为4/10万～5/10万；如扩大至18岁以下，每年新发患儿1.5万人左右，每例疗程平均为2～3年，每年在治总人数约4.5万人。

（二）主要治疗方案及效果

儿童白血病的治疗技术发展迅速，以多药联合化疗为主，包括高强度联合化疗和维持治疗，疗程一般 2 ~ 3 年。分子靶向治疗适合部分类型，能提高治愈率；造血干细胞移植是幼年型粒单细胞白血病等类型的唯一治疗方法。目前急性淋巴细胞白血病的治愈（缓解 5 年以上）率可达 70% ~80% 以上，已被认为是可以达到治愈目标的恶性肿瘤；急性髓细胞白血病总体治愈率可达 50% ~70% 左右，其中急性早幼粒细胞白血病治愈率达 90% 以上。

（三）治疗费用及报销情况

根据我委组织国家儿童医学中心、中华医学会等开展的调查，根据不同分型和危险程度，儿童白血病治疗费用在十余万元至 80 万元不等，中位数在 50 万元左右。其中，第 1 年花费较高，约占总费用的 70%。造血干细胞移植费用约为 69 万元。化疗药物占总费用的 5% ~10%，其余费用包括检查、检验费，输注红细胞、血小板、白蛋白、细胞生长因子和抗菌药物等对症支持治疗费用。据调查，参加城镇（乡）居民医保的白血病患儿住院费用实际报销比例为 50% 以下。一些患儿因诊断不及时、治疗不规范、辗转多地及异地就医报销比例较低等原因，家庭经济负担较重。

（四）医疗资源情况

目前除西藏外，各省份至少有 1 家医疗机构具备儿童白血病规范化诊疗能力。能够开展儿童白血病规范化诊疗的医疗机构主要集中在省级以上医院和东部发达地区地市级以上医院。

二、已开展的工作

（一）加强儿童医疗服务体系建设

印发《关于加强儿童医疗卫生服务改革与发展的意见》，优化儿童医疗服务体系发展政策环境。一是促进儿童专科医院和综合医院儿科建设发展。落实政府发展儿科医疗服务责任，实施减免税收、简化审批流程等鼓励社会力量举办儿科医疗机构的综合措施，增加儿科医疗服务供给。2017 年新建儿童医院 19 家，开设儿科医疗服务的医院达到 2 万余家，儿科床位增加 2 万张。二是推进国家儿童医学中心建设。确定首都医科大学附属北京儿童医院、复旦大学附属儿科医院、上海交通大学附属上海儿童医学中心 3 家单位共同承担国家儿童医学中心建设任务。以国家儿童医学中心牵头组建的儿科专科联盟，覆盖全国近 90% 的儿科医疗资源，辐射带动全国儿科诊疗能力提升。三是加强儿科医务人员人才培养和队伍建设。推动有条件的高校设置儿科学专业。全国 28 所高等院校增设或者恢复本科儿科学专业，逐步扩大儿科学专业招生规模，加强儿科住院医师规范化培训和转岗培训力度，2017 年底，儿科执业（助理）医师数达到 15.4 万名，每千名儿童执业（助理）医师数已达到 0.63 名。四是不断完善儿科医疗服务配套政策。调整儿科服务价格。各地根据“结构调整、有升有降”的原则，在全面取消药品加成的同时，提高儿科临床诊断中检查操作、临床手术治疗等医疗服务项目收费标准，体现儿科医务人员技术劳务价值。同时在院内绩效分配方面，向儿科医务人员倾斜。保证儿科医务人员薪酬不低于全院平均水平，提升儿科医务人员岗位吸引力。

（二）加强儿童白血病救治管理

近年来，我委积极推进儿童白血病救治管理工作。一是完善并推广儿童白血病诊疗技术规范。我委组织中华医学会、国家儿童医学中心制定印发了一系列儿童白血病诊疗规范和临床路径，并依托儿科专科联盟进行宣贯、培训推广，提高诊疗同质化水平。据介绍，目前开展儿童白血病诊疗的医疗机构已基本普及规范的诊疗方案。二是开展农村贫困白血病患儿专项救治工作。2017 年，我委会同民政部、国务院扶贫办等开展农村贫困人口大病专项救治工作。按照“定定点医院、定临床路径、定单病种费用、定报销比例，加强质量管理，加强责任落实”的“四定两加强”模式，加强儿童白血病等大病救治管理，发挥集中优势，提高医疗质量，有效控制医疗费用，提高报销比例。截至目前，全国共救治 4236 例白血病患儿；从 2017 年 2 月至 2018 年 9 月，实际报销比例由 49% 提升到 81%。三是启动儿童白血病救治管理工作。2018 年 8 月，我委会同国家发展改革委、人力资源社会保障部、国家医疗保障局、国家中医药管理局、国家药监局借鉴贫困人口大病专项救治经验，印发《关于开展儿童白血病救治管理工作的通知》。就完善诊疗网络、提升诊疗能力、保障药品供应、加强综合医疗保障等提出“一揽子”政策措施。在医疗服务体系方面，要求各省份确定定点医院、组建专家组，建立完善分级诊疗和双向转诊制度。

三、下一步工作安排及建议

（一）建立健全儿童白血病救治管理网络

一是建立儿童白血病分级诊疗和双向转诊制度。指导各省份确定定点医院，建立健全儿童白血病分级诊疗管理网络。由省级儿童白血病定点医院牵头负责儿童白血病的确诊、确定治疗方案、实施关键环节治疗及高危患儿的管理；由具备条件的地市级定点医院进行后续治疗管理。二是建立儿童白血病诊疗管理信息登记系统。将白血病患儿纳入信息系统，加强个案跟踪管理。加强患儿诊疗信息互联互通，将国家儿童医学中心、省级定点医院的诊断、治疗方案、出院指导、定期复查随访等信息及需求及时传递到地市级定点医院和基层社区医疗卫生机构，提供全程服务。三是实施家庭医生签约管理。将白血病患儿全部纳入家庭医生签约服务，指导做好救治组织、定期复查，提供居家、社区感染防控、健康指导等服务。同时科学宣传各级定点医院的诊疗能力、诊疗效果，提高患儿家长对本省份定点医院诊疗能力的认同感，引导有序分级诊疗。

（二）加强技术指导，提高诊疗能力

一是确定各分型儿童白血病诊疗路径和基本治疗服务包。完善儿童白血病临床路径，为患儿提供基本的、必须的诊疗服务（含原发病治疗和感染、化疗不良反应等并发症治疗）。目前，我委已组织完成各分型的儿童白血病临床路径起草工作，正在组织专家进行论证，将尽快印发实施。二是组建国家级、省级专家组开展技术培训和诊断支持。通过定期巡诊、按需会诊、远程指导等方式，提升地市级医疗机构儿童白血病诊疗管理能力。一方面，以临床路径为基础，开展定点医院医务人员培训和考核，提高诊疗水平。另一方面，开展儿童白血病基本知识全员培训，提高儿科、急诊科、发热门诊等相关医务人员白血病识别诊断意识，提高早诊早治率。三是对定点医院开展质控评价。组织专家通过信息系统加强定点医院医疗质量控制和诊疗效果评价，确保有关制度规范落实到位。

相关链接 2

国家卫生健康委召开儿童白血病救治管理工作会议

2018 年 10 月 10 日，国家卫生健康委召开儿童白血病救治管理工作视频会议。全国人大常委会副委员长、中国红十字会会长陈竺对会议作出批示，高度评价儿童白血病救治工作成绩，就下一步工作提出殷切期望。国家卫生健康委副主任王贺胜出席会议并讲话。

王贺胜指出，推进儿童白血病救治管理工作，是实现“两个一百年”奋斗目标的重要基础；是深化医药卫生体制改革，实施健康中国战略的重要抓手和实践平台。要健全救治管理体系，加强宣传引导，推进分级诊疗，加大药品供应和医疗保障力度，进一步提高儿童白血病救治、保障水平。同时要探索建立儿童重大疾病救治管理模式，推广应用。

国家发展改革委、国家医保局、国家药监局有关司局负责同志参加会议并讲话。国家卫生健康委、人力资源社会保障部、国家中医药局有关司局，国家儿童医学中心、国家卫生健康委儿童白血病专家委员会负责同志和专家在主会场参加会议。各省级卫生计生委、定点医院负责同志和专家在分会场参加会议。

（来源：国家卫生健康委网站，发布时间：2018 – 10 – 11）

国家医疗保障局关于将 17 种抗癌药纳入国家基本医疗保险、工伤保险和生育保险药品目录乙类范围的通知

医保发〔2018〕17 号

各省、自治区、直辖市、新疆生产建设兵团医保局（办）、人力资源社会保障厅（局），卫生计生委：

党中央、国务院高度重视减轻人民群众用药负担问题，习近平总书记多次强调让改革发展成果更多更公平惠及全体人民。李克强总理就抗癌药降价问题多次作出重要批示，并召开国务院常务会议进行部署。为落实好国家抗癌药税收政策调整工作部署，切实降低患者用药负担，经商人力资源社会保障部、国家卫生健康委等部门，现将有关事项通知如下：

一、通过谈判将抗癌药纳入医保支付范围是落实党中央、国务院要求的重要举措，各地要统一思想，提高认识，确保把好事办好。特别是在机构改革期间，要加强统筹协调，按规定时限落实，让群众尽早得到实惠。

二、我局组织专家按程序与部分抗癌药品进行谈判，将阿扎胞苷等 17 种药品（以下统称“谈判药品”）纳入《国家基本医疗保险、工伤保险和生育保险药品目录（2017 年版）》（以下简称药品目录）乙类范围，并确定了医保支付标准（名单附后）。各省（区、市）医疗保险主管部门不得将谈判药品调出目录，也不得调整限定支付范围。目前未实现

城乡居民医保整合的统筹地区，也要按规定及时将这些药品纳入新型农村合作医疗支付范围。

三、附表“医保支付标准”一栏规定的支付标准包括基本医保基金和参保人员共同支付的全部费用，基本医保基金和参保人员分担比例由各统筹地区确定。规定的支付标准有效期截至2020年11月30日，有效期满后按照医保支付标准有关规定进行调整。有效期内，如有通用名称药物（仿制药）上市，我局将根据仿制药价格水平调整该药品的支付标准并另行通知。如出现药品市场实际价格明显低于现行支付标准的，我局将与企业协商重新制定支付标准并另行通知。

四、各省（区、市）药品集中采购机构要在2018年10月底前将谈判药品按支付标准在省级药品集中采购平台上公开挂网。医保经办部门要及时更新信息系统，确保11月底前开始执行。

五、各统筹地区要采取有效措施保障谈判药品的供应和合理使用。因谈判药品纳入目录等政策原因导致医疗机构2018年实际发生费用超出总额控制指标的，年底清算时要给予合理补偿，并在制定2019年总额控制指标时综合考虑谈判药品合理使用的因素。同时，要严格执行谈判药品限定支付范围，加强使用管理，对费用高、用量大的药品要进行重点监控和分析，确保医保基金安全。执行中遇有重大问题，要及时反馈我局。

附件：阿扎胞苷等17种抗癌药名单

国家医疗保障局

2018年9月30日

阿扎胞苷等17种抗癌药名单

药品名称	剂型	医保支付标准	限定支付范围
阿扎胞苷	注射剂	1055元（100mg/支）	成年患者中（1）国际预后评分系统（IPSS）中的中危-2及高危骨髓增生异常综合征（MDS）；（2）慢性粒-单核细胞白血病（CMML）；（3）按照世界卫生组织分类的急性髓系白血病（AML）、骨髓原始细胞为20%~30%伴多系发育异常的治疗。
西妥昔单抗	注射剂	1295元（100mg/20ml/瓶）	限RAS基因野生型的转移性结直肠癌。
阿法替尼	口服常释剂型	200元（40mg/片）； 160.5元（30 mg/片）	（1）具有EGFR基因敏感突变的局部晚期或转移性非小细胞肺癌，既往未接受过EGFR-TKI治疗。（2）含铂化疗期间或化疗后疾病进展的局部晚期或转移性鳞状组织学类型的非小细胞肺癌。
阿昔替尼	口服常释剂型	207元（5mg/片）； 60.4元（1 mg/片）	限既往接受过一种酪氨酸激酶抑制剂或细胞因子治疗失败的进展期肾细胞癌（RCC）的成人患者。
安罗替尼	口服常释剂型	487元（12mg/粒）； 423.6元（10mg/粒）； 357元（8mg/粒）	限既往至少接受过2种系统化疗后出现进展或复发的局部晚期或转移性非小细胞肺癌患者。

续表

药品名称	剂型	医保支付标准	限定支付范围
奥希替尼	口服常释剂型	510 元（80mg/片）； 300 元（40 mg/片）	限既往因表皮生长因子受体（EGFR）酪氨酸激酶抑制剂（TKI）治疗时或治疗后出现疾病进展，并且经检验确认存在 EGFR T790M 突变阳性的局部晚期或转移性非小细胞肺癌成人患者。
克唑替尼	口服常释剂型	260 元（250mg/粒）； 219.2 元（200mg/粒）	限间变性淋巴瘤激酶（ALK）阳性的局部晚期或转移性非小细胞肺癌患者或 ROS1 阳性的晚期非小细胞肺癌患者。
尼洛替尼	口服常释剂型	94.7 元（200mg/粒）； 76 元（150 mg/粒）	限治疗新诊断的费城染色体阳性的慢性髓性白血病（Ph + CML）慢性期成人患者，或对既往治疗（包括伊马替尼）耐药或不耐受的费城染色体阳性的慢性髓性白血病（Ph + CML）慢性期或加速期成人患者。
培唑帕尼	口服常释剂型	272 元（400mg/片）； 160 元（200 mg/片）	晚期肾细胞癌患者的一线治疗和曾经接受过细胞因子治疗的晚期肾细胞癌的治疗。
瑞戈非尼	口服常释剂型	196 元（40mg/片）	（1）肝细胞癌二线治疗；（2）转移性结直肠癌三线治疗；（3）胃肠道间质瘤三线治疗。
塞瑞替尼	口服常释剂型	198 元（150mg/粒）	接受过克唑替尼治疗后进展的或者对克唑替尼不耐受的间变性淋巴瘤激酶（ALK）阳性局部晚期或转移性非小细胞肺癌（NSCLC）患者。
舒尼替尼	口服常释剂型	448 元（50mg/粒）； 359.4 元（37.5mg/粒）； 263.5 元（25mg/粒）； 155 元（12.5mg/粒）	（1）不能手术的晚期肾细胞癌（RCC）；（2）甲磺酸伊马替尼治疗失败或不能耐受的胃肠间质瘤（GIST）；（3）不可切除的，转移性高分化进展期胰腺神经内分泌瘤（pNET）成人患者。
维莫非尼	口服常释剂型	112 元（240mg/片）	治疗经 CFDA 批准的检测方法确定的 BRAF V600 突变阳性的不可切除或转移性黑色素瘤。
伊布替尼	口服常释剂型	189 元（140mg/粒）	（1）既往至少接受过一种治疗的套细胞淋巴瘤（MCL）患者的治疗；（2）慢性淋巴细胞白血病/小淋巴细胞淋巴瘤（CLL/SLL）患者的治疗。
伊沙佐米	口服常释剂型	4933 元（4mg/粒）； 3957.9 元（3 mg/粒）； 3229.4 元（2.3mg/粒）	每 2 个疗程需提供治疗有效的证据后方可继续支付；（2）由三级医院血液专科或血液专科医院医师处方；（3）与来那度胺联合使用时，只支付伊沙佐米或来那度胺中的一种。
培门冬酶	注射剂	2980 元（5ml：3750IU/支）； 1477.7 元（2ml：1500IU/支）	儿童急性淋巴细胞白血病患者的一线治疗。
奥曲肽	微球注射剂	7911 元（30mg/瓶）； 5800 元（20 mg/瓶）	胃肠胰内分泌肿瘤、肢端肥大症，按说明书用药。

相关报道

国家医保局：17种抗癌药纳入医保报销目录

2018年10月10日，国家医疗保障局印发了《关于将17种药品纳入国家基本医疗保险、工伤保险和生育保险药品目录乙类范围的通知》。经过3个多月的谈判，17种抗癌药纳入医保报销目录，大部分进口药品谈判后的支付标准低于周边国家或地区市场价格，将极大减轻我国肿瘤患者的用药负担。

本次纳入药品目录的17个药品中包括12个实体肿瘤药和5个血液肿瘤药，均为临床必需、疗效确切、参保人员需求迫切的肿瘤治疗药品，涉及非小细胞肺癌、肾癌、结直肠癌、黑色素瘤、淋巴瘤等多个癌种。17个谈判药品与平均零售价相比，平均降幅达56.7%，最高降幅达71%；大部分进口药品谈判后的支付标准低于周边国家或地区市场价格，平均低36%。

国家医疗保障局局长胡静林：特别是这次机构改革为我们这次谈判工作创造了很好的条件，一方面就是医保制度的整合，使得我们医保有了更大的战略购买力。会让我们在谈判中有更强的话语权，能够更好地实现以量换价这个目的。这些抗癌药纳入医保以后，会使大量的原本负担不起的患者可以用得上新药，可以改善他们的治疗效果。

抗癌药医保准入专项谈判充分体现了对医药创新的重视和支持，17种谈判抗癌药品中有10种药品均为2017年之后上市的品种。

国家医疗保障局局长胡静林表示，这次纳入目录的抗癌药都是近几年新上市的药品，专利的存续期还比较长，通过医保对这些优质创新药的战略性购买，可以起到促进和推动医药企业加大研发投入，以研制更多更好的创新药，惠及了广大患者。下一步的重要工作是争取早日让群众尽早能买到降价后的抗癌药，这要涉及各省招标平台的公开挂网、医疗机构的采购、临床医生的使用等方方面面，各方需加强协作，让谈判成果社会效益最大化、让广大参保人实实在在享受到医保改革的红利。

国家医疗保障局要求各统筹地区要采取有效措施保障谈判药品的供应和合理使用。因谈判药品纳入目录等政策原因导致医疗机构2018年实际发生费用超出总额控制指标的，年底清算时要给予合理补偿，并在制定2019年总额控制指标时综合考虑谈判药品合理使用的因素。同时，要严格执行谈判药品限定支付范围，加强使用管理，对费用高、用量大的药品要进行重点监控和分析，确保医保基金安全。

据不完全统计，自今年8月以来，除浙江外，全国已有20余个省（区、市），如上海、天津、北京、内蒙古、重庆、辽宁、河北、福建、安徽、江苏、陕西、广西、江西、海南等均已发布相关文件共同发声推进抗癌药的降价。同时，不少省份也出台了抗癌药专项集中采购方案，对药企报价提出严格要求。

（来源：国医网，2018-10-11、《全球肿瘤快讯》总第217-218期）

媒体链接

加快抗癌药研制 让更多患者有药可救

药品是一种关系到公众健康的特殊商品，其中抗肿瘤药品更是如此，对于罹患癌症的患者，它们就等同于“救命药”。

提高新药研发速度

国家癌症中心提供的最新数据显示，全国恶性肿瘤年新发病例约为380.4万例，死亡病例229.6万例。换种方式来说，每天有超过1万人被诊断为癌症，平均每分钟有7人被确诊为癌症。一些患者为了保命，不得不服用一些“天价药”，由此背上了沉重的经济包袱。

为了给患者提供安全有效的药物，根据《国家中长期科学和技术发展规划纲要》，我国于2008年启动实施了“重大新药创制”科技重大专项（以下简称新药专项）。

在新药专项支持下，我国逐步形成了以科研院所和高校为主的源头创新，以企业为主的技术创新，上中下游紧密结合、政产学研用深度融合的网格化创新体系。

记者从国家卫健委了解到，截至2017年底，新药专项已立项课题1700余个，专项支持的包括抗癌药在内的一大批品种获得新药证书，有8个抗肿瘤药获得1类新药证书。近年来，新药专项产出的部分品种已经开始让患者受益。

据国家食品药品监督管理总局药品审评中心介绍，近年来有4个国内自主研发的创新药获批上市，包括盐酸埃克替尼（治疗肺癌）、甲磺酸阿帕替尼（治疗胃癌）、西达本胺（治疗淋巴瘤）、盐酸安罗替尼（治疗肺癌），均具有重要的临床意义。如盐酸埃克替尼为国内首个上市的针对EGFR的小分子酪氨酸酶抑制剂，与进口药吉非替尼、厄洛替尼作用相似，有效解决了患者用药问题。

提升仿制药药效

“以前总认为癌症是绝症，随着近年来治疗药物和技术的进步，很多癌症患者的生存率大大提高，未来癌症甚至可能会变成慢性疾病，患者可以带瘤长期生存。我们最应该感谢的就是那些药物创新者。”中国药科大学国际医药商学院副院长常峰强调。

但他也指出，药品是一种关系到公众健康的特殊商品，药品知识产权过度保护带来的垄断必然抬高药价，降低了药品的可及性。

事实上，在鼓励药品创新的同时，我国近年来不断地推进仿制药质量和疗效一致性评价工作，推进我国仿制药的疗效真正与原研药靠拢，为肿瘤患者提供安全有效的治疗。

今年4月，国务院办公厅印发《关于改革完善仿制药供应保障及使用政策的意见》，有针对性地提出15项改革措施，进一步提升仿制药的疗效。

据了解，我国近17万个药品批文中95%以上都是仿制药，但药品质量差异较大，迫切需要改革完善。国家卫健委相关负责人介绍，目前，一项项工作正在稳妥推进，提高我国抗癌药品的研发能力，是降低抗癌药品费用、减轻对进口抗癌药品依赖的根本之策。

为保证仿制药的质量和疗效与原研药一致，我国已建立以药品上市许可持有人为责任主体的药品质量管理体系，有利于对仿制药从最初研发到上市生产使用等全过程实行药品全生命周期管理。而且，加强对生产工艺研究和生产过程控制，保证商业化条件下能够持续稳定生产符合质量要求的药品。还出台了一致性评价工作文件36项，对工作程序和技术要求进行明确。

据国家药监局介绍，目前有57件仿制药申请通过了一致性评价。这些仿制药的上市能够有效降低药品价格，缓解临床供给矛盾，让更多的患者享受到与原研药质量和疗效一致且更便宜的药品。

提供规范诊疗和药品保障

新药研发不断突破，仿制药质量与疗效不断提升，患者的用药选择越来越多。不过，对于癌症等重大疾病患者而言，“救命药”的费用以及规范化诊疗问题仍然不可小视。如何降低患者医药负担，并享受到更好的治疗，备受关注。

对于社会广为关注的抗癌药供应保障问题，按照《关于完善公立医院药品集中采购工作的指导意见》，我国于2015年10月建立了国家药品价格谈判部门协调机制，启动国家药品价格谈判试点，做好专利药的供应保障，维护群众用药权益。

2016年5月，首批谈判结果显示，治疗非小细胞肺癌的埃克替尼、吉非替尼2种谈判药品的采购价格分别降低54%和55%。2017年2月，这两种国家谈判药品被纳入国家基本医保药品目录。截至2017年底，为患者减少支出2亿多元。

对于肿瘤患者，有了对症的药物，还需要医疗机构提供规范的诊疗服务。记者从国家卫健委了解到，该委组织开展相关专业的《疾病诊疗指南》和《临床技术操作规范》，同时及时制定修订了相关病种诊疗规范。

相对于一般的常见病和慢性病，癌症诊疗较为复杂，加之个体差异会影响疗效，因此，我国对其加大了管理力度，成立了国家肿瘤规范化诊治质控中心。据了解，该中心设在国家癌症中心。目前，全国26个省份成立了肿瘤质控中心，我国已经逐步建立健全了肿瘤质控体系，为患者提供规范化的诊疗服务。

（记者　金振娅　陈海波）（来源：《光明日报》，2018－08－05）

关于印发第一批肿瘤（消化系统）多学科诊疗试点医院名单的通知

国卫办医函〔2018〕1073号

各省、自治区、直辖市及新疆生产建设兵团卫生健康委（卫生计生委）：

为提高国内肿瘤规范化诊疗水平，落实《进一步改善医疗服务行动计划（2018—2020年）》（国卫医发〔2017〕73号）、《关于开展肿瘤多学科诊疗试点工作的通知》（国卫医函〔2018〕713号）有关工作安排，经省级卫生健康行政部门遴选、推荐及专家审核，我委确定231家医院作为第一批肿瘤（消化系统）多学科诊疗试点医院（见附件），现将名单印发给你们。请你委认真组织并指导辖区内试点工作，有关情况及时与我委医政医管局沟通。

附件：第一批肿瘤（消化系统）多学科诊疗试点医院名单

国家卫生健康委办公厅
2018 年 11 月 30 日
（发布时间：2018－12－04）

附件

第一批肿瘤（消化系统）多学科诊疗试点医院名单

北京市

北京协和医院
北京大学第一医院
北京大学人民医院
中国医学科学院肿瘤医院
北京大学肿瘤医院

天津市

天津医科大学总医院
天津医科大学第二医院
天津市第一中心医院
天津市人民医院
天津市第三中心医院
天津市第四中心医院
天津市肿瘤医院
天津市宝坻区人民医院

河北省

河北医科大学第二医院
河北医科大学第四医院
河北省人民医院
河北大学附属医院
华北理工大学附属医院
邢台市人民医院
承德医学院附属医院
沧州市人民医院
沧州市中心医院
河北省沧州中西医结合医院
邯郸市中心医院
邯郸市第一医院

山西省

山西医科大学第一医院
山西医科大学第二医院
山西大医院
山西省人民医院
山西省肿瘤医院

内蒙古自治区

内蒙古自治区人民医院
内蒙古医科大学附属医院
内蒙古自治区肿瘤医院
包头市肿瘤医院
内蒙古林业总医院
赤峰学院附属医院
巴彦淖尔市医院
乌海市人民医院

辽宁省

中国医科大学附属第一医院
中国医科大学附属盛京医院
辽宁省肿瘤医院
大连医科大学附属第一医院
大连医科大学附属第二医院
锦州医科大学附属第一医院

吉林省

吉林大学第一医院
吉林大学第二医院
吉林大学中日联谊医院
吉林省肿瘤医院
北华大学附属医院

黑龙江省

哈尔滨医科大学附属第一医院
哈尔滨医科大学附属第三医院（黑龙江省肿瘤医院）
农垦总局总医院（黑龙江省第二肿瘤医院）
齐齐哈尔医学院附属第三医院

上海市

复旦大学附属中山医院
复旦大学附属华山医院
复旦大学附属儿科医院
复旦大学附属肿瘤医院
上海交通大学附属瑞金医院
上海交通大学附属仁济医院
上海交通大学附属新华医院
上海市第一人民医院
上海市第六人民医院
上海市第十人民医院
上海市肺科医院
海军军医大学附属长征医院

江苏省

江苏省人民医院
南京鼓楼医院
江苏省肿瘤医院
徐州市肿瘤医院
常州市第一人民医院
南通市肿瘤医院

浙江省

浙江大学医学院附属第一医院
浙江大学医学院附属第二医院
浙江大学医学院附属邵逸夫医院
浙江省人民医院
浙江省肿瘤医院
温州医科大学附属第一医院
温州医科大学附属第二医院
杭州市第一人民医院
杭州市肿瘤医院
浙江省台州医院
宁波市第二医院
丽水市人民医院
丽水市中心医院
嘉兴市第二医院
绍兴市人民医院
湖州市中心医院
温州市中心医院
衢州市人民医院
舟山医院
新昌县人民医院
东阳市人民医院
金华市中心医院

安徽省

安徽省立医院
蚌埠医学院第一附属医院
皖南医学院附属弋矶山医院
合肥市第一人民医院
中国科学院合肥肿瘤医院
滁州市第一人民医院
安庆海军医院
六安市中医院

福建省

福建医科大学附属第一医院
福建医科大学附属协和医院

福建医科大学孟超肝胆医院
福建省立医院
福建省肿瘤医院
厦门大学附属第一医院
泉州市第一医院
福州市第一医院
漳州市医院
南平市第一医院
三明市第一医院
龙岩市第二医院

江西省

南昌大学第一附属医院
江西省肿瘤医院
九江市第一人民医院
赣州市肿瘤医院

山东省

山东省立医院
山东省肿瘤医院
济宁医学院附属医院
滨州医学院附属医院

河南省

郑州大学第一附属医院
郑州大学第二附属医院
河南省人民医院
河南省肿瘤医院
洛阳东方医院

湖北省

华中科技大学同济医学院附属协和医院
华中科技大学同济医学院附属同济医院
武汉大学中南医院
湖北省肿瘤医院
襄阳市中心医院

湖南省

中南大学湘雅医院
湖南省人民医院
湖南省肿瘤医院
南华大学附属第一医院
株洲市中心医院
湘西州人民医院

广东省

中山大学附属第一医院
中山大学孙逸仙纪念医院
中山大学附属第三医院
中山大学肿瘤防治中心
中山大学附属第六医院
南方医科大学南方医院
广东省人民医院
广州医科大学附属第一医院
广州市第一人民医院
广州市红十字会医院

广西壮族自治区

广西医科大学第一附属医院
广西医科大学第二附属医院
广西医科大学附属肿瘤医院
广西壮族自治区人民医院
右江民族医学院附属医院
柳州市工人医院

海南省

海南医学院第一附属医院
海南医学院第二附属医院
海南省人民医院
海南省肿瘤医院
海南省第三人民医院
海口市人民医院

海南西部中心医院

解放军总医院海南分院

重庆市

重庆医科大学附属第一医院

重庆市肿瘤医院

重庆三峡中心医院

陆军军医大学附属第一医院（西南医院）

陆军军医大学附属第二医院（新桥医院）

陆军军医大学附属第三医院（大坪医院）

四川省

四川大学华西医院

四川省人民医院

四川省肿瘤医院

西南医科大学附属医院

川北医学院附属医院

成都市第二人民医院

成都市第三人民医院

德阳市人民医院

攀枝花市中心医院

绵阳市中心医院

雅安市人民医院

宜宾市第二人民医院

贵州省

贵州医科大学附属医院

贵州省人民医院

贵州医科大学第二附属医院

贵阳市第一人民医院

遵义医学院附属医院

遵义市第一人民医院

遵义市播州区人民医院

黔西南州人民医院

兴义市人民医院

云南省

云南省第一人民医院

昆明医科大学第一附属医院

云南省肿瘤医院

西藏自治区

西藏自治区人民医院

陕西省

西安交通大学第一附属医院

西安交通大学第二附属医院

陕西省人民医院

陕西省肿瘤医院

空军军医大学附属西京医院

空军军医大学附属唐都医院

西电集团医院

汉中3201医院

西安医学院第一附属医院

西安医学院第二附属医院

西安市中心医院

西安市第三医院

西安市第九医院

宝鸡市中心医院

汉中市中心医院

安康市中心医院

渭南市中心医院

延安市人民医院

榆林市第一医院

榆林市第四医院

甘肃省

兰州大学第一医院

兰州大学第二医院

甘肃省人民医院

甘肃省肿瘤医院

河西学院附属张掖人民医院

酒泉市人民医院

青海省

青海省人民医院

青海大学附属医院

青海省第五人民医院（青海省肿瘤医院）

宁夏回族自治区

宁夏医科大学总医院

宁夏回族自治区人民医院

银川市第一人民医院

新疆维吾尔自治区

新疆医科大学第一附属医院

新疆医科大学第三附属医院（新疆维吾尔自治区肿瘤医院）

新疆维吾尔自治区人民医院

新疆生产建设兵团

新疆生产建设兵团第一师医院

新疆生产建设兵团第四师医院

新疆生产建设兵团第十三师红星医院

石河子大学医学院第一附属医院

国务院新闻办公室 2019 年 2 月 19 日 国务院政策例行吹风会 介绍癌症防治工作和药品税收优惠政策有关情况

时间：2019－02－19 15：00

地点：国务院新闻办新闻发布厅

嘉宾：李　斌　国家卫生健康委副主任

徐国乔　财政部税政司负责人

熊先军　国家医疗保障局医药服务管理司司长

王　平　国家药监局药品注册司司长

内容：介绍癌症防治工作和药品税收优惠政策有关情况

［**袭艳春**］女士们、先生们下午好，欢迎大家出席国务院政策例行吹风会。上周国务院召开常务会议部署加强癌症早诊早治和用药保障的措施，决定对罕见病药品给予增值税优惠。为了帮助大家更好地了解相关情况，今天我们非常高兴请到四个部门的负责同志为大家介绍相关情况，他们是：国家卫生健康委副主任李斌先生；财政部税政司负责人徐国乔先生；国家医疗保障局医药服务管理司司长熊先军先生；国家药监局药品注册司司长王平先生。下面先请李斌先生做介绍。

［李斌］各位新闻媒体朋友们，大家下午好！按照这次安排，我向大家介绍癌症防治工作有关情况。

癌症是严重威胁人民群众健康的重大公共卫生问题，近年来我国癌症发病率、死亡率呈逐年上升趋势，给家庭和社会造成重大经济负担，也是当前社会重大民生“痛点”。党中央、国务院高度重视癌症防治工作，习近平总书记就癌症防治工作做出重要指示和批示要求，2 月 11 日国务院常务会议部署了加强癌症早期诊断、早期治疗和用药保障的措施。国家卫生健康委会同有关部门，认真贯彻落实党中央、国务院决策部署，全力做好癌症筛查、临床治疗和药品供应等相应工作。下面我重点从三个方面介绍有关情况：

一是强化癌症早期筛查和早诊早治工作。建立了肿瘤登记年报制度，目前全国建有肿瘤登记处 574 个，覆盖 4.38 亿人口，较为全面地掌握了我国癌症发病、死亡、生存状况及发展趋势。通过中央财政支持，开展了农村高发地区、淮河流域、部分城市癌症筛查和早诊早治工作，以及农村妇女“两癌”筛查，取得显著成效。目前项目地区癌症早诊率超过 80%，治疗率达到 90%，筛查人群的癌症死亡率降低 46%，早期病例诊疗费用较中晚期节省近 70%。

二是建立健全癌症诊疗体系。开展了国家癌症中心、区域癌症诊疗中心和肿瘤临床重点专科建设，以肿瘤医院、综合医院肿瘤科、基层医疗卫生机构、康复医院、安宁疗护中心为主体的癌症诊疗和康复体系初步形成。国家卫生健康委组织制定并及时更新相关诊疗指南、技术规范和临床路径，加大相关专科医师、技师培养力度，癌症诊疗规范和质量控制体系日臻完善，肿瘤诊疗质量得到有效监控。持续优化肿瘤诊疗模式，推动新技术、新方法、新药物临床应用，注重发挥中医药作用。

三是加大癌症防治用药保障力度。将临床急需的 12 种抗肿瘤新药纳入 2018 年版国家基本药物目录。针对抗癌药进医院最后一公里的问题，明确谈判药品费用不纳入总额控制范围，要求医疗机构不得以费用总额控制、“药占比”和医疗机构基本用药目录等为由影响谈判药品的供应和合理用药需求。努力保障抗癌药物不断供，采取有效措施缓解赫赛汀供应紧张问题。建立了全国短缺药品信息直报系统，印发了加强公立医疗机构基本药物配备使用管理的要求。截至 2018 年底，全国有 802 家三级综合医院和肿瘤专科医院采购了国家医保谈判抗癌药，其中采购 4 种以上的医院达到 259 家，努力满足癌症患者的用药需求。

下一步，我们将按照国务院常务会议精神，采取综合措施持续加强癌症防治工作，切实降低癌症死亡率，更好满足人民群众健康需求。癌症防治事关亿万群众福祉，社会关注度高，需要全社会的理解支持和共同参与，在此，我们也非常希望新闻媒体的朋友们能充分宣传癌症防治工作的重要意义和政策措施，积极倡导健康生活方式，提高群众早期筛查的意识和防癌抗癌的主动性，降低癌症的发生风险，增强战胜癌症的信心。谢谢大家！

［袭艳春］感谢李斌先生的介绍。下面我们进入答问环节，提问前请通报一下所在的新闻机构。

［中央广播电视总台央视记者］下一步，我国在癌症早预防、早发现、早治疗方面有什么举措？谢谢。

［李斌］这个问题我来回答。刚才在介绍情况的时候，关于癌症的早期筛查、早诊早

治相关的情况简要介绍了一下，下面我把相关的早期筛查和早诊早治下一步将采取的措施跟朋友们再介绍一下。

癌症致病因素复杂，防治难度大，给家庭、个人和社会经济发展带来了巨大的挑战。国内外的经验表明，采取早期预防、早期筛查、早期治疗等防治措施，对于降低癌症的发病和死亡具有显著的效果。我国在癌症防治方面坚持预防为主，强化早期筛查和早期发现，积极推进早诊早治，取得了一定成效，并将继续加强这方面的工作。重点从以下四方面来加强癌症筛查和早诊早治的工作：

第一，健全肿瘤登记报告制度。推进实现肿瘤登记工作在全国所有县区全覆盖，搭建国家癌症大数据平台，建成覆盖全国的癌症病例登记系统，推动与相关监测系统的数据交换和共享利用，及时掌握我国癌症发病动态，有针对性开展防治工作。

第二，加快推进癌症早期筛查和早诊早治。对发病率高、筛查手段和技术方案比较成熟的上消化道癌、结直肠癌、宫颈癌等重点癌症，将制订筛查与早诊早治指南，加大推广力度。对肝癌等筛查技术尚不成熟、肺癌等筛查成本效益不高的癌症，将集中力量开展联合攻关，优化筛查技术方案。同时，逐步扩大高发癌症筛查和早诊早治覆盖范围，创造条件普遍开展癌症机会性筛查。

第三，提升基层专业能力。通过技术培训、对口支援、远程医疗等方式，提高基层特别是县区级医疗卫生机构癌症筛查和早诊早治能力，在公共卫生医师培训中强化癌症防治知识技能的掌握，推广普及适宜技术。

第四，加大防癌抗癌科普宣传。癌症等慢性病与人的行为生活方式密切相关，更重要的在于平时的预防。我委将继续积极推进全民健康生活方式行动，组织国家癌症中心制定癌症防治核心信息及知识要点，积极开展科普宣传活动，提高群众健康素养水平，积极预防癌症的发生。谢谢。

[**中国新闻社记者**] 前不久国务院第 39 次常务会议提出来要加快境内外抗癌新药的注册和审批，请问药监局在这方面采取了哪些新的举措？到目前为止我们取得了哪些成效？谢谢。

[**王平**] 谢谢您的提问。各位记者朋友大家下午好，大家知道党中央、国务院高度重视抗癌新药的加快注册和审批工作，2018 年以来，李克强总理三次主持召开国务院常务会议对加快抗癌新药的上市等议题做出了重要部署，药监局认真贯彻落实国务院的决策部署，抓紧出台了一系列的加快抗癌新药上市的政策举措，也快速审批了一批抗癌新药，取得了积极的进展。采取的措施：

一是取消进口化学药品的口岸检验，加强事中事后监管。境外新药在口岸通关以后，经销商可以尽快配送到医疗机构以及零售药店，缩短了进入我国市场的时间。

二是简化了境外新药的审批程序，允许申请人使用境外所取得的研究数据来直接申报药品上市。

三是优化了临床试验的审批程序。临床试验由批准制改为到期默认制，也就是说申请人自临床试验申请受理之日起，60 日内如果没有收到审评部门的否定意见，申请人可以开展临床试验。此举也是节约了临床试验的审评时间。

四是对临床急需的境外新药建立了专门的审评机制。我们会同国家卫健委组织遴选了第一批临床急需的48个品种，包括罕见病的治疗药品和治疗严重危及生命的部分药品，对于罕见病治疗药品的审批时间是3个月内审结，对于其他的急需的治疗药品是6个月内审结。

五是增加了药品审评的力量，采取政府购买服务的方式，面向社会招聘了高水平的人才，大幅提高了审评的效率。

六是进一步加强服务和指导。对于申报企业在抗癌药物的研发过程中遇到的问题，我们审评机构早期介入，全程指导，让企业少走弯路，加快研发进程。

通过采取上面一系列的措施，可以说2018年的抗癌新药的审批工作取得了积极的成效。从审批数量上来看，2018年批准的抗癌新药18个，比2017年增长157%，从审批的品种结构上来看，2018年批准的抗癌新药是占我们全年批准新药总数的37.5%，也是显著高于往年，对于抗癌新药的批准数量显著高于往年。从审批速度来看，2018年以前我国抗癌新药审批所用的时间平均用时是24个月，2018年通过采取这一系列的措施和各方面的共同努力，现在我国抗癌新药的审批速度已经缩短了一半，平均12个月左右。现在也与发达国家的审批速度日趋一致。

从批准抗癌新药的临床价值来看，可以说更加贴近临床用药的需求，2018年批准的进口抗癌新药里，有大家都关注和期盼的九价宫颈癌疫苗以及治疗恶性肿瘤的抗体类药物，还有一些新分子实体药物抗癌药物，也有大家俗称的K药和O药，这是批准进口的新药，批准国产的抗癌新药，有治疗非小细胞肺癌以及结肠癌的等，2018年批准了5个我们自主创新的抗癌新药。这其中国内外高度关注的处于医药科技前沿的是4个PD-1抗体类的药物，目前在我们国家都已经上市。

通过深化药品审批制度改革，综合施策，可以说营造了鼓励药品创新的良好氛围和政策环境，让国内外最新的医药科技研发成果在最短的时间内惠及我国的病患者，切实增强人民群众的获得感。

2019年我们将继续深化和完善上述已经采取的行之有效的一些措施，还要继续加快落实各项配套的政策：

一是会同国家卫健委进一步完善临床急需的境外新药的专门通道的审批机制，继续组织专家遴选第二批临床急需境外新药的品种，纳入到专门通道里，加快上市进程。目前这项工作正在有序地推进。

二是对尚未在我国提出申请的临床急需的境外新药，我们计划进一步加强与相关医药行业协会和跨国公司沟通和联系，动员相关的企业来我们国家提出申报。

三是进一步完善相关药品进口审批的政策和技术要求，对于公众临床急需的抗癌新药，如果说临床试验的早期、中期指标显示疗效，并且可以预测临床价值的，可以附带条件批准上市，进一步加快上市的进程。

四是进一步加快国产抗癌新药的审评审批工作。一方面进一步完善包括国产药在内的药品优先审评审批制度，强化沟通交流和服务指导。通过我们审评机构的早期介入、全程指导等方式，加快我国自主研发的抗癌新药和抗癌仿制药的审批上市。另一方面，加强与科技部等部门的协作和配合，持续加强对国产抗癌新药研发的支持力度，完善新药研发体系，结合重大新药创制国家科技重大专项的实施，通过相关科技计划对国产抗癌新药的研发给予资助，促进国产抗癌新药的及早上市。

五是进一步加强药品的监管，加强现场检查，上市抽检以及不良反应监测，保障抗癌药品的质量安全。谢谢。

[光明日报记者] 关于抗癌药纳入医保大家很关注，想问一下 2018 年抗癌药谈判落地情况怎么样？下一步将把更多的救命药纳入医保有什么计划？谢谢。

[熊先军] 国家医保局高度重视谈判药落地的工作，会同相关部门多措并举，确保符合条件的患者能够买得到、用得上、可报销谈判药。去年 11 月我局会同人社部、国家卫健委联合印发了《关于做好 17 种国家医保谈判抗癌药执行落实工作的通知》，要求各个地方不得以费用总控、药占比等为由，影响抗癌药的供应和使用。在 2018 年合理使用抗癌药的费用不纳入当年的医保总控的范围，按规定单独核算保障。在制订 2019 年医保总额控制指标时，要统筹考虑谈判抗癌药合理使用的因素，来合理确定 2019 年的医保总额控制。

第二项措施，加强调度和督促。要求各地按时报送抗癌药的采购报销的情况，对于进度滞后的地区及时提醒督促。截至 2018 年底，17 种国家谈判抗癌药自执行新的谈判价格以来，在全国的医疗机构和药店的总采购量约 184 万粒/片/支，这是大的统计口径。采购总金额达到 5. 62 亿元，与谈判前的价格相比节省费用 9. 18 亿元，累计报销的人次数是 4. 46 万人次，报销金额 2. 56 亿元。

按照中央经济工作会议的要求，我们一是要研究完善基本医疗保险的用药范围管理办法，将从药品准入的基本条件、专家的评审程序以及谈判程序做出明确的规定，同时在这个文件里要明确建立药品动态调整的机制。二是开展 2019 年医保药品目录的调整工作。我们将以切实保障参保人员基本医疗权益为目标，以提升医保基金使用效率为核心，做好临床需求和医保基金承受能力之间的平衡，将更多符合条件的救急救命的好药按照规定的程序纳入医保药品目录，不断地提升基本医疗保障的水平。谢谢。

[中央广播电视总台央广记者] 我这个问题是有关癌症诊疗方面的，我想请教癌症诊疗方面我国下一步还会有哪些具体的举措能够给患者带来一定的获得感？谢谢。

[李斌] 我把关于这方面的情况分成以下几个方面来介绍一下，主要是四个方面的情况。

从下一步措施来讲，我们第一是要推动肿瘤诊疗能力的均衡发展。根据癌症区域分布特点，加强区域医疗中心、远程医疗系统建设和肿瘤专科城乡对口支援，提升各区域、各层次医疗机构的诊疗能力，推动儿童肿瘤、影像等薄弱学科的发展，加强相关专业人力资源的配备，全面提高肿瘤诊疗各相关学科能力。这是第一个方面，重在提高现在的能力。

第二是提高肿瘤规范化水平。要修订肿瘤诊疗的指南、技术规范、临床路径，明确抗肿瘤药物管理的要求，建立处方点评和结果公示制度。建立抗肿瘤药物临床应用监测网络。制订完善肿瘤规范化诊疗检查标准，组织开展地方自查和督导考核，加快推进肿瘤专科医师规范化培训。

第三是推进诊疗理念革新。要继续推动建立“单病种、多学科”的诊疗模式，整合各相关专业的技术力量，明确手术、放疗、化疗适应证和开展条件，确定最佳诊疗方案，实施个体化的治疗。

第四是推动新技术成熟应用。支持开展肿瘤诊疗技术的临床研究，对于基因诊断、靶向治疗等新技术、新方法，组织专家做好论证，促进新技术的临床转化和应用，同时健全管理制度，完善诊疗指南和操作流程，明确适应证和使用范围，严格新技术质量管理，确保医疗质量。

通过这四个方面的措施进一步来提升能力，提升质量，提高治疗效果。谢谢。

［凤凰卫视记者］2019 年在抗癌药品的降价空间上还有怎么样新的举措？谢谢。

［熊先军］刚才我已经讲到在 2019 年将开展新一轮的医保药品目录的调整工作，将对那些救急救命的好药，通过专家评审和通过药品准入谈判来纳入医保。在这个过程中，抗癌药特别是一些新的抗癌药价格都很贵，我们采取的措施就是谈判。通过纳入医保，以量换价的方式来降低抗癌药的价格。谢谢。

［香港经济导报记者］请问怎么看待治未病与癌症预防之间的关系，当下对中医保健品行业的治理会对大健康产业产生影响吗？谢谢。

［李斌］现在几个部委正在联合开展专项的整治行动，通过专项整治，要进一步规范保健品市场的行为，国家卫健委作为组成部门之一，我们参加了一部分相关的工作。在工作过程中，我们也是按照国家卫健委的职能，通过制订国家的标准，对威胁群众健康的食品安全相关的风险进行监测和评估，来发挥我们的作用。相信通过这次专项整治，能够进一步规范保健品市场，规范市场行为，促进我们国家保健品的健康发展。下一步我们将按照专项整治的要求，进一步落实我们的职责，落实专项整治的任务。因为这项任务是年初刚刚有部署，现在正在进行，随着专项整治这项行动的不断深入，相关的一些整治成果和整治过程当中重点解决的问题，也会逐渐向社会公开。谢谢。

［袭艳春］再次感谢四位发布人，也谢谢大家，今天的吹风会到此结束。谢谢。

（来源：国家卫生健康委网站）

❖肿瘤诊疗规范与指南❖

新型抗肿瘤药物临床应用指导原则（2018 年版）

关于印发新型抗肿瘤药物临床应用指导原则（2018 年版）的通知

国卫办医函〔2018〕821 号

各省、自治区、直辖市及新疆生产建设团卫生计生委：

为规范新型抗肿瘤药物临床应用，我委组织原国家卫生计生委合理用药专家委员会牵头制定了《新型抗肿瘤药物临床应用指导原则（2018 年版）》（可在我委官方网站“医政医管”栏目下载）。现印发你们，请认真组织学习，贯彻执行。

该指导原则将定期修订更新，指导临床合理应用抗肿瘤药物。

附件：新型抗肿瘤药物临床应用指导原则（2018 年版）

2018 年 9 月 14 日

发布时间：2018 - 09 - 21

新型抗肿瘤药物临床应用指导原则（2018 年版）

目　录

第二部分　各系统肿瘤的药物临床应用指导原则

第一部分　新型抗肿瘤药物临床应用指导原则

为规范新型抗肿瘤药物临床应用，提高肿瘤合理用药水平，保障医疗质量和医疗安全，维护肿瘤患者健康权益，特制定新型抗肿瘤药物临床应用指导原则。本指导原则涉及的新型抗肿瘤药物是指小分子靶向药物和大分子单克隆抗体类药物。

抗肿瘤药物临床应用的基本原则

抗肿瘤药物的应用涉及临床多个学科，合理应用抗肿瘤药物是提高疗效、降低不良反应发生率以及合理利用卫生资源的关键。抗肿瘤药物临床应用需考虑药物可及性和患者治疗价值两大要素。抗肿瘤药物临床应用是否合理，基于以下两方面：有无抗肿瘤药物应用指征；选用的品种及给药方案是否适宜。

一、病理组织学确诊后方可使用

只有经组织或细胞学病理确诊、或特殊分子病理诊断成立的恶性肿瘤，才有指征使用抗肿瘤药物。单纯依据患者的临床症状、体征和影像学结果得出临床诊断的肿瘤患者，没有抗肿瘤药物治疗的指征。但是，对于某些难以获取病理诊断的肿瘤，如胰腺癌，其确诊可参照国家相关指南或规范执行。

二、基因检测后方可使用

现代抗肿瘤药物的一个显著特征，是出现一批针对分子异常特征的药物——即靶向药物。最具代表性的药物是针对表皮生长因子信号通路异常的酪氨酸激酶抑制剂。目前，根据是否需要检测生物标志物，可以将常用的小分子靶向药物和大分子单克隆抗体类药物分为两大类（表1）。具体的检测生物标记物详见各章节。

表1 常用的小分子靶向药物和大分子单克隆抗体类药物

病种	需要检测靶点的药物	不需要检测靶点的药物
肺癌	吉非替尼 厄洛替尼 埃克替尼 马来酸阿法替尼 奥希替尼 克唑替尼 塞瑞替尼 纳武利尤单抗	贝伐珠单抗 重组人血管内皮抑制素 盐酸安罗替尼
肝癌		甲苯磺酸索拉非尼 瑞戈非尼
胃癌	曲妥珠单抗	甲磺酸阿帕替尼
胃肠道间质瘤	甲磺酸伊马替尼	瑞戈非尼 苹果酸舒尼替尼
胰腺神经内分泌瘤		苹果酸舒尼替尼 依维莫司
结直肠癌	西妥昔单抗	贝伐珠单抗 瑞戈非尼
白血病	甲磺酸伊马替尼 达沙替尼 尼洛替尼	伊布替尼
淋巴瘤	利妥昔单抗	西达本胺 伊布替尼 硼替佐米
多发性骨髓瘤		硼替佐米 来那度胺 沙利度胺
骨髓增殖性疾病		芦可替尼
肾癌		依维莫司 甲苯磺酸索拉非尼 苹果酸舒尼替尼 阿昔替尼 培唑帕尼

续表

病种	需要检测靶点的药物	不需要检测靶点的药物
乳腺癌	曲妥珠单抗 甲苯磺酸拉帕替尼	
黑色素瘤	甲磺酸伊马替尼 维莫非尼	
结节性硬化症相关的室管膜下巨细胞星形细胞瘤		依维莫司
结节性硬化症相关的肾血管平滑肌脂肪瘤		依维莫司
鼻咽癌	尼妥珠单抗	
甲状腺癌		甲苯磺酸索拉非尼

对于有明确靶点的药物，须遵循基因检测后方可使用的原则。检测所用的仪器设备、诊断试剂和检测方法应当经过国家药品监督管理部门批准，特别是经过伴随诊断验证的方法。不得在未做相关检查的情况下盲目用药。

三、严格遵循适应证用药

抗肿瘤药物的药品说明书是抗肿瘤药物临床应用的法定依据，其规定的适应证经过了国家药品监督管理部门批准。抗肿瘤药物临床应用须遵循药品说明书，不能随意超适应证使用。相关药品的生产厂商，在拥有新的高级别循证医学证据的情况下，应当主动向国家药品监督管理部门申报，及时更新相应药品说明书，保证药品说明书的科学性、权威性，有效指导临床用药。特别是有条件快速批准上市的药品，更应当保证药品说明书的时效性。

四、体现患者治疗价值

现代临床肿瘤学高度重视恶性肿瘤患者的治疗价值。其核心思想是，在相同治疗成本前提下，使患者获得更长的生存时间和更好的生活质量。在抗肿瘤药物临床应用中，应当充分考虑抗肿瘤药物的效价比，优先选择有药物经济学评价和效价比高的药品。

根据药物适应证、药物可及性和肿瘤治疗价值，将抗肿瘤药物分成两级。

1. 普通使用级：有明确的临床使用适应证、已列入《国家基本药物目录》《国家基本医疗保险药品目录》和国家谈判药品的抗肿瘤药物品种。

2. 限制使用级：有明确的临床使用适应证、未列入《国家基本药物目录》或《国家基本医疗保险药品目录》或国家谈判药品的抗肿瘤药物品种。

五、特殊情况下的药物合理使用

随着癌症治疗临床实践的快速发展，目前上市的抗肿瘤药物尚不能完全满足肿瘤患者的用药需求，药品说明书也往往滞后于临床实践，一些具有高级别循证医学证据的用法未能及时在药品说明书中明确规定。在尚无更好治疗手段等特殊情况下，医疗机构应当制定相应管理制度、技术规范，对药品说明书中未明确、但具有循证医学证据的药品用法进行严格管理。特殊情况下抗肿瘤药物的使用应当仅限于三级医院授权的具有高级专业技术职称的医师，充分遵循患者知情同意原则，并且应当做好用药监测和跟踪观察。

特殊情况下抗肿瘤药物使用采纳根据，依次是：其他国家或地区药品说明书中已注明的用法，国际权威学协会或组织发布的诊疗规范、指南，国家级学协会发布的经国家卫生健康委员会认可的诊疗规范、指南。

六、重视药物相关性不良反应

抗肿瘤药物的相关性毒副作用发生率较高，也容易产生罕见的毒副作用，因此抗肿瘤药物不良反应报告尤为重要。医疗机构应当建立药品不良反应、药品损害事件监测报告制度，并按照国家有关规定向相关部门报告。医疗机构应当将抗肿瘤药物不良反应报告纳入医疗质量考核体系，定期分析和报告抗肿瘤药物不良反应的动态和趋势。临床医师应当密切随访患者的用药相关毒性，并及时上报不良反应。

抗肿瘤药物临床应用管理

抗肿瘤药物临床应用管理的宗旨，是通过科学化、规范化、常态化的管理，促进抗肿瘤药物合理使用，达到安全、有效、经济治疗肿瘤疾病的目的。

一、医疗机构建立抗肿瘤药物临床应用管理体系

各级医疗机构应当建立抗肿瘤药物临床应用管理体系，制定符合本机构实际情况的抗肿瘤药物临床应用管理制度，明确医疗机构负责人和各职能部门、临床科室负责人在抗肿瘤药物临床应用管理中的责任，并将其纳入医院评审评价、科室管理和医疗质量评估的考核指标，确保抗肿瘤药物临床应用管理得到有效实施。

（一）设立抗肿瘤药物管理工作组

医疗机构应当在药事管理与药物治疗学委员会下设立抗肿瘤药物管理工作组，工作组成员包括医务、药学、临床科室、病理、信息管理、护理等负责人，共同管理本机构的抗肿瘤药物临床应用。

（二）组建抗肿瘤药物临床应用管理专业技术团队

医疗机构应当组建包括肿瘤内科、肿瘤外科、放射治疗、病理学、临床药学、影像学、检验、护理等相关专业人员组成的专业技术团队，为抗肿瘤药物临床应用管理提供专业技术支持，对临床科室抗肿瘤药物临床应用进行技术指导和咨询，为医务人员和下级医疗机构提供抗肿瘤药物临床应用相关专业培训。不具备条件的医疗机构应当与上级医院合作，通过聘请兼职肿瘤专业医师，共享病理组织诊断、分子病理诊断平台等措施，以弥补抗肿瘤药物临床应用管理专业技术力量的不足。

（三）制定抗肿瘤药物供应目录和处方集

医疗机构应当按照本指导原则的要求，确定抗肿瘤药物供应目录的品种、品规数量。

抗肿瘤药物购用品种遴选应当以确保临床合理需要为目标，优先选择《国家基本药物目录》、国家谈判品种、高级别循证医学证据多以及权威指南推荐的品种。应当对抗肿瘤药物供应目录定期评估，及时清退存在安全隐患、性价比差和违规使用情况频发的品种或品规。临时采购抗肿瘤药物供应目录之外品种应有充分理由，并按相关制度和程序备案。

（四）抗肿瘤药物临床应用监测

医疗机构应当定期对抗肿瘤药物临床应用基本情况进行监测。院、科两级定期进行监测的项目包括：

（1）住院患者抗肿瘤药物使用率和限制使用级抗肿瘤药物使用率；

（2）抗肿瘤药物不良反应报告率；

（3）抗肿瘤药物品种、剂型、规格、使用量、使用金额，抗肿瘤药物占药品总费用的比例；

（4）分级管理制度的执行情况；

（5）临床医师抗肿瘤药物使用合理性评价。

（五）信息化管理

医疗机构应当充分利用信息化管理手段，通过信息技术对抗肿瘤药物临床应用进行科学化管理，具体体现在以下几方面。

1. 抗肿瘤药物管理制度、临床诊疗指南、监测数据等相关信息的发布。

2. 抗肿瘤药物合理应用与管理的网络培训与考核。

3. 实行医师抗肿瘤药物处方权限和药师抗肿瘤药物处方调剂资格管理。

4. 对处方医师提供科学的实时更新的药品信息。

5. 通过实施电子处方系统，整合患者病史、病理组织学和分子病理学结果报告、实验室辅助检查结果、药物处方信息和临床诊治指南等形成电子化抗肿瘤药物处方系统，按照《处方管理办法》和《医疗机构处方审核规范》加强对处方、医嘱的审核，促进临床合理用药。

6. 加强医嘱管理，实现抗肿瘤药物临床应用全过程控制和监测，做到抗肿瘤药物处方开具和执行的动态监测。

7. 实现院、科两级抗肿瘤药物使用率、使用情况、不良反应报告率等指标信息化手段实时统计、分析、评估和预警。

二、抗肿瘤药物临床应用实行分级管理

抗肿瘤药物临床应用的分级管理是抗肿瘤药物管理的核心策略，有助于减少抗肿瘤药物过度使用或使用不足。医疗机构应当建立健全抗肿瘤药物临床应用分级管理制度，按照“普通使用级”和“限制使用级”的分级原则，明确各级抗肿瘤药物临床应用的指征，落实各级医师应用抗肿瘤药物的处方权限。

（一）抗肿瘤药物分级原则

根据安全性、疗效、价格等因素，将抗肿瘤药物分为两级，即普通使用级和限制使用级。各医疗机构应当将抗肿瘤药物分级管理纳入医疗质量考核体系中。

（二）处方权限与临床应用

1. 根据本指导原则，二级以上医院按年度对医师和药师进行抗肿瘤药物临床应用知识和规范化管理的培训，按专业技术职称授予医师相应处方权和药师肿瘤药物处方调剂资格。如，初级和中级职称的医师具有普通使用级抗肿瘤药物的处方权，副高及以上职称的医师具有限制使用级抗肿瘤药物的处方权。

2. 限制使用级抗肿瘤药物的临床应用应当加以控制。临床应用限制使用级抗肿瘤药物应当严格掌握用药指征，由具有相应处方权医师开具处方，同时，由具有抗肿瘤药物临床应用经验、具备高级专业技术职称任职资格的抗肿瘤药物临床合理应用专家组审核后使用，抗肿瘤药物临床合理应用专家组可由肿瘤专科医师、抗肿瘤专业临床药师、病理医师等组成。如特殊情况下越级使用了限制使用级抗肿瘤药物，需在 24 小时内进行补办手续，并由具备高级专业技术职称任职资格的医师审核。

三、细胞或组织病理学诊断

在没有获得细胞或组织病理学诊断之前，医师不能开具抗肿瘤药物进行治疗，应当根据细胞或组织病理学结果合理选用抗肿瘤药物。因此，需要重视加强病理科和相关科室建设，提高细胞或组织病理学诊断能力、效率和准确性，促进目标治疗、减少经验治疗，以达到肿瘤精准治疗的目的。从事病理组织学和分子病理学诊断的科室，应当具备以下条件：

（1）检测项目涵盖病理形态学诊断、免疫组化（IHC）、RT-PCR、FISH 等，有条件的可开展高通量基因测序；

（2）配备相应设备及专业技术人员；

（3）制定细胞或组织病理学诊断各环节的质量控制流程规范；

（4）使用国家药品监督管理局批准的仪器设备和诊断试剂；

（5）加强临床实验室室内质量控制，定期参加国家或省级临床检验中心组织的室间质量评价。

四、培训、评估和督查

（一）加强各级人员抗肿瘤药物临床应用和管理培训

医疗机构应当强化对医师、药师等相关人员的培训，提倡遵循本指导原则和基于循证医学证据的恶性肿瘤诊治指南，严格掌握抗肿瘤药物应用的适应证，减少经验治疗，尽量做到精准治疗以确保抗肿瘤药物应用适应证、品种选择、给药途径、剂量和疗程对患者是适宜的。

（二）评估抗肿瘤药物使用合理性

1. 根据医疗机构实际情况及各临床科室不同专业特点，科学设定医院和科室的抗肿瘤药物临床应用控制指标，对抗肿瘤药物使用趋势进行分析。

2. 重视抗肿瘤药物处方、医嘱的专项点评。抗肿瘤药物管理工作组应组织肿瘤专业、病理学专业和临床药学等相关专业技术人员组成点评小组，结合医院实际情况设定点评目标，重点关注限制使用级抗肿瘤药物的用药、各科室抗肿瘤药物应用情况以及严重和新的不良反应报告情况。

（三）反馈与干预

根据点评结果对不合理使用抗肿瘤药物的突出问题在本机构范围内进行通报，对责任人进行约谈，对问题频发的责任人，按照有关法律法规和相关规定进行处罚。

1. 抗肿瘤药物管理工作组应当根据处方点评结果，研究制定具有针对性的临床用药质量管理等药事管理改进措施，并责成相关部门和科室予以落实。

2. 抗肿瘤药物管理工作组应当对存在问题的相关科室、个人进行重点监测以跟踪其改进情况，通过“监测－反馈－干预－追踪”模式，促进抗肿瘤药物临床应用的持续改进。

（四）加强督导检查

卫生健康行政部门应当将医疗机构抗肿瘤药物临床应用情况纳入医疗机构考核指标体系；将抗肿瘤药物临床应用情况作为医疗机构定级、评审、评价的重要指标。各级卫生健康行政部门应当建立抗肿瘤药物临床应用情况公布和诫勉谈话制度，对本行政区域内医疗机构抗肿瘤药物应用情况进行监测，定期向本行政区域进行社会公布，并报上级卫生健康行政部门备案。

第二部分　各系统肿瘤的药物临床应用指导原则

呼吸系统肿瘤用药

一、吉非替尼

通用名： 吉非替尼片

制剂与规格： 片剂：250mg

适应证： EGFR 基因具有敏感突变的局部晚期或转移性非小细胞肺癌（NSCLC）。

合理用药要点：

1. 用药前必须明确有经国家药品监督管理局批准的 EGFR 基因检测方法检测到的 EGFR 敏感突变。

2. 肿瘤组织和血液均可用于 EGFR 基因突变检测，但组织检测优先。

3. 治疗期间因药物毒性不可耐受时，可在同一代药物之间替换，如疾病进展则不能在同一代药物之间替换。

4. 治疗过程中影像学显示缓慢进展但临床症状未发生恶化的患者，可以继续使用原药物；发生局部进展的患者，可以继续使用原药物加局部治疗；对于快速进展的患者，建议改换为其他治疗方案。

5. 用药期间必须注意常见的皮肤反应和腹泻；应特别注意间质性肺炎、肝脏毒性和眼部症状的发生。

6. 避免与 CYP3A4 诱导剂（如苯妥英、卡马西平、利福平、巴比妥类或圣约翰草）联合使用。避免与 CYP3A4 酶抑制剂（如酮康唑、异烟肼）等联合使用，其联合使用可能导致血药浓度升高而增加不良反应。服用华法林的患者应定期监测凝血酶原时间或 INR 的改变。能显著且持续升高胃液 pH 的药物有可能会降低吉非替尼的血药浓度，从而降低吉非替尼疗效。

※7. 在某些肿瘤急症的情况下，如脑转移昏迷或呼吸衰竭，在充分知情的情况下，对不吸烟的肺腺癌患者可考虑使用。一旦病情缓解，必须补充进行 EGFR 突变的组织检测。

二、厄洛替尼

通用名：盐酸厄洛替尼片

制剂与规格：片剂：150mg

适应证：EGFR 基因具有敏感突变的局部晚期或转移性非小细胞肺癌（NSCLC）。

合理用药要点：

1. 厄洛替尼一线或维持使用于晚期或转移性 NSCLC 患者的治疗时，必须对患者的 EGFR 突变进行评估，选用经过国家药品监督管理局批准的检测方法检测到敏感突变。

2. 有脑转移的 EGFR 基因突变的 NSCLC 患者可考虑使用厄洛替尼。

3. 治疗过程中影像学显示缓慢进展但临床症状未发生恶化的患者，可以继续使用原药物；发生局部进展的患者，可以继续使用原药物加局部治疗；对于快速进展的患者，建议改换为其他治疗方案。

4. CYP3A4 抑制剂会使其暴露增加。同时 CYP3A4 诱导剂如利福平也应避免使用，若使用时可考虑增加厄洛替尼剂量。

5. 用药期间必须注意常见的皮肤反应和腹泻。应特别注意间质性肺炎、肝功能异常和眼部症状的发生。

6. 吸烟会导致厄洛替尼的暴露量降低，建议患者戒烟。

※7. 在某些肿瘤急症的情况下如脑转移昏迷或呼吸衰竭，在充分知情的情况下，对不吸烟的肺腺癌患者可考虑使用。一旦病情缓解，必须补充进行 EGFR 突变的组织检测。

三、埃克替尼

通用名：盐酸埃克替尼片

制剂与规格：片剂：125mg

适应证：EGFR 基因具有敏感突变的局部晚期或转移性非小细胞肺癌（NSCLC）。

合理用药要点：

1. 针对一线治疗，用药前进行 EGFR 基因突变检测，组织和液体检测均可，组织检测优先。

※注：本指导原则“合理用药要点”带※部分为特殊情况下的药物合理使用专家共识。

2. 有脑转移的 EGFR 基因突变的 NSCLC 患者，可优先选择埃克替尼。

3. 治疗过程中影像学显示缓慢进展但临床症状未发生恶化的患者，可以继续使用原药物；发生局部进展的患者，可以继续使用原药物加局部治疗；对于快速进展的患者，建议改换为其他治疗方案。

4. 一线接受化疗失败的患者，二、三线可考虑使用埃克替尼，但不推荐用于 EGFR 基因突变阴性的患者。

5. 不良反应主要为常见的Ⅰ、Ⅱ度皮疹和腹泻，应特别关注间质性肺炎的发生。

6. 埃克替尼主要通过细胞色素 P-450 单加氧酶系统的 CYP2C19 和 CYP3A4 代谢，对 CYP2C9 和 CYP3A4 有明显的抑制作用。

※7. 在某些肿瘤急症的情况下如脑转移昏迷或呼吸衰竭，如果血液检测 EGFR 基因突变仍为阴性，在充分知情的情况下，对不吸烟的肺腺癌可考虑使用。一旦病情缓解，必须补充进行 EGFR 基因突变的组织检测。

四、马来酸阿法替尼

通用名：马来酸阿法替尼片

制剂与规格：片剂：30mg、40mg

适应证：

1. 具有 EGFR 基因敏感突变的局部晚期或转移性非小细胞肺癌（NSCLC），既往未接受过表皮生长因子受体酪氨酸激酶抑制剂（EGFR-TKI）治疗。

2. 含铂化疗期间或化疗后疾病进展的局部晚期或转移性鳞状组织学类型的非小细胞肺癌。

合理用药要点：

1. 一线治疗 EGFR 基因敏感突变的晚期 NSCLC 患者，用药前必须明确有经国家药品监督管理局批准的 EGFR 基因检测方法检测到的 EGFR 基因敏感突变。肿瘤组织和血液均可用于 EGFR 基因突变检测，但组织检测优先。

2. 虽然药品说明书显示马来酸阿法替尼不需进行基因检测可用于二线治疗含铂化疗期间或化疗后进展的晚期肺鳞状细胞癌患者，但仍然不推荐用于 EGFR 基因突变阴性的患者。

3. 对于非常见 EGFR 基因突变患者，优先使用马来酸阿法替尼。

4. 推荐剂量为 40mg，每日一次，可根据患者耐受性进行剂量调整，剂量调整方案见表 2。

5. 对于年老体弱患者，可使用 30mg 作为推荐剂量。

6. 马来酸阿法替尼不应与食物同服，应当在进食后至少 3 小时或进食前至少 1 小时服用。

7. 用药期间必须注意腹泻、皮肤相关不良反应、间质性肺炎等不良事件。

8. 如需要使用 P-糖化蛋白（P-gp）抑制剂，应采用交错剂量给药，尽可能延长与马来酸阿法替尼给药的间隔时间。

表2　马来酸阿法替尼推荐剂量调整方案

CTCAE[a]药物相关不良事件	马来酸阿法替尼的建议给药量	
1级或2级	不中断[b]	不调整剂量
2级（延长[c]或不耐受）或≥3级	中断直到恢复至0/1级[b]	以减量10mg递减继续[d]

[a]美国国立癌症研究所（NCI）不良事件通用术语标准3.0版。

[b]发生腹泻时，应立即使用抗腹泻药物（如洛哌丁胺），并且对于持续腹泻的情况应继续用药直到腹泻停止。

[c]腹泻>48小时和（或）皮疹>7天。

[d]如果患者不能耐受每天20mg，应考虑永久停用本品。

五、奥希替尼

通用名：甲磺酸奥希替尼片

制剂与规格：片剂：40mg、80mg

适应证：本品适用于既往经EGFR-TKI治疗时或治疗后出现疾病进展，并且经检测确认存在EGFR-T790M突变阳性的局部晚期或转移性非小细胞肺癌（NSCLC）成人患者的治疗。

合理用药要点：

1. 用药前必须明确有经国家药品监督管理局批准的检测方法检测到EGFR-T790M突变。

2. 肿瘤组织和血液均可用于T790M突变检测，但组织检测优先。EGFR突变的脑转移患者推荐优先使用。

3. 用药期间必须注意常见的皮肤反应和腹泻，应特别注意间质性肺炎的发生。

4. 避免与CYP3A4诱导剂（如苯妥英钠、卡马西平、利福平、巴比妥类或圣约翰草）联合使用。

※5. 在某些肿瘤急症的情况下如脑转移昏迷或呼吸衰竭，如果血液检测T790M仍为阴性，在充分知情的情况下，可考虑使用，一旦病情缓解，必须补充进行EGFR突变的组织检测。

※6. 确认脑膜转移的患者，且T790M检测为阴性，在充分知情的情况下，可考虑使用。

六、克唑替尼

通用名：克唑替尼胶囊

制剂与规格：胶囊：200mg、250mg

适应证：

1. 间变性淋巴瘤激酶（ALK）阳性的局部晚期或转移性非小细胞肺癌（NSCLC）患者的治疗。

2. ROS1阳性的晚期非小细胞肺癌患者的治疗。

合理用药要点：

1. 用药前必须明确有经国家药品监督管理局批准的 ROS1 或 ALK 检测方法检测到的 ROS1 阳性或者 ALK 阳性。

2. 治疗过程中影像学显示缓慢进展但临床症状未发生恶化的患者，可以继续使用原药物；发生局部进展的患者，可以继续使用原药物加局部治疗；对于快速进展的患者，建议改换为其他治疗方案。

3. 用药期间必须注意常见的肝功能异常和视觉异常，在治疗开始的最初两个月应每周检测一次，之后每月检测一次患者的肝功能，严重肝损伤患者禁用。

4. 如果患者出现美国国立癌症研究所不良事件通用术语标准（NCICTCAE，4.0 版）规定的严重程度为 3 级或 4 级的不良事件，需一次或多次减少剂量，按以下方法减少剂量：

（1）第一次减少剂量：口服，200mg，每日两次；

（2）第二次减少剂量：口服，250mg，每日一次；如果每日一次口服 250mg 克唑替尼胶囊仍无法耐受，则永久停服。

5. 目前 CYP3A 抑制剂对稳态克唑替尼暴露量影响程度尚不确定。克唑替尼是一种 CYP3A 的中度抑制剂。体外研究表明，尽管克唑替尼是 CYP2B6 底物代谢的介导抑制剂，但在临床上不会发生药物相互作用。

※6. 用于 cMET14 外显子跳跃突变的晚期 NSCLC 患者。

七、贝伐珠单抗

通用名： 贝伐珠单抗注射液

制剂与规格： 针剂：100mg（4ml）/瓶、400mg（16ml）/瓶

适应证： 贝伐珠单抗联合卡铂与紫杉醇用于不可切除的晚期、转移性或复发性非鳞状细胞非小细胞肺癌（NSCLC）患者的一线治疗。

合理用药要点：

1. 贝伐珠单抗不适用于晚期肺鳞状细胞癌的治疗。

2. 有严重出血或者近期曾有咯血、肿瘤侵犯大血管的患者不应接受贝伐珠单抗治疗。

3. 贝伐珠单抗与卡铂和紫杉醇联合用药最多 6 个周期，随后给予贝伐珠单抗单药治疗，直至疾病进展或出现不可耐受的毒性。目前除贝伐珠单抗联合卡铂/紫杉醇一线治疗外，贝伐珠单抗联合铂类/培美曲塞一线治疗也有部分循证依据。

4. 贝伐珠单抗推荐剂量为 15mg/kg，每 3 周给药一次。也可以使用 7.5mg/kg，每 3 周给药一次。

5. 出现以下情况，停止使用贝伐珠单抗：

（1）胃肠道穿孔（胃肠道穿孔、胃肠道瘘形成、腹腔脓肿），内脏瘘形成。

（2）需要干预治疗的伤口裂开以及伤口愈合并发症。

（3）重度出血（例如需要干预治疗）。

（4）重度动脉血栓事件。

（5）危及生命（4 级）的静脉血栓栓塞事件，包括肺栓塞。

（6）高血压危象或高血压脑病。

（7）可逆性后部脑病综合征（PRES）。

（8）肾病综合征。

6. 如果出现以下状况，需暂停使用贝伐珠单抗：

（1）择期手术前4～6周。

（2）药物控制不良的重度高血压。

（3）中度到重度的蛋白尿需要进一步评估。

（4）重度输液反应。

八、重组人血管内皮抑制素

通用名：重组人血管内皮抑制素注射液

制剂与规格：针剂：15mg（3ml）/瓶

适应证：本品联合NP化疗方案用于治疗初治或复治的Ⅲ～Ⅳ期非小细胞肺癌（NSCLC）患者。

合理用药要点：

1. 过敏体质或对蛋白类生物制品有过敏史者慎用。

2. 有严重心脏病或病史者慎用，本品临床使用过程中应定期检测心电图。

3. 本品适用于初治或复治的Ⅲ～Ⅳ期NSCLC患者，目前没有循证证据支持本品用于小细胞肺癌的治疗。

九、盐酸安罗替尼

通用名：盐酸安罗替尼胶囊

制剂与规格：胶囊：8mg、10mg、12mg

适应证：本品单药适用于既往至少接受过2种系统化疗后出现进展或复发的局部晚期或转移性非小细胞肺癌（NSCLC）患者的治疗。对于存在EGFR基因突变或间变性淋巴瘤激酶（ALK）阳性的患者，在开始本品治疗前应接受相应的靶向药物治疗后进展、且至少接受过2种系统化疗后出现进展或复发。

合理用药要点：

1. 使用盐酸安罗替尼前无需进行基因检测，但对于存在EGFR基因突变或ALK融合阳性的患者，在开始盐酸安罗替尼治疗前应接受相应的标准靶向药物治疗后进展、且至少接受过2种系统化疗后出现进展或复发。

2. 中央型肺鳞状细胞癌或具有大咯血风险的患者禁用。

3. 盐酸安罗替尼有增加发生出血事件和发生血栓/栓塞事件的风险，因此具有出血风险、凝血功能异常的患者、具有血栓/卒中病史的患者以及服用抗凝药物及相关疾病的患者应慎用。

4. 老年患者（65岁以上）使用盐酸安罗替尼时，无需调整用药剂量。

5. 用药期间应密切关注高血压的发生，常规降压药物可有效控制患者血压。

6. 避免与CYP1A2和CYP3A4的抑制剂和诱导剂联用，如利福平、地塞米松、克拉霉素、酮康唑等。

十、塞瑞替尼

通用名：塞瑞替尼胶囊

制剂与规格：胶囊：150mg

适应证：本品适用于此前接受过克唑替尼治疗后进展的或者对克唑替尼不耐受的间变性淋巴瘤激酶（ALK）阳性的局部晚期或转移性非小细胞肺癌（NSCLC）患者。

合理用药要点：

1. 用药前必须明确有经国家药品监督管理局批准的 ALK 检测方法检测到的 ALK 阳性。

2. 治疗过程中影像学显示缓慢进展但临床症状未发生恶化的患者，可以继续使用原药物；发生局部进展的患者，可以继续使用原药物加局部治疗；对于快速进展的患者，建议改换为其他治疗方案。

3. 本品的推荐剂量为每日一次，每次 450mg，每天在同一时间口服给药，药物应与食物同时服用。

4. 如果忘记服药，且距下次服药时间间隔 12 小时以上时，患者应补服漏服的剂量。若治疗期间发生呕吐，患者不应服用额外剂量，但应继续服用下次计划剂量。

5. 用药期间须注意胃肠道不良反应、肝毒性、间质性肺炎/非感染性肺炎、心律失常、高血糖等不良反应。

6. 本品治疗期间应避免联合使用强效 CYP3A 抑制剂。如果必须同时使用强效 CYP3A 抑制剂，则应将塞瑞替尼的剂量减少约 1/3，取整至最接近的 150mg 整数倍剂量。

7. 如果本品与抑制 P-gp 的药物联合使用，可能导致本品浓度升高。联合使用 P-gp 抑制剂时应谨慎，注意监测不良反应。

※8. 基于 ASCEND-4 研究，ALK 阳性的 NSCLC 可选择塞瑞替尼作为一线治疗。

※9. 基于一项Ⅱ期临床研究，在经化疗治疗后的 ROS1 重排的 NSCLC 患者可选择塞瑞替尼进行治疗。

十一、纳武利尤单抗

通用名：纳武利尤单抗注射液

制剂与规格：针剂：40mg（4ml）/瓶，100mg（10ml）/瓶

适应证：本品单药适用于既往接受过含铂方案化疗后疾病进展或不可耐受的局部晚期或转移性非小细胞肺癌（NSCLC）成人患者。的二线治疗，需排除 EGFR 基因突变和间变性淋巴瘤激酶（ALK）融合的患者。

合理用药要点：

1. 局部晚期或转移性 NSCLC 成人患者，既往接受过含铂方案化疗后疾病进展或不可耐受。

2. 患者必须为 EGFR 阴性和 ALK 阴性。

3. 只要观察到临床获益，应继续纳武利尤单抗治疗，直至患者不能耐受。有可能观

察到非典型反应（例如最初几个月内肿瘤暂时增大或出现新的小病灶，随后肿瘤缩小）。如果患者临床症状稳定或持续减轻，即使有疾病进展的初步证据，基于总体临床获益的判断，可考虑继续应用本品治疗，直至证实疾病进展。

4. 纳武利尤单抗在中国基于 CheckMate 078 研究，获批的剂量是 3mg/kg，每 2 周一次，60 分钟输注。在欧美，基于 PPK 研究，纳武利尤单抗已经获批固定剂量，480mg，每 4 周一次或者 240mg，每 2 周一次，30 分钟输注。

5. 根据个体患者的安全性和耐受性，可暂停给药或停药。不建议增加或减少剂量。

6. 发生 4 级或复发性 3 级不良反应，虽然进行治疗调整但仍持续存在 2 级或 3 级不良反应，应永久性停用纳武利尤单抗。

7. 老年患者（≥65 岁）无需调整剂量。

8. 轻或中度肾损伤患者无需调整剂量。重度肾损伤患者的数据有限。

9. 轻或中度肝损伤患者无需调整剂量，没有对重度肝损伤患者进行本品的相关研究，重度（总胆红素 >3 倍 ULN 和任何 AST）肝损伤患者必须慎用本品。

10. 纳武利尤单抗可引起免疫相关性不良反应。因为不良反应可能在纳武利尤单抗治疗期间或纳武利尤单抗治疗停止后的任何时间发生，应持续进行患者监测（至少至末次给药后 5 个月）。

11. 对于疑似免疫相关性不良反应，应进行充分的评估以确认病因或排除其他病因。根据不良反应的严重程度，应暂停纳武利尤单抗治疗并给予糖皮质激素。若使用糖皮质激素免疫抑制疗法治疗不良反应，症状改善后，需至少 1 个月的时间逐渐减量至停药。快速减量可能引起不良反应恶化或复发。如果虽使用了糖皮质激素但仍恶化或无改善，则应增加非糖皮质激素性免疫抑制治疗。

12. 在患者接受免疫抑制剂量的糖皮质激素或其他免疫抑制治疗期间，不可重新使用纳武利尤单抗治疗。

13. 如果出现任何重度、复发的免疫相关性不良反应以及任何危及生命的免疫相关性不良反应，必须永久停止纳武利尤单抗治疗。

14. 纳武利尤单抗是一种人单克隆抗体，因单克隆抗体不经细胞色素 P450（CYP）酶或其他药物代谢酶代谢，因此，合并使用的药物对这些酶的抑制或诱导作用预期不会影响纳武利尤单抗的药代动力学性质。

15. 纳武利尤单抗注射液每毫升含 0. 1mmol（或 2. 5mg）钠，在对控制钠摄入的患者进行治疗时应考虑这一因素。

消化系统肿瘤用药

一、瑞戈非尼

通用名：瑞戈非尼片

制剂与规格：片剂：40mg

适应证：

1. 既往接受过甲苯磺酸索拉非尼治疗的肝细胞癌（HCC）患者。

2. 既往接受过甲磺酸伊马替尼及苹果酸舒尼替尼治疗的局部晚期的、无法手术切除的或转移性胃肠道间质瘤患者。

3. 既往接受过氟尿嘧啶、奥沙利铂和伊立替康为基础的化疗，以及既往接受过或不适合接受抗 VEGF 治疗、抗 EGFR 治疗（RAS 野生型）的转移性结直肠癌（CRC）患者。

合理用药要点：

1. 用药前无需进行基因检测。

2. 药品说明书推荐剂量为160mg 口服，每日一次，用药3 周停药1 周。基于个人的安全及耐受性考虑，可能需要中断或降低剂量，也可以考虑采用 80 ~ 120mg 起始剂量逐渐递增。

3. 亚洲人群最常见不良反应为手足皮肤反应、肝功能异常（高胆红素血症、ALT 升高、AST 升高）和高血压，同时，还要注意疼痛、乏力、腹泻、食欲下降及进食减少等不良反应；最严重的不良反应为重度肝损伤、出血及胃肠道穿孔及感染；有血栓、栓塞病史者应审慎使用。

4. 对瑞戈非尼任一活性物质或辅料有超敏反应的患者禁用。

5. 与 CYP3A4 活性的强抑制剂（如克拉霉素、葡萄柚汁、伊曲康唑、酮康唑、泊沙康唑、泰利霉素和伏立康唑），强 UGT1A9 抑制剂（如甲芬那酸、二氟尼柳和尼氟酸），强 CYP3A4 诱导剂（利福平、苯妥英、卡马西平、苯巴比妥和贯叶连翘），需尽量避免同时使用。

二、甲苯磺酸索拉非尼

通用名：甲苯磺酸索拉非尼片

制剂与规格：片剂：0.2g

适应证：治疗无法手术或远处转移的肝细胞癌。

合理用药要点：

1. 用药期间最常见的不良反应有腹泻、乏力、脱发、感染、手足皮肤反应、皮疹。

2. 推荐服用剂量为每次 0.4g、每日两次，空腹或伴低脂、中脂饮食服用，对疑似不良反应的处理包括暂停或减少用量，如需减少剂量，甲苯磺酸索拉非尼的剂量减为每日一次，每次 0.4g，口服。

3. 与通过 UGT1A1 途径代谢/清除的药物（如伊立替康）、多西他赛联合应用时需谨慎。与华法林合用时应定期检测 INR 值。

4. 目前缺乏在晚期肝细胞癌患者中甲苯磺酸索拉非尼与介入治疗如肝动脉栓塞化疗（TACE）比较的随机对照临床研究数据，因此尚不能明确本品相对介入治疗的优劣，也不能明确对既往接受过介入治疗后患者使用甲苯磺酸索拉非尼是否有益。

5. TACTICS 研究（NCT01217034）证实首次 TACE 联合索拉非尼较甲苯磺酸索拉非尼组获益更佳。

三、曲妥珠单抗

通用名：注射用曲妥珠单抗

制剂与规格：针剂：440mg（20ml）/瓶

适应证：本品联合卡培他滨或5-氟尿嘧啶和顺铂适用于既往未接受过针对转移性疾病治疗的HER-2阳性的转移性胃腺癌或胃食管交界腺癌患者，对于顺铂和氟尿嘧啶类进展，而未使用过曲妥珠单抗的HER-2阳性的转移性胃癌患者，可以考虑曲妥珠单抗联合其他有效的化疗药物治疗；曲妥珠单抗只能用于HER-2阳性的转移性胃癌患者，HER-2阳性的定义为使用已验证的检测方法得到的IHC3+或IHC2+/FISH+结果。

合理用药要点：

1. 在本品治疗前，应进行HER-2检测，相关检测应使用国家药品监督管理局批准的检测方法。

2. 曲妥珠单抗开始治疗前应进行左室射血分数（LVEF）的检测，治疗期间须经常密切监测LVEF。

3. 胃癌治疗过程中患者出现充血性心力衰竭、左心室功能明显下降、严重的输注反应和肺部反应时，要中断或停止曲妥珠单抗的治疗。

四、甲磺酸阿帕替尼

通用名：甲磺酸阿帕替尼片

制剂与规格：片剂：0.25g、0.375g、0.425g

适应证：既往至少接受过2种系统化疗后进展或复发的晚期胃腺癌或胃食管结合部腺癌患者，且患者接受甲磺酸阿帕替尼治疗时一般状况良好。

合理用药要点：

1. 药品说明书推荐剂量为850mg，每日一次。对于体力状态评分ECOG≥2、四线化疗以后、胃部原发癌灶没有切除、骨髓功能储备差、年老体弱或瘦小的女性患者，为了确保患者的安全性和提高依从性，可以适当降低起始剂量，先从500mg开始服药，服用1~2周后再酌情增加剂量。

2. 使用过程中出现3~4级不良反应时，建议暂停用药，并对症处理，待症状缓解恢复到1级以内，随后降低剂量服用。

3. 用药期间必须特别关注血压升高、蛋白尿、手足皮肤反应、出血、心脏毒性、肝脏毒性等不良反应。

4. 慎与CYP3A4代谢药物、CYP2C9代谢药物、延长QT间期的药物同时使用。

五、苹果酸舒尼替尼

通用名：苹果酸舒尼替尼胶囊

制剂与规格：胶囊：12.5mg、25mg、37.5mg、50mg

适应证：

1. 甲磺酸伊马替尼治疗失败或不能耐受的胃肠道间质瘤患者。

2. 不可切除的、转移性高分化进展期胰腺神经内分泌瘤（pNET）成年患者。

合理用药要点：

1. 每日推荐最高剂量50mg，服药4周、停药2周，与进食无相关性；若必须与

CYP3A4 抑制剂联合使用，剂量可减至 37. 5mg；若必须与 CYP3A4 诱导剂联合使用，最大剂量不超过 87. 5mg。

2. 用药期间必须注意常见的不良反应，例如：白细胞减少、腹泻、乏力、手足综合征；潜在严重的不良反应为肝毒性、左心室功能障碍、QT 间期延长、出血、高血压、甲状腺功能不全。

3. 若出现充血性心力衰竭的临床表现，建议停药；无充血性心力衰竭临床证据但射血分数 < 50% 以及射血分数低于基线 20% 的患者也应停药和（或）减量。

4. 可延长 QT 间期，且呈剂量依赖性。应慎用于已知有 QT 间期延长病史的患者、服用抗心律失常药物的患者或有相应基础心脏疾病、心动过缓和电解质紊乱的患者。

5. 使用期间如果发生严重高血压，应暂停使用，直至高血压得到控制。

6. 避免同时使用 CYP3A4 抑制剂、诱导剂。

六、甲磺酸伊马替尼

通用名：甲磺酸伊马替尼片

制剂与规格：片剂：0. 1g

适应证：

1. 用于治疗不能切除和（或）发生转移的胃肠道间质瘤成人患者。

2. 用于 Kit（CD117）阳性胃肠道间质瘤手术切除后具有明显复发风险的成人患者的辅助治疗。

合理用药要点：

1. 用药期间必须注意常见的不良反应，例如：体液潴留、恶心、腹泻、皮疹、中性粒细胞减少、血小板减少、贫血、疼痛性肌痉挛、以及肝功能损伤。

2. 肝功能损害者慎用本药物，避免同时使用 CYP3A4 抑制剂、诱导剂，尤其需要警惕与对乙酰氨基酚类药物联合使用。

3. 治疗后若未能获得满意疗效，如果没有严重药物不良反应，剂量可增加到每天 0. 6 ~0. 8g；若患者从本药持续获益，可持续接受本药治疗。

4. 对于潜在可切除的胃肠道间质瘤患者，甲磺酸伊马替尼新辅助治疗也可令患者获益。

七、依维莫司

通用名：依维莫司片

制剂与规格：片剂：2. 5mg、5mg、10mg

适应证：不可切除的、局部晚期或转移性的、分化良好的（中度分化或高度分化）进展期胰腺、胃肠道或肺源神经内分泌瘤成人患者。

合理用药要点：

1. 用药期间必须注意常见的不良反应，包括口腔炎、皮疹、疲劳、腹泻、感染、恶心、食欲下降、贫血、味觉障碍、周围水肿、高血糖和头痛。

2. 非感染性肺炎是雷帕霉素衍生物（包括本品）的类效应。对本品有效成分、其他雷帕霉素衍生物或本品中任何辅料过敏者禁用。使用依维莫司和其他雷帕霉素衍生物患者中观察到的过敏反应表现包括但不限于：呼吸困难、潮红、胸痛或血管性水肿（如伴或不伴呼吸功能不全的气道或舌肿胀）。

3. 同时使用血管紧张素转换酶抑制剂的患者，可能发生血管性水肿（如气道或舌肿胀，伴有或不伴有呼吸道损害）的风险升高。

4. 在本品治疗期间应避免接种活疫苗，如流感、麻疹、腮腺炎、风疹、口服脊髓灰质炎、卡介苗、黄热病、水痘和 TY21a 伤寒疫苗等，避免与接种过活疫苗的人密切接触。

5. 应避免合并使用强效 CYP3A4/或 P-糖蛋白抑制剂、CYP3A4 强效诱导剂。

八、贝伐珠单抗

通用名：贝伐珠单抗注射液

制剂与规格：针剂：100mg（4ml）/瓶

适应证：

1. 转移性结直肠癌。

2. 贝伐珠单抗联合以 5-氟尿嘧啶为基础的化疗适用于转移性结直肠癌患者的治疗。

合理用药要点：

1. 转移性结直肠癌患者的一、二线治疗，可选择贝伐珠单抗 + 化疗。

2. 一线使用贝伐珠单抗治疗病情进展的患者，二线转换化疗方案但可继续使用贝伐珠单抗。

3. 一线使用贝伐珠单抗治疗病情控制后，可选择贝伐珠单抗 ± 氟尿嘧啶类药物维持治疗直至病情进展。

4. 转移性结直肠癌贝伐珠单抗静脉输注的推荐剂量为：联合 FOLFOX/ FOLFIRI 化疗方案时，5mg/kg，每两周给药一次。联合 XELOX 化疗方案时，7.5mg/kg，每三周给药一次。

5. 贝伐珠单抗稀释后采用静脉输注的方式给药，首次静脉输注时间需持续 90 分钟。如果第一次输注耐受性良好，则第二次输注的时间可以缩短到 60 分钟。如果患者对 60 分钟的输注也具有良好的耐受性，那么随后进行的所有输注都可以用 30 分钟的时间完成。

6. 在老年人中应用时不需要进行剂量调整。

7. 出现以下情况，停止使用贝伐珠单抗：胃肠道严重不良反应（胃肠道穿孔、胃肠道瘘形成、腹腔脓肿），涉及内脏瘘形成；需要干预治疗的伤口裂开以及伤口愈合并发症；严重出血（例如需要干预治疗）；严重动脉血栓事件；高血压危象或高血压脑病；可逆性后部白质脑病综合征（RPLS）；肾病综合征。

8. 如果出现以下状况，需暂停使用贝伐珠单抗：择期手术前 6 周；药物控制不良的严重高血压；中度到重度的蛋白尿需要进一步评估；严重输液反应。

9. 不能将贝伐珠单抗注射液与右旋糖酐或葡萄糖溶液同时或混合给药。

10. 不能采用静脉内推注或快速注射。

11. 贝伐珠单抗配制，用 0.9% 氯化钠溶液稀释到需要的给药容积。贝伐珠单抗溶液的终浓度应该保持在 1.4 ~ 16.5mg/ml 之间。

12. 贝伐珠单抗禁止冷冻保存，禁止摇动。应避光，2～8℃在原包装中保存和运输。

13. 在2～30℃条件下，0.9%氯化钠溶液中，贝伐珠单抗在使用过程中的化学和物理稳定性可以保持48个小时。产品配制后在2～8℃条件下的保存时间不宜超过24小时。

九、西妥昔单抗

通用名： 西妥昔单抗注射液

制剂与规格： 针剂：100mg（20ml）/瓶

适应证： 用于治疗表达EGFR、RAS基因野生型的转移性结直肠癌，与伊立替康联合用于经含伊立替康治疗失败后的患者。

合理用药要点：

1. 用药前必须使用经过验证的方法检测RAS基因状态，RAS基因野生型是接受西妥昔单抗治疗的先决条件，本品不用于治疗RAS基因突变型或RAS状态不明的患者。

2. 转化性治疗：结直肠癌患者合并肝转移和（或）肺转移，潜在可切除，可选择西妥昔单抗联合化疗（RAS野生型）。

3. 姑息治疗：转移性结直肠癌患者（RAS野生型）一、二线治疗，尤其是左半肠癌患者，可选择西妥昔单抗＋化疗。对一、二线治疗中没有使用西妥昔单抗的患者（RAS野生型），可选择西妥昔单抗联合伊立替康化疗。

4. 如果初始使用西妥昔单抗治疗，在二线或者随后的治疗中均不应再使用西妥昔单抗治疗。

5. 本品常可引起不同程度的皮肤毒性反应，主要表现为痤疮样皮疹，此类患者用药期间应注意避光。轻至中度皮肤毒性反应无需调整剂量，发生重度皮肤毒性反应者，应酌情减量。

6. 严重的输液反应发生率为3%，致死率低于0.1%。其中90%发生于第一次使用时，以突发性气道梗阻、荨麻疹和低血压为特征。首次滴注本品之前，患者必须接受抗组胺药物和糖皮质激素类药物的治疗，建议在随后每次使用本品之前都对患者进行这种治疗。

7. 仅对肝肾功能正常的患者（血清肌酐≤正常值上限的1.5倍，转氨酶≤正常值上限的5倍，胆红素≤正常值上限的1.5倍）进行过本品的相关研究。

8. 本品应贮藏在冰箱中（2～8℃），禁止冷冻，开启后应立即使用。

※9. 与FOLFOX联合用于一线治疗RAS基因野生型、表达EGFR基因的转移性结直肠癌（已有Ⅲ期临床结果，正在申报中国适应证）。

※10. 与FOLFIRI联合用于一线治疗RAS基因野生型、表达EGFR的转移性结直肠癌（美国FDA已批准的适应证）。

血液肿瘤用药

一、甲磺酸伊马替尼

通用名： 甲磺酸伊马替尼片，甲磺酸伊马替尼胶囊

制剂与规格：（1）片剂：100mg、400mg；（2）胶囊：50mg、100mg

适应证：用于治疗费城染色体阳性的慢性髓系白血病（Ph + CML）的慢性期、加速期或急变期；联合化疗治疗新诊断的费城染色体阳性的急性淋巴细胞白血病（Ph + ALL）的儿童患者；用于治疗复发的或难治的费城染色体阳性的急性淋巴细胞白血病（Ph + ALL）的成人患者；用于治疗嗜酸性粒细胞增多综合征（HES）和（或）慢性嗜酸性粒细胞白血病（CEL）伴有 FIP1L1-PDGFRα 融合基因的成年患者；用于治疗骨髓增生异常综合征/骨髓增殖性疾病（MDS/MPD）伴有血小板衍生生长因子受体（PDGFR）基因重排的成年患者。

合理用药要点：

1. 用药前必须明确诊断费城染色体阳性或 BCR-ABL 阳性的慢性髓系白血病或急性淋巴细胞白血病，或伴有 PDGFR 基因重排的髓系增殖性肿瘤。

2. 应当按照相关疾病指南，治疗前做基线评估，治疗期间定期监测血液学、细胞遗传学和分子生物学反应。

3. 根据不同疾病种类和分期，选择初始治疗剂量，治疗中根据疗效和不良反应调整剂量。

4. 常见不良事件（ > 10%）为中性粒细胞减少，血小板减少，贫血，头痛，消化不良，水肿，体重增加，恶心，呕吐，肌肉痉挛，肌肉骨骼痛，腹泻，皮疹，疲劳和腹痛。

5. 治疗期间因毒性不可耐受或耐药时，可选择二代药物替换。

6. CYP3A4 抑制剂和诱导剂会影响甲磺酸伊马替尼暴露剂量，合并用药需谨慎。

※7. 甲磺酸伊马替尼用于初治 Ph + 急性淋巴细胞白血病（全球其他国家已批准的适应证）。

二、达沙替尼

通用名：达沙替尼片

制剂与规格：片剂：20mg、50mg、70mg、100mg

适应证：对甲磺酸伊马替尼耐药，或不耐受的费城染色体阳性慢性髓系白血病慢性期、加速期和急变期（急粒变和急淋变）成年患者。

合理用药要点：

1. 用药前必须明确诊断费城染色体阳性或 BCR-ABL 阳性的慢性髓系白血病或急性淋巴细胞白血病。

2. 应该按照相关疾病指南，治疗前做基线（包括 BCR-ABL 突变）评估，治疗期间定期监测血液学、细胞遗传学和分子学反应。

3. 根据不同疾病种类和分期，选择初始治疗剂量，治疗中根据疗效和不良反应调整剂量。

4. 常见不良事件为中性粒细胞减少，血小板减少，贫血，胸腔积液，头痛，腹泻，疲劳等，少数有肺动脉高压。

5. 本品是 CYP3A4 的底物，与强效抑制 CYP3A4 的药物同时使用可增加本品的暴露剂量。因此，不推荐同时经全身给予强效的 CYP3A4 抑制剂。如果无法避免合并用药，则应对毒性反应进行密切监测。

三、尼洛替尼

通用名：尼洛替尼胶囊

制剂与规格：胶囊：150mg、200mg

适应证：

1. 新诊断的费城染色体阳性的慢性髓系白血病（Ph + CML）慢性期成人患者。

2. 对既往治疗（包括甲磺酸伊马替尼）耐药或不耐受的费城染色体阳性的 Ph + CML 慢性期或加速期成人患者。

合理用药要点：

1. 尼洛替尼不可用于低血钾、低血镁或长 QT 综合征的患者。在使用尼洛替尼以前必须纠正低钾和低镁，并定期进行监测。

2. 避免合用已知的可延长 QT 间期的药物和 CYP3A4 的强效抑制剂。

3. 有肝功能损害的患者建议减量。

4. 在开始给药前、开始给药后 7 天以及之后时间里定期进行心电图检查以监测 QTc，并且在任何进行剂量调整时也应如此。

四、利妥昔单抗

通用名：利妥昔单抗注射液

制剂与规格：针剂：100（10ml）/瓶、500mg（50ml）/瓶

适应证：

1. 复发或耐药的滤泡性中央型淋巴瘤（国际工作分类 B、C 和 D 亚型的 B 细胞非霍奇金淋巴瘤）的治疗。

2. 先前未经治疗的 CD20 阳性Ⅲ~Ⅳ期滤泡性非霍奇金淋巴瘤，患者应与化疗联合使用。

3. CD20 阳性弥漫大 B 细胞性非霍奇金淋巴瘤（DLBCL）应与标准 CHOP 化疗（环磷酰胺、多柔比星、长春新碱、泼尼松）8 个周期联合治疗。

合理用药要点：

1. 接受利妥昔单抗治疗后最常见的不良反应是输注相关反应，主要在首次输注时发生，症状可表现为：恶心、瘙痒、发热、风疹/皮疹、畏寒、热病、寒战、喷嚏、血管神经性水肿、咽喉刺激、咳嗽和支气管痉挛，同时伴有或不伴有与药物治疗相关的低血压或高血压。每次滴注利妥昔单抗前应预先使用抗过敏药物。如果所使用的治疗方案不包括皮质激素时，还应该预先使用糖皮质激素。

2. 在接受利妥昔单抗和细胞增殖抑制药化疗的患者中，已报告发生乙型肝炎再激活的病例。应在开始利妥昔单抗治疗前对所有患者根据当地指南进行乙肝病毒（HBV）的筛查，至少应包括乙肝表面抗原（HBsAg）和乙肝核心抗体（HBcAb）指标。不应对活动性乙肝患者使用利妥昔单抗进行治疗。

3. 禁用于严重活动性感染或免疫应答严重损害（如低球蛋白血症，CD4 或 CD8 细胞

计数严重下降）患者及严重心衰［纽约心脏病学会（NYHA）分类Ⅳ级］患者；妊娠期间禁止利妥昔单抗与甲氨蝶呤联合用药。

4. 对用药患者进行严密监护，监测是否发生细胞因子释放综合征及肿瘤溶解综合征。

5. 预先存在肺功能不全或肿瘤肺浸润的患者必须进行胸部X线检查。

6. 瓶装制剂保存在2～8℃。

五、西达本胺

通用名：西达本胺片

制剂与规格：片剂：5mg

适应证：适用于既往至少接受过一次全身化疗的复发或难治的外周T细胞淋巴瘤（PTCL）患者。

合理用药要点：

1. 成人推荐每次服药30mg，每周服药两次，两次服药间隔不应少于3天（如周一和周四、周二和周五、周三和周六等），早餐后30分钟服用。若病情未进展或未出现不能耐受的不良反应，建议持续服药。

2. 剂量调整：3级或4级中性粒细胞减少（中性粒细胞计数 $<1.0\times10^9/L$）、血小板减少（血小板计数 $<50.0\times10^9/L$）、贫血（血红蛋白降低至 $<80g/L$）时，暂停用药。待中性粒细胞绝对值恢复至 $\geq1.5\times10^9/L$、血小板恢复至 $\geq75.0\times10^9/L$、血红蛋白恢复至 $\geq90g/L$，并经连续两次检查确认，可继续治疗。如之前的不良反应为3级，恢复用药时可采用原剂量或剂量降低至20mg/次；如之前的不良反应为4级，恢复用药时剂量应降低至20mg/次。

3. 常见不良反应：血液学不良反应，包括血小板计数减少、白细胞或中性粒细胞计数减少、血红蛋白降低；全身不良反应，包括乏力、发热；胃肠道不良反应，包括腹泻、恶心和呕吐；代谢及营养系统不良反应，包括食欲下降、低钾血症和低钙血症；以及头晕、皮疹等；极少数患者心电图会出现Q-T间期延长。

4. 妊娠期女性患者、严重心功能不全患者（NYHA心功能不全分级Ⅳ级）禁用。

六、伊布替尼

通用名：伊布替尼胶囊

制剂与规格：胶囊：140mg

适应证：

1. 单药适用于既往至少接受过一种治疗的套细胞淋巴瘤（MCL）患者的治疗。

2. 单药适用于既往至少接受过一种治疗的慢性淋巴细胞白血病（CLL）/小淋巴细胞淋巴瘤（SLL）患者的治疗。

3. 复发难治的华氏巨球蛋白血症，边缘区淋巴瘤及non-GCB亚型的弥漫大B细胞淋巴瘤。

合理用药要点：

1. 用药前必须明确诊断套细胞淋巴瘤或慢性淋巴细胞白血病，根据诊断不同，治疗剂量不同。

2. 应该按照相关疾病指南，治疗前做基线评估，治疗期间定期监测治疗反应及毒性。

3. 治疗 MCL 的推荐剂量为 560mg，每日一次直至疾病进展或出现不可接受的毒性；治疗 CLL/SLL 的推荐剂量为 420mg，每日一次直至疾病进展或出现不可接受的毒性。

4. 轻度肝损伤患者（Child-Pugh A 级）的推荐剂量是每天 140mg。中度或重度肝损伤患者（Child-Pugh B 级和 C 级）应避免使用。

5. 口服给药，每日一次，每天的用药时间大致固定。应用水送服整粒胶囊。请勿打开、弄破或咀嚼胶囊。如果未在计划时间服用本品，可以在当天尽快服用，第二天继续在正常计划时间服药。请勿额外服用本品以弥补漏服剂量。

6. 出现任何≥3 级非血液学毒性、≥3 级伴感染或发热的中性粒细胞减少症或者 4 级血液学毒性时，应中断治疗。待毒性症状消退至 1 级或基线水平（恢复）时，可以起始剂量重新开始治疗。如果该毒性再次发生，应将剂量减少 140mg，如有需要，可以考虑再减少 140mg。如果在两次剂量降低后该毒性仍然存在或再次发生，应停用。

7. 接受本药治疗的 MCL 患者最常发生的不良反应（≥20%）是腹泻、出血（如青肿）、疲乏、骨骼肌肉疼痛、恶心、上呼吸道感染、咳嗽和皮疹。最常见的 3 级或 4 级不良反应（≥5%）是中性粒细胞减少症、血小板减少症、感染性肺炎和贫血。接受本药治疗的 CLL 或 SLL 患者最常发生的不良反应（≥20%）是中性粒细胞减少症、血小板减少症、贫血、腹泻、骨骼肌肉疼痛、恶心、皮疹、青肿、疲乏、发热和出血。

8. 避免与强效或中效 CYP3A 抑制剂同时给药，可考虑使用 CYP3A 抑制作用较小的替代药物。

9. 用药期间禁止服用塞尔维亚橙或葡萄柚。

※10. 一线治疗慢性淋巴细胞白血病/小淋巴细胞淋巴瘤，巨球蛋白血症，难治复发边缘区淋巴瘤，慢性移植物抗宿主病（美国 FDA 批准的其他适应证）。

七、硼替佐米

通用名：注射用硼替佐米

制剂与规格：针剂：1mg、3. 5mg

适应证：

1. 复发套细胞淋巴瘤。

2. 初治及复发难治性多发性骨髓瘤。

合理用药要点：

1. 应用硼替佐米为基础的方案进行治疗要注意进行神经系统症状（包括肠梗阻）、病毒激活、血液系统骨髓抑制等的监控。

2. 肾功能损伤患者使用无需减量，进行透析的患者应在透析后使用。

3. 本品是 CYP3A4 的底物，与强效抑制 CYP3A4 的药物同时使用可增加本品的暴露剂量。因此，不推荐同时经全身给予强效的 CYP3A4 抑制剂。如果无法避免合并用药，则应对毒性反应进行密切监测。

4. 硼替佐米皮下注射具有与静脉推注同样的疗效，且神经病变发生率更低。

5. 多发性骨髓瘤需要具有治疗指征，即以下其中之一：肾功能异常、血钙升高、贫血及骨质破坏、血清游离轻链比值 >100、骨髓中克隆浆细胞 >60%、磁共振证实 2 处或以上骨质破坏才需要治疗。不符合以上标准的冒烟性多发性骨髓瘤目前不建议进行治疗，包括硼替佐米的治疗。

※6. 硼替佐米应用于初治套细胞淋巴瘤（美国 FDA 已获批，基于 LYM-3002 研究）。

※7. 华氏巨球蛋白血症（美国 FDA 已批准）。

※8. 其他罕见浆细胞病，如轻链型淀粉样变性（仅有Ⅰ～Ⅱ期数据）、POEMS（仅有Ⅰ～Ⅱ期数据）、MGRS（意义未明单克隆免疫球蛋白血症伴肾损害，仅有Ⅰ～Ⅱ期数据）等治疗。

※9. 硼替佐米对于活动性骨髓瘤的皮下使用（全球其他国家已批准的适应证）。

八、来那度胺

通用名：来那度胺胶囊

制剂与规格：胶囊：10mg、25mg

适应证：初治及复发难治性多发性骨髓瘤。

合理用药要点：

1. 来那度胺应用后需要监测血常规，发生骨髓抑制、血细胞减少为常见的不良反应。

2. 对于适合接收自体干细胞移植的患者，移植前建议接受不要超过 4 个疗程含有来那度胺的治疗。

3. 硼替佐米与来那度胺具有协同作用。

4. 肾功能不全的骨髓瘤患者应用后需要减量。

5. 长期应用会增加第二肿瘤的风险。

6. 对于接受来那度胺与地塞米松治疗的多发性骨髓瘤患者而言，深静脉血栓和肺栓塞的风险显著升高。需要密切注意血栓导致的症状和体征，合并高危血栓风险时建议给予预防性抗凝。

7. 可能会有胚胎－生殖毒性，使用期间注意避孕。

※8. 滤泡细胞淋巴瘤（全球其他国家已批准的适应证）。

※9. POEMS 综合征（仅有Ⅰ～Ⅱ期临床研究数据）。

※10. 轻链淀粉样变性（仅有Ⅰ～Ⅱ期临床研究数据）。

※11. MGRS（仅有Ⅰ～Ⅱ期临床研究数据）。

※12. del（5q）的低危/中危骨髓增生异常综合征（仅有Ⅰ～Ⅱ期临床研究数据）。

九、沙利度胺

通用名：沙利度胺片，沙利度胺胶囊

制剂与规格：（1）片剂：25mg；（2）胶囊：25mg

适应证：麻风病。

合理用药要点：

1. 沙利度胺可以引起心率减慢，严重者出现三度房室传导阻滞。

2. 皮疹以及便秘、周围神经病变为常见的不良反应，可通过减量以及辅助用药缓解。

3. 硼替佐米与沙利度胺具有协同作用。

4. 对于接受沙利度胺与地塞米松治疗的多发性骨髓瘤患者而言，深静脉血栓和肺栓塞的风险显著升高。需要密切注意血栓导致的症状和体征，合并高危血栓风险时建议给予预防性抗凝。

5. 细胞遗传学高危患者不建议单独使用沙利度胺进行维持治疗。

6. 有胚胎－生殖毒性，孕期妇女可引起胎儿海豹畸形，应注意避孕。

7. 服用后会出现嗜睡，眩晕，不建议开车，应临睡前服用。

※8. 沙利度胺可以用于初治及难治复发多发性骨髓瘤患者（在国外大多数国家都已经批准用于初治以及难治复发骨髓瘤治疗）。

十、芦可替尼

通用名：磷酸芦可替尼片

制剂与规格：片剂：5mg

适应证：用于中危或高危的原发性骨髓纤维化（PMF）（亦称为慢性特发性骨髓纤维化）、真性红细胞增多症继发的骨髓纤维化（PPV-MF）或原发性血小板增多症继发的骨髓纤维化（PET-MF）的成年患者，治疗疾病相关脾肿大或疾病相关症状。

合理用药要点：

1. 治疗剂量：按照血小板计数给予起始剂量。

（1）血小板计数在 $100\times10^9/L\sim200\times10^9/L$，起始剂量为15mg，每日两次。

（2）血小板计数 $>200\times10^9/L$，起始剂量为20mg，每日两次。

（3）血小板计数在 $50\times10^9/L\sim100\times10^9/L$，起始剂量为5mg，每日两次。

2. 本品可能造成血液系统不良反应，包括血小板减少、贫血和中性粒细胞减少。治疗前，必须进行全血细胞计数检查，之后每周监测一次，4周后可每2～4周监测一次，直到达到稳定，然后可以根据临床需要进行监测。当出现血小板减少或贫血时，可减少剂量或暂时停止用药，必要时输注血小板或红细胞。

3. 中断或终止本品治疗后，骨髓纤维化的症状可能在大约1周后再次出现。若非必须紧急终止治疗，应可以考虑逐步减少本品的用药剂量。

4. 本品与强效CYP3A4抑制剂或CYP2C9和CYP3A4酶双重抑制剂合并使用时，每日总剂量应减少约50%。

泌尿系统肿瘤用药

一、依维莫司

通用名：依维莫司片

制剂与规格：片剂：5mg

适应证：既往接受苹果酸舒尼替尼或甲苯磺酸索拉非尼治疗失败的晚期肾细胞癌（RCC），目前的研究主要基于透明细胞肾癌。

合理用药要点：

1. 肝功能受损会使依维莫司暴露量增加，按如下方式进行给药调整：

（1）轻度肝功能受损（Child-Pugh A 级）：推荐剂量为每天 7.5mg；如果不能很好地耐受，可将剂量降至每天 5mg。

（2）中度肝功能受损（Child-Pugh B 级）：推荐剂量每天 5mg；如果不能很好地耐受，可将剂量降至每天 2.5mg。

（3）重度肝功能受损（Child-Pugh C 级）：如果预期的获益高于风险，可以采用每天 2.5mg，但不得超过这一剂量。

2. 用药期间必须注意常见的口腔炎等；应特别注意非感染性肺炎的发生。

3. 避免合并使用强效 CYP3A4 诱导剂（如苯妥英钠、卡马西平、利福平、利福布丁、利福喷汀和苯巴比妥）。

4. 在本品治疗期间应避免接种活疫苗，避免与接种过活疫苗的人密切接触。

二、甲苯磺酸索拉非尼

通用名：甲苯磺酸索拉非尼片

制剂与规格：片剂：200mg

适应证：转移性肾癌。

合理用药要点：

1. 空腹给药，用药前无需进行基因检测。

2. 存在可疑的药物不良反应时，可能需要暂停和（或）减少甲苯磺酸索拉非尼剂量。

3. 最常见的不良反应有腹泻、乏力、脱发、感染、手足皮肤反应、皮疹。避免应用 CYP3A4 强效抑制剂（如酮康唑、伊曲康唑、克拉霉素、阿扎那韦、奈法唑酮、沙奎那韦、泰利霉素、利托那韦、茚地那韦、奈非那韦、伏立康唑）。

4. 对甲苯磺酸索拉非尼或本品任一非活性成分有严重过敏症状的患者禁用。

5. 与 UGT1A1 途径代谢/清除的药物联合应用时，需谨慎；与多西他赛联合应用时，需谨慎；与 CYP3A4 诱导剂联合应用时可导致甲苯磺酸索拉非尼的药物浓度降低；与新霉素联合应用可导致甲苯磺酸索拉非尼的暴露量下降。

三、苹果酸舒尼替尼

通用名：苹果酸舒尼替尼胶囊

制剂与规格：胶囊：12.5mg

适应证：转移性肾癌。

合理用药要点：

1. 推荐剂量为 50mg，每日一次，口服，服药 4 周，停药 2 周（4/2 给药方案）。

2. 根据患者个体的安全性和耐受性，以 12.5mg 为梯度单位逐步调整剂量。每日最高剂量不超过 75mg，最低剂量为 25mg，根据患者个体的安全性和耐受性情况可能需要中断治疗。

3. 避免与强效 CYP3A4/5 抑制剂（如酮康唑、伊曲康唑、克拉霉素等）或强效

CYP3A4/5 诱导剂（如利福平、地塞米松等）合用。

4. 苹果酸舒尼替尼服用 4 周，停药 2 周（4/2 给药方案）可能会发现白细胞及血小板下降等严重骨髓抑制，因此用药期间需要密切监测血常规。必要时可采用 2/1 给药方案，即苹果酸舒尼替尼服用 2 周，停药 1 周。

四、阿昔替尼

通用名： 阿昔替尼片

制剂与规格： 片剂：1mg、5mg

适应证： 用于既往接受过一种酪氨酸激酶抑制剂或细胞因子治疗失败的进展期肾细胞癌（RCC）的成人患者。

合理用药要点：

1. 阿昔替尼推荐的起始口服剂量为 5mg，每日两次，可与食物同服或空腹给药，每日两次给药的时间间隔约为 12 小时。只要观察到临床获益，就应继续治疗直至发生不能接受的毒性。如果患者呕吐或漏服一次剂量，不应另外服用一次剂量，应按常规服用下一次剂量。

2. 建议根据患者安全性和耐受性的个体差异增加或降低剂量：

（1）在治疗过程中，满足下述标准的患者可增加剂量：能耐受阿昔替尼至少两周连续治疗、未出现 2 级以上不良反应、血压正常、未接受降压药物治疗。当推荐从 5mg，每日两次开始增加剂量时，可将阿昔替尼剂量增加至 7mg，每日两次，然后采用相同标准，进一步将剂量增加至 10mg，每日两次。

（2）在治疗过程中，可能需要暂停或永久终止给药，或降低阿昔替尼剂量。如果需要从 5mg，每日两次开始减量，则推荐剂量为 3mg，每日两次。如果需要再次减量，则推荐剂量为 2mg，每日两次。

3. 避免与强效 CYP3A4/5 抑制剂（如酮康唑、伊曲康唑、克拉霉素等）或强效 CYP3A4/5 诱导剂（如利福平、地塞米松等）合用。

五、培唑帕尼

通用名： 培唑帕尼片

制剂与规格： 片剂：200mg

适应证： 本品适用于晚期肾细胞癌（RCC）患者的一线治疗和曾接受细胞因子治疗的晚期 RCC 患者的治疗。

合理用药要点：

1. 培唑帕尼的推荐剂量为 800mg，每日一次，空腹服药。如果漏服剂量，且距下次剂量的服用时间不足 12 小时，则不应补服。

2. 剂量调整应根据个体耐受情况，按 200mg 的幅度逐步递增或递减，以控制不良反应。培唑帕尼的剂量不应超过 800mg。

3. 在培唑帕尼使用期间，轻度或中度肝功能损害患者应慎用培唑帕尼，并且应密切监测，对于基线总胆红素的数值≤1.5 倍 ULN，且 AST 及 ALT 的数值≤2 倍 ULN 的患者，其剂量调整参见针对药物性肝毒性的剂量调整指南。

4. 用药期间必须注意常见的肝功能损害和高血压。

5. 避免同时使用CYP3A4、P-糖蛋白（P-gp）或乳腺癌耐药蛋白（BCRP）的强抑制剂治疗。

乳腺癌用药

一、曲妥珠单抗

通用名：注射用曲妥珠单抗

制剂与规格：针剂：440mg（20ml）/瓶

适应证：

1. 复发转移性乳腺癌：本品适用于HER-2阳性转移性乳腺癌，单药用于已接受过多个化疗方案的转移性乳腺癌；与紫杉醇或多西他赛等化疗药物联合，用于未接受化疗的转移性乳腺癌患者。

2. 乳腺癌辅助治疗：本品单药适用于肿块>0.5cm或伴腋下淋巴结转移后的HER-2阳性乳腺癌的辅助治疗。或与紫杉类及其他（环磷酰胺、卡铂等）化疗药物合用，还可与放疗、辅助内分泌治疗同时使用。

3. 乳腺癌新辅助治疗：HER-2阳性乳腺癌新辅助治疗应含曲妥珠单抗的方案，术后继续使用曲妥珠单抗总疗程为1年。

合理用药要点：

1. 在接受曲妥珠单抗治疗前，应在有资质的病理实验室进行HER-2检测，HER-2阳性患者方可应用曲妥珠单抗治疗，HER-2阳性的定义为IHC3+或FISH阳性。

2. 与蒽环类药物同期应用须慎重，可能增加心肌损害，严重者会发生心力衰竭，应序贯使用或分别使用。

3. 临床实践中要对既往史、体格检查、心电图、超声心动图LVEF基线评估后，再开始应用曲妥珠单抗，使用期间应每3个月监测LVEF。若患者有无症状性心功能不全，监测频率应更高。出现下列情况时：（1）LVEF较治疗前绝对值下降≥15%；（2）LVEF低于正常范围、并且较治疗前绝对数值下降≥10%，应暂停治疗，并跟踪监测LVEF结果，如4~8周内若LVEF回升至正常或LVEF较治疗前绝对值≤10%，可恢复使用曲妥珠单抗。LVEF持续下降（>8周），或者3次以上因心肌病而停止曲妥珠单抗治疗，应永久停用曲妥珠单抗。

4. 多项临床研究证实，HER-2阳性转移性乳腺癌患者，在其他化疗药物或内分泌药物治疗时，联合曲妥珠单抗可进一步增加临床获益。

5. 曲妥珠单抗治疗后进展的HER-2阳性乳腺癌，也有证据证实继续使用曲妥珠单抗的临床获益。

二、甲苯磺酸拉帕替尼

通用名：甲苯磺酸拉帕替尼片

制剂与规格：片剂：0.25g

适应证：甲苯磺酸拉帕替尼与卡培他滨联用，适用于HER-2过表达且既往接受过包括蒽环类、紫杉类和曲妥珠单抗治疗的晚期或者转移性乳腺癌患者的治疗。

合理用药要点：

1. 考虑使用本药的患者需进行组织标本（原发灶或转移灶）的 HER-2 检测，无论是原发灶还是转移灶，需 HER-2 免疫组化 3 + 或 FISH 阳性。

2. 仅适用于复发转移患者，原则上不推荐一线使用，除非是患者有曲妥珠单抗的禁忌证或参加新药临床试验。

3. 本品单独使用时每次 1. 25g（5 片），每日一次，第 1 ~ 21 天连续服用。与卡培他滨联用时，甲苯磺酸拉帕替尼的推荐剂量同上，每日一次，每 21 天 1 个周期，建议将每日剂量一次性服用，不推荐分次服用。应在餐前至少 1 小时，或餐后至少 1 小时服用。卡培他滨推荐剂量为 2g/（m^2 · d），分 2 次口服。间隔约 12 小时，连服 14 天，休息 7 天，21 天为一个周期。卡培他滨应和食物同时服用，或餐后 30 分钟内服用。

4. 主要不良反应为腹泻和皮疹，腹泻可对症止泻，用药期间避免直接日晒，外出注意防晒。使用本品可发生心脏毒性，主要表现为左室射血分数（LVEF）减低，若 LVEF 下降至正常值下限，或出现 2 级或 2 级以上与 LVEF 下降相关的症状，应停药。若恢复至正常 ，且患者无症状，可以在停用至少 2 周后将本品减量使用（每天 1g 与卡培他滨联用）。部分患者还可出现肝损害。

5. 如果患者漏服了某一天的剂量，第二天的剂量不要加倍，在下一次服药时间按计划继续服用即可。治疗应当持续至疾病进展或出现不能耐受的毒性反应。

6. 本品主要经 CYP3A4 代谢。服药期间禁食葡萄柚、葡萄柚果汁，与已知 CYP3A4 抑制剂给药时需谨慎，必须合用时，根据药动学研究，本品剂量减至每天 0. 5g 可将本品 AUC 调整至无抑制剂时的范围，但目前缺乏临床数据支持。与 CYP3A4 诱导剂合用时应谨慎，必须合用时，根据药动学、耐受性，可将本品从每天 1. 25g 逐步增加至每天 4. 5g，但目前缺乏临床数据支持。与质子泵抑制剂结合用时也应谨慎。

7. 甲苯磺酸拉帕替尼可降低 LVEF。建议治疗前评估 LVEF，治疗中定期检测 LVEF。LVEF 减少Ⅱ度以上和 LVEF 降低到正常下限以下，患者应中断甲苯磺酸拉帕替尼治疗。最少两周后，如 LVEF 恢复到正常和患者无症状，甲苯磺酸拉帕替尼可减少剂量（每天 1g）重新开始。

8. 也有临床研究证明，甲苯磺酸拉帕替尼联合其他化疗药物或内分泌治疗药物可使病人临床获益。

皮肤及软组织肿瘤用药

一、甲磺酸伊马替尼

通用名：甲磺酸伊马替尼片，甲磺酸伊马替尼胶囊

制剂与规格：（1）片剂：400mg、100mg；（2）胶囊：100mg

适应证：对不能切除和（或）转移性 KIT 突变的恶性黑色素瘤患者。

合理用药要点：

1. 用药前必须经由国家药品监督管理局批准的检测方法确定肿瘤为 C-KIT 突变阳性，

才可使用甲磺酸伊马替尼治疗，免疫组化 CD117 阳性不能替代 KIT 突变基因检测，甲磺酸伊马替尼不能用于 KIT 野生型黑色素瘤患者。

2. 对于 KIT 突变的晚期黑色素瘤患者的推荐剂量为 400mg；400mg 治疗进展后可遵医嘱增量至 600mg、800mg，仍有部分患者获益，但不良反应亦加重。

3. 用药期间常见的反应包括水肿、乏力、食欲减退、皮疹、粒细胞下降等，服药期间应定期检测血常规、肝肾功能。

4. 不能吞咽药片的患者，可以将药片分散于不含气体的水中（100mg 片约用 50ml，400mg 约用 200ml）。应搅拌混悬液，一旦药片崩解完全应立即服用。

5. 和 CYP3A4 诱导剂同时服用可显著降低甲磺酸伊马替尼的总暴露量，因此增加潜在治疗失败的危险。因此应避免甲磺酸伊马替尼与 CYP3A4 诱导剂或抑制剂合用。常见的 CYP3A4 诱导剂或抑制剂包括酮康唑、环孢素、匹莫齐特、华法林以及其他香豆素衍生物。

二、维莫非尼

通用名：维莫非尼片

制剂与规格：片剂：240mg

适应证：经国家药品监督管理局批准的检测方法确定的 BRAFV600 突变阳性的不可切除或转移性黑色素瘤。

合理用药要点：

1. 用药前必须经由国家药品监督管理局批准的检测方法确定肿瘤为 BRAFV600 突变阳性，才可使用维莫非尼治疗，维莫非尼不能用于 BRAF 野生型黑色素瘤患者。

2. 用药期间必须注意常见的皮肤反应如皮疹、光敏反应等。

3. 基线时 QTc >500ms 不建议开始服用维莫非尼，对于存在无法纠正的电解质异常、长 QT 综合征或正在服用已知能延长 QT 间期的药物的患者，不建议采用维莫非尼治疗。

4. 不建议伊匹单抗（Ipilimumab）与维莫非尼联合用药。

5. 妊娠期妇女禁止使用维莫非尼，除非对于母亲的可能受益超过对胎儿的可能风险。必须在权衡哺乳喂养对婴儿的益处以及治疗对母亲的益处之后，做出是否停止母乳喂养或停止维莫非尼治疗的决定。

6. 不建议维莫非尼与经 CYP1A2 和 CYP3A4 代谢的治疗窗较窄的药物联合应用，在与维莫非尼联合用药的情况下，应慎用强效 CYP3A4 抑制剂如酮康唑和诱导剂如苯妥英钠。

三、依维莫司

通用名：依维莫司片

制剂与规格：片剂：2.5mg、5mg，10mg（中国无本规格）

适应证：

1. 需要治疗干预但不适于手术切除的结节性硬化症（TSC）相关的室管膜下巨细胞星形细胞瘤（SEGA）成人和儿童患者。

2. 用于治疗不需立即手术治疗的结节性硬化症相关的肾血管平滑肌脂肪瘤（TSC-RAML）成人患者。

合理用药要点：

1. 肝功能受损会使依维莫司暴露量增加，按如下方式进行给药调整：

（1）轻度肝功能受损（Child-Pugh A 级）：推荐剂量为每天 7. 5mg；如果不能很好地耐受，可将剂量降至每天 5mg。

（2）中度肝功能受损（Child-Pugh B 级）：推荐剂量是每天 5mg；如果不能很好地耐受，可将剂量降至每天 2. 5mg。

（3）重度肝功能受损（Child-Pugh C 级）：如果预期的获益高于风险，可以采用每天 2. 5mg，但不得超过这一剂量。

2. 用药期间必须注意常见的口腔炎等；应特别注意间质性肺炎的发生，可能会发生肌酐、血糖和血脂异常，注意用药期间复查。

3. 避免合并使用强效 CYP3A4 诱导剂（如苯妥英钠、卡马西平、利福平、利福布丁、利福喷汀和苯巴比妥），确需与 CYP3A4 强诱导剂合用，需增加剂量，最大剂量每天 20mg。

4. 在本品治疗期间应避免接种活疫苗，避免与接种过活疫苗的人密切接触。

5. 如需使用 CYP3A4 中度抑制剂或 P-糖蛋白抑制剂，减量至每天 2. 5mg，如果耐受可增加至剂量每天 5mg。

6. 妊娠妇女服用时可能对胎儿产生危害，应充分告知。

头颈部肿瘤用药

一、尼妥珠单抗

通用名：尼妥珠单抗注射液

制剂与规格：针剂：50mg（10ml）/瓶

适应证：与放疗联合治疗 EGFR 基因阳性表达的Ⅲ～Ⅳ期鼻咽癌。

合理用药要点：

1. 尼妥珠单抗冻融后抗体大部分活性将丧失，故在储存过程中严禁冷冻。

2. 尼妥珠单抗配制的溶液在输液容器中 2～8℃时，其物理和化学稳定性可保持 12 小时，在室温下可保持 8 小时。储存时间超过上述时间，不宜继续使用。

3. 尼妥珠单抗与放疗联合适用于治疗 EGFR 基因阳性表达的Ⅲ～Ⅳ期鼻咽癌。

4. 使用尼妥珠单抗前，建议先确认肿瘤组织的 EGFR 基因表达水平，针对 EGFR 基因中、高表达的患者推荐使用本品。

5. 免疫组化法检验 EGFR 基因表达，操作应由熟练掌握 EGFR 基因检测试剂盒检测技术的实验室完成。检验中的某些失误，如组织样本质量较差、操作不规范、对照使用不当等均可影响结果。

6. 治疗期间因毒性不可耐受时可在同一代药物之间替换，因疾病进展不能在同一代药物之间替换。

7. 首次给药应在放射治疗的第一天，并在放射治疗开始前完成。之后每周给药一次，共 8 周，患者同时接受标准的放射治疗。

8. 用药期间必须注意常见的皮肤反应和腹泻。

9. 尚未确定18岁以下儿童使用本品的安全性和疗效。

二、甲苯磺酸索拉非尼

通用名： 甲苯磺酸索拉非尼片

制剂与规格： 片剂：200mg

适应证： 治疗局部复发或转移的进展性的放射性碘难治性分化型甲状腺癌。

合理用药要点：

1. 空腹给药，用药前无需进行基因检测。
2. 存在可疑的药物不良反应时，可能需要暂停和（或）减少甲苯磺酸索拉非尼剂量。
3. 最常见的不良反应有腹泻、乏力、脱发、感染、手足皮肤反应、皮疹。
4. 对甲苯磺酸索拉非尼或本品任一非活性成分有严重过敏症状的患者禁用。
5. 与UGT1A1途径代谢/清除的药物联合应用时，需谨慎；与多西他赛联合应用时，需谨慎；与CYP3A4诱导剂联合应用时可导致甲苯磺酸索拉非尼的药物浓度降低；与新霉素联合应用可导致甲苯磺酸索拉非尼的暴露量下降。

儿童急性淋巴细胞白血病诊疗规范（2018年版）

关于印发儿童急性淋巴细胞白血病、儿童急性早幼粒细胞白血病诊疗规范（2018年版）的通知

国卫办医函〔2018〕868号

各省、自治区、直辖市及新疆生产建设兵团卫生计生委：

为落实国家卫生健康委、国家发展改革委、人力资源社会保障部、国家医保局、国家中医药局、国家药监局联合印发的《关于开展儿童白血病救治管理工作的通知》（国卫医发〔2018〕16号）要求，进一步提高儿童白血病诊疗规范化水平，保障医疗质量与安全，我们组织制定了儿童急性淋巴细胞白血病、儿童急性早幼粒细胞白血病诊疗规范（2018年版）。现印发给你们（可在国家卫生健康委网站医政医管栏目下载），请遵照执行。

国家卫生健康委办公厅

2018年10月8日

（发布时间：2018-10-16）

附件 1. 儿童急性淋巴细胞白血病诊疗规范（2018年版）

2. 儿童急性早幼粒细胞白血病诊疗规范（2018年版）

儿童急性淋巴细胞白血病诊疗规范（2018 年版）

一、概述

急性淋巴细胞白血病（Acute lymphoblastic leukemia，ALL）是急性白血病的一种类型，是儿童最常见的恶性肿瘤。主要起源于 B 系或 T 系淋巴祖细胞，白血病细胞在骨髓内异常增生和聚集并抑制正常造血，导致贫血、血小板减少和中性粒细胞减少；白血病细胞也可侵犯髓外组织，如脑膜、性腺、胸腺、肝、脾或淋巴结、骨组织等，引起相应病变。儿童 ALL 一般专指前体细胞性白血病，成熟类型不仅免疫表型独特，而且常有独特的细胞遗传学特点以及独特的治疗方案和预后。因此本规范不涉及成熟类型的淋巴细胞白血病。近年来 ALL 疗效有明显提高，5 年生存率可以达到 80% 以上。

二、适用范围

经形态学、免疫表型、细胞遗传学、分子遗传学等检查确诊的儿童和青少年 ALL。不包括婴儿白血病。

三、ALL 诊断

（一）临床表现

发热、贫血、出血和白血病细胞脏器浸润，包括肢体疼痛、肝、脾、淋巴结、中枢神经系统、皮肤、睾丸、胸腺、心脏、肾、唾液腺浸润症状等是急性淋巴细胞白血病重要的临床特征。但个体间可存在较大差异，不能仅凭临床表现做出诊断。

1. 一般情况

起病大多较急，少数缓慢。早期症状有：面色苍白、精神不振、乏力、食欲低下、鼻出血或齿龈出血等；少数患儿以发热和类似风湿热的骨关节痛为首发症状，少数晚期患者可呈现恶病质状况。

2. 出血

以皮肤和黏膜出血多见，表现为紫癜、淤斑、鼻出血、齿龈出血、消化道出血和血尿。偶有颅内出血，为引起死亡的重要原因之一。

3. 贫血

出现较早，并随病情发展而加重，表现为苍白、虚弱无力、活动后气促、嗜睡等，查体时发现面色、甲床、眼睑结膜不同程度的苍白。

4. 发热

50% ~60% 的患儿首发症状为发热，热型不定。发热的主要原因是白血病本身所致，这种发热用抗生素治疗无效，在诱导治疗 72 小时内缓解；其次是感染所致。

5. 感染

起病时常伴有感染，最常见的感染有呼吸道感染如扁桃体炎、气管炎和肺炎；消化道感染如胃肠炎；少数患儿发病时即有较严重的感染如脓毒血症。几乎任何病原体都可成为感染源，如真菌（假丝酵母菌、曲霉菌、肺孢子菌等）、病毒（单纯疱疹病毒、水痘病毒、巨细胞病毒等）都可导致感染。白血病患儿易于合并感染，与其免疫功能低下、白细胞数量减少及其功能异常，尤其中性粒细胞的数值减低密切相关。

6. 白血病细胞浸润

常见部位：肝、脾、淋巴结、骨和关节。少见部位：中枢神经系统、皮肤、睾丸、胸腺、心脏、肾等。

（二）实验室检查

1. 骨髓细胞学及细胞化学

（1）骨髓细胞形态学（Morphology）：原始及幼稚淋巴细胞≥20%，按照 FAB 分类可分为 L1、L2 和 L3 三型，但目前这种分型已不再作为危险度分型的依据。

（2）细胞化学染色：表现为过氧化酶染色（POX）和苏丹黑染色（SB）阴性，糖原染色（PAS）常（±）～（+++），多为粗大颗粒或呈小珠、团块状。酸性磷酸酶（ACP）染色，T 淋巴细胞白血病常阳性。

2. 免疫分型（Immunology）

应用系列单克隆抗体对白血病细胞进行标记，常用多参数流式细胞仪进行分析，确定白血病类型；主要分为 T 细胞系和 B 细胞系两大类，儿童 ALL 主要以 B 细胞型为主，占 80%。根据白血病细胞分化阶段不同，B 细胞型 ALL 主要分为早期前 B、普通 B、前 B、成熟 B 四种类型，具体免疫表型特征见表 1。T 细胞型 ALL 主要分为早前 T、前 T、皮质 T 及髓质 T 四种类型。T 细胞型免疫表型特征见表 2。

表 1　急性 B 细胞型淋巴细胞白血病免疫表型特征

型别	CD19	CD10	CD34	TDT	Cyμ	SIgM（κ、λ）
Ⅰ（早期前 B）	+	−	+	+	−	−
Ⅱ（普通 B）	+	+	+	+/−	−	−
Ⅲ（前 B）	+	+	+/−	+/−	+	−
Ⅳ（成熟 B）	+	+/−	−	−	+	+

注：Cyu 为胞质免疫球蛋白重链，SIgM 为膜表面免疫球蛋白 M

表 2　急性 T 细胞型淋巴细胞白血病免疫表型特征

型别	CD34	CD7	CD5	CD2	CD3	CD4	CD8	CD1a	CyCD3
早前 T	+/−	+	+/−	−	−	−	−	−	+
前 T	+/−	+	+	+	−	−	−	−	+
皮质 T	+/−	+	+	+	+/−	+	+	+	+
髓质 T	−	+	+	+	+	+/−	+/−	−	+

在2016版WHO白血病分型中ETP ALL是最近定义的一种T-ALL亚型，以独特的免疫表型为特征：$cCD3^+$、$sCD3^-$、$CD1a^-$、$CD2^+$、$CD5^{dim}$（$<75\%^+$）、$CD7^+$，干细胞和（或）粒系标志阳性包括HLA-DR、CD13、CD33、CD34或CD117，约占T-ALL的15%。

符合T或B系淋巴细胞白血病诊断，至少应该包括以下所有抗体，并可根据实际情况增加必要抗体。

（1）B系：CD10、CD19、cyμ、sIgM、CD20、cyCD22、CD22、cyCD79a。

（2）T系：CD1a、CD2、CD3、CD4、CD5、CD7、CD8、TCRαβ、TCRγδ、cyCD3。

（3）髓系：CD11b、CD13、CD14、CD15、CD33、CD41、CD61、CD64、CD65、CD71、GPA、cyMPO、CD117。

（4）其他：CD34、HLA-DR、CD45、TdT。

3. 细胞遗传学（Cytogenetics）和分子生物学（Molecular biology）

（1）染色体G带或R带分析：应用染色体显带技术进行核型分析，以发现白血病细胞染色体数目异常及易位、倒位、缺失等结构改变。90%以上的ALL具有克隆性染色体异常。染色体数量异常：

①超二倍体：>50条染色体，约占ALL的1/4，以B前体-ALL多见，多以4、6、10、14、17、18、21、X染色体异常多见。

②假二倍体：伴有结构异常的46条染色体，常表现为染色体异位。

③亚二倍体：较少见，<44条染色体，多见20号染色体缺失。

结构异常：常见的染色体结构异常包括t（1；19）、t（12；21）、t（9；22）、11q23等。

（2）FISH检查：有条件FISH检查，应包括用分离探针做MLL重排、iAMP21；可以选做ETV6-RUNX1（TEL-AML1）、E2A-PBX1、BCR-ABL1。

（3）PCR基因检测：至少应该包括ETV6-RUNX1、E2A-PBX1、MLL-AF4、BCR-ABL1、SIL/TAL1、MEF2D重排、ZNF384重排、TCF3-HLF和IKZF，以及Ph样基因或突变检测。

4. 脑脊液检查

脑脊液检查是诊断中枢神经系统白血病（Central Nerve System Leukemia，CNSL）的重要依据，除了常规和生化检查，必须同时做离心甩片法检查。如果腰穿无损伤，WBC $>5\times10^6$/L并见有幼稚细胞，便可诊断为CNSL。当患儿伴有高白细胞血症、血小板严重减低者及凝血异常时应避免行腰椎穿刺，以免将白血病细胞带入中枢神经系统。对这类患者可先行化疗及输注血小板等，使其白细胞下降及DIC纠正后再进行腰椎穿刺术。详见脑脊液分级。

5. 血液常规、生化、凝血检查

（1）血常规检查：除自动化血常规检查外，还应该做血涂片进行人工分类。外周血白细胞计数多数增高，但可以正常或减低，范围很广，可从0.1×10^9/L到1500×10^9/L不等，中位数为12×10^9/L。高白细胞（$>100\times10^9$/L）占15%，通常血涂片可见原始及幼稚细胞，血红蛋白及红细胞下降，血小板呈不同程度降低。

（2）生化检查：肝肾功能、LDH、电解质是必查项目。白细胞负荷大的患儿可出现血尿酸及乳酸脱氢酶含量增高。0.5%的患儿会出现血钙过多，这是由于白血病细胞和白血病浸润骨骼产生甲状旁腺激素样蛋白所致。

（3）凝血功能：包括 PT、APTT、TT、FIB、DD 二聚体、FDP。白血病发病时可造成凝血酶原和纤维蛋白原减少，从而导致凝血酶原时间延长和出血。

6. 影像学检查

胸部 X 线摄片、腹部 B 超，根据病情选择以下其他影像学检查：

（1）超声（US）检查：心脏超声了解心功能；腹部超声了解腹部脏器情况。

（2）电子计算机断层成像（CT）：头颅 CT 评估占位及出血，必要时行胸、腹部 CT 评估占位、出血及炎症。

（3）磁共振（MRI）：必要时头颅 MRI 评估占位及出血及血管情况，胸、腹部、骨骼 MRI。

7. 活检

对于骨髓干抽或骨髓坏死的患儿应进行骨髓活检。初诊男性患儿睾丸可以有白血病细胞浸润，所以不建议活检。在全身化疗骨髓缓解的患儿出现睾丸肿大者，应进行活检以确定是否睾丸白血病复发。

（三）儿童 ALL 的诊断标准

1. 诊断标准

所有疑诊病例需经形态学 - 免疫学 - 细胞遗传学 - 分子生物学（Morphology-Immunophenotype-Cytogenetics-Molecular biology，MICM）诊断与分型，并需符合以下标准其中一项：

（1）骨髓形态学标准：按照 WHO2016 诊断标准，骨髓中原始及幼稚淋巴细胞 ≥20%。

（2）若幼稚细胞比例不足 20%，必须要有分子诊断确定存在 ALL 致病基因，如 ETV6-RUNX1。

2. CNSL 的诊断与分级

（1）CNSL 的诊断：CNSL 在 ALL 发病时或治疗过程中往往缺乏临床症状，仅在脑脊液行常规检测时发现异常，但需与细菌感染与药物所致化学性脑膜炎区别。CNSL 若发生在 ALL 停药时，早期有颅压增高如头痛或呕吐症状，后期出现颅神经麻痹、脑炎症状如嗜睡甚至昏迷。

①诊断时或治疗过程中以及停药后脑脊液中白细胞（WBC）计数≥5 个/μl，同时在脑脊液离心涂片标本中以白血病细胞为主，或白血病细胞所占比例高于外周血幼稚细胞百分比。有颅神经麻痹症状。

②或有影像学检查（CT/MRI）显示脑或脑膜病变。

③排除其他病因引起的中枢神经系统病变。

（2）脑脊液的分级：对于新诊断的 ALL 判断是否存在 CNSL 需进行 CNS 状态分级，准确评估 CNS 状态对于 CNSL 的诊断、预防和治疗具有重要指导意义。根据脑脊液细胞学

（包括脑脊液细胞计数及细胞形态学）、临床表现和影像学检查结果，将 CNS 分为 3 级：

①CNS1：需要同时符合以下 3 项：

a. 脑脊液中无白血病细胞；

b. 无 CNS 异常的临床表现，即无明显的与白血病有关的颅神经麻痹；

c. 无 CNS 异常的影像学依据。

②CNS2：符合以下任何 1 项：

a. 腰穿无损伤即脑脊液不混血，RBC：WBC≤100：1 时，脑脊液中 WBC 计数≤5 个/μl，并见到明确的白血病细胞；

b. 腰穿有损伤即脑脊液混血（RBC：WBC > 100：1），CSF 中见到明确的白血病细胞；c. 腰穿有损伤并为血性 CSF，如初诊 WBC > 50×10^9/L 则归为 CNS2。

③CNS3（即 CNSL）：

a. CSF 中 RBC：WBC≤100：1，WBC > 5 个/μl，并以白血病细胞为主，或白血病细胞所占比例高于外周血幼稚细胞百分比；

b. 或有无其他明确病因的颅神经麻痹；

c. 或 CT/MRI 显示脑或脑膜病变，并除外其他中枢神经系统疾病。

3. 睾丸白血病的诊断

ALL 患儿表现为睾丸单侧或双侧肿大，质地变硬或呈结节状缺乏弹性感，透光试验阴性，超声波检查可发现睾丸呈非均质性浸润灶，初诊患儿可不予活检。在全身化疗骨髓缓解的患儿出现睾丸肿大者，应进行活检以确定是否睾丸白血病复发。

4. 诱导缓解状态

血常规显示血红蛋白 >90g/L，白细胞正常或减低，分类无幼稚细胞，血小板 > 100×10^9/L；骨髓象增生好，有正常骨髓的再生，原始细胞加早幼阶段细胞（或幼稚细胞）< 5%，红细胞系统及巨核细胞系统正常。脑脊液中无白血病细胞；临床和影像学评估无白血病浸润的证据；之前存在的纵隔肿块在诱导治疗结束后必须至少减少到最初肿瘤体积的 1/3。

（四）鉴别诊断

1. 类白血病反应

可有肝、脾大，血小板减少，末梢血像中偶见中晚幼粒及有核红细胞，但本病往往存在感染灶，当原发病控制后，血象即恢复。

2. 传染性单核细胞增多症

EB 病毒感染所致，有肝、脾、淋巴结肿大，发热、血清嗜异凝集反应阳性，EBV 抗体阳性，白细胞增高并出现异型淋巴细胞，但血红蛋白及血小板计数正常，骨髓检查无白血病改变。

3. 再生障碍性贫血

出血、贫血、发热和全血细胞减少与白血病低增生表现有相似点，但本病不伴有肝、脾、淋巴结肿大，骨髓细胞增生低下，无幼稚细胞增生。

4. 风湿与类风湿关节炎

风湿与类风湿关节炎常见发热、关节痛为游走性及多发性，轻者仅有关节痛而无局部关节红、肿、热、痛，这与首发症状为关节痛而无明显血液学改变的急性淋巴细胞白血病易混淆，遇不典型病例应争取尽早行骨髓检查。

（五）临床治疗反应评估时间点及方法

1. 骨髓细胞形态学评估

目前主要用于缓解和复发状态的初步评价以及化疗期间骨髓增生情况的评估。

2. 治疗反应及白血病微小残留（MRD）水平评估时间

患儿在诱导治疗早期、结束、巩固治疗前进行危险度评估治疗反应；MRD 阳性患者在其后的治疗阶段追踪评估直至转阴。

3. MRD 评估方法

（1）流式细胞法：利用白血病细胞和正常细胞间抗原表达异常区分白血病细胞和正常细胞，是目前应用最广泛、最快速的方法，推荐使用。流式细胞术进行 MRD 监测都必须在初次诊断时对白血病细胞进行免疫标记的筛查。只有那些和正常细胞（包括正常幼稚细胞）间存在明显不重叠差别的抗原或抗原组合才能用于 MRD 监测。

（2）融合基因定量 RT-PCR：监测灵敏度高，但只有不到 50% 病例存在融合基因而且这一方法的结果和真实 MRD 相关性的线性较差，可作为其他方法的补充手段。

（3）IgH/TCR 重排定量 PCR：监测灵敏度高，线性好，90% ~95% 以上病例可用此方案。

（4）新一代测序（NGS）：如果有条件下可开展新一代测序，目前新一代测序只能基于 IgH/TCR 重排进行 MRD 监测，95% 以上病例可以应用这一方法，可克服 RT-PCR 的一些局限性，并且在分析足够数量的细胞时可增强敏感性（10^{-5} ~ 10^{-6}）。NGS 提供了治疗期间和治疗后的与预后相关的生理 B 细胞和 T 细胞的信息，可用于分析免疫系统多样性、免疫重建等，质量比较稳定，但是使用的校准仪、质量控制和正确解释 NGS 数据指南仍然缺乏。

四、临床危险度分层

ALL 危险度标准至今国内外没有统一标准，原则上应该综合诊断时的年龄、外周血白细胞计数、髓外白血病状态、肿瘤细胞遗传学特征以及治疗反应加以确定。综合以上及考虑不同的治疗方案对最终分层的影响，故以下标准是被广泛接受的危险度分组原则。

（一）与儿童 ALL 预后不良确切相关的危险因素包括

1. 诊断时年龄 <1 岁婴儿或≥10 岁的年长儿童。

2. 诊断时外周血白细胞（WBC）计数≥50×10^9/L。

3. 诊断时已发生中枢神经系统白血病或睾丸白血病者。

4. 免疫表型为 T-ALL。

5. 不利的细胞及分子遗传学特征：染色体数目 <45 条的低二倍体（或 DNA 指数 <0.8）；t（9；22）（q34；q11.2）/BCR-ABL1；t（4；11）（q21；q23）/MLL-AF4 或其他

MLL 基因重排；t（1；19）（q23；p13）/E2A-PBX1（TCF3-PBX1），Ph 样、iAMP21、IKZF 缺失、TCF3-HLF 及 MEF2D 重排。

6. 诱导缓解治疗结束后骨髓未缓解（原始及幼稚淋巴细胞≥20%）；或诱导缓解治疗结束骨髓未获得完全缓解，原始及幼稚淋巴细胞 >5%。

7. 微小残留病（MRD）水平：如诱导缓解治疗早期（d15 ~ 19）MRD≥10^{-1}，诱导缓解治疗后（d33 ~ d45）MRD≥10^{-2}，或巩固治疗开始前（第 12 周左右）MRD≥10^{-4}。

（二）临床危险度分型

临床危险度应该结合初诊危险度和治疗反应。一般将 ALL 分为 3 型：低危组、中危组、高危组。根据临床危险度不同分别采用不同强度的治疗方案。推荐分组危险度分组标准为：

1. 低危（Low Risk，LR）

符合以下所有条件：

（1）年龄≥1 岁且 <10 岁；

（2）WBC <50 × 10^9/L；

（3）诱导化疗 d15 ~ 19 骨髓 M1（原淋 + 幼淋 <5%）；或诱导化疗 d33 ~ 45 天骨髓 M1；

（4）MRD 的 LR 标准：诱导治疗 d15 ~ 33 MRD < 1 × 10^{-2} 和巩固治疗前 MRD < 1 × 10^{-4}。

2. 中危（Intermediate risk，IR）

符合以下任何 1 项或多项：

（1）年龄≥10 岁；

（2）初诊最高 WBC≥50 × 10^9/L；

（3）CNS2、CNSL（CNS3）或（和）睾丸白血病（TL）；

（4）t（1；19）（E2A-PBX1）；

（5）d15 ~ 19 骨髓 M2（5% ≤原淋 + 幼淋 <20%，且 d33 ~ d45 骨髓 M1）；

（6）Ph^+ ALL；

（7）Ph 样 ALL；

（8）iAMP 21；

（9）T-ALL；

（10）MRD 标准：诱导治疗 d15 ~ d19：1 × 10^{-3} ≤MRD < 1 × 10^{-1} 或诱导治疗后（d33 ~ d45）1 × 10^{-4} ≤MRD < 1 × 10^{-2} 或巩固治疗前 MRD < 1 × 10^{-4}。

3. 高危（High Risk，HR）

符合以下任何 1 项或多项：

（1）d15 ~ 19 骨髓 M3（原淋 + 幼淋≥20%）；

（2）d33 ~ d45 骨髓未完全缓解 M2 及 M3（原淋 + 幼淋≥5%）；

（3）t（4；11）（MLL-AF4）或其他 MLL 基因重排阳性；

（4）低二倍体（≤44）或 DI 指数 <0.8；

（5）IKZF 阳性；

（6）MEF2D 重排；

（7）TCF3-HLF/t（17；19）（q22；p13）；

（8）诱导治疗后（d33～d45）评估纵隔瘤灶没有缩小到最初肿瘤体积的1/3，评为高危，巩固治疗前仍存在瘤灶者列入高危；

（9）符合 MRD 的 HR 标准：诱导治疗 d15～19 MRD$\geqslant 1\times 10^{-1}$，或诱导治疗后（d33～d45）MRD$\geqslant 1\times 10^{-2}$，或巩固治疗前 MRD$\geqslant 1\times 10^{-4}$。

五、治疗

（一）系统化疗

1. 化疗原则

目前国际上儿童 ALL 的治疗原则相似，本建议提供的治疗方案各医院根据各自情况选择应用。允许对所采用的方案进行微调，区域中心或大的医疗中心可在原则不变的基础上提出合理修改，但必须有合理的修改理由。

2. 化疗前准备

（1）病史需包括：过去健康状况、家族中肿瘤性疾病史及有关接触有害理化因素的生活社会环境。

（2）专科体检：如皮肤、黏膜、骨骼、肝、脾、淋巴结大小；CNS 体征；睾丸大小质地；身长、体重、体表面积。

（3）实验室检查：诊断时（必须输血前）的血常规，包括 WBC 及血小板计数，血红蛋白，WBC 分类（包括幼稚细胞计数），骨髓检查：如细胞形态学和组织化学、免疫分型染色体核型分析（G 显带或 R 带以及 FISH 分析）、融合基因检测；血液生化检查：肝功能（谷丙转氨酶、直接胆红素）及输血前性病筛查：乙型肝炎、丙型肝炎抗体，梅毒、艾滋病毒检查；肾功能（尿素氮、肌酐、尿酸）；电解质及血淀粉酶测定；乳酸脱氢酶；凝血功能；酌情红细胞 G6PD 酶活性测定；心脏功能检查：ECG、UCG、心肌酶测定等；PPD 试验或干扰素释放试验。

（4）影像学检查：胸部 X 线正、侧位片；腹部 B 超，观察有无肿大的淋巴结及其他病灶；头颅与脊髓 MRI 平扫＋增强，检查脑实质、脑膜及脊髓有无浸润（可选做，但怀疑 CNSL 时必须做）。

（5）其他：对患儿进行营养状态及体能状态评估，积极改善机体状况，酌情输红细胞、血小板及其他支持治疗。化疗前行 PICC 插管或植入输液港。积极清除感染和潜伏感染灶如龋齿等。病情解释及心理疏导。

（二）化疗方案

1. 诱导期治疗：

VDLP 或 VDLD 或 CVDLD，具体药物：

环磷酰胺（CTX）每次 1000mg/m^2，1 次，静脉滴注（T-ALL 可考虑 CVDLD 方案）；长春新碱（VCR）每次 1.5mg/m^2，每周 1 次，共 4 次，每次最大量不超过 2mg；无长春新碱可用长春地辛替代，长春地辛（VDS）每次 3mg/m^2，每周 1 次，共 4 次；柔红霉素（DNR）每次 30mg/m^2，每周 1 次，共 2 ~ 4 次；左旋门冬酰胺酶（L-Asp）每次 5000 ~ 10 000U/m^2，共 8 ~ 10 次；或培门冬酶（PEG-Asp）每次 2000 ~ 2500U/m^2，d9、d23，肌内注射；泼尼松（PDN，VDLP 方案应用）45 ~ 60mg/（m^2 · d），d1 ~ 28，第 29 ~ 35 天递减至停。地塞米松（DXM，VDLD 方案应用）6 ~ 8mg/（m^2 · d），d8 ~ 28，第 29 ~ 35 天递减至停。

泼尼松试验（PDN）d1 ~ 7，从足量的 25% 用起，根据临床反应逐渐加至足量，7 天内累积剂量 > 210mg/m^2，对于肿瘤负荷大的患者可减低起始剂量［0.2 ~ 0.5mg/（kg · d）］，以免发生肿瘤溶解综合征，d8 评估，外周血幼稚细胞 > 1.0 × 10^9/L 评为泼尼松反应差。

说明：为了减少过敏反应发生率以及频繁注射对患儿的影响，门冬酰胺酶（Asp）首选聚乙二醇修饰的 Asp（培门冬酶，PEG-Asp）。对培门冬酶过敏者首先推荐欧文菌。两者全部过敏者可以进行普通大肠埃希菌 Asp 皮试，皮试阴性者可尝试使用，最好能够监测 Asp 活性，原则上应该使替换前后的 Asp 总有效活性时间相似。此原则适用于所有 Asp 疗程。

2. 早期强化治疗

CAM 或 CAML 方案，根据危险度不同给予 1 ~ 2 个疗程，具体药物：

环磷酰胺（CTX）750 ~ 1000mg/（m^2 · d），1 次，静脉滴注；阿糖胞苷（Ara-C）每次 75 ~ 100mg/m^2，7 ~ 8 天，每天 1 ~ 2 次静脉滴注（如每天一次，Ara-C 可一周 5 天，连续两周共 10 天）；6-巯基嘌呤（6-MP）50 ~ 75mg/（m^2 · d），7 ~ 14 天，空腹口服。培门冬酶（PEG-Asp，CAML 方案）2000 ~ 2500U/（m^2 · d），d2，1 次，肌内注射。或者在 CAML 基础上加用 DXM 口服 8mg/（m^2 · d），d1 ~ 7。

3. 缓解后巩固治疗

（1）mM 方案：低、中危 ALL 应用，大剂量甲氨蝶呤（HD-MTX）每次 2 ~ 5g/m^2，每两周 1 次，共 4 次；四氢叶酸钙（CF）每次 15mg/m^2，6 小时 1 次，3 ~ 8 次，根据 MTX 血药浓度给予调整；6-MP 25mg/（m^2 · d），不超过 56 天，根据 WBC 调整剂量。上述方案实施期间需要进行水化、碱化。

（2）HR-1'、HR-2'、HR-3' 方案：高危患儿 CAM 或 CAML 方案后应用：

HR-1' 方案：DXM 20mg/（m^2 · d），口服或静脉推注，d1 ~ 5；VCR 每次 1.5mg/m^2（最大 2mg），静脉推注，d1、d6；HD-MTX 每次 5g/m^2，静脉滴注，d1；CF 每次 15mg/m^2，6 小时 1 次，3 ~ 8 次，根据 MTX 血药浓度调整；CTX 每次 200mg/m^2，12 小时 1 次，静脉滴注，d2 ~ 4，共 5 次，HD-MTX 结束后 7 小时开始给予；美司那每次 400mg/m^2，于静脉滴注 CTX 的 0、4、8 小时；Ara-C 每次 2000mg/m^2，12 小时 1 次，d5，共 2 次；维生素 B_6 每次 150mg/m^2，静脉滴注或口服，12 小时 1 次，d5，共 2 次；PEG-Asp 每次 2500U/m^2，肌内注射，d6；TIT d1。

HR-2' 方案：DXM 20mg（m^2 · d），口服或静脉推注，d1 ~ 5；长春地辛（VDS）每次 3mg/m^2，静脉推注，d1、d6；HD-MTX 每次 5g/m^2，静脉滴注，d1；CF 每次 15mg/m^2，6 小时 1 次，3 ~ 8 次，根据 MTX 血药浓度调整；异环磷酰胺（IFO）每次 800mg/m^2，静

脉滴注，12 小时 1 次，d2 ~4，共 5 次，HD-MTX 结束后 7 小时开始给予；DNR 每次 30mg/m^2，静脉滴注，d5；PEG-Asp 每次 2500U/m^2，肌内注射，d6；TIT d1。

HR-3’方案：DXM 20mg（m^2·d），口服或静脉推注，d1 ~5；Ara-C 每次 2000mg/m^2，静脉滴注，12 小时 1 次，d1 ~2；维生素 B_6 每次 150mg/m^2，静脉滴注或口服，12 小时 1 次，d1 ~2；依托泊苷（VP-16）每次 100mg/m^2，静脉滴注，12 小时 1 次，共 5 次，d3 ~5；PEG-Asp 每次 2500U/m^2，肌内注射，d6；TIT d5。

之后再重复 HR-1’、HR-2’、HR-3’方案，基于 MTX 浓度监测的四氢叶酸解救见附件。

4. 延迟强化治疗

推荐 VDLD（或 VDLA）方案和 CAM（或 CAML）方案，中危组患儿在继续治疗后可选择重复一次上述方案。

（1）VDLD 或 VDLA 方案：VCR 每次 1.5mg/m^2，每周 1 次，共 3 ~4 次，每次最大量不超过 2mg；或者 VDS 每次 3mg/m^2，每周 1 次，共 3 ~4 次，静脉推注；DXM 每次 8 ~10mg/（m^2·d），d1 ~7、d15 ~21，口服；L-Asp 每次 6000 ~10 000U/m^2，共 4 ~10 次或 PEG-Asp 每次 2000 ~2500U/m^2，共 2 次（间隔 14 天），肌内注射。DNR 或多柔比星（ADR）每次 25 ~30mg/m^2，每周 1 次，静脉滴注，共 2 ~4 次（VDLD 方案）；Ara-C 每次 2000mg/m^2，静脉滴注，12 小时 1 次，d1 ~2，共 4 次（VDLA 方案）。

（2）CAM 或 CAML 方案：根据危险度不同给予 1 ~2 个疗程；具体为 CTX 750 ~1000mg/（m^2·d），静脉滴注，1 次；Ara-C 每次 75 ~100mg/m^2，7 ~8 天，每天 1 ~2 次静脉滴注（如每天一次，Ara-C 可一周 5 天，连续两周共 10 天）；6-MP 50 ~75mg/（m^2·d），7 ~14 天，空腹口服；培门冬酶（PEG-Asp，CAML 方案）2000 ~2500U/（m^2·d），d2，1 次，肌内注射。

5. 继续治疗（中间治疗）

中危组患儿可选择继续治疗与否，如选择则推荐以下 2 个方案：

（1）6-MP + MTX 方案：6-MP 50mg/（m^2·d），持续睡前空腹口服；MTX 每次 15 ~30mg/m^2，每周 1 次，口服或肌内注射；共 8 周。

（2）6-MP/6-MP + MTX/6-MP + VCR + DXM/Dex + DNR + VCR + 6-MP + PEG-Asp 方案交替：

①用量：6MP 25 ~50mg/（m^2·d），d1 ~7，睡前空腹口服；MTX 25mg/（m^2·d），d1 口服；DXM 8 ~12mg/（m^2·d），d1 ~5；VCR 1.5mg/m^2，d1；DNR 25mg/m^2，d1，静脉滴注；PEG-Asp 每次 2000 ~2500U/ m^2，d2，肌内注射。

②具体用法：低危组第 1、4、13 周采用 6-MP + VCR + Dex 治疗，且每周 TIT 一次，第 2、3、5、6、10 ~12、10 ~16 周采用 6-MP + MTX 治疗；中高危组第 1、4、7、10、13 周采用 Dex + DNR + VCR + 6-MP + PEG-Asp，第 2、3、5、6、11、12、14 ~16 周采用 6-MP 治疗。

6. 维持期治疗

重复延迟强化后进入维持治疗，可选择以下 2 个方案之一：

（1）6-MP + MTX 方案：6-MP 50mg/（m^2·d），持续睡前空腹口服；MTX 每次 15～30mg/m^2，每周 1 次，口服或肌内注射，持续至终止治疗（男 2.5～3 年，女 2～2.5 年）。根据白细胞调整方案中的药物剂量。

（2）6-MP + MTX/VD 方案（6-MP + MTX 方案期间每 4～8 周插入）：VCR 每次 1.5 mg/m^2，1 次，静脉推注，每次最大量不超过 2mg；DXM 6～8mg/（m^2·d），d1～7，口服。

ALL 患儿化疗总疗程：低危组男女孩均为 2 年，中危组女孩 2 年、男孩 2.5 年，高危组男女孩均为 2.5 年。

7. Ph^+ ALL 的治疗

t（9；22）/BCR-ABL1）阳性 ALL，早期（诱导 d15 开始）加用 TKI 治疗如伊马替尼（300mg/m^2/d）或达沙替尼（80mg/m^2/d），本方案将初诊阳性者纳入 IR 组，以 MRD 监测评估疗效，若符合 MRD-HR 标准，则升级至 HR 组的方案治疗。TKI 治疗时间至少应用至维持治疗结束。一旦出现 TKI 相关严重非造血系统毒性时，可暂停 TKI 直到毒性作用明显减轻后恢复使用。若仍不能耐受可考虑换用其他 TKI 制剂。若有明显血液系统毒性表现，原则上先停止或减量 DNR、Ara-C、CTX、MTX、6-MP 等骨髓抑制性药物，然后再考虑暂停 TKI。对达沙替尼或伊马替尼反应不良者应该进行 BCR-ABL1 基因序列测定，并按照突变情况选择合适的 TKI。出现对达沙替尼或伊马替尼同时耐药的突变时（如 T315I 突变）可以选用敏感的第三代 TKI（如波纳替尼），并在巩固治疗后进行造血干细胞移植。

8. CNSL 的防治

初诊未合并 CNSL 的患儿取消放疗，在进行全身化疗的同时，采用三联鞘内注射。CNS2 者在诱导早期增加 1～2 次腰穿及鞘内注射至少 17～26 次，根据危险度分组可单用 MTX 或三联鞘内注射，具体药物剂量如下：

	Ara-C	MTX	DXM
<12 月	12mg	6mg	2mg
12～24 月	24mg	8mg	2.5mg
24～36 月	30mg	10mg	3mg
>36 月	36mg	12mg	4mg

初诊时合并 CNSL 患儿在进行全身化疗的同时，采用三联鞘内注射，诱导治疗期间每周一次直至脑脊液肿瘤细胞消失，之后在不同治疗阶段鞘内注射。初诊合并中枢神经系统白血病，如果治疗反应良好，可不予放疗。如需放疗，可在完成延迟强化治疗后维持治疗前接受颅脑放疗。<2 岁不建议放疗，年龄≥2 岁剂量为 12～18Gy。放疗后不再应用 HD-MTX 及 Ara-C，但仍然需鞘内注射直至停止全身化疗，放疗后每 8～12 周鞘内注射一次预防 CNSL 复发。对于反复发作的 CNSL 可采用脑室注射法，安置 Omeya 囊，使药物在蛛网膜下隙充分循环吸收；避免反复腰穿给患儿带来的巨大痛苦；不影响患儿淋浴甚至游泳；同时便于医务人员操作。

9. 睾丸白血病治疗

初诊时合并 TL 在全身化疗的巩固治疗结束后 B 超检查仍有病灶者进行活检，若确定白血病细胞残留者需睾丸放疗。或在全身化疗骨髓缓解的患儿出现睾丸白血病复发，也需放疗。一般作双侧睾丸放疗，剂量 20～26Gy，对年龄较小的幼儿采用 12～15Gy。

（三）造血干细胞移植

符合下面指证之一：

（1）诱导缓解治疗失败（d33 骨髓形态未达到缓解）。

（2）D45 骨髓评估 MRD≥1×10^{-2}。

（3）具有 t（9；22）/BCR-ABL1、MLL 重排、EPT-ALL、iAMP21 的患儿 12 周 MRD ≥1×10^{-4}。

（四）放射治疗

初诊合并中枢神经系统白血病，如果治疗反应良好，可不予放疗。否则，可在完成延迟强化治疗后维持治疗前接受颅脑放疗。<2 岁不建议放疗，年龄≥2 岁剂量为 12～18Gy。

初诊时合并 TL 在全身化疗的巩固治疗结束后，如果反应良好，可不予放疗。如果睾丸 B 超检查仍有病灶者进行活检，若确定白血病细胞残留者需睾丸放疗。或在全身化疗骨髓缓解的患儿出现睾丸白血病复发，也需放疗。一般作双侧睾丸放疗，剂量 20～26Gy，对年龄较小的幼儿采用 12～15Gy。

（五）分子靶向药物治疗

随着对基因表达谱、DNA 拷贝数变化及表观遗传学改变的高通道全基因组分析的到来，以及最新一代全基因组与转录本测序技术为白血病发生与耐药，以及新白血病亚型的识别带来了新的视野并将为治疗带来新靶点。某些亚型白血病治愈率的显著提高只有通过发展新药来实现，一些现有药物的新制剂可提高疗效同时减轻毒性。新的核苷类似物如氯法拉滨和奈拉滨，现在已经成为治疗白血病的化疗药物之一。在费城染色体阳性患儿使用甲磺酸伊马替尼和其他 ABL 激酶抑制剂治疗是白血病分子治疗的典范（具体见 Ph^+ ALL）。白血病治疗的抗体正在稳步增加。利妥昔单抗（抗 CD20）、阿仑单抗（抗 CD52）和依帕珠单抗（抗 CD22）已经加入到一些临床试验中，新的抗体衍生物和重组免疫毒素也已开发供临床使用。尤其令人兴奋的是结合了抗 CD-19 与抗 CD-3 特异性的双重特异性抗体构建产物（blinatumomab），为 B 系 ALL 患儿带来了激动人心的治疗反应。临床试验早期的其他新型药物包括 FLT3 抑制剂、法尼基转移酶抑制剂、γ-分泌酶抑制剂和针对表遗传学改变的药物，如使静止的肿瘤抑制因子重新复活等。蛋白酶体抑制剂和短干涉 siRNA 也正在研究，可能成为今后的治疗手段。

（六）细胞免疫治疗

最近利用基因工程技术表达靶向嵌合抗原受体（chimeric antigen receptor，CAR）T 细胞的过继免疫治疗在复发难治 B 系 ALL 中取得突破性进展，嵌合型抗原受体 T（CAR-T）细胞治疗是一种具有特异性杀伤功效、不良反应可控的抗肿瘤免疫治疗新技术，是目前除了放、化疗以外可选择的杀伤肿瘤的方法，其中表达 CD19、CD20、CD22 的 CAR-T19、CAR-T20、CAR-T22 等已进入临床试验。CAR-T19 应用最多，疗效也较肯定。CAR-T 细胞治疗与抗体治疗不同，CAR-T 细胞输注会针对肿瘤细胞上的相应抗原大量扩增，可在体内维持几个月甚至几年。因此，CAR-T 细胞治疗是一个动态的治疗，并且，CAR-T 细胞可迁移到多个组织器官，包括中枢神经系统。但该疗法的一个潜在长期毒副作用是发生慢性 B 细胞缺乏。目前 CAR-T 细胞治疗已经应用于临床难治复发病例，但随着技术的改进、毒性反应的降低，有望于进入一线治疗。

六、并发症及辅助治疗

（一）急性肿瘤溶解综合征

对化疗敏感的肿瘤在初始治疗时，大量肿瘤细胞溶解坏死，引起高尿酸血症、高磷血症、低钙血症、低镁血症及尿酸结晶堵塞肾小管，严重时导致急性肾衰竭。淋巴系肿瘤对化疗敏感，在肿瘤高负荷时更容易合并肿瘤细胞溶解综合征。需积极预防和处理。

1. 肿瘤溶解综合征预防

（1）别嘌醇：每次 50～100mg/m^2，2～3 次/日，直到确认肿瘤负荷明显下降；

（2）水化：2000～3000ml/m^{2}持续静脉均匀滴注，慎用含钾液；

（3）不主张常规碱化血液及尿液，以避免碱性条件下肾小管钙盐沉积，在高尿酸、高钾时适当应用；

（4）不主张常规静脉补充钙剂，仅在低钙并有临床症状时补钙，以避免增加肾小管钙盐沉积；

（5）对高肿瘤负荷者有条件者应考虑应用尿酸氧化酶：每次 0.15mg/kg + 生理盐水 50ml，静脉滴注 30 分钟。

但需注意：检查 G-6PD，如果有酶缺陷，不能用尿酸氧化酶；不能同时使用别嘌呤醇、磷酸肌酸保心药物（防止磷酸盐结晶）；尿酸氧化酶并不能减少严重肿瘤细胞溶解综合征的发生，不能代替连续血液净化。

2. 肿瘤溶解综合征治疗

除了预防性措施外，当发生溶解综合征时，应根据临床实际情况处理：

（1）继续预防性治疗。

（2）高钾血症：

①静脉注射葡萄糖酸钙：仅能对抗高钾引起的心脏毒性，而且作用时间短暂仅数分钟。对于有明显心脏毒性的患儿应静脉缓慢推注 10% 葡萄糖酸钙每次 1ml/kg，加等量 5% 或 10% 葡萄糖稀释，推注时间大于 20 分钟。

②静脉注射碳酸氢钠：对于酸中毒患儿效果较好，但疗效仅持续 1 小时左右，只能作为应急使用，且不宜用于血容量过多的患儿。剂量为 1～2mmol/kg，5% 碳酸氢钠用 5% 葡萄糖稀释 2 倍，20～30 分钟输入。

③静脉给予葡萄糖和胰岛素：10% 葡萄糖 5～10ml/kg，每 4～5g 葡萄糖可加入 1U 胰岛素，静脉点滴 30 分钟，几小时内可使血钾降低 1～2mmol/L。疗效持续数小时。

④离子交换树脂：可降低钾离子的吸收，1g/kg（最大量 50g），常用聚磺苯乙烯或聚苯乙烯磺酸钠与生理盐水 1ml/g 混合后保留灌肠。或将其与 35% 山梨醇混合口服。该方法

几小时内可降低血钾 0.5 ~ 2mmol/L。

⑤透析：通过上述方法治疗血钾仍进行性升高或预期不能通过上述办法纠正的高血钾应考虑透析治疗。

（3）低钙、高磷血症：因钙盐可增加肾小管钙盐沉积，临床无症状时不应常规使用静脉钙剂。可以口服碳酸钙可以阻止磷酸盐吸收，降低血磷提高游离钙。一旦发生低钙性手足抽搐应予 10% 葡萄糖酸钙每次 1 ~ 2ml/kg，加等量 5% 葡萄糖注射液静脉推注。

（4）肾功能不全：轻度肾功能不全可通过水化、利尿等处理，随着肿瘤负荷减轻、肾浸润缓解而逐步好转。不应因肾功能不全而限制输液量，严重肾功能不全伴少尿、无尿、水肿时应考虑及时做透析治疗。

（二）心脏毒性

主要指蒽环类药物的心脏毒性，包括急性心肌损伤和慢性心功能损害。前者为短暂而可逆的心肌局部缺血，可表现为心慌、气短、胸闷、心前区不适等；后者为不可逆的充血性心力衰竭，与药物累积剂量相关。一旦心功能检测提示心脏射血分数 < 55% 或轴缩短分数 < 28%，若能证明左心功能异常和细菌感染有关，可以继续使用蒽环类抗生素，否则应该暂停，直到射血分数≥55% 或轴缩短分数≥28%。根据蒽环类药物使用剂量或心肌损伤程度选择右丙亚胺（Zinecard）、左旋肉碱、能量合剂等药物。

（三）肝毒性

治疗过程中根据临床情况检查肝功能，不宜过度频繁。每个疗程前一般需要检查肝功能以确定是否可以按时化疗，维持治疗期间 4 ~ 8 周 1 次，无特殊者可 12 周检查 1 次。

1. 转氨酶水平升高

HDMTX 前转氨酶水平升高 5 倍或以上者需要延迟给药；其他疗程单纯 ALT/AST 水平升高不超过正常高限的 10 倍者化疗可不作任何调整；ALT/AST 达正常高限 10 倍或以上时可延缓化疗，1 周后仍有异常者可以在严密观察下化疗。"保肝药"的作用并不明确，国际上各大临床系列均不常规使用"保肝药"，且没有增加化疗安全性的报道，另外"保肝药"和化疗药物可能出现的相互作用会增加化疗药物代谢的复杂性，因此不推荐辅助性"保肝药"。肝毒性评估标准见附件 3，只有在发生严重肝功能异常时予以相应保护肝细胞药物治疗。

2. 胆红素水平升高

化疗期间直接胆红素水平升高者若能排除白血病浸润所致可按下表调整化疗剂量，否则化疗照常。每一个疗程前的直接胆红素≥24mol/L 者（正常值 1.5 倍）可以延迟化疗 1 周，若胆红素仍不能下降到理想水平也可按下表调整化疗剂量开始化疗。直接胆红素≥24mol/L 时 DNR 和 VCR 应作相应调整，直接胆红素恢复到 < 24mol/L 后应恢复全剂量。直接胆红素≥24mol/L，特别是存在黏膜炎症时 L-ASP 应该停药；直接胆红素≥24mol/L HDMTX 应该停药或减量，同时有存在黏膜炎症时应停药。

胆红素异常时化疗的调整：

直接胆红素	剂量
24 ~ 51mol/L	减量 50%
51 ~ 85mol/L	减量 75%
≥85mol/L	停药

（四）神经毒性

1. 阿糖胞苷

当阿糖胞苷相关神经毒性症状明显并影响患儿正常生活时应避免使用阿糖胞苷。

2. 长春新碱

长春新碱剂量不得超过 2mg。常见的轻度毒性反应有下颌疼痛、便秘、深反射减弱。有时可以有发声障碍，但应和假丝酵母菌（念珠菌）性喉炎相鉴别。如果有持续存在的腹绞痛、步态不稳、严重的疼痛或抗利尿激素异常分泌（SIADH）等明显的中毒表现者，应减量使用或改用神经毒性较小的长春地辛。出现盲肠炎者应停药，恢复后改用长春地辛。鉴于目前无长春地辛与长春新碱在 ALL 治疗疗效的随机对照报告，除以上情况外建议首选国际公认药物长春新碱。

（五）肺毒性

如果患儿出现呼吸困难、低氧血症（$SpO_2 < 92\%$）、胸部 X 线提示两肺浸润，同时能排除感染和蒽环类药物所致的左心功能不全，应该考虑阿糖胞苷导致的 ARDS。这类患儿应该通过胸部 CT 扫描鉴别是否有肺部感染。同时应该反复作心脏超声检查左心功能，排除蒽环类药物的心脏毒性。有条件者可以邀请小儿肺科医生会诊。对确定为阿糖胞苷导致的 ARDS，推荐使用甲泼尼龙（甲基强的松龙）：轻症患儿 1mg/kg iv qd，重症患儿 $500mg/m^2$ iv qd，4 天后开始减量。具体疗程视病情变化确定。其他糖皮质激素也可以使用。

（六）肾毒性

以下药物需根据 CCR 校正：CCR 校正值（Y）计算公式为：

Y = CCR 实际报告值 ×1. 73/实际体表面积

1. 阿糖胞苷

患儿伴有肾功能障碍时可导致阿糖胞苷排泄延迟，从而加重血液学及非血液学毒副作用。所以在血清肌酐 >176mol/L 或 >2 倍正常值时，应该让患儿通过口服或静脉途径水化。水化后检查内生肌苷清除率（CCR）或放射性核素肾图测算肾小球滤过率。确定 CCR ≥60ml/min/1. $73m^2$ 方能给予剂量 >1000mg/m^2 的阿糖胞苷。对 CCR <60ml/min/1. $73m^2$ 者将用药间隔延长为每日一次。

2. HD-MTX

肾毒性药物（如阿昔洛韦）可导致血清肌酐正常 GFR 降低的亚临床性肾功能异常，如有可能这类药物应该延迟到 HD-MTX 后 20 小时以后或 MTX 已经充分排泄后给予。如果肌酐值提示肾功能异常，MTX 用量需要调整（详见附件 2）。

（七）门冬酰胺酶相关不良反应

1. 过敏

门冬酰胺酶过敏可表现为皮试阳性、皮疹、过敏性哮喘、过敏性休克、喉头水肿或肌注部位的红、肿、热、痛。3～4级过敏反应常发生在用药后2～3小时内，因此用药后应该留院观察至少3小时。一旦出现各种过敏反应，应该立即停止使用这一制剂，对速发型3～4级过敏反应首选肾上腺素，对1～2级过敏反应可以选用抗组胺药，对于肌注部位的炎症反应可以用解热镇痛剂。后续用药应该更换不同的制剂。

2. 门冬酰胺酶合并胰腺炎

所有怀疑胰腺炎的腹痛均必须做腹部超声、CT检查或MRI检查。发生门冬酰胺酶相关胰腺炎时的治疗和其他原因的胰腺炎一样。

（1）轻、中度胰腺炎（腹痛少于72小时，胰淀粉酶、脂肪酶低于正常高限3倍）：必须暂时停止门冬酰胺酶直到临床表现、体征消失，淀粉酶及脂肪酶恢复正常。此后可以在严密观察下复用门冬酰胺酶，目前尚无可靠的预测再发胰腺炎的手段。

（2）重度胰腺炎：一旦发生应立即停止使用各种门冬酰胺酶。明确是糖皮质激素或巯基嘌呤或其他非门冬酰胺酶引起的胰腺炎，可以考虑在胰腺炎恢复后继续使用门冬酰胺酶。所有不能排除门冬酰胺酶原因的重度胰腺炎应永久禁用门冬酰胺酶。

（3）无症状性胰淀粉酶、脂肪酶升高：若不符临床胰腺炎诊断，可在严密监视下使用门冬酰胺酶。

（八）中性粒细胞缺乏伴发热

粒细胞缺乏合并感染，来势凶猛，进展迅速，因此及时对感染进行恰当处理至关重要。在取送各种培养后，须立即给予初始经验性治疗，待病原体明确后，再进行针对性治疗。

1. 经验性治疗

（1）未预防性使用抗生素：

①不需加用万古霉素：

单药治疗原则：头孢吡肟（马斯平）、哌拉西林/他唑巴坦、头孢哌酮/舒巴坦、头孢他啶或碳青霉烯类。

联合治疗原则：头孢吡肟（马斯平）、抗绿脓青霉素、头孢他啶或碳青霉烯类，加用氨基糖苷类。

②需要加用万古霉素：头孢吡肟（马斯平）、头孢他啶或碳青霉烯类加或不加氨基糖苷类。

治疗2～3天后重新评估，必要时加用抗真菌药物治疗。

（2）已预防性使用抗生素：

①预防性使用万古霉素及环丙沙星过程中出现发热：不再使用环丙沙星，改为头孢吡肟，将万古霉素调整为足量。

②预防性使用头孢吡肟过程中出现发热：不再使用头孢吡肟，改为碳青霉烯类，并用足量万古霉素。

2. 针对性治疗

（1）根据各种培养所得到的病原药敏来选择敏感抗生素，应注意足剂量、足疗程。常用药物：头孢吡肟、美罗培南、头孢他啶、万古霉素。

（2）抗霉菌治疗：氟康唑、两性霉素 B、伏立康唑等。

3. 丙种球蛋白

丙种球蛋白可能对病毒感染具有防治作用，对细菌感染具有调理作用。粒细胞缺乏期间或粒细胞缺乏伴发热期间可应用200～300mg/kg，共1～2天。目前尚不主张常规预防性使用免疫球蛋白，但对反复感染者可以酌情使用。对水痘、麻疹等传染病接触者建议使用。

一旦发生粒细胞缺乏伴发热或明显的黏膜炎症时除新碱类药物、糖皮质激素，其他化疗药物需暂时终止直到体温正常、黏膜炎恢复、血培养阴性，门冬酰胺酶应根据临床实际情况综合考虑使用。若此时已达疗程 20 天以后或已经完成本疗程 80% 的化疗则不再追加化疗，否则需补足疗程。

（九）复方磺胺甲噁唑预防卡氏肺孢子菌感染

建议长期服用复方磺胺甲噁唑（SMZco）预防卡氏肺孢子菌感染，25mg/（kg·d），分两次，最大剂量每次0.5，bid，每周3天。直至化疗结束后3个月。HD-MTX 用前24小时到用 MTX 后至少 72 小时停用复方磺胺甲噁唑，直至 MTX 浓度 <0.4μmol/L。

（十）血液不良反应

1. 贫血

一般可以通过输注红细胞缓解贫血，血红蛋白 60g/L 以下必须输注。

2. 血小板减少

血小板计数 $<20\times10^9$/L 时应输注血小板，伴有明显出血症状或感染表现时输注指征可适当放宽。

3. 中性粒细胞缺乏

对预期会出现较长时间粒细胞缺乏者可以使用粒细胞集落刺激因子。由于当前 ALL 化疗方案很少会造成超过 1 周的严重粒细胞缺乏，因此不主张使用聚乙二醇化的刺激因子。此外，后者可能因为增加聚乙二醇化的暴露机会而增加相应抗体的产生，从而影响培门冬酶的活性。

4. 门冬酰胺酶所致的凝血功能障碍

门冬酰胺酶对凝血功能的影响时双相性的，因此有明显出血表现，并证实有明显凝血功能异常者，可以给予相应的血制品替代治疗，过分补充可能造成危害更大的血栓形成。初诊时高白细胞、导管植入、大年龄可能是血栓形成的危险因素。一旦血栓诊断明确，尤其是对伴有血小板减少患儿应该评估出血和血栓的风险后使用低分子量肝素或维生素 K 拮抗剂（如华法林）；门冬酰胺酶可以在抗凝剂保护下继续使用，但需评估血栓的性质及风险、监测凝血项，必要时补充相应的凝血因子。抗凝剂的剂量尤其是维生素 K 拮抗剂个体化差异较大，而且随着门冬酰胺酶活性的变化凝血功能波动较大，同时往往伴有血小板减少，因此应该严密监测凝血功能：用小剂量肝素者可用 APTT/INR 监测，维生素 K 拮抗剂用 PT/INR 监测，两者 INR 轻度升高为宜，不宜超过 2.0，以免增加出血风险。

（十一）化疗前的血象、肝肾功能要求

化疗疗程已到预定时间、且符合以下所有条件：WBC $\geq 1.5\times10^9/L \sim 2.0\times10^9/L$、ANC $\geq 0.5\times10^9/L \sim 0.8\times10^9/L$、PLT $\geq 50\times10^9/L \sim 80\times10^9/L$、TBIL $<34\mu mol/L$、DBIL $<24\mu mol/L$、ALT < 正常高限 5 倍。疗程已到预定时间血象中 WBC 或 ANC 不符合条件，但血小板恢复正常超过 1 周者可以开始化疗，否则需观察 1 周，期间符合条件者可开始化疗；1 周内始终未能符合条件者应行骨穿评估，骨髓两系或以上增生低下者可再观察 1 周，且应怀疑微小病毒感染可给丙种球蛋白 500mg/kg/次，共 4 次。期间符合条件者可开始化疗，若仍不能符合条件，可适当减少除 VCR、糖皮质激素、L-ASP 以外的化疗药物的剂量（20%）开始化疗。

七、随访

（一）停药后两年内

每 3 个月左右行 1 次血常规检查，每年行全面体格检查，重点检查淋巴结、肝、脾及睾丸。

（二）停药第三年以后

每 6 个月左右行 1 次血常规检查及每年行正常儿童体格检查。出现复发症状随时复诊。

附件： 1. 儿童 ALL 诊断治疗流程图

2. MTX 血药浓度监测和四氢叶酸钙（CF）解救

3. WHO 化疗毒副作用表现与分级

附件 1

儿童 ALL 诊断治疗流程图

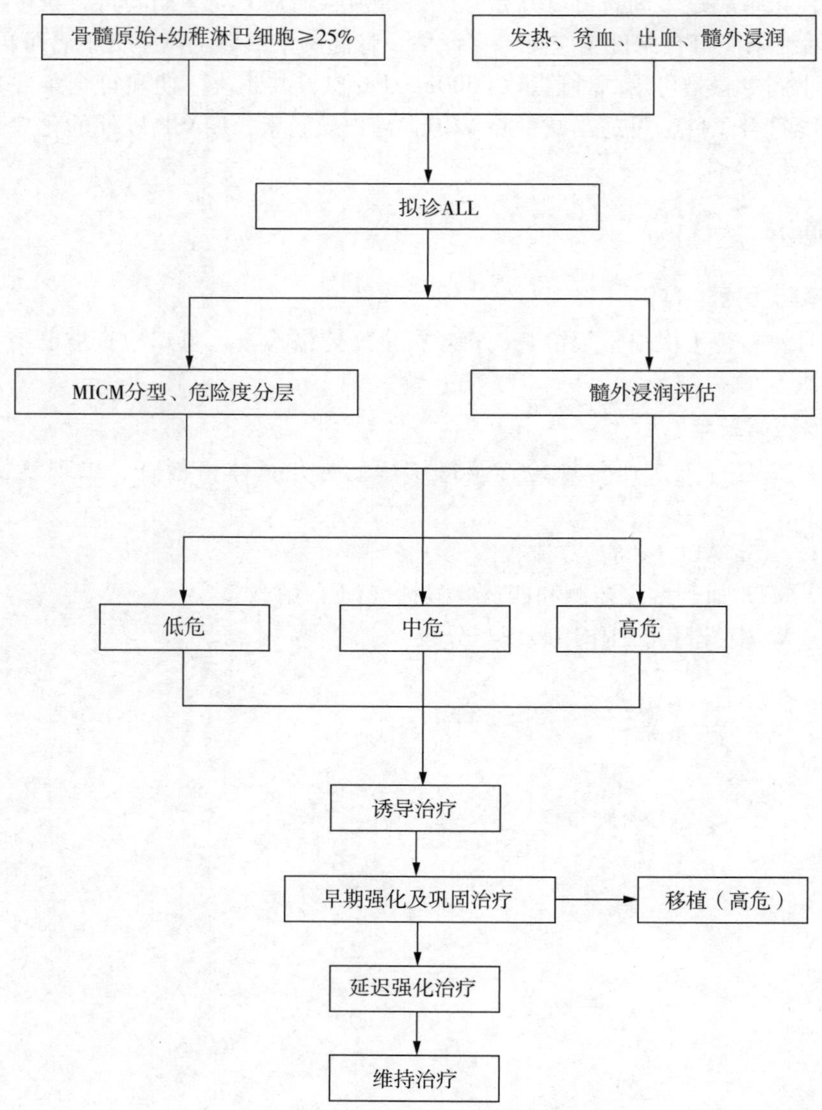

附件 2

MTX 血药浓度监测和四氢叶酸钙（CF）解救

1. 四氢叶酸钙（CF）解救

监测 42 小时 MTX 血药浓度，根据血药浓度予以 CF 解救，同时予以水化、碱化，根据 MTX 血药浓度调整 CF 解救，每 6 小时解救一次，待浓度低于 0.25μmol/L 停止解救。

如果单次的亚叶酸钙解救量超过 20mg/kg，或 600mg/m²，为预防高钙不良反应，则单次亚叶酸钙需要静脉点滴 1 小时给予。

MTX 浓度（μmol/L）	CF 解救量
0.25	无需解救
0.25 ~ 1	15mg/m²
1 ~ 2	30mg/m²
2 ~ 3	45mg/m²
3 ~ 4	60mg/m²
4 ~ 5	75mg/m²
>5	浓度 × 体重（kg）

2. 初始 MTX 剂量调整表

根据内生肌酐清除率和肾图来了解患儿的确切肾功能，并根据内生肌酐清除率来调整初始用药剂量，后续疗程的剂量根据上一疗程 48 小时 MTX 浓度的检测结果加以调整。

校正 Ccr（ml/min）	剂量校正
>100	100%
80 ~ 100	80%
60 ~ 80	70%
40 ~ 60	50%
20 ~ 40	40%

3. 后续 MTX 剂量调整表

上疗程 48hr MTX 浓度（μmol/L）	剂量校正
<0.5	+20%
0.5 ~ 1	无需调整
>1	-20%

注：剂量增加时，SR >2g/m²，IR/HR >5g/m²

附件 3

WHO 化疗毒副作用表现与分级

1. 黏膜损害程度

无：无口腔黏膜炎症；

轻度：仅黏膜红斑，无溃疡；

中度：黏膜红斑、溃疡，可正常进食；

重度：黏膜红斑，溃疡，不能正常进食（仅进食流质或不能进食）。

2. 感染程度

无：无发热、局部脓肿等感染迹象；

轻度：一过性发热（≤3 天），局部性感染，未静脉使用抗生素；

重度：持续发热（>3 天），使用静脉抗生素。

3. 肝功能损伤

无：胆红素、谷丙转氨酶、谷草转氨酶小于正常值的 1.25 倍；

轻度或中度：胆红素、谷丙转氨酶、谷草转氨酶小于正常值的 1.25～5.0 倍；

重度：胆红素、谷丙转氨酶、谷草转氨酶大于正常值的 5.0 倍。

4. 肾功能损伤

无：尿素氮、肌酐、血尿酸小于正常值的 1.25 倍；

轻或中度：尿素氮、肌酐、血尿酸为正常值的 1.25～5.0 倍；

重度：尿素氮、肌酐、血尿酸大于正常值的 5.0 倍。

5. 胃肠道反应

无：无恶心、呕吐，不腹痛；

轻或中度：有恶心、呕吐、腹痛，使用或不使用止吐药物，不影响进食；

重度：恶心、呕吐、腹痛剧烈，使用止吐药物无改善，影响进食，可伴电解质紊乱。

儿童急性早幼粒细胞白血病诊疗规范（2018 年版）

一、概述

急性早幼粒细胞白血病（acute promyelocytic leukemia，APL）是急性髓系白血病的一种特殊类型，占儿童急性髓系白血病的 10%。APL 的临床表现与 AML 相同，但出血倾向明显，常以严重出血的弥散性血管内凝血（disseminated intravascular coagulation，DIC）为首发表现，起病可十分凶险，导致早期死亡。以往 APL 预后很差，主要是由于化疗后 APL 细胞促凝血颗粒释放、形成弥散性血管内凝血，导致患儿严重出血而死亡。近年来采用全反式维甲酸（all-trans retinoic acid，ATRA）联合砷剂诱导分化治疗后，APL 的预后得到极大改善，近年来 5 年无病生存率达 90% 以上。

二、本规范适用范围

本规范适用于 PML-RARα 阳性的急性髓系白血病。

三、诊断

（一）临床表现

1. 临床症状

（1）骨髓造血衰竭的临床表现：贫血、粒细胞和血小板减少。贫血为正细胞正色素性，表现为面色苍白、乏力、头晕和食欲差；粒细胞减少表现为发热、感染；血小板减少可出现皮肤淤点淤斑、鼻出血和牙龈出血。

（2）白血病细胞浸润脏器：常合并严重的出血和 DIC，早期死亡风险高。此外，可有骨痛、肝脾大、中枢神经系统等受累如表现为面神经瘫痪。

2. 体征

发热、皮肤黏膜苍白、皮肤黏膜出血点及淤斑、淋巴结及肝脾肿大、胸骨压痛等。

（二）实验室诊断基本标准

根据 WHO 2016 诊断标准，APL 常有典型的形态学特征以及特征性的融合基因 PML-RARα。偶有形态学不典型但同样具有 PML-RARα 的病例同样可以诊断 APL。

（三）实验室必需完善检查

1. 血常规

血红蛋白和红细胞呈不同程度降低。白细胞大多增高，也可正常或减低。外周血片可以找到异常早幼粒细胞。血小板数常降低。外周血白细胞数高、血小板数降低明显者更易发生 DIC，合并严重出血。

2. 凝血功能

APL 患儿一般都存在凝血功能异常。确诊或疑诊 APL 时应及时检查凝血功能，以便及早预防治疗严重出血。凝血异常表现为：PT 延长，APTT 延长，FIB 降低；D-二聚体及 FDP 增高，结合血小板数降低，提示存在 DIC。

3. 骨髓表现

（1）形态学（Morphology）：骨髓以异常早幼粒细胞增生为主，细胞胞质中含嗜天青颗粒。

（2）免疫分型（Immunology）：白血病免疫分型，至少应该包括以下所有抗体，并可根据实际情况增加必要抗体，免疫表型分析明确为髓系白血病。

①B 系：CD10、CD19、TdT、cyμ、sIgM、CD20、cyCD22、CD22、cyCD79a；

②T 系：CD1a、CD2、CD3、CD4、CD5、CD7、CD8、TCRαβ、TCRγδ、cyCD3；

③髓系：CD11b、CD13、CD14、CD15、CD33、CD41、CD61、CD64、CD65、CD71、GPA、cyMPO；

④其他：CD34、HLA-DR、CD117、CD45。

（3）细胞遗传学（Cytogenetics）及分子生物学（Molecular biology）检查：APL 以特异的染色体易位 t（15；17）（q22；q21）为特征，易位使 15q22 的 PML 基因和 17q21 的 RARα 基因形成 PML-RARα 融合基因，PML-RARα 融合基因不但是 APL 的分子遗传学标志也是 APL 发病的分子基础。可同时采用：

①染色体 G 带或 R 带分析：可检出特征性 t（15；17）易位；

②FISH 检查：用分离探针做 RARα 重排或多色探针 PML-RARα 融合；

③PCR 方法：PML-RARα 融合基因检出。

各种方法特异性均较好，但检出率（敏感性）略有差异，任何一个方法检出均可作为诊断依据。如骨髓细胞形态学符合，但以上方法未检出 PML-RARα 融合基因或染色体 t（15；17）易位，可考虑补充 RNA 或 DNA 测序检测。

4. 脑脊液检查

由于 APL 存在明显的出血倾向，诱导治疗早期不宜进行腰穿，一般在凝血功能恢复正常时进行腰穿及脑脊液常规、生化及离心涂片找瘤细胞检查。

5. 影像学检查

胸部 X 线摄片、腹部 B 超，若有必要可以选择其他影像学检查。

6. 其他

血生化检查如肝肾功能、乳酸脱氢酶（LDH）、心肌酶、电解质。

（四）治疗反应评估

1. 临床危险度分层

（1）低危组：WBC $<10\times10^9$/L。

（2）高危组：WBC $\geq10\times10^9$/L；或 FLT3-ITD 突变者；或低危组维持治疗前未达到分子生物学缓解。

2. 缓解状态评估

（1）血液学缓解（HCR）：临床无白血病浸润的症状和体征，外周血血常规中性粒细胞 $\geq1.5\times10^9$/L、血小板计数 $\geq100\times10^9$/L、不存在白血病细胞，以及骨髓中原始细胞 $\leq5\%$。

（2）分子生物学缓解（MCR）：初诊时阳性的 PML-RARa 或其他融合基因转为阴性（即 MRD $<10^{-4}$）。

3. 治疗反应评估时间点

诱导治疗第 28～42 天为第一次评估，以后每个疗程一次直到 PML-RARα 融合基因转为阴性。

四、治疗

（一）治疗前须知

1. 一旦怀疑 APL 即使尚未完成所有实验室检查也应立即开始全反式维甲酸治疗，任何延迟可能增加出血风险。

2. 由于目前绝大多数临床研究显示，APL 的治愈率可以达到 90% 以上。因此应选择可达到这一目标的方案。

3. 全反式维甲酸以及砷剂已经被广泛证实对 APL 的疗效最好。其中已经证明对于低危组 APL 可以不再使用细胞毒性化疗药。高危组患者是否可以取消化疗目前尚未定论。

4. 针对低危组 APL，有报道 5 个循环的反式维甲酸加砷剂治疗已经可以治愈 90% 以上的病例。因此，这一组患者可以适当缩短治疗时间。

5. 已经证实全反式维甲酸和砷剂具有协同作用，对白血病干细胞的清除有积极意义。因此，应该强调这两个药物的联合应用，尽量避免单独使用或序贯使用。

（二）诱导治疗

1. 低危组

全反式维甲酸（ATRA）+砷剂［三氧化二砷（ATO）或复方黄黛片（RIF）］。

（1）ATRA：15～25mg/（m^2·d），d1～28，口服；骨髓形态学证实为 APL 时立即给药。

（2）ATO/RIF：ATO 0.15mg/（kg·d）（最大剂量 10mg/d）d1～28，静脉滴注；或 RIF 50～60mg/（kg·d），d1～28，口服。分子生物学证实 PML-RARa 融合基因阳性时给药，建议 1 周内给药。

2. 高危组

ATRA+砷剂+蒽环类药［去甲氧柔红霉素（IDA）或柔红霉素（DNR）］。

（1）ATRA+砷剂（剂量和给药时间同上）。

（2）IDA/DNR：IDA 10mg/（m^2·d）；静脉滴注，qod×2～3 次；或 DNR 40mg/（m^2·d），静脉滴注，qod×2～3 次。

3. 减积治疗

若初诊白细胞或诱导后白细胞 >10×10^9/L，可选其中之一：

（1）羟基脲：10～40mg/（kg·d），分 2～3 次/日（使用不超过 2 周）；

（2）阿糖胞苷：40～100mg/m^2，iv，6h，qd 或 q12h（使用不超过 7 天）；

（3）高三尖杉酯碱：1mg/m^2，iv，qd（使用不超过 5 天）；

（4）高危组：加用蒽环类。

（三）缓解后巩固治疗

1. 低危组

ATRA+砷剂（ATO/RIF）。

（1）ATRA：25mg/（m^2·d），d1～14，口服。

（2）ATO/RIF：ATO 0.15mg/（kg·d），d1～14，静脉滴注；或 RIF 50～60mg/（kg·d），d1～14，口服。

2. 高危组

ATRA + 砷剂（ATO/RIF）+蒽环类药物（IDA/DNR）。

（注：如果高危组在诱导后分子生物学已转阴，可以不用蒽环类药物。）

（1）ATRA：25mg/（m^2·d），d1～14，口服。

（2）ATO/RIF：ATO 0.15mg/（kg·d），d1～14，静脉滴注；或 RIF 50～60mg/（kg·d），d1～14，口服。

（3）IDA/DNR：IDA 10mg/（m^2·d），静脉滴注，qod×1～2 次；或 DNR 40mg/（m^2·d），静脉滴注，qod×1～2 次。

3. 巩固后评估

（1）评估时间：低危组和高危组的巩固治疗疗程均为 28 天，即从用药开始计算，第 28 天行骨穿及融合基因评估，然后进入下一个疗程。

（2）若分子生物学（PML-RARα）缓解：进入维持治疗。

（3）若分子生物学（PML-RARα）不缓解：按原巩固方案重复 1 次，第 28 天再做评估。

如分子生物学转阴，进入维持治疗；如分子生物学仍阳性，进入强化方案：

①原低危组患者：IDA 10mg/（m^2·d），静脉滴注，qod×2～3 次；或 DNR 40mg/（m^2·d），静脉滴注，qod×2～3 次。

②原高危组患者：IDA + Ara-C，IDA 10mg/（m^2·d），qod×3 天，Ara-C 100mg/m^2，q12h×7 天。

若分子生物学缓解，进入维持治疗。若分子生物学仍阳性，原低危组可重复一次高危组强化方案（IDA + Ara-C），原高危组患儿建议血干细胞移植或更强化疗（HDAra-C 为主的方案）。

（四）缓解后维持治疗（ATRA + ATO/RIF）

1. ATRA：15～25mg/（m^2·d），口服 1 周，停 1 周，依次循环。

2. ATO/RIF：ATO 0.15mg/（kg·d），静脉滴注 2 周，停 2 周，依次循环；或 RIF 50～60mg/（kg·d），口服 2 周，停 2 周，依次循环。

3. 每 8 周为一个疗程。低、高危组均为四个疗程。

4. 维持阶段 PML-RARa 融合基因出现阴转阳情况处理：

（1）IDA（IDA 10mg/（m^2·d），qod×3 天）与 ATO + ATRA（维持方案）交替，循环2～3次。

（2）根据融合基因监测结果调整，总 ATO 不超过 6 疗程（包括诱导治疗）。

（3）如监测持续阳性，建议异基因造血干细胞移植。

5. 停药后出现阴转阳（持续 2 次以上结果）情况处理：建议行异基因造血干细胞移植。

（五）中枢神经白血病（CNSL）的防治

诱导期务必待 DIC 控制后，再行鞘内注射。诱导期 0～1 次，巩固治疗 1 次，维持期每 3～6 个月 1 次，共 1～2 次。确诊 CNSL 退出该方案。鞘内注射方案如下：

	阿糖胞苷（Ara-C）	地塞米松（Dex）
<12 月	15mg	2.5mg
12～36 月	25mg	2.5mg
>36 月	35mg	5mg

五、并发症防治

（一）DIC 的预防及治疗

1. 尽早给予 ATRA 治疗是防治凝血功能异常最重要的因素，因此一旦怀疑 APL，不必等细胞遗传学和分子遗传学的确诊，就应该立即给予 ATRA 治疗。

2. 输注新鲜血浆、冷沉淀和凝血因子（凝血酶原复合物，纤维蛋白原等），维持纤维蛋白原在 1.5g/L 以上。

3. 输注血小板悬液，保持血小板 $>30\times10^9/L$。

4. 密切观察凝血功能改变，早期每天检查 PT、APTT、FIB 等。

5. 颅内出血是 APL 最主要的致死原因，因此一旦出现头痛及其他可疑颅内出血的表现，应立即做影像学检查以排除颅内出血。

6. APL 患儿诊断时发生脑膜白血病非常罕见，诱导缓解治疗一周内应避免腰椎内穿刺。

（二）分化综合征（differentiation syndrome，DS）

分化综合征是使用诱导分化剂（维甲酸、砷剂）后出现的常见并发症，一般在用药后 2～3 天发生，严重可危及生命，故需密切观察，及时处理。同时存在以下 3 项或 3 项以上临床表现可诊断分化综合征：外周血白细胞增高、呼吸困难、呼吸窘迫、发热、肺水肿、肺部浸润、胸腔积液或心包积液、周围性水肿、短期内体重增加（较同时段基础体重增加 10%）、骨痛、头痛、低血压、充血性心力衰竭、急性肾功能不全、肝功能异常。应与肺部感染、白细胞黏滞综合征和其他原因所致心力衰竭相鉴别。

1. 一旦出现分化综合征，应立即使用类固醇激素：常用地塞米松 $10mg/m^2/d$（最大量 10mg/d），分 1～2 次使用，症状好转后应减停，一般不超过 2 周。

2. 根据患儿病情判断是否需要减量或暂停诱导剂，或只单独使用砷剂。

3. 积极对症治疗：如甘露醇降低颅内高压、疼痛控制、保持大便通畅等，症状改善后逐渐恢复治疗剂量。

六、药物毒副作用

（一）心脏毒性

1. 蒽环类药物

每一个有蒽环类药物的疗程前检查心电图。一旦发现 2 度以上传导阻滞、明显的 ST-T 改变、QT 间期延长，及其他经心内科确认有引发严重心律失常或心功能不全的异常心电图，可考虑合用右丙亚胺。一旦心功能不全（心脏射血分数 < 55% 或轴缩短分数 < 28%）应该禁用蒽环类药物，并邀请心内科会诊协助治疗。除右丙亚胺有报告可以减轻蒽环类化疗药的心脏毒性外，没有证据证明其他药物对化疗相关的心脏毒性有益，因此不建议使用。

2. 砷剂

可引起 QT 间期延长，因此每一个砷剂疗程前也应该检查心电图，每 1 ~ 2 周复查心电图，一旦发现 QT_C 超过 460ms 或在基线水平上增加 10% 以上者应该密切观察，纠正电解质紊乱，停用可能引起 QT 间期延长的可疑药物（大环内酯类抗生素、唑类抗真菌药，以及抗心律失常药等），并且至少每周复查一次心电图；QT_C 超过 500ms 或在基线水平上增加 20% 以上应该减少 50% 剂量，并在 1 ~ 2 天后复查心电图；QT_C 超过 550ms 者应该暂时停止给药。一旦发生扭转性心动过速，应该永久禁用砷剂。

（二）肝毒性

1. 转氨酶升高

治疗前单纯 ALT 升高不超过正常高限的 10 倍者治疗可不作任何调整。ALT 升高超过正常高限的 10 倍者应延迟化疗 1 周复查肝功能，ALT 持续超过 10 倍者应积极寻找和治疗肝功能损伤原因，同时可以在严密观察下继续治疗。治疗期间的单纯 ALT 升高，除非明确为非治疗相关性的升高，仅需观察不调整治疗。

2. 胆红素升高

每一个疗程前的直接胆红素 ≥17μmol/L 者应延迟疗程化疗 1 周，若胆红素仍不能下降到理想水平也可按下表调整化剂量开始化疗。疗程期间直接胆红素升高若能排除 DS 所致可按下表调整药物剂量，若怀疑 DS 应按 DS 治疗。由于肝功能异常时蒽环类半衰期明显延长，因此一旦直接胆红素 ≥17μmol/L 者应作相应调整，直接胆红素恢复到 < 17μmol/L 后应恢复全剂量。

直接胆红素	剂量
< 34μmol/L	减量 25%
≥34μmol/L	减量 50%
≥51μmol/L	减量 75%
≥85μmol/L	停药

（三）肾毒性

怀疑 DS 所致的肾功能异常按 DS 治疗：血清肌酐短期内进行性升高或肌酐升高伴有血钾上升者应暂停维甲酸和（或）砷剂，或行透析治疗；单纯肾功能异常的 DS 在透析同时可以继续维甲酸和（或）砷剂。砷剂主要由肾排泄而且排泄缓慢，每天排泄量不足 10%，因此诱导缓解治疗时不必根据肾功能调整砷剂用量；后续治疗应该根据肾功能缩短砷剂疗程，但不降低每日剂量：CCR 20 ~ 40ml/min /1. 73m^2 者缩短疗程 1/3，CCR 小于 20ml/min/1. 73m^2 者缩短疗程 1/2。

（四）血液学毒性

1. 蒽环类化疗前血象应该达到以下标准：WBC≥2.0×10^9/L，ANC≥0.8×10^9/L，PLT≥80×10^9/L。

2. 维甲酸和砷剂治疗前无需根据血常规延迟或停止用药。

（五）其他

化疗过程中可根据病情使用止吐药物；血制品的输注；有感染时治疗可使用各种抗生素。

七、随访

（一）停药后两年内

每6个月行1次血常规检查及全面体格检查，重点检查淋巴结、肝、脾及睾丸。

（二）停药第三年以后

每年行正常儿童体格检查。出现复发症状随时复诊。

附件： 1. 儿童APL诊断流程

2. 儿童APL治疗流程

附件 1

儿童 APL 诊断流程

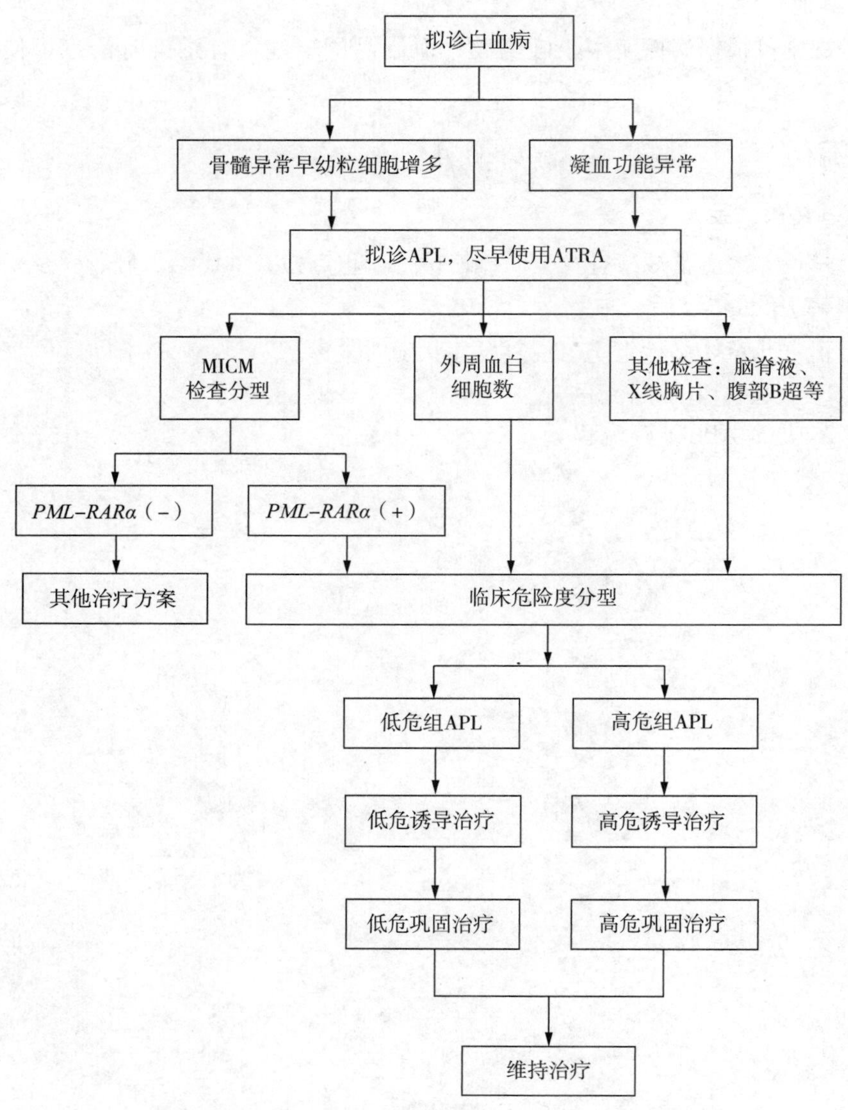

附件 2

儿童 APL 治疗流程

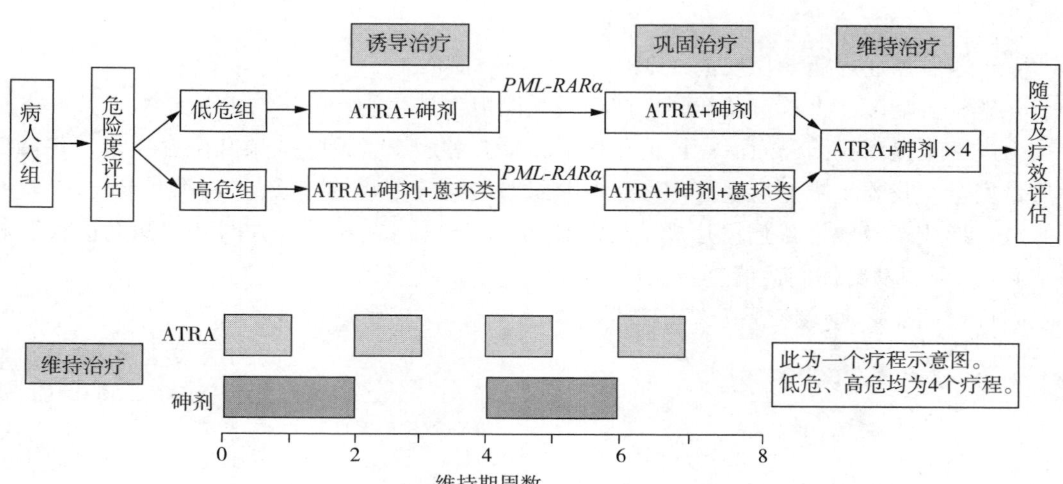

癌症疼痛诊疗规范（2018 年版）

关于印发癌症疼痛诊疗规范（2018 年版）的通知

各省、自治区、直辖市及新疆生产建设兵团卫生计生委：

为进一步提高我国癌痛治疗规范化水平，提高肿瘤患者诊疗效果和生存质量，保障医疗质量安全，我委组织癌痛规范化诊疗专家组对《癌症疼痛诊疗规范（2011 年版）》进行了修订，形成了《癌症疼痛诊疗规范（2018 年版）》（可在我委官方网站“医政医管”栏目下载）。现印发给你们，请遵照执行。

附件：癌症疼痛诊疗规范（2018 年版）

2018 年 8 月 27 日

发布时间：2018－09－18

癌症疼痛诊疗规范（2018 年版）

一、概述

疼痛是人类的第五大生命体征，控制疼痛是患者的基本权益，也是医务人员的职责义务。疼痛是癌症患者最常见和难以忍受的症状之一，严重地影响癌症患者的生活质量。初诊癌症患者的疼痛发生率约为 25%，而晚期癌症患者的疼痛发生率可达 60% ~80%，其中 1/3 的患者为重度疼痛。

如果癌症疼痛（以下简称癌痛）不能得到及时、有效的控制，患者往往感到极度不适，可能会引起或加重其焦虑、抑郁、乏力、失眠以及食欲减退等症状，显著影响患者的日常活动、自理能力、社会交往和整体生活质量。因此，在癌症治疗过程中，镇痛具有重要作用。对于癌痛患者应当进行常规筛查、规范评估和有效地控制疼痛，强调全方位和全程管理，还应当做好患者及其家属的宣教。

为进一步规范我国医务人员对于癌痛的临床诊断、治疗和研究行为，完善重大疾病规范化诊疗体系，提高医疗机构癌痛诊疗水平，积极改善癌症患者生活质量，保障医疗质量和医疗安全，特制定本规范。

二、癌痛病因、机制及分类

（一）癌痛病因

癌痛的原因复杂多样，大致可分为以下三类：

1. 肿瘤相关性疼痛

因为肿瘤直接侵犯、压迫局部组织，或者肿瘤转移累及骨、软组织等所致。

2. 抗肿瘤治疗相关性疼痛

常见于手术、创伤性操作、放射治疗、其他物理治疗以及药物治疗等抗肿瘤治疗所致。

3. 非肿瘤因素性疼痛

由于患者的其他合并症、并发症以及社会心理因素等非肿瘤因素所致的疼痛。

（二）癌痛机制与分类

1. 疼痛按病理生理学机制，主要可以分为两种类型

（1）伤害感受性疼痛：因有害刺激作用于躯体或脏器组织，使该结构受损而导致的疼痛。伤害感受性疼痛与实际发生的组织损伤或潜在的损伤相关，是机体对损伤所表现出的生理性痛觉神经信息传导与应答的过程。伤害感受性疼痛包括躯体痛和内脏痛。躯体痛常表现为钝痛、锐痛或者压迫性疼痛，定位准确；而内脏痛常表现为弥漫性疼痛和绞痛，定位不够准确。

（2）神经病理性疼痛：由于外周神经或中枢神经受损，痛觉传递神经纤维或疼痛中枢产生异常神经冲动所致。神经病理性疼痛可以表现为刺痛、烧灼样痛、放电样痛、枪击样疼痛、麻木痛、麻刺痛、幻觉痛及中枢性坠胀痛，常合并自发性疼痛、触诱发痛、痛觉过敏和痛觉超敏。

2. 疼痛按发病持续时间，分为急性疼痛和慢性疼痛

癌症疼痛大多数表现为慢性疼痛。慢性疼痛与急性疼痛的发生机制既有共性也有差异。慢性疼痛的发生，除伤害感受性疼痛的基本传导调制过程外，还可表现出不同于急性疼痛的神经病理性疼痛机制，如伤害感受器过度兴奋、受损神经异位电活动、痛觉传导中枢机制敏感性过度增强、离子通道和受体表达异常、中枢神经系统重构等。与急性疼痛相比较，慢性疼痛持续时间长，机制尚不清楚，疼痛程度与组织损伤程度可呈分离现象，可以伴有痛觉过敏和异常疼痛，常规止痛治疗往往疗效不佳。

三、癌痛评估

应该对癌症患者进行疼痛筛查，在此基础上进行详尽的癌痛评估。癌痛评估是合理、有效进行止痛治疗的前提，应当遵循“常规、量化、全面、动态”的原则。

（一）常规评估原则

癌痛常规评估是指医护人员主动询问癌症患者有无疼痛，常规性评估疼痛病情，并且及时进行相应的病历记录，一般情况下应当在患者入院后 8 小时内完成。对于有疼痛症状的癌症患者，应当将疼痛评估列入护理常规监测和记录的内容。进行疼痛常规评估时应当注意鉴别疼痛爆发性发作的原因，例如需要特殊处理的病理性骨折、脑转移、合并感染以及肠梗阻等急症所致的疼痛。

（二）量化评估原则

癌痛量化评估是指采用疼痛程度评估量表等量化标准来评估患者疼痛主观感受程度，

需要患者的密切配合。量化评估疼痛时，应当重点评估最近 24 小时内患者最严重和最轻的疼痛程度，以及平常情况的疼痛程度。量化评估应在患者入院后 8 小时内完成。癌痛的量化评估，通常使用数字分级法（NRS）、面部表情评估量表法及主诉疼痛程度分级法（VRS）三种方法。

1. 数字分级法（NRS）

使用《疼痛程度数字评估量表》（图 1）对患者疼痛程度进行评估。将疼痛程度用 0 ~10 个数字依次表示，0 表示无疼痛，10 表示能够想象的最剧烈疼痛。交由患者自己选择一个最能代表自身疼痛程度的数字，或由医护人员协助患者理解后选择相应的数字描述疼痛。按照疼痛对应的数字，将疼痛程度分为：轻度疼痛（1 ~3），中度疼痛（4 ~6），重度疼痛（7 ~10）。

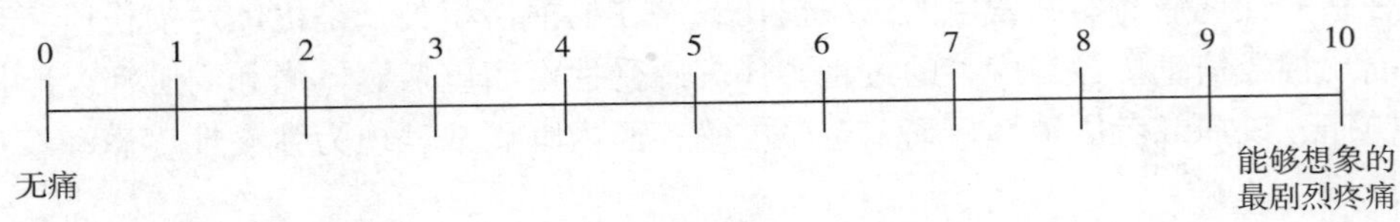

图 1 疼痛程度数字评估量表

2. 面部表情疼痛评分量表法

由医护人员根据患者疼痛时的面部表情状态，对照《面部表情疼痛评分量表》（图 2）进行疼痛评估，适用于自己表达困难的患者，如儿童、老年人、存在语言文化差异或其他交流障碍的患者。

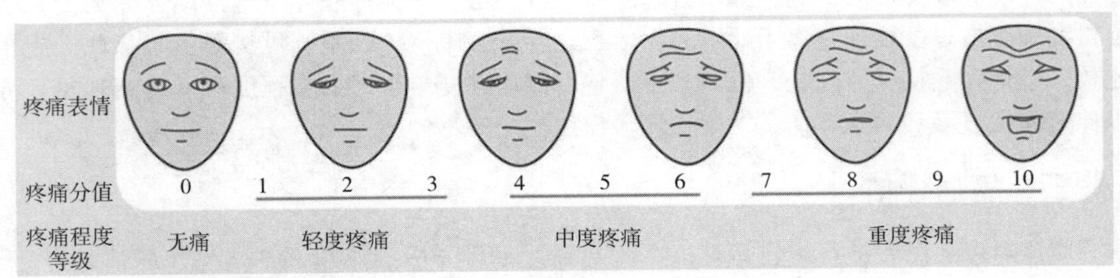

图 2 面部表情疼痛评分量表

3. 主诉疼痛程度分级法（VRS）

主要是根据患者对疼痛的主诉，可将疼痛程度分为轻度、中度、重度三类。

（1）轻度疼痛：有疼痛，但可忍受，生活正常，睡眠未受到干扰。

（2）中度疼痛：疼痛明显，不能忍受，要求服用镇痛药物，睡眠受到干扰。

（3）重度疼痛：疼痛剧烈，不能忍受，需用镇痛药物，睡眠受到严重干扰，可伴有自主神经功能紊乱或被动体位。

（三）全面评估原则

癌痛全面评估是指对癌症患者的疼痛及相关病情进行全面评估，包括疼痛病因和类型（躯体性、内脏性或神经病理性），疼痛发作情况（疼痛的部位、性质、程度、加重或减轻的因素），止痛治疗情况、重要器官功能情况、心理精神情况，家庭及社会支持情况以及既往史（如精神病史，药物滥用史）等。应当在患者入院后8小时内进行首次评估，并且在24小时内进行全面评估，在治疗过程中，应实施及时、动态评估。

癌痛全面评估，通常使用《简明疼痛评估量表（BPI）》（见附件2），评估疼痛及其对患者情绪、睡眠、活动能力、食欲、日常生活、行走能力以及与他人交往等生活质量的影响。应当重视和鼓励患者表达对止痛治疗的需求和顾虑，并且根据患者病情和意愿，制订患者功能和生活质量最优化目标，进行个体化的疼痛治疗。

（四）动态评估原则

癌痛动态评估是指持续性、动态地监测、评估癌痛患者的疼痛症状及变化情况，包括疼痛病因、部位、性质、程度变化情况、爆发性疼痛发作情况、疼痛减轻和加重因素，止痛治疗的效果以及不良反应等。动态评估对于药物止痛治疗中的剂量滴定尤为重要。在止痛治疗期间，应当及时记录用药种类、剂量滴定、疼痛程度及病情变化。

四、癌痛治疗

（一）治疗原则

癌痛应当采用综合治疗的原则，根据患者的病情和身体状况，应用恰当的镇痛治疗手段，及早、持续、有效地消除疼痛，预防和控制药物的不良反应，降低疼痛和有关治疗带来的心理负担，提高患者生活质量。

（二）治疗方法

癌痛的治疗方法，包括病因治疗、药物治疗和非药物治疗。

1. *病因治疗*

即针对引起癌痛的病因进行治疗。癌痛的主要病因是癌症本身和（或）并发症等引起；需要给予针对性的抗癌治疗，包括手术、放射治疗、化学治疗、分子靶向治疗、免疫治疗及中医药等，有可能减轻或解除癌症疼痛。

2. *药物治疗*

（1）基本原则：根据世界卫生组织（WHO）《癌痛三阶梯止痛治疗指南》进行改良，癌痛药物止痛治疗的五项基本原则如下：

1）口服给药：口服方便，也是最常用的给药途径；还可以根据患者的具体情况选用其他给药途径，包括静脉、皮下、直肠和经皮给药等。

2）按阶梯用药：指应当根据患者疼痛程度，有针对性地选用不同性质、作用强度的镇痛药物。

①轻度疼痛：可选用非甾体类抗炎药物（NSAID）。

②中度疼痛：可选用弱阿片类药物或低剂量的强阿片类药物，并可联合应用非甾体类抗炎药物以及辅助镇痛药物（镇静剂、抗惊厥类药物和抗抑郁类药物等）。

③重度疼痛：首选强阿片类药，并可合用非甾体类抗炎药物以及辅助镇痛药物（镇静剂、抗惊厥类药物和抗抑郁类药物等）。

在使用阿片类药物治疗的同时，适当地联合应用非甾体类抗炎药物，可以增强阿片类药物的镇痛效果，并可减少阿片类药物用量。如果能达到良好的镇痛效果，且无严重的不良反应，轻度和中度疼痛时也可考虑使用强阿片类药物。如果患者诊断为神经病理性疼痛，应首选三环类抗抑郁药物或抗惊厥类药物等。如果是癌症骨转移引起的疼痛，应该联合使用双膦酸盐类药物，抑制溶骨活动。

3）按时用药：指按规定时间间隔规律性给予镇痛药。按时给药有助于维持稳定、有效的血药浓度。目前，缓释药物的使用日益广泛，建议以速释阿片类药物进行剂量滴定，以缓释阿片药物作为基础用药的镇痛方法；出现爆发痛时，可给予速释阿片类药物对症处理。

4）个体化给药：指按照患者病情和癌痛缓解药物剂量，制订个体化用药方案。由于患者个体差异明显，在使用阿片类药物时，并无标准的用药剂量，应当根据患者的病情，使用足够剂量的药物，尽可能使疼痛得到缓解。同时，还应鉴别是否有神经病理性疼痛的性质，考虑联合用药的可能。

5）注意具体细节：对使用镇痛药的患者要加强监护，密切观察其疼痛缓解程度和机体反应情况，注意药物联合应用时的相互作用，并且及时采取必要措施尽可能地减少药物的不良反应，以提高患者的生活质量。

（2）药物选择与使用方法：应当根据癌症患者疼痛的性质、程度、正在接受的治疗和伴随疾病等情况，合理地选择镇痛药物和辅助镇痛药物，个体化调整用药剂量、给药频率，积极防治不良反应，以期获得最佳镇痛效果，且减少不良反应。

1）非甾体类抗炎药物和对乙酰氨基酚：是癌痛治疗的常用药物。不同非甾体类抗炎药有相似的作用机制，具有镇痛和抗炎作用，常用于缓解轻度疼痛，或与阿片类药物联合用于缓解中、重度疼痛。

非甾体类抗炎药常见有不良反应，包括消化性溃疡、消化道出血、血小板功能障碍、肾功能损伤、肝功能损伤以及心脏毒性等。这些不良反应的发生，与用药剂量和持续时间使用相关。使用非甾体类抗炎药，用药剂量达到一定水平以上时，再增加用药剂量并不能增强其镇痛效果，可是药物毒性反应将明显增加。因此，如果需要长期使用非甾体类抗炎药或对乙酰氨基酚，或日用剂量已达到限制性用量时，应考虑更换为单用阿片类镇痛药；如为联合用药，则只增加阿片类镇痛药用药剂量，不得增加非甾体类抗炎药物和对乙酰氨基酚剂量。

2）阿片类药物：是中、重度癌痛治疗的首选药物。对于慢性癌痛治疗，推荐选择阿片受体激动剂类药物。长期使用阿片类镇痛药时，首选口服给药途径，有明确指征时可选用透皮吸收途径给药，也可临时皮下注射用药，必要时可以自控镇痛给药。

①初始剂量滴定：阿片类镇痛药的有效性和安全性存在较大的个体差异，需要逐渐调整剂量，以获得最佳用药剂量，称为剂量滴定。对于初次使用阿片类药物镇痛的患者，建议按照如下原则进行滴定：使用吗啡即释片进行治疗；根据疼痛程度，拟定初始固定剂量5～15mg，口服，Q4h或按需给药；用药后疼痛不缓解或缓解不满意，应于1小时后根据

疼痛程度给予滴定剂量（表1），密切观察疼痛程度、疗效及药物不良反应。第1天治疗结束后，计算次日药物剂量：次日总固定量=前24小时总固定量+前日总滴定量。次日治疗时，将计算所得的次日总固定量分6次口服，次日滴定量为前24小时总固定量的10%～20%。依法逐日调整剂量，直到疼痛评分稳定在0～3分。如果出现不可控制的药物不良反应，疼痛强度<4，应考虑将滴定剂量下调10%～25%，并且重新评价病情。

表1 剂量滴定增加幅度参考标准

疼痛强度（NRS）	剂量滴定增加幅度
7～10	50%～100%
4～6	25%～50%
2～3	≤25%

对于未曾使用过阿片类药物的中、重度癌痛患者，推荐初始用药时选择短效阿片类镇痛药，个体化滴定用药剂量；当用药剂量调整到理想止痛及安全的剂量水平时，可考虑换用等效剂量的长效阿片类镇痛药。

对于已经使用阿片类药物治疗疼痛的患者，可以根据患者的疗效和疼痛强度，参照表1的要求进行滴定。

对于疼痛病情相对稳定的患者，可以考虑使用阿片类药物缓释剂作为背景给药，在此基础上备用短效阿片类药物，用于治疗爆发性疼痛。阿片类药物缓释剂的剂量调整参考表1。

②维持用药：在我国常用的长效阿片类药物有吗啡缓释片、羟考酮缓释片和芬太尼透皮贴剂等。在应用长效阿片类药物期间，应备用短效阿片类镇痛药，用于爆发性疼痛。当患者因病情变化，长效止痛药物剂量不足时，或发生爆发性疼痛时，立即给予短效阿片类药物，用于解救治疗及剂量滴定。解救剂量为前24小时用药总量的10%～20%。每日短效阿片解救用药次数≥3次时，应当考虑将前24小时解救用药换算成长效阿片类药按时给药。

阿片类药物之间的剂量换算，可参照换算系数表（表2）。换用另一种阿片类药时，仍然需要仔细观察病情变化，并且个体化滴定用药剂量。

表2 阿片类药物剂量换算表

药物	非胃肠给药	口服	等效剂量
吗啡	10mg	30mg	非胃肠道：口服=1∶3
可待因	130mg	200mg	非胃肠道：口服=1∶1.2 吗啡（口服）：可待因（口服）=1∶6.5
羟考酮	10mg		吗啡（口服）：羟考酮（口服）=1.5～2∶1
芬太尼透皮贴剂	25μg/h（透皮吸收）		芬太尼透皮贴剂μg/h，q72h剂量=1/2×口服吗啡mg/d剂量

如需减少或停用阿片类药物，应该采用逐渐减量法，一般情况下阿片剂量可按照10% ~ 25%/天剂量减少，直到每天剂量相当于30mg口服吗啡的药量，再继续服用两天后即可停药。

③不良反应防治：阿片类药物的常见不良反应，包括便秘、恶心、呕吐、嗜睡、瘙痒、头晕、尿潴留、谵妄、认知障碍以及呼吸抑制等。除了便秘之外，这些不良反应大多是暂时性的或可以耐受的。应把预防和处理阿片类镇痛药不良反应作为止痛治疗计划和患者宣教的重要组成部分。恶心、呕吐、嗜睡和头晕等不良反应，大多出现在未曾使用过阿片类药物患者用药的最初几天。初用阿片类药物的数天内，可考虑同时给予甲氧氯普胺（胃复安）等镇吐药预防恶心、呕吐，必要时可采用5-HT_3受体拮抗剂类药物和抗抑郁药物。便秘症状，通常会持续发生于阿片类药物镇痛治疗全过程，多数患者需要使用缓泻剂来防治便秘，因此，在应用阿片类药物镇痛时宜常规合并应用缓泻剂。如果出现过度镇静、精神异常等不良反应，应当注意其他因素的影响，包括肝肾功能不全、高血钙症、代谢异常以及合用精神类药物等；同时，需要减少阿片类药物用药剂量，甚至停用和更换镇痛药。

3）辅助镇痛用药：辅助镇痛药物，顾名思义能够辅助性增强阿片类药物的镇痛效果，或直接产生一定的镇痛作用；包括抗惊厥类药物、抗抑郁类药物、皮质激素、N-甲基-D-天冬氨酸受体（NMDA）拮抗剂和局部麻醉药等。辅助镇痛药常用于辅助治疗神经病理性疼痛、骨痛和内脏痛。辅助用药的种类选择和剂量调整，也需要个体化对待。常用于神经病理性疼痛的辅助药物：

①抗惊厥类药物：用于神经损伤所致的撕裂痛、放电样疼痛及烧灼痛。

②三环类抗抑郁药：用于中枢性或外周神经损伤所致的麻木样痛、灼痛，该类药物也可以改善心情、改善睡眠。

对于癌痛采用药物治疗期间，应当在病历中及时、详细记录疼痛评分变化和药物的不良反应，以确保患者的癌痛获得有效、安全、持续控制或缓解。

3. 非药物治疗

用于癌痛治疗的非药物治疗方法，主要有介入治疗、放疗（姑息性止痛放疗）、针灸、经皮穴位电刺激等物理治疗、认知－行为训练以及社会心理支持治疗等。适当地应用非药物疗法，可以作为药物止痛治疗的有益补充；而与止痛药物治疗联用，可能增加止痛治疗的效果。

介入治疗是指神经阻滞、神经松解术、经皮椎体成形术、神经损毁性手术、神经刺激疗法以及射频消融术等干预性治疗措施。硬膜外、椎管内或神经丛阻滞等途径给药，可通过单神经阻滞而有效控制癌痛，有利于减轻阿片类药物的胃肠道反应，降低阿片类药物的使用剂量。介入治疗前，应当综合评估患者的体能状况、预期生存时间、是否存在抗肿瘤治疗指征、介入治疗适应证、潜在获益和风险等。放疗（姑息性止痛放疗）常用于控制骨转移或者肿瘤压迫引起的癌痛。

五、患者和家属宣教随访

（一）患者和家属宣教

癌痛治疗过程中，患者及其家属的理解和配合至关重要，应当有针对性地开展镇痛知识宣传教育。重点宣教以下内容：鼓励患者主动向医护人员如实描述疼痛的情况；说明镇痛治疗是肿瘤综合治疗的重要部分，忍痛对患者有害无益；多数癌痛可以通过药物治疗有效控制，患者应当在医师指导下进行止痛治疗，按要求规律服药，不宜自行调整镇痛方案和药物（种类、用法和剂量等）；吗啡及其同类药物是癌痛治疗的常用药物，在癌痛治疗时应用吗啡类药物引起“成瘾”的现象极为罕见；应当确保药物妥善放置，保证安全；镇痛治疗时，要密切观察、记录疗效和药物的不良反应，及时与医务人员沟通交流，调整治疗目标及治疗措施；应当定期复诊或遵嘱随访。

（二）患者随访

应当建立健全癌痛患者的随访制度。对于接受癌痛规范化治疗的患者进行定期随访、疼痛评估并记录用药情况，开展患者教育和指导，注重以人文关怀，最大限度满足病人的镇痛需要，保障其获得持续、合理、安全、有效的治疗。

附件：

1. 《癌症疼痛诊疗规范（2018 版）》编写专家委员会
2. 简明疼痛评估量表（BPI）
3. 常用癌痛治疗药物表

附件 1

《癌症疼痛诊疗规范（2018 年版）》编写专家委员会

学术顾问： 孙　燕　韩济生

主任委员： 秦叔逵

副主任委员： 王杰军　于世英　张　力　樊碧发　黄宇光　梁　军

委　员（按姓氏拼音排序）：

陈　元　陈映霞　冯继锋　胡　冰　黄　诚　黄红兵　姜　玲

李　玲　李萍萍　刘　巍　刘秀锋　罗素霞　米卫东　潘宏铭

王　昆　王　琼　吴　穷　吴敏慧　吴玉波　徐建国　殷咏梅

张沂平

秘　书： 刘　凌　罗林华

附件 2

简明疼痛评估量表（BPI）

患者姓名：＿＿＿＿＿ **病案号：**＿＿＿＿＿ **诊断：**＿＿＿＿＿＿＿＿

评估时间：＿＿＿＿＿＿＿ **评估医师：**＿＿＿＿＿＿

1. 大多数人一生中都有过疼痛经历（如轻微头痛、扭伤后痛、牙痛）。除这些常见的疼痛外，现在您是否还感到有别的类型的疼痛？　（1）是　（2）否

2. 请您在下图中标出您的疼痛部位，并在疼痛最剧烈的部位以“×”标出。

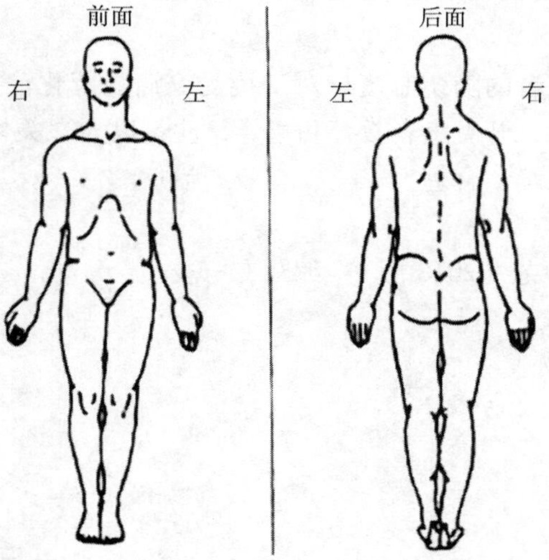

前面　右　左

后面　左　右

3. 请选择下面的一个数字，以表示过去 24 小时内您疼痛最剧烈的程度。

0　1　2　3　4　5　6　7　8　9　10

（无痛）　（能够想象的最剧烈疼痛）

4. 请选择下面的一个数字，以表示过去 24 小时内您疼痛最轻微的程度。

0　1　2　3　4　5　6　7　8　9　10

（无痛）　（能够想象的最剧烈疼痛）

5. 请选择下面的一个数字，以表示过去 24 小时内您疼痛的平均程度。

0　1　2　3　4　5　6　7　8　9　10

（无痛）　（能够想象的最剧烈疼痛）

6. 请选择下面的一个数字，以表示您目前的疼痛程度。

0　1　2　3　4　5　6　7　8　9　10

（无痛）　（能够想象的最剧烈疼痛）

7. 您希望接受何种药物或治疗控制您的疼痛？

---

8. 在过去的 24 小时内，由于药物或治疗的作用，您的疼痛缓解了多少？请选择下面的一个百分数，以表示疼痛缓解的程度。

（无缓解）0　10%　20%　30%　40%　50%　60%　70%　80%　90%　100%
（完全缓解）

9. 请选择下面的一个数字，以表示过去 24 小时内疼痛对您的影响

（1）对日常生活的影响

0　1　2　3　4　5　6　7　8　9　10
（无影响）　（完全影响）

（2）对情绪的影响

0　1　2　3　4　5　6　7　8　9　10
（无影响）　（完全影响）

（3）对行走能力的影响

0　1　2　3　4　5　6　7　8　9　10
（无影响）　（完全影响）

（4）对日常工作的影响（包括外出工作和家务劳动）

0　1　2　3　4　5　6　7　8　9　10
（无影响）　（完全影响）

（5）对与他人关系的影响

0　1　2　3　4　5　6　7　8　9　10
（无影响）　（完全影响）

（6）对睡眠的影响

0　1　2　3　4　5　6　7　8　9　10
（无影响）　（完全影响）

（7）对生活兴趣的影响

0　1　2　3　4　5　6　7　8　9　10
（无影响）　（完全影响）

附件 3

常用癌痛治疗药物表

分类	药物	药物名称	用法用量
阿片生物碱及其衍生物	可待因	磷酸可待因片	口服，一次 15～30mg，一日 30～90mg；极量：口服，一次 100mg，一日 250mg。
	吗啡	吗啡缓释片	包括硫酸盐或盐酸盐。本品必须整片吞服，不可掰开、碾碎或咀嚼。成人每隔 12 小时按时服用一次，用量应根据疼痛的严重程度、年龄及服用镇痛药史决定用药剂量，个体间可存在较大差异。最初应用本品者，宜从每 12 小时服用 10mg 或 20mg 开始，根据镇痛效果调整剂量，以及随时增加剂量，达到缓解疼痛的目的。
		吗啡口服即释剂（片剂、口服液）	吗啡片：包括硫酸盐或盐酸盐。口服。成人常用量：一次 5～15mg。一日 15～60mg。对于重度癌痛患者，应按时口服，个体化给药，逐渐增量，以充分缓解癌痛。老年人及肝、肾功能不全患者应酌情减量。 硫酸吗啡口服溶液：成人口服常用量为一次 5～10mg，每 4 小时一次，按照拟定的时间表按时服用。可根据患者情况逐渐增量调整，一次用量一般应不超过 30mg，一日用量应不超过 0.1g。根据 WHO《癌症疼痛三阶段止痛治疗指导原则》中关于癌症疼痛治疗用药个体化的规定，对癌症患者镇痛使用吗啡应由医师根据病情需要和耐受情况决定剂量。
		吗啡注射剂	盐酸吗啡注射液： 皮下注射：成人常用量：一次 5～15mg，一日 10～40mg； 静脉注射：成人镇痛时常用量 5～10mg。 对于重度癌痛病人，首次剂量范围较大，每日 3～6 次，以预防癌痛发生及充分缓解癌痛。 硫酸吗啡注射液：可皮下注射。常用量：10～30mg，每日 3～4 次。但患者所需有效剂量及耐受性很不一致，故需逐渐调整使患者不痛为止。一般患者每日用量应不超过 100mg。如长期使用剂量可增高。对身体虚弱或体重轻于标准的患者，初始剂量应适当减少。
		硫酸吗啡栓	经肛门给药，成人常用量为一次 10～20mg，每 4 小时一次，按照拟定的时间表按时给药。可根据患者情况逐渐增量调整，一次用量一般应不超过 30mg，一日用量应不超过 0.1g。根据 WHO《癌症疼痛三阶段止痛治疗指导原则》中关于癌症疼痛治疗用药个体化的规定，对癌症患者镇痛使用吗啡应由医师根据病情需要和耐受情况决定剂量。
	羟考酮	盐酸羟考酮缓释片	整片吞服，不得掰开、咀嚼或研碎。每 12 小时服用一次，用药剂量取决于患者的疼痛严重程度和既往镇痛药用药史。根据病情仔细滴定剂量，直至理想镇痛。
		羟考酮口服即释剂	盐酸羟考酮胶囊：本品应每隔 4～6 小时给药 1 次，给药剂量应根据患者的疼痛程度和镇痛药的使用既往史而决定。疼痛程度增加，需要增大给药剂量以达到疼痛的缓解。首次服用阿片类药物或用弱阿片类药物不能控制其疼痛的重度疼痛患者，初始给药剂量为 5mg，每隔 4～6 小时给药一次。然后应仔细进行剂量滴定，如有必要，可每日一次，以达到疼痛缓解。

续表

分类	药物	药物名称	用法用量
阿片生物碱及其衍生物	羟考酮	盐酸羟考酮注射液	静脉推注：将药液以生理盐水、5 % 葡萄糖或注射用水稀释至 1mg / ml。在 1 ~ 2 分钟内缓慢推注给药 1 ~ 10mg。给药频率不应短于每 4 小时一次。 静脉输注：将药液以生理盐水、5% 葡萄糖或注射用水稀释至 1mg / ml。推荐起始剂量为每小时 2mg。 静脉（PCA 泵）：将药液以生理盐水、5 % 葡萄糖或注射用水稀释至 1mg/ml。每次给药量为 0.03mg/kg 体重，给药间隔不应短于 5 分钟。 皮下推注：使用浓度为 10mg/ml 的溶液，推荐起始剂量为 5mg，如有必要每 4 小时重复给药一次。 皮下输注：如有必要以生理盐水、5% 葡萄糖或注射用水稀释。对未使用过阿片类药物的患者推荐的起始剂量为每日 7.5mg。
	丁丙诺啡	盐酸丁丙诺啡透皮贴剂	每贴使用 7 天。初始剂量为最低的丁丙诺啡透皮贴剂剂量（5μg/h）。应考虑患者先前阿片类药物的用药史，以及患者当前的一般情况和疾病情况。剂量增加应以对补充性止痛药的需求和患者对贴剂的止痛效果的反应为基础。
	氢吗啡酮	盐酸氢吗啡酮注射液	未使用过阿片类药物的患者的治疗： 1. 皮下注射或肌内注射：起始剂量为每 2 ~ 3 小时按需要给予 1 ~ 2mg。根据临床条件，对于未使用过阿片类药物的患者起始剂量可以低一些。根据患者疼痛程度、不良事件的严重程度，以及患者年龄和潜在疾病情况，调整用药剂量。 2. 静脉注射：起始剂量为每 2 ~ 3 小时 0.2 ~ 1mg。需根据药物剂量缓慢静脉注射至少 2 ~ 3 分钟以上。通过滴定剂量达到镇痛程度和不良事件均可接受的程度。年老患者和身体虚弱的患者应相应降低起始剂量至 0.2mg。
合成的阿片类药物	芬太尼	芬太尼透皮贴剂	初始剂量应根据患者目前使用阿片类药物剂量而定，建议用于阿片耐受患者。每 72 小时更换一次。
	美沙酮	盐酸美沙酮片	口服。一般起始剂量成人一次 5 ~ 10mg，对慢性疼痛患者，随着用药时间延长和耐受的形成，应逐渐增加剂量以达有效镇痛效果，或遵医嘱。
含阿片类药物的复方制剂	对乙酰氨基酚和羟考酮	氨酚羟考酮片	口服给药。成人常规剂量为每 6 小时服用一片，可根据疼痛程度和给药后反应来调整剂量。对于重度疼痛的患者或对阿片类镇痛药产生耐受性的患者，必要时可超过推荐剂量给药。 对乙酰氨基酚的用量不宜大于 1.5g/天。
	对乙酰氨基酚和可待因	氨酚待因片	口服：成人，1 次 1 片，1 日 3 次，中度癌症疼痛必要时可由医生决定适当增加。 对乙酰氨基酚的用量不宜大于 1.5g/天。

续表

分类	药物	药物名称	用法用量
曲马多	曲马多	盐酸曲马多片/胶囊	盐酸曲马多片：口服，一次 50～100mg（1～2 片），必要时可重复给药。日剂量不超过 400mg（8 片）。 盐酸曲马多胶囊：单次剂量：1～2 个胶囊用少量水服用（50～100mg 盐酸曲马多）。如果镇痛不满意，30～60 分钟以后可再给予 1 个胶囊。如果疼痛较剧烈，镇痛要求较高，应给予较高的初始剂量（2 个胶囊）。每日剂量：一般情况下每日本品总量 400mg（8 个胶囊）已足够，但在治疗癌性疼痛和重度术后疼痛时，可使用更高的日剂量。
		盐酸曲马多缓释片	本品应用足量水吞服，不要嚼碎。药片中间有刻痕，可根据剂量需要掰开服用。本品用量视疼痛程度和个人敏感性而定。成人和 >12 岁的青少年：通常初始剂量为 50～100mg，每日早晚各一次，如果止痛不满意，剂量可增加到 150～200mg，每日两次。除特殊情况外，每日剂量不应超过 400mg。两次服药的间隔不得少于 8 小时。
		盐酸曲马多注射液	成人及 12 岁以上者： 单次剂量：静脉（缓慢注射或稀释于输液中滴注）、肌内、皮下注射：一次 50～100mg，一般情况下每日本品总量 400mg 已足够，但在治疗癌性疼痛和重度术后痛时，可使用更高的日剂量。

关于印发原发性肺癌等 18 个肿瘤诊疗规范（2018 年版）的通知

国卫办医函〔2018〕1125 号

各省、自治区、直辖市及新疆生产建设兵团卫生健康委（卫生计生委）：

为进一步提高相关肿瘤诊疗规范化水平，保障医疗质量与安全，我们组织对原发性肺癌等 18 个肿瘤病种诊疗规范进行了制修订，形成了相关肿瘤诊疗规范（2018 年版）。现印发给你们（**可在国家卫生健康委网站医政医管栏目下载**），请遵照执行。

附件：1. 原发性肺癌诊疗规范（2018 年版）
2. 甲状腺癌诊疗规范（2018 年版）
3. 食管癌诊疗规范（2018 年版）
4. 胃癌诊疗规范（2018 年版）
5. 胰腺癌诊疗规范（2018 年版）
6. 乳腺癌诊疗规范（2018 年版）
7. 宫颈癌诊疗规范（2018 年版）
8. 子宫内膜癌诊治规范（2018 年版）
9. 卵巢癌诊疗规范（2018 年版）
10. 肾癌诊疗规范（2018 年版）
11. 前列腺癌诊疗规范（2018 年版）
12. 膀胱癌诊疗规范（2018 年版）
13. 淋巴瘤诊疗规范（2018 年版）
14. 黑色素瘤诊疗规范（2018 年版）
15. 成人急性淋巴细胞白血病诊疗规范（2018 年版）
16. 成人急性髓系白血病诊疗规范（2018 年版）
17. 成人慢性粒细胞白血病诊疗规范（2018 年版）
18. 脑胶质瘤诊疗规范（2018 年版）

国家卫生健康委办公厅

2018 年 12 月 13 日

（发布时间：2018－12－21）

❖肿瘤科研新动态❖

2018 年度国家科学技术奖

2019 年 1 月 8 日上午，中共中央、国务院在北京隆重举行国家科学技术奖励大会。习近平、李克强、王沪宁、韩正等党和国家领导人出席会议活动。习近平等为获奖代表颁奖。李克强代表党中央、国务院在大会上讲话。韩正主持大会。

2018 年国家科学技术奖共评选出 278 个项目和 7 名科技专家，合计 285 项（人），其中国家最高科学技术奖 2 人，分别是哈尔滨工业大学刘永坦院士、中国人民解放军陆军工程大学钱七虎院士；国家自然科学奖 38 项，一等奖 1 项，二等奖 37 项；国家技术发明奖 67 项：一等奖 4 项，二等奖 63 项；国家科学技术进步奖 173 项：特等奖 2 项，一等奖 23 项，二等奖 148 项；中华人民共和国国际科技合作奖 5 人，授奖总数比 2017 年增加 5 项。其中，医药卫生领域有 36 个相关项目获奖。

2018 年度国家自然科学奖二等奖（肿瘤相关项目）

项目名称：中国人群肺癌遗传易感新机制

主要完成人：沈洪兵（南京医科大学），吴晨（中国医学科学院肿瘤医院），胡志斌（南京医科大学），靳光付（南京医科大学），许林（南京医科大学）

提名单位（专家）：詹启敏，徐建国，邬堂春

2018 年国家科技进步奖二等奖（肿瘤相关项目）

项目名称：胃肠癌预警、预防和发生中的新发现及其临床应用

主要完成人：房静远，陈萦晅，洪洁，许杰，陈豪燕，李晓波，曹晖，高琴琰，熊华，陈慧敏

主要完成单位：上海交通大学医学院附属仁济医院

项目名称：淋巴瘤发病机制新发现与关键诊疗技术建立和应用

主要完成人：赵维莅，陈赛娟，王黎，黄金艳，叶静，李军民，沈志祥，陆一鸣，沈杨，程澍

主要完成单位：上海交通大学医学院附属瑞金医院

由王振义推荐。

项目名称：肾癌外科治疗体系创新及关键技术的应用推广

主要完成人：王林辉，孙颖浩，曲乐，杨波，吴震杰，孙树汉，刘冰，徐红，杨富，时佳子

主要完成单位：中国人民解放军第二军医大学，中国人民解放军南京军区南京总医院

项目名称：肺癌微创治疗体系及关键技术的研究与推广

主要完成人：何建行，姜格宁，支修益，高树庚，王群，刘德若，梁文华，刘君，邵文龙，王炜

主要完成单位：广州医科大学附属第一医院，上海市肺科医院，首都医科大学宣武医院，中国医学科学院肿瘤医院，复旦大学附属中山医院，中日友好医院

项目名称：眼睑和眼眶恶性肿瘤关键诊疗技术体系的建立和应用

主要完成人：范先群，贾仁兵，赵军阳，张靖，葛盛芳，李斌，张赫，徐晓芳，宋欣，范佳燕

主要完成单位：上海交通大学医学院附属第九人民医院，首都医科大学附属北京儿童医院，广州市妇女儿童医疗中心，上海交通大学

（综合各网站报道）

获奖项目简介

解读国人肺癌基因密码，南医大首获国家自然科学奖二等奖

交汇点讯　在2019年1月8日举行的2018年度国家科学技术奖励大会上，南京医科大学沈洪兵教授及其团队的“中国人群肺癌遗传易感新机制”项目获国家自然科学二等奖。据了解，该项目首次揭示中国人群肺癌易感性的遗传学基础，填补了领域空白，也实现了南医大历史上国家自然科学奖零的突破。

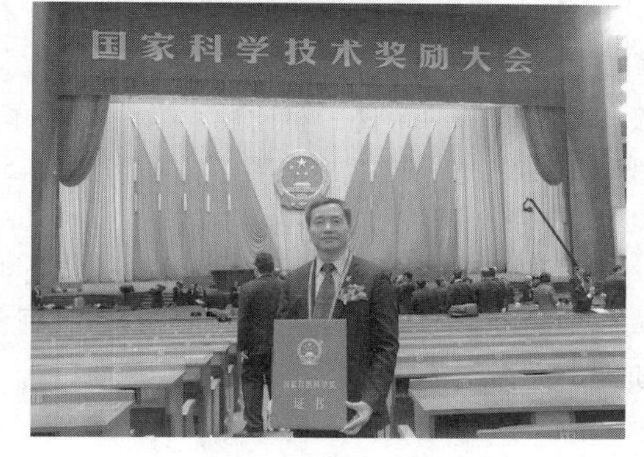

“项目组主要针对肿瘤易感基因发现、分子分型和精准诊断生物标志物及其转化研究等方面开展工作，解读国人肺癌基因密码，探寻肿瘤精准防治新径。”团队专家介绍说。据统计，每年我国肺癌的发病人数超过70万，死亡人数超过60万，发病和死亡数均位居所有肿瘤疾病的首位。围绕中国人群肺癌遗传易感新机制，沈洪兵教授带领团队成员开展了系统深入的研究，取得了一系列重要的科学发现。

项目围绕肺癌遗传易感机制，新发现了21个肺癌易感基因及两种遗传易感模式，且与欧美高加索裔人群存在种族差异；发现肺癌易感基因MHC和CTLA-4变异调控T细胞活化，揭示了T细胞活化影响肿瘤易感性的共同遗传学机制；发现遗传变异调控miRNA表达与成熟影响肺癌发生、发展的机制，建立了肺癌早期诊断与预后预测新方法。

该项目首次揭示中国人群肺癌易感性的遗传学基础，填补了领域空白；首次从人群大样本角度，提出并论证了遗传调控免疫是肺癌易感性的关键机制，拓展了肺癌易感性的理论基础；在国际上最先揭示遗传调控miRNA表达与成熟的多种机制，开创了外周血miRNA作为肺癌生物标志物的热点领域。

该项目首次建立中国人群肺癌分子遗传图谱。项目开展了中国唯一亚洲最大的大样本多中心肺癌易感基因组学研究，收集 9700 余例肺癌病例和超过 1 万例的对照。应用高密度全基因组芯片和系统的生物信息学分析，首次建立了我国人群肺癌分子遗传图谱。研究结果连续发表在《Nature Genetics》，引起国内外同行广泛关注，分别他引 251 和 83 次。

项目发现的抗原递呈分子 MHC 与免疫负调节因子 CTLA-4 遗传变异调控 T 细胞活化，是肺癌等多种肿瘤遗传易感的关键机制，其 8 篇代表性论文累计影响因子 167. 1，他引 1451 次，写入 35 部国外专著，并被 8 项 PCT/美国专利引用，为推动我国肿瘤精准防治做出了突出贡献。

（通讯员　田　天　蔡心轶　交汇点记者　蒋廷玉　王　甜）

（来源：新华报业网 2019 年 1 月 8 日）

中国医学专家揭秘胃肠癌“预警”标志物及潜在预防靶点

中新网上海 1 月 8 日电（记者 陈静）胃癌和大肠癌（结直肠癌），发病率高且中晚期患者病死率居高不下，化疗耐药复发患者 5 年生存率不足 10%。因此，预警和预防至关重要。

上海交通大学医学院 8 日披露，该校附属仁济医院房静远团队历经 9 年，首次揭秘大肠癌化疗耐药中的肠道菌群“预警”标志物；率先阐述大肠肿瘤发生中膳食因素、肠道菌群及表观遗传的“预警”标志物；首先提出了“胃龄”概念并建立了判断模型，以预警慢性萎缩性胃炎转归；并证明了叶酸可预防 50 岁以上人群大肠腺瘤的发生，进而减少癌变。

该项研究 8 日获得国家科学技术进步二等奖。项目组首次证明中国人群中低膳食纤维是大肠肿瘤发生的高危因素。该研究揭示了膳食、肠道菌群和大肠癌的关联，为大肠癌发生机制研究提供了新思路。

房静远团队完成的“胃肠癌预警、预防和发生中的新发现及其临床应用”：一方面为早期预警胃肠癌的发生和预测大肠癌化疗耐药提供了新方法；另一方面也提出了针对大肠癌最主要的癌前疾病腺瘤的一级预防新策略和方法。临床成果已在国内超过 60 家大型医院应用。

房静远团队研究率先建立并验证了预测胃癌前疾病慢性萎缩性胃炎发生和转归的数学模型，提出了“胃龄”概念。据介绍，“胃龄”提示胃的生物学年龄，真实反映胃衰老程度。根据胃龄与实际年龄差，可以确定内镜等随访间期，有助于减少遗漏癌变并节约医疗费用。

据了解，50 岁以上人群中，大肠腺瘤发生率居高不下，其中进展性腺瘤有癌变可能。房静远团队率先提出调控表观遗传修饰或信号通路进而预防大肠肿瘤发生，为一级预防大肠腺瘤和大肠癌提供了新策略和新方法。

研究团队还首次通过多中心前瞻性随机对照研究证明了叶酸可预防 50 岁以上人群大肠腺瘤的发生，且该效果与干预前后叶酸含量上升正相关。研究成果得到《Cancer PrevRes》期刊主编在新年寄语中的专门点评，哈佛大学著名营养学家与肿瘤专家亦给予充分肯定。该成果还被纳入中华医学会颁布的大肠癌预防共识意见中。

（来源：中国新闻网 2019 年 1 月 8 日）

十六载深耕细作，瑞金医院团队突破淋巴瘤发病机制与诊疗“桎梏”救治万千患者

位列全球十大高发肿瘤的淋巴瘤，发病逐年递增，严重危害了人类健康。我国侵袭性淋巴瘤尤为高发，患者化疗耐药、治疗效果不佳、病死率很高。怎样突破淋巴瘤治疗的“桎梏”，一直是医学界的大难题。

由上海交大医学院附属瑞金医院赵维莅教授领衔的团队，以我国高发侵袭性淋巴瘤为切入点，多学科协同创新完成《淋巴瘤发病机制新发现与关键诊疗技术建立和应用》。团队完善淋巴瘤精准分子诊断新技术，应用新型影像学（B 超弹性成像、PET-CT 和 CT 技术）精确定位病变部位，结合建立的中国患者的分子分型体系，使几乎 100% 的淋巴瘤患者获得明确诊断和分型，大幅改善患者治疗效果。项目成果荣膺国家科技进步二等奖。

长期以来，淋巴瘤诊疗存在“三大难题”。专家介绍，首先是起病隐匿，患者早期诊断困难、缺乏适合我国患者的分子分型体系；其次，异质性高、化疗敏感性差，疗效预警和耐药靶点都不很明朗；再者，缺乏特征性融合癌蛋白、靶向治疗手段匮乏。

瑞金医院团队在王振义院士、陈竺院士和陈赛娟院士的悉心指导和大力支持下，成立了以赵维莅教授领衔，由病理科、放疗科、放射科、放射介入科、B 超影像科、核医学科、五官科以及内、外科等多学科整合的临床诊治团队。团队针对淋巴瘤诊疗的瓶颈，在国家“863”、国家自然基金委重大重点项目支持下，16 年“深耕”基础和转化，在淋巴瘤的早期诊断、耐药机制和靶向治疗三方面取得了一系列的创新成果。据悉，这也是基于急性早幼粒细胞白血病转化医学理念的又一创新。

解放日报 · 上观新闻记者了解到，赵维莅团队从基因组学、表观遗传学、代谢组学等多角度、全景式研究淋巴瘤发病机制，定位、识别与疾病进展密切相关的分子标志，同时建立适合我国患者的分子分型体系以及治疗方法——

针对淋巴瘤的靶向治疗，团队通过对淋巴瘤细胞增殖、分化和耐药分子的研究，发现导致淋巴瘤细胞“打不死”的信号通路，针对信号通路有的放矢筛选药物，继而转化为临床淋巴瘤靶向治疗的新策略，造福广大患者。在探索“老药新用”领域，团队在国际领域首先报道二甲双胍通过调控 AMPK 通路，显著诱导淋巴瘤细胞自噬，抑制淋巴瘤生长，同时不对正常造血细胞产生毒性，口服应用于老年高危弥漫大 B 细胞淋巴瘤（DLBCL）患者维持治疗，有效减少疾病复发，大大降低治疗费用。此外，团队还在国际领域制备小复方制剂芩黄合剂治疗中高危 DLBCL，提高患者完全缓解率，减少 3 ~4 级血液学毒性的发生，为祖国医药成为抗淋巴瘤药物奠定了基础。

从实验室到临床实践，团队潜心钻研的科研成果落到实处，造福万千患者，为无数家庭带来福音。与此同时，团队还创建了中国血液/肿瘤多中心临床研究协作组（25 家成员单位）、血液专科医疗联合体（29 家成员单位），牵头全国首个 DLBCL 免疫化疗前瞻性多中心随机Ⅲ期临床研究，普及推广最先进淋巴瘤治疗方案。

如今，瑞金医院收治的淋巴瘤病例数从2012年的200例增至2018年的600多例；作为国家血液学继续教育培训基地，团队共计培训专业人员7000余人次，成果推广覆盖至全国24个省（区、市），超过万例患者从中获益。现有数据显示，来自瑞金医院的治疗方案使DLBCL患者的两年无进展生存率从78.4%增至88.7%。使Ⅰ/Ⅱ期结外NK/T细胞淋巴瘤（NKTCL）患者的2年无进展生存率从73.0%增至89.1%。

前进的脚步并未就此停歇。如今针对复发难治淋巴瘤，团队已积极开展CART治疗。专家介绍，作为国际最新细胞免疫治疗，CART疗法将“定向杀伤”淋巴瘤细胞，有朝一日使九死一生的复发难治淋巴瘤患者获得重生希望。

（作者：顾　泳，来源：上观新闻2019-01-08）

中国专家20余年探索　肾癌手术微创率提升至逾九成

中新网上海1月9日电（陈静 王根华）肾癌手术从“巨创”“微创”到“微微创”，从“全切”到“去瘤保肾”，经过20余年的努力，中国医学专家使得肾癌手术微创率从10.5%提升到93.7%；医学专家们还找到一种标准的肾癌肿瘤标志物，如同测血糖诊断糖尿病一样，通过血液甚至尿液就能便捷地发现早期肾肿瘤的蛛丝马迹，进而将肿瘤阻断在发育的早期。

海军军医大学长征医院9日披露，该院王林辉教授领衔的肾癌治疗创新团队不断攻关，在肾癌外科治疗领域取得一系列重大成果。题为《肾癌外科治疗体系创新及关键技术的应用推广》研究成果刚刚斩获2018年国家科技进步二等奖。

王林辉对记者表示：“肾癌是泌尿系统常见恶性肿瘤，近年来发病率逐年升高。对于早期肾癌，肾部分切除术是国内外指南推荐的标准术式，切除肿瘤。但是，‘去瘤保肾手术’技术难度高，微创比例低。”王林辉说，针对这一医学难题，从1995年起，科研团队就改进手术策略，优化手术方案，提高微创手术比例和保肾质量，提出了一系列富有开创性的理论和新的治疗策略。

为了实现肿瘤的精准切除，课题组创新地利用荧光给肿瘤染色的方法，通过近红外成像系统将肿瘤与正常细胞明显区分开来，手术切除肿瘤就变得更加精准了。王林辉团队不断挑战极限，保肾范围不断扩大。据悉，国际标准是4cm以下肾肿瘤可推荐保肾，而王林辉团队保肾适应证可达到7cm，特别是对位置较深、无法直观、靠近要害部位的肿瘤，也可在根除肿瘤同时保留肾。这使早期肾癌保肾手术率从11%提升到85.6%。据悉，微创手术是当前保肾手术的主流，课题组不断书写微创保肾的新纪录，其探索的3项新术式实现了肾癌手术的“微微创”。肾癌手术微创率从提升到93.7%。

攻克早期肾癌后，课题组向被称为“手术雷区”的中、晚期肾癌进军。据悉，中、晚期肾肿瘤患者血管里往往长有癌栓，手术风险大，患者常因为术中大出血难以控制，或癌栓掉落造成肺栓塞而死亡。科研团队率先提出了“超早期控制动脉方案”来治疗巨大肾癌，明显降低出血风险，使以往做不了的这类手术现在通过微创也能完成。

课题组还把攻关方向聚焦肾癌的早期诊断，找到一种标准的肾癌肿瘤标志物。据透露，近期，王林辉带领团队率先筛选出由4个长链非编码RNA组成的肾癌预后预测模型，实现肾癌预后的精准评估，使中晚期肾癌患者5年生存率从32.5%提高到45.3%。

受国家卫计委委托，课题组制定了国内首部泌尿外科机器人手术操作指南，主编了《泌尿外科内镜诊疗技术》、国际首部泌尿外科微创手术培训“教科书”、国内首部《机器人泌尿外科手术学》，推动了国内多家“全国县级医院人才培养计划”泌尿外科腹腔镜培训基地的建立。该研究成果已在全国79家医疗单位推广应用，使众多患者得到规范有效的治疗。

（来源：中国新闻网2019年1月9日）

广州创新英雄何建行带领团队破解肺癌根治术三大难题

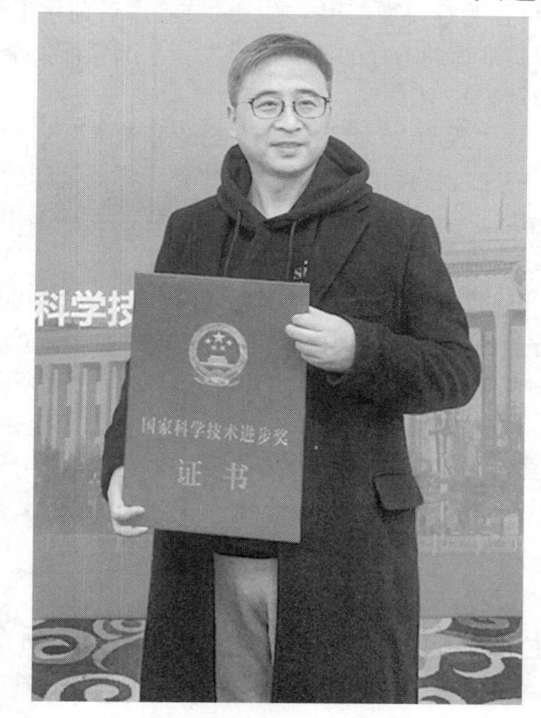

大洋网讯由广州“创新英雄”、广州医科大学附属第一医院院长何建行教授团队领衔完成的技术成果“肺癌微创治疗体系及关键技术的研究与推广”荣获2018年度国家科技进步奖二等奖，这项技术成果显著提高了我国早、中期肺癌的疗效。协同完成这一项目的单位还包括上海市肺科医院、首都医科大学宣武医院、中国医学科学院肿瘤医院、复旦大学附属中山医院和中日友好医院。

肺癌是癌症中的头号杀手，外科切除是根治早中期肺癌的关键，但手术技术亟须提高，手术规范、围术期治疗等方面亟待完善。

广州医科大学附属第一医院何建行教授团队自1994年起就开始研究并逐步建立起全链条式肺癌微创根治体系及关键技术，通过技术革新，主要解决了早期肺癌手术中如何因人制宜制订手术方案、如何实现精准切除和如何避免陪绑化疗三个重要技术难题，显著提高了我国早、中期肺癌的疗效。

破解难题1：如何因人制宜制订手术方案？

该课题组首先通过建立4种高选择自主呼吸麻醉模式减少了肌松药物及机械通气的不良反应，然后通过建立7种微创手术切口、6种精准微创切除-重建手术模式，实现了因瘤、因人制宜的精准手术体系。通过上述手术技术的研发，该团队使微创手术适用范围提高到95%以上，同时提高远期生存率6%，并发症率减少60%，并革命性地将部分极早期肺癌的手术进化为日间手术。

破解难题2：如何实现精准切除？

为尽可能在保存肺功能前提下完整切除病变组织，何建行教授团队首次在国际上规范并细化了早期肺癌 3 种切除方式的选择标准，同时明确了早期肺癌手术的淋巴结清扫数目，为手术质控提供了关键量化标准，用以指导我国早期肺癌微创手术的临床路径与精准切除。

破解难题 3：如何避免陪绑化疗？

以往的早期术后化疗方案是通过结合 TNM 分期进行“一刀切”的方法，而何建行教授团队在临床实践中发现，这种传统的方法往往会让许多不需要化疗的低风险患者承受不必要的化疗负担。为了解决这一国际难题，该团队通过建立基于基因表达水平的肺癌术后预后预测芯片和基于临床数据的生存预测列线图，准确对早期肺癌术后患者的复发风险进行分层评估，从而进行针对性施治，后者还被美国官方肿瘤研究机构 NCI Knight Cancer Institute 作为唯一推荐用于临床的肺癌术后预测工具。项目组将改善临床捆绑化疗状况实现术后精准辅助治疗的研究成果发表在国际顶尖杂志《Lancet》（柳叶刀）和《JCO》（临床肿瘤杂志）上。

从“跟跑者”“并跑者”到“领跑者”

何建行教授带领的项目组建立了覆盖全球的国内首个获得英国皇家外科学院认证的规范化培训平台，率先实现对国际胸科医生规模化、常态化微创肺癌手术培训，致力于将研究成果推广到全球胸外科医生中。

从过去的“跟跑者”到“并跑者”，再到如今的“领跑者”，何建行教授团队众多国际首创的新技术、新理念吸引了众多来自欧美国家的名医专家团队前来观摩、交流、学习，真正让世界看到了中国医生的实力。至今已有超过 400 名包括欧美发达国家的如麻省、梅奥等顶级医院的胸科医生前来受训。而在国内，这个技术体系已在 120 余家三甲医院推广，培训国内专科医生超过 5300 人次。

（文、图/广报全媒体记者翁淑贤　通讯员韩文青）

（来源：大洋网 2019 年 1 月 9 日）

上海九院范先群教授课题组项目喜获国家科技进步二等奖

2019 年 1 月 8 日上午，2018 年度国家科技奖励大会在北京召开。上海交通大学医学院附属第九人民医院范先群教授领衔团队完成的“眼睑和眼眶恶性肿瘤关键诊疗技术体系的建立和应用”荣获国家科学技术进步奖二等奖。主要完成人：范先群，贾仁兵，赵军阳，张靖，葛盛芳，李斌，张赫，徐晓芳，宋欣，范佳燕。

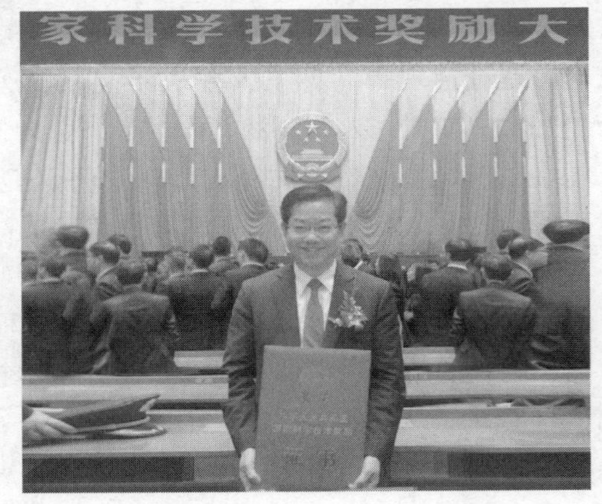

眼恶性肿瘤可致盲、致残、致死，是严重危害生命和生活质量的重大疾病。该项目聚焦主要眼恶性肿瘤，从建立诊

疗新技术入手，以创新手术模式为突破口，创建关键诊疗技术体系，提高眼恶性肿瘤整体诊疗水平。

（一）发现眼恶性肿瘤发生新机制，开展基因筛查和早期诊断

国际上首次提出葡萄膜黑色素瘤（UM）发生的“RNA级联反应”和“陷阱修饰”学说两个新机制，F1000评价“揭示肿瘤发生新机制，是肿瘤研究的范例”。创建视网膜母细胞瘤（RB）和UM多靶点治疗新方法，Nature中国亮点重点推介“显著提高肿瘤杀伤效果”。发现RB1基因新突变，开展RB高危人群临床筛查和基因诊断。获2012上海市科技进步一等奖。

（二）建立眼恶性肿瘤介入化疗新技术，提高患者保眼率

率先建立介入化疗联合手术新技术治疗泪腺腺样囊性癌，改变了国际以眶内容物剜除为主的治疗方式，显著提高保眼率。首创RB颈内动脉球囊扩张术等新技术，使D期和E期保眼率由25.0%~47.0%提高至47.4%~80.8%。牵头制定RB介入治疗专家共识。国际眼肿瘤学会前任主席Arun Singh评价：“RB介入新技术拓展了适应证，值得称赞。”

（三）创建眼恶性肿瘤手术治疗新模式，提高患者生存率

率先开展病理控制睑板腺癌切除和即期修复手术新模式，复发率显著降低，生存率明显提高。牵头制定睑板腺癌专家共识。国际首次提出伴高危因素RB先摘除眼球后化疗新模式，Lancet评价：“避免因延误眼球摘除导致的死亡，具有重要意义。”

（四）建立眼恶性肿瘤综合序列治疗新方案，提高整体治疗水平

首次完成31个省份RB回顾性队列研究，率先开展眼恶性肿瘤多中心前瞻性随机对照研究，建立针对RB、眼眶淋巴瘤和结膜黑色素瘤的三个综合治疗新方案，生存率显著提高。获2017上海市科技进步一等奖。

上海第九人民医院作为该项目第一完成单位，建设我国最大眼肿瘤眼眶病诊疗中心，成立79家单位组成的眼肿瘤专科医联体，建立国际最大眼肿瘤样本库。第一完成人范先群教授，“长江学者”特聘教授、英国皇家眼科学院Fellow，两次获得亚太眼科学会杰出贡献奖。该项目发表论文274篇，SCI收录172篇，Lancet等引用1800次。主办国际会议和学习班28次，培训专科医生2019人，成果推广到26个省份131家单位，显著提高眼肿瘤整体诊疗水平。

（来源：上海第九人民医院官网 2019-01-08）

中华医学科技奖（2018）揭晓 北大人民医院获佳绩

2019 年 1 月 11 日，中华医学科技奖（2018）颁奖大会在北京召开。北京大学人民医院王建六教授团队“子宫内膜癌发病微环境及分子机制研究”荣获中华医学科技奖一等奖，陈红教授团队“急性冠脉综合征早期预警和规范化防治的探索与实践”和王辉教授团队“高发、新发难治性耐药菌遗传进化机制研究及综合防控平台的创建”荣获中华医学科技奖三等奖。

“中华医学科技奖”是中华医学会面向全国医药卫生行业设立的科技奖，是经卫生部、科技部通过批准的全国首批社会力量设立的 26 个奖项之一。旨在奖励医学科学技术领域有杰出贡献的个人和集体，对提高中国医学科技创新能力和科技水平、推广和普及先进医学科学技术、激励科技人员攀登科技高峰将起促进作用。

第十二届全国政协副主席、中华医学会名誉会长韩启德院士，中华医学科技奖评审委员会领导小组成员以及有关方面领导，2018 年中华医学科技奖获奖代表及全国医务工作者等有关方面代表共计 700 余人出席了本次颁奖大会。国家卫生健康委员会科教司司长杨青宣读《中华医学会关于 2018 年中华医学科技奖奖励的决定》。

延伸阅读

“子宫内膜癌发病微环境及分子机制研究”获中华医学科技奖一等奖

子宫内膜癌发病率呈逐年升高且年轻化趋势，在欧美国家和我国北京、上海已高居妇科恶性肿瘤首位。北京大学与天津医科大学、上海交通大学组成联合研究组，在国家自然基金等资助下，从细胞、组织、动物及临床多个层面，对子宫内膜癌经典途径（雌激素－雌激素核受体途径）之外的激素相关发病机制、肿瘤微环境、基因特征谱进行深入系统研究，并将研究成果初步临床转化。

该研究在国际上率先发现子宫内膜癌雌激素作用的非基因转录效应，完善了子宫内膜癌雌激素作用的双受体、双效应学说；初步明确了子宫内膜癌发病微环境机制，肯定了肿瘤微环境在子宫内膜癌发病中的作用；初步明确子宫内膜癌基因特征谱；并将以上成果初步临床转化。研究成果具有重要的理论意义和广阔的临床应用前景。

主要完成人王建六，教授，主任医师，博士生导师，北京大学妇产科学系主任，北京大学人民医院妇产科主任、教研室主任。在妇科恶性肿瘤特别是宫颈癌和子宫内膜癌早期诊断、临床个体化治疗方面，提出来子宫内膜内膜癌分子分型，建立了子宫内膜癌预后预测模型；在盆底疾病诊疗方面，作为全国盆底疾病小组副组长，开展了盆底疾病病情综合评估、多学科联合治疗的新模式并在全国推广，开展并推行了系列新的盆底重建手术。

（来源：北京大学医学部新闻网，发布日期：2019－01－18）

2018年度“中国高校十大科技进展”揭晓 中山大学两个项目入选

南方网讯（全媒体记者 钟哲 李秀婷）日前，2018年度“中国高等学校十大科技进展”项目评选揭晓，中山大学有两项科技进展入选，包括中国科学院院士、中山大学校长罗俊团队的“万有引力常数G的精确测量”，以及中山大学孙逸仙纪念医院乳腺外科教授、主任医师宋尔卫团队的“靶向肿瘤微环境的抗肿瘤治疗新策略”。

宋尔卫团队：改造肿瘤微环境“打败”肿瘤

肿瘤微环境与恶性肿瘤的发生、治疗后复发及远处转移密切相关。宋尔卫是国内最早开展保留乳房根治乳腺癌手术的外科医师之一。通过临床实践，他提出了保乳联合靶向“肿瘤微环境”治疗的观点。

在肿瘤微环境中，他发现了一群具有促肿瘤生成和诱导肿瘤化疗耐受作用的癌相关成纤维细胞（CAF），并找到其独特的细胞表面标记分子。通过靶向干预这些表面分子，可抑制肿瘤生成，增强化疗敏感性。这一研究成果揭示了肿瘤微环境的新治疗靶点。

宋尔卫团队系统阐明了肿瘤微环境中大量存在的肿瘤相关巨噬细胞（TAM）的功能。肿瘤细胞可“策反”本来是对抗肿瘤的巨噬细胞，让它们转而促进肿瘤转移。其团队研究发现，联用单抗药物和PD-L1抑制剂可显著提高前者的抗肿瘤疗效。目前，这一新治疗策略已用于临床试验。

此外，宋尔卫团队还发现，一类长非编码RNA（lncRNA）可直接调控微环境细胞间和细胞内的信号传导。其中，NKILA可诱导抗肿瘤的淋巴细胞激活后发生凋亡，导致肿瘤发生“免疫逃逸”，因此，NKILA可作为一类新的免疫检查点分子，沉默NKILA可提高免疫细胞的治疗效果。

这些系统性的创新成果为靶向肿瘤微环境诊治肿瘤开拓了新思路，产生了重要的国际影响。

早在2008年，宋尔卫教授主持的科研项目“MicroRNA对成瘤性乳腺癌干细胞‘干性’的调控作用研究”曾荣誉入选“中国高等学校十大科技进展”。本次入选的项目“靶向肿瘤微环境的抗肿瘤治疗新策略”，得到国际学术界广泛关注，《Cell》《Nature Reviews Immunology》《Nature Reviews Cancer》《Cancer Discovery》等纷纷发表专题评述，《Nature Reviews Drug Discovery》更是邀请宋尔卫教授撰写靶向肿瘤微环境治疗综述，进一步表明我国恶性肿瘤微环境研究领域达到了国际领先水平。

（来源：《南方日报》2018－12－27）

陈列平团队发现全新肿瘤免疫抑制通路

肿瘤免疫治疗再次迎来重大突破。在肿瘤免疫领域做出突出原创性贡献的免疫学家陈列平教授领导的团队又有新研究发现，陈教授等证实纤维介素蛋白 1（FGL1）是 LAG-3 的重要功能性配体，LAG-3-FGL1 通路是独立于 PD-1 通路的另一条肿瘤免疫逃逸通路，可作为肿瘤免疫治疗的潜在靶点，阻断这条通路能和抗 PD-1 治疗起协同作用。[Cell. 2018 年 12 月 14 日在线版. pii：S0092-8674（18）31502 -2. doi：10.1016/j. cell. 2018.11.010]

这一发现或可解释为何现有免疫疗法在很多肿瘤患者中无法发挥作用。更重要的是，对于肿瘤新型免疫逃逸机制的解析，将帮助我们攻克更多类型的肿瘤，使越来越多的患者受益。

陈列平教授指出，只有 25% ~30% 的肿瘤采用 PD-1/PD-L1 通路来抑制免疫反应，而其他肿瘤采用另外的分子通路或机制来逃脱免疫反应的攻击，对这些机制我们知之甚少。陈教授团队正努力寻找 PD-1/PD-L1 通路之外的免疫逃逸机制。

研究者将目光锁定在 T 细胞的一个免疫检查点受体——LAG-3（淋巴细胞活化基因 3）上。这个 LAG-3 受体是免疫细胞的另一个“刹车”分子，它能抑制 T 细胞增殖、活化和效应功能，维持体内的免疫稳态。

但目前人们还不确定 LAG-3 的主要配体是什么，也就是说还不知道这个刹车是谁踩的。我们需要找到这个配体，因为它可能是肿瘤的重要帮凶。

陈列平团队开发出了基于基因组的受体筛选平台——GSRA，GSRA 是一套半自动基因表达和检测系统，可快速检测蛋白质与蛋白质之间的相互作用。该系统以 1536 孔细胞培养板为载体，分别在 293T 细胞中过表达人 cDNA 中的每一种跨膜或分泌蛋白（添加了跨膜结构域）。然后，通过激光扫描和微孔共聚焦荧光识别，来识别已用 Ig 标记过的目的蛋白质与各种跨膜或分泌蛋白的相互作用，从而实现高通量的筛选。现版本的 GSRA 可以筛选超过 6000 种蛋白质，大约包括 90% 的人已有注释的跨膜和分泌蛋白。

通过 GSRA 技术，研究者发现 FGL1 是 LAG-3 的主要结合蛋白。研究者对 FGL1 蛋白的功能进行了检测。当用 FGL1 蛋白去结合 T 细胞表面的 LAG-3 受体，T 细胞的增殖受到抑制，免疫活性也受到影响。

LAG-3 或 FGL1 基因敲除的小鼠移植肿瘤后，肿瘤生长明显受到抑制，说明 FGL1-LAG-3 通路在肿瘤发展中发挥作用。用单抗抑制肿瘤小鼠的 FGL1 蛋白或 LAG-3 蛋白时，也能起到抑制肿瘤的效果。而将 T 细胞消除后，这种抑制就不存在了。提示肿瘤能通过 FGL1 蛋白激活 T 细胞的 LAG-3 受体，抑制 T 细胞，实现免疫逃逸。而这一过程是独立于已知的免疫逃逸机制（PD-1/PD-L1 等）的，是一条全新的免疫逃逸机制。

FGL1 蛋白是机体自身表达的蛋白质，有免疫调节作用。正常情况下，FGL1 蛋白表达局限于正常的肝和胰腺组织中。研究者在查询相关数据库时发现，许多实体瘤中包括肺癌、前列腺癌、黑色素瘤、结直肠癌和乳腺癌都有 FGL1 蛋白表达上调，肺癌中比例最高。研究者实验也证实，在很多人类肿瘤组织中，FGL1 蛋白的表达上调，尤其是非小细胞肺癌。

研究者检测了接受 PD-1/PD-L1 抑制剂治疗的患者（包括非小细胞肺癌和黑色素瘤）血清中 FGL1 蛋白水平时发现，FGL1 蛋白水平高的患者治疗效果更差，生存期更短，提示 FGL1 蛋白水平或可作为 PD-1/PD-L1 抑制剂治疗疗效预测标志物。

既然 FGL1-LAG-3 免疫抑制通路是独立于 PD-1-PD-L1 通路的，那么在 FGL1-LAG-3 被激活的肿瘤中，仅抑制 PD-1-PD-L1 通路可能是不够的。该研究一个更重要的意义在于，可能预示了一种新的抗肿瘤治疗策略，那就是将两条通路同时抑制，或可弥补 PD-1/PD-L1 抑制剂治疗效果不佳的缺憾。小鼠实验证实了这一点，研究者将荷瘤小鼠的两条通路同时抑制，发现治疗效果明显优于只抑制其中一条。联合治疗的小鼠存活期更长，肿瘤负荷更低。

当然，在人体中的效果还要看临床试验结果，但从现有证据看，这种新的治疗策略潜力是非常大的。研究者的发现或有助于解决当前 PD-1/PD-L1 抑制剂疗效不足的问题，使免疫治疗更完善，让更多的肿瘤患者获益。

自陈列平教授1999 年发现 PD-L1 以来已过去20 个年头，PD-1 及其配体 PD-L1 的出现是肿瘤免疫治疗领域的里程碑事件，PD-1/PD-L1 是近年来肿瘤免疫疗法研究的热点。陈列平教授认为，目前全球范围内免疫疗法的临床试验有点用力过猛了，有一些免疫疗法研究在积累坚实的生物学基础之前，就盲目地进入药物研发了。在把生物学机制弄得更清楚之前，还是应该持一些审慎态度的。

（编译　张远宁）

（来源：《全球肿瘤快讯》2018 年 12 月 总第 223 期）

张宏权课题组在肿瘤细胞生物学领域取得系列研究进展

2018 年 2 月 6 日，北京大学基础医学院张宏权课题组在国际权威经典细胞生物学杂志《The Journal of Cell Biology》上在线发表了题为“Src-mediated phosphorylation converts FHL1 from tumor suppressor to tumor promoter”的研究论文。该研究揭示了重要的蛋白激酶 Src 促癌作用的新机制，并颠覆性地改变了对抑癌 FHL1 蛋白在肿瘤发生、发展中作用的传统认识。张宏权研究团队的博士生王翔及讲师魏潇凡为本论文的并列第一作者，张宏权教授为该文的通信作者。该研究工作得到军事科学院军事医学研究院叶棋浓研究员团队的协助。

FHL1 蛋白属于 FHL 家族，含有 LIM 锌指蛋白结构域。FHL1 通过 LIM 结构域介导相关转录调控因子、激酶及结构蛋白等多种蛋白质相互作用，最终影响细胞的分化与发育。FHL1 蛋白在肿瘤的发生、发展中起重要作用，长期大量研究证实，FHL1 在多种肿瘤包括乳腺癌、肺癌、肝癌及结肠癌等中表达下调。FHL1 能够抑制肿瘤细胞生长，被认为是抑癌蛋白。然而，张宏权团队却发现 FHL1 蛋白在肿瘤中的作用及机制比传统认识更加复杂多样。该研究证实，在生理状态下 FHL1 与整合素结合蛋白 Kindlin-2 相互作用，并由 Kindlin-2 募集其至黏着斑参与整合素调控的细胞黏附，抑制细胞生长。当癌蛋白 Src 过度激活时，Src 与 Kindlin-2 竞争性结合 FHL1 并介导 FHL1 的磷酸化和入核，磷酸化的 FHL1 会解除野生型 FHL1 对肿瘤细胞的抑制作用，显著促进细胞增殖及肿瘤生长。磷酸化的 FHL1 促肿瘤作用依赖于 FHL1 入核后与转录因子 BCLAF1 的相互作用。同时，在多种肿瘤的患者标本中，证实了磷酸化 FHL1 水平增强，入核增多。

该工作揭示了 FHL1 的蛋白质翻译后修饰在肿瘤发生、发展中的重要作用，特别指出 FHL1 蛋白发挥抑癌还是促癌的作用取决于 Src 对其磷酸化的调控状态。这项工作也为 Src 致癌的作用提供了新机制，Src 要实现其强大的促癌作用需要将原本是抑癌蛋白的 FHL1 转变为促癌的帮凶。

2018 年 1 月 19 日，张宏权课题组在国际另一经典细胞生物学杂志《Journal of Cell Science》在线发表了题为“Unconventional myosin ⅦA promotes melanoma progression”的研究论文。揭示另一个整合素结合蛋白，非传统型肌球蛋白 Myosin ⅦA 在黑色素瘤发生、发展中的作用。之前，Myosin ⅦA 蛋白被认为主要在内耳毛细胞和眼睛中的视网膜细胞中表达，myosin ⅦA 基因的突变会导致先天性耳聋和致盲的发生。该工作首次发现 Myosin ⅦA 能够异位在黑色素瘤细胞中表达并调控黑色素瘤的生长和侵袭转移，对认识非传统型肌球蛋白的功能具有重要意义。张宏权研究团队的博士生刘玉清及讲师魏潇凡为本论文的并列第一作者，张宏权教授为该文的通信作者。该研究工作得到北京大学肿瘤医院郭军教授团队的协助。

论文链接：http：//jcb. rupress. org/content/early// 2018/ 02/ 05/ jcb. 201708064

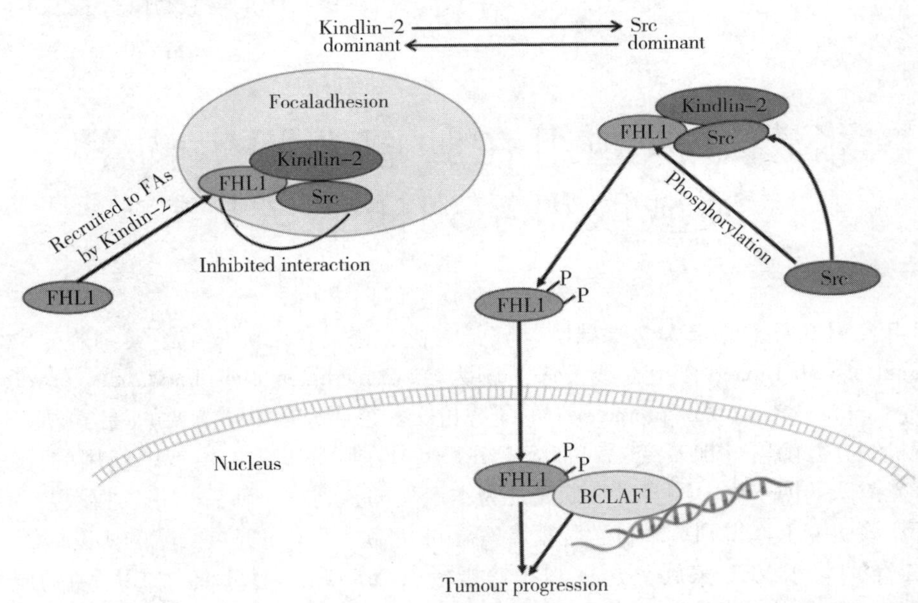

蛋白激酶 Src 通过蛋白质磷酸化将抑癌蛋白 FHL1 转变为促癌蛋白的分子机制

（北京大学基础医学院）

（来源：北京大学医学部新闻网，发布日期：2018 - 02 - 11）

中国科学家发现肿瘤筛查新方法

日前，中科院国家纳米中心研究员孙佳姝团队构建了高性价比的肿瘤筛查方法：只需1微升血清（通常采血管采血量的1/5000），通过对其中细胞外囊泡的检测，就可在20分钟内对6种癌症进行早期筛查，同时也能较为准确地对肿瘤进行分类。

近年来，研究发现血液及其他体液中含有肿瘤来源的物质，可以实现疾病的分子鉴定，有助于早期诊断、准确预测、个性化治疗以及疾病监测，这些物质主要包括循环肿瘤细胞（CTCs）、肿瘤细胞外囊泡（EVs）、循环肿瘤DNA等，特指从原发肿瘤细胞脱落进入外周血液循环的生物标志物，这种检测方法被称为肿瘤液体活检技术。该技术不仅可用于某些类型实体肿瘤的早期诊断，且能监测肿瘤复发、评估疗效，具有标本易获得、创伤性小、非侵入性、可反复采集等优势。

肿瘤细胞外囊泡是肿瘤细胞分泌到胞外环境的具有膜结构的囊泡，直径在30～1000nm，是液体活检标志物中的后起之秀。肿瘤细胞与正常细胞所分泌的EV呈现出不同膜蛋白特征，而这些特征差异可用于癌症的筛查与诊断。

相比循环肿瘤细胞和循环肿瘤DNA，肿瘤细胞外囊泡有很大的优势，如在血液中的含量丰富，分析不需要采集大量血液。此外由于膜结构的保护，外泌体膜蛋白在长期冷存的血液中依然能被分离和检测出来。

不过将EV分析检测广泛应用于临床并非易事。过去的临床应用中，操作者需要长时间的超速离心从血液中提取EV，还容易受到共沉淀的杂蛋白影响。后续膜蛋白分析手段如酶联免疫吸附实验、蛋白免疫印迹和质谱等，过程复杂繁琐，成本高、耗时长，且需要专业技术人员操作。

如何在高背景血清或血浆样本中分离提取尺寸较小的EVs，提高EVs检测方法的灵敏度，是现有EVs肿瘤液体活检技术面临的重大挑战。孙佳姝表示，现在迫切需要一种更加简单、快速、廉价的EV分析检测手段。孙佳姝课题组经过近十年的技术积累，成功实现了从技术平台向肿瘤筛查的成功转型。

研究者首先利用荧光标记的核酸适体特异性识别EVs表面肿瘤相关膜蛋白，在肿瘤细胞上打上烙印；接着使用“热泳”技术，通过激光照射微流控芯片，产生温度梯度，诱导30～1000nm的EVs快速汇聚至芯片中央，可富集1400倍，而游离的核酸适体或蛋白仍保持分散状态。EVs汇聚后，使用荧光显微镜读取结合在EVs上的核酸适体信号，从而获得EVs膜蛋白组学信息。

最后，研究者取60例肿瘤患者与10份健康对照的血清样本，对每份样本进行了7种抗原体多靶标检测，用检测结果训练机器学习算法，发现灵敏度与特异性都接近100%。利用极少量样本实现早期癌症灵敏度高检测（Ⅰ期95%），并首次通过EVs进行肿瘤分类。不久的将来，这有望成为体检或医院常规的肿瘤筛查手段，医生只需要取出某种体液

（例如血液），对其中的 EVs 进行分析即可，以对患者造成更小创伤的方式，对疾病做出诊断。研究者希望可拓展当前平台，实现膜内蛋白与核酸的检测，使之成为通用的 EV 检测平台。

（编撰　韩　娜）

（来源：《全球肿瘤快讯》2019 年 2 月 总第 226 ~ 227 期）

国人研究揭示糖尿病与肿瘤关联新机制

复旦大学研究团队日前在《Nature》杂志发表论文，揭示了由能量感受器 AMPK 介导的 TET2 磷酸化通路在连接糖尿病与癌症过程中的作用及其相关分子机制，并阐述了“神药”二甲双胍抑制肿瘤的机制。（Nature. 2018，559：637 – 641. ）

糖尿病与肿瘤是存在联系的，有研究提示，糖尿病患者罹患肿瘤风险较高，合并糖尿病的肿瘤患者预后较差，病死率较高，治疗糖尿病药物二甲双胍也被证实有降低患癌风险的作用。这项新的研究对潜在机制进行了揭示。

肿瘤发生、发展过程中除了表观遗传修饰发挥重要作用，环境也可能导致生物学性状改变，引发基因组异常，导致肿瘤发生。糖尿病患者体内的高糖环境，可能引发健康基因组异常表达。

DNA 去甲基化酶中的 TET 家族蛋白是近十年来表观遗传领域最受关注的明星蛋白质之一，TET2 因与包括肿瘤在内的疾病发生、发展相关而广受关注。TET2 是表观遗传修饰过程中非常重要的蛋白质，催化 5-甲基胞嘧啶（5mC）转化为 5-羟甲基胞嘧啶（5hmC）。5mC 可导致抑癌基因转录水平抑制，5hmC 则参与基因去甲基化，促进抑癌基因表达。5hmC 水平的广泛下降是肿瘤细胞中衡量肿瘤恶性程度的标志。

TET2 蛋白还是 AMP 激活的蛋白激酶（AMPK）的底物，AMPK 可磷酸化 TET2，保持抑癌基因稳定，这是正常情况下的表观遗传修饰。该研究发现，高血糖水平显著抑制体内 AMPK 蛋白激酶活性（AMPK 是细胞内重要能量的感受器，能感知体内葡萄糖水平，且高度敏感），导致 TET2 Ser99 磷酸化及 TET2 蛋白稳定性降低，减少 TET2 蛋白催化生长 5hmC，增加肿瘤发生的可能性。

此前就有研究证实，二甲双胍可降低某些肿瘤的发病风险，不过具体机制一直不明。研究者利用二甲双胍做了细胞学和动物实验，发现二甲双胍可激活 AMPK，使其磷酸化 TET2 蛋白，增强 TET2 稳定性，促使 5mC 向 5hmC 的转化，从而抑制肿瘤生长。二甲双胍抑制作用依赖于 TET2，提示该药并非通过直接降血糖，而是通过恢复 AMPK 活性，发挥抗肿瘤作用。当然，高糖环境对 AMPK 活性也有抑制作用，降血糖对肿瘤发生也还是有一定作用的。

该研究一定程度上从表观遗传角度揭示了糖尿病患者患癌风险增加的原因，糖尿病患者体内低水平 5hmC 或许是肿瘤发生的重要因素。研究揭示了糖尿病与肿瘤关联的新通路，解释了部分糖尿病治疗药物有效降低某些肿瘤风险的机制，对深入了解糖尿病与肿瘤之间关系以及相关肿瘤防治研究提供了新的参考。

（编译　唐　宁）

（来源：《全球肿瘤快讯》2018 年 7 月 总第 213 期）

张力教授鼻咽癌免疫治疗研究在《柳叶刀·肿瘤》发表

中山大学附属肿瘤防治中心张力教授主导的鼻咽癌卡瑞利珠单抗免疫治疗研究在《柳叶刀·肿瘤》杂志发表，这是目前全球样本量最大的晚期鼻咽癌免疫治疗研究报告，该研究首次报告了鼻咽癌一线免疫疗法联合化疗的研究结果，也是国产免疫治疗药物首次登上国际肿瘤学顶级期刊。

流行病学数据显示，2015 年，我国鼻咽癌新发病例 6.06 万人，死亡病例 3.41 万人，居世界首位。据世界卫生组织统计，全球 80% 的鼻咽癌发生在中国，其中广东省最多。一直以来，晚期鼻咽癌治疗仍以化疗为主，缺乏高效低毒的靶向药物及新的治疗手段。寻找新的高效、低毒的治疗手段成为鼻咽癌研究领域的迫切任务。

以 PD-1/PD-L1 免疫检查点抑制剂为代表的免疫治疗改变了目前肿瘤治疗的局面，给患者带来长期生存的希望。卡瑞利珠单抗是我国自主研发的 PD-1 单抗。张力教授团队开展了两项临床研究，探讨卡瑞利珠单抗及卡瑞利珠单抗联合吉西他滨 + 顺铂方案治疗晚期或复发鼻咽癌的安全性及疗效，发现卡瑞利珠单抗单药及联合吉西他滨 + 顺铂方案对鼻咽癌具有良好的安全性及非常显著的疗效。

单药治疗组，患者最佳总体有效率为 34%，疾病控制率为 59%。中位无疾病进展时间达 5.6 个月。卡瑞利珠单抗单药治疗引起的≥3 度不良反应发生率均较低。

联合治疗组，总体有效率达 91%，疾病控制率高达 100%，中位起效时间为 1.6 个月。经过中位 10.2 个月的随访，联合治疗组的中位无疾病进展时间未达到，6 个月及 12 个月无进展生存率分别为 86% 和 61%。联合化疗组的毒性以化疗毒性为主，基本可管控。

香港大学 Dora L W Kwong 教授在同期评论中指出，这是迄今为止在鼻咽癌领域报道 PD-1 免疫治疗疗效最好的研究。在令人兴奋的免疫治疗时代，免疫治疗对鼻咽癌的价值值得进一步研究。

为了加速卡瑞利珠单抗治疗鼻咽癌的适应证审批，张力教授团队正带领全国多家医院进行两个方向的注册研究：卡瑞利珠单抗单药三线治疗晚期鼻咽癌的Ⅱ期注册研究，卡瑞利珠单抗联合化疗对比单用化疗一线治疗晚期鼻咽癌的Ⅲ期注册研究。

该研究中，张力教授团队系统探索了卡瑞利珠单抗在一线治疗失败后的复发及转移鼻咽癌患者中的安全性及有效性，同时开创性探索了卡瑞利珠单抗联合顺铂、吉西他滨方案一线治疗复发及转移鼻咽癌的临床疗效。该研究发表于国际顶尖肿瘤学期刊《Lancet Oncology》，充分体现了国际同行对该研究的高度认可。该研究为复发及转移性鼻咽癌的临床治疗提供了新的方案，也彰显了国际上对于我国自主研发的 PD-1 单抗的高度认可，中山大学肿瘤防治中心在鼻咽癌领域的研究正领跑国际鼻咽癌临床研究。

（编译　张海峰　唐　宁）

（来源：《全球肿瘤快讯》2018 年 9 月 总第 216 期）

马骏教授团队发现预测鼻咽癌远处转移分子标志物

中山大学附属肿瘤医院马骏教授团队在鼻咽癌分子标志物研究方面获得重要进展，首次报道了一组 mRNA 分子标签有效预测局部晚期鼻咽癌转移，相关研究成果在《柳叶刀·肿瘤》杂志发表。（Lancet Oncol. 2018，19：382 – 393）

鼻咽癌是我国常见的头颈部肿瘤，其中以华南地区最多。约 70% 的鼻咽癌患者在就诊时已经处于局部区域晚期（无远处转移），严重威胁着我国人民的生命健康。目前局部区域晚期鼻咽癌患者仍有 20% ~30% 的在治疗后会出现远处转移，成为治疗失败的主要原因。采取传统的肿瘤临床 N 分期方法，预测远处转移的准确性仅为 57% 左右；并且，相同分期的患者接受同样的治疗后常常出现不同的生存结局，临床上缺乏有效的标志物指导鼻咽癌患者的治疗方案选择。

近年来，随着分子生物学的发展，许多分子生物学指标被纳入肿瘤预后评价体系，甚至引入了分子分期的概念。例如 2016 年美国国家癌症综合网络（NCCN）指南已经将 21-基因检测推荐用于激素受体阳性、淋巴结阴性的早期乳腺癌患者，评估患者疾病复发风险，并根据检测结果决定是否在内分泌治疗的基础上增加化疗。显然，信使 RNA（mRNA）作为多种分子事件调控的靶标，其表达改变作为分子预后指标显出良好地临床应用前景。于是研究者提出：是否存在一组基因的表达改变可以预测鼻咽癌患者的转移风险？如果有，是否可以用于指导临床治疗选择？

针对上述情况，马骏教授团队开展了现今国际最大规模的鼻咽癌分子标志物研究，团队通过表达谱芯片对接受治疗后有无出现远处转移的鼻咽癌组织全基因组表达水平进行对比分析，从数万个基因中初步锁定 137 个差异表达基因，再用回归分类器的统计方法从 410 例患者中筛选 13 个远处转移相关的基因构建分子标签，将患者分为高风险组和低风险组。结果显示，高风险组患者 5 年远处转移率高达 37%，低风险组则仅为 9%。

这一发现对临床有什么指导意义呢？令人兴奋的是，该研究还发现，利用这组分子标签可以区分鼻咽癌患者同期化疗获益人群。对于低转移风险组的患者，其可以从接受同期化疗中获益，5 年远处转移率从 16% 降低至 5%；而高风险组患者则无显著改善，提示这部分患者可能需要进一步强化治疗，例如诱导化疗，或者联合靶向药物甚至免疫治疗等，有待进一步研究证实。

那么，这一13基因构成的分子标签（DMGN）与鼻咽癌传统预后指标相比效果如何呢？研究团队采用ROC对指标的敏感性和特异性进行综合评价，发现单纯临床N分期预测远处转移的准确性仅为57%；将分子标签与N分期等临床指标相结合构建鼻咽癌远处转移线列图，则能够将预测准确性提高18个百分点（由57%提高至75%）。

作为后续研究，马骏教授团队还研发出了鼻咽癌转移风险预测试剂盒，可同时对13个鼻咽癌远处转移风险相关基因进行检测；该试剂盒采用的检测标本，取材自临床常规可获取的石蜡包埋组织，方便易行；据悉，目前试剂盒正在申报国家专利（待审批）。今后，局部晚期鼻咽癌患者可以很便捷地接受这一检测，将有助于指导临床医生的治疗选择，低风险患者实行单纯同期化疗，对判断为高远处转移风险的患者实行积极随访和强化治疗，为患者的个体化治疗提供有力依据。这对有效提高鼻咽癌患者生存期，降低个人、社会和政府医疗成本支出，以及更合理配置有限医疗资源均具有重要意义。

（供稿：中山大学肿瘤防治中心）

（来源：《全球肿瘤快讯》2018年3月 总第205期）

张力教授：共存突变与EGFR突变晚期NSCLC TKI耐药相关

中山大学肿瘤防治中心张力教授等报告的研究显示，表皮生长因子受体（EGFR）突变的非小细胞肺癌（NSCLC）患者中，共存突变（Concomitant mutation）广泛存在，共存突变与EGFR突变NSCLC患者的EGFR酪氨酸激酶抑制剂（TKI）原发性耐药密切相关。（JAMA Oncol. 2018年3月29日在线版）

截至目前，已有10项Ⅲ期随机临床研究证实，EGFR突变的晚期NSCLC患者接受EGFR TKI疗效优于传统化疗，然而这些患者中仍有20%～30%出现原发耐药，且快速进展，具体机制尚不清楚。张力教授团队开展的这项队列研究，旨在探讨共存突变对EGFR TKI疗效的影响。

既往研究认为，EGFR突变NSCLC是单个癌基因驱动的肿瘤，EGFR TKI已是国际指南推荐的EGFR驱动基因突变晚期NSCLC患者的一线治疗，现在看需要重新审视这一观点。

该研究纳入58例并接受EGFR-TKI治疗的EGFR突变晚期NSCLC患者，治疗前获取游离DNA（cfDNA），利用高通量二代测序技术，分析49个癌症相关基因涉及2659个体细胞突变情况，分析共存突变与患者临床病理学特征、疗效及生存的关系。

结果显示，13例（22%）患者有EGFR多重突变，8例（14%）伴有EGFR T790M突变，32例（55%）患者有EGFR以外的基因突变（共存突变）。共存突变在EGFR 21号外显子突变患者中频率显著高于19号外显子缺失突变者（69% *vs* 41%，$P=0.04$）；在吸烟患者中频率显著高于不吸烟患者（91% *vs* 47%）。

有共存突变的患者，其客观缓解率（44% *vs* 77%）、中位 PFS（6. 20 个月 *vs* 18. 77 个月）和中位总生存（22. 70 个月 *vs* 未达到）均显著差于无共存突变患者。多因素分析中，校正 EGFR 突变亚型及患者临床病理学特征后，共存突变仍是独立的不良预后因素。

研究解读

既往肺癌 TCGA 测序研究是在早期患者（手术标本）中进行，认定 EGFR 突变与其他驱动基因互斥。但肿瘤异质性及在晚期患者高度基因组学不稳定的情况下，是否还是如此，该研究证实并非如此。

该研究发现，超过半数的 EGFR 突变晚期 NSCLC 患者合并抑癌基因及癌基因突变，且共存突变与 EGFR-TKIs 疗效更差相关。EGFR 21 号外显子突变患者共存突变率更高，可能是这部分患者疗效差于 19 号外显子缺失突变者的潜在机制，值得进一步探讨。该研究提示了多重基因测序对 NSCLC 精准治疗的重要性，可能需设计联合或序贯治疗临床试验，以逆转共存突变患者耐药及不良预后。研究局限性为样本量较小、单中心及缺乏活检结果，仅对热点突变进行了二代测序（不包括其他突变、拷贝数改变或染色体异常）可能低估并存突变发生率，无法对信号通路或克隆进行深入分析。

2017 年，《Nature Genetics》杂志刊登的一篇研究对 1122 例 EGFR 突变晚期 NSCLC 患者 cfDNA 进行了检测，发现超过 92. 9% 的患者有 1 种以上的共存突变，大部分（89. 8%）为功能性突变，功能性驱动基因突变包括 PIK3A、BRAF、MET、MYC、CDK6、CTNNB1 等基因，EGFR 与 CTNNB1 或 PIK3CA 发生共存突变时会协同促进肿瘤转移或 EGFR TKI 耐药，多基因突变与 EGFR TKI 一线治疗患者缓解率和生存负相关。

（编译　项蒙蒙　审校　卢　铀）

（来源：《全球肿瘤快讯》2018 年 4 月 总第 206 期）

哈医大研究者发现新的 EGFR 突变的分子影像学检查手段

哈尔滨医科大学第四附属医院申宝忠教授等与美国斯坦福大学研究者联手，研发了一种实现在动物和患者身上 EGFR 突变实时定量成像检测的分子成像技术，可用于非小细胞肺癌（NSCLC）患者的 EGFR 分子分型，筛选 EGFR 靶向治疗优势人群，指导临床优化靶向药物治疗方案，监测靶向治疗疗效，并在分子水平对患者预后进行判断。［Sci Transl Med. 2018，10（431）.］

肺癌发病率和死亡率居全球恶性肿瘤之首，且呈逐年攀升趋势。分子靶向药物的出现及应用成为肺癌临床治疗领域的里程碑，可有效延长肺癌患者生存期达 24 个月。然而，分子靶向药物治疗是有绝对选择性的，与肺癌患者 EGFR 突变状态相关。研究显示，明确 EGFR 突变分型患者疗效可高达 70%，而 EGFR 分子分型未明确患者疗效仅为 20%。提示明确肺癌 EGFR 突变分型成为提升肺癌治疗疗效的关键。

目前，肺癌 EGFR 突变检测面临着巨大挑战。肺癌具有超级异质性的特性：①个体异质性：不同肺癌患者 EGFR 突变状态不同；②空间异质性：不同病灶、同一病灶不同部位 EGFR 突变状态也不同；③时间异质性：不同时间 EGFR 突变分型又存在动态变化。这就要求必须在体进行 EGFR 突变状态的实时、动态、精准辨别，才能有效指导治疗选择。目前的 EGFR 突变检测方法具有一定的局限性。分子病理检查是 EGFR 分子分型的“金标准”，但分子病理检查存在有创、可重复性差、无法克服空间和时间异质性的问题；分子检测便捷、可重复性好，但缺乏原发灶信息，也无法克服肺癌原发灶和转移灶异质性问题，迫切需要研发全新的突变 EGFR 分型检测技术。

分子影像学为肿瘤在体分子分型带来希望。通过在细胞和分子水平上对人或其他生物体内的生物学过程进行成像、表征和测量，分子影像技术有望在体、实时、全面对 EGFR 突变状态进行检测，这种检测是分子水平的、靶向的、精准的，检测结果是在拥有解剖信息的基础上的，又是直观、定性定量的。

研究者成功构建了一种^{18}F 标记的小分子 PET 成像分子探针——^{18}F-MPG。该分子成像探针能与位于细胞内的 EGFR 蛋白突变酪氨酸激活域特异性结合。利用 PET 分子成像技术，可在活体状态下捕捉到该分子成像探针的结合位置、数量，从而判断 EGFR 突变状态及动态改变情况。细胞及动物水平的^{18}F-MPG PET 在体成像研究表明，该分子成像探针具有 EGFR 突变蛋白的高亲和性和靶向性，能有效实现 EGFR 突变蛋白的在体敏感、精准检测。

研究者实现了基础研究的临床转化，开展了 102 例患者的肺癌临床研究（最终入组 75 例）。^{18}F-MPG 的 PET/CT 成像定量结果表明，EGFR 突变型肿瘤对探针的摄取明显高于 EGFR 野生型和二次突变耐药型肿瘤对探针的摄取程度，该手段能有效实现肺癌 EGFR 突变分型患者的检测和筛选。

当^{18}F-MPG PET/CT SUVmax 值≥2. 23 时，^{18}F-MPG PET/CT 分子成像判断 EGFR 分子分型的敏感性高达 86. 49%，特异性高达 81. 82%，准确率高达 84. 29%。且该检测下 SUVmax 值≥2. 23 的肺癌患者亚群，有更好的 EGFR 分子靶向药物治疗效果、更长的肿瘤患者无进展生存期及更好的预后。

与目前临床常用的 PET 代谢成像^{18}F-FDG 比较，^{18}F-MPG 分子成像探针为泌尿系统与胆道系统代谢，这与^{18}F-FDG 代谢途径相同；其特有优势为：①会被有 EGFR 突变的肿瘤（原发灶及转移灶）高摄取，而^{18}F-FDG 无法鉴别肿瘤内是否存在 EGFR 突变。②肺癌易发生颅内转移，^{18}F-FDG 的广泛脑内高代谢影响了其颅内转移的诊断，而^{18}F-MPG 在正常脑组织内无摄取，在 EGFR 突变的转移瘤内高摄取，这一优势有助于对 NSCLC 进行精准分期。③安全性高，^{18}F-MPG 为^{18}F 标记的小分子类 EGFR-TKI 药物，在所有患者中均未发生不良反应，患者成像过程中，主要器官吸收剂量低于^{18}F-FDG，在安全范围内。

该研究提示，^{18}F-MPG PET/CT 分子成像可作为肺癌 EGFR 分子分型的一种有效方法，其兼具分子病理、分子检验等可实现 EGFR 突变分子水平识别的优势，同时可提供肺癌原发灶、转移灶的位置、形态、毗邻关系等影像解剖学信息，是可实现实时、全面 EGFR 分子分型检测的新技术。可帮助分子靶向药物治疗过程中疗效的实时判断以及预后评价。这是目前^{18}F 标记 EGFR-TKI 类 PET/CT 分子成像技术在国内外首次临床上实现 NSCLC 患者 EGFR 分子分型的研究。

第一作者孙夕林指出，EGFR 突变状态的肿瘤异质性和随时间而改变为选择有效的 EGFR 酪氨酸激酶抑制剂（TKI）治疗带来了挑战。研发可实时对 EGFR 突变状态进行全面分析的手段很必要，尤其是肺癌精准医疗临床试验。传统分子病理检查存在重复性差的不足，只能取肿瘤几个点的组织，且少有患者会做两次以上的穿刺进行取材检查，非侵入性的检查手段的优势比较明显，且方便快捷。在有 EGFR 突变的 EGFR 肿瘤中，^{18}F-MPG 摄取显著增加。与肿瘤组织活检和血浆样本检测相比，^{18}F-MPG PET/CT 可定量检测 EGFR 激活突变肿瘤（原发性或转移性），且可直接显示 NSCLC 的位置和形态。^{18}F-MPG PET 的进一步推广或许可以实现通过非侵入性全身检测区分体内肿瘤 EGFR 激活突变状态、EGFR-TKI 敏感性/耐药性和患者的生存预测、监测治疗期间 EGFR 突变状态的动态变化并指导精确治疗。

尽管研究结果令人激动，但在^{18}F-MPG PET/CT 应用到临床之前还需要开展大量工作，需要更大样本多中心临床试验进一步验证其效果。PEG 官能团增加了^{18}F-MPG 的水溶性，但示踪剂在肝脏和胆囊中的摄取比^{18}F-FDG 高，这两个部位的转移灶将不能被发现。^{18}F-MPG PET/CT 成像的最佳剂量、成像时间和参数需要研究确定。

（编译　梁　肖）

（来源：《全球肿瘤快讯》2018 年 3 月 总第 204 期）

我国肺癌重磅研究

——纳武单抗二线治疗的 CheckMate 078 研究

广东省人民医院吴一龙教授等报告，纳武单抗（Nivolumab）复治中国患者为主的晚期非小细胞肺癌（NSCLC）对比多西他赛可显著改善总生存期（OS），可降低 32% 的死亡风险，该药有望取代化疗成为晚期肺癌二线标准治疗。（J Thorac Oncol. 2019 年 1 月 17 日在线版，doi：10. 1016/j. jtho. 2019. 01. 006）

为了评价纳武单抗复治中国患者为主的 NSCLC 的疗效和安全性，该项随机非盲Ⅲ期研究（CheckMate 078）自中国、俄罗斯、新加坡入组含铂双药治疗期间后治疗后进展的鳞状或非鳞状 NSCLC 患者（排除 EGFR/ALK 改变的患者），给予纳武单抗（3mg/kg，q14；338 例）或多西他赛（75mg/m^2，q21；166 例）。分层因素包括体能状态、肿瘤组织类型和肿瘤 PD-L1 表达情况。

结果显示，最短随访 8. 8 个月。纳武单抗组和多西他赛组的中位 OS 分别为 12. 0 个月和 9. 6 个月（HR = 0. 68，97. 7% CI：0. 52 ~ 0. 90，P = 0. 0006），客观缓解率分别为 17% 和 4%，中位缓解持续时间分别为未达到和 5. 3 个月，≥3 级治疗相关不良事件发生率分别为 10% 和 48%。

（编译　宝　音）

（来源：《全球肿瘤快讯》2019 年 1 月 总第 224 ~ 225 期）

国人安罗替尼研究发表

上海交通大学附属胸科医院韩宝惠教授等报告的 ALTER 0303 研究显示，在该研究入组的中国晚期 NSCLC 患者中，安罗替尼具有良好的耐受性，是晚期 NSCLC 患者的潜在的三线及以上治疗选择。（JAMA Oncol. 2018 年 8 月 9 日在线版 . doi：10.1001/jamaoncol. 2018. 3039）

安罗替尼是新的多靶点酪氨酸激酶抑制剂，作用于肿瘤血管生成和增殖信号传导。Ⅱ期临床试验显示，安罗替尼可改善患者无进展生存期，可能有总生存获益，支持Ⅲ期试验证实该药在晚期非小细胞肺癌（NSCLC）二线治疗后的疗效。

该研究是多中心、双盲、Ⅲ期随机临床试验，于 2015 年 3 月 1 日至 2016 年 8 月 31 日，在中国 31 家三级甲等医院入组就诊患者。患者年龄在 18～75 岁，有组织学或细胞学证实的 NSCLC 患者（606 例）。具有空洞征的中央型肺鳞状细胞癌患者或有不受控制或控制不到 2 个月的脑转移患者被排除。患者（440 例）按照 2∶1 比例随机分组，接受 12mg/d 安罗替尼或对照安慰剂治疗。主要终点是总生存期。次要终点为无进展生存期、客观缓解率、疾病控制率、生活质量和安全性 。

共 439 例患者随机分组，安罗替尼组 296 例，106 例（36.1%）为女性，平均年龄 57.9 岁；安慰剂组 143 例，46 例（32.2%）为女性，平均年龄 56.8 岁。安罗替尼组中位总生存期显著长于安慰剂组（9.6 个月 *vs* 6.3 个月，HR＝0.68，95% CI：0.54～0.87，P＝0.002）。值得注意的是安罗替尼组较安慰剂组无进展生存期有显著延长（5.4 个月 *vs* 1.4 个月，HR＝0.25，95% CI：0.19～0.31，P＜0.001）。安罗替尼组较安慰剂组的客观缓解率和疾病控制率显著提高。

（编译　许轶琛　审校　薛　冬）

北京大学肿瘤医院　薛冬教授述评

这是一项关于安罗替尼改善晚期非小细胞肺癌患者总生存期及无病进展期的Ⅲ期临床试验，研究表明，安罗替尼组总生存期（9.6 *vs* 6.3 个月）和无进展生存期（5.4 *vs* 1.4 个月）延长。二线治疗失败后的肺癌患者往往存在着治疗需求，但可供选择的药物有限，且三线治疗有效率不高。安罗替尼作为一种靶向药物，作用于肿瘤血管生成和增殖信号传导，对肿瘤患者没有基因突变筛选要求，适应人群较为广泛，且在Ⅲ期临床试验中显示出了较好的耐受性。期待进一步的研究结果为临床应用提供更为确切的依据。

终于有了针对 K-ras 突变肺癌的新方法

过去十年里，疾病驱动基因包括 EGFR、ALK、ROS-1 和 BRAF，以及靶向药物研发的进步，非小细胞肺癌的治疗取得了巨大的进展。然而，一个主要驱动基因仍没有相应的靶向治疗药物，那就是 K-ras。K-ras 基因已证实在约 25% 的非小细胞肺癌中扩增，尽管在 PubMed 数据库中列出了超过 1 万项 K-ras 相关研究，但仅 500 项临床试验，且没有成功的靶向 K-ras 药物临床应用于临床。

美国科罗拉多大学癌症中心、安德森癌症中心和合作机构的研究人员提出了一种可能的新方法。研究显示，像某些哮喘、慢性阻塞性肺疾病和囊性纤维化一样，K-ras 驱动的肺腺癌也有高水平的“凝胶形成黏蛋白”，黏蛋白产生的原因是 MUC5AC 基因。

研究发现，MUC5AC 在 K-ras 突变的非小细胞肺癌中过表达，且 MUC5AC mRNA 高表达提示结局较差。研究者构建了缺乏 MUC5AC 的小鼠模型，发现不能产生 MUC5AC 的小鼠结局优于有 MUC5AC 的小鼠。缺乏 MUC5AC 基因的动物模型肿瘤的发生较少。在人类队列中，MUC5AC mRNA 的高表达与较高的死亡率相关。K-ras 突变患者中，有较高的 MUC5AC mRNA 表达的患者死亡率较高，提示 MUC5AC 与 K-ras 有关。

K-ras 本身已被证实难以进行药物治疗，因为 K-ras 在正常细胞中也是必需的，抑制其作用会产生显著的不良反应。但 MUC5AC 则不然，正常细胞不太需要。因而将 MUC5AC 基因作为靶点，开发相应的靶向药物，可能是治疗 K-ras 基因突变肺癌的一个切入点。本项研究是药物开发研究的基础，我们期待着进一步研究开发出作用于 K-ras 突变的靶向药物问世，应用于临床。

（来源：《全球肿瘤快讯》2018 年 8 月 总第 214 期）

国人治疗非小细胞肺癌研究在柳叶刀子刊发表

天津医科大学附属肿瘤医院王长利教授主导开展的关于 EGFR TKI 药物辅助治疗非小细胞肺癌的研究（EVAN 研究）在《the Lancet Respiratory Medicine》杂志在线发表。EVAN 研究最先于 2017 年 WCLC 大会报告，该研究旨在探讨厄洛替尼在ⅢA 期 EGFR 突变 NSCLC 患者辅助治疗中的疗效和安全性。（Lancet Respir Med. 2018 年 8 月 24 日在线版）

EVAN 研究是一项前瞻性、开放标签、多中心Ⅱ期随机临床研究，旨在比较厄洛替尼对比 NP 方案辅助治疗对完全切除术（R0）后ⅢA 期 NSCLC 患者的疗效和安全性。

目前对于术后临床分期Ⅱ期和Ⅲ期患者，无论是中国还是国外的指南均推荐以铂类为基础的辅助化疗 3 ~4 个周期，但其有效性非常有限，患者 5 年生存率的提高仅在 5% 左右，70% ~80% 的患者不能从辅助化疗中获益，且毒性反应大。NP 方案治疗 4 个周期，3 ~4 级以上的毒性反应发生率可达 60% ~70%。

如何进行更精准的治疗，如找出与化疗相关的分子标志物。之前有研究做了一些探索，但均以失败告终。在这种情况下，如何更有效、更安全地进行 NSCLC 患者术后辅助治疗是亟须解决的问题。

对于伴 EGFR 活化突变的晚期 NSCLC 患者，一线靶向治疗非常有效，但对术后辅助治疗，靶向治疗是否同样有效？早在 7 ~8 年前就开始讨论这一问题。目前术后辅助治疗手段单一，是否能有新的选择？在这样一个背景下，研究者开展了 EVAN 研究。

在 EVAN 研究之前，国际上也开展了类似的术后靶向药物辅助治疗研究，但结果不太理想。如 BR. 19 研究未对人群进行选择，最终以失败告终。RADIANT 和 SELECT 研究虽然结果提示厄洛替尼辅助化疗有改善 EGFR 突变患者 DFS 的趋势，但并未改善 OS。

EVAN 研究设计，有几点是研究者精心考虑的：(1) 入组条件选择非常严格，与国外纳入ⅠB、Ⅱ、Ⅲ期患者不同，该研究只纳入 EGFR 基因突变的ⅢA 患者；(2) 纳入患者必须接受 R0 切除术，基于国际肺癌研究协会的切除标准。

研究入组ⅢA 期 NSCLC 患者（有 EGFR19 或 21 外显子激活突变；ECOG PS 评分 0～1 分；年龄≥18 岁且≤75 岁）。R0 切除术后患者随机分为两组，试验组每日口服 150mg 厄洛替尼，最多连续服用 2 年；对照组接受 NP 方案 4 个周期化疗。主要研究终点是 2 年 DFS 率，次要终点包括 DFS、OS、安全性、QoL、探索性分子标志物分析等。

结果显示，厄洛替尼组 2 年 DFS 为 81.4%，对照组为 44.6%（RR = 1.823，*P* = 0.0054），3 年 DFS 率继续保持相似的趋势（54.24% *vs* 19.83%，*P* = 0.011）。厄洛替尼组和对照组中位 DFS 分别为 42.41 个月和 20.96 个月（HR = 0.268，*P* < 0.001）。任何级别不良反应发生率厄洛替尼组和对照组分别为 58% 和 65%，≥3 级不良反应发生率分别为 12% 和 26%。

（编译　孙荣佳　魏　强）

（来源：《全球肿瘤快讯》2018 年 8 月 总第 215 期）

ctDNA 检测 EGFR 突变筛选吉非替尼优势人群

广东省人民医院吴一龙教授、中国医学科学院肿瘤医院王洁教授等报告，循环肿瘤 DNA（ctDNA）检测 EGFR 突变可有效鉴别出吉非替尼一线治疗有获益的患者亚群。（Lancet Respir Med. 2018 年 7 月 12 日在线版）

为了评价 ctDNA 检测 EGFR 突变结果是否可作为吉非替尼一线治疗肺腺癌患者的选择标准，该项前瞻性、多中心、单臂、Ⅱ期研究（BENEFIT）自中国 15 个中心入组 18～75 岁的Ⅳ期转移性肺腺癌患者，这些患者均经 ctDNA 检测发现携带 EGFR 突变，并一线口服吉非替尼（250 mg/d）。主要研究终点为客观缓解率（ORR），次要重点包括无进展生存期（PFS）和安全性。采用可检测 168 个基因的二代测序法分析基线血样。

结果显示，2014 年 12 月 25 日至 2016 年 1 月 16 日，共筛查了 426 例患者，其中 188 例 ctDNA 检测发现携带 EGFR 突变的患者被纳入研究并接受吉非替尼治疗。183 例的基线后肿瘤评估次数≥1 次，数据纳入主要疗效分析。

中位随访 14.5 个月（12.2～16.5 个月）。至 2017 年 1 月 31 日数据截止时，发生 152 例疾病进展或死亡事件。ORR 为 72.1%，中位 PFS 为 9.5 个月。在 167 例可获得血样的患者中，8 周时 EGFR 突变的清除率为 88%（147 例），其中位 PFS 为 11.0 个月；而此时仍可检出突变的 20 例患者的中位 PFS 为 2.1 个月（HR = 0.14，*P* < 0.0001）。

根据 179 例基线二代测序结果，患者可被分为仅 EGFR 基因突变者（58 例）、EGFR

基因和抑癌基因突变者（97 例）、EGFR 基因和癌基因突变者（24 例），这些亚组患者的中位 PFS 分别为 13.2 个月、9.3 个月（$P=0.002$）和 4.7 个月（$P=0.0003$）。

（编译　袁　原）

（来源：《全球肿瘤快讯》2018 年 7 月 总第 212 期）

Osimertinib 耐药继发突变研究

上海市肺科医院周彩存教授、中国医学科学院肿瘤医院王艳教授等对 Osimertinib（奥希替尼）耐药肺癌患者突变基因谱进行了系统研究，发现除了 C797 突变，EGFR L718 和 L792 继发性突变导致了 Osimertinib 耐药，这些结果具有很大的临床和药物学价值。（Clin Cancer Res. 2018，24：3097 - 3107.）

三代 EGFR 酪氨酸激酶抑制剂 Osimertinib 获批用于一代和二代 EGFR TKI 药物耐药的 EGFR T790M 阳性非小细胞肺癌患者的治疗，EGFR C797S 获得突变被报道可调节某些患者的 Osimertinib 耐药。不过其他耐药机制还不明确。

研究者在 93 例 Osimertinib 耐药肺癌啊患者游离 DNA（cfDNAs）样本中 416 种肿瘤相关基因二代测序的突变谱，体外实验对继发 EGFR 突变进行功能研究。

结果显示，检测病例中，EGFR G796/C797、L792、L718/G719 突变率分别为 24.7%、10.8% 和 9.7%，有些突变在某些患者中以不同突变率共存在。L792 和 L718 突变显著增加 Osimertinib 的半抑制浓度（IC_{50}），L718Q 突变带来最显著的 Osimertinib 耐药，无 T790M 共存时带来显著的吉非替尼耐药。

对 12 例配对治疗前样本的分析证实，这些 EGFR 突变是 Osimertinib 治疗期间获得的。也有其他癌基因包括 MET、KRAS、PIK3CA 等改变，可能导致无 EGFR 继发突变患者对 Osimertinib 耐药的产生。

（编译　李清扬）

（来源：《全球肿瘤快讯》2018 年 7 月 总第 212 期）

EGFR 突变晚期 NSCLC PD-L1 高表达提示 EGFR-TKI 疗效不佳

广东省人民医院吴一龙教授等报告，PD-L1 高表达的 EGFR 突变晚期 NSCLC 患者对 EGFR-TKI 的疗效不佳，EGFR-TKI 初始耐药患者中 PD-L1 阳性比例较高。有 PD-L1 和 CD8 双阳性为特征的炎症免疫表型，可能对 PD-1 抑制剂治疗敏感。（J Thorac Oncol. 2018 年 7 月 26 日在线版.）

为了评估肿瘤 PD-L1 表达情况是否可预测 EGFR 突变 NSCLC 患者接受 EGFR-TKI 治疗的疗效，该研究回顾性分析了 101 例 2016 年 4 月至 2017 年 9 月在广东省肺癌研究所接受 EGFR-TKI 治疗的晚期 NSCLC 患者，同步评估了患者 EGFR 和 PD-L1 的表达状态。

结果显示，对比 PD-L1 弱表达、阴性表达患者，PD-L1 强表达患者客观缓解率较低（35.7% *vs* 63.2% *vs* 67.3%，$P=0.002$），无进展生存期较短（3.8 个月 *vs* 6.0 个月 *vs* 9.5 个月，$P<0.001$），且均不受 EGFR 突变类型（19 号外显子缺失或 L858R）的影响。

EGFR-TKI 初始耐药患者中的 PD-L1 阳性表达率高于获得性耐药的患者（66.7% *vs* 30.2%，$P=0.009$）。EGFR-TKI 初始耐药患者中 PD-L1 和 CD8 双阳性的比例更高（46.7%，7/15 例）。1 例 EGFR-TKI 初始耐药且 PD-L1 和 CD8 双阳性患者接受抗 PD-1 治疗有很好的缓解。

（编译　张志军）

（来源：《全球肿瘤快讯》2018 年 7 月 总第 213 期）

抗生素可降低 PD-1 抑制剂的抗癌效果

上海肺科医院周彩存教授等报告，PD-1 抑制剂治疗晚期非小细胞肺癌（NSCLC）患者时，同时联合抗生素可显著降低临床获益。（Lung Cancer. 2019 年 1 月 31 日在线版.）

在免疫检查点抑制剂（ICI）治疗晚期 NSCLC 患者时，为了明确处方抗生素对疗效的预测作用，以及处方质子泵抑制剂（PPI）对疗效的影响，该项回顾性研究入组单中心所有接受抗 PD-1 治疗的合格患者的医疗记录，分析肿瘤反应、生存率、免疫相关不良事件（irAE）发生率和其他基线变量，同时收集了抗生素或 PPI 的应用情况。

结果显示，纳入 109 例患者，其中，抗生素组 20 例（18.3%）。抗生素组和不用抗生素组的基线特征无主要差异。联合抗生素治疗与无进展生存期（PFS，$P<0.0001$）和总生存期（OS，$P=0.0021$）的显著缩短均相关。且抗生素组的主要疾病进展有增高的趋势

（$P = 0.092$）。两组的 irAE 发生率和发病级别相当。

多变量分析显示，抗生素治疗与较短的 PFS（HR = 0.32，95% CI：0.18～0.59，$P < 0.0001$）和 OS（HR = 0.35，95% CI：0.16～0.77，$P = 0.009$）显著相关。无论是否联合使用 PPI，均未发现可显著影响临床结局。

（编译　王艳明）

（来源：《全球肿瘤快讯》2019 年 2 月 总第 226～227 期）

李立明教授团队在《国际癌症杂志》上发表论文 乙醛脱氢酶 2 缺陷的人过量饮酒，患食管癌风险更高

饮酒脸红很常见，但是少量饮酒就脸红的人，患食管癌的风险高，就不为常人所了解了。北京大学公共卫生学院李立明教授团队近日在《国际癌症杂志》上发表了“中国慢性病前瞻性研究”51 万人群队列的最新研究进展——“中国成人中低活性 ALDH2、饮酒与食管癌风险——一项人群为基础的队列研究”，该研究利用饮酒率较高的男性人群随访近 10 年的数据进行分析发现，乙醛脱氢酶 2（ALDH2）活性低的个体，如果过量饮酒，其发生食管癌的风险将显著增加。研究显示。与没有饮酒习惯的人比较，有杂合子缺陷（有一个坏基因）的人，每天喝纯乙醇（酒精）30～59g 的，发生食管癌的风险是没有饮酒习惯的 4.53 倍；而没有缺陷基因的人是 1.96 倍。对应的 60～89g 和 90g 以上的饮酒量，都是有缺陷的人的风险显著高于没缺陷的。

据论文共同通信作者、北京大学公共卫生学院吕筠教授介绍，在中国，食管癌病死率高，是威胁我国人群健康的重要癌症之一，特别是在男性中。饮酒是食管鳞癌发生的重要危险因素之一。乙醛是乙醇在人体内的代谢产物之一，被国际癌症研究机构列为 1 类人类致癌物。人体内的 ALDH2 是专门负责清除乙醛的酶。如果个体的 ALDH2 活性低，饮酒后不能及时清除乙醛，导致乙醛在体内大量堆积，少量饮酒后就出现脸红，这种情况常见于亚洲人，也被称为“亚洲红脸”，同时还伴有头晕、心率过速等不舒服的感觉。

为什么 ALDH2 的活性会低呢？吕筠介绍，问题主要出在编码 ALDH2 的基因上。如果两个等位基因都是有缺陷的，即纯合子缺陷，ALDH2 基本没有活性［基因上有两个等位基因，两个都是好（功能正常）的等位基因，ALDH2 的酶活性就是 100%；一个好一个坏，ALDH2 的酶活性就剩下 17%～38%；要是两个都是坏的，那么这个酶就基本上没有活性，不能清除乙醛］。这类个体由于喝酒后不舒服的反应较为强烈，很少喝酒，自然的远离了乙醇导致的癌症风险。如果只有一个等位基因是有缺陷的，另一个功能正常，即杂合子缺陷，ALDH2 的活性约为正常活性的 17%～38%（正常基因型的个体，按其酶活性

为100%算，即以他们为参照组，那么有杂合子缺陷的人，这个酶活性就是正常人的17%~38%。而纯合子缺陷个体的这个酶基本上没有活性）。这类个体饮酒后不舒服的反应相对较轻，长期饮酒可逐渐形成耐受，脸红反应也可能会减弱，加之越来越大的社会和文化压力，饮酒量较难控制。

该研究询问有饮酒习惯的男性酒后脸红反应的情况，通过与基因检测结果比较发现：有ALDH2纯合子缺陷或杂合子缺陷者中只有56.8%的人报告有酒后很快脸红的反应，而在没有ALDH2缺陷等位基因者中，88.4%的人报告酒后没有脸红反应或大量饮酒后才会出现脸红。因此，在有饮酒习惯的人群中用酒后是否脸红这个反应来判断哪些人有ALDH2基因缺陷，会漏掉很多有基因缺陷的个体。

研究分析了随访近10年的数据发现，过量饮酒，即每天饮酒量≥30g纯乙醇（约为啤酒750ml，或葡萄酒250ml，或38度白酒75g，或52度白酒50g），都会增加食管癌的发生风险。而进一步分析ALDH2基因缺陷状态发现，有ALDH2基因杂合子缺陷的个体如果每天过量饮酒，其发生食管癌的风险会显著高于无ALDH2基因缺陷者。可见，尽管杂合子缺陷者的ALDH2仍有一定的活性，但在饮酒量过大时，较难及时清除乙醛，会对人体造成很大伤害。

本研究印证了人群中预防食管癌的根本措施是避免过量饮酒；尤其是在那些已知有ALDH2基因缺陷者中，专家建议应强化健康教育，并特别注意早期筛查食管癌。虽然通过饮酒脸红这个反应能快速简单地确定个体存在ALDH2基因缺陷；但对于那些长期饮酒者，如果饮酒脸红的反应不很明显，也不要认为一定没有ALDH2基因缺陷，可以做基因检测，更重要的是不能放纵饮酒。

（医学部　傅冬红）

附：李立明简介

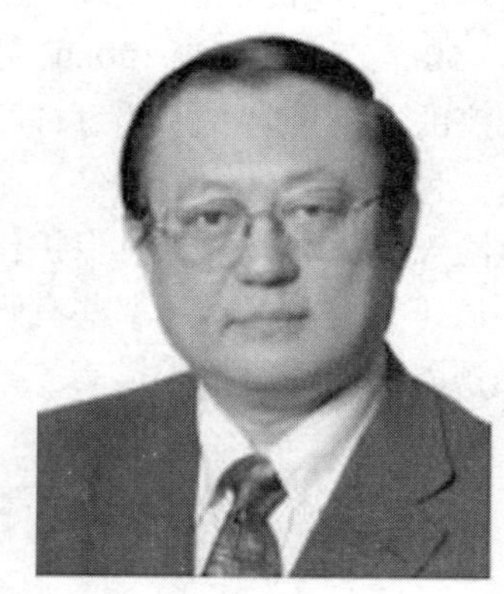

李立明，北京大学公共卫生学院教授，北京大学博雅讲席教授，博士生导师，教育部国家督学。英国皇家医学院公共卫生院院士（HonFFPH）、欧亚科学院院士。历任北京大学校长助理、北京大学医学部副主任、中国预防医学科学院院长、中国疾病预防控制中心首任主任、中国医学科学院/北京协和医学院党委书记兼常务副院校长、国务院学科评议组公共卫生与预防医学组召集人、教育部全国医学专业学位研究生教育指导委员会副主任委员、教育部公共卫生与预防医学专业教学指导委员会主任委员，《中华流行病学杂志》《全球健康杂志（英文版）》和《中国公共卫生管理杂志》主编。

长期从事公共卫生与流行病学教学、科研和管理工作。主要研究领域包括慢性病流行病学、老年保健流行病学、健康城市建设理论与实践、医学教育与公共卫生学教育、卫生政策与卫生事业管理等。先后获得美国Eisenhower总统奖、亚太地区公共卫生科学理事会公共卫生杰出贡献奖、美国约翰·霍普金斯大学杰出校友奖、北京市优秀教师、北京市劳动模范、中华预防医学会公共卫生与预防医学发展贡献奖、中国健康教育30年“金牛奖”

(2010) 等荣誉称号。

（来源：北京大学医学部新闻网，发布日期：2018－05－23）

李立明团队大数据前瞻性研究 喝烫茶可增加高危人群发生食管癌的风险

2018年2月6日，北京大学公共卫生学院李立明教授团队在《内科学年鉴》上发表了“中国慢性病前瞻性研究”项目最新研究进展。该研究根据45万余人长期随访的结果发现，在那些每日吸烟且过量饮酒的个体中，喝烫茶可以增加发生食管癌的风险。

据该论文共同通信作者之一的北京大学公共卫生学院吕筠教授介绍，食管癌是威胁我国人群健康的重要癌症之一，且病死率高，特别是在男性中。有研究提示，茶叶有抑制消化道肿瘤的作用，认为长期饮茶可以降低食管癌等消化道肿瘤的风险。然而，长期烫饮对食管黏膜的慢性热伤害也有可能致癌。中国人素有饮热茶的习惯，尤其是男性。而很多男性饮茶者又同时有吸烟和饮酒的习惯。吸烟和饮酒是食管癌的重要危险因素。总的说来，茶叶中可能的有益物质、烫饮可能导致的慢性热伤害，同时伴有的吸烟、饮酒习惯，使饮茶与食管癌之间的关联被极大的复杂化。

李立明团队在国家自然科学基金和国家重点研发计划精准医学研究重点专项资助下，利用“中国慢性病前瞻性研究”募集的456 155名30～79岁中国成年人，平均随访9.2年的数据进行分析，结果发现，饮烫茶与每日吸烟和过量饮酒（每天≥15g纯乙醇——约为啤酒450ml，或葡萄酒150ml，或38度白酒50g，或52度白酒30g）有协同作用，可增加食管癌的发病风险。那些每日习惯饮烫茶、吸烟且过量饮酒的个体发生食管癌的风险是没有这三种习惯的个体的5倍。而对于既不吸烟也不过量饮酒的个体来说，每天饮茶与食管癌风险没有关联，既未见保护作用，也没有危害作用。

该研究提示，对于那些有吸烟、过量饮酒习惯的个体，应避免喝烫茶。当然，戒烟限酒是预防疾病的最根本措施。

（傅冬红）

（来源：北京大学医学部新闻网，发布日期：2018－03－01）

【编者按】 中国医学科学院肿瘤医院黄镜教授等专家近期在美国著名的医学杂志《Clinical Cancer Research》上发表了一篇关于国产PD-1抑制剂SHR-1210治疗复发转移性食管鳞癌的研究的文章，我们特邀黄镜教授为我们讲述这项研究“背后的故事”，希望带给大家一定的启迪和思考。

国产PD-1抑制剂SHR-1210治疗复发转移性食管鳞癌的研究

您近期在《Clinical Cancer Research》杂志上发表了一篇文章，是关于国产PD-1抑制剂SHR-1210在复发转移性食管鳞癌中疗效和安全性的研究，请问您开始这项研究的初衷是什么？目前这项研究已经取得了哪些成果？下一步的研究计划是什么？

黄镜教授： 近期在美国著名医学杂志《Clinical Cancer Research》上发表的这篇文章主要是来源于PD-1抑制剂SHR-1210的Ⅰ期临床研究，对于前30例食管鳞癌患者的数据报告，包括疗效、毒副反应和疗效预测指标的探索。

当前的全球Ⅰ期研究已经远远不止是最初意义上的剂量爬坡的探索性研究，从最早的剂量爬坡试验到扩展试验，目前已经发展到了包括对疗效的进一步探索阶段。我们这项研究的癌种主要包括三阴性乳腺癌和消化道肿瘤，考虑到食管鳞癌在中国属于高发恶性肿瘤，并且已经引起了全球肿瘤专家的广泛关注，然而在全球晚期食管鳞癌治疗中还没有靶向治疗药物得到批准上市，因此PD-1抑制剂SHR-1210的Ⅰ期研究探索中在筛选患者时我们会有意识地在短时间内尽可能入组食管鳞癌晚期患者，为进一步在食管鳞癌应用免疫检查点抑制剂探索未来应用的可能性。

值得庆幸的是，在探索的这前30例食管鳞癌患者中，有10例患者达到了临床疗效评估的有效，包括9例患者部分缓解和1例完全缓解患者。有效率非常令人鼓舞，进一步激发了我们和恒瑞公司在食管鳞癌领域进一步展开探索的兴趣和信心。

目前，食管鳞癌领域已经开展了全国多中心Ⅲ期随机对照研究，比较恒瑞自主研发的PD-1抑制剂SHR-1210与伊立替康或多西他赛用于晚期食管鳞癌二线治疗的疗效。同样地，默沙东以及国内其他一些厂家也正在进行类似的PD-1抗体对比化疗的研究，说明PD-1单抗确实能够使一部分食管鳞癌患者获得比较好的疗效，并且能够达到长期持续缓解。当然，如何更好地发挥这类药物的疗效，仍然需要进一步探索。

免疫治疗在肿瘤领域仍然是炙手可热话题之一，结合您这项研究的结果来看，您认为免疫治疗在食管癌中的应用前景如何？

黄镜教授： 免疫检查点抑制剂未来在治疗晚期食管鳞癌领域还是很可能有很大的应用价值，未来可能会开展更多的研究，如单药应用或与放疗、化疗或其他靶向药物的联合应用，这些方面都非常值得探索。预计未来，这类PD-1/L1抗体免疫检查点抑制剂联合化疗在食管鳞癌领域可能会成为标准的治疗方案，因为PD-1抗体免疫检查点抑制剂联合化疗在其他肿瘤的相关研究中已经取得了优于单药治疗的阳性结果。

您觉得将来免疫治疗可以深入挖掘的方向有哪些？

黄镜教授：免疫治疗领域值得探索的方面很多，大家最关切的问题包括有效的优势人群、药物疗效预测等方面问题。基于我们中心进行的恒瑞 PD-1 抗体 SHR-1210 治疗消化道肿瘤或三阴性乳腺癌的 I 期研究，从最近我们团队发表在《Clinical Cancer Research》杂志上对于 30 例食管鳞癌，以及其他肿瘤标志物的疗效预测探索性研究结果来看，分析食管鳞癌组织的 PD-L1 表达、T 淋巴细胞浸润、肿瘤突变负荷载量，以及肿瘤相关性新抗原等因素的共同组合可能能够预测免疫治疗的疗效。

未来，随着更多病例应用免疫检查点抑制剂的经验积累及基因组学的研究，相信会在这方面有更明确的结论。我们这项 I 期探索中也包括了食管胃结合部腺癌和胃癌，相关研究结果也已经投到国外的著名杂志上，目前正在审理中。现在可以率先给大家披露：我们这项 I 期入组的食管胃结合部腺癌和胃癌在分子标志物预测疗效方面和食管癌存在比较大的差异性，推测可能不同肿瘤的疗效预测标志物之间可能存在差异，这方面还需要更多的数据积累和探索。

中国在新药的研发方面投入了大量的人力物力，也取得了一些令人欣慰的成果，PD-1 抑制剂 SHR-1210 就是其中一个典型的代表。您能否谈谈在新药研发以及临床研究方面的心得与体会呢？

黄镜教授：新药的研发和临床研究是这些年的重点研究方向。只有新的研发产品出炉，临床大夫才有可能去展开进一步的临床研究。随着中国经济的发展以及中国国力的提高，给当下的临床医生提供了很好的机遇，能够用研发出来的新药帮助更多的患者。当然，如果在临床研究过程中缺乏严谨的研究设计和良好的质量控制，那么即使好药也很有可能“明珠蒙尘”。从既往的国内外临床研究的成功经验来看，只有在合理的临床研究设计以及科学严谨的临床研究队伍的前提下，才能找到新药的适用人群。

专家简介

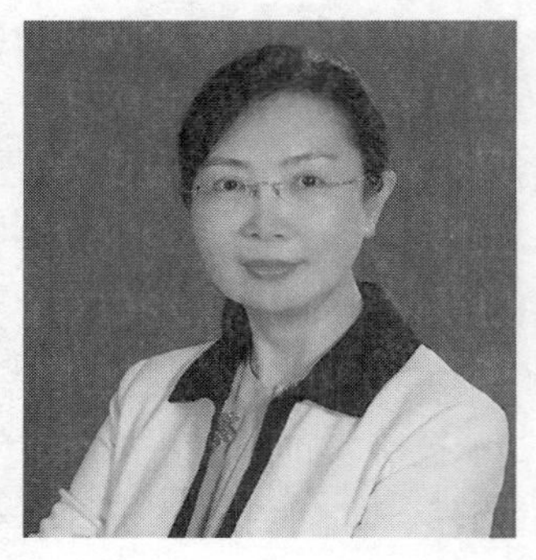

黄镜，中国医学科学院肿瘤医院内科副主任，主任医师，教授，博士生导师，美国 NCI（美国国立癌症中心）博士后，中央保健会诊专家，中国老年学和老年医学会肿瘤康复分会副主任委员，海峡两岸医药卫生交流协会肿瘤防治专家委员会胃癌学组副组长，中国医师协会结直肠肿瘤专业委员会常委，中国抗癌协会食管癌专业委员会常委，CSCO 食管癌专家委员会副主任委员兼秘书长，CSCO 理事会理事，北京市希思科临床肿瘤学研究基金会理事，《中华结直肠疾病电子杂志》编委，《癌症进展》编委，《中国生化药物杂志》副主编。

文献来源： http：//clincancerres. aacrjournals. org/content/early/2018/01/20/1078 – 0432. CCR – 17 – 2439. long

（发表媒体：肿瘤瞭望，发布时间：2018 – 02 – 22）

（来源：中国医学科学院肿瘤医院网站）

国人局部晚期食管鳞癌研究发表

由中山大学肿瘤防治中心傅剑华、刘孟忠教授牵头的NEOCRTEC5010研究——新辅助放化疗加手术治疗局部晚期食管鳞癌的Ⅲ期临床试验，日前在《临床肿瘤学杂志》在线发表。研究提示，该研究的新辅助放化疗方案可行，对比单纯手术可显著延长患者无病生存和总生存。(J Clin Oncol. 2018年8月8日在线版.)

食管癌是全球第6大常见肿瘤，中国的食管癌发病率和死亡率占据全球患者的一半以上。超过90%的中国食管癌为食管鳞癌。局部晚期食管癌患者的预后较差，术后5年生存率仅为25%。

近期研究提示，同步化放疗后再接受手术治疗可以给患者带来生存获益。不过，既往对比新辅助放化疗序贯手术与单纯手术的随机临床研究结果不一致，多数研究来自西方国家，大多入组患者为胃食管交界部腺癌患者。

研究者于是开展了这项大样本局部晚期食管鳞癌患者随机对照Ⅲ期研究，旨在探讨新辅助化放疗序贯手术对比单纯手术治疗局部晚期食管鳞癌，是否可以带来生存获益。

研究入组经组织学确诊的，潜在可切除的cT1-4N1M0/T4N0M0食管鳞癌患者，随机分入新辅助放化疗序贯手术组（224例）或单纯手术组（227例）。新辅助化放疗组患者接受长春瑞滨d1、8联合顺铂75mg/m^2，d1或25mg/m^2，d1～4治疗，q3w，2周期；联合同步放疗，剂量为40Gy/20f。主要研究终点是总生存。

结果显示，新辅助放化疗组病理完全缓解率为43.2%，R0切除率高于单纯手术组(98.4% *vs* 91.2%，P=0.002)，中位总生存期显著较长（100.1个月 *vs* 66.5个月，HR=0.71，95%CI：0.53～0.96，P=0.025)，无病生存期显著较长（100.1个月 *vs* 41.7个月，HR=0.58，95%CI：0.43～0.78，P<0.001)。

放化疗期间最常见的3～4级不良反应为白细胞减少（48.9%）和中性粒细胞减少(45.7%)，新辅助放化疗组术后并发症发生率与单纯手术组相似，只有心律不齐在放化疗组发生率略高（13% *vs* 4.0%)，放化疗组和单纯手术组围治疗期病死率分别为2.2%和0.4%。

该研究提示，新辅助治疗方案对比单纯手术，可带来显著生存获益，该研究结果有望改变局部晚期食管鳞癌的治疗模式。在此基础上，未来或可进一步探讨化疗以外的靶向治疗和免疫疗法的应用，不断完善术前放化疗治疗方案。

（编译　孙艺菲）

（来源：《全球肿瘤快讯》2018年8月 总第214期）

徐瑞华教授团队揭示
曲妥珠单抗耐药并阐述分子机制

9月29日，中山大学肿瘤防治中心徐瑞华教授团队在消化疾病领域国际顶级学术期刊GUT（IF＝17.016）上在线发表文章。首次报道了基于新一代测序技术的血液ctDNA无创液体活检可揭示HER-2阳性胃癌患者对曲妥珠单抗耐药的分子图谱和曲妥珠单抗的耐药模式，为更好地寻找有效治疗靶点和治疗策略提供重要理论依据。（Gut. 2018年9月29日在线版. doi：10.1136/gutjnl－2018－316522）

中国是胃癌的高发病区，《2017年中国肿瘤的现状和趋势》显示：胃癌在我国恶性肿瘤发病率和死亡率均高居第二位。胃癌好发年龄在40～50岁的壮年时期，严重危害我国人民群众的健康和社会经济的发展。

HER-2阳性胃癌是胃癌的一种亚型，该类患者预后差，接受标准化疗方案后疾病控制时间不超过6个月。ToGA研究的结果证实，曲妥珠单抗联合化疗可显著延长HER-2阳性转移性胃癌（mGC）患者的总生存期，但由于胃癌具有高度复杂的异质性，曲妥珠单抗用于胃癌治疗存在疗效有限和快速耐药的问题。因此需要明确曲妥珠单抗的原发和继发耐药机制，以筛选曲妥珠单抗响应人群和寻找克服耐药的治疗方案。中山大学肿瘤防治中心徐瑞华教授团队针对此问题进行了探索，该研究应用基于416个肿瘤相关基因的靶向测序技术，对78例胃癌患者的配对组织和血浆ctDNA样本进行深度靶向测序，并对24例HER-2阳性mGC患者曲妥珠单抗联合化疗治疗期间进行动态监测。

研究发现，基于血浆ctDNA靶向深度测序的HER-2基因拷贝数变异（SCNA）检测结果与组织FISH检测结果高度一致，且HER-2 SCNA动态监测相比CEA能更好地预测肿瘤退缩或进展，表明基于靶向深度测序的液体活检能够预测曲妥珠单抗的治疗疗效。进一步的研究还发现大多数对曲妥珠单抗原发耐药的患者在疾病进展后展现出更高的HER-2 SCNA，而获得性耐药患者HER-2 SCNA相对基线明显下降。

PIK3CA基因突变在曲妥珠单抗原发耐药患者中显著富集，在部分曲妥珠单抗耐药患者的基线和进展后的血浆ctDNA中可检测到ERBB2/4基因突变。基线血浆中PIK3CA/R1/C3和ERBB2/4基因的突变与更差的无进展生存期（PFS）显著相关。

此外，本研究通过体外和体内的细胞与动物实验研究证实了NF1基因突变可导致曲妥珠单抗耐药，且HER-2和MEK/ERK双重阻断可克服NF1突变导致的曲妥珠单抗耐药。

该研究的一系列研究成果表明基于二代测序技术持续的血液ctDNA无创液体活检可动态监测曲妥珠单抗耐药的发生，揭示潜在的耐药机制，并为下一步治疗方案的调整提供有用的线索。

（编撰　孙荣佳）

（来源：《全球肿瘤快讯》2018年10月 总第217－218期）

国人胃癌转移机制研究

浙江大学基础医学院周天华教授等研究筛选到一个与胃癌转移及患者预后密切相关的长链非编码 RNA（lncRNA），将其命名为 GMAN。进一步研究发现，GMAN 是一个正义 lncRNA，发现了一种 lncRNA 调控基因翻译表达的新模式，揭示了 lncRNA 调控胃癌转移的新机制，探索了基于 CRISPR/Cas9 技术靶向 lncRNA 的策略控制肿瘤转移的潜在临床应用前景。（Gastroenterology. 2018 年 11 月 13 日在线版.）

研究发现，GMAN 可竞争性地与其对应的反义 lncRNA（GMAN-AS）相互作用，调控靶基因 ephrin A1 的翻译过程，三个碱基互补 RNA 分子间的相互作用可调节靶基因的翻译过程，提示细胞内存在一类由正义 lncRNA 介导的新型遗传信息传递方式。

近年来研究显示，只有不到 2% 的人类基因组 DNA 具有编码蛋白质的能力，至少 75% 的基因组 DNA 可转录为非编码 RNA，生物体内可能存在大量的非编码 RNA。根据非编码 RNA 分子大小可将其分为：非编码小 RNA 和 lncRNA。

越来越多的证据显示，lncRNA 在表观遗传修饰、基因转录、转录后调控、翻译等过程中发挥重要的调节作用，进而影响多种细胞生物学行为，其表达或功能异常与多种疾病的发生发展密切相关。但 lncRNA 在胃癌发生发展过程中的具体作用目前还知之甚少。

周天华课题组发现了一个功能未知的 lncRNA GMAN 不仅在胃癌组织中高表达，还与胃癌患者的转移和不良预后显著相关。为了探讨 GMAN 在胃癌发生发展中的作用及分子机制，研究者利用 RNA 干扰（siRNA 和 shRNA）、CRISPR/Cas9 基因编辑系统及外源基因表达等手段，在胃癌细胞中改变 GMAN 的表达，发现 GMAN 能显著促进胃癌细胞的侵袭和转移。通过基因克隆、生物信息学分析、核糖体谱实验等方法，证实 GMAN 是位于 ephrin A1 基因簇中的正义 lncRNA，通过增强 ephrin A1 mRNA 翻译效率，促进胃癌细胞的侵袭和转移。

研究还利用靶向 GMAN 的 CRISPR/Cas9 基因组编辑技术，在小鼠体内进行胃癌转移治疗实验，结果显示靶向 GMAN 的处理能显著抑制胃癌细胞的转移，延长小鼠的存活时间。这些结果提示，靶向 GMAN 基因的 CRISPR/Cas9 基因编辑技术有一定的潜在临床价值。

（编译　蓝馨月）

（来源：《全球肿瘤快讯》2018 年 12 月 总第 222 期）

国人胃癌研究 Nature 子刊发表

四川大学华西医院胡建昆等在《Nature Communications》杂志上发表研究，报告了对 1868 例中国胃癌患者进行的研究结果，深入探讨了胃印戒细胞癌的临床和基因组学特征，并发现 CLDN18-ARHGAP26/6 融合基因对印戒细胞癌化疗反应有重要作用。（Nat Commun. 2018，9：2447.）

胃印戒细胞癌是有特定流行病学和发病的胃癌亚型，不过对印戒细胞癌预后分子特征的系统探讨较少。研究者在大样本中国胃癌患者样本中进行了研究，发现印戒细胞成分与多种临床特征和治疗转归相关。

研究者又在 32 对印戒细胞样本中进行了全基因组测序，发现了较高频率的 CLDN18-ARHGAP26/6 融合基因（25%）。在 797 例患者的验证中证实，CLDN18-ARHGAP26/6 融合基因与印戒细胞成分、诊断年龄、女性/男性比、TNM 分期相关，有该融合基因的患者生存较差，接受奥沙利铂/氟尿嘧啶为主化疗无获益。这与 CLDN18-ARHGAP26 细胞系对化疗药物耐受的实验结果一致。

（编译　冯雅茹）

（来源：《全球肿瘤快讯》2018 年 7 月 总第 212 期）

国人呋喹替尼研究在 JAMA 杂志发表

2018 年 6 月 26 日，国际顶尖医学期刊《美国医学会杂志》（JAMA，影响因子：44.4）在线全文发表了呋喹替尼治疗转移性结直肠癌Ⅲ期关键性临床研究 FRESCO 的完整研究结果，该研究是第一项在 JAMA 杂志发表的中国抗肿瘤新药临床研究。（JAMA 2018 年 6 月 26 日在线版）

呋喹替尼是和记黄埔医药自主研制，与礼来共同开发的新型、口服、高选择性的血管内皮生长因子受体（VEGFR）抑制剂，其治疗晚期结直肠癌的Ⅱ/Ⅲ期临床研究获得了国家“十二五”“重大新药创制”专项课题支持、上海市科委科技专项、浦东新区科委科技发展基金专项以及张江高科技园区管理委员会对应的配套资金支持。

呋喹替尼是首个从发现到新药上市申请都在中国完成的主流抗肿瘤新药，在Ⅰ期和Ⅱ期临床试验中，呋喹替尼显示出对结直肠癌作用强、毒性低、耐受性好的优势，为Ⅲ期研究 FRESCO 研究的开展提供了证据支持。

近年来，我国结直肠癌发病率和死亡率均呈不断攀升之势，大部分患者诊断时已进展至中晚期，化疗失败的晚期结直肠癌患者缺乏有效的治疗选择。

FRESCO研究是在中国开展的多中心随机双盲安慰剂对照Ⅲ期临床研究，由同济大学附属东方医院李进教授和中国人民解放军第八一医院秦叔逵教授共同主导，复旦大学附属肿瘤医院和中国人民解放军第八一医院等全国共28家研究中心参与完成。该研究旨在评估呋喹替尼在两线标准化疗失败的转移性结直肠癌患者中的疗效和安全性。

研究共纳入416例晚期结直肠癌患者，按此前是否使用过抗血管内皮生长因子（VEGF）治疗和患者KRAS基因状态进行分层，按2∶1比例随机分入呋喹替尼联合最佳支持治疗组（278例）或安慰剂联合最佳支持治疗组（138例）。主要研究终点为总生存（OS），次要终点包括无进展生存（PFS）、客观缓解率（ORR）和疾病控制率（DCR）。

研究达到预设的全部终点，呋喹替尼组中位OS为9.3个月，较安慰剂组6.57个月显著延长2.7个月（HR = 0.65，$P<0.001$），中位PFS显著延长1.9个月（3.71个月 *vs* 1.84个月，HR = 0.26，$P<0.001$），ORR（4.7% *vs* 0，$P=0.012$）和DCR（62.2% *vs* 12.3%，$P<0.001$）也显著高于对照组。按患者基线特征进行的亚组分析显示，呋喹替尼在各个亚组的疗效稳健，包括之前使用过VEGF抑制剂治疗亚组在内的各亚组OS和PFS均倾向呋喹替尼组获益。呋喹替尼也展现了良好的安全性，常见的药物相关不良事件（AE）均为靶点相关，如高血压、手足综合征和蛋白尿等，且临床上可以预期、可以控制和可以逆转。

呋喹替尼对VEGFR的3种异构体VEGFR-1，2，3都有强效且高选择性的抑制作用，可以同时抑制肿瘤的血管生成和淋巴管生成作用，为其强效的抗肿瘤作用奠定了基础。FRESCO研究在JAMA杂志发表，展示出国际上对这项研究的前瞻性设计、完整可靠的数据、临床价值和研究质量的充分肯定。

基于FRESCO研究数据，和记黄埔医药已于2017年6月向国家药品监督管理局（CN-DA，原国家食品药品监督管理总局，CFDA）递交了呋喹替尼治疗晚期结直肠癌的新药上市申请，并于9月，因“具有明显临床价值”被授予“优先审评”资格。

（编译　王　娜）

（来源：《全球肿瘤快讯》2018年6月 总第211期）

秦叔逵牵头TAILOR研究JCO杂志发表
国人研究再次改写全球临床实践

秦叔逵教授牵头、与李进教授作为共同PI的TAILOR研究，为奥沙利铂（乐沙定）联合西妥昔单抗（爱必妥）可为肠癌患者带来额外获益提供了前瞻性大型研究证据支持。该研究在多次国际大会上进行口头发言，日前刊登在肿瘤领域权威杂志《Journal of Clinical Oncology》（JCO）。（J Clin Oncol. 2018年9月10日在线版.）

秦叔逵教授为该研究第一负责人及第一作者，该大样本、前瞻性、头对头比较FOL-FOX和FOLFOX + 西妥昔单抗的Ⅲ期临床研究获得成功，为FOLFOX与西妥昔单抗联用增加了强有力的证据，为由来已久的争议一锤定音。

西妥昔单抗联合化疗是 RAS 野生型转移性结直肠癌（mCRC）的标准一线治疗方案。然而西妥昔单抗加 FOLFOX 方案的疗效未获Ⅲ期随机对照试验证实。TAILOR 研究（NCT01228734）是第一项将西妥昔单抗加入一线 FOLFOX 方案的多中心开放标签Ⅲ期随机临床研究，比较 FOLFOX-4 联合与不联合西妥昔单抗在 RAS 野生型 mCRC 患者中的疗效，主要研究终点为无进展生存，次要终点包括总生存、客观缓解率及安全性和耐受性。

结果显示，393 例 RAS 野生型 mCRC 患者中，与单用 FOLFOX-4 相比，FOLFOX-4 联合西妥昔单抗可带来显著无进展生存获益（9.2 个月 *vs* 7.4 个月，HR = 0.69，95% CI：0.54 ~ 0.89，*P* = 0.004），以及总生存（20.7 个月 *vs* 17.8 个月，HR = 0.76，95% CI：0.61 ~ 0.96，*P* = 0.02）和客观缓解率改善（61.1% *vs* 39.5%，HR = 2.41，95% CI：1.61 ~ 3.61，*P* = 0.001）。联合治疗耐受性良好。

TAILOR 研究达到其所有相关临床终点，证实西妥昔单抗联合 FOLFOX 为 RAS 野生型 mCRC 患者的有效一线治疗方案。

（编译　王语嫣）

（来源：《全球肿瘤快讯》2018 年 9 月 总第 216 期）

徐瑞华教授团队研究改写国际临床实践指南

中山大学附属肿瘤医院徐瑞华教授领衔的中、日、韩研究者开展了一项改良双药联合方案（卡培他滨 + 伊立替康，XELIRI 方案）治疗晚期结直肠癌的国际多中心Ⅰ/Ⅱ期临床试验（NCT01996306），首次证实该方案有效且耐受性良好，研究结果在《柳叶刀 · 肿瘤》杂志在线发表。（Lancet Oncol. 2018 年 3 月 16 日在线版）

对于晚期结直肠癌患者，氟尿嘧啶 + 伊立替康双药联合化疗（FOLFIRI 方案）是目前国际临床实践指南推荐的标准化疗方案之一，该方案每两周一次长达 46 小时的输液，且治疗前需中央静脉插管，卡培他滨为口服给药，与 FOLFIRI 方案相比，XELIRI 方案只需每 3 周进行一次 2 ~ 小时的输液，治疗前无需进行插管手术，应用更方便。既往临床研究发现，XELIRI 方案在欧美人群中毒性较大，因此未被写入国际临床实践指南。也有研究表明，亚洲人群与欧美人群对 XELIRI 方案的耐受性存在差异。

徐瑞华教授等由此设想，在亚洲人群中，适当降低剂量的 XELIRI 方案可能同时带来毒性降低和疗效增益。徐教授与日、韩研究者在 98 家中心开展了改良 XELIRI 方案的大样本Ⅲ期临床研究 AXEPT 研究。

该研究（NCT01996306）共入组 650 例一线化疗失败的晚期结直肠癌患者，1∶1 比例随机分组分别接受改良 XELIRI 方案（伊立体康 200mg/m² iv d1，卡培他滨 800mg/m² bid po d1 ~ 14，每 3 周，联合或不联合贝伐珠单抗 7.5mg/kg iv d1），或 FOLFIRI 方案联合或不联合贝伐珠单抗治疗。主要研究终点为意向治疗人群总生存，非劣效性上限标准 HR 定为1.30。

结果显示，中位随访15.8个月，改良XELIRI方案治疗患者平均生存期16.8个月，超过了FOLFIRI方案治疗患者（15.4个月，HR=0.85，非劣效性$P<0.001$）。

符合方案人群安全性分析显示，最常见的3～4级不良反应为中性粒细胞减少，改良XELIRI方案组和FOLFIRI方案组发生率分别为17%和43%，腹泻发生率分别为7%和3%，严重不良反应发生率分别为15%和20%。

该研究首次证实，改良XELIRI方案疗效与国际标准FOLFIRI方案相当，且耐受性更好，应用更为方便。同期刊载的述评中，澳大利亚阿德莱德大学Timothy Price教授指出，AXEPT研究是国际上首个对比改良XELIRI方案与FOLFIRI方案的大型随机对照Ⅲ期临床研究，基于该研究结果，改良XELIRI方案有望取代FOLFIRI方案成为晚期结直肠癌的新的标准化疗方案，改变现有的临床实践。该研究结果公布后不久，欧洲肿瘤内科学会泛亚洲结直肠癌指南就已将其采纳。

（编译　王　娜）

（来源：《全球肿瘤快讯》2018年3月 总第205期）

国人测序新方法揭示结直肠癌发病新机制

北京大学生物医学前沿创新中心汤富酬和北京大学第三医院乔杰、付卫等发明了一种新的测序方法，可同时分析单个细胞的基因拷贝数改变、甲基化和基因表达，可更好地研究结直肠癌进展过程。单细胞多组学测序为了解结肠直肠癌进展和转移过程中发生的分子改变提供了见解和资源。(Science. 2018, 362: 1060－1063.)

虽然基因组不稳定性、表观遗传学异常和基因表达失调是结直肠癌的标志，但这些特征未在单细胞水平同时进行分析。研究者通过优化测序方法，首次从单细胞分辨率、多组学水平深入解析了人类结直肠癌在发生和转移过程中，基因组拷贝数变异、DNA甲基化异常及基因表达改变的特点及相互关系。

这一成果是基于研究者2016年发表于《Cell Research》的工作基础上。汤富酬研究组建立了一种全新的单细胞三重组学测序技术，在国际上首次从同一个单细胞中实现对基因组、表观组和转录组高通量测序信息的同时获取，并在单细胞水平发现肝癌细胞在三种组学上存在密切相互关联的高度异质性。

该研究基于DNA甲基化组数据推断出的基因组拷贝数变异精准鉴定了肿瘤细胞的亚克隆；系统解析了肿瘤细胞的DNA甲基化异质性，阐释了DNA甲基化谱和基因表达谱的相互关系；首次在单细胞分辨率追踪了同一遗传谱系的肿瘤细胞在转移过程中DNA甲基化及基因表达的变化情况；揭示了结直肠癌细胞DNA去甲基化的共同特点；揭示了结直肠癌细胞染色体水平的DNA甲基化异常和基因组不稳定性的特点。

该研究既发现了结直肠癌细胞基因组DNA甲基化层面的患者个体差异以及个体内肿

瘤细胞异质性等特征，同时也发现不同患者个体之间、不同肿瘤部位之间肿瘤细胞 DNA 甲基化改变的共性规律。研究结果对于更好地设计肿瘤治疗方案、了解肿瘤的异质性以及转移过程非常重要。

（编译　杨成武）

（来源：《全球肿瘤快讯》2018 年 12 月 总第 222 期）

顾晋教授研究团队为直肠癌术前放疗活化机体免疫再添力证

近日，顾晋教授研究团队在 AACR 系列《Cancer Immunology Research》杂志上发表了题为“Somatic Mutations and Immune Alternation in Rectal Cancer Following Neoadjuvant Chemoradiotherapy”的研究论文。

该研究指出，对直肠癌，特别是局部进展期中低位直肠癌的治疗中，术前放、化疗可以提高保留肛门的概率，增加局部控制率，但是，临床上发现直肠癌患者术前放、化疗的治疗效果个体差异较大，而且，仍然有 30% 的患者会在术后出现远处转移。

免疫检测点抑制剂（CPI）PD-1/CTLA4 在恶性黑色素瘤及非小细胞肺癌等肿瘤治疗中呈现显著疗效，而在结直肠癌中只在高度微卫星不稳定 MSI-H 患者中有效，两者均提示 CPI 的响应依赖肿瘤特异性免疫反应的激活，所以应用免疫治疗同样是目前治疗的热点。

顾晋教授团队将直肠癌术前放疗和免疫治疗相结合，在免疫方向寻找术前放疗疗效的突破口，并提出假设，进行新辅助放、化疗的直肠癌是 CPI 治疗的适合人群。

首先，研究团队通过数据分析发现与治疗前相比，新辅助放、化疗后组织中表达显著升高的基因主要富集在免疫激活相关通路，包括 interferon signaling、antigen presentation、class I MHC-mediated antigen processing and presentation、PD-1 signaling、peptide-ligand binding receptors 及 costimulation from the CD28 family。研究团队进一步通过全外显子测序分析了治疗前后组织的突变谱，发现新辅助放、化疗诱导了新突变和新抗原产生，这一结果在 TCGA 数据库中也得到证实。同时，结合 RNAseq 的数据，研究团队对样本突变负荷与基因表达的相关性进行分析，发现突变负荷与免疫激活相关通路显著相关，包括 alpha-defensins、IL2 family signaling、GM-CSF signaling 和其他几个 interleukin-related pathways。研究提示，新辅助放、化疗诱导了低位进展期直肠癌患者的免疫激活，新生抗原的产生是放、化疗诱导机体免疫激活的原因。研究结果证实，进行新辅助放、化疗的直肠癌患者是 CPI 治疗的适合人群。研究者进一步通过体内动物实验证实给予放疗可以增加直肠癌 PD-1/PD-L1 的疗效。

研究团队同时发现，肿瘤组织中突变负荷与新辅助治疗的敏感性呈现正相关，突变负荷越高的患者对放、化疗的敏感性越高，与 TRG 分级成负相关（Pearson $r=-0.5418$，$P=0.0454$）；并在 ctDNA 水平得到证实，放、化疗敏感组 bTMB 显著高于抵抗组。另外，通过分析放疗敏感组及抵抗组的基因表达谱，研究团队发现差异表达基因大部分高表达于放疗敏感组，且富集在免疫激活通路。免疫细胞成分分析显示，敏感组中 $CD8^+$ T 细胞和 $CD4^+$ T 细胞比率高于抵抗组，而抵抗组中 Treg 细胞高于敏感组。研究结果提示，患者机体免疫状态与体细胞突变负荷相关，并与患者对于新辅助放、化疗的反应相关。突变负荷/bTMB 有望成为对新辅助放、化疗疗效反应进行筛选的生物标志物。

此项研究也分析了 PD-1、PD-L1 及 PD-L2 在肠癌预后中的意义，发现 PD-L1 及 PD-L2 在肠癌的不同部位、不同分期中呈现不同的作用，体现出肠道不同部位免疫微环境的异质性，肠癌进展对于免疫微环境的重塑作用，也提示免疫治疗个体化的重要意义。在接受新辅助放、化疗的患者，CD8 低表达组，PD-L1 的表达与无疾病存活呈现显著负相关。因此，放、化疗后组织浸润 CD8 细胞比率可能成为潜在的标志物，所以可将患者分为未来免疫治疗组（CD8 高表达）或单纯手术组（CD8 低表达）。

研究团队认为，新辅助放、化疗通过引起肿瘤细胞突变及新抗原的增多，从而激活了体内的肿瘤特异性免疫，使新辅助放、化疗患者成为 CPI 治疗的候选人群。而且后期将进一步通过研究肿瘤突变负荷，以及联合 CD8 的表达，达到筛选出对放疗和免疫治疗响应的患者。

（首钢医院供稿）

（来源：北京大学医学部新闻网，发布日期：2018－12－03）

付卫团队、乔杰团队和汤富酬团队合作研究成果在《SCIENCE》上发表

2018 年 11 月 30 日，国际顶级学术期刊《科学》（Science，IF＝41. 058）发表了北京大学第三医院付卫团队、乔杰团队和北京大学生命科学学院生物动态光学成像中心汤富酬团队合作研究成果“Single-cell Multi-omics Sequencing and Analyses of Human Colorectal Cancer”（人类结直肠癌的单细胞多组学测序研究）。

该研究在国际上首次从单细胞分辨率、多组学水平深入解析了人类结直肠癌在发生和转移过程中，基因组拷贝数变异、DNA 甲基化异常及基因表达改变的特点及相互关系，为结直肠癌的转移机制研究指出了新的方向，为转移性结直肠癌的临床治疗提供了新的理论依据。

目前在结直肠癌的治疗中最大的挑战是肿瘤对药物的耐药性，而耐药性产生的根本原因是肿瘤的内部异质性，即在肿瘤进展过程中出现了新的基因突变、表观遗传学改变以及基因表达的改变，导致同一肿瘤中存在多种不同的肿瘤细胞类型，产生对不同药物的抵抗性。传统整块组织测序得到的信息是包括了多种肿瘤细胞、间质细胞以及免疫细胞在内的成千上万个细胞信息的整合，并不能得到特定类型肿瘤细胞的精确信息，以致无法深入解析肿瘤内部异质性。近年来高速发展的单细胞测序技术虽然补充了整块组织测序的这一缺

陷，但是大多单细胞测序工作仅针对单一组学进行研究，无法从多组学层面解析肿瘤细胞的遗传学改变，不能揭示肿瘤进展过程中同一细胞内不同组学间的相互联系。

付卫教授团队长期致力于胃肠道肿瘤的临床治疗和应用基础研究。临床治疗方面，聚焦胃肠道肿瘤的微创治疗；应用基础研究方面，对胃肠道肿瘤发展和转移过程中的分子生物学机制进行了探索，尤其对胃肠道肿瘤的内部异致性开展了深入研究。

乔杰院士团队与汤富酬教授团队长期合作，致力于利用单细胞测序技术探索人类早期发育过程中生殖细胞与胚胎的表观遗传学修饰与基因表达调控的分子机制，已在《Cell》《Nature》等杂志发表系列文章，精确绘制了人类植入前胚胎和胎儿生殖细胞发育过程中的转录组、DNA 甲基化组图谱，以及胎儿消化道发育过程中的高精度单细胞转录组图谱，为了解人类自身胚胎发育特征提供了重要数据。

该研究结合前期消化道发育研究经验，利用创新性的单细胞三组学测序技术（scTrio-seq2）从基因组、甲基化组、转录组三个层面全面解析了结直肠癌肿瘤内部异质性并精确追踪了结直肠癌进展和转移过程中的三个组学的动态变化和相互调控关系。在全面建立转移性结直肠癌的单细胞追踪体系基础上，深入研究了结直肠癌基因组、甲基化组及转录组之间的调控关系，在三组学层面揭示了结直肠癌转移的发生机制，从而为预测结直肠癌耐药性、指导转移性结直肠癌的靶向和免疫治疗以及开发新的肿瘤治疗手段奠定了基础。

北京大学第三医院周鑫博士、雍军博士，北京大学生物医学前沿创新中心博士生卞舒惠、侯宇、李显龙、王艺橙为该论文的并列第一作者；北京大学第三医院付卫教授、乔杰院士，北京大学生命科学学院汤富酬教授为该论文的共同通信作者。该研究工作得到了国家自然科学基金委员会、北京未来基因诊断高精尖创新中心、北大－清华联合中心等的资助。

Science 相关链接：http：//science. sciencemag. org/content/362/6418/1060

（北医三院　仰东萍　周　鑫）

（来源：北京大学医学部新闻网，发布日期：2018－11－30）

北京大学人民医院胃肠外科研究成果在《Nature》杂志发表
——结直肠癌 T 细胞动态变化首次被揭秘

2018 年 10 月 29 日，北京大学人民医院胃肠外科申占龙课题组联合北京大学生命科学学院 BIOPIC 中心、北京未来基因诊断高精尖创新中心（ICG）、北大－清华生命科学联合中心张泽民课题组及美国 Amgen 欧阳文军团队在《Nature》杂志发表了题为“Lineage tracking reveals dynamic relationships of T cells in colorectal cancer”的研究论文。

该项工作在国际上首次开发了 STARTRAC（Single T-cell Analysis by Rna-seq and Tcr

TRACking）生物信息分析方法，共完成了 12 例结直肠癌患者 11 138 个 T 细胞的单细胞转录组和 TCR 的测序工作，刻画了 20 类具有独特表达特征的 T 细胞亚群的转录族谱、组织分布特性、克隆特性、迁移偏好和发育状态转化属性，是目前对肿瘤浸润 T 细胞最新颖最深入的研究。

该研究首次发现了基因组微卫星不稳定（Microsatellite instable，MSI）和微卫星稳定（Microsatellite stable，MSS）患者间差异的新类群，并对此类群特异表达的协同刺激因子进行了功能阐释。此项国际领先的开创性工作，可为人们研究其他疾病中的 T 细胞以及开发新的治疗方案提供思路。

结直肠癌是严重危害人类健康的常见消化道恶性肿瘤，全球结直肠癌每年的新发病例和死亡病例均居前列。据国家癌症中心 2018 年发布的最新数据显示：我国结直癌发病率分别位居男性第四位，女性第三位；死亡率位居男性和女性第四位。结直肠癌的发病机制和治疗靶点研究是目前医学科研工作者的重要攻关课题。

肿瘤细胞除了自身生长外，还与其所处的环境密切相关，称之为肿瘤微环境。微环境中的肿瘤浸润性 T 淋巴细胞在肿瘤免疫和免疫治疗中发挥着核心作用。程序性死亡受体-1（programmed death 1，PD-1）与其配体（programmed death-ligand 1，PD-L1）是目前免疫治疗中关注的焦点。PD-1 与其配体 PD-L1 结合导致肿瘤微环境中 T 细胞衰竭及免疫逃逸，阻断 PD-1 与 PD-L1 结合是有效的治疗靶点。临床研究发现，MSI 结直肠癌患者对此治疗的响应显著高于 MSS 患者，2017 年 NCCN 指南已经将 PD-1 单抗推荐用于 MSI 晚期结直肠癌患者的末线治疗，然而 MSI 和 MSS 间 T 细胞的特征差异尚属未知。

该研究发现，MSI 患者中显著富集一类 TH1-like 细胞，并特异表达 BHLHE40 分子，其可能与微卫星不稳定患者对免疫治疗响应良好存在重要联系。该项工作将会极大地增加国内外相关临床和基础研究人员对结直肠癌微环境中 T 细胞的认识，特别是针对 MSI 与 MSS 患者差异亚群的鉴定，特异新分子的发现，对今后 PD-1 药物使用的分子分型和精准用药具有良好的转化价值和临床应用前景。

申占龙课题组充分利用医院临床资源优势，锁定和解析结直肠癌治疗关键临床科学问题，张泽民课题组开发探索国际领先的生物信息学分析技术和单细胞测序技术揭示结直肠癌免疫细胞动态变化，美国欧阳文军团队具有国际顶尖的免疫实验技术和创新药物探索研发经验，三个研究组在课题选题、项目设计、具体实施、生物分析结果临床解读等环节，多学科交叉、合作、融合，充分体现了北大医学平台强强联合的优势，该团队研究成果在国际顶尖杂志发表，对北京大学领跑国际医学发挥了重要意义。

北京大学前沿交叉研究院博士后张雷，美国 Amgen 科学家 Xin Yu，北京大学前沿交叉研究院博士生郑良涛，生命科学学院博士生张园园为该论文并列第一作者。北京大学生命科学学院 BIOPIC 中心、北京未来基因诊断高精尖创新中心（ICG）、北大 - 清华生命科学联合中心张泽民、美国 Amgen 欧阳文军以及北京大学人民医院胃肠外科申占龙为该论文的共同通信作者。

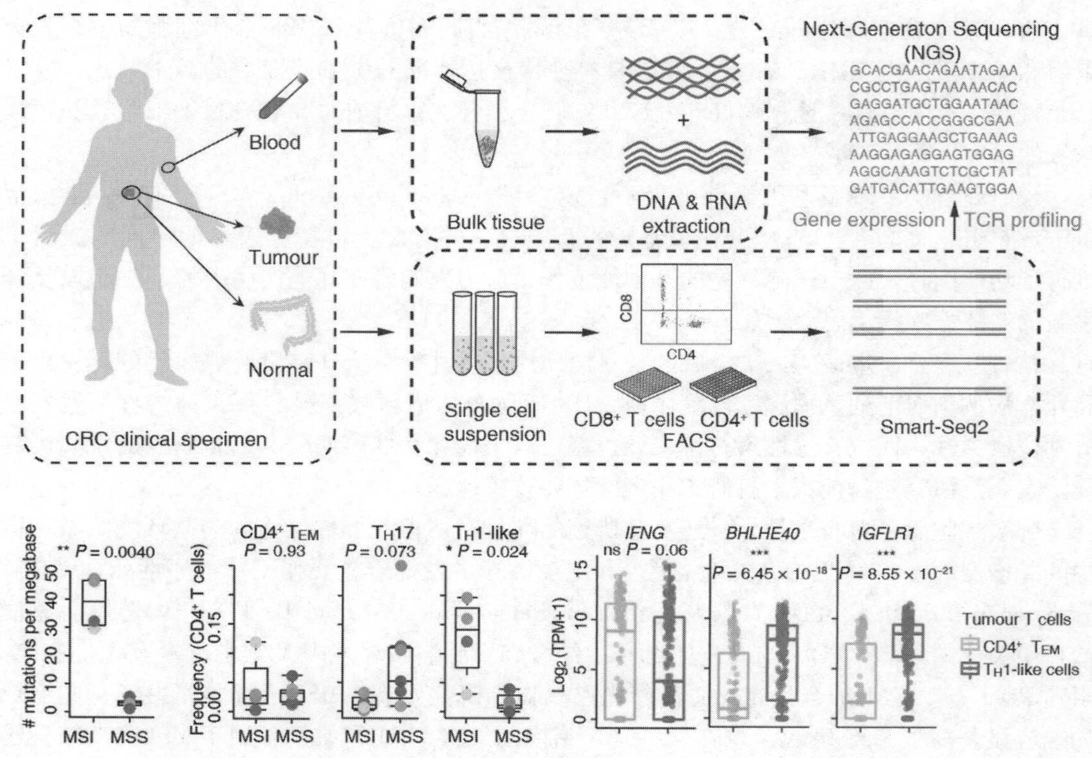

MSI 患者显著富集高表达 BHLHE40 和 IGFLR1 的 CXCL3 + TH1-like 细胞

（北京大学人民医院胃肠外科　王　搏）

（来源：北京大学医学部新闻网，发布日期：2018－11－08）

中国首个肝细胞癌经动脉化疗栓塞治疗临床实践指南发布

6 月 14 日，2018 年中国医师协会介入医师分会年会（CCI 2018）在南京召开，会上《中国肝细胞癌经动脉化疗栓塞（TACE）治疗临床实践指南》正式发布。中国医师协会介入医师分会会长滕皋军教授指出，介入医学是一门年轻的学科，本次 TACE 术式指南的发布对于介入在一些肿瘤领域的深入应用具有里程碑式的意义。

滕皋军教授表示，肝癌可以算是“国病”。位居我国恶性肿瘤发病率第四位、死亡率第三位，全球每年新发肝癌患者 55% 集中在我国，肝癌严重威胁着国人的生命健康。在我国，乙型肝炎导致肝癌占比很大，乙型肝炎已有办法预防，已感染者也可通过抗病毒治疗控制疾病发展。随着生活方式改变，非病毒性肝炎肝病显著增加，丙型肝炎也是一个重要的因素，防控要在源头上下功夫。

因肝癌起病隐匿，我国患者在初诊时多为中晚期，多数患者已失去手术机会。作为最常见的肝癌非手术治疗方法之一，经血管介入治疗广泛应用于肝功能储备较好的不能手术切除肝癌患者的治疗，可显著延长患者生存期。

我国接受 TACE 治疗的肝癌患者群体庞大，并呈现肿瘤直径较大、且多伴有肝内血管侵犯或远处转移的趋势。21 世纪初开始，国际上多个有关 TACE 治疗肝癌的技术规范陆续发布，对 TACE 治疗肝癌的适应证选择、减少术中和围术期并发症等方面起到了一定的指导作用。然而，与西方和亚洲其他地区相比，我国 TACE 治疗的基础实验研究尚处于起步阶段，临床操作由于多借鉴国际指南，未能完全满足中国患者的实际治疗需求。

为进一步规范我国 TACE 治疗的临床实践，推动介入医学在肿瘤领域的发展，数十位介入医学专家在国际权威指南的基础上，结合我国肝癌患者的特点及 TACE 应用的真实世界经验，共同编写了首部《中国肝细胞癌经动脉化疗栓塞（TACE）治疗临床实践指南》。

滕皋军教授直言，肝癌治疗的方法很多，总体来说能手术还是手术。不能手术的患者，目前公认的首选方案就是介入治疗。介入式治疗的方法很多，比如 TACE，还有肿瘤消融，包括射频消融、微波消融，都属于介入治疗。

随着介入诊疗技术的成熟与发展，介入治疗已经成为我国原发性肝癌的非手术治疗的重要手段。《中国肝细胞癌经动脉化疗栓塞（TACE）治疗临床实践指南》的发布和推广将促进介入诊疗技术在各级医院的规范化和标准化，让介入医师精确地掌握 TACE 治疗方法，从而惠及更多患者。

（编撰　王海俊）

（来源：《全球肿瘤快讯》2018 年 6 月 总第 211 期）

国人构建肠道微生物早期肝癌诊断模型

浙江大学医学院郑树森院士和李兰娟院士，以及郑州大学第一附属医院阚全程教授合作，描述了从健康到肝硬化以及从肝硬化到早期肝癌过程中，粪便微生物的变化，还找到了 30 个最佳的区分早期肝癌和健康人的微生物标志物，并且在不同地区的癌症患者样本中得到了验证。（Gut. 2018 年 7 月 25 日在线版．）

研究者在华东、华中和西北地区共收集 486 份粪便样本，经过严格的病理诊断和调查，纳入浙江地区的 150 例肝癌患者、131 例健康人对照和 40 例肝硬化患者，随机分为诊断模型构建队列和验证队列（构建队列包括 75 例早期肝癌患者、75 名健康人和 40 例肝硬化患者；验证队列包括 30 例早期肝癌患者、45 例晚期肝癌患者和 56 名健康人）。486 份粪便样本中来自新疆的 18 例肝癌患者及来自郑州的 80 例肝癌患者单独组成另一组验证队列，用来检验这个早期诊断模型在跨地区患者群体中的效果。

研究者发现，肝硬化患者的肠道微生物多样性与健康人相比显著降低，而早期肝癌患者相比肝硬化患者却显著增加。与肝硬化患者相比，早期肝癌患者的放线菌门细菌明显增加，而且，包括芽殖菌（Gemmiger）、副拟杆菌（Parabacteroides）和帕拉普菌属（Paraprevotella）在内的13个属的细菌明显富集。

与健康人群相比，早期肝癌患者疣微菌门（Verrucomicrobia）细菌明显减少，从属的水平上来看，包括另枝菌属（Alistipes）、考拉杆菌属（Phascolarctobacterium）和瘤胃球菌属（Ruminococcus）在内的12个属的细菌也明显减少。包括克雷伯菌属（Klebsiella）和嗜血菌属（Haemophilus）在内的6个属的细菌则增加。

通过比较，研究者确定，肝硬化患者与早期肝癌患者，以及健康人与早期肝癌患者之间的肠道微生物组成差异很大，提示应用肠道微生物特征区分健康人与早期肝癌患者或许是可行的。

研究者接下来构建了一个用来诊断早期肝癌患者的随机森林（random forest）分类模型。随机森林模型是一种比较新的机器学习模型，比经典的机器学习模型预测精度更高，且不显著增加运算量。

研究者从模型构建队列发现的110个与早期肝癌相关的OUT（通过基因测序，序列相似度超过97%的DNA片段归为一类，组成临时分类单位即OUT，一个OUT相当于一个菌种）中，筛选出30个预测效果最佳者，预测模型AUC值达80.64%（AUC值衡量预测模型优劣，越接近1表明预测越准确）。

在模型验证方面，浙江地区验证队列中，诊断模型区分健康人和早期肝癌患者的AUC值达76.8%，区分健康人和晚期肝癌患者的AUC值为80.4%。在新疆和郑州的验证队列中，诊断模型也有较好的预测效果，AUC值分别为79.2%和81.7%。

实际上，用肠道微生物来构建疾病诊断或预测模型是学界重要的研究方向，在结直肠癌中也取得一定研究成果。该研究又证实了肠道微生物预测模型在肝癌中的作用。研究者表示，未来需要更大样本来自不同种族人群的研究对该模型予以完善和证实，希望可以为早期肝癌检测提供基于肠道微生物的新方法，让患者及早接受治疗。

（编译　王　钰）

（来源：《全球肿瘤快讯》2018年8月 总第214期）

北大医院杨尹默教授团队在胰腺癌纳米药物靶向治疗领域取得重要突破

北京大学第一医院普通外科杨尹默教授团队长期致力于胰腺癌的临床与基础研究，课题组联合国家纳米科学中心聂广军课题组，历经3年的潜心合作，在胰腺癌的纳米药物靶向治疗研究方面取得重要突破，研究成果“Epidermal Growth Factor Receptor-Targeting Peptide Nanoparticles Simultaneously Deliver Gemcitabine and Olaparib To Treat Pancreatic Cancer with Breast Cancer 2（BRCA2）Mutation”（靶向EGFR的多肽纳米载体共载运吉西他滨和奥拉帕尼治疗 BRCA2 突变的胰腺癌）于近日在纳米领域顶级期刊《ACS Nano》杂志（IF = 13.7）在线发表。北大医院为该论文第一作者和通信作者单位。

胰腺癌是恶性程度最高的消化道肿瘤，被称为“癌中之王”，以难以早期发现、手术切除率低、对放化疗不敏感及患者预后差为临床特点。胰腺癌乏血供而富含大量纤维间质，传统化疗局部肿瘤组织药物浓度有限，加大药物剂量虽可增加局部浓度，但毒副作用凸显。如何提高化疗药物的靶向性及运用纳米技术提高局部组织的药物浓度，以提高药效并降低毒副作用，是目前胰腺癌治疗的热点与难点。

基于上述热点问题，杨尹默课题组联合国家纳米中心聂广军课题组针对 BRCA 突变型胰腺癌的纳米药物靶向治疗进行了研究探索，体内外研究均显示，纳米载体对胰腺癌具有很好的靶向及载药作用，可显著提高药物在胰腺癌组织中的浓度，增强对胰腺癌的杀伤作用。针对 BRCA2 突变的胰腺癌动物模型，纳米药物显示出强大的肿瘤杀伤效果，具有良好的应用前景。

该项研究得到了国家重点研发计划（2018YFA0208900）、国家自然科学基金、北京市科委（Z161100000116035）基金等项目的支持，研究成果体现了医工结合的优势，其在胰腺癌综合治疗上所展示的前景与方向令人振奋，未来，课题组还将继续开展交叉合作，发挥北大医学的引领作用。

（北大医院普通外科　杜　冲）

（来源：北京大学医学部新闻网，发布日期：2018 - 11 - 23）

Lancet Oncol 发表国人阿帕替尼治疗卵巢癌研究

中山大学肿瘤防治中心黄欣、蓝春燕教授团队最新卵巢癌研究成果近日在 *Lancet Oncology*（柳叶刀·肿瘤）在线发表。研究显示，新型口服靶向药物阿帕替尼联合传统抗肿瘤药物依托泊苷治疗铂类耐药卵巢癌患者有显著的无进展生存获益，这也是《柳叶刀·肿瘤》这一国际医学界顶级肿瘤学杂志创刊以来，首次由中国大陆妇科肿瘤医生主导的临床研究成果在该杂志发表。（Lancet Oncol. 2018 年 8 月 3 日在线版）

（一）研究背景

卵巢癌是最常见的妇科恶性肿瘤之一，超过 70% 的患者在就诊时已为疾病晚期。目前，晚期卵巢癌的标准治疗方式主要包括卵巢癌全面分期术/肿瘤细胞减灭术，以及术后以铂类为基础的一线化疗。铂类耐药型卵巢癌治疗选择非常有限，可试用的化疗药物包括脂质体多柔比星、吉西他滨、拓扑替康、依托泊苷、多西他赛等，但这些单药化疗方案的客观有效率（ORR）只有 10% ~30%，其中位无进展生存期（PFS）仅为 3 ~4 个月。

近年来的临床研究证据表明，抗血管生成药物与化疗药物的联合应用，能有效改善铂类耐药卵巢癌患者的预后。黄欣、蓝春燕教授研究团队开展研究旨在探讨国产一类抗血管生成（VEGFR2）小分子靶向药物阿帕替尼治疗铂类卵巢癌的疗效。

（二）创新性研究成果

阿帕替尼作为我国自主研发的靶向治疗新药，其单药的抗肿瘤作用已在胃肠道癌多个临床研究中得到证实，并于2014年获得我国SFDA批准上市。临床前的研究结果显示，一方面，阿帕替尼与细胞毒性药物联合有协同作用。另一方面，细胞周期特异性抗肿瘤药物依托泊苷（通过作用于DNA拓扑异构酶Ⅱ，干扰DNA的合成和复制），是复发性卵巢癌治疗的简便、性价比高的有效药物。这两者的联合应用存在协同作用，无明显毒性叠加，对长期姑息治疗的难治性卵巢癌，极具吸引力。

因此，黄欣、蓝春燕教授团队和内科黄慧强教授从试验设计之初，便精诚协作、锐意创新，大胆尝试采用阿帕替尼联合依托泊苷的全口服、简便治疗方案。

2016年8月，研究团队正式启动“阿帕替尼联合依托泊苷治疗铂类耐药性卵巢上皮癌的前瞻、单臂、开放性Ⅱ期临床研究”。该研究共收治35例铂耐药性上皮性卵巢癌患者，在意向治疗人群中，客观有效率（ORR）为54.3%，疾病控制率（DCR）为85.7%；在符合方案人群中，ORR为61.3%，DCR为96.8%。同时，该研究观察到中位无进展生存期（PFS）为8.1个月。此外，由于该治疗方案的不良反应容易耐受，所以患者均能在门诊接受治疗。

（三）新组合方案优势

该研究中，研究团队首次提出新型口服靶向药物阿帕替尼联合传统口服周期特异性抗肿瘤药物依托泊苷的全新理念的组合方案，研究结果令人鼓舞。联合方案的客观有效率（ORR）及无进展生存期（PFS）均高于现有的国际共识治疗方案。

另外，值得注意的是，与传统方案相比，阿帕替尼与依托泊苷均为口服制剂，两者联合的全口服方案，应用简便，可提高患者治疗的依从性，改善患者的生活质量；还可显著减少住院的时间与治疗费用，非常适合作为难治复发卵巢癌患者常用的治疗方案，特别是适合像中国这样的发展中国家，具有很好的临床推广应用前景。

该临床研究结果发表在国际权威杂志《Lancet Oncology》，充分体现国际同行对本研究的高度认可；同时，也开创了铂类耐药卵巢癌门诊口服靶向药物联合治疗的先河，具有非常重要和现实的临床指导意义，今后有望改写临床耐药性卵巢癌治疗指南，造福广大患者。

（编译　丁　倩　马可心　审校　张为远）

（来源：《全球肿瘤快讯》2018年8月 总第214期）

我国宫颈癌筛查技术获WHO唯一认证

近日，一项由中国科学家主导研发的宫颈癌快速筛查技术——careHPV检测，获世界卫生组织（WHO）资格认证，这是全球第一个、也是目前唯一获WHO资格认证的宫颈癌筛查方法。该检测定价34元，两个半小时出结果。（自China Daily）

宫颈癌是女性健康的第二大威胁，发病率和死亡率仅次于乳腺癌。在全球范围，宫颈癌每两分钟就夺去一名女性生命，全球每年约有50万宫颈癌新发病例，中国每年新发病例10万，其中70%是农村女性。

中国医学科学院肿瘤研究所乔友林教授指出，在发展中国家，有限的卫生资源都消耗在疾病的治疗上，而不是预防。因此，全球的宫颈癌病例中，85%都在发展中国家，前期的宫颈癌筛查，发展中国家的情况很糟糕。在发达国家和地区的女性中，85%以上一生至少做过一次巴氏涂片，而在发展中国家，却有高达95%的女性终生都未做过这种检查。

第一代子宫颈癌的筛查办法——巴氏涂片诞生于75年前，但这项技术对于检测人员的水平要求较高，更适用于发达国家和地区，且巴氏涂片的敏感性并不高，受取材方法、涂片制作、染色技巧、阅片水平等因素影响，假阴性率（漏诊率）高达40%。

乔友林教授表示，理论上讲，薄片细胞学检查加上第二代杂交捕获技术是针对宫颈癌筛查的最佳组合方法。但唯一的问题是，做一次这样的检测费用在500元以上，广大贫困地区女性根本无法承担。20世纪90年代中期，另一种基于醋酸染色肉眼观察法的筛查技术（VIA），成为贫困地区子宫颈癌筛查的主要模式，每次检测只需要10元人民币。但VIA对阅片人的要求更高，若妇科医生不熟练或没有接受良好的培训，这种检测方法的假阴性率和假阳性率可达40%和30%。因此，寻找经济准确、快速有效的宫颈癌筛查方法就十分迫切。

2003年，在比尔及梅琳达·盖茨基金会的资助下，乔友林团队与美国卫生科技推广研究所（PATH）等合作，在宫颈癌高发的山西、江西和甘肃等地开始了HPV快速筛查技术的研发，共11 553名女性参加了该临床研究。

作为该研究成果的第一作者，乔友林教授指出，我们在山西省襄垣县和武乡县，采用三种方法对2388名30~54岁女性进行了验证对比检测，即HPV快速筛查法（careHPV）、醋酸染色后观察（VIA）法，以及杂交捕获二代技术检测（hc2）法。

结果表明，HPV快速筛查技术在识别宫颈癌以及高度病变的敏感性和特异性方面，均大大优于常规筛查方法，其敏感性为89.7%，特异性为84.2%，与发达国家普遍使用的杂交捕获二代技术的检测准确度相近，此外，筛查时间也显著缩短，第二代杂交捕获技术7个小时出结果，而快速筛查技术只需两个半小时。2008年9月22日出版的《柳叶刀·肿瘤学》（The Lancet Oncology）发表了这项研究成果，并配发评论。

据乔友林教授介绍，在技术上，careHPV比杂交捕获二代（hc2）更先进，而操作上却非常简单，无需冷链保存，可在无水无电的情况下进行，其配有一个看起来类似公文包的可携带筛查设备，设备内的平板版面，有 96 个做测试的孔，方便进行快速批量检测，一个欠发达地区的乡村卫生员，经过简短培训，很快就能有效地掌握这一技术。

在历时数年的审核过程中，careHPV 还在非洲、拉丁美洲和亚洲不同自然条件的发展中国家，以及欧洲的实验室，进行了临床测试验证。其结果与乔友林团队在中国做的临床实验结果一致。

由此，careHPV 成为首个被 WHO 认证并推荐的，用于发展中国家妇女宫颈癌筛查的产品。有业内专家表示，虽然现在预防宫颈癌的疫苗（2 价、4 价、9 价）均已在我国上市，但接种 3 针剂的价格在 1800 ~ 4000 元人民币不等，广大农村妇女很难负担，而 HPV 快速筛查是宫颈癌发病学预防，它不但为早诊早治提供了可靠的技术支撑，而且便宜，对推动发展中国家的健康公平意义重大。

另悉，careHPV 检测在中国由凯爱健康全面推广，据该公司相关负责人表示，针对发展中国家和地区的政府采购，该款检测试剂的定价约为 5 美元（约 34 元人民币），其在诸如中国许多农村或卫生资源缺乏地区应用，拥有广阔前景，截至目前，我国已有上千家医院在使用这种检测方法。

（编撰　孙艺菲）

（来源：《全球肿瘤快讯》2018 年 8 月 总第 215 期）

古方新指望　三氧化二砷与现有药物结合能抗癌

研究者发现，治疗白血病的药物三氧化二砷联合全反式维甲酸，可共同靶向一种肿瘤调节因子 Pin1，这种联合方案对三阴性乳腺癌等其他类型肿瘤可能也有疗效，这一研究发现有望为多种类型肿瘤带来新的治疗策略。[Nat Commun. 2018, 9（1）.]

砷可谓是世界上最古老的药物之一了，几个世纪以来被用于治疗从感染到肿瘤多种疾病。饮用水中特定浓度砷被证实与多种肿瘤发病相关，而其他浓度下又与乳腺癌发病率较低相关。

三氧化二砷于 1995 年获美国 FDA 批准，联合全反式维甲酸用于急性早幼粒细胞白血病，并成功使这种原本高致死性的疾病变得高度可治愈。不过这一联合方案的细胞靶点、相互作用机制及对其他类型肿瘤是否有用都还不清楚。

研究者分析，这两种药物联合作用于一种名为 Pin1 的酶，这种酶早在 20 年前就被发现了。三阴性乳腺癌细胞系和动物模型实验显示，这两种药物联用可抑制大量肿瘤相关信号通路，清除肿瘤干细胞。

研究者认为，这些研究结果提示，可将三氧化二砷加到目前三阴性乳腺癌以及其他类型肿瘤的治疗中，尤其是当患者 Pin1 阳性时。Pin1 是肿瘤相关信号通路的关键调节因子，可激活超过 40% 的肿瘤驱动蛋白，灭活超过 20% 的抑癌蛋白。Pin1 在多种肿瘤中过表达，尤其在肿瘤干细胞中过表达。

三氧化二砷通过与 Pin1 结合，对其进行抑制降解，发挥抗肿瘤作用。全反式维甲酸也可与 Pin1 结合对其进行破坏，全反式维甲酸还有一个作用就是增加细胞对三氧化二砷的摄入，增加细胞膜上可将三氧化二砷泵入胞内的蛋白表达。

Pin1 表达缺失的小鼠即便有癌基因过表达或抑癌基因失表达，也不怎么发生肿瘤，且这些动物无明显缺陷，提示靶向 Pin1 是安全的。靶向 Pin1 不仅可切断许多肿瘤发生信号通路，还可清除肿瘤干细胞，一举扫清了两大肿瘤药物耐药源头。

该研究提示，三氧化二砷联合全反式维甲酸这一治愈了急性早幼粒细胞白血病的组合，有望在其他类型肿瘤治疗中大展拳脚。不过，全反式维甲酸的半衰期较短，只有 45 分钟，可能限制其在实体瘤中的应用。开发更长半衰期的全反式维甲酸，与三氧化二砷或其他 Pin1 抑制剂联合，可能为多种肿瘤治疗提供高效无毒的治疗方案。

（编译　何婷婷　审校　薛　冬）

北京大学肿瘤医院薛冬教授述评：

研究以发现三氧化二砷联合全反式维甲酸治疗急性早幼粒细胞白血病为出发点，对其抗癌机制进行进一步研究。砷制剂联合全反式维甲酸治疗白血病是我国血液病专家借鉴中医验方应用于临床而研发的治疗方法，在临床应用近 30 年。但治疗的作用机制仍然在研究中。新的研究在基因水平为这种治疗方案提供了可能的作用机制，而且这项研究为可能将此治疗方法推广至更多种类的癌症治疗提供了依据。

（来源：《全球肿瘤快讯》2018 年 8 月 总第 214 期）

邵志敏教授团队绘制国人乳腺癌基因突变图谱

复旦大学附属肿瘤医院邵志敏教授、胡欣副教授领衔的研究团队历时 5 年，首次绘制出 PI3K/AKT 通路在中国乳腺癌人群中的基因突变谱，并对该通路基因的功能性突变进行了系统解读和鉴定，该研究工作对乳腺癌实现“精准诊疗”具有重要意义，研究成果在《自然 · 通讯》杂志发表。

研究者旨在区分 PI3K/AKT 信号通路上活跃的基因突变，区分出哪些突变会导致乳腺细胞的癌变乃至耐药。该研究对于实现乳腺癌中基因突变数据的“精准解读”，进而为后续开展药物研发、临床试验提供更多数据和证据支持，对未来进一步实施乳腺癌“精准治疗”具有重要的临床转化应用价值。

研究基于在复旦大学附属肿瘤医院接受乳腺癌手术的样本，针对 PI3K/AKT 信号通路上的 PIK3CA、PIK3R1、PTEN、AKT 等 7 个基因突变进行基因外显子组测序。经测序后发现，突变频率最高的是 PIK3CA，占比达 44%，PIK3R1 基因的突变频率为 17%，这两个基因同时存在突变的情况占到了 9%。

研究团队对比美国肿瘤和癌症基因图谱（TCGA）以及肿瘤体细胞突变目录数据库后

发现，中国乳腺癌患者中 PIK3CA 突变频率与西方数据库相当，而 PIK3R1 基因突变频率明显高于西方人群。研究团队首次绘制出中国乳腺癌人群该通路的基因突变谱，不仅展现了中国乳腺癌患者的基因突变特征，还首次公布了一批中国患者特有的新发现突变。

研究者说

邵志敏教授表示，为了进一步弄清楚 PIK3CA 和 PIK3R1 基因中哪些位置上的突变将导致乳腺细胞癌变和耐药情况产生，研究团队自主研发了一套名为 ReMB 功能性突变筛选系统，并针对两个基因的大部分突变点位进行系统化的功能性研究和鉴定。

研究发现，PIK3CA 基因中的第 39、1049、345、1043、1047 等点位发生的突变和 PIK3R1 基因中的第 160、329、560 等点位发生的突变，将导致乳腺细胞的恶性转化，以及化疗药物表柔比星和通路抑制剂 BKM120 的耐药。通过这项研究，我们能够成功地预测导致乳腺肿瘤细胞快速增殖和耐药的“坏分子”。这是一项重要的转化性研究，它对于未来实施乳腺癌的精准治疗以及新型药物研发的意义不言而喻。

该研究首次找到了参与调控肿瘤恶性转化和耐药的 PI3K/AKT 通路中，哪些基因、哪些突变位点会直接导致患者预后变差的关键因素。该通路的深入研究将为临床用药及未来针对这些靶点的药物研发提供重要的理据支持，同时也为未来推动乳腺癌的“精准诊疗”的全面实施奠定了扎实的基础。

邵志敏教授非常看好此类具有极强临床转化应用价值的研究。他强调：“好的研究一定是能有效被转化的，研究的最终目的是要能够指导临床，突破现有诊疗过程中的‘瓶颈’和难点，有效地给患者带去生存获益。”

（编译　孙菲菲）

（来源：《全球肿瘤快讯》2018 年 4 月 总第 206 期）

北大医院泌尿外科龚侃教授团队在肾癌研究领域取得新突破

近日，北京大学第一医院泌尿外科、北京大学泌尿外科研究所龚侃教授课题组在遗传性肾癌 VHL 病的研究中取得新突破，研究结果以原始论著形式发表在美国医学遗传学与基因组学学会（ACMG）官方杂志《Genetics in Medicine》（影响因子 9. 94）和加拿大医学遗传学学会官方杂志《Journal of Medical Genetics》（影响因子 5. 75），龚侃教授为两篇论文的通信作者。

VHL 病是一种常染色体显性遗传病，临床表现为肿瘤综合征，可累及肾、中枢神经系统、眼、胰腺等多个器官。龚侃课题组发表在《Journal of Medical Genetics》的文章依托北大医院遗传性肾癌研究中心开展的国际上最大规模的 VHL 病预后研究，首次明确了中国 VHL 患者中位生存期男性为 62 岁，女性为 69 岁，并证实较早的首发年龄和阳性家族史是患者预后的独立危险因素。以上研究结果为 VHL 病的遗传咨询以及筛查指南的制订提供了理论基础。

"基因型-表型"相关性是遗传性肿瘤研究的热点，然而现有的理论无法准确预测VHL患者的肿瘤发生风险及预后情况。因此，寻找更为准确、精细的基因型分类方法是临床中亟待解决的难题。课题组发表于《Genetics in Medicine》的文章不再以突变本身分组，而更关注蛋白质功能，创新性地以下游分子HIF-α结合位点分组，发现非HIF-α结合位点错义突变的患者预后明显优于携带其他突变的患者，且具有更高的嗜铬细胞瘤发生风险。基于此，龚侃教授团队提出了新的"基因型-表型"相关性理论，为VHL患者的个体化筛查和诊治策略的制订提供了参考，同时为VHL病相关肿瘤发病机制研究提供了新的思路。

龚侃课题组长期致力于泌尿系肿瘤的转化医学研究，在相关领域填补国内多项空白。在肾癌研究方面，建立了亚洲最大的VHL病数据库，组建了北大医院遗传性肾癌研究中心，并被国际VHL联盟官方认证为中国唯一的"国际遗传性肾癌诊疗中心"，同期认证的还有麻省总医院、梅奥诊所等国际知名的肿瘤研究中心。该课题组的肾癌系列研究成果相继在肿瘤学顶级杂志《Cancer Research》（影响因子9.13）和遗传学权威杂志《Genetics in Medicine》《Journal of Medical Genetics》发表，获得国内外同行的一致认可，为肾癌的发病机制研究提供了新的方向，为我国肾癌诊治指南的制订提供了重要的科学依据。

（北大医院）

（来源：北京大学医学部新闻网，发布日期：2018-07-05）

邢国刚教授研究团队在癌痛研究方面取得重要进展

原发性和转移性癌症常伴剧烈疼痛，严重影响患者的生活质量，但是癌痛的发生机制尚不清楚。2018年10月16日，北京大学基础医学院邢国刚教授团队在《Science Signaling》杂志上以封面文章发表了题为"Decreased abundance of TRESK two-pore domain potassium channels in sensory neurons underlies the pain associated with bone metastasis"的研究论文，对于癌痛的产生机制取得了新的研究进展。该研究发现，在肿瘤的生长过程中，癌症细胞可以分泌一种血管内皮生长因子（vascular endothelial growth factor，VEGF），除了促进肿瘤血管新生和维持肿瘤生长外，还与癌痛，尤其是肿瘤转移所引起的骨癌痛相关。在大鼠乳腺癌细胞诱发的骨转移癌痛模型，VEGF可以通过激活calcineurin-NFAT负反馈调节通路，抑制背根节（DRG）初级感觉神经元中双孔钾离子通道TRESK的表达和功能，从而增加DRG神经元的兴奋性，引起骨癌大鼠的外周敏化和癌痛发生。阻止这一通路可以抑制TRESK的功能性下调并减轻骨癌痛。以上发现对于揭示癌痛的发生机制提供了一种新的靶向目标。

对于这项工作的研究价值，《Science Signaling》杂志将这篇文章指定为"Highlighted

Article”，并同期配发了对这一发现的专题评论文章，详细介绍了 VEGF 信号通路在肿瘤生长和疼痛发生中的重要作用（Ferrarelli LK. New connections：VEGF beyond the vasculature. Sci Signal，16 Oct 2018，Vol. 11，Issue 552，eaav7125）。

更加可喜的是，2018 年 10 月 19 日，《Science》（科学）杂志也在“This Week in Science”专栏中对这一研究做了快讯报道（Channeling metastasis pain with VEGF. Science，19 Oct 2018，Vol. 362，Issue 6412，pp. 300）。

研究生杨悦、李松、金滋润、景虹波为该论文的共同第一作者，北京大学基础医学院为第一责任通信单位。该项研究在科技部 973 项目、国家自然科学基金的资助下完成。

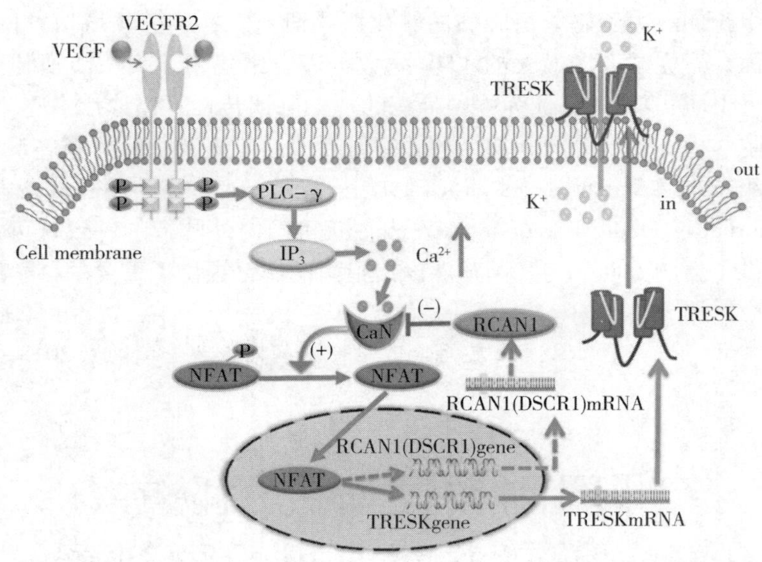

图示 VEGF/calcineurin-NFAT/TRESK 信号通路在骨癌痛发展中的作用

（北京大学基础医学院）

（来源：北京大学医学部新闻网，发布日期：2018－11－02）

2019 年肿瘤研究最值得期待的五点

2018 年是肿瘤研究的重要一年，在多种肿瘤诊断和治疗及肿瘤生存者健康方面均取得巨大进展，2019 年肿瘤研究有哪些值得期待？有研究者对此进行了预测。（自 Forbes 网站）

（一）免疫疗法

免疫疗法已在多种类型肿瘤的治疗方面获得批准，包括 CAR-T 细胞疗法、免疫检查点抑制剂以及正在开发中的肿瘤浸润淋巴细胞（TILs）治疗。TILs 成功地在 1 例转移性乳腺癌患者体内清除了所有肿瘤，这是2018年的研究突破之一，但目前为止，TILs还未在更大规模的临床试验中得到证实。

在全球范围内注册使用免疫疗法进行疾病治疗的有2500多项临床试验，但随着疗法的使用越来越多，一些悬而未决的问题的重要性更加凸显。免疫检查点抑制剂药物（PD-1/PD-L1和CTLA-4单抗）一个特别重要的问题是，为何有些患者有效，有些患者无应答，研究者们致力于寻找这一问题的解决方案，希望2019年有更多研究关注这一问题。

（二）液态活检

液态活检行业在2018年爆发，到2022年，这个市场的年价值预计将超20亿美元。有望通过液态活检达到比现在更早期、更便宜、更准确地诊断肿瘤。研究表明，甚至可以利用这些测试来监测肿瘤对肿瘤治疗的反应及预测肿瘤复发。

2018年，市场上最顶尖的两种液态活检试验的有效性受到质疑，有研究人员表示，对于相同的患者样本，两种检测给出的检测结果不同。

液态活检无疑具有巨大潜力，但目前，对于研究者、患者和肿瘤科医生来说，这一领域稍显混乱。美国临床肿瘤学协会（ASCO）在2018年3月发表的声明的结论是，对于多数液态活检检查，目前没有足够的证据建议将其用于肿瘤的诊断或监测。希望2019年能更清楚这些检测是否适合肿瘤患者的诊断和护理。

（三）肿瘤治疗不良反应

肿瘤生存者数量在不断增多，针对这一人群的治疗相关不良反应方面的研究探讨意义重大。有研究表明，患有早期乳腺癌的患者可在不影响生存的情况下减少放疗。斯坦福大学的研究者对化疗脑产生的原因进行了探讨，化疗脑是肿瘤生存者中最常见的不良反应之一，研究提示其是可治疗的。

（四）肿瘤与微生物

肠道微生物也是2018年医学界讨论最多的话题之一。多项研究表明，肠道菌群可影响肿瘤治疗的疗效，针对肠道菌群的干预对抗肿瘤治疗或有助益。

有研究表明，微生物组可影响化疗药物疗效，某些情况下会导致药物毒性分解产物的产生。有研究显示微生物群中一种常见细菌可影响免疫系统，促进多发性骨髓瘤的进展，药物靶向这些细菌可阻止或减缓疾病进展。

（五）类器官

由患者组织样本制成的微小的实验室生长器官，可让研究人员在决定给患者注射哪种药物前，先进行药物测试，从而改善肿瘤的治疗。几家制药和生物技术公司也制定了计划，将这些技术商业化用于对患者的药物筛选。

但类器官并非测试新药的完美方法，从某些肿瘤类型（如结直肠癌）中制造这种类器官比较容易，但其他肿瘤（如脑瘤）则非常困难。实验室中生长的类器官没有血液供应，也没有与其他可能影响患者对抗肿瘤药物反应的身体系统相连。研究者们一直在对类器官进行新尝试，期望看到类器官在肿瘤个体化医疗及肿瘤实验室研究突破方面发挥越来越大的作用。

（编译　丁荣熙）

（来源：《全球肿瘤快讯》2019年1月 总第224～225期）

国人研究发现酸奶降低患癌风险

四川大学华西基础医学与法医学院邓振华等，分析了 190 余万人的研究数据，发现发酵乳制品（奶酪、酸奶等）与总体患癌风险降低 14% 有关，酸奶与患癌风险降低的相关性最显著，高达 19%，吃酸奶人群的膀胱癌、结直肠癌和食管癌风险降低最显著。（Int J Cancer. 2018 年 10 月 29 日在线版.）

益生菌已在食品和乳制品中安全使用了百余年。近年来，随着肠道微生物研究的热门，人们越来越关注益生菌用于预防、减轻或治疗特定疾病的作用。虽然大量研究表明，益生菌尤其是乳酸杆菌和双歧杆菌可为人体提供广泛的益处，包括减少病理改变、刺激黏膜免疫、调节炎症反应和增强免疫力等，也已经有大量研究探讨了发酵乳制品与肿瘤发生风险的关系，不过学界并未就发酵乳制品与肿瘤发生关系得出一致的结论。

研究者认为，单个孤立的研究可能不足以从整体上分析发酵乳制品对肿瘤发生的影响，系统地分析目前所有研究数据，对分析发酵乳制品与肿瘤发病风险的关系是非常重要的。

研究者在 PubMed、Embase 和 CNKI 数据库中检索了 1980～2018 年发表的乳制品摄入与肿瘤风险关系的所有文献报道。最终纳入 61 项符合要求的研究，共 196 万余名受试者和 38 358 例肿瘤病例。其中 19 项为前瞻性队列研究，包括 190 万名受试者和 24 229 例肿瘤病例。

分析结果显示，从总体上来看，肿瘤发病风险的降低与发酵乳制品的摄入有相关性，吃发酵乳制品的人群患癌风险降低 14%。其中吃酸奶与肿瘤发病风险降低的相关性更大，降低 19%。

亚组风险显示，吃发酵乳制品对肿瘤发病率降低的影响最显著的是食管癌（降低 36%）、肠癌（12%）和膀胱癌（21%）。

研究者也发现，发酵乳制品摄入与前列腺癌（增加 17%）和肾癌（增加 31%）风险增加相关。酸奶摄入与卵巢癌风险增加（增加 25%）相关。这种风险增加背后的原因，可能需要进一步的研究探索。

这项荟萃分析表明，从总体上看，发酵乳制品的摄入与肿瘤发病率降低相关，其中酸奶的相关性更强。

（编译　于广泽）

（来源：《全球肿瘤快讯》2018 年 12 月 总第 221 期）

❖国际肿瘤大会上的中国声音❖

AACR 年会热点研究撷萃 吴一龙教授口头报告 CheckMate-078 研究

美国癌症研究协会（AACR）成立于1907年，是世界上创立最早、规模最大的专注肿瘤研究的科学组织，目前拥有超过39 000名会员。AACR年会是世界上规模最大的肿瘤领域学术盛会之一，每年都会吸引全球60多个国家2万余名肿瘤领域专业人士出席会议。

会上，广东省人民医院吴一龙教授报告了CheckMate-078研究结果，这是中国专家第一次在AACR会议上进行口头报告。该研究中，中国患者占到九成，在铂类化疗失败的晚期肺癌患者中，对比了纳武单抗（Nivolumab）与标准化疗药物多西他赛的疗效差异。

结果显示，在研究的各主要评价指标上，Nivolumab都完胜化疗方案。与化疗组相比，Nivolumab将患者中位总生存期从9.6个月延长到12个月，死亡风险相对降低32%，部分患者生存期超过18个月。

Nivolumab组客观缓解率显著高于标准治疗组（17% *vs* 4%），中位持续缓解时间化疗组仅为5.3个月，Nivolumab组尚未达到，疾病进展风险降低23%。Nivolumab耐受性优于化疗，治疗相关3/4级不良反应发生率较低（10% *vs* 47%），肺腺癌和其他类型非小细胞患者中，Nivolumab治疗有一致获益。

研究者说

吴一龙教授指出，CheckMate-078研究是第一项针对东亚人群特别以中国人为主的免疫检查点抑制剂研究。针对国人特点，第一次将EGFR突变阳性和ALK融合基因阳性患者排除在外。这对于整个东亚地区意义重大。40%的东亚肺癌患者驱动基因阳性，免疫检查点抑制剂在此类患者二线治疗中疗效欠佳。第一次在二线治疗中前瞻性地将PD-L1表达作为分层因素，可保证组间平衡。研究中50%的患者为PD-L1阳性，两组间无偏倚出现。既往所有前瞻性Ⅲ期临床研究都将PD-L1表达作回顾性分析。该研究结果显示鳞癌患者的疗效较好，中位OS达到12个月，提示鳞癌可能是免疫治疗的优势人群。同时也观察到非鳞癌患者的获益与全球研究一致。中国患者中吸烟多及性别与组织学类型有关，吸烟患者中腺癌较少。鳞癌中可能存在PD-L1高表达、高肿瘤突变负荷（TMB）。

CheckMate-078研究与CheckMate-017、CheckMate-057研究的结果非常一致，免疫检查点抑制剂完胜化疗，未来国人二线治疗完全有可能做到无化疗（chemo-free），无化疗未来很可能成为标准治疗。随着该研究结果公布，Nivolumab很可能今年第三季度在我国获批上市，二线治疗有可能可以推荐免疫检查点抑制剂治疗，化疗退居三四线。

（编译　张　蓉）

（来源：《全球肿瘤快讯》2018年4月 总第207期）

【编者按】 一年一度的欧洲肿瘤内科学会（ESMO）年会在德国慕尼黑举行，作为欧洲最大的临床肿瘤学术会议，ESMO 每年吸引 2 万多肿瘤领域同道参会，很多重要研究首次在会上公布，值得关注。

欧洲肿瘤内科学会上的中国声音

ALESIA 研究 Alectinib 一线治疗 ALK 阳性肺癌显著降低疾病进展风险

同济大学附属上海市肺科医院周彩存教授在会上报告了靶向抗癌药 Alectinib（Alecensa，艾乐替尼）治疗亚洲肺癌患者的Ⅲ期临床研究 ALESIA（NCT02838420）结果。研究数据支持 Alectinib 作为标准用药，一线治疗新诊断的间变性淋巴瘤激酶（ALK）阳性晚期或转移性非小细胞肺癌（NSCLC）患者。

该研究是一项多中心、开放标签、随机研究，在 3 个亚洲国家 21 个医疗中心入组 187 例初治 ALK（+）晚期或转移性 NSCLC 患者，评估了 Alectinib 相对于靶向抗癌药克唑替尼（Xalkori）用于一线治疗的疗效和安全性，以及 Alectinib 的药代动力学。

结果显示，与克唑替尼相比，Alectinib 使疾病进展或死亡风险显著降低 78%（HR = 0.22，95% CI：0.13 ~ 0.38）。研究者评估的 Alectinib 治疗组中位 PFS 尚未达到，克唑替尼组中位 PFS 为 11.1 个月。

虽然两组的中位 OS 尚未达到，但研究结果已证明，在亚洲晚期 ALK 阳性 NSCLC 患者中，无论有无 CNS 转移，Alectinib 治疗患者预后均优于克唑替尼。与克唑替尼相比，Alectinib 使 CNS 疾病进展风险显著降低 86%（HR = 0.14，95% CI：0.06 ~ 0.30）。

ALESIA 是一项桥接研究，旨在显示与Ⅲ期 ALEX 研究结果的一致性，而不是证明 Alectinib 相对于克唑替尼的优效性，研究数据进一步支持 Alectinib 用于 ALK 阳性 NSCLC 患者的治疗。ALESIA 研究是 Alectinib 一线治疗 ALK 阳性肺癌疗效显著优于克唑替尼的第三项Ⅲ期临床研究。

有评论专家指出，ALEX、J-ALEX 和 ALESIA 三项研究在剂量、人群和分层方面有差异，但结果类似，均证实了 Alectinib 可带来无进展生存改善，ALEX 研究和 ALESIA 研究证实了 Alectinib 的中枢神经系统功效。

Alectinib 是一种靶向 ALK 的新型小分子酪氨酸激酶抑制剂，迄今已在包括中国在内的全球 65 个国家获批，用于 ALK 阳性晚期 NSCLC 的一线治疗。多数 ALK 阳性 NSCLC 患者在接受当前标准治疗药物克唑替尼治疗一年内产生耐药性，约 60% 发生中枢神经系统转移。研究显示，Alectinib 能透过血脑屏障，在 CNS 中保持活性，因此针对脑转移瘤也有疗效。

（编译　王　楠）

HDAC 抑制剂治疗晚期激素受体阳性乳腺癌研究

会上，解放军第 307 医院江泽飞教授报告了组蛋白脱乙酰化酶（HDAC）抑制剂治疗晚期激素受体阳性乳腺癌的Ⅲ期研究。（摘要号 283O_ PR）

内分泌治疗是激素受体阳性乳腺癌治疗的根本。然而，内分泌治疗耐药非常普遍，进而导致疾病进展或复发。HDAC 抑制剂作为一种表观遗传疗法，可在不改变 DNA 序列的情况下控制基因的表达与否。尽管有研究已经证实 HDAC 抑制剂可以逆转内分泌治疗耐药，但迄今为止尚无随机研究证实 HDAC 抑制剂治疗晚期乳腺癌优于现有内分泌治疗。

此项Ⅲ期研究探讨我国研发的 HDAC 抑制剂西达本胺治疗晚期激素受体阳性乳腺癌的疗效。研究从我国 22 个中心招募了 365 例绝经后激素受体阳性 HER-2 阴性晚期乳腺癌患者。患者接受内分泌治疗［他莫昔芬和（或）非甾体类芳香化酶抑制剂］后疾病进展，按 2∶1 比例随机分组，分别接受西达本胺（30mg biw）联合依西美坦（25mg qd）或安慰剂联合依西美坦治疗。

结果显示，西达本胺联合依西美坦组中位 PFS 为 7.4 个月，而安慰剂联合依西美坦组为 3.8 个月（HR = 0.755，95% CI：0.582 ~ 0.978，P = 0.0336）。

江教授指出，这是Ⅲ期研究的第一阶段，旨在证实 HDAC 抑制剂联合内分泌阻滞剂与单独的内分泌阻滞剂相比，可以改善晚期激素受体阳性乳腺癌患者的无进展生存。

发生严重不良事件的患者在西达本胺组及安慰剂组中分别为 51 例（20.9%）和 7 例（5.8%）。这些事件包括中性粒细胞减少（50.8% *vs* 2.5%）、血小板减少（27.5% *vs* 2.5%）和白细胞减少（18.8% *vs* 2.5%）。没有人死于西达本胺的治疗。

有评论专家指出，这是第一项使用 HDAC 抑制剂在晚期乳腺癌中取得阳性结果的随机Ⅲ期研究。这表明该类型药物对于这些患者是有希望的，因为到目前唯一的阳性结果是针对早期乳腺癌的研究。这些研究发现应该会促使对晚期乳腺癌患者的 HDAC 抑制剂治疗开展更多的研究。

（编译　陈　鹏　审校　王永胜）

JS001 治疗神经内分泌肿瘤ⅠB 期研究

北京大学肿瘤医院沈琳教授团队在会上报告了神经内分泌肿瘤免疫疗法的ⅠB 期研究，该研究提示，PD-1 抗体 JS001 在经治进展期神经内分泌肿瘤患者中有明确的抗肿瘤活性和可控的安全性，肿瘤原发部位或为治疗有效性的影响因素，PD-L1 阳性患者似接受 JS001 治疗更有效。JS001 疗效值得进一步研究探讨。

目前对复发/转移神经内分泌肿瘤的治疗选择较为有限，现有药物有效率较低。JS001 是一种 PD-1 单克隆抗体，可有效阻断 PD-1 与 PD-L1/PD-L2 的相互作用。目前已有近 20 项针对 JS001 的临床研究在临床试验网站注册。今年的学术会议上陆续有 JS001 治疗黑色素瘤、鼻咽癌、食管癌、胃癌等肿瘤的研究公布，显示出良好的疗效。

该研究探讨了 JS001 在神经内分泌肿瘤的疗效，该研究为非随机开放ⅠB 期研究，纳入标准治疗失败的进展期无功能性神经内分泌肿瘤患者，给予 JS001 治疗（3mg/kg，2w）。共入组 35 例患者，30 例接受了 PD-L1 检测，16 例接受了微卫星不稳定性检测。

结果显示，影像学 RECIST 标准评估的 PD-L1 阳性患者的客观缓解率为 50.0%，疾病控制率为 50%，PD-L1 阴性患者分别为 10.0% 和 30.0%。免疫治疗相关评价标准 irRECIST 标准评估，PD-L1 阳性患者 ORR 和 DCR 为 60.0%，阴性患者分别为 15.0% 和 35.0%。

安全性数据显示，JS001 耐受性良好，大部分药物相关不良反应可控，无患者因不良反应退出或中断、减少用药。

（编译　王　娜）

JS001 治疗鼻咽癌Ⅱ期研究

中山大学附属肿瘤医院徐瑞华教授团队的 JS001 鼻咽癌Ⅱ期研究也在会上进行了公布。

标准治疗后肿瘤发生进展的转移性鼻咽癌患者，目前缺乏有效的治疗选择。有研究显示，鼻咽癌患者有 PD-L1 高表达且肿瘤浸润淋巴结，提示免疫疗法治疗鼻咽癌极具潜力。

JS001 是一种重组人源性抗 PD-1 IgG4 抗体，可选择性阻断 PD-1 与其配体 PD-L1 和 PD-L2 的相互作用，促进抗原特异性 T 细胞活化。Ⅱ期研究旨在探讨 JS001 治疗鼻咽癌的疗效和安全性。

研究纳入难治、转移性鼻咽癌患者，给予 JS001（3mg/kg，2 周一周期）治疗直至肿瘤进展或出现不可耐受毒性反应。

2016 年 12 月 ~2018 年 5 月，共 139 例患者纳入研究，中位年龄 46 岁，84% 为男性。截至 2017 年 11 月，84% 的患者发生治疗相关不良反应，多为 1 ~ 2 级，包括发热（18.2%）、甲状腺功能减退症（18.2%）、蛋白尿（10.9%）、疲劳（9.1%）、总胆红素增加（9.1%）、白细胞减少（9.1%）和贫血（7.3%）。14.5% 的患者出现 3 级及以上的不良事件。

52 例可评估患者中，16 例患者疾病部分缓解（PR），客观缓解率（ORR）达 30.8%；16 例患者未发生进展，疾病控制率（DCR）达 61.5%。其中，PD-L1 阳性患者 ORR 达 38.5%，DCR 达 65.4%。疾病缓解患者血清 EBV.DNA 复制速率降低 47 倍。

该研究提示，PD-1 单抗 JS001 在经治鼻咽癌患者中显示显著临床疗效和可控的安全性，血浆 EBV DNA 拷贝数或可作为接受免疫治疗鼻咽癌患者预后标志物。

（编译　华景和）

（来源：《全球肿瘤快讯》2018 年 11 月 总第 219 期）

2019 年美国临床肿瘤学会胃肠道肿瘤研讨会

开年学术会议美国临床肿瘤学会胃肠道肿瘤研讨会（ASCO GI）于当地时间 1 月 17 日 ~19 日在美国旧金山召开，为期 3 天的会议聚焦胃肠道肿瘤领域最新的研究成果，有诸多热点研究值得关注。

KEYNOTE-181 研究——帕博利珠单抗食管癌研究引关注

会上报告的 KEYNOTE-181 研究表明，帕博利珠单抗（pembrolizumab）二线治疗可显著改善 PD-L1 CPS≥10% 的晚期食管癌患者的 OS，且安全性更好。

我国是食管癌高发国家，食管癌新发和死亡病例占全球一半以上。晚期食管癌缺乏有效的治疗手段，患者预后较差，免疫治疗有望为晚期食管癌带来新的希望。

KEYNOTE-028 研究首次证实了帕博利珠单抗治疗晚期食管癌的疗效和安全性。Ⅱ期临床研究 KEYNOTE-180 进一步证实了帕博利珠单抗三线及以上治疗晚期食管癌的持续疗效及可控的不良反应。

KEYNOTE-181 研究在更大样本量的患者中，确立了帕博利珠单抗治疗晚期食管癌的地位：与标准化疗相比，帕博利珠单抗单药二线治疗 PD-L1 阳性（CPS≥10%）的晚期/转移性食管癌或食管胃结合部腺癌患者，可显著延长患者的总生存期。

该研究旨在在晚期或转移性食管鳞癌或腺癌/SiewertⅠ型食管胃结合部腺癌患者的二线治疗中，头对头比较帕博利珠单抗与研究者选择的化疗的疗效。研究共入组 628 例患者，按 1∶1 的比例随机分配接受帕博利珠单抗 200mg、每 3 周 1 次，连续治疗 2 年，或研究者选择的化疗（包括紫杉醇、多西他赛或伊立替康）。其中鳞癌 401 例，PD-L1 阳性（CPS≥10）的患者 222 例。主要研究终点为鳞癌患者、PD-L1 阳性（CPS≥10）患者和意向性治疗（ITT）人群的 OS。次要终点为 PFS、OS 和安全性。

数据显示，帕博利珠单抗表现出了相当显著的疗效。OS 方面，在 PD-L1 阳性的患者中，帕博利珠单抗组显著优于化疗组，中位 OS 达到 9.3 个月，而化疗组仅为 6.7 个月，死亡风险降低 31%，差异达到统计学意义（HR = 0.69，95% CI：0.52 ~ 0.93，P = 0.0074）；18 个月的 OS 率也更优，为 26%，化疗组为 11%。

在食管鳞癌患者中，帕博利珠单抗组的 OS 也有临床意义上的改善，达到 8.2 个月，化疗组为 7.1 个月（HR = 0.78，95% CI：0.63 ~ 0.96，P = 0.0095）；18 个月的 OS 率两组分别为 23% 和 12%。在 ITT 人群中，帕博利珠单抗组的 OS 较化疗组虽然无统计学差异（中位 OS 分别为 7.1 个月和 7.1 个月；HR = 0.89，95% CI：0.75 ~ 1.05，P = 0.0560），但有临床获益的趋势，18 个月的 OS 率分别为 18% 和 10%。

ORR 方面，帕博利珠单抗组也显著优于化疗组。在 PD-L1 阳性的患者中，帕博利珠单抗组与化疗组的 ORR 分别为 21.5% 和 6.1%；食管鳞癌患者中，两组分别为 16.7% 和 7.4%；在 ITT 人群中，两组分别为 13.1% 和 6.7%。PD-L1 阳性的患者中位持续缓解时间（DOR）帕博利珠单抗组显著长于化疗组（9.3 个月 *vs* 7.7 个月），但在食管鳞癌和 ITT 人群中，帕博利珠单抗组中位 DOR 短于化疗组，但考虑到化疗组缓解人数较少，DOR 的差异需在之后的研究进一步确认。

安全性方面，帕博利珠单抗组相比于化疗组，任意级别（64% *vs* 86%）或 3～5 级不良事件（18% *vs* 41%）的发生率更低。帕博利珠单抗组与之前的研究相比，未发现新的不良事件。

KEYNOTE-181 研究达到了主要的 OS 研究终点，这是 PD-1 单抗首次在食管癌免疫治疗中证实生存获益，验证了帕博利珠单抗在 PD-L1 阳性晚期食管癌患者中的疗效，且安全性良好，支持该药做为 PD-L1 阳性转移性食管癌的新的二线标准治疗。

免疫治疗在晚期食管癌患者中取得了有前景的研究进展，开启了晚期食管癌免疫治疗新时代。目前已有多项免疫治疗联合其他治疗用于晚期食管癌的研究正在进行中，如评价帕博利珠单抗联合化疗一线治疗的 KEYNOTE-590，帕博利珠单抗联合放疗的Ⅰ期研究 NCT02642809 以及Ⅱ期研究 NCT02830594、帕博利珠单抗联合曲妥珠单抗或西妥昔单抗的研究、纳武利尤单抗联合伊匹单抗的研究，结果值得期待。

（编译　张　楠）

（来源：《全球肿瘤快讯》2019 年 1 月 总第 224～225 期）

相关报道

2019 ASCO-GI 现场速递——食管癌篇 KEYNOTE-181 报道内容

（一）研究概述

KEYNOTE-181 是一项全球多中心、随机、对照、开放的Ⅲ期临床研究，旨在评估 pembrolizumab（帕博利珠单抗）二线治疗晚期或转移性食管或食管胃交界癌的疗效和安全性。入组人群为晚期或转移性食管腺癌或鳞状细胞癌，或胃食管连接部 Siewert Ⅰ型腺癌患者。这些患者在一线标准疗法后疾病进展，按照 1∶1 的比例随机接受 pembrolizumab 单药治疗（200mg，q3w）或单药化疗（包括多西他赛、紫杉醇或伊立替康）。随机分层因素为病理类型和地域。

1. 主要研究终点

主要研究终点为鳞癌、PD-L1 CPS≥10% 及 ITT 群体的总生存期（OS）；次要终点包括无进展生存期（PFS）、客观缓解率（ORR）和安全性/耐受性。

2. 研究结果

最终共入组 628 名晚期或转移性食管腺癌或鳞状细胞癌，或胃食管连接部 Siewert Ⅰ型腺癌患者。在 222 名 PD-L1 CPS≥10 的患者中，pembrolizumab 组的中位 OS 为 9.3 个月，而单药化疗组的中位 OS 仅为 6.7 个月，pembrolizumab 明显降低了这部分患者 31% 的死亡风险（HR = 0.69，95% CI：0.52 ~ 0.93，P = 0.0074），达到了主要研究终点之一。

在 401 名鳞癌患者中，pembrolizumab 组的中位 OS 为 8.2 个月，而单药化疗组的中位 OS 仅为 7.1 个月，尽管患者的生存期得到明显改善（HR = 0.78，95% CI：0.63 ~ 0.96，P = 0.0095），但因统计学未能达到预期的目标，并未达到该研究终点。

在所有 ITT 人群中，pembrolizumab 与化疗比，并未能改善患者的生存（7.1 个月 *vs* 7.1 个月；HR = 0.89，95% CI：0.75 ~ 1.05，P = 0.0560）。

安全性方面，pembrolizumab 组的全部药物相关不良事件（64.3% *vs* 86.1%）及 3 ~ 5 级不良事件（18.2% *vs* 40.9%）均明显少于单药化疗组，显示出了良好的安全优势。每组中各有 5 例与治疗相关的死亡。

（二）KEYNOTE-181 带来的启示

众所周知，我国是食管癌发病大国，90% 左右为鳞癌，根据 WHO 实时数据，我国食管癌患病率和死亡率都排在全球第五位，新发患者和死亡患者都占全球的 55% 左右。70% 左右的食管鳞癌患者首诊即为晚期，丧失手术根治机会。近 20 年来，晚期食管鳞癌的治疗无明显进步，无标准的二线治疗方案，中位生存时间仍约 10 个月左右。

KEYNOTE-181 研究的结果证实，在 PD-L1 CPS≥10 的晚期食管癌患者中，与化疗对比，二线 pembrolizumab 单药可以明显改善患者的生存，且耐受性良好，这必将改变目前的临床治疗实践。但鉴于食管鳞癌的高度异质性和地域差异，笔者认为针对我国晚期食管鳞癌患者，我们在实施二线治疗时应慎重解读。

1. KEYNOTE-181 研究的深入分析

（1）本研究入组患者同时包括食管鳞癌及腺癌（包括胃食管结合部腺癌），但这两个类型肿瘤有着截然不同的发病机制、分子分型、生物学行为及预后等特点。所以该研究结果对我国食管鳞癌治疗的指导意义有局限性，需要更有针对性的研究来确证。

（2）另外，在鳞癌患者人群和总体 ITT 人群中，permbrolizumab 组的疗效优于化疗组，但是中位有效持续时间却短于化疗组，尚需后续具体的数据来解释这一现象。

（3）还有一些问题需要进一步明确：如鳞癌患者中 PD-L1 的具体表达情况和疗效等；两组中 pembrolizumab 和化疗的具体暴露剂量等；不同亚组中 ECOG 评分，亚洲人群和欧美人群的具体疗效及 PD-L1 等的表达等。这些数据将会对后续的临床实践和应用产生一定的影响。期待后续详细结果的发表和展示。

2. 晚期食管鳞癌的二线治疗选择

（1）化疗：目前晚期食管鳞癌尚无标准的二线治疗方案。在我国，肿瘤科医生们常应用紫杉类药物联合顺铂一线治疗食管癌，所以在二线化疗时，应用和报道较多的是伊立替康为基础的化疗。KEYNOTE-181 研究显示，二线化疗的有效率为 6.7%，北京大学肿瘤医院消化内科的数据显示，二线伊立替康为基础化疗的有效率为 12.8%，其他报道也仅为 3.8% ~ 15.4%。所以笔者认为，在越来越多食管癌患者接受二线治疗的今天，单纯化疗远远不能满足目前的临床需求。

（2）免疫治疗：虽然该研究在鳞癌人群中未达到主要研究终点，但是在 401 名鳞癌患者中，免疫治疗与化疗相比，明显延长了患者的生存期（8.2 个月 *vs* 7.1 个月，HR = 0.78，95% CI：0.63 ~ 0.96，*P* = 0.0095）。而且另一个关于食管癌的二线研究（ATTRACTION-3，NCT02569242）近日也宣布，与化疗相比，Nivolumab 治疗组的总生存期（OS）实现了统计学意义的显著延长，达到了研究的主要终点。这些均提示免疫治疗在食管鳞癌中的作用和巨大潜力，食管鳞癌的二线治疗已经进入了免疫治疗的时代。

3. *是否所有的食管鳞癌患者均应接受免疫治疗?*

该研究发现，pembrolizumab 在所有食管癌患者中的有效率为 13.1%（41/314），在食管鳞癌患者中为 16.7%（33/198）。这与既往报道类似，食管鳞癌中单药 PD1 单抗的有效率在 10% ~17%。这些均提示，仅有少部分患者可以免疫治疗中获益，所以预测标志物的选择至关重要。

（1）PD-L1 的表达：该研究发现，在 PD-L1 CPS≥10 的患者中，pembrolizumab 与化疗比显示了的明显生存优势，近期有效率达 21.5%。但会议中并未透露 pembrolizumab 在 PD-L1 CPS < 10 患者中的详细疗效，也未展示其在食管鳞癌中 PD-L1 表达和疗效的相关数据。近日 ATTRACTION-3 研究发现，Nivolumab 的疗效和 PD-L1 的表达无关。而且也有很多研究发现，在 PD-L1（ - ）的食管鳞癌中，也有少部分患者能从 PD-1 单抗中获益（有效率 5% ~10%），达到长期生存。所以，应用 PD-L1 CPS≥10 作为食管鳞癌免疫治疗的标志物尚存争议，需要进一步前瞻性研究来验证。

（2）肿瘤突变负荷（TMB）：既往小样本的研究发现，高 TMB 与 PD1 单抗疗效相关，但是后续很多研究发现食管鳞癌的总体 TMB 数值较低，且 PD-L1 高表达患者的 TMB 的数值较低，所以 TMB 作为食管鳞癌免疫治疗的标志物尚需很长的路要走。

（3）MMR/MSI 状态：目前尚无大样本量Ⅳ期食管鳞癌中 MSI 状态的报道，但根据文献报道和北京大学肿瘤医院近 300 例晚期食管鳞癌的检测发现，仅有 1 例患者为 dMMR，提示 MMR/MSI 状态作为食管鳞癌免疫治疗标志物的意义有限。

其他，如免疫相关基因表达、肿瘤浸润淋巴细胞和肠道微生物等研究均需进一步验证。笔者认为，食管鳞癌与其他肿瘤比有其特殊的免疫微环境，未来标志物的探索必须以深入了解食管鳞癌免疫逃逸和免疫编辑的机制为前提，而立体、多方位和动态监测免疫治疗中标志物的变化是必由之路。

总之，KEYNOTE-181 是本次 ASCO-GI 会议食管癌治疗中最大的亮点，其研究结果证实了免疫治疗在晚期食管鳞癌二线治疗中的作用。后续很多针对我国食管鳞癌人群，二线免疫治疗的研究将会陆续面世，这些结果必将改变目前的临床实践。未来食管鳞癌二线治疗，除了筛选出有效人群外，还需进行正确的联合治疗，比如联合化疗，靶向治疗和免疫治疗等。另外，新的免疫治疗，如 TGF-ß 抑制剂，STING 激动剂，NKG2A 抑制剂，双靶点抑制剂（PDL1 + TGF-ß 等）等也将给晚期食管鳞癌患者的治疗带来了更多和更新的希望。

参 考 文 献

[1] Kojima T, et al. Pembrolizumab versus chemotherapy as second-line therapy for advanced esophageal cancer: Phase Ⅲ KEYNOTE-181 study. 2019 Gastrointestinal Cancers Symposium. Abstract #:

[2] Burkart C, et al. A phase Ⅱ trial of weekly irinotecan in cisplatin-refractory esophageal cancer. Anticancer Res, 2007, 27 (4C): 2845 - 2848.

[3] Doi T, et al. Safety and Antitumor Activity of the Anti-Programmed Death-1 Antibody Pembrolizumab in Patients With Advanced Esophageal Carcinoma. J Clin Oncol, 2018 Jan 1, 36 (1): 61 - 67.

[4] Salem ME, et al. Landscape of Tumor Mutation Load, Mismatch Repair Deficiency, and PD-L1 Expression in a Large Patient Cohort of Gastrointestinal Cancers. Mol Cancer Res, 2018 May, 16 (5): 805 - 812.

[5] Ramanjulu JM, et al. Design of amidobenzimidazole STING receptor agonists with systemic activity. Nature, 2018 Dec, 564 (7736): 439 - 443.

鲁智豪教授简介

鲁智豪，北京大学肿瘤学博士，美国 Johns Hopkins 医院肿瘤学博士后，北京大学肿瘤医院消化肿瘤内科副主任医师、副教授、研究生导师。《肿瘤综合治疗电子杂志》编辑部主任；“CSCO” 35 under 35—最具潜力青年肿瘤医生；中国抗癌协会营养与支持治疗委员会青年委员、秘书；中国抗癌协会食管癌专业委员会青年委员；中国抗癌协会药物临床研究专委会委员。主要从事消化道恶性肿瘤的药物治疗和综合治疗，包括晚期食管癌、胃癌、结直肠癌、胰腺癌和神经内分泌肿瘤等的化疗、分子靶向治疗和免疫治疗等。

（原创：JMCM 肿瘤综合治疗电子杂志）

FNF-004 研究晚期胃癌三药 POF 方案对比两药方案研究

ASCO GI 会上，福建省肿瘤医院林榕波教授报告了多中心随机Ⅱ期研究 FNF-004 研究结果。研究显示，用于晚期胃癌一线治疗，三药方案（POF 方案，紫杉醇 + 奥沙利铂 + 5-FU）较传统的 FOLFOX 两药方案确可延长患者生存时间，且未明显增加毒性。

我国是胃癌大国，胃癌死亡率和发病率均位居世界第二位。在中国、日本、韩国等亚洲国家，临床医生通常更倾向于给晚期胃癌患者推荐两药联合方案，如 SOX、CAPOX 和 FOLFOX 等方案，而西方国家更倾向于推荐 DCF 等三药方案。

FNF-004 研究是一项关于 FOLFOX 对比 POF（紫杉醇 + FOLFOX）对比 IP PAC（腹腔紫杉醇灌注）加 FOLFOX 作为一线治疗晚期胃癌的前瞻性三臂Ⅱ期随机研究，旨在探讨 POF 三药方案在疗效方面是否优于传统的 FOLFOX 两药方案。日本大型Ⅲ期临床研究（PHOENIX-GC 研究）证实紫杉醇腹腔灌注在晚期胃癌中总体是阴性结果，该研究也试图解答是否用高剂量紫杉醇腹腔灌注有不同疗效。

89 例 AGC 患者随机分为三组：POF 组（30 例），FOLFOX + IP PAC 组（29 例），FOLFOX（30 例）。主要研究终点是无进展生存期（PFS）。

结果显示，与 FOLFOX 方案相比，POF 和 IP PAC + FOLFOX 方案显著延长患者 PFS，但只有 POF 方案显著提高了缓解率（RR）。最常见的 3 ~ 4 级不良事件是中性粒细胞减少和神经病变，但三组之间无显著差异，患者耐受性好。

既往的临床研究证实，晚期胃癌化疗三药方案相比两药方案可提高患者的生存时间和有效率。但在临床实践中两药方案依然是很多医生的首选。紫杉醇腹腔灌注在临床上是非常热门的胃癌治疗方式。但日本大型Ⅲ期临床研究 PHOENIX-GC 发现紫杉醇腹腔灌注在晚期胃癌中总体是阴性结果。

本次 FNF-004 研究试图解答高剂量紫杉醇腹腔灌注是否有不同疗效。结果显示，提高紫杉醇灌注剂量到 $80mg/m^2$进行腹腔紫杉醇灌注，其联合 FOLFOX 对比单纯 FOLFOX，不仅可延长患者生存时间且毒性相对较低。

但有效率方面却未得到较大提高。因此在临床实践中，假如患者需要进行手术或者改善肠梗阻等临床症状，推荐 FOLFOX 方案联合静脉紫杉醇方案（POF 方案）。对于其他患者，腹腔灌注紫杉醇联合 FOLFOX 应该也是不错的选择。

（编译　张亦凡）

（来源：《全球肿瘤快讯》2019 年 1 月 总第 224 ~ 225 期）

华海清教授盘点 2018 肝癌领域重要进展

当地时间 2018 年 6 月 1 日 ~5 日，第 54 届美国临床肿瘤学会（ASCO）年在美国芝加哥完美收官。本届年会的主题为“传递新知：拓展精准医学疆域（Delivering Discoveries：Expanding the Reach of Precision Medicine）”，现任美国临床肿瘤学会主席、达纳 - 法伯癌症研究所 Bruce E. Johnson 教授将其诠释为“聚焦于让精准医学成为现实，通过推动进步和延伸触角，让每一位患者都有机会从中获益”。《中国医学论坛报》记者亲赴会议现场，携手参会的中国专家代表团，第一时间为您传递现场之声，敬请关注！

当地时间 6 月 3 日上午和 4 日下午，在“胃肠道肿瘤（非结直肠癌）[Gastrointestinal（Noncolorectal）Cancer]”专场，包括中国学者在内的四支研究团队带来了各自在肝癌领域的重要临床研究，进行报告交流（摘要号 4003、4014、4019 和 4020）。

《中国医学论坛报》特邀**解放军八一医院全军肿瘤中心华海清教授**点评上述四项研究、盘点 2018 年肝癌领域进展。

肝癌研究领域，这几年可谓是惊喜不断；继 2016 年瑞戈非尼（Regorafenib）二线治疗肝细胞癌（HCC）成功后，2017 年更是捷报频传。

首先是纳武单抗（Nivolumab）二线治疗 HCC 取得突破，凭Ⅰ/Ⅱ期研究中突出的疗效和安全性，快速通过美国食品药品管理局（FDA）审评；FDA 批准了纳武单抗可以用于索拉非尼治疗失败的 HCC，开启了肝癌免疫治疗的新时代。

接着，仑伐替尼（Lenvatinib）横空出世，在一线与索拉非尼头对头的比较中，显示了良好的疗效，其总生存（OS）时间虽然与索拉非尼相似，但其有效率（ORR）和无进展生存时间（PFS）则明显好于索拉非尼。日本药监部门已于今年 3 月批准该药上市，用于一线治疗晚期 HCC。在今年的 ASCO 年会上，有多项肝癌的研究在大会上报告交流，其中有两项研究取得突破性进展。

（一）REACH-2 研究：雷莫芦单抗显著改善 AFP≥400ng/ml 肝细胞癌患者的 OS

抗血管生成治疗始终是肝癌研究的热点，以往的研究表明，抗血管生成是治疗肝癌的一条有效途径，索拉非尼、瑞戈非尼、仑伐替尼等研究的成功已证明这条通路是可行的。

在今年的 ASCO 年会上，Zhu AX 博士等报道了一项雷莫芦单抗（Ramucirumab）对比安慰剂二线治疗索拉非尼一线失败后 AFP 升高的晚期 HCC 患者的一项全球、随机、双盲、安慰剂对照Ⅲ期临床研究（REACH-2）的结果。雷莫芦单抗是一种可抑制血管内皮生长因子受体-2（VEGFR2）活化的人源化单克隆抗体。

先前的一项全球、多中心、随机、双盲与安慰剂对照的Ⅲ期临床研究（REACH）表明，对于索拉非尼失败的患者，应用雷莫芦单抗的疗效并非明显优于安慰剂，两组中位 OS 分别为 9.2 个月和 7.6 个月，无统计学差异（$P=0.1391$），但在亚组分析中发现，AFP≥400ng/ml 的患者 OS 较安慰剂组有明显提高（$P=0.0059$）。

基于这一结果，再次启动了 REACH-2 研究。结果表明，与安慰剂比较，雷莫芦单抗显著改善了 AFP≥400ng/ml HCC 患者的 OS（8.5 个月 *vs* 7.3 个月，$P=0.0199$）和 PFS（2.8 个月 *vs* 1.6 个月，$P<0.0001$），降低了索拉非尼进展或不能耐受索拉非尼的 HCC 患者的死亡风险 29%。

患者治疗耐受性良好，3 级及以上不良事件主要是高血压（12.2%）和低钠血症（5.6%）。

雷莫芦单抗是第一个针对 VEGFR2 取得阳性结果的抑制肿瘤血管生成的单抗药物。

（二）CELESTIAL 研究：多靶点抑制剂卡博替尼在二线以上应用中，展现 OS 和 PFS 优势；c-MET 值得在 HCC 中继续研究

c-MET 是近年来备受关注的一个肿瘤治疗靶点。研究表明，c-MET 在 HCC 中呈异常高表达，并与 HCC 的转移及预后有关。

但去年 ASCO 年会上报道的一项针对 c-MET 高表达应用 c-MET 抑制剂 Tivantinib 治疗 HCC 的研究并未取得阳性结果，这固然有研究设计上的问题，但更让人疑虑的是 c-MET 是否是肝癌信号通路上的关键靶点？

今年 ASCO 年会上报道的 CELESTIAL 研究结果给了我们一个答案。这项研究主要是观察卡博替尼（Cabozantinib）对索拉非尼和其他全身治疗后疾病进展的 HCC 患者的临床疗效和安全性。

卡博替尼是一种多靶点的小分子化合物，其靶点包括 MET、VEGFR1/2/3、ROS1、RET、AXL、NTRK、KIT 共 9 个靶点，其中 c-MET 是其重要的一个靶点。这项全球、双盲、Ⅲ期临床研究，共入组 707 例经过索拉非尼一线和（或）二线全身治疗失败的 HCC 患者，按 2∶1 进入卡博替尼组和安慰剂对照组。结果显示，卡博替尼组的中位 OS（10.2 个月 *vs* 8.0 个月，$P=0.0049$）和 PFS（5.2 个月 *vs* 1.9 个月，$P<0.0001$）均明显优于安慰剂组，但 3～4 级不良事件（主要是 3 级）发生率较高，最常见的反应包括手足皮肤反应、高血压、天门冬氨酸转氨酶升高、疲劳和腹泻等。

CELESTIAL 研究的成功，表明以 c-MET 为靶点的抑制剂对肝癌的作用仍值得进一步探索和研究。

（三）KEYNOTE-224：派姆单抗治疗晚期 HCC 中位 OS 和 PFS 结果更新，提示疗效或与 PD-L1 阳性表达率相关

免疫治疗是近年来最为关注的热点，美国 FDA 基于纳武单抗治疗索拉非尼失败或不能耐受的 HCC 的Ⅰ/Ⅱ期研究（CheckMate-040）结果，迅速批准了该药可用于索拉非尼治疗失败的 HCC 患者，开启了肝癌免疫治疗的新希望。

在今年的 ASCO 年会上，REACH-2 的主要研究者 Zhu AX 博士报道了另一种 PD-1 单抗派姆单抗（Pembrolizumab）治疗晚期 HCC 的Ⅱ期临床研究结果，共入组索拉非尼进展和不耐受的晚期 HCC 患者 104 例，结果 ORR 为 16. 3%，66% 的应答持续时间≥12 个月，中位 OS 为 12. 9 个月，中位 PFS 为 4. 9 个月。安全性与派姆单抗在其他适应证中的情况一致，值得注意的是，发生了 3 例（2. 9%）免疫介导的肝炎，但没有发现 HBV/HCV 激活的病例。

探索性研究发现，肿瘤和免疫细胞中 PD-L1 高阳性表达率与患者更高的 ORR 和更长的 PFS 相关，而单独的肿瘤细胞或 T 细胞基因表达谱中 PD-L1 表达与结果显示较弱的相关性。研究结果提示我们今后的研究更要关注 PD-L1 表达及 T 淋巴细胞浸润与肿瘤疗效之间的关联，为临床提供有效的预测疗效的生物标志物。

（四）JCOG1113：吉西他滨＋S-1 非劣于吉西他滨＋顺铂方案，晚期胆道癌新方案值得在中国验证

胆道肿瘤一直是临床治疗的难点，有效方法和治疗方案少，临床预后差。对于无法局部治疗的晚期胆道肿瘤，标准的方法是采用吉西他滨加顺铂（GP）进行化疗，因顺铂的不良反应多，并且治疗前后需要水化，使用不方便。

为此，日本学者开展了一项 GP 方案对比吉西他滨加 S-1（GS）的Ⅲ期研究。这是一项非劣效性试验，共入组晚期胆道癌 354 例，结果中位 OS 在 GC 组和 GS 组分别为 13. 4 个月和 15. 1 个月（$P = 0.046$）；中位 PFS 分别为 5. 8 个月和 6. 8 个月；ORR 分别为 32. 4% 和 29. 8%；相关的不良事件（AE）发生率分别为 35. 1% 和 29. 9%，两种方案均有较好的耐受性。

研究结果提示，GS 不劣于 GC 方案，GS 方案可以作为晚期胆道癌的一种治疗新选择，值得在我们中国患者中应用验证。

（来源：《中国医学论坛报》今日肿瘤，2018－06－18）

四川省肿瘤医院赴美参加第60届ASTRO年会，郎锦义教授作国际专场报告

从四川省肿瘤医院获悉，第60届美国放射肿瘤学会（American Society for Therapeutic Radiology and Oncology，ASTRO）年会于2018年10月21日~24日在美国圣安东尼奥会议中心顺利召开。四川省肿瘤医院赴美参加了此次年会。

此次大会聚焦Immunotherapy（免疫治疗）、Virally-induced cancers（病毒诱发肿瘤）、Artificial intelligence（人工智能）和Liquid biopsies（液体活检）四个主题方面的内容。电子科技大学医学院附属肿瘤医院/四川省肿瘤医院院长、放射肿瘤治疗学科带头人郎锦义教授带领尹刚副研究员、王奇峰副主任医师、阴骏副主任医师、兰美医师及外籍物理师Lucia教授团队参加了这场汇聚全球顶尖的肿瘤放射治疗专家、学者的学术盛宴并作报告。

郎锦义教授受邀为10月21日下午的国际专场进行了题为“大数据驱动的智慧放疗：机遇与挑战”的总结发言，就目前大数据的四个思维特征转变、大数据与智能化放疗的关系，以及放疗大数据面临的挑战等需要思考和关注的重点问题进行讨论。指出目前大数据的总体思维应从“抽样”转变为“全样”，容错思维应由“精确度”转变为“效率”，相关思维应由“因果”转变为“相关性”，智能思维应由人懂机器转变为机器更懂人，放疗大数据仍面临着质量参差不齐、数据标准不统一等迫切需要解决的问题。

阴骏副主任医师的研究结果“口腔溃疡防护剂用于防治鼻咽癌调强放疗放射性口腔黏膜反应的临床研究”获得大会口头发言，该研究中，口腔溃疡保护剂（利膜平）与碳酸氢钠漱口水在接受同步放化疗的鼻咽癌患者中进行对比研究，观察黏膜反应、临床症状，以及溃疡愈合时间等临床指标。研究结果显示，前者作为一种假塑性流体，在口腔黏膜表面形成黏附性涂层，物理性的隔断致病菌的侵犯，并且创造促进受损黏膜上皮细胞修复的微环境，可以更好的预防和治疗口腔黏膜炎及口腔黏膜溃疡。

杨家林副主任医师的“循环肿瘤DNA（ctDNA）用于宫颈癌放疗患者的筛查和疗效预测指标”研究入选壁报讨论（Poster Discussion）环节，该研究结果显示ctDNA可有效预测宫颈癌患者的预后以及手术切除后肿瘤的残留情况。

此外，四川省肿瘤医院共有18项研究入选本次大会的壁报交流（Poster Viewing）。分别包括郎锦义教授的“靶向抑制EGFR核转位增加宫颈癌细胞对电离辐射的敏感性”，李涛主任医师的3篇摘要“阿帕替尼作为晚期/复发食管鳞癌患者二线或以上治疗的疗效和安全性研究”“阿帕替尼单药或联合放疗治疗经二线或以上化疗/靶向治疗失败的晚期非小细胞肺癌研究”和“多功能金纳米粒子在肺腺癌A549细胞中的放射增敏和微CT成像：一项体内动物研究”，王奇峰副主任医师的“辅助化疗不能延长晚期食管鳞状细胞癌患者的生存：NCT 01551589”，张石川副主任医师的“61例下咽癌伴发食管癌患者的治疗结果”，冯梅副主任医师的“一项Ⅱ期前瞻性研究：对局部晚期鼻咽癌患者接受同步放化疗

及卡培他滨节拍化疗的疗效和毒性分析”，张鹏副主任医师的“早期营养支持疗法改善接受同步放化疗的头颈部肿瘤患者的营养状况：一项前瞻性随机对照临床研究的中期分析”，路顺副研究员的“Ⅱ～Ⅲ期胸腺瘤患者术后辅助放疗采用同步推量螺旋断层调强放射治疗”，兰美博士的“AJCC/UICC 第八版分期在非高发区鼻咽癌中的验证”，陈梅华主治医师的“基于 TCGA 数据库的胶质瘤患者 AQP1 和 AQP4 的预后和功能特征”。物理工程部共 4 篇摘要入围，包括黎杰研究员的“肺癌实时再程计划的 EPID 体内剂量和 CBCT 图像校准有效性研究”，尹刚副研究员的“放疗导致鼻咽癌患者脑部小世界网络的变化：基于 MRI 影像结构研究”，陈亚正副研究员的“口咽癌双弧容积旋转调强的计划优化方法”，吴骏翔研究实习员的“^{60}Co 不锈钢后装源的蒙特卡洛剂量研究”。

据了解，四川省肿瘤医院连续 5 年共有近百余项研究成果入选 ASTRO 大会 Poster viewing，这是近年来该院领导及学科带头人加强肿瘤放射治疗学科建设，重视学科学术科研发展和人才建设的成果，也是学科国际影响力不断提升，学科整体实力稳步提升的重要表现。

（熊　熙）

（来源：中国网 2018－11－01）

2018 第 60 届美国血液学会（ASH）年会宋玉琴教授口头报告 Zanubrutinib 研究和替雷利珠单抗研究

在 2018 年 12 月 1 日～4 日召开的第 60 届美国血液学会年会上，北京大学肿瘤医院宋玉琴教授口头报告了 Zanubrutinib 治疗套细胞淋巴瘤研究，另一项口头报告公布了百济神州开发的重磅在研产品 PD-1 单抗——替雷利珠单抗（Tislelizumab）治疗复发/难治经典型霍奇金淋巴瘤的安全性和有效性Ⅱ期临床试验研究结果，受到与会专家的高度关注。

截至目前，替雷利珠单抗研究所取得结果十分可观，有效率高达 86%，CR 率更是高达 61%。结果让在场国际专家非常吃惊，这是所有 PD-1/PD-L1 抗体在 cHL 治疗研究中，所得到的最好的数据。

安全性方面，替雷利珠单抗结果也非常好。到目前为止，治疗相关的不良反应均为 1～2级，高级别或免疫相关的不良反应极少。

宋玉琴教授指出，与其他 PD-1 单抗相比，替雷利珠单抗能更少结合巨噬细胞 Fcγ 受体，从而进一步提高疗效。国家药品监督管理局（NMPA）优先受理了替雷利珠单抗治疗复发/难治 cHL 的新药上市申请，意义重大。替雷利珠单抗在国人的研究中取得非常好的研究数据。

（下转第 489 页）

❖抗肿瘤药物❖

李克强就电影《我不是药神》引热议作批示

据中国政府网消息，李克强总理近日就电影《我不是药神》引发舆论热议作出批示，要求有关部门加快落实抗癌药降价保供等相关措施。

“癌症等重病患者关于进口‘救命药’买不起、拖不起、买不到等诉求，突出反映了推进解决药品降价保供问题的紧迫性。”李总理在批示中指出，“国务院常务会确定的相关措施要抓紧落实，能加快的要尽可能加快。”

今年4月和6月，李克强两次主持召开国务院常务会议，决定对进口抗癌药实施零关税并鼓励创新药进口，加快已在境外上市新药审批、落实抗癌药降价措施、强化短缺药供应保障。会议决定，较大幅度降低抗癌药生产、进口环节增值税税负，采取政府集中采购、将进口创新药特别是急需的抗癌药及时纳入医保报销目录等方式，并研究利用跨境电商渠道，多措并举消除流通环节各种不合理加价，对创新化学药加强知识产权保护，强化质量监管。

“抗癌药是救命药，不能税降了价不降。”李总理说，“必须多措并举打通中间环节，督促推动抗癌药加快降价，让群众有切实获得感。”

在今年4月的一次基层考察中，李克强还专程来到一家外资药企，以将药品纳入医保、实施政府采购等方式，希望该药企生产的抗癌药等重大疾病药品价格能够更加优惠公道。

“现在谁家里一旦有个癌症病人，全家都会倾其所有，甚至整个家族都需施以援手。癌症已经成为威胁人民群众生命健康的‘头号杀手’。”李总理说，“要尽最大力量，救治患者并减轻患者家庭负担。”

李克强明确要求这项工作要进一步“提速”：“对癌症病人来说，时间就是生命！”在影片《我不是药神》讲述患病群体用药难题，引发舆论广泛关注讨论后，李克强特别批示有关部门，要“急群众所急”，推动相关措施加快落到实处。

（来源：国医网 2018－07－25）

抗癌药进口零关税、更多纳入医保癌症患者药费负担要降

国家卫生健康委员会、人力资源和社会保障部 4 月 28 日在国务院新闻办公室召开新闻发布会，介绍降低抗癌药品费用有关情况，并答记者问。

国家卫生健康委员会副主任曾益新表示，随着人口老龄化、工业化、城镇化进程不断加快，慢性感染、不健康的生活方式等因素不断累积，癌症已成为威胁人民群众生命健康的“头号杀手”。然而，大部分抗癌药依然昂贵，自主研发能力弱且多依赖进口，患者用药可选择性不高、费用负担较重。

加快审批上市，降低流通成本

曾益新介绍，按照党中央、国务院部署，国家卫生健康委员会、财政部、人力资源和社会保障部、海关总署、药监局协同配合，研究确定了降低癌症患者药费负担的具体措施：

进口抗癌药品实行零关税。4 月 23 日，国务院关税税则委员会已发布公告，自今年 5 月 1 日起，以暂定税率方式将包括抗癌药在内的所有普通药品、具有抗癌作用的生物碱类药品及有实际进口的中成药进口关税降为零。

对已纳入医保的抗癌药实施政府集中谈价和采购。3 家以上企业生产的抗癌药，拟开展专项集中招标；生产企业不满 3 家的，通过谈判、撮合等方式，鼓励形成全国统一采购价格。

加快癌症防治药品审批上市。加快落实中办、国办《关于深化审评审批制度改革鼓励药品医疗器械创新的意见》，提高审评能力，科学简化审批手续，加快癌症防治药品上市。

降低抗癌药品流通成本。国家将继续严厉打击商业贿赂、价格垄断等违法违规行为。今年内全面推开药品“两票制”，使流通环节加价更透明，挤压价格虚高水分。

提升诊疗能力和合理使用抗癌药品。加强对临床用药的检查指导，制定完善癌症临床路径并加快实施，促进癌症规范化诊疗；推广癌症临床用药指南，落实药师处方审核及临床用药指导工作，提升合理用药水平。

去年药品目录谈判，平均降价 44%

2016 年以来，原国家卫生计生委、人力资源和社会保障部分别组织开展了国家药品价格谈判和国家医保药品目录准入谈判，39 个谈判品种平均降价 50% 以上，其中包括 17 个抗癌药品。目前，这些抗癌药品已全部纳入国家医保药品目录。初步统计，截至今年 4 月 18 日，两批谈判的 17 种抗癌药品因降价节约资金 41. 7 亿元，加上纳入医保目录后报销的部分，共为患者减轻药费负担 62. 4 亿元。

人力资源和社会保障部医保司司长陈金甫介绍，目前的药品目录已经包括大部分抗癌药品，尤其是去年的国家药品目录谈判，确定了 45 个谈判品种，最终经过企业协商确定

了44个作为谈判的品种，最终谈成了36个品种。谈判药品都属于临床价值非常高、质量非常好的，同时也非常昂贵，其中一半左右是抗癌药。谈判取得了非常好的效果，平均降价幅度44%。

曾益新表示，国家将加大对未纳入医保的抗癌药品医保准入谈判力度。拟由医保部门组织专家评审并开展准入谈判，将符合条件药品纳入医保药品目录范围，医疗机构按照谈判价格网上采购。

“将尽快启动医疗保险专项动态调整。”陈金甫说，人社部已做了专项部署，尽可能把更多临床价值高、治疗急需的抗癌药品纳入医保支付范围。

加大力度，支持国产抗癌药研发

“提高我国抗癌药品的研发能力，是降低抗癌药品费用、减轻对进口抗癌药品依赖的根本之策。”曾益新表示，国家科技计划将加大对抗癌药研发的支持力度，优先支持临床急需抗癌药研发，鼓励新靶点、新机制抗癌药研究和原始创新；鼓励专利到期或即将到期临床急需抗癌药的仿制生产，提升我国制药产业水平。

曾益新介绍，早在2008年，我国便启动实施了“重大新药创制”科技重大专项。专项在历年立项中都高度重视恶性肿瘤防治。下一步，将继续坚持对国产抗癌药品研发的支持，更加注重源头创新和成果转化，保持当前蓬勃发展的势头。新药专项将于2020年结束，国家卫生健康委正在积极会同科技部、财政部、发展改革委研究梯次接续方案，争取在“十四五”继续对包括抗肿瘤药物在内的新药研发起到引领和支持作用。

（作者：申少铁，来源：《人民日报》2018年4月29日）

相关链接1

5月1日起，我国将实行进口抗癌药零关税

2018年4月12日，国务院总理李克强主持召开国务院常务会议，确定发展“互联网+医疗健康”措施，缓解看病就医难题，提升人民健康水平；决定对进口抗癌药实施零关税并鼓励创新药进口，顺应民生期盼使患者更多受益。

会议指出，按照党中央、国务院部署，加快发展“互联网+医疗健康”，可以提高医疗服务效率，让患者少跑腿，使更多群众分享优质医疗资源。会议确定，一是加快二级以上医院普遍提供预约诊疗、检查结果查询等线上服务。允许医疗机构开展互联网医疗服务。二是推进远程医疗覆盖所有医联体和县级医院，推动东部优质医疗资源对接中西部需求。建立互联网专线保障远程医疗需要。三是推行医保智能审核和“一站式”结算。健全“互联网+医疗健康”标准体系。

为减轻广大患者药费负担并有更多用药选择，会议决定：

一是从5月1日起，将包括抗癌药在内的所有普通药品、具有抗癌作用的生物碱类药品及有实际进口的中成药进口关税降至零，使我国实际进口的全部抗癌药实现零关税，较大幅度降低抗癌药生产进口环节增值税税负。

二是研究综合措施，采取政府集中采购、将进口创新药特别是急需的抗癌药及时纳入医保报销目录等方式，并研究利用跨境电商渠道，多措并举消除流通环节不合理加价，让

群众感受到急需抗癌药价格有明显降低。

三是加快创新药进口上市，将临床试验申请由批准制改为到期默认制，对进口化学药改为凭企业检验结果通关，不再逐批强制检验。

四是加强知识产权保护，对创新化学药设置最高6年的数据保护期，保护期内不批准同品种上市。对在中国与境外同步申请上市的创新药给予最长5年的专利保护期限补偿。

五是强化质量监管，加强进口药品境外生产现场检查，严打制假售假。

（编撰　王　芳）

（来源：《全球肿瘤快讯》2018年4月 总第206期）

相关链接2

12种抗癌新药纳入基本药物目录，医保局：今年将继续降低抗癌药价格

抗癌药降价行动自去年以来一直是民生热点话题。在2月19日举行的国新办政策吹风会上，国家医保局官员表示，今年针对一些价格较贵的新抗癌药，将通过谈判以量换价，继续降低抗癌药的价格。

国务院新闻办公室于2019年2月19日举行癌症防治工作和药品税收优惠政策吹风会，国家医保局医药服务管理司司长熊先军表示，在2019年国家医保局将开展新一轮的药品目录调整工作。救急、救命的好药，将通过专家评审，经过药品准入谈判，纳入医保；针对一些价格较贵的新抗癌药，国家医保局也将通过谈判，将其纳入医保，扩大药品销售量，以量换价，通过这种方式降低抗癌药的价格。

熊先军介绍，近年来我国癌症发病率、死亡率呈逐年上升趋势，给家庭和社会造成重大经济负担，也是当前社会重大民生“痛点”。我国将进一步加大癌症防治用药保障力度，将临床急需的12种抗肿瘤新药纳入2018年版国家基本药物目录，使抗肿瘤药物的种类达到38种，其中不乏小分子靶向药等创新药物。

针对抗癌药进医院最后一公里的问题，国家卫健委副主任李斌在政策吹风会上表示，国家卫健委明确谈判药品费用不纳入总额控制范围，要求医疗机构不得以费用总额控制、“药占比”和医疗机构基本用药目录等为由影响谈判药品的供应和合理用药需求。

根据国家卫健委数据，截至2018年底，全国有802家三级综合医院和肿瘤专科医院采购了国家医保谈判抗癌药，其中采购4种以上的医院达到259家，努力满足癌症患者的用药需求。

对于将抗癌药纳入医保的计划，熊先军在回答媒体提问时介绍，2018年11月，国家医疗保障局会同人社部、国家卫健委联合印发了《关于做好17种国家医保谈判抗癌药执行落实工作的通知》，针对抗癌药进医院最后一公里的问题，明确谈判药品费用不纳入总额控制范围，要求各个地方不得以费用总控、药占比等为由，影响抗癌药的供应和使用。在2018年合理使用抗癌药的费用不纳入当年的医保总控的范围，按规定单独核算保障。在制定2019年医保总额控制指标时，要统筹考虑谈判抗癌药合理使用的因素，来合理确定2019年的医保总额控制。

据介绍，17 种国家谈判抗癌药自执行新的谈判价格以来，截止到 2018 年底，在全国的医疗机构和药店的总采购量约 184 万粒/片/支，采购总金额达到 5.62 亿元，与谈判前的价格相比节省费用 9.18 亿元，累计报销的人次数是 4.46 万人次，报销金额 2.56 亿元。此外，截至 2018 年底，全国有 802 家三级综合医院和肿瘤专科医院采购了国家医保谈判抗癌药，其中采购 4 种以上的医院达到 259 家，努力满足癌症患者的用药需求。

在加快境内外抗癌新药的注册和审批方面，国家药监局药品注册司司长王平表示，药监局在 2018 年认真贯彻落实国务院的决策部署，出台了一系列的加快抗癌新药上市的政策举措，例如取消进口化学药品的口岸检验、简化境外新药的审批程序、优化了临床试验的审批程序等。

从审批数量上来看，2018 年批准的抗癌新药 18 个，比 2017 年增长 157%；从审批的品种结构上来看，2018 年批准的抗癌新药占全年批准新药总数的 37.5%，也是显著高于往年；从审批速度来看，2018 年以前我国抗癌新药审批所用时间平均为 24 个月，2018 年以来，我国抗癌新药的审批速度已缩短一半至平均 12 个月左右。

（作者：界面中国，来源：搜狐）

相关链接 3

17 种抗癌药纳入医保 为患者减轻药费负担超 75%

2019 年 2 月 5 日，记者从国家医保局获悉，自《国家医疗保障局关于将 17 种抗癌药纳入国家基本医疗保险、工伤保险和生育保险药品目录乙类范围的通知》印发，17 种抗癌药纳入医保后落地执行进展顺利，截至 2018 年 12 月 31 日，累计报销人次 4.46 万人次，报销金额 2.56 亿元，医保报销后为患者减轻药费负担超过 75%。

2018 年，国家医保局将 17 种谈判抗癌药品纳入了《国家基本医疗保险、工伤保险和生育保险药品目录（2017 年版）》乙类范围，并同步确定了这些药品的医保支付标准。

国家医保局有关负责人介绍，《国家医疗保障局关于将 17 种抗癌药纳入国家基本医疗保险、工伤保险和生育保险药品目录乙类范围的通知》印发后，各省（自治区、直辖市）相关部门高度重视，加紧部署落实，目前各地谈判药品采购、报销政策落地情况进展顺利。

截至 2018 年底，全国医疗机构和药店按谈判价格采购 17 种国家谈判抗癌药总量约为 184 万粒（片/支），采购总金额 5.62 亿元，与谈判前价格相比节省采购费用 9.18 亿元。除 2018 年新上市的 4 种药品（阿扎胞苷、安罗替尼、塞瑞替尼、伊沙佐米）无对比数据外，其余 13 种药品采购量约为 156 万（粒/片/支），比 2017 年同时段（61 万粒/片/支）增加 155.4%，即国家谈判后全国用药量是去年同期的 2.5 倍，说明有大量患者得到有效救治。

全国各省市上报数据显示，自政策落地以来报销人次和金额普遍增加，但呈现不平衡的态势。报销人次和报销金额最多的 5 个省市为浙江、广东、上海、北京、江苏，其中浙江省报销患者达到 6700 余人次，报销金额达到 3770 余万元。以治疗非小细胞肺癌的国产创新药安罗替尼为例，自政策执行以来已采购 21.3 万粒，采购总金额 1.035 亿元，与谈判前价格相比节省采购费用8470余万元，医保报销后患者费用负担整体降低80.8%。

下一步，国家医保局将继续跟进《国家医疗保障局关于将17种抗癌药纳入国家基本医疗保险、工伤保险和生育保险药品目录乙类范围的通知》落实情况，加强督导，切实保障患者得到实惠。

（来源：《工人日报》客户端）

（原载：《贵阳晚报》2019－02－07）

上海探索国外抗肿瘤新药免临床试验进口

在上海，晚期肿瘤患者临床急需药，有望免临床实验通过正规渠道加速进口。

2018年5月23日，国家药品监督管理局、国家卫生健康委员会发布相关公告称，对境外已上市的防治严重危及生命且尚无有效治疗手段疾病的药品，经研究认为不存在人种差异的，可提交境外取得的临床试验数据，直接申报药品上市注册申请。

上海已形成在指定医疗机构，定点先行使用国外已上市抗肿瘤新药的试点工作方案，以及一系列风险控制措施。近日，这一试点方案将提交国家相关部门。

已在国外上市的抗肿瘤新药，要在中国上市，必须得到国家药品监管部门的审批，这个过程包括审评、审批多个环节，一般需要3～5年。

而长期以来，中国在药品审评审批制度设计上存在短板，审批速度慢，大量申请积压，加上人种的不同，此前国外临床试验数据完全不被认可，外国药品即使已上市也要在中国重新进行临床试验，重复实验，让申请时间拉长。

业内透露，近10年来中国上市的一些典型国外新药，上市时间平均比欧美晚5～7年，其中一些一上市就过时了。与此同时，国外药企出于知识产权保护、市场策略等因素，短时间内不会把一些新药在中国上市，这又导致在中国上市的新药种类较少。但患者等不起。

对于国外最新抗肿瘤药，一些经济实力强、有关系渠道的，就直接到国外就医；另一些经济条件可以承受，但对国外如何就医知之不多、没有关系的，就通过中介到国外治疗。绝大多数患者缺乏去国外治疗的经济实力，就甘冒风险，通过各类购物网站、社交类网站及朋友圈等搞药。这已经成为国外药品进入中国的主要“黑色渠道”。按照相关法律规定，这些在国内没有上市的进口药，以假药论处，不允许医院和医生用于临床治疗。

由于得不到有力有效监督，其中有不少假药，有的甚至是在国内生产的冒牌国外新药，给患者造成极大的经济损失及生命隐患。上海市食药监局针对这个问题开展了深入研究。

经多部门反复研究探讨，明确由医疗机构作为申请主体，上海市食药监局联合市卫计委，综合医院能级、医疗服务、质量管理水平和临床使用经验等因素，指定具备肿瘤专科特长的综合性医院和学科排名位于全国前列的科室作为指定试点单位。

上海市卫计委会同市食药监局拟定具体品种目录，在指定医疗机构，探索性地使用已被美国、欧盟、日本等地区的药品监管机构批准上市，但在中国尚无同品种产品获准注册的国外抗肿瘤新药，用于在现有诊疗规范下无更多可供选择的治疗手段的晚期肿瘤患者。

上海市食药监局药品注册处处长张清介绍，上海试点方案的重点，一方面，尽可能让许可流程缩短。另一方面，一些特例，比如临床特别急需，而且没有治疗手段的危重的患者，可以免临床实验，直接申报药品上市注册申请，正规渠道用到进口新药。

上海市食药监局副局长陈尧水介绍，试点方案，拟在指定医院、指定科室，由知道不良反应及风险点的医生提出药物清单。制定用药方案，经伦理委员会审查通过后，提出申请。卫生行政管理部门快速审核通过后，经海关绿色通道进口。

目前，试点方案已编制完成，并于近日提交国家相关行政部门，等待审批。

（来源：澎湃新闻）

（稿源：《全球肿瘤快讯》2018 年 6 月 总第 209 ~210 期）

抗肿瘤药大爆发 3 替尼 +5 单抗 +
首个 1 类进口药已获加速即将上市

2016 年 2 月，（原）食药监总局印发《关于解决药品注册申请积压实行优先审评审批的意见》，并于 2017 年 12 月修订实施，将具有明显临床优势的抗肿瘤药品申请等 18 种情形的注册申请纳入优先审评范围。据统计，在政策的助力下，纳入优先审评的受理号从 2016 年的 134 个，增加到了 2017 年的 242 个，其中抗癌药从 21 个增加到了 46 个，到 2018 年达到了 60 个。

除在数量上的巨大进步外，特瑞普利单抗注射液、信迪利单抗注射液、盐酸阿来替尼胶囊、醋酸阿比特龙片、帕博利珠单抗注射液都在 2018 年加速获批，有些申报时间甚至不到半年，超速上市，引起行业关注、媒体围观。

（一）2018 年大爆发，60 个抗肿瘤药受理号纳入优先审评

从纳入情况看，2012 年优先审评品种中开始出现抗肿瘤药，仅 1 个，占优先审评受理号总量的 10%；经过 5 年的时间，抗肿瘤药已经成为优先审评中的主力军，今年有 60 个受理号被纳入，占总量的 24.1%，数量上可谓有大的提升。

2012 ~2018 年，纳入优先审评的抗肿瘤药受理号一路攀升，而且 2015 年、2017 年出现了大幅上涨。具体来看，2015 年主要为进口抗肿瘤药纳入优先审评的数量增多，从 2 个增加到了 13 个，诺华的磷酸芦可替尼片、拜耳的瑞戈非尼片、辉瑞的枸橼酸托法替布片等都是在这一时段申报，到 2018 年进口药纳入数量达到了 17 个。

2017 年是因为新药受理号的激增，从 2016 年没有新药纳入，到 2017 年有 15 个新药受理号纳入，其中有 14 个为 1 类创新药，包括 3 个重磅替尼：正大天晴的安罗替尼胶囊、恒瑞医药的马来酸吡咯替尼片、和记黄埔医药呋喹替尼胶囊的报生产受理号；3 个重磅免疫细胞疗法（CAR-T）药物的报临床受理号，如南京传奇的 LCAR-B38M 细胞制剂等都是在这一阶段被纳入优先审评。

到 2018 年，纳入优先审评抗肿瘤药的总受理号和新药受理号都达到了最高值，分别为 60 和 24 个。24 个新药中有 17 个受理号的 9 个品种为 1 类创新药。

（二）62 个受理号已上市，4 个 PD-1 单抗、多个重磅替尼扎堆超速获批

从获批情况来看，2012 ~ 2018 年，共有 62 个纳入优先审评的受理号获批上市，包括 15 个新药、39 个进口药、8 个仿制药，其中新药和进口药都是集中在 2017 ~ 2018 年获批上市，而且有 24 个受理号也是在这两年申报的，可谓超速上市品种。

15 个新药受理号中，有 9 个受理号共 5 个品种为 2017 ~ 2018 年申报，并已获批。5 个品种包括 3 个替尼和 2 个 PD-1 单抗，全部为 1 类创新药。2 个单抗上文已有提及；3 个替尼包括正大天晴的盐酸安罗替尼胶囊、恒瑞的马来酸吡咯替尼片、和记黄埔的呋喹替尼胶囊，都是于 2017 年获得受理，经过 1 年左右的时间获批上市。

3 个药品对企业来说都是里程碑式的重磅品种：盐酸安罗替尼胶囊（商品名：福可维），用于治疗晚期或转移性非小细胞肺癌，该药是正大天晴经过十余年研发、投入也是最多的品种，目前已被纳入国家医保乙类；恒瑞投入约 5.56 亿元研发的马来酸吡咯替尼（商品名：艾瑞妮），为中国 HER-2 阳性晚期乳腺癌患者带来新的治疗选择，是我国首个基于Ⅱ期临床研究成果获得国家药监局有条件批准上市的治疗实体瘤的创新药；和记黄埔医药的呋喹替尼胶囊（商品名：爱优特）为境内外均未上市的创新药，被批准用于转移性结直肠癌治疗。

39 个进口受理号中，有 15 个受理号共 10 个品种为 2017 ~ 2018 年申报，并已获批。其中，上市速度最快的是阿斯利康申报的第三代肺癌靶向药物甲磺酸奥希替尼片（商品名：泰瑞沙），从申报到批准进口只用了不到 2 月的时间。目前已被纳入国家医保乙类。

另外，盐酸阿来替尼胶囊、醋酸阿比特龙片、帕博利珠单抗注射液也为当年申报并上市的品种，而且前 2 个药品都只用了半年左右的时间就已获批。帕博利珠单抗注射液（商品名：Keytruda），是国内唯一获批用于治疗晚期黑色素瘤的 PD-1 抑制剂药物，也是国内第二个获批上市的免疫肿瘤治疗药物，首个获批的为百时美施贵宝的 Nivolumab 注射液（商品名：Opdivo），于 2018 年 6 月 15 日获批进口，用于局部晚期或转移性非小细胞肺癌（NSCLC）成人患者。

盐酸阿来替尼胶囊（商品名：安圣莎），是最新一代用于治疗间变性淋巴瘤激酶阳性的局部晚期或转移性非小细胞肺癌（NSCLC）的靶向药物，该药从提交申请到获批仅用了约 6 个月的时间，实现了我国与欧洲美国基本同时上市。另外，塞瑞替尼胶囊、甲磺酸仑伐替尼胶囊、奥拉帕利片、Palbociclib 胶囊 4 个重磅抗癌品种也是在不到 1 年时间就获批了，其中塞瑞替尼胶囊已被纳入国家医保乙类。

（三）3 替尼 +5 单抗 + 首个 1 类进口药，将在 2019 年加速上市

在已纳入优先审评，但未上市的抗肿瘤药受理号中，以下重磅品种已经提交上市申请，预计 2019 年即将上市。其中包括百济神州、豪森药业和艾森药业的 3 个 1 类创新替尼类药物；恒瑞医药、勃林格殷格翰的 1 类创新单抗；齐鲁、复宏汉霖的重磅单抗生物类似药，以及强生在国内首个提交上市的1类进口药品。

1. 百济神州——赞布替尼

赞布替尼胶囊是由百济神州自主研发的第二代BKT抑制剂，具有Best in Class的潜力。2018年8月和10月，百济神州先后递交赞布替尼治疗套细胞淋巴瘤，慢性淋巴细胞白血病/小淋巴细胞淋巴瘤的上市申请，预计可能在2019连8月获批上市，成为首个获批的国产BTK抑制剂。

2. 豪森药业——甲磺酸氟马替尼

甲磺酸氟马替尼为豪森药业自主研发的Bcr蛋白酶抑制剂，是在尼洛替尼分子结构上进行优化的二代分子靶向药，对胰腺、肝、肾功能损伤明显下降。其上市申请已经在2018年7月20日CDE获承办，申报适应证应该为慢性粒性细胞性白血病，预计在2019年8月获批上市。

3. 艾森药业——马来酸艾维替尼

艾维替尼由浙江艾森药业研发，是我国首个原创的第三代EGFR靶向抑制剂，是“十二五”国家“重大新药创制”科技重大专项的重要成果之一。其上市申请已在2018年6月25日获CDE承办，根据其临床试验记录来看，其申报的适应证应该是非小细胞肺癌，预计将在2019年8月上市。

4. 恒瑞医药——注射用卡瑞利珠单抗

卡瑞利珠单抗是由恒瑞医药自主研发的PD-1单抗，在近期公布的“卡瑞利珠单抗在中国复发/难治性经典型霍奇金淋巴瘤患者中的一项Ⅱ期临床研究”中，其显示出很好的疗效，IRC评价的ORR达到了84.8%，CR率达30.3%。2018年4月，卡瑞利珠单抗注射液的上市申请已获得CDE承办受理，申请适应证为复发/难治性经典型霍奇金淋巴瘤，预计将在2019年3月上市。

5. 勃林格殷格翰——替雷利珠单抗注射液

9月6日，CDE承办了勃林格殷格翰与百济神州申报的PD-1替雷利珠单抗注射液的上市申请。此次PD-1替雷利珠单抗申请的适应证为霍奇金淋巴瘤，此外，该药还在进行适用于治疗非小细胞肺癌、肝细胞癌和食管鳞状细胞癌在内的多种恶性肿瘤的临床试验。

6. 复宏汉霖——利妥昔单抗注射液

利妥昔单抗注射液为复星医药生物药平台复宏汉霖自主研发的大分子生物类似药，主要适用于非霍奇金淋巴瘤、类风湿关节炎的治疗。预计将在2019年1月上市。

7. 齐鲁药业——重组抗VEGF人源化单克隆抗体注射液

重组抗VEGF人源化单克隆抗体注射液是齐鲁药业研发的贝伐珠单抗生物类似物，除了齐鲁药业，恒瑞医药、复宏汉霖、信达生物等多个企业皆正在进行Ⅲ期临床试验，竞争激烈，不过目前只有齐鲁申报上市，有望成为首个国产贝伐珠单抗生物类似物。

8. 强生——达雷木单抗注射液

达雷木单抗注射液由强生公司开发，为首个上市的治疗多发性骨髓瘤的单克隆抗体药物，于2015年11月通过优先审评获得美国FDA批准上市。该药已于2018年10月19日获承办，预计将在2019年10月获批上市。

9. 辉瑞——Dacomitinib 片

Dacomitinib 片为辉瑞研发的二代 EGFR 抑制剂，用于携带 EGFR 激活突变的局部晚期或转移性非小细胞肺癌（NSCLC）患者的一线治疗。该药物是国内首个提交上市的 1 类进口药品，预计将在 2019 年 4 月上市。

（来源：药智网）

（转载自：《全球肿瘤快讯》2019 年 2 月 总第 226 ~ 227 期）

两个国产 PD-1 抗体药物正式获批上市

2018 年 12 月 17 日，君实生物特瑞普利单抗注射液的上市申请正式获国家药品监督管理局（NMPA）批准，用于治疗既往接受全身系统治疗失败后不可切除或转移性黑色素瘤患者，其中文商品名为“拓益”。从 3 月 8 日递交上市申请，到以优先审评方式获批，首个国产 PD-1 抗体药的上市审批过程历时 284 天。

2018 年 12 月 27 日，信达生物宣布，信迪利单抗注射液（达伯舒）已获国家药品监督管理局批准上市销售，用于治疗至少接受过二线系统化疗的复发/难治性经典型霍奇金淋巴瘤（cHL）。信迪利单抗是信达生物与礼来制药联手开发的 PD-1 单抗，从 4 月 16 日递交上市申请，到以优先审评方式获批，信迪利单抗注射液在中国上市审批过程历时 255 天。

截至目前，已经有四个 PD-1/PD-L1 类药物在中国上市。其中，君实生物的特瑞普利单抗与默沙东的 Keytruda（帕博利珠单抗）的适应证同为黑色素瘤。

（一）研究结果

不管是单药还是联合治疗，特瑞普利单抗已经在中国恶性黑色素瘤患者中显示出了优异的临床数据。一项Ⅱ期研究（NCT03013101）数据显示，特瑞普利单抗注射液单药在晚期黑色素瘤患者中的客观缓解率（ORR）达到 20.7%，疾病控制率（DCR）为 60.3%。另外一项小型Ⅰ期研究（NCT03086174）显示，特瑞普利单抗与阿昔替尼联用，在转移性黏膜黑色素瘤中的有效率可达 50%。

信达组织开展的Ⅱ期 ORIENT-1 研究纳入 96 例复发/难治性 cHL 患者，是迄今为止中国入组人数最多的复发/难治性 cHL 研究。根据美国临床肿瘤学会（ASCO）公布的数据：经 IRRC 对 96 例患者的 24 周临床数据评估，客观缓解率（ORR）为 79.2%，疾病控制率（DCR）为 97.9%。中位治疗周期为 12 个周期，最常见的治疗相关不良事件（TRAE）是发热和甲状腺功能减退。不良事件以 1 ~ 2 级为主，3 级 TRAE 发生率为 17.7%。

（二）定价方面

特瑞普利单抗是君实生物成功推进上市的第一个产品，除了普遍预期的国产 PD-1 抗体药可能在价格方面会比进口药更亲民，君实在特瑞普利单抗的销售方面如何考虑、如何赢得市场，尤其是特瑞普利单抗首个上市的适应证与帕博利珠单抗（Keytruda）一样是黑色素瘤。特瑞普利单抗的价格目前尚未确定，相比进口药肯定会是一个有竞争力的价格，疗效方面在 ORR、DCR、DOR、PFS 等指标上都有不弱于甚至优于 K 药的数据，这会在特瑞普利单抗的药品说明书中体现。

信迪利单抗定价问题，信达方面表示会秉承开发出老百姓用得起的高质量生物药的宗旨，积极努力提高信迪利单抗上市后的可及性和可支付性。肺癌将会是信迪利单抗的下一个提交上市的适应证。目前信达生物推进了信迪利单抗的 20 多项临床试验，多项属于Ⅲ期临床试验。信达生物于 10 月 30 日在香港上市，招股书披露信息显示，信迪利单抗对靶点的亲和力分别是帕博利珠单抗和纳武利尤单抗的 10 倍和 50 倍，每 3 周一次的给药方式可降低费用提高依从性。

（三）行业竞争

全球范围内已经有 6 种 PD-1/PD-L1 抑制剂上市，包括默沙东 Keytruda（“K 药”）、百时美施贵宝的 Opdivo（Nivolumab，“O 药”）、罗氏制药 Tecentriq（Atezolizumab，“T 药”）、辉瑞/默克 Bavencio（Avelumab，“B 药”）、阿斯利康 Imfinzi（Durvalumab，“I 药”）和赛诺菲/再生元的 Libtayo。

目前已经有两个同类进口药 Opdivo（纳武利尤单抗，欧狄沃）和 Keytruda（帕博利珠单抗，可瑞达）在中国获批上市，并且非常激进地为中国患者量身定制了一个极低“友情价”。

据不完全统计，目前国内共有 20 余家企业参与 PD-1/PD-L1 领域的竞争，处于临床不同阶段。药品审评中心官网显示，国内 PD-1 第一梯队的恒瑞医药、百济神州均已提交了上市申请。

从国内申报审批进度上看，信迪利单抗获批后，恒瑞卡瑞利珠单抗紧随其后，百济神州略晚数月。百济神州在美国申报和获批上市时间大概率会早于另三家公司。信达、恒瑞、百济神州申请的适应证均是经典型霍奇金淋巴瘤。

（编撰　李　沁）

（来源：《全球肿瘤快讯》2018 年 12 月 总第 223 期）

相关链接

首个获批国产 PD-1 价格公布，费用不到进口药 1/3

2019 年 1 月 7 日，君实生物公布，特瑞普利单抗注射液（商品名：拓益）在中国的销售定价为 7200 元/240mg（支），合 30 元/mg，年治疗费用约 18.72 万元。而默沙东同一个适应证的帕博利珠单抗（Keytruda，K 药）在中国大陆地区的定价为 17 918 元/100mg（支），合 179 元/mg，年治疗费用约 60.92 万元（以平均体重 60kg 计），这意味着特瑞普利单抗的价格不及帕博利珠单抗的 1/3。

2018 年 12 月 17 日，国家药品监督管理局有条件批准了拓益的上市，用于治疗既往接受全身系统治疗失败后的、不可切除或转移性黑色素瘤患者。作为国内首款自主研发的抗 PD-1 单抗，拓益的疗效及价格均受到广泛关注。

（一）临床疗效卓越

研究显示，特瑞普利单抗治疗既往全身系统治疗失败的、不可切除或转移性黑色素瘤患者的客观缓解率（ORR）为 17. 3%，疾病控制率（DCR）为 57. 5%，1 年生存率 69. 3%；而帕博利珠单抗在中国黑色素瘤临床试验中的公开数据为客观缓解率 16. 7%，疾病控制率 38. 2%，1 年生存率 50. 8%。

在联合治疗方面，另外一项小型Ⅰ期研究（NCT03086174）显示，特瑞普利单抗与阿昔替尼联用，在转移性黏膜黑色素瘤中的有效率可达 50%。

因此，不管是单药还是联合治疗，特瑞普利单抗已经在中国恶性黑色素瘤患者中均显示出了优异的临床数据。

（二）价格更亲民

尽管早有迹象表明，拓益的定价将会更加亲民。但当君实生物官方正式公布销售定价还不足同类进口产品的 1/3 时，还是引爆了业界和患者群。可以说，这是目前为止全球最便宜的 PD-1 类肿瘤免疫药物了。

君实生物的拓益售价远低于全球多个地区的 PD-1 产品，将在很大程度上缓解了该类药品在中国的可及性，将有更多患者实际获益。

对于该“最低定价”，君实生物商业营销副总经理韩净表示：“拓益是中国高水平创新药研发团队智慧的结晶，也是国家‘健康中国’战略推进、国家药品审评审批制度改革的成果。公司希望用高质量的创新回报中国患者家庭，减轻经济负担，履行社会责任。”

（三）慈善赠药力度大

除了定价亲民，极大减轻患者的经济负担外，还有慈善赠药活动为特殊困难家庭保驾护航。

北京白求恩公益基金会宣布在全国发起“益路相伴——白求恩·拓益公益捐助项目”，为家庭困难或因病致贫而不能得到持续有效治疗的黑色素瘤患者提供药品援助，以求让更多患者获益。

据基金会官方提供的项目方案推算，符合条件的患者使用 4 个周期拓益后可获 4 个周期的药品援助。初步估算，如该计划可覆盖一年或更长的治疗周期，患者一个慈善方案年的实际用药负担约为 93 600 元。对比同类进口产品一个慈善方案年约 322 524 元的用药负担，无疑将是一个巨大的福音。

（四）更多临床研究开展

虽然拓益在国内获批的适应证仅为既往接受全身系统治疗失败后的、不可切除或转移性黑色素瘤，但因为其与治疗靶点的亲和力和结合稳定性均达到国际先进水平，所以在其他类型的黑色素瘤、其他肿瘤的疗效和安全性表现上也十分惊艳。

例如：在国人高发的黏膜型黑色素瘤患者的早期临床研究中，特瑞普利单抗联合血管生成抑制剂的有效率达到了突破性的 60% 以上；治疗黏膜型和肢端型黑色素瘤的疾病控制率分别达到了 40% 和 52%；在霍奇金淋巴瘤早期临床试验中的有效率也高达 88%。

此外，拓益用于鼻咽癌、非小细胞肺癌、胃癌、食管癌、尿路上皮癌、肝癌、三阴性乳腺癌、肺泡软组织肉瘤等十多个瘤种适应证的临床研究也正在开展中。

（编撰　宝　音）

（来源：《全球肿瘤快讯》2019 年 1 月 总第 224 ~ 225 期）

PD-1 单抗达伯舒®（信迪利单抗注射液）在中国正式获批

2018 年 12 月 27 日，信达生物制药与礼来制药共同宣布，双方共同开发的创新肿瘤药物达伯舒®（重组全人源抗 PD-1 单克隆抗体，国际商标：Tyvyt，通用名：信迪利单抗注射液）正式获得国家药品监督管理局的批准，用于至少经过二线系统化疗的复发/难治性经典型霍奇金淋巴瘤的治疗。抗 PD-1 单克隆抗体的获批上市，标志着抗肿瘤免疫治疗进入了“中国创新时代”。

近年来我国癌症负担持续增长，根据 2018 年世界卫生组织（WHO）的全球肿瘤调研机构 Cancer Today 的报告，预计 2018 年中国新增肿瘤病例数 428.5 万例，死亡病例为 286.5 万例。淋巴瘤是我国常见的恶性肿瘤之一，其中经典型霍奇金淋巴瘤（cHL）是一种 B 细胞恶性淋巴瘤，多发生于 20～40 岁的中青年，为青年人中最常见的恶性肿瘤之一，绝大部分患者病理分型为经典型。尽管联合化疗和放疗的初始治疗使得早期经典型霍奇金淋巴瘤治愈率较高，但一线治疗后仍有 15%～20% 为复发或难治性经典型霍奇金淋巴瘤患者，这部分患者对创新的治疗药物和方案有着迫切的需求，同样肿瘤内科和血液科医生也面临着严峻的临床挑战。“达伯舒®（信迪利单抗注射液）的获批，将为复发或难治性经典型霍奇金淋巴瘤带来肿瘤免疫治疗的全新选择。”中国医学科学院肿瘤医院副院长石远凯教授介绍。

信达生物创始人、董事长兼总裁俞德超博士表示：“作为国家重大新药创制专项的成果，达伯舒®（信迪利单抗注射液）是具有国际品质的创新 PD-1 抑制剂，它的获批体现了中国创新药在肿瘤免疫治疗领域的贡献。与此同时，也彰显了信达在大分子药物开发领域的能力。此次获批，是对信达生物的肯定与鼓舞，我真切地希望具有国际品质且高性价比的达伯舒®（信迪利单抗注射液）能够让越来越多的生命奇迹发生在中国普通肿瘤患者身上。”

礼来中国高级副总裁、药物发展与医学事务中心负责人王莉博士表示，“达伯舒®（信迪利单抗注射液）的疗效和安全性在关键临床研究 ORIENT-1 研究中得到了充分的印证。此次获批将为复发/难治性的经典型霍奇金淋巴瘤患者带来肿瘤免疫治疗的全新选择。未来，礼来将继续秉持‘自主研发和外部合作’相结合的外向型研发战略，以创新为发展源动力，积极携手优秀的本土医药公司，力图在国际抗肿瘤药物的舞台上，唱响‘中国好声音’！”

目前信达生物迅速推进了有关达伯舒®（信迪利单抗注射液）20 多项临床试验，包括一线非鳞非小细胞肺癌、一线肺鳞癌、二线肺鳞癌、EGFR TKI 治疗失败的 EGFR 突变阳性的非小细胞肺癌、一线胃癌、一线肝癌、一线食管癌、二线食管癌等。截至今天，已有超过 1000 例中外肿瘤患者参加了达伯舒®（信迪利单抗注射液）相关的临床试验。希望有更多患者通过这一比肩国际水准的抗癌药物，赢得生存获益和希望。

关于达伯舒®（信迪利单抗注射液）

达伯舒®（信迪利单抗注射液）是信达生物制药与 Adimab 合作共同发现，信达生物制药和礼来制药在中国共同合作研发的具有国际品质的创新生物药，拥有全球知识产权。达伯舒®（信迪利单抗注射液）是一种人类免疫球蛋白 G4（IgG4）单克隆抗体，能特异性结合 T 细胞表面的 PD-1 分子，从而阻断导致肿瘤免疫耐受的 PD-1/程序性死亡受体配体 1（Programmed Cell Death-1 Ligand-1，PD-L1）通路，重新激活淋巴细胞的抗肿瘤活性从而达到治疗肿瘤的目的。达伯舒®（信迪利单抗注射液）是具有国际品质的创新 PD-1 抑制剂。

（来源：《肿瘤瞭望》编辑部）

正大天晴肺癌新药盐酸安罗替尼获批上市

近日，正大天晴药业集团自主研发的 1.1 类新药盐酸安罗替尼胶囊（福可维）获得国家药品监督管理局批准的注册批件，这标志着备受关注的中国肿瘤领域的原研创新药——安罗替尼正式上市。（自 CFDA）

安罗替尼是新型小分子多靶点酪氨酸激酶抑制剂，可有效抑制 VEGFR、PDGFR、FGFR、c-Kit 等激酶，具有抗肿瘤血管生成和抑制肿瘤生长的双重功效。临床试验证实，安罗替尼是目前晚期非小细胞肺癌抗血管生成靶向药物中仅有的单药有效的口服制剂，且不良反应较轻，患者耐受性良好。业内专家指出，安罗替尼有望成为晚期非小细胞肺癌患者三线治疗的标准用药。

临床研究结果显示，安罗替尼不仅对非小细胞肺癌，而且对软组织肉瘤、卵巢癌等多个癌种均有很好的治疗效果，正大天晴正在积极开展包括美国在内的多中心临床研究。安罗替尼治疗软组织肉瘤Ⅱb 期临床研究结果在今年 ASCO 年会上口头报告，治疗非小细胞肺癌Ⅲ期临床研究病理亚组结果在今年 ASCO 年会获得壁报展示，并被写入《2018 版 CSCO 肺癌指南》。

安罗替尼相比现有的治疗手段有明显的临床优势，申报后即被药品审评中心纳入优先审评序列，得益于国家药监局正在进行的药品审评审批改革举措，安罗替尼在很短的时间完成上市审评并获得批准上市。

安罗替尼是正大天晴第一个按照国际研发流程和标准进行的创新小分子药，也是该公司迄今为止研发投入最多的抗癌药。正大天晴抗肿瘤领域形成独特的产品线，血液肿瘤产品地西他滨、伊马替尼、达沙替尼为国内首仿上市。未来三年，正大天晴在肿瘤领域将上市更多的产品，如硼替佐米、苯达莫司汀、来那度胺、阿扎胞苷等。

（编撰　王蓉蓉）

（来源：《全球肿瘤快讯》2018 年 5 月 总第 208 期）

首个免疫检查点抑制剂 Opdivo 在中国获批上市

2018 年 6 月 15 日，国家药品监督管理局（CNDA）正式批准百时美施贵宝（BMS）旗下 PD-1 抑制剂 Nivolumab（纳武利尤单抗，又名纳武单抗；商品名 Opdivo）上市，用于治疗表皮生长因子受体（EGFR）基因突变阴性和间变性淋巴瘤激酶（ALK）阴性、既往接受过含铂方案化疗后疾病进展或不可耐受的局部晚期或转移性非小细胞肺癌（NSCLC）成人患者。(自 CNDA)

据悉，Opdivo 通过优先审评通道完成审批，从申报上市到获批仅用时 6 个月左右，成为第一个在中国上市的 PD-1/PD-L1 抗体药物。

肺癌是全球范围内死亡率最高的恶性肿瘤。近年来，靶向治疗药物为携带驱动基因变异的癌症患者带来较好的治疗效果，但对于无驱动基因突变的晚期非小细胞肺癌，化疗还是主要的治疗手段，患者总生存期通常较短。

与化疗和靶向治疗等手段相比，免疫检查点抑制剂起效的机制，是重新激活癌症患者体内的免疫细胞，发挥它们强大的杀伤力。

在 2018 年 4 月的美国癌症研究协会（AACR）年会上，公布了 Opdivo 数据非常喜人的临床试验 Checkmate-078 研究。该研究中，中国患者占到九成，结果显示，与化疗相比，Opdivo 带来显著的中位生存延长（12 个月 *vs* 9.6 个月），死亡风险相对降低 32%，部分患者生存期超过 18 个月。

客观缓解率显著提高（17% *vs* 4%），中位缓解持续时间显著延长（未达到 *vs* 5.3 个月），治疗相关 3～4 级不良反应发生率显著较低（10% *vs* 47%）。肺腺癌和其他类型非小细胞肺癌患者，Opdivo 治疗均有获益，PD-L1 表达水平也并非制约 Opdivo 应用范围的指标。

主持该研究的广东省人民医院吴一龙教授指出，我国肺癌发病率不断升高，这项入组患者 90% 为中国患者的临床研究具有突破性意义，它首次证实，与化疗相比，Opdivo 在包括总生存期在内的多项研究终点上都成功胜出，这为已经一线治疗过的晚期非小细胞肺癌患者提供了新的治疗选择。

除了肺癌，目前 Opdivo 获美国 FDA 批准，用于黑色素瘤、肾癌、霍奇金淋巴瘤、头颈部肿瘤、膀胱癌、MSI-H 型结直肠癌和肝癌等多种晚期肿瘤的治疗，在中国也已开展了多项临床试验。

（编译　孙菲菲）

（来源：《全球肿瘤快讯》2018 年 6 月 总第 211 期）

相关链接

Opdivo（欧狄沃）正式登陆中国市场

全球首个获批的 PD-1 抑制剂 Opdivo（欧狄沃）在 8 月 28 日正式登陆中国市场，正式开卖，中国非小细胞肺癌患者终于用上了期盼已久的“O”药。

一周前，百时美施贵宝（BMS）公司公布欧狄沃在中国大陆的销售价格只有美国的一半，远远低于其他国家和地区，这个价格获得了满堂彩。两个月前，欧狄沃获国家药监局批准，成为首个登陆中国的 PD-1 抑制剂。

欧狄沃也是目前中国市场上唯一获批肺癌适应证的 PD-1 抑制剂。与此同时，Opdivo 联合 ipilimumab（易普利姆玛，又名伊匹单抗，商品名 Yervoy）在非小细胞肺癌一线治疗获得突破后，刚获美国 FDA 批准用于小细胞肺癌治疗，Opdivo 在肺癌领域可谓捷报频传。

2015 年 3 月，Opdivo 成为全球首个获批非小细胞肺癌适应证的 PD-1 抑制剂。2017 年 9 月，BMS 公司发布迄今 PD-1 抑制剂治疗晚期 NSCLC 最长随访时间生存数据，数据显示，Opdivo 二线治疗 NSCLC 患者 5 年生存率提高至 16%，较过去晚期 NSCLC 患者 5 年生存率（不足 5%）提高了 3 倍。

Opdivo + Yervoy 用于 NSCLC 一线治疗可显著降低疾病进展风险，无论 PD-L1 表达水平以及鳞癌或非鳞癌。美国 FDA 已接受其补充申请，将于明年 2 月做出批复。Opdivo 也成为小细胞肺癌唯一获批的免疫治疗药物，8 月 17 日，Opdivo 获美国 FDA 批准用于治疗既往接受过含铂方案化疗及至少一种其他疗法后进展的转移性小细胞肺癌患者，成为小细胞肺癌领域近 20 年来首个获批的新疗法。

Opdivo 从 2014 年至今已获批了 17 个适应证，是全球范围内适应证获批最多的 PD-1 抑制剂。截至今年年初，Opdivo 还有 13 项针对不同国家地区的适应证处于Ⅲ临床试验阶段，Opdivo + Yervoy 组合也有 12 个适应证处于Ⅲ临床试验阶段。

Opdivo 是目前中国市场上唯一获批用于治疗非小细胞肺癌的 PD-1 抑制剂。在日本获批的胃癌适应证研究结果显示，日本、韩国及中国台湾地区胃癌患者可从 Opdivo 治疗显著获益，Opdivo 也是目前唯一获 FDA 批准治疗肝细胞癌的 PD-1 抑制剂，Opdivo 的登陆对我国这个胃癌和肝癌大国也是意义重大前景可期的。

（编译　王　楠）

（来源：《全球肿瘤快讯》2018 年 8 月 总第 215 期）

大肠癌治疗药物呋喹替尼获批上市

2018年9月5日，国家药品监督管理局发布公告称，批准转移性结直肠癌治疗药物呋喹替尼胶囊（爱优特）上市，用于既往接受过氟尿嘧啶类、奥沙利铂和伊立替康为基础的化疗，以及既往接受过或不适合接受抗血管内皮生长因子（VEGF）治疗、抗表皮生长因子受体（EGFR）治疗（RAS野生型）的转移性结直肠癌患者。值得一提的是，呋喹替尼胶囊为境内外均未上市的创新药，是由中国本土企业自主研制的、具有完全知识产权的新型靶向抗肿瘤药物。

呋喹替尼（Fruquintinib，HMPL-013）是由和记黄埔医药（上海）有限公司（下称和黄医药，Chi-Med）自主研发的靶向治疗癌症药物，是一个喹唑啉类小分子血管生成抑制剂，主要作用靶点是VEGFR激酶家族（VEGFR1、2和3）。通过抑制血管内皮细胞表面的VEGFR磷酸化及下游信号转导，抑制血管内皮细胞的增殖、迁移和管腔形成，从而抑制肿瘤新生血管的形成，最终发挥肿瘤生长抑制效应。

晚期结肠癌是全球常见高发的恶性肿瘤。有统计数据表明，每年新发的患者约为136万，病死近70万，是全人类面临的一项巨大挑战。在我国，每年新发病例为37.6万，并且持续增长，约有50%的病例最终可以发展成为转移性的或者晚期结直肠癌（mCRC）。

和记黄埔曾在2017年美国临床肿瘤学会（ASCO）大会及2018年6月《JAMA》杂志发表的一项随机、双盲、安慰剂对照、国内多中心呋喹替尼治疗晚期结直肠癌的Ⅲ期研究中，416例既往接受过2轮以上系统性化疗的中国转移性结直肠癌患者按2：1比例分组，分别接受呋喹替尼和安慰剂治疗，主要研究终点为总生存期（OS），次要研究终点为无进展生存期（PFS）、客观缓解率（ORR）、疾病控制率（DCR）和安全性评价。

结果显示，呋喹替尼组和对照组中位OS分别为9.30个月和6.57个月，中位PFS分别为3.7个月和1.8个月。最常见的3~4级不良反应为高血压（21.2%）、手足皮肤反应（10.8%）、蛋白尿（3.2%）和腹泻（2.9%）。

除了结直肠癌，呋喹替尼用于治疗其他类型肿瘤如胃癌、非小细胞肺癌（NSCLC），以及实体恶性肿瘤的临床试验也正在开展。一项包含了520例非小细胞肺癌患者的关键Ⅲ期临床试验旨在验证呋喹替尼治疗NSCLC的疗效；将呋喹替尼与吉非替尼联合用于一线治疗晚期或转移性NSCLC的研究正在开展Ⅱ期临床研究；一项关键Ⅲ期临床试验正在超过500例晚期胃癌或胃食管交界部（GEJ）腺癌患者中验证呋喹替尼与紫杉醇联合治疗的效果。

不仅在中国，和黄医药也正在将呋喹替尼向全球布局。2017年12月，和黄医药在美国启动了Fruquintinib的Ⅰ期桥接临床试验（bridging clinical trial），这是一项多中心、开放标签的Ⅰ期临床研究，评估Fruquintinib在美国晚期实体瘤患者中的安全性、耐受性和药代动力学。

（编撰　王语嫣）

（来源：《全球肿瘤快讯》2018年9月 总第216期）

帕博利珠单抗在中国获批上市

中国药监局近期对抗肿瘤药物大开绿灯，纳武利尤单抗（Opdivo）获批仅过了 1 个月，帕博利珠单抗（Keytruda）也于 7 月 25 日正式获得国家药品监督管理局批准，成为第二个正式在中国上市的 PD-1/PD-L1 单抗类药物。最知名的两个免疫治疗新药终于全面登陆中国。

帕博利珠单抗注射液此次在中国上市针对的适应证为局部晚期或转移性黑色素瘤，是目前国内唯一获批的针对这一患者群体的 PD-1 抑制剂。从 2 月 11 日递交申请到获批上市不足半年时间，创下了中国进口抗肿瘤生物制剂最快审批记录。

PD-1 抑制剂是肿瘤免疫疗法的一种，肿瘤免疫治疗是指通过重启并维持机体自身的免疫系统对肿瘤细胞的识别和杀伤，恢复机体抗肿瘤免疫反应来控制与清除肿瘤的治疗方法。肿瘤免疫治疗种类繁多，已成为继手术、放疗和化疗之后的第四种主流肿瘤治疗方法。目前疗效最明确、应用最广的就是 PD-1 抑制剂。

PD-1 本身是阻止免疫细胞活化的重要蛋白，肿瘤细胞经常利用这个机制来逃脱免疫细胞对自己的杀伤。而 PD-1 抑制剂能激活免疫细胞，从而达到控制肿瘤细胞的效果。

这次 Keytruda 获批上市针对的是晚期恶性黑色素瘤，黑色素瘤是一种恶性程度极高的肿瘤，且易转移。在免疫治疗出现之前，若发生转移，患者的整体 5 年生存率只有 5% 左右。幸运的是，黑色素瘤患者也是最先从免疫疗法受益的群体之一。美国最初尝试免疫药物的一批患者，不少已经生存了超过 10 年，成了超级幸存者。

用 Keytruda 治疗黑色素瘤，最有名的例子是美国前总统卡特。卡特在 90 岁高龄被发现黑色素瘤，且发生了肝转移、脑转移。如此高龄无法用化疗，于是他选择了使用了 Keytruda 配合放疗的组合疗法，结果肿瘤完全消失了。而今，“治好美国总统的药”进入了中国，中国的黑色素瘤治疗终于也进入了免疫时代。

从全球范围获批适应证数量看，Keytruda 是目前用于治疗晚期瘤种最广泛的免疫药物，已在 80 多个国家获批使用，覆盖了 9 个瘤种 12 个以上适应证，包括黑色素瘤、非小细胞肺癌、头颈癌、霍奇金淋巴瘤、膀胱癌、宫颈癌、胃癌、B 细胞淋巴瘤等。

Keytruda 于 2017 年革命性地被批准上市用于治疗 MSI-H（微卫星不稳定性高）肿瘤，成为第一个所谓的广谱抗肿瘤药。Keytruda 优势最大的适应证是肺癌，在美国，Keytruda 已经被 FDA 批准为部分非小细胞肺癌患者的一线药物，替代化疗成为了新的标准治疗方案。目前 Keytruda 在全球范围内有超过 700 项临床试验正在进行。

（编撰　高　峰）

（来源：《全球肿瘤快讯》2018 年 7 月 总第 213 期）

相关链接

K药价格公布：国内定价或全球最低

近日，默沙东公司公布了旗下PD-1抑制剂药物帕博利珠单抗注射液（Keytruda，中文商品名：可瑞达，又称K药）在中国内地的售价和患者援助计划，该药在中国市场价格几乎是美国市场的一半。

此前，首个在中国获批的PD-1抑制剂药物持有者百时美施贵宝公司也对外公布了欧狄沃（Opdivo，简称O药）的建议零售价，价格也显著低于海外市场。外资新药在中国上市价格普遍高于欧美发达国家的定价，这种趋势随着国内药企的研发实力提升逐渐在改变。

一位外资药企人士表示，以前国际创新药在中国的上市时间很长，现在流程和时间缩短，此外，企业也会考虑产品的可及性，降价已经是一种趋势，很多外资药企在国内已经下调了多个产品的销售价格。

K药100mg/4ml的规格售价为17 918元，每年费用约为30万元人民币。同一规格K药在美国售价为4800美元（约合人民币33 000元）、中国香港为3万港币（约合人民币26 200元）。同时公布的还有K药的慈善计划，赠药的两个必要条件是：符合适应证（即用于治疗一线治疗失败的不可切除或转移性黑色素瘤患者）；符合经济条件（低经济收入和低保患者）。对于低收入黑色素瘤患者，有买三赠三的赠药政策，一年费用只有16万元人民币，低保的黑色素瘤患者可免费使用24个月。经基金会审核通过，基金会可为其援助最多不超过24个月用量的可瑞达。

这还意味着抗癌“神药”PD-1抑制剂的价格战在中国市场开始了，虽然中国本土企业PD-1新药获批上市在即，据了解，本土企业定价可能更低。9月12日，百济神州公司宣布该公司自主研发的PD-1抑制剂替雷利珠单抗（Tislelizumab）新药上市申请获国家药监局受理，用于治疗复发/难治性经典型霍奇金淋巴瘤（R/R cHL）。

这是迄今第四款上市申请获得国家药监局受理的国产PD-1抗体，此前有信达生物和君实生物的PD-1抗体也在等待批准上市。2017年10月8日，国务院发文鼓励和加速新药上市，预计这些药物的审批周期会有所缩短。

截至目前，全球共有5种PD-1/PD-L1抑制剂产品上市，分别是默沙东旗下的K药、百时美施贵宝的O药、罗氏制药的Atezolizumab（Tecentriq）、辉瑞默克的Avelumab（Bavencio）和阿斯利康的Durvalumab（Imfinzi）。

其中K药和O药最受市场关注，而双方公司的竞争也很激烈。其余三款药物上市时间较短，获批适应证较少，还未快速放量。

2018年7月25日，默沙东K药在国内获批上市，成为继百时美施贵宝O药之后第二个获批上市PD-1药物。8月，O药已开出第一张处方。

O药的定价策略是：100mg/10ml建议零售价为9260元，40mg/4ml建议零售价为4591元，定价约为美国的一半，几乎全球最低。

近年来，PD-1/PD-L1单抗为代表的免疫检查点抑制剂药物在肿瘤治疗领域大放异彩。PD-1/PD-L1单抗通过阻断PD-1/PD-L1信号通路，重新激活免疫细胞对肿瘤的免疫应答反应，发挥杀伤肿瘤作用。PD-1/PD-L1 单抗对多种肿瘤显示有治疗潜力，有望切实改善患者总生存。PD-1/PD-L1 单抗独特的作用机制和出色的临床表现，使得成为近年来全球最热门的肿瘤药物研发方向之一。

在国内，PD-1/L1 的研发也开展得如火如荼。目前，已有超过 20 个国产 PD-1/L1 单抗向监管部门提交了临床或注册申请。据中泰证券发布研报预计，2018 年是国内 PD-1 单抗的上市元年，国产产品和进口产品的上市时间将不会相差太远，双方有望在同一起跑线展开竞争，国产品种更有望凭借性价比优势，占据主要市场。

业内人士认为，潜在的竞争对象的出现，让默沙东和百时美施贵宝不约而同地拉低了 PD-1 药物的起步价。企业药品定价与多种因素有关，包括研发、生产和管理的投入、未满足医疗需求的程度、药品给患者带来的临床获益、商业和金融市场状况等，可能会考虑市场占有率和能否进入医保等因素。

而就在国际抗癌新药加速在国内获批之际，抗癌药的使用又有了新的规范。9 月 21 日，国家卫健委发布通知称，为规范新型抗肿瘤药物临床应用，组织原国家卫生计生委合理用药专家委员会牵头制定了《新型抗肿瘤药物临床应用指导原则》（简称《指导原则》），对小分子靶向药物和大分子单克隆抗体类药物的临床使用列出了指导原则。国家卫健委也表示，该指导原则将定期修订更新，指导临床合理应用抗肿瘤药物。《指导原则》指出："抗肿瘤药物临床应用须遵循药品说明书，不能随意超适应证使用。"

由于 O 药及 K 药刚获批，其尚未进入《国家基本药物目录》《国家基本医疗保险药品目录》以及成为国家谈判药品的抗肿瘤药物品种。O 药在国内获批适应证为晚期非小细胞肺癌，在全球已获批 17 种适应证，涉及肺癌、黑色素瘤、肾癌等 9 个瘤种。默沙东的 K 药已在 80 多个国家获批使用，覆盖 8 个瘤种 12 个适应证，其在国内获批的适应证为晚期黑色素瘤。

日前，国家食药监总局药品审评中心正式受理了 K 药用于晚期非小细胞肺癌一线治疗的申请，且发布了《关于征求境外已上市临床急需新药名单意见的通知》，K 药成为入选 48 个急需药品清单的唯一一个肿瘤免疫治疗的 PD-1 药物，适应证也包括肺癌。K 药在肺癌治疗领域的获批，指日可待。

业内人士认为，国家也在通过上述《指导原则》实现政策引导药品价格下调。国家一方面在不断提升创新药物对老百姓的可及性，一方面也在不断地多组合拳降低用药成本，包括降低进口抗癌药物进口税、增值税，医保谈判、规范药品流通、进行药品集中采购等，药品降价还是大势所趋。

（编撰　王宇辰）

（来源：《全球肿瘤快讯》2018 年 10 月 总第 217 – 218 期）

恒瑞首个生物重磅新药进入市场

2018年7月15日，恒瑞重磅新品硫培非格司亭注射液（商品名：艾多）全国上市会在京举行，意味着获批2个月的这款被外界寄予厚望的产品正式进入市场。

艾多是恒瑞自主研发的聚乙二醇重组人粒细胞刺激因子——HHPG-19K，拥有自主知识产权。主要适用于非骨髓性恶性肿瘤患者在接受易引起临床上显著的发热性中性粒细胞减少症发生的骨髓抑制性抗肿瘤药物治疗时，降低以发热性中性粒细胞减少症为表现的感染的发生率。

美国安进公司在1991年获FDA批准上市的非格司亭，是全球首个重组人粒细胞刺激因子，上市后的近20年里广泛被临床接受。不过，非格司亭由于其在人体内生物利用度较差、半衰期短，以及容易被体内蛋白酶破坏，因此需要频繁注射给药，难以取得良好的临床治疗效果。因此，在2002年，安进公司在非格司亭基础上研发出了培非格司亭，是一款长效剂型，相较于非格司亭每个化疗周期内需要每日给药1～2次，减少到一个化疗周期只需要给药1次，减少了给药频次。

培非格司亭上市后的第二年便成为“重磅炸弹”，市场份额一路飙升。在国内市场，自1993年日和协和麒麟的短效制剂在中国上市以来，国内已经有近20家企业研发上市了短效制剂。相关数据显示，目前在短效制剂方面，齐鲁制药的产品所占份额最大，达到39.4%。

从海外经验来看，长效剂型已成为主流趋势。根据安进公司销售数据显示，短效剂型多年增长乏力，且在2014年开始销售额迅速下滑；而长效剂型培非司亭上市后销售额迅速上市，虽然2017年过了销售峰值，但其同年销售额依达到短效剂型的8.3倍。

全球市场上，长效制剂是安进的培非格司亭，已在美国、日本、欧盟等多个国家和地区上市，但未在中国上市。在国内市场上，目前上市的长效药物有石药旗下百克生物的津优力和齐鲁制药的新瑞白两款产品。

恒瑞的艾多是具有自主知识产权的全新分子，结构更稳定，在2016年获得WHO新通用名称——硫培非格司亭。相关循证研究显示，硫培非格司亭与进口短效药物相比具有疗效优势。

哈尔滨血液病肿瘤研究所马军教授认为，硫培非格司亭采用更专一、更稳定的聚乙二醇化学修饰技术，其产生抗体的可能性更小，可谓较一代更安全、有效的“二代”长效G-CSF。

据悉，恒瑞目前有37个化合物进入到临床阶段，有130个临床试验在中国进行。去年恒瑞有3个创新产品提交了上市申请，分别是吡咯替尼、PD-1及艾多，而目前艾多已经上市，不久的将来另外两个新药也将要上市。

（编撰　张一帆）

（来源：《全球肿瘤快讯》2018年7月 总第213期）

来那度胺第二个国内仿制药获批上市

近日，正大天晴宣布，该公司已于近日收到国家药品监督管理局批准的来那度胺胶囊（商品名：安显）的《药品注册批件》，意味着正大天晴历时7年研发的这款多发性骨髓瘤药物正式获批，此次正大天晴来那度胺胶囊（安显）获批适应证与原研产品一致，即与地塞米松合用，治疗此前未经治疗且不适合接受移植的多发性骨髓瘤成年患者；与地塞米松合用，治疗曾接受过至少一种疗法的多发性骨髓瘤的成年患者。

多发性骨髓瘤是全球发病率第二位的血液系统恶性肿瘤。目前，我国多发性骨髓瘤发病率为1/10万~2/10万，已超过急性白血病，成为血液系统第二大恶性肿瘤。该疾病多发于中老年人，且起病隐匿，多数患者确诊时已是晚期。随着我国人口老龄化程度不断加剧与疾病诊断技术的逐步改善，患者人数将进一步增加。

在多发性骨髓瘤细胞中，来那度胺和地塞米松协同作用，能抑制细胞增殖，导致肿瘤细胞凋亡。作为目前国际和国内治疗多发性骨髓瘤和骨髓增生异常综合征的常用药物，来那度胺是美国国家综合癌症网络（NCCN）多发性骨髓瘤指南2018版优先推荐用药，也是中国2017年多发性骨髓瘤诊疗指南一线、二线治疗、复发难治关键治疗药物。

来那度胺作为新一代免疫调节剂，具有免疫调节、抗血管生成和抗肿瘤特性，在临床上除了应用于多发性骨髓瘤，还用于淋巴瘤、骨髓增生异常综合征、急性髓系白血病等疾病的治疗。

来那度胺的原研药为新基公司的瑞复美（Revlimid），Revlimid于2005年12月获美国FDA批准上市，2017年，来那度胺在全球畅销抗肿瘤药物中位居榜首，2019年来那度胺市场销售依旧是肿瘤领域领军者。

2017年11月，双鹭药业来那度胺仿制药首仿立生上市，正大天晴的安显作为来那度胺的第二个国内仿制药，后续表现也令人期待。另外，江苏豪森药业、扬子江药业、齐鲁制药的那度胺仿制药审批也在推进中。

（编撰　王　凝）

（来源：《全球肿瘤快讯》2019年2月 总第226~227期）

用于治疗乳腺癌的帕妥珠单抗注射液获批上市

近日，国家药品监督管理局批准帕妥珠单抗注射液（英文名：Pertuzumab Injection）进口注册申请，联合曲妥珠单抗（赫赛汀）和化疗用于具有高复发风险的人表皮生长因子受体2（HER-2）阳性早期乳腺癌患者的辅助治疗。

乳腺癌是女性发病率最高的恶性肿瘤。HER-2阳性的早期乳腺癌患者接受曲妥珠单抗联合化疗后，仍有约1/4的患者在10～11年后出现疾病复发或死亡，高危早期乳腺癌患者出现复发或死亡的比例更高。帕妥珠单抗注射液为罗氏公司研发的一种新型抗HER-2药物，通过抑制HER-2异源性和同源性二聚体产生抗HER-2作用。

全球关键Ⅲ期辅助治疗研究显示，与当前标准治疗曲妥珠单抗联合化疗相比，帕妥珠单抗联合曲妥珠单抗和化疗用于具有高复发风险的HER-2阳性早期乳腺癌患者辅助治疗，显著改善了患者无侵袭性疾病生存期，不良反应可控。鉴于本品临床效益/风险优势明显，12月17日，国家药品监督管理局批准本品进口注册，与曲妥珠单抗和化疗联合用于具有高复发风险的HER-2阳性早期乳腺癌患者的辅助治疗。

（来源：国医网 2018－12－18）

赛诺菲创新药在华获批
降低儿童化疗后高尿酸血症风险

2018年10月29日，赛诺菲公司宣布，国家药品监督管理局近日已批准旗下创新药物法舒克（注射用拉布立海）用于儿童白血病、淋巴瘤患者化疗前后的尿酸水平控制，这些患者往往存在较高的高尿酸血症风险，注射用拉布立海可以帮助降低肿瘤溶解综合征风险，确保治疗延续性。

儿童血液肿瘤患者的“化疗杀手”：肿瘤溶解综合征

数据显示，白血病位居我国儿童肿瘤发病率和死亡率首位，在儿童常见恶性肿瘤中占比约为40%，其次最常见儿童恶性肿瘤是中枢神经系统肿瘤和淋巴瘤。

在儿童血液肿瘤患者化疗的过程中，由于肿瘤细胞被大量破坏，且儿童对于细胞毒药物治疗较成人更为敏感，患儿会出现一种常见并发症——肿瘤溶解综合征（TLS），表现为高尿酸血症、高钾血症、高磷血症、低钙血症的“三高一低”，往往导致患儿的化疗无法继续下去，严重时可导致心律失常、急性肾损伤、惊厥甚至死亡。

临床研究显示：注射用拉布立海可有效控制高尿酸血症

此次在中国获批的注射用拉布立海可有效控制儿童肿瘤溶解综合征中出现的高尿酸血症。由于之前并没有有效的药物治疗选择，儿童患者在化疗过程中一旦发生高尿酸血症，只能通过血液透析来阻止急性肾衰竭。“如果不及时治疗，大量尿酸在肾内易形成结晶沉淀，可造成电解质紊乱、急性肾衰竭、甚至死亡。然而，血液透析不但费时费力、经济负担较大，而且透析过程中必须停止化疗，会导致肿瘤治疗过程中断，这对于正在接受化疗的儿童患者来说，无疑是雪上加霜。”首都医科大学附属北京儿童医院吴敏媛教授指出。

3 项多中心临床试验数据显示（$n = 265$，其中包含 246 名儿童患者及 19 名成人患者），注射用拉布立海具有强效、快速的降尿酸作用。对肿瘤溶解综合征高风险的淋巴瘤/白血病儿童患者，注射用拉布立海较传统药物别嘌呤醇在控制尿酸水平上呈现明显的治疗优势。在可有效评价的患者中，4 小时内血浆尿酸浓度得以控制的患者占 92%。另有数据显示，使用注射用拉布立海进行治疗，90% 的患儿疗效持续≥7 天。

（来源：国医网 2018 - 11 - 05）

泽珂前列腺癌新适应证获批

强生公司在华制药子公司西安杨森制药有限公司日前宣布，泽珂（醋酸阿比特龙片）新适应证获国家药品监督管理局批准，用于与泼尼松或泼尼松龙合用，治疗新诊断高危转移性内分泌治疗敏感性前列腺癌（mHSPC），包括未接受过内分泌治疗或接受内分泌治疗最长不超过 3 个月的 mHSPC 患者。

这是继 2015 年 5 月获批与泼尼松联用治疗转移性去势抵抗性前列腺癌（mCRPC）后，泽珂在中国获批的又一适应证。泽珂因其显著临床获益，此前被国家药品监督管理局授予“优先审评”资格。新适应证的获批使泽珂成为国内 mHSPC 治疗领域首个大规模国际临床研究证实有显著生存获益的新型内分泌治疗药物。

研究数据显示，泽珂与泼尼松或泼尼松龙和去势治疗联用可延长生存时间、阻止疾病进展、提高生活质量，改善新诊断的高危 mHSPC 患者的总体生存获益。阿比特龙与泼尼松或泼尼松龙和去势治疗联用已被国内外多个治疗指南推荐用于治疗 mHSPC，已成为该疾病的标准治疗方案。

新适应证的获批基于国际多中心、随机、双盲、对照Ⅲ期临床研究 LATITUDE 结果。研究入组 1199 例新诊断高危 mHSPC 患者，包括 137 例中国患者。所有患者入组之前未接受内分泌治疗，或接受内分泌治疗不超过 3 个月。患者随机分为两组，试验组的治疗方案为阿比特龙与泼尼松和 ADT 联用，对照组为 ADT 加安慰剂。与 ADT 组相比，阿比特龙联合泼尼松可降低 38% 的死亡风险（中位总生存期，未达到 *vs* 34.7 个月，HR = 0.62，$P < 0.0001$）。影像学进展风险降低 53%（中位影像学无进展生存期，33 个月 *vs* 14.8 个月）。

（编撰　王　晗）

（来源：《全球肿瘤快讯》2018 年 12 月 总第 222 期）

我国首个卵巢癌靶向药获批

日前，阿斯利康公司与默沙东中国公司联合宣布，其PARP抑制剂利普卓（奥拉帕利，海外商品名Lynparza）已获国家药品监督管理局批准上市，用于治疗铂类敏感的复发性卵巢癌患者，这也是首个在我国获批上市的卵巢癌靶向治疗新药。(自国家药监)

卵巢癌是女性生殖器官恶性肿瘤，发病率居妇科恶性肿瘤第三位，死亡率居妇科肿瘤首位。全国首个大型卵巢癌诊疗现状综合调研报告显示，过半公众以及患者对于卵巢癌缺乏认知，近60%患者在确诊时已是晚期。过去的30年，国内对于卵巢癌的治疗主要采用肿瘤细胞减灭术及基于铂类、紫杉类的化疗，患者生存率虽有改善，但难以达到满意的减瘤效果，且存在化疗耐药、复发/转移、并发症多等问题，患者5年生存率仅为39%。而分子靶向药奥拉帕利在临床研究中取得出色疗效，为卵巢癌患者提供了全新的治疗手段。

奥拉帕利是一种创新的首个口服多聚二磷酸腺苷核糖聚合酶（PARP）抑制剂药物，通过抑制PARP酶活性和防止PARP与DNA解离，协同DNA损伤修复功能缺陷，杀死肿瘤细胞。靶向阻断肿瘤细胞DNA修复路径，从源头上杀死肿瘤细胞。阿斯利康和默沙东已达成肿瘤战略合作，双方将共同对奥拉帕利等创新药物进行临床研发和商业化推广。

名为Study19的临床研究结果显示，治疗铂类敏感的复发性浆液性卵巢癌患者，奥拉帕利维持治疗对比安慰剂，可使无进展生存时间延长近2倍。Ⅲ期临床研究SOLO-2也证实，对于BRCA突变的卵巢癌患者，奥拉帕利组相较安慰剂及标准化疗，显著延长患者中位PFS（19.1个月 *vs* 5.5个月）。Study 19研究的后期随访数据显示，无论是否携带BRCA突变，奥拉帕利维持治疗可降低65%的疾病进展或死亡风险，显著延长患者的无进展生存期。

临床试验结果还显示，在晚期卵巢癌的单药治疗上，奥拉帕利总体有很好的耐受性与安全性，可用于长期支持治疗，且奥拉帕利治疗期间的不良反应多为轻至中度，减量或停药后即可缓解。

此前，奥拉帕利已获美国FDA和欧盟批准，用于治疗BRCA突变的晚期卵巢癌患者，同时，于今年年初获FDA批准用于治疗携带胚系BRCA基因突变的HER-2阴性转移性乳腺癌患者。

（编撰　孙艺菲）

（来源：《全球肿瘤快讯》2018年8月 总第215期）

九价宫颈癌（HPV）疫苗在我国有条件批准上市

2018 年 4 月 28 日，国家药品监督管理局有条件批准默沙东 9 价 HPV 疫苗上市，而这距离 4 月 23 日默沙东 9 价 HPV 疫苗被 CDE 纳入第 28 批优先审评目录，仅过去了 5 天。

国家药监局表示，为加快新药进口注册进程，满足公众用药需求，按照中共中央办公厅、国务院办公厅《关于深化审评审批制度改革鼓励药品医疗器械创新的意见》有关要求，2018 年 4 月 28 日，国家药品监督管理局有条件批准用于预防宫颈癌的 9 价人乳头瘤病毒疫苗（以下简称 HPV 疫苗）上市。

值得注意是，在此次评审中，国家药监局有条件接受了默沙东 9 价 HPV 疫苗境外临床试验数据，与境外临床数据进行了桥接，而这在以往药品评审中很少见。

公告表示，在默沙东 9 价 HPV 疫苗被纳入优先审评程序后，国家药监局多次就产品在境外临床数据及上市后安全监测情况与企业沟通交流，并基于之前 4 价 HPV 疫苗获批数据的基础，有条件接受境外临床试验数据，与境外临床数据相桥接，在最短时间内，有条件批准了产品的进口注册。同时，国家药监局要求企业制订风险管控计划，按要求开展上市后研究工作。

HPV 疫苗是全球首个把癌症作为适应证列入说明书的疫苗。我国批准的 9 价 HPV 疫苗由 6 型、11 型、16 型、18 型、31 型、33 型、45 型、52 型、58 型 HPV 的主要衣壳蛋白组成的病毒样颗粒经高度纯化、混合制成。该疫苗适用于 16 ~ 26 岁的女性，用于预防 HPV 引起的宫颈癌、外阴癌、阴道癌、肛门癌、生殖器疣、持续感染、癌前病变或不典型病变。

对此次批准上市产品或 4 价 HPV 疫苗的活性成分或任何辅料成分有超敏反应者禁用；注射此次批准上市产品或 4 价 HPV 疫苗后有超敏反应症状者，不应再次接种本品。

（编撰　刘胜男）

（来源：《全球肿瘤快讯》2018 年 5 月 总第 208 期）

默沙东申请扩大 GARDASIL 9 用于 27~45 岁人群获 FDA 受理

近日，默沙东公司宣称，美国 FDA 已接受该公司旗下 9 价重组人乳头瘤病毒（HPV）疫苗 GARDASIL 9 的补充生物制品许可申请，该申请寻求扩大 GARDASIL 9 的年龄适应证批准，用于 27~45 岁的女性和男性、预防由疫苗覆盖的 9 种 HPV 类型引起的某些癌症和疾病。（自 FDA）

据悉，美国 FDA 已批准优先审查该药物的生物制剂许可证申请（sBLA），并制定了处方药使用费法（PDUFA）及审批时限，预计的决定公布日期为 2018 年 10 月 6 日。

5 月末，葛兰素史克宣布，根据国家药品监督管理局药品审评中心的技术审评结果，其二价 HPV 疫苗希瑞适（Cervarix）的接种对象年龄延长至 45 岁已获得批准，由此希瑞适成为我国内地目前唯一获批可适用于所有 9~45 岁女性人群的宫颈癌疫苗。

不过，与 Cervarix 相比，Gardasil 9 是目前市面上覆盖 HPV 亚型数量最多的宫颈癌疫苗。2014 年，Gardasil 9 获批用于 9~26 岁女性以及 9~15 岁男性的主动免疫，预防由 7 种高危型 HPV（16、18、31、33、45、52、58 型）导致的宫颈癌、外阴癌、阴道癌、肛门癌，以及预防由 2 种低危型 HPV（6、11 型）导致的生殖器疣（尖锐湿疣）。

此外，Gardasil 9 还可用于预防由这 9 种基因型 HPV 导致的宫颈、外阴、阴道及肛门癌前病变。据估计，Gardasil 9 疫苗所覆盖的 7 种高危型 HPV 导致了约 90% 的宫颈癌病例及 80% 的宫颈高度病变（宫颈癌癌前病变定义为 CIN2、CIN3 和 AIS），其余 2 种低危型 HPV 导致了约 90% 的生殖器疣。

在美国开展的一项涉及 14 000 名女性（16~26 岁）的大样本研究结果表明，Gardasil 9 在阻断 4 种共有的 HPV 类型时与 Gardasil［重组人乳头状瘤病毒四价（6、11、16 和 18 型）疫苗］具有同等的有效性。

此外，研究者确定，Gardasil 9 预防 5 种额外 HPV 类型所致癌症的有效性高达 97%，在 9~15 岁青少年（男性 1200 例，女性 2800 例）中开展的临床试验显示，Gardasil 9 在 9~15 岁人群中诱导的抗体应答与其在 16~26 岁女性中诱导的抗体应答类似，Gardasil 9 的安全性在约 13 000 例男性和女性中得到了证实。

默沙东财报显示，Gardasil/Gardasil 9 近两年一直保持较好的销售状况，2016 和 2017 年，该药品的销售额分别为 21.73 亿美元和 23.08 亿美元，年增长 6%。在 2017 年默沙东销售的各类药品中，销量排行第三。截至目前，Gardasil 9 已获批在全球 71 个国家使用，自 2015 年以来，已在全世界范围内销售超过 3400 万剂疫苗。

2018 年 4 月 28 日，我国药品监督管理局有条件批准了 Gardasil 9 在中国大陆上市，适用于 16~26 岁女性接种，采用三剂免疫接种程序。5 月 11 日，海南省公布了其中标价为 1298 元/支，略高于此前香港约 1200 元/支的价格，同时，香港多家医疗机构发布通知称，已经接到默沙东药厂正式通知，暂停向全港供应9价HPV疫苗。

业内人士分析，未来宫颈癌疫苗市场的争夺将以4价乃至9价为主，如果国内HPV疫苗研发者能在9价疫苗方面形成具有冲击力的价格优势，则未来的市场将以9价为主。

除了默沙东，我国已有多家企业布局9价疫苗市场，截至目前，包括厦门万泰沧海生物技术有限公司、上海博唯生物科技有限公司、上海泽润生物科技有限公司3家药企的9价宫颈癌疫苗临床试验已获得批准许可，同时，江苏瑞科生物技术有限公司9价宫颈癌疫苗的临床试验还在申请中。

有媒体预估，按照目前CDE对进口药和国产自主研发新药的审批速度，以及之前李克强总理的现场批示，业内人士预计，最晚至2019年，进口或国产9价HPV疫苗，或将悉数获批上市，充实中国市场。

（编撰　王微微）

（来源：《全球肿瘤快讯》2018年6月 总第211期）

相关链接

FDA批准扩大九价宫颈癌疫苗接种人群

2018年10月5日，美国FDA批准默沙东（MSD）Gardasil 9（9价HPV疫苗）的补充申请，支持该疫苗用于27～45岁女性和男性成人。此前FDA已批准Gardasil 9用于9～26岁女性或男性青少年及成人，可预防宫颈癌、外阴癌、阴道癌和肛门癌，以及HPV6型和11型引起的生殖器疣。

早在6月，FDA就已接受默沙东的Gardasil 9疫苗扩大适应证的申请（sBLA），FDA授予该sBLA优先审评资格。

Gardasil 9是一款九价人乳头瘤病毒（HPV）疫苗，用来预防9种亚型HPV引起的癌症和疾病。此次申请将Gardasil 9疫苗适用的年龄范围从已批准的9～26岁，扩展到27～45岁的女性和男性。

在一项对约3200名27～45岁女性进行的研究中，平均随访3.5年，Gardasil在预防持续性感染、生殖器疣、外阴和阴道癌前病变、宫颈癌前病变和与疫苗所涵盖的HPV类型相关的宫颈癌的综合终点方面有88%的有效性。FDA对Gardasil 9用于27～45岁女性的批准是基于本研究长期随访的数据。

同时，从上述27～45岁女性的数据推断Gardasil 9在27～45岁男性中的有效性，以及Gardasil在年轻男性（16～26岁）中的疗效数据和免疫原性数据来自另一项临床试验，其中150名年龄在27～45岁之间的男性在6个月内接受了3剂Gardasil方案。

Gardasil 9的安全性在约13 000名男性和女性中进行了评估，最常见的不良反应是注射部位疼痛、肿胀、发红和头痛。

（编译　苏　南）

（来源：《全球肿瘤快讯》2018年10月 总第217－218期）

中国科学家研发第三代宫颈癌疫苗

厦门大学夏宁邵教授团队采用新兴的结构疫苗学方法，获得了只需要7种类病毒颗粒就能覆盖20种HPV型别的第三代宫颈癌疫苗，为研制覆盖所有高危型别HPV的第三代宫颈癌疫苗奠定了关键技术基础，敲开了第三代宫颈癌疫苗研制大门。(Nat Commun. 2018，9：5360. doi：10.1038/s41467-018-07199-6)

基于HPV的型别特异性结构基础以及HPV型别分子进化和结构保守性的关系，研究者设计了能够针对3种型别HPV同时产生交叉保护效果的嵌合病毒样颗粒（virus-like particle，VLP），为研发涵盖所有高危型别HPV的更广谱的第三代宫颈癌疫苗奠定了关键技术基础，为多型别病毒疫苗的研制提供了新的思路。

目前已鉴定出的HPV型别超过200种，分高危型和低危型。高危型HPV是导致包括宫颈癌在内的多种癌症的主要原因。至少有13种高危型及5种可能高危型HPV与宫颈癌等肿瘤的发生相关。野生型HPV VLP诱导的免疫保护是型别限制性的，无法实现有效的跨型别保护。混合多种型别HPV VLP的多价疫苗是扩大保护范围的主要手段。

已上市的宫颈癌疫苗包括二价、四价和九价疫苗，其中保护范围最广的九价疫苗可预防7种高危型和2种低危型HPV感染和约90%的宫颈癌，但仍有另外近10%宫颈癌相关的HPV未得到覆盖。

随着宫颈癌疫苗的推广应用，疫苗所预防型别的病毒感染将逐渐减少，但疫苗未覆盖型别的病毒传播和进化对人类健康的威胁却可能进一步扩大。因此，有必要研发保护范围更广的宫颈癌疫苗。传统的增加VLP型别进行混合的方法存在着技术上的潜在瓶颈，会面临疫苗接种剂量大、潜在副反应大、生产工艺难度大等问题，研制第三代宫颈癌疫苗（HPV 20价）需要另辟蹊径。

研究者首先分析了20种型别HPV主要结构蛋白L1的进化关系，并与其中8种型别HPV衣壳粒五聚体晶体结构保守性进行比较，发现型别特异性的优势中和表位是由表面的型别特异性氨基酸和病毒颗粒保守性整体结构共同组成的；利用基于结构信息的同源替换方法，在一种经过分子改造的HPV 58/33/32三型别嵌合VLP上实现了各型别HPV抗原性和免疫原性的平衡，并在非人灵长类动物体内诱导出与3倍剂量的野生型混合VLP相当的交叉免疫保护抗体滴度，进一步利用晶体结构和冷冻电镜（cryo-EM）结构测定揭示了这种嵌合型VLP产生交叉保护的结构基础。

研究者还成功地设计出另外的4种三型别嵌合VLP（HPV 16/31/35、HPV 56/66/53、HPV 39/68/70和HPV 18/45/59），验证了这种分子设计策略的通用性，从而为研制7种嵌合VLP保护20种型别HPV感染的第三代宫颈癌疫苗开辟了新途径。

夏宁邵教授团队在HPV疫苗应用和基础研究方面开展了一系列工作：阐明了基于大肠埃希菌制备的HPV VLP的组装机制；研制了即将在国内上市的首个国产第一代宫颈癌

疫苗、完成Ⅱ期临床试验的尖锐湿疣疫苗和获得临床试验批件的第二代九价宫颈癌疫苗；阐明了抗体介导的 HPV 型别特异性中和作用的结构基础。

（编译　马　玲）

（来源：《全球肿瘤快讯》2018 年 12 月 总第 223 期）

我国首个肿瘤 NGS 检测试剂盒获批

日前，国家药品监督管理局经审查，批准了 6 个医疗器械产品的批件，其中，广州燃石医学检验所有限公司的高通量检测创新产品“人 EGFR/ALK/BRAF/ KRAS 基因突变联合检测试剂盒（可逆末端终止测序法）”获得三类医疗器械产品注册。（自国家药监局）

据了解，该试剂盒是我国首个获得批准的基于高通量测序技术（NGS）以及伴随诊断标准审批的多基因肿瘤突变联合检测试剂盒，将用于帮助非小细胞肺癌患者精准选择靶向药物治疗的方式。

2016 年 9 月，原国家食药监总局批准该试剂盒作为中国首个肿瘤 NGS 检测产品进入“创新医疗器械特别审批程序”。几乎整整两年后，历经临床试验大量临床样本的验证，通过注册生产质量体系的审查考核，国家药品监督管理局终于颁出“肿瘤 NGS 第一证”。

与传统基因检测手段相比，通过 NGS 技术，患者只需经过一次检测，即可同时了解多个肿瘤治疗相关基因的热点及非热点突变全景，并囊括点突变、插入缺失、重排（融合）等多种变异形式，为医生及患者提供多种靶向药物的一站式检测解决方案，节省检测样本和检测时间。

NGS 在精准医疗及伴随诊断领域的价值已经获得临床专家们的广泛认可，而由于其技术的复杂性，NGS 质量体系的标准化、规范化成为它在临床常规开展的瓶颈。随着燃石医学这一试剂盒的获批，肿瘤 NGS 检测将得以正式进入临床医院检测科室。

燃石医学联合创始人兼 COO 揣少坤表示，该试剂盒的获批意义非常重大，意味着我们可以更快速、更规范的推广基于 NGS 的伴随诊断，应用于各个具有 NGS 检测能力与资质的医院或第三方检测实验室，从而惠及更多肿瘤患者。

（编撰　王成松）

（来源：《全球肿瘤快讯》2018 年 7 月 总第 213 期）

国内第三个CAR-T产品获批临床试验

近日，上海恒润达生生物科技有限公司宣布获得国家药品监督管理局颁发的2个抗人CD19 T细胞注射液《药物临床试验批件》：批件号2018L02734用于治疗复发/难治性CD19阳性淋巴瘤；批件号2018L02739用于治疗复发/难治性CD19阳性急性淋巴细胞白血病。

这是继今年3月南京传奇宣布获得国内首个CAR-T临床批件，6月上海药明巨诺生物科技有限公司及其关联公司上海明聚生物科技有限公司获得第二个CAR-T临床批件后，国内批准的第三、第四个CAR-T临床批件。

据悉，恒润达生第二个CAR-T新药品种，针对BCMA靶点、用于治疗多发性骨髓瘤的CAR-T细胞注射液也已获得受理，受理号：CXSL1800063国。

恒润达生相关负责人表示，感谢国家局新药审批制度的大力改革及地方局对创新药研发企业的悉心指导，从递交申请到获得批文仅用了半年时间，审批制度的改革大大提升了企业研发新药的速度，增强了企业的创新积极性；更重要的是加快了新药上市的速度，让我国的患者能更快地用上创新药。

截至目前，我国已有3个CAR-T品种获批临床试验，伴随着药品审评审批制度改革的深化，我国已大步进入免疫治疗时代，相信在不久的将来，新药的临床应用将给更多患病带来福音。

（编撰　张一帆）

（来源：《全球肿瘤快讯》2018年7月 总第213期）

FDA 同意中国 PD-1 开展国际多中心临床试验

近日，国内创新型医药企业恒瑞医药发布公告称，其自主研发的 PD-1 抗体——卡瑞利珠单抗联合甲磺酸阿帕替尼一线治疗肝癌的国际多中心Ⅲ期临床试验与美国 FDA 进行了沟通，FDA 同意该试验在美国、欧洲和中国同步开展，这也是国内首个开展国际多中心Ⅲ期临床试验的 PD-1 抗体。

据悉，FDA 肿瘤部门 Patricia Keegan 带领的评审组与恒瑞医药医学负责人通过沟通，就Ⅲ期临床试验方案的总体设计、患者选择、主要终点、次要终点、疗效评价、统计分析方法及相关细节的设定达成一致意见，FDA 同意即将开展的Ⅲ期临床试验，并在无进展生存期中期分析结果达到预设统计学标准时提前申报生产，意味着本次申请如果最终通过，将获得 FDA 加速审评。

卡瑞利珠单抗（Camrelizumab，SHR-1210）是恒瑞医药自主研发、具有完全自主知识产权的 PD-1 抗体，可用于血液恶性肿瘤和实体瘤的治疗，目前在国内已经申报生产。目前，我国已有四种 PD-1 抗体获批上市：美国百时美施贵宝的 Opdivo（纳武单抗）、德国默沙东的 Keytruda（帕博利珠单抗）、君实生物开发的特瑞普利单抗注射液（拓益）、信达生物的信迪利单抗注射液（达伯舒）。

2018 年 4 月，卡瑞利珠单抗注射液的上市申请（CXSS1800009）获得 CDE 承办受理，适用于既往接受过至少二线系统性治疗（含自体造血干细胞移植）的复发/难治性经典型霍奇金淋巴瘤患者的治疗，并拟被纳入第 28 批优先审评名单，有望在信迪利单抗获批后成为第三种我国国产 PD-1 单抗。

卡瑞利珠单抗单药或联合 GP（顺铂联合吉西他滨）方案对复发或转移鼻咽癌的研究于 9 月刊载于《柳叶刀·肿瘤》杂志，研究结果显示，卡瑞利珠单抗联合 GP 一线治疗复发及转移鼻咽癌的 ORR 达 91%，DCR 达 100%，优于目前治疗方案的疗效。

恒瑞登记开展了 20 项卡瑞利珠单抗相关的临床试验，涉及单药或联合治疗多种类型肿瘤，其中非小细胞肺癌、食管癌和肝细胞癌已进入Ⅲ期临床。2017 年 ASCO 年会上报告的卡瑞利珠单抗治疗实体瘤的Ⅰ期临床试验数据显示，29 例食管鳞癌患者 ORR 为 34.48%，8 例胃癌 ORR 为 37.50%，总应答率为 31.0%，DCR 为 46.5%。

近年来，我国不断深化审评审批制度改革，推动药品审评、检查、审批体系与国际接轨，认可境外临床数据，促进国内制药行业朝创新和高品质方向发展，有力激发了国内制药企业在全球开展新药临床研究的热情，也有利于加速民族制药国际化进程。

（编撰　冯　然）

（来源：《全球肿瘤快讯》2018 年 12 月 总第 223 期）

研究发现二甲双胍分子作用机制

“神药”二甲双胍能降糖、防癌抗癌、抗衰老、抗雾霾，但人们对其功效背后的分子机制了解较少。加拿大蒙特利尔大学 Michnick 等发现，二甲双胍至少能影响745种蛋白质的活性，这些蛋白质按照功能分属代谢、信号传递、转运等4大类，为人们了解二甲双胍在分子层面对生命体的影响提供了支持。(Cell. 2018，175：1418－1429. e9.)

二甲双胍从1922年被首次合成，到2011年被列入世界卫生组织基本药物清单，早已成为全世界处方量最大的口服降糖药，不过二甲双胍进入人体后结合的靶点是什么，还不清楚。

研究者基于蛋白片段互补分析（PCA）技术，开发了“同源物动力学”蛋白片段互补分析（hdPCA）技术，不研究蛋白质之间的相互作用，而是研究在药物处理下，单个蛋白质的状态。

在酵母体内搭建好技术平台后，研究者首先用免疫抑制剂西罗莫司（雷帕霉素）作为检验平台可靠性的药物，该药物不仅作用靶点明确，且有比较齐备的数据库可以用来验证这一平台的分析结果。

当用二甲双胍来筛选时，研究者发现有342个蛋白质的信号增强，403个蛋白质的信号减弱。研究者将这745个蛋白质分成代谢、信号传导和调节、转运及其他过程四大类。

此前有研究表明，二甲双胍可刺激细胞摄取葡萄糖，降低糖异生和细胞呼吸能力，增加甘油和乳酸浓度。hdPCA筛选显示，参与葡萄糖转运的蛋白质信号增加，降解糖异生酶的蛋白质信号增加，以及甘油和乙醇生产的酶信号增加；而柠檬酸循环和氧化磷酸化相关的蛋白 hdPCA 信号降低，与之前的发现吻合。

二甲双胍几乎影响了糖代谢通路上的大部分蛋白质，对于衰老和肿瘤，二甲双胍处理后，与衰老有关的蛋白 hdPCA 信号减弱，促进乳腺癌的 TOR 通路信号也降低，提示受到了二甲双胍的抑制。二甲双胍似乎可以促进 DNA 修复，与 DNA 修复相关的蛋白信号显著增强，为深入了解二甲双胍防癌抗癌作用提供了参考。

（编译　牛　丽）

（来源：《全球肿瘤快讯》2018年12月 总第223期）

国人阿司匹林防癌大样本研究

中国香港中文大学蔡锦辉和沈祖尧等的研究显示，每日服用 80～100mg 阿司匹林者，多种肿瘤的发病率更低，相比对照组，肝癌降低 51%，胃癌降低 58%，食管癌降低 41%。（Int J Cancer. 2018 年 12 月 21 日在线版.）

阿司匹林也是一个"神药"，用处越来越多，从最初的解热镇痛消炎，到抗凝血、预防心血管疾病，再到防癌。这项研究在中国香港开展，相比以前欧洲人群研究可能更符合国人情况。

阿司匹林防癌可追溯到 1988 年，澳大利亚一项研究发现，患有高血压、心脏病、卒中或慢性关节炎的人，不易患结直肠癌，这四种慢性病的一个共同点就是都需要服用阿司匹林。

随后又有许多观察性研究、流行病学研究证实，服用阿司匹林与较低的结直肠癌发病率相关，也有随机对照临床试验证实阿司匹林可减少结直肠癌的癌前病变结直肠腺瘤的数量。

不过在其他肿瘤中，阿司匹林是否也有预防作用并无定论，有研究显示，服用阿司匹林降低 17% 的整体患癌风险，降低 30% 的乳腺癌风险和 32% 的肺癌风险。也有研究显示服用 100mg 阿司匹林与任何部位肿瘤风险均无关。

为探讨阿司匹林预防各种肿瘤的效果，特别是东亚人中的效果，研究者开展了这项研究。跟踪调查了 2000～2013 年香港所有公立医院电子病历中服用阿司匹林的成年人，1∶2 比例选出与这些人年龄、性别匹配的不服用阿司匹林的对照者，这些服用阿司匹林人群的服药目的主要是预防心脑血管疾病。

因香港地方政府为慢性病患者提供补助，可免费接受药物治疗，因此这些病历几乎包括香港所有服用阿司匹林的人，避免了以往研究中，对照组中也有私下服用阿司匹林的情况。最终，研究纳入 204 170 名服用阿司匹林的患者及 408 339 名对照者，平均年龄 67.5 岁，平均服药 7.7 年，中位剂量 80mg/d，随访超过 10 年。

随访期间共发生 97 684 例肿瘤，阿司匹林组 26 929 例（13.2%），对照组 70 755 例（17.3%），阿司匹林组肿瘤发病率较对照组降低 25%。肺癌发病率降低 35%（3.0% *vs* 4.6%），结直肠癌降低 29%（2.5% *vs* 3.3%）。食管癌、肝癌、胰腺癌、胃癌和白血病发病率分别降低 41%、51%、46%、58% 和 33%。肾癌、膀胱癌、前列腺癌和多发性骨髓瘤的发病率两组无显著差异，只有乳腺癌阿司匹林组发病率高于对照组。提示长期服用低剂量阿司匹林确可预防多种肿瘤。

（编译　赵如莲）

（来源：《全球肿瘤快讯》2018 年 12 月 总第 223 期）

❖热点与争鸣❖

刘端祺：生前预嘱让“优逝”理念渐入人心

一、对死亡的拒绝和恐惧带来的问题

“重生讳死”是我国传统文化有别于许多外来文化的重要特点。“好死不如赖活着”成了芸芸众生信奉的理念，“不得好死”则成了老百姓对仇人最狠毒的诅咒。自孩童时代起，人们就能感知大人回避、忌讳死亡话题，在一些影视作品和庙宇中看到所谓阴曹地府的恐怖画面，有的还听过一些逝者灵异事件的传说。这些，无形中都成了孩童死亡教育的“启蒙教材”，造成了他们成年后对死亡的拒绝和恐惧。一切与死亡有关的都被认为是不祥的、晦气的：死过人的房子叫凶宅；死者的遗物“阴气重”，要烧掉。至亲一咽气似乎马上成了凶鬼恶煞，不敢让小孩靠近告别，对青少年错失了死亡教育的大好时机。因为没有接受过死亡教育，不理解死亡，便不懂得珍惜生命。社会上不时发生的青少年的自伤、自杀事件，以及暴力伤害事件，就是生命教育和死亡教育“双缺失”的恶果。

死亡还被看做医学的失败和医生的无能。患者一旦死在医院，医生马上就矮了三分，由此引发的医疗纠纷屡见不鲜，医闹也常常乘虚而入。在一个以家庭为核心单元的面子社会，一个人如果不倾尽资财治疗长辈、亲人，会被看作不孝，导致很多人迫于压力进行一些明知无济于事的“治疗和抢救”。

而医院往往是遵照患者本人或家属的要求，或者为了“免责”，进行明知无益的“临终救治”。于是，在医院的ICU都会见到这样的场面：濒死者身体布满管道，各种抢救仪器哒哒作响，闪烁着的红蓝信号灯和呼叫声随时都会招来医护的一番忙碌；患者气管切开，插着管子不能与亲人交流，流露出痛苦无助的眼神……在这种情形下，患者没有任何私密空间和个人隐私。患者不能按照自己的意愿度过人生的最后时光，在最需要子女尽孝的时刻，一切由医务人员和护工代劳，子女却被挡在了病房门外，导致他们失去了与亲人相伴的最后权利，无法享受到人世间最后的温情。

二、有些医疗抢救措施既无必要，也不人道

其实，有些表面上无可挑剔、符合规章的医疗抢救措施既无必要，也不人道，许多情况下，只是为了表现医护“正在尽力”，彰显现代科技的无所不能。对患者而言，这种痛苦不堪的抢救可能违背了其个人意愿，疏离了亲情，因而是残忍的、不公平的。可悲的是，许多患者的亲友对此并不完全理解，也不太知情，只要见到医务人员还在“忙活”，就心存希望，否则就会抱怨，甚至责难。

从卫生经济学的角度看，这些“抢救”还造成了医疗资源的极大浪费和分配的极大不公。目前，我国的医保制度没有对“抢救”费用的报销范围做出明确的划分，造成了表面

上符合“规定”实际却很不合理的浪费和漏洞。由于缺乏对临终关怀和安宁疗护的正确理念和认知，不少医保机构把事情“做反了”——支付了不该支付的昂贵的过度治疗和过度抢救费用；对一些相对便宜又必要的、应该予以报销的药物、消耗品和劳务，反倒不予支持。耗尽了精力和钱财的患者及其亲属，在最后关头有时连止痛药费都无力支付，只得在剧痛中忍受煎熬，陷入绝望。这些成了推广安宁疗护的现实障碍。

三、提倡做好生命的善终和灵魂的安置

面对这样的困扰，美国医务界在20世纪70年代即提出，让患者清醒时即对自己病危时所需要或拒绝的医疗措施有所交代，签订生前预嘱。进入90年代后，国内外医学界对于终末期患者的救治已经达成共识：关注并减轻患者的身心痛苦，既不加速也不拖延死亡，让患者有尊严地离世。

我国推行生前预嘱则是在2000年之后。2006年，我国首个以宣传生前预嘱为己任的“选择与尊严”网站建立，在提倡自然死亡、反对过度抢救，以及开展生命及死亡教育方面，做了不少有影响的开创性工作。2013年，北京生前预嘱推广协会建立。协会的首任会长是已故的陈小鲁先生，现任会长是罗点点女士。协会采纳我国法律、临床、心理等领域专家的建议，推出了更适合我国法律环境和民众文化习惯的生前预嘱——“我的五个愿望”。这“我的五个愿望”是：我要或不要什么医疗服务；我希望使用或不使用生命支持治疗；我希望别人怎样对待我；我想让我的家人和朋友知道什么；我希望谁帮助我。2018年1月，北京生前预嘱推广协会还上线了“五个愿望”的微信版本，使得填写更加方便。

生前预嘱活动直面死亡，提倡每个人都做好生命的善终和灵魂的安置，为人生画一个完美句号。但是，生前预嘱不只谈死，更谈生，而且是更多地谈生；生前预嘱既是关于如何“死得好”的优逝教育，更是“如何珍惜现在，好好活在当下”的生命教育。

生前预嘱活动主要关注老年人，是我国进入深度老年社会的刚性需求，同时也是对青少年和儿童的生命教育、孝道教育，有利于青年一代健康生死观的确立和健康成长。

生前预嘱更有利于推动以死亡为主题的公序良俗的形成，促进社会秩序良善、社会风俗纯化。目前，我国生前预嘱虽然尚处于民间推广阶段，但因其没有任何与法律相悖之处，相反还通过公民个人对生前预嘱的支持，发挥了移风易俗的辐射能力，参与了良善风俗的共创。令人欣慰的是，北京生前预嘱推广协会的影响日益扩大，今年以来，“选择与尊严”网站的访问量迅速攀升，“我的五个愿望”的填写量大为增加。这说明“优逝”理念在我国已逐渐深入人心，也必将推动与优逝相关的专项立法工作的进程。

（作者为陆军总医院主任医师、北京生前预嘱协会专家委员会成员。此文根据作者在北京大学清明论坛上的发言整理）

来信答疑：希望得到帮助，更多了解生前预嘱

编辑同志：

您好！我是一名读者，已经89岁高龄。最近我看到贵报4月8日《人文视线》版上的一篇文章“我准备好了，我会死得很好”，对其中“我的五个愿望”，我反复阅读多次，但有些内容还是存有疑问。如：（1）医疗照顾指的是哪些方面？（2）生命支持系统包括哪些内容？（3）“别人怎么对我”，指的是哪方面？（4）第四个、第五个愿望是什么意思等。希望你们能提供更多的信息，帮助我们增加了解。很多老人文化程度不高，他们不可能像医疗专家们那样对那些医疗方面的词一目了然，更不懂如何是好。

读者　张锦文

回应

收到读者的这一来信后，我们第一时间联系上北京生前预嘱协会秘书长王博，请她就这位老先生的疑问进行了解答。以下是答复内容：

《我的五个愿望》是由北京生前预嘱协会推出的供中国大陆居民使用的“生前预嘱”文本，包含以下内容：

1. 我要或不要什么医疗服务

这里的医疗服务包括一些常规的治疗和检查，以及个人护理等服务。由于某些治疗及检查方式，如放疗、化疗、手术探查等，会给患者带来一定程度的痛苦，您可以根据自身情况选择不要这些治疗。同时，为了能减轻疾病带来的疼痛、呕吐等痛苦，您可以让医生和护士在这方面尽可能帮助您。

2. 我希望使用或不使用生命支持系统

生命支持系统包括心肺复苏术、呼吸机、喂食管及抗生素使用等，这些治疗可能会延长患者的生命，但同时也会给患者带来不同程度的创伤和痛苦，您可以选择是否需要。

3. 我希望别人怎么对待我

即表达自己在临终时希望完成的愿望，包括对于家人朋友的陪伴、离世的地点、最后的心愿等作出安排。

4. 我想让我的家人和朋友知道什么

即表达自己对家人和朋友想说的话和情感，请家人和朋友平静对待自己的死亡，为去世后的葬礼等事情根据自己的心愿作出安排。

5. 我希望谁帮助我

请您慎重在您最亲近的家人、朋友中至少选择出一位，在他或者他们的见证下签署这份预嘱，并在您不能为自己做决定的时候帮助您实现您的愿望。

在签署生前预嘱前，请务必明确几点：

（1）您在这份表格中表达的愿望，只有在您的主治医生判断您无法再为自己做医疗决定、且另一位医学专家也认为这是事实时才被引用。

（2）您可以随时修改已填写的生前预嘱的内容。

（3）填写和使用这份文件是您本人意愿。

（4）填写和履行这份文件不违反任何中华人民共和国现行法律。

（5）填写和使用这份文件免费。

目前签署生前预嘱有两个途径，一是直接登录协会的官网 www. lwpa. org. cn 进行注册填写；二是关注协会的微信公众号 shengqianyuzhu2013，通过菜单栏注册中心进入填写。您可以寻求家人的帮助，协会也有志愿者可以上门协助您填写（目前仅限于北京）。在填写生前预嘱时，您一定要与您的家人和您选定的见证人，以及您的主治医生做好沟通，详细告知他们您的愿望，希望他们了解您的选择并最终帮助您实现愿望。

［来源：健康报微信传播矩阵－文化与健康（jkb_ whyjk）2018－04－29］

（下载自搜狐网站）

附：一则旧闻

立一份遗嘱体面地死去
丹麦一医院对患绝症病人采取特殊治疗措施

【德国《世界报》11 月 4 日文章】一旦得了不治之症，就立一份遗嘱，由官方登记注册，反对人为地延长生命。越来越多的丹麦人采取了这种做法，妇女则尤其如此。据哥本哈根医院 10 月 1 日设立的登记处负责人扬·阿尔格斯滕 11 月 3 日说，每天来登记的人约达 300 名，比预期的要多一倍。迄今已经接受的遗嘱已达 6660 份。

5 月，丹麦议会以 98 票对 5 票决定，得了不治之症的公民，可以通过发表书面的声明来结束为延长生命而进行的治疗——如进行人工呼吸。病人有权利按照自己的愿望得到止痛药，尽管这样做会加速病人死亡。

这个新的登记处采取了一系列保障措施，为的是防止第三者滥用“立遗嘱体面地死去”的可能性。例如，立遗嘱者在交出自己的“遗嘱”后，必须等待医院的证实，而在遗嘱生效之前，他们必须等 3 周的时间。

哥本哈根这个登记处一天 24 小时都有人来登记。如果得了不治之症的病人本人已不能对治疗表示自己的意见，那么，登记处在履行一种安全手续以后就可回答为这些病人治病的医生的询问，病人是否已经立下了“遗嘱”。

在迄今已经登记的人中，50% 以上是妇女，比男人多，她们大多数是 50～80 岁的老人。心理学家英格尔·托尔斯鲁普在一次向记者发表的谈话中说：“这个年龄段的妇女能够比男人更好地正视这些事情，她们能够比男人更好地为死亡作准备。”

（来源：《参考消息》1992 年 11 月 22 日第 3 版）

美国临终关怀机构 VITAS 给我们的启示

想要拒绝插管、换血、过度治疗的中国人，似乎并没有其他选择。前段时间，一篇名为“死得有尊严，离中国人有多远”的文章引起了业内对临终关怀的探讨。在中国，临终关怀似乎有些陌生。相比之下，国外在经历了漫长的跨世纪发展后，形成了较为成熟的临终关怀体系，服务更加细致，具有极为规范的流程。

VITAS Healthcare Corporation（简称 VITAS）是美国最大的临终关怀服务提供商，服务超过数十万患者，始终秉持着患者和家属第一的原则，成为美国临终关怀运动的领导者。VITAS 有何独到之处？能否给我国的临终关怀发展带来启发？

一、什么是临终关怀？

临终关怀（hospice 或 palliative care）并非是一种治愈疗法，而是指对生命时间有限（6 个月或更少）的临终老年人进行适当的（在医院或家庭的）护理，以减轻其疾病的症状、延缓疾病发展的医疗护理。

通常指由医生、护士、心理师、社会工作者和志愿者等多方人员组成的团队对无救治希望、存活期限不超过 6 个月的临终患者，提供特殊的缓和医疗服务，也包括对临终者家属提供身心慰藉和支持。

临终关怀是以患者舒适为主要目标，避免一切有创治疗，主要通过药物来缓解患者的症状。资料显示，临终关怀经常遇到的临床表现如下：约 70% 的患者在生命的最后 6 周里出现呼吸困难。呼吸困难可诱发焦虑、害怕、惊恐和濒死感，惊恐也会加重呼吸困难。乏力在生命晚期的发病率超过 75%，可持续几年，远比疼痛或恶心、呕吐更痛苦。在临终期 84% 的患者在承受疾病的痛苦折磨、生活不能自理。疼痛影响睡眠、导致食欲下降、免疫力下降，对患者及家属是一种折磨。抑郁与死亡相关，抑郁可使患者治疗依从性下降，生活规律改变，如体能锻炼减少、嗜烟酒，不遵从治疗方案和时间等。

根据国内一项实验显示，接受临终关怀的患者，在整体的生活质量、情绪功能、躯体功能和认知功能等领域均优于其他患者。

二、VITAS 发展史

VITAS 成立于 1978 年，总部位于美国南佛罗里达州迈阿密市，于 2004 年被 Chemed Corporation 公司（一家专门收购、经营不同业务活动子公司的总公司）收购后，继续从事临终关怀项目。

VITAS，是拉丁语“生命，生活”的意思，它象征着 VITAS Healthcare 的使命：为生命期有限的终末期患者提供保持良好的生活质量的全方位医疗照护。

故事追溯到 1976 年，创始人 Hugh Westbrook 是一名教会的牧师，曾经作为肿瘤病房的志愿者和神职人员去探访过患者，在迈阿密的一所大学兼职教课时碰到了同样在此教书的 Esther Colliflower，Esther 曾是一名注册护士，拥有护理学的相关知识。二人都认为当时的美国医疗体系对末期患者特别缺乏适当的照顾，于是两人合作开设了死亡教育和心理咨询课程，吸引了一些志同道合的朋友。当时伊丽莎白·库伯勒·罗斯关于死亡和生死学的理论刚刚诞生，英国的圣克里斯多弗临终关怀院关于临终关怀护理的理念刚刚传播到美国。

1978 年，二人共同创立了一个由数名志愿者组成的临终关怀小组 Hospice of Miami，成为 VITAS 的前身，那时候他们以志愿者的身份从零起步，没有资金、保险也不报销、没有经营许可证，也没有任何规章制度。直到 1979 年，Hugh Westbrook 在佛罗里达州议员 Kelly Mick（后来的美国国会女议员）和佛罗里达州参议院 Jack Gordon（后来的美国临终关怀基金会主席）的帮助下，起草并通过了全国第一个定义和规范临终关怀服务机构的法案，随后渐渐成长。

三、优质的服务团队

VITAS 能成为全美最大的临终关怀服务提供商，得益于多样的服务内容和优质的服务团队。

VITAS Healthcare的商业模式	
价值主张	秉持着患者和家属第一的原则，为患者在生命的最后提供支持，尽最大可能让他们感到舒适
目标市场	无救治希望、存活期限不足6个月的临终患者
客户关系	①医生、护士的推荐；②VITAS Healthcare官网
核心能力	VITAS Healthcare护理团队
价值链	患者及家属—VITAS Healthcare—护理团队—患者及家属
收入来源	Medicare,Medicaid/Medi-Cal和大多数私人保险
关键业务	为患者提供临终关怀

VITAS 的护理团队是由注册护士、医生、社会工作者、临终关怀助理、牧师、志愿者和专家共同组成，他们来自不同的地区、有不同的信仰、包容性强、有开放的心态，也坦然接受生老病死，他们理解所有的患者，认为无论种族、国籍、宗教、性别认同、性别表达或性取向，都要确保绝症患者及其亲人在生命即将结束时生活得舒适和有尊严。

临终关怀不是单方面对患者进行的，是一个需要患者、家人和护理团队全力配合的过程，在此期间患者的家人也承担了很大的压力，因此 VITAS 的护理团队，不仅为患者提供全面的服务，也为患者家属提供了相应的支持。

四、为患者提供的服务

（1）各级协调护理：在医生知情同意下制订护理计划。在 VITAS 的每周会议上，护理团队会评估患者的身体、心理和精神状况，以及家人可能存在的任何需求或顾虑。此外，VITAS 协调并提供相关的药物、医疗用品和设备，以确保患者拥有所需的一切。

（2）疼痛管理和症状控制：临终关怀是为了确保患者舒适、无痛苦、能够享受最后的生活，并尽可能地控制日常决策。如果症状变得严重，VITAS 会提供持续护理，工作人员轮班提供 24 小时服务，直到症状得到控制。

（3）情绪和精神上的帮助：癌症晚期的诊断结果可以给患者带来强烈的不适感，或者可能出现精神问题。VITAS 让心理医生和社会工作者协同缓解患者的紧张，保持患者的情绪和精神健康。

（4）个性化护理计划：每名患者都是独立的个体，VITAS 为患者量身定制临床护理和支持服务，以满足每种特定疾病或疾病的独特症状和社会及情感需求。VITAS 提供治疗的病症包含：肌萎缩侧索硬化（运动神经元）、癌症、阿尔茨海默病、心脏病、HIV 感染者/艾滋病、肾衰竭、肝病、肺部疾病、神经性疾病（包括：脑卒中、昏迷、帕金森综合征、多发性硬化等神经系统功能障碍的病症）等。

在任何地方照顾患者：VITAS 的临终关怀团队为家中、长期护理机构或辅助生活社区的患者提供服务。如果症状变得难以在家中管理，住院临终关怀服务也可以提供全天候护理，直到患者能够返回家园。

五、为患者家属提供的服务

（1）照顾者教育和培训：家人在帮助临终关怀团队照顾患者方面至关重要。随着患者生命特征变弱、症状增加、沟通变得困难。VITAS 通过教育家人如何最好地照顾患者，并提供应对技巧来减轻患者的担忧，减轻患者压力，给患者以轻松的氛围享受生命最后的时光。

（2）帮助做出艰难的决定：在以患者为中心的基础上，VITAS 的护理团队帮助家人做出艰难的选择，例如，是否给予治疗反复感染的抗生素。

（3）情感和精神支持：家人需要在患者面前保持情绪的稳定性，但他们需要一个出口来表达他们的感受。VITAS 的心理咨询师和社会工作者通过倾听和鼓励宣泄的方式，让家人的情绪得到释放。

（4）经济援助：虽然临终关怀服务由 Medicare、Medicaid/Medi-Cal 和私人保险公司承保，但家庭可能因长时间的疾病而面临经济问题。社会工作者可以协助患者家庭进行财务规划，并在寻求经济援助。

（5）喘息服务：在照顾患者的终末期，亲人可能会产生巨大的压力。VITAS 为患者提供长达 5 天的住院治疗，以便让家属得以有喘息机会，好放松休息一下。

（6）丧亲服务：VITAS 的团队与患者的家人一起工作长达 13 个月，以帮助他们舒缓悲伤情绪调整好自己的状态。

六、保持良好发展态势

自 1978 年以来，VITAS 成为了临终关怀运动的先驱和领导者，在美国的 14 个州和哥伦比亚特区经营着 44 家临终关怀中心，拥有员工数量 11 490 名。

VITAS 的多数患者是由医生、护士推荐的，因为在美国只有医生才可以有资格判定患者剩余时间，只有当剩余 6 个月或者更少的时候，临终关怀才可以介入，Medicare、Medicaid 及私人保险等第三方付款人才进行报销。

一直以来，VITAS 有 4 条称之为价值观的服务理念支撑着这个庞大家庭的每一位员工：患者和家属是第一位的；我们互相照顾；我今天会尽我所能，明天会做得更好；我很自豪能有所作为。

理念的引导更让团队多了许多社会责任，对于一些超出 Medicare 福利范围的工作，只要患者需要或者对患者有利，VITAS 也会无偿为其提供服务。也正是这种福利行为，让更多的患者认同 VITAS，相应的 VITAS 就会得到更多的患者，从而形成了相对稳定的收入。

七、国内临终关怀服务业态

由于受到我国传统伦理道德观念的影响，人们对于老年临终关怀始终处于一个尴尬境地。“孝”本位的思想让人们处于两难境地，很多时候即使花再多的钱也希望老人能在医院得到救治。

一定程度上家属对临终者进行积极甚至是过度的治疗，使得有些老年人在死之前都还要接受医疗手术，反而会给老人带来更大的生理与心理上的痛苦。

其实早在 1987 年，我国就成立了第一家临终关怀医院——北京松堂关怀医院，然而发展却是举步维艰，最艰难的 16 年曾无奈 7 次搬家；1988 年 7 月，天津医学院第一个建立“临终关怀研究中心”，不久上海也创立了一家临终关怀医院——南汇护理医院，此后临终关怀服务初步在北京、上海等几大都市逐渐发展起来。

目前全国各地建立的专业机构 150 多家，主要分布于大城市，正向部分中等城市延伸。自 2001 年，李嘉诚每年捐资逾 1700 万元在全国 17 所重点医院开办免费的临终关怀家庭服务，成立了 20 所安宁疗养病房，在一定程度上推动了我国临终关怀事业的发展。

临终关怀事业也受到政府部门的关注。（原）卫生部 1992 年曾提出，准备将临终关怀作为我国医疗卫生第三产业的重点之一，列入事业发展规划，促使其健康发展。

2004 年，国内有些地区在医院评审标准中新增临终关怀的内容，从政策导向上予以重视。

2006 年，国务院批准全国老龄委办公室和发改委、劳动保障部等十部门联合制定的《关于加快发展养老服务业的意见》，明确提出今后发展养老服务业的六项重点工作，其中之一就是支持发展老年护理、临终关怀服务，并要求根据实际情况按规定给予政策扶持。

2017 年 2 月 9 日，国家卫计委印发《安宁疗护中心基本标准和管理规范（试行）的通知》，对安宁疗护中心基本标准和管理规范做出了规定。

自此，临终关怀的政策得到了进一步的完善。资料显示，截至 2015 年，全国设有临终关怀科的医疗机构共有 2103 家，提供临终关怀等服务的老年（关怀）医院 7791 家、护理院 289 家。

我国的临终关怀仅处于起步阶段，临终关怀在我国的发展呈现出以下状态：分布不均，覆盖面窄；知名度低，政府支持力度还不够大；缺乏专业性人才；资金来源不充足，没有明确的资金支持；受传统观念的束缚，不能坦然面对生老病死。随着我国老龄化的不断加剧，如何提高临终患者的生命质量、维护其人格及生命的尊严，使其更好的走完这一段历程，才是我们真正要思考的问题。

（来源：动脉网）

（转载自：《全球肿瘤快讯》2018 年 8 月　总第 215 期）

中国癌症基金会2018年大事记

1. 1月6日~7日 与国家癌症中心联合主办“第二届国家癌症中心微创介入论坛”（彩图1）。

2. 1月11日~14日 第六届北京国际消化道肿瘤早期诊断与早期治疗研讨会——回顾与展望（彩图2）。

3. 1月19~21日 在广东四会举办鼻咽癌早诊早治技术培训班（彩图3）。

4. 2月25日 七届五次理事会在北京召开（彩图4）。

5. 2月25日 诺辉健康专项基金举行签约仪式（彩图5）。

6. 3月4日 首届国际HPV知晓日主题活动（彩图6）。

7. 3月8日 三八妇女节全国乳腺癌和子宫颈癌防治宣传咨询活动——第13届“为了姐妹们的健康与幸福”大型公益活动（彩图7）。

8. 3月15日~16日 首届中韩日国家癌症防控研讨会。

9. 3月23日~24日 第八届中国肺癌个体化治疗大会/第五届全国肿瘤分子诊断技术和靶向治疗培训班。

10. 3月23日~25日 2018年中国肿瘤健康管理大会暨第二届乳腺癌两全管理首席专家论坛（彩图8）。

11. 3月24日 宫颈癌及HPV疫苗研究进展学术报告会。

12. 3月28日~30日 在浙江杭州举办2018年农村结直癌早诊早治项目培训班（彩图9）。

13. 4月13日~15日 全国消化内镜ESD诊疗学术研讨会。

14. 4月15日~21日 举办第20届肿瘤防治宣传周活动（彩图10）。

15. 4月27日~29日 第16届全国子宫颈癌协作组工作会议暨子宫颈癌防治研究进展学术会（彩图11）。

16. 4月27日 2018年全国肿瘤预防与控制基层骨干培训班（彩图12）。

17. 5月4日 癌症防治研究国际大科学计划专题研讨会（彩图13）。

18. 5月13日 第13届抗癌京剧票友演唱会（彩图14）。

19. 5月19日 第三届CNRTS-ENETS神经内分泌肿瘤高峰论坛。

20. 5月29日~30日 组织肝癌专家组对广东肝癌筛查进行现场技术指导（彩图15）。

21. 5月31日 在广东中山举办农村肝癌早诊早治项目培训班（彩图16）。

22. 6月1日 “守护童心 爱在首儿”公益慰问活动在首都儿科研究所附属儿童医院举行（彩图17）。

23. 6 月 7 日 ~9 日　第二届国家癌症中心妇科肿瘤放化疗高峰论坛（彩图 18）。

24. 6 月 8 日 ~10 日　国家癌症中心 2018 年临床试验总结研讨会暨第 12 届全国抗肿瘤临床药物试验 GCP 培训班。

25. 6 月 14 日 ~15 日　京津冀肺癌多学科综合诊疗论坛。

26. 6 月 22 日　肾癌和肺癌医患结合康复活动。

27. 6 月 22 日　第二届华夏乳腺疾病论坛。

28. 6 月 23 日 ~24 日　第 12 届中国肿瘤内科大会（见彩图专版）。

29. 7 月 6 日 ~8 日　第三届国家癌症中心肿瘤分子影像精准诊疗与新技术高峰论坛暨 PET/CT 肿瘤临床应用国家级继续教育课程。

30. 7 月 13 日　抗癌内蒙古行——内蒙古自治区首届肿瘤防治高峰论坛（彩图 19）。

31. 7 月 15 日　抗癌内蒙古行——赤峰肿瘤防治研讨会（彩图 20）。

32. 7 月 26 日 ~28 日　在山东临沂举办农村上消化道癌早诊早治项目工作会议（彩图 21）。

33. 7 月 26 日 ~30 日　第四届中美肿瘤诊断病理高峰论坛——肿瘤病理诊断思路解析专场。

34. 8 月 3 日 ~5 日　肿瘤精准诊疗高峰论坛暨第四届乳腺癌个体化治疗大会。

35. 8 月 4 日　七届六次理事会在河南安阳召开（彩图 22）。

36. 8 月 4 日　“义诊在林州”大型专家义诊活动（彩图 23）。

37. 8 月 24 日 ~26 日　与国家癌症中心联合主办“2018 国家癌症中心妇科肿瘤国际高峰论坛暨第 16 届全国妇科肿瘤临床诊治研讨会”（彩图 24）。

38. 8 月 25 日　肿瘤日间化疗服务管理研讨会在内蒙古赤峰召开（彩图 25）。

39. 9 月 7 日 ~8 日　第六届国家癌症中心年会暨第三届肿瘤精准诊疗论坛及第七届中美国际肺癌多学科高峰论坛（彩图 26）。

40. 9 月 9 日　“万名医生肿瘤学公益培训项目”（彩图 27）圆满完成计划的培训工作，在湖南长沙完成了最后一期培训，落下帷幕。2018 年全年，该项目在全国共完成了 4 次公益培训，共培训学员 1239 名。

41. 9 月 15 日　第 20 届“北京希望马拉松—为癌症患者及癌症防治研究募捐义跑”活动（彩图 28）。

42. 9 月 16 日　2018 年肿瘤预防与控制学术交流会（彩图 29）。

43. 10 月 1 日 ~4 日　参加由国际抗癌联盟（UICC）主办、在马来西亚吉隆坡召开的“2018 世界癌症大会”（彩图 30）。

44. 10 月 10 日　“国粹精神抗癌专项基金”携手公益之江西行——京剧名家名段演唱会在南昌举行（彩图 31）。

45. 10 月 13 日　医院管理高峰论坛（彩图 32）。

46. 10 月 20 日　2018 年肿瘤护理高峰论坛。

47. 10 月 26 日 ~28 日　2018 国家癌症中心淋巴瘤和软组织肿瘤诊治和分子进展研讨会。

48. 10 月 29 日 ~11 月 2 日　参加由国际肿瘤心理学会（IPOS）主办、在香港举办的

“第20届世界肿瘤社会心理学大会”（彩图33）。

49. 10月30日 参访香港癌症基金会和伊利沙伯医院（彩图34）。

50. 10月31日~11月4日 国家癌症中心2018国际头颈肿瘤论坛。

51. 11月2日~3日 2018国家癌症中心妇科肿瘤微创手术高峰论坛暨中国妇幼保健学会妇幼微创分会学术年会。

52. 11月5日~9日 中国－东盟地区肿瘤预防与控制人才培训班在南宁举办（彩图35）。

53. 11月8日~10日 在成都举办农村癌症早诊早治项目培训班（彩图36）。

54. 11月11日 中国抗癌协会肿瘤心理学专业委员会（CPOS）2018年学术年会暨第十届北京大学肿瘤医院心理与姑息治疗培训班。

55. 11月8日~11日 第四届海峡两岸控烟与肺癌防治研讨会、“国家老年肺癌联盟”2018年学术年会、中国控制吸烟协会肺癌防治专业委员会学术年会暨2018年全国肺癌诊疗新技术新进展学习班（彩图37）。

56. 11月11日 2018年消化道肿瘤全国多中心临床研究研讨会。

57. 11月16日~18日 第十二届亚太地区癌症预防组织（APOCP）国际大会地区会议在成都召开（彩图38）。

58. 11月16日~18日 在四川成都举办农村肺癌早诊早治培训班（彩图39）。

59. 11月22日~24日 中华预防医学会肿瘤预防与控制专委会2018年第三次专家工作组会议。

60. 11月27日 “基层肿瘤中心建设”公益培训项目签约仪式（彩图40）。

61. 11月27日~29日 在广西梧州举办第二期农村鼻咽癌早诊早治培训班（彩图41）。

62. 11月30日~12月2日 2018国家癌症中心泌尿肿瘤论坛。

63. 12月2日 “肺越未来”患者关爱项目启动会（彩图42）。

64. 12月15日 日间化疗护理论坛。

65. 12月19日 国家癌症中心消化道肿瘤焦点论坛。

66. 12月21日 重庆北碚区高危人群结直肠癌队列研究项目启动会（彩图43）。

67. “囊萤计划” 2018年，先后在山东临沂市、江西石城县、河南林州市、江苏徐州市铜山区、内蒙古兴和县开展5期活动，共募集资金883 150元，发放资助金总计503 150元，资助学生109人，资助总人次856人次。截至2018年7月，已有18名大学生在“囊萤计划”资助下顺利完成学业，走上工作岗位（彩图44）。

68. “全国多发性骨髓瘤患者教育活动” 2018年，全国共开展了77场患者教育活动，覆盖46个城市的68家医院，累计超过2000名患者及家属参与活动（彩图45）。

69. 患者援助项目 （彩图46－1）

（1）索坦（苹果酸舒尼替尼）患者援助项目和英立达（阿昔替尼）患者援助项目：启动以来，累计13 050名患者得到索坦药物援助，共发放索坦63万余瓶。累计1844名患者得到英立达药品援助，共发放英立达44 510盒。

（2）赫赛汀（曲妥珠单抗）患者援助项目：2018年，项目进入稳步调整阶段，本年度新接受 2250 人次乳腺癌患者的申请，正式批准入组 6985 人次。新接受 31 人次胃癌患者申请，批准正式入组 84 人次，本年度共发放赫赛汀援助药品 96 582 支，折合人民币约 12. 94 亿元。

（3）施达赛（达沙替尼片）患者援助项目：施达赛在 2017 年进入国家医保药品目录，基金会与百时美施贵宝（上海）贸易有限公司签订了项目终止协议。2018 年项目的主要工作是保证在组的患者顺利领取援助药品，并做好各项收尾工作。项目全年发放援助药品 1793 盒，价值约 1710 万元。

（4）万珂（注射用硼替佐米）患者援助项目：2018 年，新申请患者共 224 人次，批准正式入组患者 326 人次，共接收 74 549 盒万珂援助药品，价值约 3. 3 亿元（到岸价）/10. 7 亿元（商品价）。各项收尾工作平稳进行中。

（5）瑞复美（来那度胺）患者援助项目：2018 年收到过渡期患者入组申请 28 例，批准入组 52 例，完成援助患者 775 例，期末在组患者 98 例；进口药品 136 盒，折合人民币约 200 万元，发放药品 2553 盒，折合人民币约 1. 03 亿元。

（6）赛可瑞（克唑替尼）患者援助项目：截至 2018 年，受助患者累计 11 986 人次，累计发放援助药品 54 308 瓶。覆盖全国 81 个城市，229 家医院。

（7）恩莱瑞（枸橼酸伊沙佐米胶囊）患者援助项目：项目于 2018 年 5 月 18 日启动，截至 2018 年底，共覆盖全国 27 个省份的 50 个城市，申请患者共 362 人，批准入组 297 人，接收援助药品 2191 盒，价值约 0. 44 亿元，共发放援助药品 684 盒，价值约 0. 14 亿元。

（8）安圣莎（盐酸阿来替尼胶囊）患者援助项目：2018 年 10 月 24 日，中国癌症基金会与上海罗氏制药有限公司在北京举行安圣莎患者援助项目签约仪式（彩图 46 – 2），截至 2018 年 12 月 31 日，项目已召开一次专家组会议，二次指定医生/药师培训班，并同步组织指定医生线上培训，共培训全国 36 个城市的 224 名指定医生和 49 名指定药师。

70. 荣誉与奖励

（1）2018 年 7 月 20 日，中国癌症基金会理事长赵平教授入选由人民日报指导，人民网、健康时报联合中华医学会、中国医师协会、中华预防医学会等联合主办的第二届国家名义盛典“国之大医”特别致敬荣誉称号（彩图 47）。

（2）中国癌症基金会理事支修益教授作为第三完成人的“肺癌微创治疗体系及关键技术的研究与推广”荣获国家科学技术进步奖二等奖（彩图 48）。

（以上图片见卷首彩页）

国家癌症中心肿瘤登记办公室 2018 年度工作总结

2018 年，肿瘤登记办公室在国家卫生健康委员会的领导下，在院所的大力支持和在全体员工的努力下，各项工作顺利平稳开展。现将主要工作情况总结如下：

一、肿瘤登记工作

（一）2018 年肿瘤登记项目点建设情况

自 2008 年 12 月财政部、（原）卫生部将肿瘤随访登记项目纳入到卫生部“医改重大项目”以来，肿瘤登记处 2008 年新增 52 个，达 95 个；2009 年新增 54 个，2010 年新增 44 个，2011 年增加 2 个，2012 年和 2013 年分别新增 27 个，2014 年新增 59 个；至此，国家级肿瘤登记处总数为 308 个，覆盖全国所有 31 个省（自治区、直辖市）以及新疆生产建设兵团。登记覆盖人口 3.0 亿左右，登记覆盖人口约占全国人口的 20%。自 2014 年到 2017 年，国家级肿瘤登记处连续 4 年保持在 308 个，但全国肿瘤登记中心收集到的提交 2017 年肿瘤登记数据的登记处已经达到 574 个，覆盖人口 4.38 亿人，全国登记地区覆盖人口占 2017 年全国年末人口数的 31.51%。

2018 年，卫生计生委和财政部投入项目经费 3897 万元，与 2017 年持平。肿瘤登记项目近 80% 的经费用于补需方，以登记处覆盖人口为依据，根据 4.5‰计算发病/死亡登记例数计算需方补助、能力建设和工作经费，按随访病例约为覆盖人群的 3‰，每例 20 元计算，增加随访经费。在项目发展过程中，中央财政对项目的拨款保持平稳，到 2018 年，已经累计投入经费 2.63 亿元。

（二）完成 2017 年全国肿瘤登记项目数据收集，撰写工作报告

截至 2018 年 3 月 15 日，按项目要求应上报数据的登记处为 308 个，实际上报登记处共计 574 个，全部 31 个省份的登记处均完整上报发病、死亡和人口资料，包括山东、安徽、江苏、河南淮河流域早诊早治项目点 29 个，以及其他省级肿瘤登记项目点，其中地级以上城市 201 个，县和县级市 373 个。

上报 2017 年恶性肿瘤登记数据的 574 个登记点，覆盖人口 4.38 亿人，其中男性 2.23 亿人，女性 2.15 亿人；地级以上城市登记点覆盖人口 2.11 亿人，县和县级市登记点覆盖人口 2.27 亿人。

2017 年上报新发病例 959 309 例，其中男性 525 832 人，女性 433 477 人，粗发病率 218.82/10 万，中标率 144.41/10 万；2017 年上报死亡病例 554 116 例，其中男性 354 928 人，女性 199 188 人，粗死亡率 126.40/10 万，中标率 76.12/10 万（肿瘤登记工作存在一定的时效性，需要在 2～3 年内将不断收集、补充数据。一般情况下，年初收集到上一年

度的病例报告约占全部病例的60% ~70%，在今后3年内，则需进一步加强漏报调查和补漏工作）。

（三）完成《2017年中国肿瘤登记年报》出版发行

全国肿瘤登记中心肿瘤登记专家组和《中国肿瘤登记年报》编委会，对449个肿瘤登记地区提交的2014年登记资料进行审核。提交2014年中国肿瘤年报数据的449个登记地区2014年覆盖人口345 711 646人，其中城市地区163 366 737人，农村地区182 344 909人。全国登记地区覆盖人口占2014年全国年末人口数的25.27%。2014年报告癌症新发病例数合计925 472例，共计报告癌症死亡病例男女合计541 931例。

根据病理学诊断比例（MV%）、只有死亡医学证明书比例（DCO%）、死亡/发病比（M/I）、发病率和死亡率水平、逐年变化趋势等指标进行综合评价，共有339个肿瘤登记地区的数据被收录2014年中国肿瘤登记年报，覆盖中国大陆全部31个省份。

于2018年8月出版发行《2017年中国肿瘤登记年报》。

（四）利用2017年中国肿瘤登记年报数据，完成2014年全国主要恶性肿瘤发病与死亡估计，并撰写论文发表

全国肿瘤登记中心利用2017年年报数据，完成对2014年全国主要恶性肿瘤发病与死亡估计，并已撰写多篇论文投稿，部分论文已经陆续发表。

（五）开发“肿瘤登记网报平台”

为健全我国肿瘤登记信息系统、掌握我国恶性肿瘤的流行状况与疾病负担、建立统一的国家级肿瘤数据库、提高数据的有效利用率，国家癌症中心肿瘤登记办公室在院领导大力支持下与壹永科技合作，共同开发“肿瘤登记网报平台”。全国肿瘤登记中心于2018年10月10日~11日在湖北武汉召开“国家癌症防控信息管理平台湖北站建立研讨会”，对湖北省疾病预防控制中心、湖北省肿瘤医院进行调研。预计将于11月20日展示产品设计初稿，争取年底上线。

（六）协助地方开展肿瘤登记培训工作

2018年上半年，全国肿瘤登记中心派出专家，赴云南、新疆、山东、安徽、湖北、甘肃、浙江等省份，协助地方完成肿瘤登记工作人员培训，并就肿瘤登记管理办法、随访方案、数据上报要求与审核流程、随访及生存分析方法和肿瘤登记编码与实践进行了讲解。共培训1300人。

（七）完成《2018年中国肿瘤登记年报》数据收集、审核与分析工作

2018年6月1日，开始收集、整理、审核全国肿瘤登记处提交的2018年中国肿瘤登记年报数据。6月19日~26日，组织部分省级肿瘤登记中心人员，建立数据审核小分队，审核、反馈各省数据，完成全国近500个登记处提交的2015年肿瘤登记数据审核工作。

2018年8月底，全部完成了登记处数据的整理、汇总与分析工作。全国肿瘤登记中心收集到的提交2015年肿瘤登记数据的登记处已经达到501个，覆盖人口3.88亿人，全国肿瘤登记地区覆盖人口占2015年全国年末人口数的28.22%。报告癌症新发病例数合计1 052 362例，共计报告癌症死亡病例数合计625 672例。

全国肿瘤登记中心肿瘤登记专家组和《中国肿瘤登记年报》编委会，对501个登记地区提交的2015年登记资料进行审核，根据病理学诊断比例（MV%）、只有死亡医学证明书比例（DCO%）、死亡/发病比（M/I）、发病率和死亡率水平、逐年变化趋势等指标进行综合评价，共有389个肿瘤登记地区的数据被收录2018年中国肿瘤年报，覆盖中国大陆全部31个省份。目前已经正在开始年报的撰写工作，争取尽早出版发行。

（八）组织中国肿瘤随访登记专家研讨会和2018年中国肿瘤登记年报编委会

组织专家在湖北召开研讨会，讨论肿瘤登记数据利用、高精度肿瘤登记数据收集与分析方法，以及《中国肿瘤登记年报》编制等相关问题。就数据审核、选点，以及相关编写工作，数据质控指标、癌症疾病负担等内容进行讨论。并产生《年报》入选原则及专家共识。如共性问题，符合正常水平的同批进入；第一年报数据的项目点，需要慎重对待，M/I值超过异常值，仔细核对每个指标，值低于0.5，但经标化之后接近正常0.62的均可纳入；如有登记处数据发病与死亡递增特别明显，参看连续3年数据变化情况；考虑地区代表性和均衡性，如新疆、西藏，适当放宽条件；特殊地区，如深圳，要考虑当地实际。国家项目点数据必须报，因为财政有资金支持。新登记点以鼓励为主，上一年度已经纳入年报的，出现数据质量问题，多重审核，争取纳入。

充分发挥省级技术指导单位的作用，要求数据第一轮审核必须在省内完成，数据质量差的无需上报至国家，以后要体现省级技术指导单位的差异。增加省级代表性，组建省级专家队伍，形成国家级、省级、项目点三级专家队伍，培养年轻骨干，增加行业凝聚力。

同一城市必须是1个项目点，合并分开报数据的项目点，如长沙市不能以5个区分开报数据，这对广州市、武汉市、杭州市等不公平。

组建肿瘤登记与监测委员会，首选在中华预防医学会申请成立二级学会，吸纳其他专业的专家加入这个行业，充实专家队伍。

世界卫生组织即将出版ICD-11编码，积极与WHO和北京协和医学院的国际疾病分类合作中心对接，参与ICD-11肿瘤部分编码的翻译工作，体现价值。出版中国肿瘤登记工作手册，定期更新，主要作为工具书，方便从业人员从中掌握技巧，快速入手。

（九）构建人群为基础的高精度肿瘤监测体系

建立一套针对我国主要恶性肿瘤的人群高精度肿瘤登记标准。依托国家肿瘤登记项目，对肺癌、胃癌、食管癌、结直肠癌、女性乳腺癌和卵巢癌患者进行多中心横断面调查，随访观察病例生存状况并开展相关队列研究。通过国家癌症登记数据库与相关资料，揭示中国主要癌症如肺癌、胃癌、食管癌、结直肠癌、肝癌、女性乳腺癌和卵巢癌等的流行病学特征，构建高精度肿瘤监测体系，为防控决策提供科学依据。

2018年3月，召开“人群为基础的高精度肿瘤监测体系构建”项目推进会。目前已经在我国22个肿瘤登记处采集2016~2017年度新发肿瘤病例信息。

（十）举办全国肿瘤登记年会

2018年6月28日，肿瘤登记办公室在宁夏银川举办肿瘤随访登记培训班暨全国肿瘤登记年会。会上肿瘤登记办公室总结了2017年肿瘤登记工作中的问题及取得的成果，对上一年度肿瘤登记工作的先进单位进行表彰，安排所有登记点工作人员互相交流、分享工作经验，并进行2019年工作安排。此次年会在今后的工作中起到宏观把控全国登记工作的积极作用。

（十一）制定国家肿瘤登记处准入及退出制度和数据管理办法

为进一步扩大中国肿瘤登记覆盖人群、提高肿瘤登记数据质量，国家癌症中心肿瘤登记办公室现依据《肿瘤登记管理办法》精神，初步制定了《国家肿瘤登记处准入及退出制度（讨论稿）》。

为进一步加强我办数据管理，加大对数据共享和利用的监管，保障数据安全，现根据《中国医学科学院肿瘤医院数据管理办法》，制定了《国家癌症中心肿瘤登记办公室数据管理办法实施细则（草稿）》。

（十二）协助举办“一带一路”暨亚太肿瘤防控能力建设培训班

在2018年10月18日由国家癌症中心和中国医学科学院肿瘤医院主办的“一带一路”暨亚太肿瘤防控能力建设培训班上，肿瘤登记办公室负责进行肿瘤登记概念与方法培训。魏文强主任介绍了我国癌症登记基本情况，以及其在癌症预防中所起到的重要作用。郑荣寿老师介绍了肿瘤登记资料的质量控制基本概念及操作方法。来自亚太地区13个国家及国内“一带一路”沿线15个省份及地区的100余名学员参加了培训班。

（十三）国际影响

魏文强主任当选国际癌症登记协会（IACR）执委会亚洲区代表，这是中国人第一次担任此项职务。

二、科室日常工作

（一）科室管理

认真、及时落实院所指派任务。每周召开办公室会议1次，及时将院早会内容向科室人员传达。及时传达纪委廉政诫勉谈话及“一岗双责”精神。强调考勤制度，强调科室安全，严格执行科室安全常规自查制度。积极参与并完成60周年院庆相关筹备工作。

（二）行政工作

认真、及时落实国家卫生健康委疾控局、医政医管局等司局的领导批示、信访答复、政策咨询等工作。完成关于《专家建议借鉴瑞典经验打造中国人癌症病理图谱》（《参考清样》第1452期）领导批示落实情况的汇报。协助完成《中国癌症防治三年行动计划（2015－2017）》评估结果的汇报工作。完成对国家卫计委《中国癌症防治三年行动计划（2018－2020年）（征求意见稿）》的意见回复工作。完成《中国卫生和计划生育年鉴》2018卷中，国家癌症中心年鉴部分的撰写工作。完成对“刘延东副总理在《进一步落实好〈肿瘤登记管理办法〉》上的批示”的回复文件。完成卫健委疾控局政策咨询4次、卫健委科教司政策咨询3次。

三、主要科研项目进展

（一）“十三五”国家重点研发计划《人群为基础的高精度肿瘤监测体系构建》

完成人群为基础的高精度肿瘤监测项目点选定，建立了我国六大主要癌症的人群高精度肿瘤监测标准。20个肿瘤登记处目前已经完成2016～2017年度6万多相关病例信息的基线采集，高精度信息采集正在进行中。首次建立了我国六大主要癌症的高精度肿瘤监测标准，并在20个肿瘤登记处初步进行实践，为后续在全国范围内全面开展人群高精度肿瘤监测提供前期工作基础。

（二）国家重点研发计划《肝癌高危人群社区队列研究》

执行国家重点研发计划《肝癌高危人群社区队列研究》课题。在淮河流域地区7个项目点实施现场工作。完成1.4万例乙肝表面抗原阳性人群大型队列构建，并进一步在项目地区开展随访和复查工作。

（三）大气重污染成因与治理公关项目

1. 构建课题内组织管理框架，定期推进课题进展

构建专家组、课题管理组，每月定期召开课题进展推进电话会议，不定期召开线下专家研讨、各级启动培训会议等共计20次。

2. 完成项目具体实施方案设计

确定项目整体方案和具体实施流程。完成肺癌高精度调查问卷框架，制定详细随访流程等。完成肺癌高精度数据采集的病例数、随访数据量的初步估算并及时分配相关任务至具体承担单位。

3. 完成肿瘤与大气污染历史数据资料整理

完成2010～2014年度京津冀及周边地区涵盖北京、天津、河北、河南、山东和山西六省市肿瘤登记资料整理，包括104万条发病和65万死亡记录数据；完成京津冀及周边地区第三次死因调查数据资料；完成2010～2014年各监测点人口数据资料的收集，共计386 822 912人年；委托国家人口发展研究中心完成2010～2030的人口数据预测；完成病案首页数据库清理方案；共计3.5亿条。

4. 在“2+26”城市中，全面开展肿瘤登记工作

在尚未开展肿瘤登记工作的9个地区：河南新乡、河南焦作、河南开封、河北邯郸、河北廊坊、河北衡水、山西长治、山西太原、山西晋城新建肿瘤登记处。至2018年5月，所有2+26个城市建立了肿瘤登记处，配备了相关专业技术队伍。参加项目的全部登记处均完成了国家级、省市级和县三级技术培训。

5. 完成42 920例肺癌高精度数据采集

截至2018年10月，已经在京津冀地区完成约42 920例肺癌高精度数据信息采集。数据信息涵盖肺癌个体信息、发病信息、病理、分期和治疗情况等。

6. 开展室外空气污染与肿瘤发病风险关联研究的循证评价

开展室外空气污染与肿瘤发病风险关联研究的循证评价，全面检索并梳理公开发表的关于室外空气污染与肿瘤发病风险的原始研究，共检索文献89 663篇，拟定纳入排除标准，并结合预筛选适当调整了筛选策略，完成了文献筛选人员的专业培训，剔除重复研究论文。按照纳入研究的设计类型制作了对应的信息提取表。

7. 完成京津冀及周边地区2010～2014人群为基础的104万新发癌症病例随访工作

采用被动随访和主动随访相结合的方法完成京津冀及周边地区涵盖北京、天津、河北、河南、山东和山西的肿瘤登记数据资料的随访工作，随访截止时间2017年12月31

日，随访工作内容包括基本信息核实、生存结局随访。

8. 完成肺癌等主要癌症的现况分析

采用标准化分析手段和质量控制标准对京津冀地区合计癌症和主要癌症发病、死亡情况进行分析。明确各地区癌症负担情况，并绘制区县尺度的癌症发病死亡地图。

（四）重点研发计划分课题《基于人群肿瘤登记数据和医院诊疗数据的采集标准和共享机制研究》

完成 2018 年重点研发计划《重大慢病流行病学监测大数据平台构建和关键技术研究》分课题《基于人群肿瘤登记数据和医院诊疗数据的采集标准和共享机制研究》的申报工作。完成课题经费预算及相关说明的编写工作。完成课题任务书填写工作。2018 年 8 月 13 日召开课题参与单位负责人讨论会。

（五）在研项目汇总情况

各在研科研项目名称及主持人分别为：

（1）“大气污染导致肺癌等主要癌症的归因风险及疾病负担研究”——魏文强。

（2）“大气污染物对成人癌症慢性健康效应的暴露 - 反应关系研究”——邹小农。

（3）“人群为基础的癌症生存分析方法学研究及应用”——曾红梅。

（4）“大气细颗粒物长期暴露对我国胰腺癌发生及死亡影响的时空分析”——曾红梅（与中国医学科学院基础医学研究所合作课题）。

（5）“人群为基础的胃癌及癌前病变血浆长链非编码 RNA 标志物研究”——曾红梅。

（6）“人群为基础的高精度肿瘤监测体系构建”——曾红梅。

（7）“肝癌高危人群社区队列研究”——曾红梅。

（8）“人群为基础的食管及贲门癌前病变进展的前瞻性队列研究”——郑荣寿（非第一单位）。

（9）“恶性肿瘤相关时空大数据挖掘、利用研究”——郑荣寿（非第一单位）。

（10）“中国人口老龄化对癌症流行趋势及负担影响的研究”——郑荣寿。

（11）“人口老龄化对京津冀地区癌症流行趋势及负担影响的研究”——郑荣寿。

（12）“叶酸、半胱氨酸代谢通路中重要记性小分子血清学水平与食管癌发病风险的队列研究”——王少明。

（13）“食管癌风险预测模型的构建与评价及关键统计学方法研究”——陈茹。

三、文章发表情况

本科室利用自身工作优势，今年进一步加强对我国肿瘤登记数据的分析和利用，提高工作人员的业务水平和科研能力。截至 2018 年 10 月，本科室合计发表论文 14 篇，其中 SCI 论文 4 篇，合计影响因子 40.41 分。

具体文章如下：

[1] Zeng H, Chen W, Zheng R, Zhang S, Ji SJ, Zou X, Xia C, Sun K, Yang Z, Li H, Wang N, Han R, Liu S, Li H, Mu H, He Y, Xu Y, Fu Z, Zhou Y, Jiang J, Yang Y, Chen J, Wei K, Fan D, Wang J, Fu F, Zhao D, Song G, Chen J, Jiang C, Zhou X, Gu X, Jin F, Li Q, Li Y, Wu T, Yan C, Dong J, Hua Z, Baade P, Bray F, Jemal A, Yu XQ, He J. Changing cancer survival in China during 2003-15: a pooled

analysis of 17 population-based cancer registries. Lancet Glob Health, 2018, 6: 557－569.

[2] Wang SM, Taylor PR, Fan JH, Pfeiffer RM, Gail MH, Liang H, Murphy GA, Dawsey SM, Qiao YL, Abnet CC. Effects of nutrition intervention on total and cancer mortality: 25-year post-trial follow-up of the 5.25-year Randomized Linxian Nutrition Intervention Trial. J Natl Cancer Inst, 2018 Apr 3.

[3] Wang SM, Freedman ND, Loftfield E, Hua X, Abnet CC. Alcohol consumption and risk of gastric cardia adenocarcinoma and gastric non-cardia adenocarcinoma: A 16-year prospective analysis from the NIH-AARP Diet and Health cohort. Int J Cancer, 2018 Jul 11.

[4] Wang SM, Fan JH, Taylor PR, Lam TK, Dawsey SM, Qiao YL, Abnet CC. Association of plasma vitamin C concentration to total and cause-specific mortality: a 16-year prospective study in China. J Epidemiol Community Health, 2018 Aug 12, pii: jech－2018－210809.

[5] 林恒娜，顾秀瑛，张思维，曾红梅，魏文强，郑荣寿. 全球恶性肿瘤发病年龄分析. 中华肿瘤杂志，2018，(7): 543－549.

[6] 孙可欣，郑荣寿，顾秀瑛，张思维，曾红梅，邹小农，夏昌发，杨之洵，李贺，陈万青，赫捷. 2000－2014 年中国肿瘤登记地区女性乳腺癌发病趋势及年龄变化情况分析. 中华预防医学杂志，2018，6: 567－572.

[7] 曾红梅，曹毛毛，郑荣寿，张思维，蔡建强，曲春枫，毕新宇，邹小农，陈万青，赫捷. 2000－2014 年中国肿瘤登记地区肝癌发病年龄变化趋势分析. 中华预防医学杂志，2018，(6): 573－578.

[8] 郑荣寿，陈万青. 癌症发病年龄变化分析. 中华预防医学杂志，2018，(6): 673－674.

[9] 郑荣寿，顾秀瑛，李雪婷，张思维，曾红梅，孙可欣，邹小农，夏昌发，杨之洵，李贺，陈万青，赫捷. 2000－2014 年中国肿瘤登记地区癌症发病趋势及年龄变化分析. 中华预防医学杂志，2018，(6): 593－600.

[10] 张思维，郑荣寿，杨之洵，曾红梅，孙可欣，顾秀瑛，李贺，陈万青，赫捷. 2000－2014 年中国肺癌发病年龄变化趋势分析. 中华预防医学杂志，2018，6: 579－585.

[11] 张永明，贾漫漫，陈元立，邹小农. 2037 名医学研究生尝试吸烟及二手烟暴露的网络调查分析. 中国肿瘤，2018，27 (6): 416－419.

[12] 张永明，贾漫漫，周彩虹，陈元立，邹小农. 北方医学院校研究生对烟草危害认知的网络调查. 中国肿瘤，2018，27 (5): 338－342.

[13] 杨军，贾漫漫，腾非，陈元李，单新，付凤环，邹小农. 396 名肿瘤防治咨询者控烟知识的调查分析. 中国肿瘤，2018，27 (5): 333－337.

[14] 陈茹，卓琳，潘昱廷，蔡婷，曹宇，王胜锋. 基于文献的喜炎平注射液不良反应分布特征探索. 药物流行病学杂志，2018，5: 317－323.

四、教学

2018 年我办共培养 4 名硕士研究生。魏文强参与协和医学院《肿瘤流行病学与临床试验方法》研究生专业重点课程 2018 年教学任务。魏文强、张思维、邹小农、郑荣寿、曾红梅多次受邀参与全国各省肿瘤培训并授课。

五、会议与交流合作

办公室人员多次参加国际、国内学术会议并做主题报告：

（1）魏文强主任于 2018 年 3 月 16 日参加 First China-Korea-Japan National Cancer Control Workshop Cancer Control and Translational Biomedical Research 大会（中日韩肿瘤防控会议），并做报告“The Burden of Cancer in China”。

（2）魏文强主任赴南非进行国际交流。

（3）魏文强主任于2018年4月8日参加博鳌亚洲论坛2018年年会—中日肿瘤防控合作分论坛。

（4）魏文强主任于2018年5月9日参加全国慢性病监测工作会。

（5）曾红梅、张思维赴韩国参加 The 9th General Assembly and International Conference of Asian Pacific Organization for Cancer Prevention（APOCP-9），曾红梅大会口头报告，张思维大会海报报告。

（6）曾红梅赴瑞典参加美国 M. D. Anderson 大学癌症防控工作年会，做大会海报报告。

（7）曾红梅、郑荣寿赴越南参加人群肿瘤登记课程培训课程，进行授课。

（8）王少明在 American Association for Cancer Research（AACR）Annual Meeting 上做“Alcohol consumption and risk of gastric cardia adenocarcinoma and gastric non-cardia adenocarcinoma：a 16-year prospective analysis from the NIH-AARP Diet and Health cohort”报告。

六、控烟工作

1. 1月，参加中国癌症基金会肿瘤预防与控制专家工作组会，讨论和落实年度工作计划和方案。

2. 3月、4月、8月和10月，为中国疾控中心癌症预防干预能力专业人员培训学员、基础肿瘤预防骨干、中华护理学院全国护理培训学员和本院护士授课；参加本校研究生暑期社会实践活动，为新疆肿瘤医院研究生做控烟讲座；参加北京市科学技术协会主办的北京技社团服务民生工程——“科学健康人”下乡活动，为怀柔区杨梓镇后辛庄村居民做控烟讲座。

3. 4月，参加组织本院“肿瘤防治周”宣传工作，负责控烟组宣传活动，包括设计制作和展出20块控烟宣传展板，设计制作和发放《吸烟的健康危害》宣传册；联合中国控制吸烟协会、中国疾病预防控制中心控烟办公室和中日友好医院的专家，现场控烟咨询265人次，免费测量CO含量200余人次；培训20名志愿者进行“控烟与肿瘤预防知识”的调查，回收问卷400余份。发表论文1篇。

4. 9月15日~16日，参加举办2018年中国慢性病大会，主办肿瘤预防与控制分会。在中华预防医学学会指导下，协调肿瘤预防与控制专业委员会主任委员筹备和成立感染相关肿瘤防控学组。

5. 11月6日，参加中国-东盟地区肿瘤预防与控制人才培训项目，为培训学员授课。

6. 1~10月，巡查院内禁烟区，累计巡查448场次，整理巡查结果交院早会公布；接受并配合朝阳区卫生监督所处理对我院数次控烟举报调查。配合上级单位的数次检查，对接控烟工作检查的任务。

7. 6月、9月和10月，参加庆祝本院60周年系列活动，筹备组织举办医患结合肿瘤康复活动（6月22日、9月13日和10月26日）。

8.1～10 月，完成科技部重点专项课题年度计划，包括与合作单位签约、组织临沂市沂南县农村居民胸部 CT 检查现场工作、收集历史数据，建立本研究的基础数据库、完成年度工作汇报等。

七、学术任职

魏文强：

国家慢性病综合防控示范区建设项目组 评估专家

国际癌症登记协会（IACR）执委会 亚洲区代表

中国癌症基金会癌症早诊早治项目专家委员会、项目数据管理及评估专家组 秘书长、组长

中国卫生信息学会健康医疗大数据肿瘤专业委员会 委员

中国卫生信息学会健康医疗大数据政府决策支持与标准化专业委员会 委员

中华预防医学会医疗机构公共卫生管理分会 委员

中国抗癌协会肿瘤流行病学专业委员会、青年委员会 委员、副主任委员

中华预防医学会流行病学分会 委员

中华预防医学会肿瘤预防与控制专委会 委员

中国营养学会营养与慢病控制分会 委员

海峡两岸医药卫生交流协会肿瘤防治专家委员会 委员

中国医疗保健国际交流促进会神经内分泌肿瘤分会 委员

北京医学会临床流行病学和循证医学分会 委员

《肿瘤预防与治疗》杂志编辑委员会 委员

《肝癌电子杂志》编委会 委员

《实用肿瘤学杂志》特约审稿专家

《Chinese Medical Journal》特约审稿专家

邹小农：

中国癌症基金会控烟与肺癌防治工作部 副主任

中国控制吸烟协会 理事

曾红梅：

《Journal of Cancer Epidemiology》《Annals of Translational Medicine》杂志 肿瘤流行病学专栏编辑

中国抗癌协会肿瘤流行病学委员会 青年委员

北京乳腺病防治学会健康管理专业委员会 常务委员

王少明：

Associate Member, American Associate for Cancer Research

Associate Editor, BMC Public Health

中国临床肿瘤学会（CSCO）2018 年大事记

在党和国家的关怀下，在国内外肿瘤领域工作者的积极参与和支持下，中国临床肿瘤学会（CSCO）作为全国性、学术性、非营利性的专业学术团体在国际舞台上发挥着愈加重要的作用，获得了国际肿瘤界的认可，在国际肿瘤界享有一定程度的话语权，成功搭建了中国肿瘤研究与世界接轨的桥梁，有力地促进中国对外学术交流的深度与广度，也为全体 CSCO 会员争取了很多依靠个人力量难以企及的学术资源，随之带来的是会员人数的不断攀升，2018 年 CSCO 会员人数已突破 2 万人。现就 2018 年学会重点事件汇报如下：

一、质量为本，创新为魂，打造 CSCO 品牌学术会议

（一）第二十一届全国临床肿瘤学大会暨 2018 年 CSCO 学术年会

第二十一届全国临床肿瘤学大会暨 2018 年 CSCO 学术年会于 2018 年 9 月 19 日 ~23 日在厦门国际会议中心隆重召开。大会围绕“全力推进临床研究，谱写抗癌治疗新篇章”的主题，开设了 73 个专场，其中专题会场 60 个，国际专场 11 个，创新专场 2 个，大会投稿数量约 1500 篇。3 万名肿瘤学工作者参会交流，网络直播点击量超过 7 万访问人次。

备受瞩目的全体大会在 9 月 20 日召开，会场座无虚席，氛围热烈。中国香港中文大学卢煜明教授、陈君赐教授获得 2018 年 CSCO 年会年度成就奖，两位大会荣誉主席——廖美琳教授和管忠震教授共同为两位获奖者颁奖。大会从 1500 篇投稿论文中，遴选出 10 项研究，作为本次大会的优秀论文，同时遴选出 9 篇获得 CSCO-丽珠中医药临床肿瘤学基金的奖励，与前来参会的同道，一起交流分享。

本次年会建立了多个学术交流平台。包括专场设置中推出的药物研发相关系列专场、各癌种专题学术论坛、全英文交流国际专场、继续教育学术活动等。在药物研发系列专场中，特别设立了创新专场，为药物研究者提供临床试验数据和交流的平台。CSCO 携手国家食品药品监督管理局和美国食品与药物管理局（FDA），多角度精彩讲解国内外医药政策环境变化及趋势、现行药品研发、审批监管和生产上市等内容。国家食品药品监督管理总局药品审评中心（CDE）的中国原创抗肿瘤药专题论坛，由 CDE 和 CSCO 的专家共同讨论新的临床需求、新产品审评要点及相关经验，以利于推动行业变革。此外，还有关注我国加入人用药物注册技术要求国际协调会议（IHC）之后新形势的“ICH 接轨后抗肿瘤药临床试验的法规、创新、过程质量与受试者安全专场”等。

在各癌种的学术论坛上，以 CSCO 各二级学会为主导，根据临床肿瘤医生的需求，针对肺癌、胃癌、乳腺癌、结直肠癌、肝癌五大癌种设立专场 20 余次，围绕血液、泌尿、妇科、头颈部肿瘤等设立诸多场次专题学术论坛。聚焦肿瘤临床发展前沿，增加精准医学、免疫治疗、智慧医疗等专场设置，力求全面、准确地反映当今临床肿瘤学领域的新观念和最新动态。

国际专场中，CSCO继续携手国际多家肿瘤学会，包括ASCO、ESMO、IASLC、AACR、STO、JSMO、KSMO、SITC、CAHON、SITC、STO等知名学术组织，邀请国内外著名专家学者针对不同癌种和最新治疗方法同场报告，并设置了肿瘤免疫治疗治疗专场。2018年6月成立的CSCO海外专家委员会，作为中外拓展合作新平台，在CSCO年会上设立CSCO-COE Meet the professor专场，进一步加强国内外信息的交流互动，在国际学术交流上发挥主体作用。

CSCO最具发展潜力的青年专家委员会，举办了多场次继续教育论坛、中青年专家病例比赛、演讲比赛等系列学术活动，进一步鼓励和支持青年医师提高临床实践和学术水平。

大会同期还举办了抗癌新药、仪器设备和新书刊学术展览会，200余家团体会员和企业、学术组织积极参展，展示最新医学诊疗技术、设备和新药产品。

（二）2018年Best of ASCO®中国会议

由中国临床肿瘤学会（CSCO）与北京市希思科临床肿瘤学研究基金会联合主办的2018年临床肿瘤学新进展学术研讨会暨Best of ASCO® 2018 China，于2018年7月5日~8日在合肥丰大国际大酒店圆满召开。

本届会议集中报告和解读了由ASCO精选出的年会中最新、最具影响的学术论文38篇，特邀国内、国外顶尖专家对肺癌、乳腺癌、胃癌、结直肠癌4个癌种在2018年ASCO公布研究结果后诊治标准可能的改变进行了深入分析。共邀请国内外知名学者46人进行了精彩报告，内容涉及肺癌、胃癌、肝癌、肠癌、乳腺癌、泌尿系肿瘤、血液肿瘤、妇科肿瘤等领域。与往年不同的是，CSCO结合肿瘤领域研究热点及临床实际，开设了免疫治疗、缓和医疗专场，从不同角度入手，剖析癌症治疗新思路。报告讲座在个性化与互动性良好的环境中，与临床医师分享最新科研成果、交流临床实践经验、启发特色诊疗思路。

本次会议共吸引正式代表2000余人参加，共有22家企业参展，14家媒体报道，并召开了14场卫星会。虽然会议期间雨水不断，但来自五湖四海的肿瘤学者热情不减，仍积极到场参与，台上台下积极互动，学术观点犀利交锋，会场掌声此起彼伏。

为了更好的服务于广大临床肿瘤一线工作者，CSCO开设了BOA会议微官网，会议信息实时更新，会议注册操作简单，特别是开设了会议现场直播及会后视频回顾，为未能到场参会的医师提供了便捷的听课方式。据官方后台统计，观看会议盛况的受众医师达23 000余人次，最大限度地推动了知识传播速度和范围。会议全程内容丰富、形式新颖、内容科学、可靠，对临床工作具有实际的指导意义，获得肿瘤学界一致好评。

（三）CSCO指南会

为积极响应国家建设“健康中国”的伟大部署，协助国家医药、卫生行政部门和社会保障部门开展工作，推动全国临床肿瘤学科的规范化建设，帮助各级医务人员提高诊治和研究水平，CSCO本着“兼顾地区发展不平衡、兼顾药物和治疗措施的可及性、兼顾肿瘤治疗价值”基本原则及核心思想，拟制订一系列的恶性肿瘤诊疗指南。

2016年4月，CSCO首次发布肺癌肿瘤诊疗指南。2017年4月，共发布结直肠癌、乳腺癌、胃癌和恶性黑色素瘤共4种肿瘤诊疗指南。

随着制定诊疗指南经验的增加，CSCO 各项肿瘤诊疗指南越来越受到肿瘤各界专业人士的认可。CSCO 于 2018 年 4 月 20 日 ~22 日在南京国际会议酒店举办指南发布大会，大会由中国临床肿瘤学会（CSCO）、北京市希思科临床肿瘤学研究基金会联合主办。会上更新了肺癌、乳腺癌、胃癌、结直肠癌的指南，同时新发布了头颈肿瘤、甲状腺癌、肉瘤、胰腺癌、肝癌、血液肿瘤的诊疗指南及《2017 年中国临床肿瘤学年度研究进展》。会议上国内各肿瘤领域知名专家以讲座和报告的形式对指南和 2017 年度各肿瘤最先进研究进行了解读和研讨。

（四）2018CSCO 东方肿瘤精准医学论坛

2018 CSCO 东方肿瘤精准医学论坛暨抗肿瘤药物安全管理专家委员会年会于 2018 年 11 月 30 日 ~12 月 1 日在上海召开，旨在促进肿瘤治疗国际化的发展，宣传肿瘤个体化、精准医学治疗理念。本次会议由中国临床肿瘤学会和北京市希思科临床肿瘤学研究基金会、东方临床肿瘤研究中心主办。特邀请了国内知名专家就各个肿瘤领域治疗进展做精彩解读。300 多余名参会代表赴现场进行学术交流，7 家企业召开了卫星会，在线直播观看数量达到 3000 余人次。

（五）专家讲学

为了进一步提高我国肿瘤专科医师的临床水平，积极推广循证医学和 GCP 的应用发展，学习掌握新知识、新技术，推动肿瘤诊疗的标准化、规范化、专业化和个体化，2018 年 CSCO 理事会确定在广东深圳、浙江义乌、安徽宿州、辽宁锦州、重庆、河南安阳、青海西宁、湖北武汉、四川成都等地举办临床肿瘤规范化诊治（系列）学习班，3600 余名医务工作者参加了学习和交流。CSCO 专家团 80 多人次参加了学习班讲学，他们不辞辛劳飞赴祖国的东西南北，给各地临床肿瘤学工作者、尤其是中西部地区的基层医生，带去了肿瘤规范化诊治的理念和宝贵的经验，受到临床医生广泛的欢迎。学习班架起了学术桥梁，将国内外最新的研究进展和学术资讯传播到临床一线，真正达到了对基层医生继续教育的目的，也加强了学会和会员之间的交流。

2018 年 CSCO 系列学习班得到了中国医学科学院肿瘤医院深圳医院、浙江省肿瘤医院、浙医二院、华中科技大学同济医学院附属同济医院、武汉协和医院、陆军军医大学第三附属医院、安徽医科大学第二附属医院、河南省肿瘤医院、安阳市肿瘤医院、青海大学附属医院、大连医科大学附属第一医院、中国医科大学附属第一医院和成都市第七人民医院的大力支持；江苏恒瑞医药、南京正大天晴等多家 CSCO 团体会员单位积极参与并协办了系列学习班。

二、不忘初心，牢记使命，团结协作，公益奉献

（一）资助参加第二十一届全国临床肿瘤学大会

第二十一届 CSCO 年会上，CSCO 出资 100 万元用以支持亚洲地区乃至全球的国外年轻医生申请旅行资助，为国外学者提供更加便利的参会方式，极大促进了会议现场的交流效果。与此同时，为兼顾地方和基层医生，北京市希思科临床肿瘤学研究基金会资助了 100 位来自中国边远地区的年轻医生到厦门参加 CSCO 年会，与全国的同道，共同分享中

国临床肿瘤学不断发展的喜悦，基金会理事会领导分别出席了各场专门为基层代表准备的继续教育活动，一起讨论和回答相关临床问题。

（二）资助100名青年医生参加2018年FACO会议

2018年10月18日～20日，第六届亚洲临床肿瘤学联盟（FACO）国际会议于第56届日本临床肿瘤学会（JSCO）年会期间在日本横滨召开。作为FACO的成员之一，中国临床肿瘤学会（CSCO）从2018年年会英文投稿中评选出100位青年医师，出资赞助他们前往交流学习。一方面，将国内已成熟的科研成果或比较有发展潜力的年轻专家通过CSCO搭建的平台走向国际，向国际同行展示国内成果，同时，了解国际上的发展现状和最新动态，在接触和交流中融入国际大家庭，加速青年医生成长。

（三）加强学会会员福利，实现学术资源开放共享

与往年不同，2018年CSCO加强数字化和信息化建设，将学会官方网站平台、APP、微信公众号升级改版，添加更多实用性功能，服务广大肿瘤领域工作者的学习需求。目前，数字化平台上发布了CSCO最新诊疗指南、CSCO会议专家讲座视频及其他电子学术资源。CSCO会员可通过三大平台实现快速入会、快速注册参会，极大地方便了会员的参会需求。在会议期间，CSCO设立了“会员之家”，在参会的同时，查阅会议最新消息，当天即可回顾当日专家讲座内容，发放学会学术资料，最大限度为会员提供优质的学术服务。2018年，CSCO会员人数实现倍数增长，足以体现CSCO会员对于学会工作的认可。

（上接第430页）

朱军教授指出，百济神州的替雷利珠单抗是我国自主研发的抗PD-1单抗，具有独特的分子结构，与国外抗PD-1单抗并不完全相同，可能导致其与肿瘤细胞结合及启动自身免疫系统抗肿瘤两方面具有独特机制。基于临床研究替雷利珠单抗获得较好的疗效和安全性数据，目前正作为新药进行申报，未来获得国家批准上市，能为我国霍奇金淋巴瘤、其他淋巴瘤及其他肿瘤患者带来新的治疗选择。

美国M. D. Anderson癌症中心王鲁华教授指出，宋玉琴教授报告了Zanubrutinib治疗复发/难治套细胞淋巴瘤的研究，结果显示，完全缓解率达59%，总的治疗反应率达84%，而且毒性反应较少，耐受性好。该药是复发/难治套细胞淋巴瘤治疗领域的重大突破和进展，非常值得祝贺。

结果非常鼓舞人心。可以肯定的是，Zanubrutinib治疗复发/难治套细胞淋巴瘤的疗效非常好，毒性反应有待长期随访结果。现有结果提示，西方患者和中国患者对Zanubrutinib治疗反应率存有一定差异，似乎Zanubrutinb对中国患者的疗效更好。随着在其他类型B细胞淋巴瘤中，Zanubrutinib治疗的临床研究的陆续开展，很多值得期待的结果将会随之公布。

（编译　李芳菲）

（来源：《全球肿瘤快讯》2018年12月 总第222期）

❖肿瘤会议纪要、信息❖

［新华网］孙春兰：加快推进癌症等重大疾病防治攻关为提升群众健康水平提供有力支撑

新华社北京5月14日电　中共中央政治局委员、国务院副总理孙春兰14日上午在考察国家医学科研机构时强调，要深入学习贯彻习近平新时代中国特色社会主义思想，认真落实党中央、国务院决策部署，坚持以人民为中心，加强卫生健康领域科学研究，加快推进癌症等重大疾病防治攻关，努力在关键防治技术等方面取得更多创新成果，为增进人民群众健康福祉、实施健康中国战略提供有力支撑。

癌症是影响群众健康的重大疾病，近年来发病率呈上升态势，防控任务艰巨。在国家癌症中心，孙春兰详细了解了我国癌症的监测、筛查、治疗及科研等方面情况。她强调，要树立大卫生、大健康理念，坚持预防为主、关口前移，持续加强健康知识宣传，引导群众改变与癌症发病密切相关的不良生活方式。要强化早期筛查和早诊早治，以降低发病率、提高病人生存质量为目标，健全防治机制和服务体系。加快制定一批规范化诊治指南和质控评价标准，推广适宜有效的防治技术，提高基层防治能力。聚焦病因学、发病机制、诊疗新技术等关键领域，强化产学研用结合，集中力量进行攻关，加快解决防治工作中的一些突出难题。要落实降低抗癌药品价格的各项举措，加大对抗癌药研发的支持力度，鼓励临床急需抗癌药的仿制研究，让患者有更多用药选择。国家癌症中心要在癌症防治体系建设中发挥好技术指导和引领作用。

孙春兰在中国医学科学院考察时指出，医科院是我国医学科学研究的领军力量，多年来为医疗卫生事业发展、提升人民健康水平作出了重要贡献。要实施好医学与健康科技创新工程，围绕心血管疾病、免疫性疾病等多发慢性病和疑难疾病加强研究攻关，力争前瞻性基础研究、关键防治技术取得突破性进展。要发挥医教研产防一体化优势，优化布局、整合力量，扩大国际合作，培养和吸引更多优秀人才，创造更多先进科技成果，把医科院建设成为我国医学科技创新体系的核心基地。她希望全国卫生健康科技工作者和医务人员发扬优良传统，潜心开展研究，脚踏实地推进自主创新，在健康中国建设中再立新功。

（来源：新华网，2018年5月14日）

国际攻克癌症大科学计划项目

为响应国务院《积极牵头组织国际大科学计划和大科学工程方案》，2018 年 5 月 4 日，在国家卫生健康委员会召开了“癌症防治研究国际大科学计划专题研讨会”，卫健委科教司司长杨青、副司长吴沛新、规划处处长刘桂生出席会议。会议介绍了癌症防治研究国际大科学计划的背景情况，杨青司长宣布由中国癌症基金会牵头，联合国家癌症中心/中国医学科学院肿瘤医院、北京大学肿瘤医院、上海复旦大学肿瘤医院、广州中山大学肿瘤医院、天津市肿瘤医院 5 家肿瘤医院，采用国家卫健委科教司领导大力支持的 1 +5 +1 的工作模式。

2018 年 5 月 22 日，中国癌症基金会召开理事长办公会，全力支持“癌症防治研究国际大科学计划”，为了更好地开展工作，按卫健委精神，将该计划的组织结构定为“领导小组、行政办公室、专家委员会、国际合作办公室”。

领导小组　组长：曾益新副主任

行政办公室　主任：赵平教授（兼）

专家委员会　首席专家：曾益新院士、孙燕院士、程书钧院士、詹启敏院士

国际合作办公室　主任：乔友林教授

2018 年 6 月 6 日，国际攻克癌症大科学计划工作推进会在国家卫健委召开，会议就各单位提交的研究计划进行论证，明确了大科学计划的研究重心为癌症防治基础研究，确定了组织结构及成员名单。

2018 年 6 月 27 日，国际攻克癌症大科学计划基础领域专家研讨会在国家卫健委召开，会议就癌症防治研究大科学计划的基础研究内容进行了商讨，并进行了分工。

目前，已经确定了由秦钧教授牵头的蛋白质组驱动的精准医学体系：癌症“女娲计划”、李亦学教授牵头的癌症防治大数据体系建设与应用研究、赵平教授牵头的中国人群精准肿瘤预防研究 3 个课题作为备选项目。

（来源：《中国癌症基金会 2018 年报》）

中国癌症基金会七届五次理事会在北京召开

2018 年 2 月 25 日，中国癌症基金会七届五次理事会在北京召开。会议由王明荣副理事长主持。受赵平理事长委托，副理事长兼秘书长姚晓曦同志作“2017 年工作总结及 2018 年工作计划”报告，副秘书长兼规划财务部部长张金萍同志作“2017 年财务状况总结及 2018 年预算”报告，全体理事对两个报告进行了热烈的讨论并审议通过。

全国政协教科文卫体委员会副主任张秋俭、国家卫计委疾控局局长毛群安、民政部社会组织管理局基金会管理处副处长沈东亮、中华预防医学会副会长王宇等代表出席会议的 15 位嘉宾发言，对基金会的工作给予肯定，并提出希望和建议。

赵平理事长在总结讲话中指出，2018 年对于基金会而言既是挑战又是机遇，基金会将沉着应对，砥砺前行，以制度化和规范化建设为主线，在平稳发展中寻求新的公益项目，探索癌症防治公益事业的健康发展模式，为我国的慈善公益事业做出更大贡献！

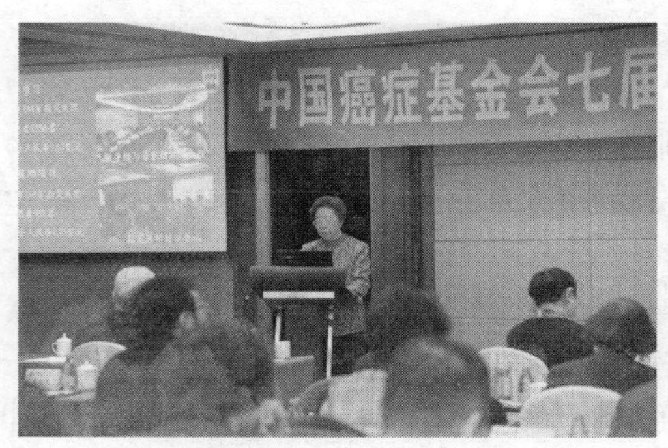

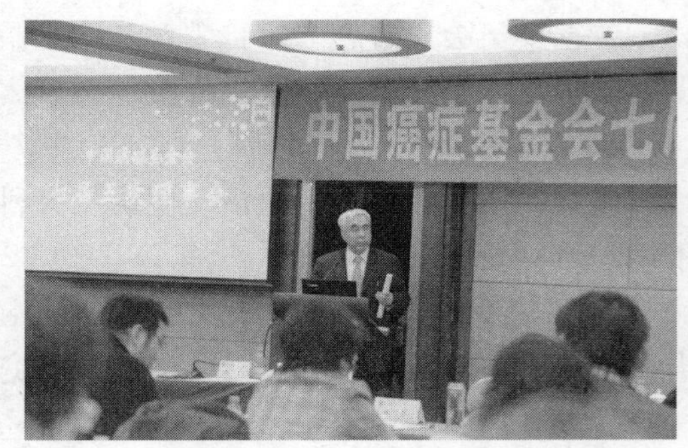

（会议合影见彩图）

（来源：中国癌症基金会网站，2018 - 03 - 01）

中国癌症基金会七届六次理事会召开

2018年8月4日，中国癌症基金会七届六次理事会在河南安阳召开。基金会理事、监事和特邀嘉宾出席会议，基金会秘书处工作人员列席会议。会议由赵平理事长主持，副理事长兼秘书长姚晓曦作“2018年上半年工作总结及下半年工作计划”，规划财务部副部长徐丽波作“2018年1～6月财务报告”，全体理事对两个报告进行了热烈的讨论并审议通过。

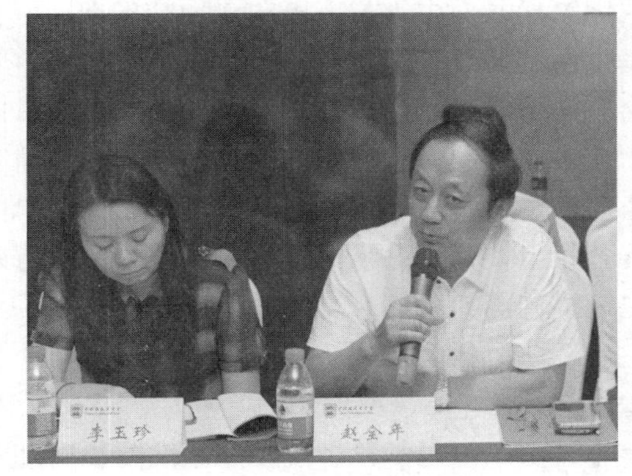

副理事长兼秘书长姚晓曦向理事会汇报“中国癌症基金会章程修改说明”和“中国癌症基金会内部管理制度的修改说明”，同时将《章程》和各项内部管理制度的修改草案提交理事会进行审议表决。全体参会理事进行了举手表决，获全票通过。

赵平理事长对基金会2018年下半年工作做出部署，要继续加强科普宣传；响应国家“一带一路”战略的号召，在健康领域开展相关项目；继续修订完善内部管理制度，准确自我定位，并加强与其他社会团体的交流与协作。基金会目前业务发展平稳，现有的能力和平台可以使我们克服困难，继续发挥慈善的作用，在癌症防治领域做出更多的贡献。

（会议合影见彩图）

（来源：中国癌症基金会网站，2018-09-03）

第六届国家癌症中心学术年会暨 2018 国际肿瘤防控大会在京盛大启幕

会议概况

“一甲子护佑希望，六十年医者担当。”1958 ~2018 年，中国医学科学院肿瘤医院走过了应国家使命而生，为人民健康而战的 60 年光辉道路，也迎来了国家癌症中心、中国癌症基金会和北京肿瘤学会主办，中国医学科学院肿瘤医院承办的“第六届国家癌症中学术年会暨 2018 国际肿瘤防控大会”的召开。来自全球肿瘤防控机构的 40 余位专家以及院士、诺贝尔奖获得者、国内外知名专家、肿瘤防控工作者一千余人汇聚北京建国国际会议中心。该会议是在“健康中国 2030”宏伟战略的逐步落实，“一带一路”全球合作战略出台的背景下，为进一步深入落实国家政策并有效促进国际合作，共同探讨全球肿瘤防控的策略和措施而召开的。

开幕式

会议由中国医学科学院肿瘤医院院长助理刘芝华教授主持。

“此次会议是我国肿瘤防控领域史无前例的国际会议，是中国医学科学院肿瘤医院建院 60 周年纪念大会系列活动之一，是国家癌症中心携手全球肿瘤防控工作者贯彻‘健康中国 2030’的具体体现”，大会主席、中国科学院院士、国家癌症中心主任、中国医学科学院肿瘤医院院长赫捷院士在致辞中说，在过去的几十年里，中国肿瘤防控工作者不辱使命，建立了癌症高发区防控模式，建立了覆盖全国 31 个省份，574 个肿瘤登记点的肿瘤登记体系和肿瘤大数据网络，建立了覆盖全国 31 个省份城市和农村的癌症早诊早治网络、肿瘤医院管理体系及规范化诊疗质量控制体系。中国的肿瘤防控事业不断发展，5 年生存率提高，癌症死亡率出现下降趋势。对疑难高发癌症专项重点攻关是我们目前的主要任务和巨大挑战。

WHO 驻华代表高力博士在大会致辞中提到，中国对于全球的肿瘤防控工作至关重要，今后将会扮演越来越重要的角色。他希望中国在能够在不断提高本国肿瘤防控水平和能力的同时，也能不断扩大与全球各国的合作，为全球肿瘤防控事业贡献中国的力量。

全国人大常委会陈竺副委员长在开幕式致辞中说道：“健康是亘古至今人类社会不断追求的共同目标，2018 年是中国改革开放 40 周年，中国卫生与健康事业加快发展，取得了举世瞩目的伟大成就。与此同时，中国卫生与健康事业改革发展正处于攻坚克难的关键时期，面临着重大的历史机遇。”陈竺副委员长表示，本次大会围绕对世界实现可持续发展目标、积极应对肿瘤防控领域面临的机遇与挑战进行研讨，推进了肿瘤研究领域的交流与合作，必将在全球肿瘤防控史上留下浓墨重彩的一笔。

“为者常成，行者常至”，陈竺副委员长在讲话中勉励大家，并且强调，癌症是全球面临的重大公共卫生问题之一，我国的肿瘤发生率也逐年攀升，癌症谱具有发达国家和发展中国家症谱并存的特征，我国癌症的防控任务是长期而艰巨的，亟需启动国家层面的攻关行动。陈竺副委员长对全面实施健康中国战略，加强全球肿瘤防控合作提出了3点建议：①加强政策对话，搭建肿瘤防控信息平台；②推动创新合作，增强健康供给和服务能力，推动科技成果转化和适宜技术应用，充分发挥传统医学在肿瘤防控中的作用；③促进包容联动，构建全球肿瘤防控规则。陈竺副委员长强调，“推动全球癌症研究机构的交流、合作，不应受非学术因素的干扰”，中国愿意学习借鉴各国经验，也愿意承担国际责任、参与肿瘤防控指南和标准的制订。

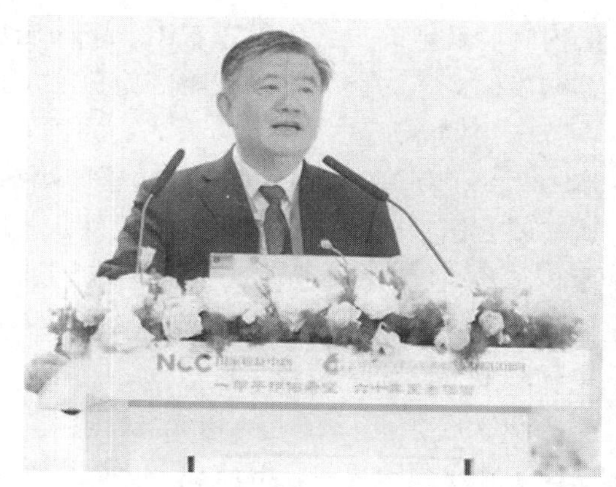

陈竺副委员长

主旨报告

卫生领域国际合作

国家卫生健康委员会国际合作司张扬司长从卫生领域国际合作角度出发，对中国卫生领域的国际合作工作进展进行了阐述。她强调，肿瘤防控是一项全球事业，在中国“一带一路”全球合作大背景下，中国的肿瘤防控之路应立足中国，走向全球。此外，还应通过国际合作，用全球先进的肿瘤防控经验和力量，切实解决中国肿瘤防控工作面临的具体问题，让老百姓尽早远离癌症、过上健康幸福的生活。

中国卫生领域科技创新

科技部社发司田保国副司长以“癌症防治研究相关科技部署”为主题，从癌症的国际现状与癌症防治研究讲起，介绍了我国在癌症防治方面面临的科技需求与前期工作的部署和重点研发计划，并对下一步的工作方向也进行了介绍。具体包括：①衔接部署，加大投入，切实加强癌症科技攻关力度；②整合集成资源，打造癌症防控研究的“国家力量”；③开放合作，融入全球创新网络；④优化政策环境，加快癌症创新研究成果转化。

中国肿瘤防控策略

国家卫生健康委员会疾控局张勇副局长介绍了中国肿瘤的4条防控策略，具体包含：①癌症防控纳入国家战略；②坚持预防为主、分类指导的防控策略；③强化早期筛查和早诊早治；④加强癌症规范化诊疗与管理。他表示，中国癌症防控已取得初步成效，例如去除老龄化因素，癌症发生率和死亡率得到初步控制，中国居民健康预期寿命稳步增加等。

中国癌症流行趋势及防控进展

赫捷院士高屋建瓴地介绍了中国癌症流行情况、变化趋势、生存现况，防控工作四个方面的内容。从他的报告中可以看出，中国癌症的防控喜忧参半。一方面，中国癌症防控体系已初步建立，为健康中国战略实施奠定了良好基础。另一方面，2017 年肿瘤登记年报显示，我国年癌症发病约 380.4 万人，发病率 278.07/10 万，年癌症死亡约 229.6 万人，死亡率 167.89/10 万，近 15 年来发病率增幅约 3.9%，死亡率年增幅 2.5%，赫捷院士指出，这表明我国癌症负担日益沉重，此外，我国癌谱处于发展中国家向发达国家癌谱过渡的阶段，防治难度巨大，虽然 5 年生存率有很大提高，但仍低于发达国家。与此同时，还存在城乡差异大、地区分布不均衡等挑战，癌症防控形势依然比较严峻。

美国肿瘤预防研究概况

美国国家癌症研究所（NCI）是美国国立卫生研究院所属的 28 个研究所中历史最为悠久的。NCI 肿瘤预防部主任 Barry Kramer 教授在大会上做了以“美国肿瘤预防研究的过去、现在和未来”为题的精彩演讲。在演讲中，他回顾了过去 30 年中 NCI 在癌症预防方面取得的进展，包括肺癌筛查、前列腺癌筛查、卵巢癌筛查等内容。他表示，NCI 正在开发预防性方法和加强对生物标志物的寻找。与此同时，也比较注重培养新一代科学家的工作。并指出，PDQ 的中文翻译是与中国学者展开友好合作的开始，他与赫捷院士的合作是他职业生涯中引以为豪的里程碑事件，他很高兴与包括赫捷院士在内的很多学者合作。

下一代抗生素是什么样的?

2009 年诺贝尔奖获得者 Ada Yonath 教授对滥用抗生素问题提出了警示。每一种生物都有核糖体，是合成蛋白质的“工厂”。小分子抗生素通过作用于核糖体功能部位靶点，成功地控制了人类多种感染疾病的扩散。但核糖体的功能部位是非常保守的，所有生物都含有这些保守序列。已有的抗生素是小分子的有机物，无法被微生物降解，它们会渗透到人类灌溉系统中，使人类摄入的抗生素越来越多。出于抗生素的耐药性、经济和环境考虑，都应该开发可降解的以核糖体无功能部位为靶点的抗生素如核酸和寡肽。

基因组学对癌症治疗的影响

“美国结直肠癌已成为第二大致死癌种，也是非吸烟人群的首要致死癌种。”梅奥临床癌症中心 Robert Diasio 主任向与会者介绍了一种结直肠癌（CRC）的筛查方法——Cologuard。Cologuard 的安全性和有效性在一项筛选了 10 023 人的大型临床试验中得到了证实。该试验将 Cologuard 与粪便免疫化学检测（FIT）进行对比。FIT 是常用的非入侵性筛选检测，用来检查粪便中的血色素。结果证实 Cologuard 能准确检测癌症和腺瘤，其效果优于 FIT。《新英格兰医学杂志》上发表了一篇横断面研究，Cologuard 对包括晚期腺瘤在内的肿瘤的特异度能达 90%。目前美国 FDA 批准了 Cologuard 检测手段的适应证，并将其纳入医保报销，这种检测方式在不愿意用结肠镜或结肠镜使用失败的人群中都可以使用。2017 年，美国使用这种方法筛查 CRC 的人群达 50 万人。

耶鲁癌症中心肿瘤预防和控制

美国耶鲁大学医学院是世界级的医学中心，近 200 年来，为世界培养了大量医学前沿管理人员和医护人员，开展了卓有成效的临床基础研究。耶鲁癌症中心 Melinda Irwin 教授从耶鲁癌症中心的历史讲起，介绍了目前耶鲁癌症中心在肿瘤防控方面所做的研究，并指出，今后将会扩大基础设施的建设，更要培养新一代的人才，目的是使患者治疗的效果有所改进。

此次大会汇聚了全球多家顶级肿瘤防治机构的40余名国际知名专家，据中国医学科学院肿瘤医院有关负责人介绍，此次会议是我国迄今为止国际水平最高的肿瘤防控学术盛会。通过大会的召开，中国将在肿瘤防控领域进一步与国际接轨，充分体现“预防为主”的全民肿瘤防控策略，推动我国“健康中国”战略的逐步落实。

随着我国肿瘤防治事业取得越来越多的成果，中国在全球肿瘤防治事业中也将担任越来越重要的角色。此次合作是中国作为大国，承担大国责任的体现，也是中国为全球癌症防治事业贡献“中国智慧”的展示，相信在不久的将来，中国会在世界肿瘤防控的舞台上绽放更强、更精彩的“中国力量”！

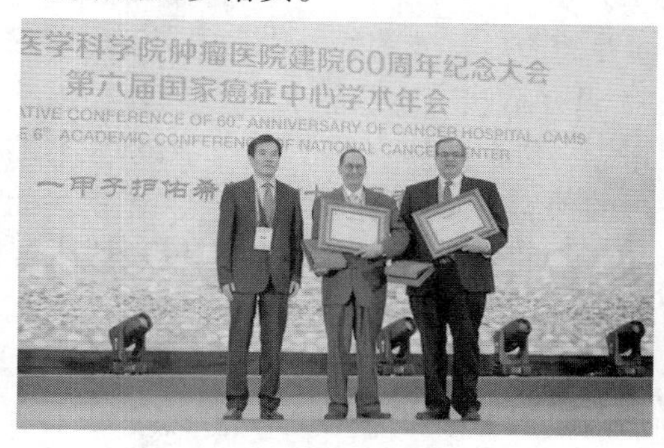

赫捷院士为客座教授颁发证书

荣誉时刻

赫捷院士代表国家癌症中心为外籍客座教授颁发了证书。

（来源：《医师报》作者：王丽娜 蔡增蕊，下载自：中国医学科学院肿瘤医院网站 2018-10-22）

第六届国家癌症中心学术年会
——国际医疗大数据应用论坛圆满落幕

2018年10月19日~20日，在北京建国国际会议中心“一甲子护佑希望，六十年医者担当”的字样处处可见。由国家癌症中心、中国癌症基金会和北京肿瘤学会主办，中国医学科学院肿瘤医院承办的第六届国家癌症中心学术年会正在这里举行。

本次会议正值中国医学科学院肿瘤医院60周年华诞，国家卫生健康委员会、科技部等相关部委和司局以及海外癌症机构的领导、专家共聚于此，齐贺圣期！

大会内容丰富，议题广泛。19日上午召开了“2018国际肿瘤防控大会”及《CA：A Cancer Journal for Clinicians》中文版创刊仪式暨首届编委会，19日下午第28届全国肿瘤医院管理学术大会、国际肿瘤临床研究焦点会议、国际肿瘤大数据应用论坛、国家肿瘤研究前沿论坛等8个分会场精彩纷呈！而引众人翘首以盼的“中国医学科学院肿瘤医院60周年纪念大会”也在20日上午揭开帷幕。

19日下午进行的国际医疗大数据应用论坛，由国家癌症中心/中国医学科学院肿瘤医院特需医疗部主任惠周光教授担任主持，他首先热情地介绍各与会专家，分别是中国卫生信息与健康医疗大数据学会会长金小桃教授、国家卫生健康委员会统计信息中心主任张学高教授、国家癌症中心/中国医学科学院肿瘤医院院长助理马建辉教授、中国疾病预防控制中心慢性非传染性疾病预防控制中心副主任周脉耕教授、英国公共卫生署全英肿瘤登记与分析中心负责人 Jeremy Rashbass 先生、SNOMED International 首席执行官 Don Sweete 先生、耶鲁大学癌症中心张亚玮教授、神州数码医疗科技股份有限公司总裁史文昭先生。

金小桃教授首先致辞，代表中国卫生信息与健康医疗大数据学会对中国医学科学院肿瘤医院 60 年院庆表示热烈祝贺！他说，"肿瘤医院是在大跃进时代建立起来的医院，充分体现了党中央、国务院在我们国民经济发展的关键时刻所做出的英明决策，当时中央制定了长远的肿瘤防控规划，中国医学科学院肿瘤医院建立以后，就成为实施这一规划以及我国肿瘤防治的领路人和典范。'一甲子护佑希望，六十年医者担当'，60 年来，中国医学科学院肿瘤医院披荆斩棘、风雨兼程，为我国肿瘤防控做出了巨大贡献，举得了瞩目的成绩，成为全球著名的综合肿瘤防治中心。"随后他主要从肿瘤防控与大数据应用角度谈到了肿瘤防控与健康医疗大数据平台的建设、大数据融合；创新肿瘤预防与治疗管理和服务的新手段、新方法、新模式两方面内容。

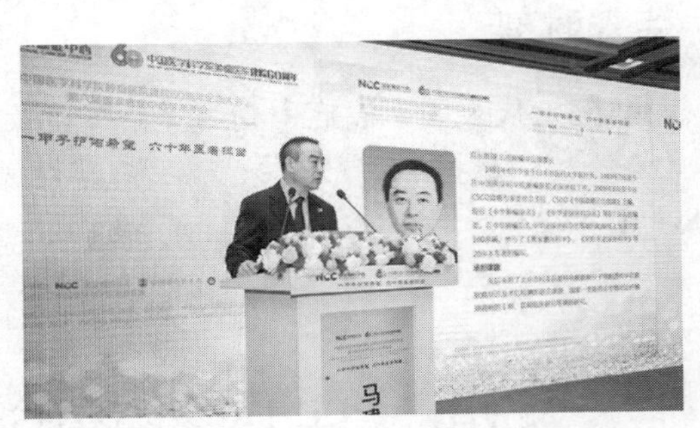

马建辉教授

马建辉教授代表国家癌症中心/中国医学科学院肿瘤医院对参会众人表示热烈的欢迎！"众所周知，大数据已成为国家重要的基础战略资源，正引领新一轮的科技创新。去年 7 月底，在中国卫生信息与健康医疗大数据学会的支持和指导下，成立了肿瘤专委会，致力于推动肿瘤医疗大数据相关领域的标准和规范的制定，促进肿瘤医疗大数据汇集、整合及共享，提升肿瘤医疗信息大数据管理和应用水平，培养肿瘤大数据领域的专业技术人才和管理人才，提高恶性肿瘤规范化诊疗水平，提供肿瘤患者的生存率和降低死亡率，推动健康肿瘤大数据的应用与发展，近一年来围绕上述任务在推动健康医疗肿瘤大数据领域的学术交流，推进国家肿瘤大数据中心与肿瘤大数据平台建设，创建肿瘤大数据科学研究与大数据共享环境，加强与兄弟单位和机构的协作等方面开展了相关的工作并举得了积极成果。今天我们邀请全球权威机构和顶尖的科学家，以国际视角共同探讨大数据在临床诊疗、医学影像、药物研发等方面为肿瘤防控带来的变革与希望，希望通过全方位的交流和学习，能够更好地指导我们开展下一步工作！"

专场报告撷英

国家卫生健康委员会统计信息中心主任张学高教授进行了首场题为"大数据时代的医院信息化建设"的报告，他讲述了公立医院改革和发展情况、医院信息化进展与成效、医院信息化存在的问题以及下一步进行的工作要点 4 个方面内容。公立医院改革是深化医改的重要内容，"十三五"深化医药卫生体制改革规划制定了六项重点任务，包括建立科学合理的分级诊疗制度；建立科学有效的现代医院管理制度；建立高效运行的全民医疗保障制度；建立规范有序的药品供应保障制度；建立严格规范的综合监管制度；统筹推进相关领域改革。在“十九大”报告中，习总书记再次明确提出要推动互联网、大数据、人工智能和实体经济深度融合。因此目前，人工智能等新技术在健康医疗领域的应用发展得到推动，医院信息系统顶层设计不断完善，标准体系不断健全，医院信息化建设正逐步进入数据导向和智能导向，医院主要信息系统建设正逐步推进，信息化的支撑保障作用也已初步显现。同时张教授还指出了建设中存在的问题，如资源统筹和整合利用不足；数据质量不高，标准执行滞后；人才队伍不能满足发展需要；缺乏稳定的资金投入机制；信息安全防护体系亟待完善。因此，未来应从强化分工落实、开展试点示范、监督考核评估、加强宣传引导；推动医院集成信息平台建设与系统整合；依托全民健康信息平台推动医疗联合体建设；加强联通与数据上报；破除人工智能在医疗健康领域应用发展的难点；加强网络信息安全体系建设等方面实施工作。

在题为“我国肿瘤大数据研究进展”的报告中，惠周光教授介绍了肿瘤大数据平台需求和挑战、我国肿瘤大数据系列布局、肿瘤大数据网络建设及应用、肿瘤大数据的问题与展望4个方面内容。我国肿瘤防治任务严峻，癌症患者5年生存率远低于欧美发达国家及日本、韩国，惠教授指出，美、欧、日等国肿瘤诊治研究领先的重要原因就在于率先建立和利用大数据平台。目前恶性肿瘤大数据热点集中在3个方面：公共卫生及（电子）病例数据、医学影像数据、生物标本库及生物组学信息，而我国肿瘤大数据还面临着不同的需求和挑战，如恶性肿瘤是严重危害我国人民健康的重大疾病；目前我国尚未建立系统完整的癌症监查网络；缺乏全国肿瘤发病与诊疗状况的权威数据；导致肿瘤防治、临床研究、指南制定、政府决策等带有一定盲目性；由于缺乏信息共享平台与机制，致使临床研究管理成本增加，效率低下，不利于资源整合。惠教授紧接着介绍了国家癌症中心的主要职责和承担的工作，尤其是在大数据资源建设方面的工作，编制了《中国癌症地图集》，在农村开展癌症筛查工作，在城市进行癌症早诊早治项目。临床大数据网络平台目前针对各大瘤种开展了多项相关研究，包括全国食管癌规范化诊治监察网络平台、支撑计划（基于癌症监测信息网络的肿瘤规范化诊治研究）、863计划（恶性肿瘤大数据处理分析与应用研究）、精准专项（生物标志物谱指导的肺癌精准预后判断和真实世界大数据研究）。针对大数据网络建设的问题如网络安全、如何建立单病种的数据库、软件开发和组织实施方面经验不足、数据整理中涉及单位多，如何确保数据质量等，惠教授也都一一提出对策，同时进一步介绍了未来拟开展的工作和拟达到的目标。

Don Sweete先生带来了“肿瘤大数据：释放SNOMED CT无限可能（Big Data in Cancer：Unlocking Potential with SNOMED CT）”的报告。国际医学系统命名组织（SNOMED International）是一个由35个成员国组成的非营利性组织，负责制订全球卫生术语标准。SNOMED CT是世界上一套最全面的多语言临床术语体系，具有全面、科学验证的临床资源内容，能够在病例中一致地表示临床内容以便进行处理，有超过50个国家在使用。Sweete先生描述了SNOMED CT的优势，如在促进个人健康方面，它能支持信息展示、交流及共享，且能与临床指南和决策支持相结合，同时帮助寻找要随访的患者。肿瘤在检测与分析中需要使用到不同来源的数据，但困难的是这些数据可能使用的是不同术语资源进行的编码，如外科病理报告是肿瘤诊断的最终来源，但是机器可读的术语在外科病理中基本上是缺乏的，而利用SNOMED CT对肿瘤方案进行编码，旨在提高病理报告的价值，节省用户的宝贵时间，并减少编码错误，Sweete 先生提出，希望未来在肿瘤临床数据中接受 SNOMED CT 作为术语标准，从而提供丰富的、语义化的和可计算的结构化数据，并支持数据重复使用和挖掘。

张亚玮教授展开的报告是“大数据时代外科实践（The age of big data in surgery）”，主要介绍了美国外科领域大数据研究情况，即对美国外科评效及质量控制体系——国家外科质量改进计划（National Surgical Quality Improvement Program，NSQIP）进行了解释说明，这是由美国外科协会（ACS）最早发起的，在 20 世纪 90 年代初期收集了 44 家公立医院患者的外科数据，其中关键的一点是收集了术后 30 天后的随访资料，然后建立了一系列评估术后不良反应及术后 30 天死亡率的风险模型，并应用到这些医院中，随后于 1994 年在所有的公立医院实施，在实施的 10 年里发现术后 30 天内的死亡率降低了 27%，各种术后不良反应也降低了 10% ~18%，最重要的一点是平均住院天数减少了 5 天。接着这个体系在私立医院也得到实施。2004 年 ACS 正式启动了这个体系，于 2012 年加入了儿科的外科质控体系，随后逐年把之前的一些不同的体系进行整合，且获得了认可，又在 2017 年加入了老年人的外科质控数据，提高了外科数据的质控。该体系构建了多种手术风险计算器，通过输入患者的术式及相关临床数据，即可给出相关风险评估，大大降低了术后不良反应率及术后 30 天内死亡率。最后，张教授根据研究经验还提出了外科大数据建设的体系模型，需要从风险评估体系、质控管理体系及临床研究共享数据平台 3 方面展开创建工作。

在“中国的死亡监测系统（Mortality Surveillance System in China）”的报告中，周脉耕教授介绍了我国死亡监测系统的现状、主要的监测结果及各瘤种的省份分布、死亡情况 3 个方面内容。中国目前还缺乏较完善的生命登记系统，在北京等较发达的城市已有死亡登记，但在一些落后地区，可能还需要卫生工作人员主动去收集相关的死亡数据，因此国家建立了一些监测系统来收集相关数据，例如在 2012 年前建立的两大死因监测系统——中国卫生部生命登记系统和中国疾病预防控制中心全国疾病监测地区系统（DSPs），并对 DSPs 的历史和发展进行了介绍。自 2013 年起死亡监测系统进行了整合：覆盖了全国 605 个监测地区，每个监测地区包括完整的县/区，覆盖了全国 24.3% 的人口以及支持联网。接着周教授以图形的方式对比了我国 1990 年和 2015 年各大恶性肿瘤如肺癌、结直肠癌、肝癌等在各省的死亡分布情况。最后，他总结道，死亡数据是了解人口健康状况及评估健康干预效果的重要资源，而我国死亡监测系统仍存在许多问题和困难，还需要政府和社会的更多支持，同时也应对这些数据进行深一步的价值探索。

Jeremy Rashbass 先生带来了“建立中国国家肿瘤登记和分析服务体系：来自英国的经验分享（Building a National Cancer Registration and Analysis Service in China：Lessons from the UK）”的报告。他首先解释了医疗大数据的重要性：能够帮助人们更好地了解疾病，利用这些数据进行个性化诊疗，但如何把癌症的数据梳理出来用于支持所做的决策，获得更加好的诊断？Rashbass 先生指出他们目前已解决的是收集这些医疗数据，但面对庞大的医疗数据，困难的是如何找出支持个性化医疗的证据。他以英格兰和威尔逊为例，介绍了其医疗数据体系。过去 10 年里，在英格兰和威尔逊采取了一整套系统方法来收集、链接和分析每个癌症患者的数据。他希望面向全国的癌症患者建立一套实时体系，但并不是电子病历系统，而是作为一种资源能够服务于人群和公共卫生、患者医疗保健、科研等等。或许未来，使用人工智能和机器学习能查找匹配患者，提供个性化药物和优化治疗方案，对患者病情复发进行预测，并把这些数据反馈给每一位临床医师和患者。

在“大数据平台的数据治理和数据集成”的报告中，郭强教授从数据集成平台、数据治理体系、数据治理技术以及一些新技术4方面进行了讲述。郭教授对医院大数据集成平台和数据中心情况进行了简单说明，数据集成平台具有集成轻量化、能力公开化、流程规范化的实施原则。数据治理的目标是提高数据的质量，保证数据的安全性，推进信息资源的整合、对接和共享，但同时面临着多种挑战，例如在异构性和非完整性、数据快速增长、响应速度、数据隐私等方面都存在着待解决的问题。郭教授指出，在数据治理体系中，技术是核心和关键，战略提供政策支持，标准规范提供统一的技术保障，随后他对数据的治理技术展开了介绍，包括数据的采集和结构化技术、数据存储技术（分布式存储）、数据清洗（特指在构建数据仓库和显示数据挖掘前对数据源进行处理，使数据实现准确性、完整性、一致性、唯一性、有效性以适应后续操作的过程），提到新技术，郭教授介绍了数据湖（核心思想是把不同结构的数据统一存储，使不同数据有一致的存储方式，在使用时方便连接）和CDAP（开源的大数据应用统一集平台，与各种Hadoop技术提供了标准化和深度集成，可帮助开发者快速的构建、测试、部署、管理数据应有程序）及数据溯源等技术。

史文钊先生进行的是“国家肿瘤大数据‘一库一网’建设规划与进展”的报告，其中一库指的是建设覆盖全国癌症患者的中国肿瘤临床诊疗大数据库，一网指的是搭建涵盖各省市肿瘤患者的临床数据中心、支持医疗协作及远程诊疗网络，目前已实现了国内40余家肿瘤医院/研究机构的肿瘤数据互联互通、信息共享与数据挖掘。对于神州医疗的三大平台：临床数据平台（核心优势、术语标准等）、智能影像平台（智能辅助诊疗等）、精准医学平台（基因组学数据分析等），史先生也展开了详细的介绍说明。

（来源：中国医学科学院肿瘤医院网站2018－10－22）

第六届国家癌症中心学术年会
——深度解析国际肿瘤临床研究焦点会议

2018年10月19日～20日，中国医学科学院肿瘤医院建院60周年纪念大会暨第六届国家癌症中心学术年会（以下简称年会）在北京召开。大会由国家癌症中心、中国癌症基金会、北京肿瘤学会主办，中国医学科学院肿瘤医院承办。年会邀请了众多卫生行政管理者、医药研发专家、肿瘤诊治防控专家、肿瘤学国际合作组织代表等出席，多角度、全方位交流全球范围内肿瘤领域的进展。

19日下午，《医师报》记者参与了年会的分会场之一“国际肿瘤临床研究焦点会议”（以下简称焦点会议），该会议旨在聚焦国际肿瘤临床研究热点，分享肿瘤新药临床研究经验。在国家各项肿瘤药物研发政策支持下，焦点会议基于年会的国家化平台，邀请国际顶尖肿瘤研究机构的专家和学者，开阔国际视野，介绍各国新药研发现状与进展，分享肿瘤新药研发经验，探索肿瘤临床研究发展模式，推动我国肿瘤临床研究机构的国际化合作。

领导致辞

中国医学科学院肿瘤医院副院长王艾教授在致辞中说，国家对癌症工作越来越重视，对肿瘤药物、医疗技术创新和肿瘤的预防及诊疗方面给予极大的投入和支持，并对临床研究质量提出更高的要求。国家癌症中心作为主管中国医学科学院肿瘤医院临床研究的国家队，有责任不断提高研究的政策、计划、策略，建立与国际同行同道相一致的肿瘤治疗理念、准入方法和治疗原则，并培养国际水平的研究型队伍，承担起国家赋予我们的历史使命。

孙燕院士在致辞中表示，WHO 公布的 2018 年全球癌症发病人数约 1810 万，死亡人数约 960 万，而且在亚洲是重灾区，可见我们面临严峻的挑战。根据美国研究发现，自 20 世纪末，发达国家的肿瘤发病率和死亡率有所下降，分析原因主要是开展控烟、早诊早治和研发新药。中国医学科学院肿瘤医院十分重视临床试验和医学转化。自 1960 年起即开展临床试验，从“十一五”到“十三五”期间，不断有原创新药从这里完成临床试验并上市。在此，希望能够通过年会，和外国友人互相学习，增进友谊。

国家卫生健康委员会重大专项处处长顾金辉在致辞中介绍，国家卫生健康委高度重视肿瘤的诊疗和防控工作，不断出台相应的政策、加大中央财政投入、倡导健康生活方式，目前国家的肿瘤控制处于良性发展的状态。但是由于肿瘤发病率仍在上升，所以对于“健康中国”建设仍是较大挑战。中国医学科学院肿瘤医院作为肿瘤专科领域的龙头，在全体同仁的努力下工作取得很大的进展。但是，仍需要在科研方面更多的发力，以科技创新做强大的支撑。

学术交流

1. *液体活检指导临床实践*

中国医学科学院肿瘤医院内科副主任王洁教授介绍，组织标本用于基因检测存在一定的局限性，包括组织标本难以获得、肿瘤异质性导致假阴性、难以实现动态监测、耗时较长等，所以应该在组织检测的同时另辟蹊径。相比之下，血液检测则更全面，不论是原发灶还是转移灶，都会释放 DNA 到血液中，同时很容易动态检测。EGFR 突变的血液检测面临的问题是，虽然大部分回顾性数据提示 EGFR 突变可以作为组织标本的替代或补充，但至今仍缺乏前瞻性高级别证据，所以需要开展前瞻性临床研究提供高级别循证医学证据。与 CA 合作开展的 BENEFIT Study，CTONG1405 试验发现，如果是单纯的 EGFRm 或 19 外显子突变，可以采用 1/2/3 代 TKIs 治疗，可选择的组合方式多样。如果是异质性驱动基因阳性肺癌患者或 21 外显子突变，单靠一种 TKI 治疗是不够的，可以探索联合多种治疗方式，比如多种 TKI 联合、TKI 联合化疗或抗肿瘤血管药物。

2. *国家癌症中心临床研究现状*

国家癌症中心/中国医学科学院肿瘤医院药物临床试验研究中心办公室主任李宁介绍，从 1958 年建立中国第一所肿瘤专科医院开始，到 2017 年成立药物临床试验研究中心，中国医学科学院肿瘤医院是全国开展抗肿瘤新药项目最多的中心，占全部肿瘤新药试验1/3。2013～2018年，共立项研究965项，其中IND项目522项，IIT项目443项；2017年新立项临床研究240项，IND项目114项，IIT项目126项；当前在研新药IND研究246项；作为多中心牵头单位参加项目的比例高达51.2%；在研各种抗肿瘤药物Ⅰ期试验73项，占全部项目的29.7%。GCP中心积累多年的临床试验经验，严格控制试验质量。1996～2018年，经GCP中心临床试验，共计13个国家，65家公司，103种抗肿瘤药物成功上市。GCP中心会牢记使命，促进肿瘤临床医学进步，推动中国抗肿瘤临床研究学科发展，为肿瘤患者提供更好的治疗药物、技术和方法。

3. PD-1抑制剂在主要瘤种的研发历程

首都医科大学宣武医院胸外科胡牧教授介绍晚期肺癌治疗历经从化疗，到靶向治疗，现在到免疫治疗的时代。NCCN指南最初将PD-1抑制剂作为晚期NSCLC二线治疗优选方案。结果发现，PD-1抑制剂在二线治疗晚期NSCLC的有效率仅为14%～20%，即无法更好地满足治疗需求。原因包括患者已经接受较多的治疗，基本情况较差，或者患者当时缺少较好的条件接受治疗。同样的免疫治疗在用于二线及二线以后的治疗中，有效率普遍偏低。经过多项研究，发现PD-1抑制剂一线治疗策略是，PD-1 TPS≥50%人群，帕博利珠单抗单药已经成为标准治疗；PD-1 TPS<50%人群，帕博利珠单抗+化疗可以获得显著生存获益，已经成为标准治疗；PD-1不表达人群，tmb可作为补充的生物标志物（tmb>10Mut/MB），或许能从Nivo+Chemo或Nivo+Ipi中筛选出获益人群（有待前瞻性入组的数据验证）。综上，应该尽快开始给每一位确诊NSCLC的患者进行PD-1检测，明确一线最佳治疗策略。

4. PD-L1在免疫治疗临床试验设计中的意义

北京大学人民医院胸外科副主任杨帆教授总结，KEYNOTE-001为帕博利珠单抗后发先至创造有利条件，包括：

（1）创新无缝拓展队列临床研究设计；

（2）史上最大的Ⅰ期临床研究（入组超过1000例受试者）；

（3）首批获得美国FDA突破性疗法认定的临床试验数据；

（4）截至目前KEYTRUDA随访时间最长的研究（超过5年）。

PD-L1 cut-off值选择成为帕博利珠单抗实现弯道超车的关键在于：

（1）目前唯一拥有FDA批准伴随诊断的PD-L1抑制剂；

（2）目前唯一显示在单药或联合化疗一线治疗NSCLC带来OS获益，降低死亡风险的PD-L1抑制剂；

（3）目前唯一FDA获批NSCLC一线单药治疗适应证的PD-1/PD-L1抑制剂；

（4）目前唯一FDA获批NSCLC一线联合化疗适应证的PD-1抑制剂。

（来源：中国医学科学院肿瘤医院网站2018－10－22）

第四届海峡两岸控烟与肺癌防治研讨会召开

由中国癌症基金会、中国抗癌协会、中国控制吸烟协会等单位共同举办的“第四届海峡两岸控烟与肺癌防治研讨会”于 2018 年 11 月 9 日下午在北京国际饭店会议中心举行。此时正值由世界肺癌联盟为呼吁世界各国重视肺癌的预防，提高对肺癌的防癌、抗癌意识，普及肺癌规范化诊疗知识，于 2001 年 11 月发起的全球性倡议“全球肺癌关注月”。

2014 年 10 月，由中国癌症基金会和中国控烟协会发起，联合台湾癌症基金会和台湾董氏基金会等单位，在北京举办了首届海峡两岸控烟与肺癌防治研讨会。会议设立了三个控烟公共卫生专题，围绕控烟与肺癌预防、控烟立法与服务社会、控制烟草流行与烟害监测主题进行交流。

2015 年 9 月，由中国癌症基金会与台湾肺癌学会、台湾癌症基金会共同主办的第二届海峡两岸控烟与肺癌防治会在台北举行。会议就肺癌筛检生物标志物、烟害防制、外科治疗行为规范、空气悬浮微粒与肺癌防制临床救治、肺癌流行病学、肺癌临床试验联盟简介与经验分享、戒烟治疗、控烟政策等单元深入进行了交流。

2016 年 10 月，由中国癌症基金会、中国控制吸烟协会、台湾癌症基金会、台湾董氏基金会和首都医科大学宣武医院主办的第三届海峡两岸控烟与肺癌防治会在北京举行，海峡两岸控烟与肺癌防治领域专家学者就两岸控烟立法、创建无烟环境、肺癌流行病最新资料和肺癌诊疗领域最新进展进行交流。同期还举行中国胸外科联盟年会暨首届中意肺癌防治与管理论坛。

第四届海峡两岸控烟与肺癌防治研讨会与国家老年肺癌联盟 2018 年学术年会暨中国控制吸烟协会肺癌防治专业委员会学术年会合并举行，聚焦海峡两岸推动控烟立法、创造无烟环境、肺癌筛查与早诊早治、人工智能技术与微创外科技术在肺癌全过程管理中的应用，以及肺癌分子靶向和免疫治疗新进展进行专题讲座和互动讨论。会议传达了 2018 欧洲肺癌会议、第十九届世界肺癌大会、2018 美国胸外科年会在全球控烟与肺癌防控领域的最新资讯。

中国控制吸烟协会副会长兼肺癌防治专业委员会主任委员支修益教授主持开幕式。原卫生部副部长、中国癌症基金会原理事长彭玉女士出席会议，中国控制吸烟协会常务副会长兼秘书长高玉莲、中国癌症基金会副秘书长赵全年和首都医科大学、中国医学科学院肿瘤医院和宣武医院领导，台湾癌症基金会、台湾董氏基金会、世界卫生组织的控烟技术官员，分别代表主办、承办和支持单位在会上致辞。

应邀参加本次会议交流的三十余位专家分别来自国家癌症中心、中国医学科学院肿瘤医院、中国疾病预防控制中心、中日友好医院烟草病学及戒烟中心、对外经贸大学烟草与经济政策合作中心、北京大学肿瘤医院、广东省公共卫生研究学院，台湾癌症基金会、台湾董氏基金会、台北医学大学公共卫生学校、台北万芳医院癌症中心、美国杜克大学等单位，围绕公共卫生、控烟与肺癌防控研究进行多学科交流。中国控烟协会肺癌防治专业委员会委员、北京协和医学院研究生、北京市控烟志愿者和媒体朋友共200余人参加了会议。

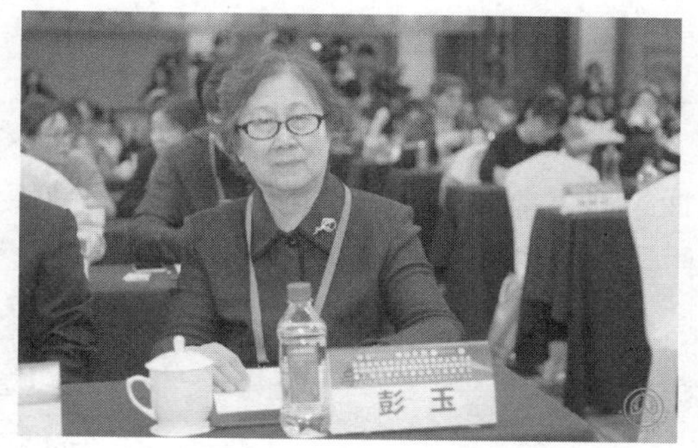

中国癌症基金会原理事长彭玉

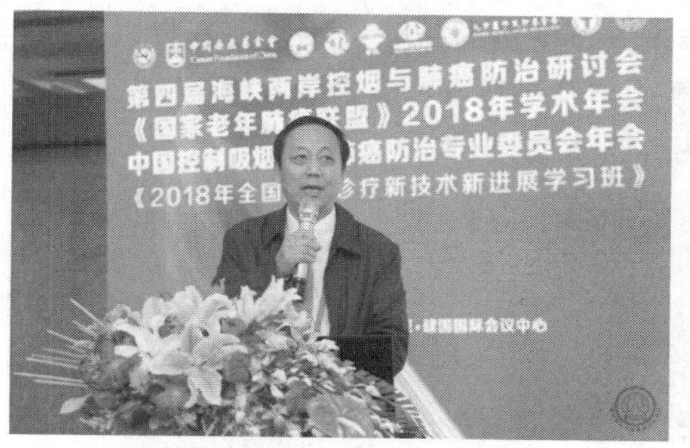

中国癌症基金会副秘书长赵全年

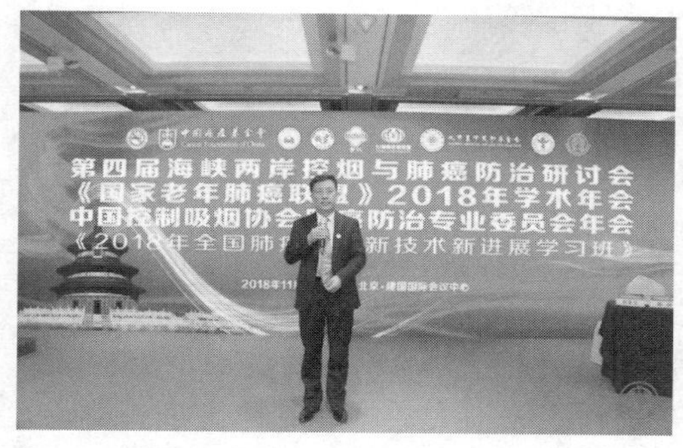

中国控制吸烟协会副会长支修益教授

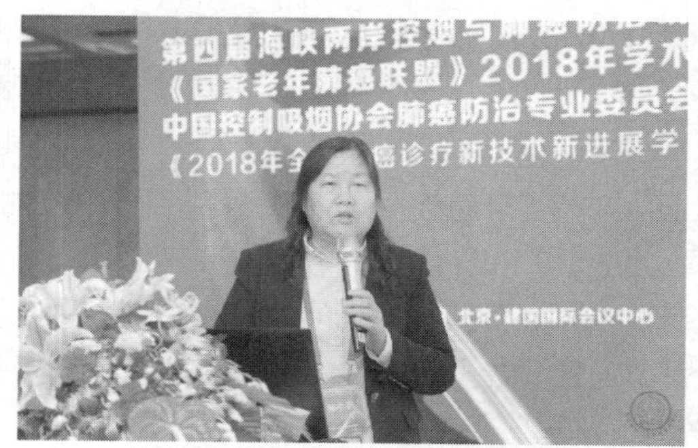

中华预防医学会肿瘤预防与控制专业委员会秘书长邹小农教授

（来源：中国癌症基金会网站，2018－11－16）

2018 中国肿瘤健康管理大会召开 拟定乳腺癌伴随疾病管理指南

央广网北京3月25日消息（记者　申玽）24日，旨在推进“健康中国2030”战略在肿瘤领域落地，保障患者长期生存，由国家癌症中心、中国抗癌协会、中国癌症基金会、北京乳腺病防治学会联合主办，中国医学科学院肿瘤医院承办，辉瑞中国支持的“2018中国肿瘤健康管理大会暨第二届乳腺癌两全管理首席专家论坛”召开，数位中国工程院院士、中国科学院院士，与国内百余位肿瘤诊疗领域及心血管、骨科、内分泌、精神健康等跨领域专家，围绕肿瘤预防筛查、规范化诊疗、跨学科管理等多方面话题深入探讨，共同倡议肿瘤“全方位、全周期”健康管理理念，提升患者预后及整体健康水平。

（一）全方位提升、全周期促进

在国家“全方位、全周期保障人民健康”的“两全”健康管理方针下，肿瘤领域“全方位、全周期”健康管理是指以人民全生命周期健康管理为核心目标，覆盖癌症的早期预防及高危筛查，急病期多学科规范化诊疗、慢病期跨学科管理癌症伴随疾病的“全方位、全周期”肿瘤管理。

“全周期”是指肿瘤健康管理需覆盖三大周期，即癌前周期、癌症治疗周期和慢病周期。“癌前周期”面向健康人群，关注高危人群，呼吁定期筛查，实现预防与早诊早治。“癌症治疗周期”面向癌症患者人群，以癌症治愈为核心，为患者提供全程、多学科规范化综合治疗。“慢病周期”面向癌症慢病化康复人群，提倡以患者为中心，全方位、跨学科健康管理。

“全方位”是指以患者为中心，全方位关注患者健康。尤其是癌症慢病周期患者，高度关注癌症伴随或治疗导致的其他疾病，如心血管事件、骨折风险、精神健康、抗肿瘤维持治疗依从性、年轻患者的生育困扰等问题。按照分级诊疗原则，通过急慢分治、多学科全程规范治疗、跨学科全方位健康管理，构建乳腺癌全方位、全周期管理模式。

（二）肿瘤治疗与健康管理“两全”其美

根据国家癌症中心 2017 年 2 月发布的中国癌症数据，全国每天约 1 万人确诊癌症，每分钟约 7 人确诊患癌；肺癌为发病率、死亡率双率第一，乳腺癌仍是威胁女性健康的主要癌种；癌症发病率在 40 岁之后快速提升，80 岁达到高峰。结合中国癌谱数据，中国工程院院士、中国抗癌协会前副理事长、中国医学科学院肿瘤医院原副院长程书钧指出，“预防为主”始终是中国医疗的总体方向，既要有效利用癌谱大数据，关注高危人群、亚健康人群的癌症预防与筛查，同时也要提高肿瘤领域全民科学素质，不仅对于癌症防治，乃至应对老龄化社会的健康挑战都具有重大意义。

中国工程院副院长樊代明院士强调，推进肿瘤“全方位、全周期”健康管理，推行整合肿瘤诊疗理念，建立统筹合理的分级诊疗是关键，“通过医联体的建设实现‘强基层’，将大医院的优质资源真正下沉到基层，鼓励各地结合实际推行多种形式整合的分级诊疗模式，才能使癌症治疗的合理分治各得其所，为患者实现癌症治疗与整体健康管理的效益最大化。”

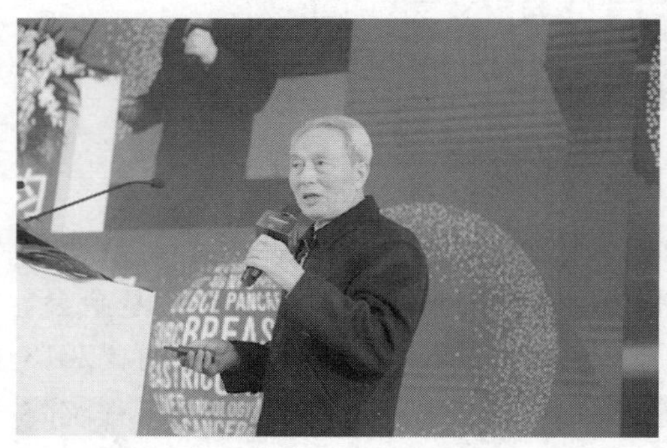

中国工程院院士程书钧发表主旨演讲

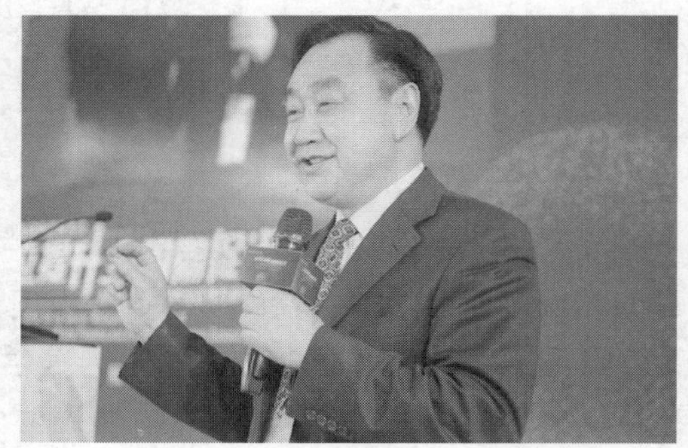

中国工程院院士樊代明发表主旨演讲

（三）乳腺癌“两全”试点 管理伴随疾病

乳腺癌作为肿瘤中代表性的慢病，2010～2014 年中国乳腺癌患者的 5 年生存率为 83.2%。伴随着乳腺癌患者生存率的提高，生存时间显著延长，更多患者进入到漫长的慢病期。因治疗引起的不良反应或乳腺癌患者本身由于年龄、激素水平等自身因素的变化导致的伴随疾病逐渐凸显，不仅影响患者的生活质量，甚至转化为疾病复发和死亡风险。

跨学科专家在探讨肿瘤“全方位、全周期”健康体系中，通过大量临床数据首次提出“肿瘤伴随疾病”的概念，即非直接与肿瘤相关的，由于患者年龄及内在微环境改变、生活方式改变及药物不良反应影响等多因素导致的疾病。

作为肿瘤中预后良好的乳腺癌，自 2017 年 3 月成立中国首个“肿瘤健康管理联盟”试点“两全”，“联盟”主要发起者之一中国医学科学院肿瘤医院内科主任徐兵河教授以乳腺癌为例，强调应重视癌症各阶段治疗所带来的不良反应与伴随疾病，以患者为中心，多学科全周期规范治疗，严格对血脂、骨安全、精神心理等各项指标定期随诊评估。

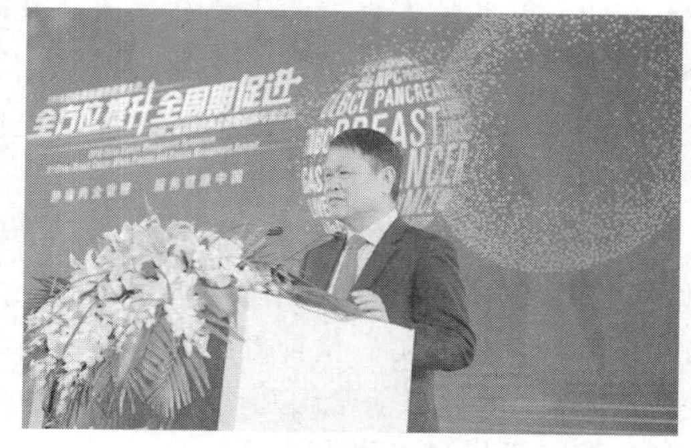

中国医学科学院肿瘤医院内科主任徐兵河教授

中国医学科学院肿瘤医院内科副主任马飞教授主持“跨科专家谈肿瘤伴随疾病管理环节”，总结提出：“癌症患者更需要人性化关怀，‘全方位、全周期’健康管理体系要求医生更多地从人文角度，全方位看‘病’，才可能更好地帮助患者实现‘两全其美’，回归正常生活。”

乳腺癌患者常可能同时伴随心血管疾病，特别是卵巢去势和绝经后女性，在自身卵巢功能抑制或衰退，芳香化酶抑制剂治疗的作用下，引起雌激素水平的大幅下降，导致血脂异常发生率和心血管死亡风险显著增加。这说明肿瘤防治的关口在提前，“血脂异常是诱发心血管事件最重要的危险因素，乳腺癌急病治疗期，应特别关注患者术前血脂检测数据，在慢病治疗期到康复阶段，医患双方要严格依据‘指南’进行肿瘤预后及整体健康水平随访评估，有效管理乳腺癌伴随的心血管疾病有助于改善患者预后。”北京协和医院乳腺外科主任孙强教授提出，“在符合治疗规范的前提下，乳腺癌慢病治疗期间，对于有血脂异常的患者，应尽可能选择对患者心血管等副反应较小的药物，提前防控由治疗带来的副反应所造成伴随疾病的风险。”目前在北京等一些地区，乳腺癌患者在治疗过程中出现血脂异常，可通过转诊通道进入肿瘤心脏病专科进行更为精准的心血管治疗，据中国医学科学院阜外医院心力衰竭中心主任张健教授介绍，作为北京首个针对肿瘤患者心血管事件处置的专业科室，阜外医院肿瘤心脏病门诊自成立以来，在介入肿瘤患者心血管事件管理中积累了一定经验，也为积极实现跨学科全方位管理的新模式提供了宝贵经验。

（四）规范化管理乳腺癌伴随疾病

随着诊疗手段的进步，乳腺癌患者死亡率显著降低，研究数据表明，1989～2015 年间的女性乳腺癌死亡率降低了 39%。乳腺癌患者的 5 年生存率显著提升，2010～2014 年中国乳腺癌患者的5年生存率为83.2%。根据上海市疾控中心肿瘤监测数据显示，上海女性乳腺癌患者的5年相对生存率指标已达到了91.8%；已赶超发达国家的乳腺癌患者5年生存水平。包括上海、北京等在内的一些发达城市的乳腺癌治疗水平已与发达国家一同站在全球乳腺癌治疗的前沿。

乳腺癌患者整体生存率的大幅提升，大量早期乳腺癌患者在急病期得到有效诊治后进入慢病管理阶段，因治疗引起的不良反应或乳腺癌患者本身由于年龄、激素水平等自身因素的变化导致的伴随疾病问题逐渐凸显，成为影响患者预后及生存水平的新挑战。

乳腺癌伴随疾病是与乳腺癌非直接相关的，由于乳腺癌患者年龄及内在微环境改变、生活方式改变及药物不良反应影响等多因素导致的疾病，该疾病与乳腺癌伴随或继发出现的发生率大于30%，并且严重影响乳腺癌患者生活质量，甚至致残及威胁生命。目前被定义乳腺癌的伴随疾病主要为患者心血管及血脂异常、骨代谢异常，及乳腺癌患者精神异常。

为进一步改善早期乳腺癌患者的预后，提高患者生存及生活质量，规范乳腺癌治疗随访期间对乳腺癌伴随疾病的预防与管理，在众多两院院士的倡导下，中国乳腺领域首席专家携手心血管、内分泌、精神健康等跨领域专家，共同拟定《乳腺癌随访及伴随疾病全方位管理指南》，填补目前全国乃至全球范围内对于乳腺癌伴随疾病管理的空白，为乳腺癌临床随访管理提供参考依据。

中国首部《乳腺癌患者随访及伴随疾病管理指南》（下文简称《指南》）明确提出乳腺癌的治疗目标是提高患者长期生存率，改善患者生活质量。"《指南》"通过路径图的形式分别阐述激素受体阳性、HER-2阳性及三阴性等乳腺癌患者的不同随访项目（包括乳腺癌疾病随访、伴随疾病随访及不良反应随访），及不同随访结果的处理原则，从而协助临床医生明确掌握不同类型乳腺癌患者的长期随访管理，以进一步降低乳腺癌患者疾病复发风险，减少伴随疾病对患者生存及生活质量的影响，及时发现药物相关不良反应并进行管理。

（五）多方协作，共筑肿瘤"两全"健康管理新体系

与会各学科专家通过探讨，确定未来将通过四大举措，共同推进中国肿瘤"全方位、全周期"健康管理落地：

1. 在肿瘤专科/综合性医院构建肿瘤"全方位、全周期"管理体系。以《肿瘤筛查指南》《肿瘤诊治指南》为规范标准，撰写《肿瘤随访及伴随疾病全方位管理指南》，形成以肿瘤患者健康生存管理为核心的完整的新医疗体系。

2. 肿瘤急病期，强化多学科规范诊疗体系。肿瘤慢病康复期，构建跨学科肿瘤伴随疾病管理体系，促进中国整合医疗的落地实践。

3. 依托医联体，遵循"急慢分治"的分级诊疗原则，建立通畅的双向转诊机制，合理分流肿瘤患者。明确上下级医疗机构及医务人员责权利，上级医院以急病期肿瘤全程规范诊治为核心，下级医院以慢病期肿瘤伴随疾病全方位管理为核心，缓解患者就医难。

4. 通过肿瘤"两全"培训，努力提高全科医生肿瘤伴随疾病的全方位管理水平，促进中国全科医生承担起肿瘤康复患者肿瘤伴随疾病预防、筛查和生活方式管理的职能，为"健康中国2030"癌症诊疗目标保驾护航。

中国医学科学院肿瘤医院内科主任徐兵河教授指出，《指南》有助于“早期乳腺癌分级诊疗”体系的形成；有利于乳腺癌急病期多学科规范诊治，并针对乳腺癌常见伴随疾病，与跨学科专家建立肿瘤心脏病学、肿瘤心理学等肿瘤亚学科；促进“随访及伴随疾病”管理体系建立，指导二级中心长期管理伴随疾病，从而提升早期乳腺癌患者5年生存和生活质量。

全国政协委员冯丹龙博士表示，“首届中国肿瘤健康管理大会广泛凝聚行业及跨领域专家智慧与力量，以‘全方位、全周期’管理理念，帮助患者活下来，活得更好、更健康、更快乐！助力‘健康中国2030规划总体癌症5年生存率提高15%’目标早日实现。”作为本届大会支持方之一，在华的外资制药企业之一辉瑞公司肩负“携手共创健康中国”的使命，积极与中国肿瘤疾病领域相关机构共同推进“全方位、全周期”肿瘤健康管理在中国的落地，助力“以人为本”的治疗理念和领先的治疗策略与方案惠及更多患者，提升生存与生活质量，合力为“健康中国2030”规划“全方位、全周期”管理人民健康奠定坚实基础。

（来源：央广网，2018-03-25）

2018年中国慢性病大会
——肿瘤预防与控制分会场会议在京召开

我国肿瘤疾病负担严重，给人民健康带来严重威胁。为加强我国肿瘤防控领域专家学者的交流、沟通和合作，提升我国肿瘤防控水平，中国癌症基金会和国家癌症中心共同主办，中华预防医学会肿瘤预防与控制专业委员会（CPMA-CPCC）承办的“2018年中国慢性病大会肿瘤预防与控制分会场会议”于2018年9月16日上午在北京召开。本次会议主题为“融合公共卫生与临床医学的肿瘤预防”。来自全国各级肿瘤医疗机构、疾病预防控制机构、大专院校、科研单位学者及社会媒体的120余人参加会议。下午，CPMA-CPCC感染相关肿瘤防控学组成立大会暨学术交流会如期召开。

中国癌症基金会张金萍副秘书长和国家癌症中心/中国医学科学院肿瘤医院院长助理刘芝华教授出席幕式并代表主办单位致辞。开幕式由CPMA-CPCC秘书长邹小农教授主持。

学术交流由中华预防医学会肿瘤预防与控制专业委员会副主任委员王宇教授和乔友林教授主持。

中国癌症基金会理事长赵平教授、全球医生组织中国总代表时占祥博士、北京大学医学部潘小川教授、中国医学科学院肿瘤医院流行病研究室乔友林教授、国家癌症中心分子生物学研究室焦宇辰教授、中山大学肿瘤防治中心肿瘤预防研究室曹素梅教授、国家癌症中心癌症早诊早治办公室任建松副研究员分别就国际攻克肿瘤大科学计划、远程医疗-儿童脑瘤质子治疗方案建议与指导、空气污染和气温变化对健康的影响、宫颈癌一级预防、结直肠癌精准预防研究、肿瘤筛查与病因学研究、国际肿瘤防控信息资源等主题作了精彩学术报告。

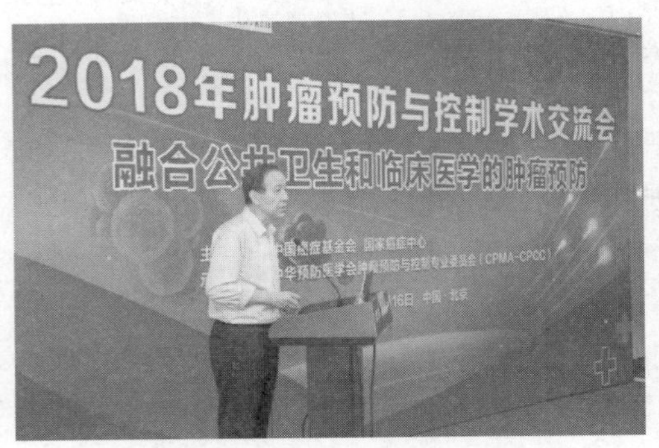

王宇教授

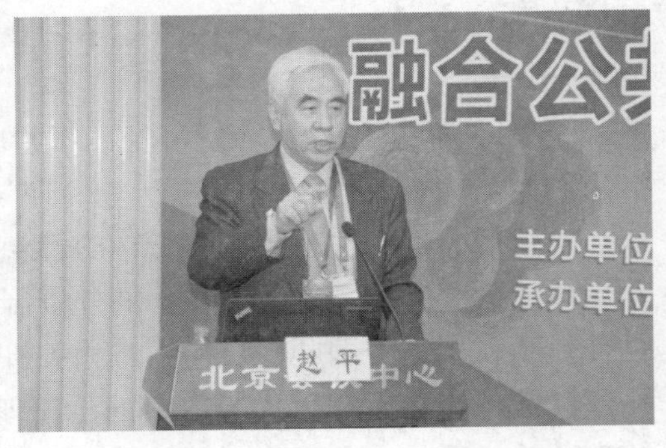

中国癌症基金会理事长赵平教授

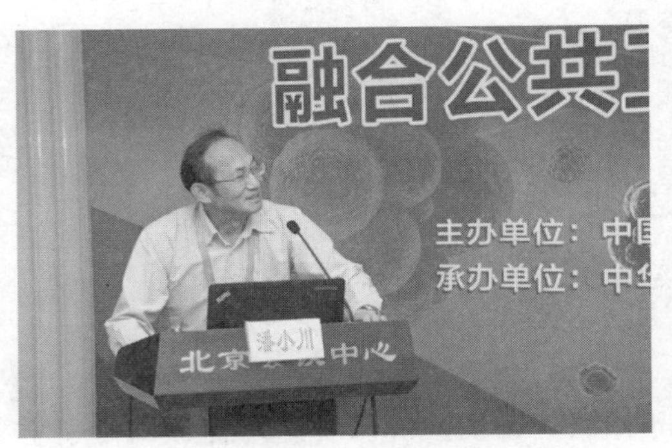

北京大学医学部潘小川教授

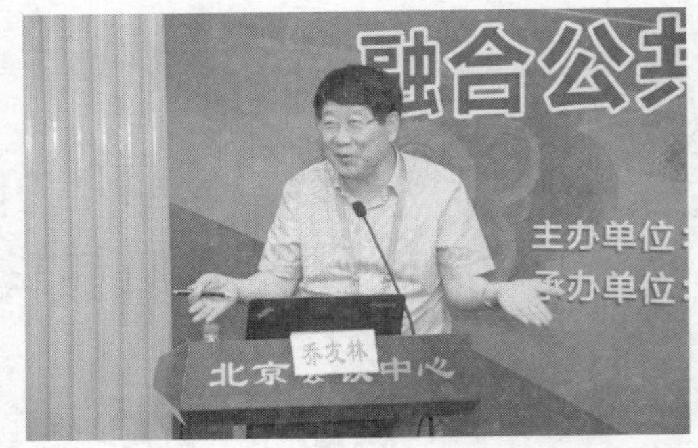

乔友林教授

9月16日下午，中华预防医学会肿瘤预防与控制专业委员会召开了“CPMA-CPCC感染相关肿瘤防控学组成立大会暨学术交流会”。会议选举产生第一届学组组长赵平教授、学组常务副组长曲春枫教授和副组长曹素梅教授、赵方辉教授，学组成员共35名。新产生的学组成员纷纷表示，将在肿瘤防控专委会领导下，积极开展相关研究、转化、应用推广和防癌知识普及工作，为我国肿瘤防控事业贡献力量。

在同期召开的学术报告会上，专家学者们就肝炎/肝癌防控主题进行了学术报告和热烈讨论。

（来源：中国癌症基金会网站，2018－09－27）

华夏肿瘤高峰论坛在京举行 专家聚焦肿瘤防治

由国家癌症中心、中国医疗保健国际交流促进会、中国医学科学院肿瘤医院主办的“华夏肿瘤高峰论坛”于2018年10月12日~14日在北京召开。大会邀请了国内外肿瘤学界享有盛誉的院士、专家出席，会议内容涉及肿瘤基础研究、早诊早治、外科、内科、放疗科及科普教育等领域的最新进展，中国医学科学院肿瘤医院副院长蔡建强主持大会。

中国科学院院士、国家癌症中心主任、中国医学科学院肿瘤医院院长赫捷表示，2018年正值中国医学科学院肿瘤医院建院60周年。60年风雨兼程，我们共同见证了中国肿瘤防治事业的薪火相传、蓬勃发展。作为中国医学科学院肿瘤医院院庆活动的一部分，本次大会将在国家癌症中心支持下，为与会的肿瘤学同道提供高水平的学术平台，为我国肿瘤事业的发展和进步贡献新的力量。对于癌症的流行趋势，赫捷指出，中国癌症负担日益加重，发达国家和发展中国家癌谱并存，地区分布不均匀，防治难度巨大。“防控工作是国家癌症中心的主要任务，我们要在全国建立21个省级的癌症中心。”赫捷强调，“要建立全国的癌症防控网络；完善的肿瘤登记制度，特别是要加强以医院为基础的肿瘤登记制度；广泛地宣传防癌知识；进一步加强早诊早治；加强肿瘤规范化治疗。”

在院士论坛环节，中国工程院院士、中国医疗保健国际交流促进会会长韩德民以“人工智能助力健康中国”为题，进行主题演讲。韩德民表示，随着科学的进步，大数据、医学人工智能的发展，以及健康管理水平的提高，未来30年疾病组会发生变化，可能由抗击肿瘤治疗转移到维系健康，抗击早衰和阿尔茨海默病（老年痴呆）等疾病，因此健康管理将成为重要的发展方向。他指出，通过医学人工智能的支撑，可以创建高效医疗健康服务新模式，搭建互联互通的智能医疗服务体系。

中国科学院院士刘允怡从“如何改善临床医师的医学人文精神”角度发表观点。刘允怡强调，改善临床医师医学人文精神要基于良好的医学道德以及良好的医学人文精神，要建立良好的医病关系、医风、医学伦理以及医学操守，重视前人的贡献，培育好下一代，打造出医院和个人品牌。

据了解，会议期间还举办了“华夏消化道肿瘤MDT论坛”“华夏医学放射治疗论坛”“神经内分泌肿瘤论坛”等十余场分论坛。

（作者：许心怡，来源：人民网－人民健康网，2018－10－15）

相关链接

华夏肿瘤高峰论坛——聚焦神经内分泌肿瘤 聆听中外声音

由国家癌症中心、中国医疗保健国际交流促进会、中国医学科学院肿瘤医院主办的“华夏肿瘤高峰论坛”——神经内分泌分会场（第四届 CNETS 神经内分泌肿瘤高峰论坛——CNETS 继续教育）于 2018 年 10 月 13 日在北京国际会议中心隆重召开，会议共分三节，邀请了国内外神经内分泌肿瘤领域的各个专家从不同的角度对神经内分泌肿瘤进行了深入探讨。

第一节

第一节由白春梅教授、赵宏教授和王伟林教授主持，邀请的专家都是国外在神经内分泌肿瘤领域有影响力的大咖。分别是安德森癌症中心（M. D. Anderson Cancer Center）的 James Yao 教授、德国柏林夏洛蒂医科大学（Charité Medicine University Berlin）的 Marianne Pavel 教授和澳大利亚墨尔本大学医学和放射学的 Rod Hicks 教授。

James Yao 教授是北美神经内分泌肿瘤学会（NANETS）主席，在国际很有影响力。他的讲座题目是“Advances of immunotherapy clinical trails in NETS”，他向大家分享了国际所有 NETs 免疫疗法的进展，安德森癌症中心正在进行的研究结果。同时也讲解了他在联合治疗方面的见解。

德国的 Marianne Pavel 教授讲演的题目是“Controversies in the management of NET”，她对 NET 治疗中的一些争议问题进行了讨论，包括 8 大类的问题。重点介绍了晚期转移性患者和手术的辅助治疗当中的一些问题和争议，她期待更多的外科大夫可以参与进来制订治疗方案。

澳大利亚的 Rod Hicks 教授是澳大利亚健康与医学科学院（Australian Academy of Health and Medical Science）院士，在神经内分泌肿瘤的 PRRT（放射性核素）治疗方面有深入研究。他的讲座内容为“Combination therapies including PRRT：Why and How”，分享了 PRRT 治疗的最新进展、如何选择合适的患者等内容，并且通过与放射敏感性物质的联合应用拓展 PRRT 在 NETs 的应用。

第二节

第二节由蒋力明教授和陈原稼教授主持，邀请北京协和医院核医学科朱朝辉教授和中国医学科学院肿瘤医院焦宇晨教授分别从疾病的诊断和治疗进展、基因表型进行了讲解。

朱朝晖教授在“多肽－受体”介导的放射性核素治疗方面有深入研究。此次会议他讲演的题目是“功能影像学的诊断和治疗进展”，他鼓励更多的企业可以与研究人员一起，对^{68}Ga 显像和^{177}Lu（^{90}Y）进行产业化开发，使它们从研究室走到临床应用中。

焦宇晨教授对 NET 的分子机制有深入研究，他此次的讲题为“NET/NEC 基因表型”。焦宇晨教授对各种基因表型的研究进行了综述，也分享了自己的研究成果。

第三节

第三节由侯宝华教授和修典荣教授主持，邀请中国医学科学院肿瘤医院赵宏教授和依荷芭丽·迟教授分别从 NET 肝转移和 G3 诊治进展进行了讲解。

赵宏教授在肝胆方面研究颇丰，此次的讲题为“NET 肝转移的治疗策略”。他从四个方面入手，主要向大家分享了自己对于新辅助治疗、对G3患者是否进行手术、GEP-NET手术复发后的危险因素和治疗选择等问题的思考。

依荷芭丽·迟教授的讲题为“神经内分泌肿瘤G3诊治进展”。G3NET预后较差，一直是研究人员的关注热点。依荷芭丽·迟教授介绍了NETG3和NECG3的诊断，方案选择、PRRT治疗和相关研究。

江苏省人民医院朱陵君教授（支持方）和郑州大学第一附属医院宋丽杰教授（反对方）对高危患者术后是否进行辅助治疗分别给出了自己的见解。

通过本次会议，与会代表对目前神经内分泌肿瘤的最新进展和问题有了深入了解，CNETS搭建了国内外研究人员的交流合作平台，对推动我国神经内分泌肿瘤的研究起到了积极的促进作用。

（协和医院 2018－10－16，来源：搜狐>健康）

中华预防医学会肿瘤预防与控制专业委员会感染相关肿瘤防控学组成立大会召开

恶性肿瘤已成为严重危害我国人群健康的重大疾病，中国癌症谱与发达国家存在差异。其中我国人群因相关病原体感染所致的肝癌、胃癌、子宫颈癌、鼻咽癌等癌症疾病负担沉重。

感染相关肿瘤具有一定可控性，通过免疫预防阻断感染、针对病原体合理治疗进行一级预防，采用相关病原体为标志物筛查干预进行二级预防已在局部地区取得成效。为促进公共卫生与临床医学的融合，推动基础医学研究成果应用到感染相关肿瘤的预防与控制领域，2018年4月25日，中华预防医学会正式批复同意成立中华预防医学会肿瘤预防与控制专业委员会（CPMA-CPCC）感染相关肿瘤防控学组。2018年9月16日下午，CPMA-CPCC感染相关肿瘤防控学组成立大会暨学术交流会召开。

成立大会由中华预防医学会肿瘤预防与控制专业委员会秘书长邹小农教授、副秘书长王宝华教授主持。肿瘤预防与控制专业委员会感染相关肿瘤防控学组第一届成员及全国各地的专家学者共40余人参加会议。

经全体到会学组成员无记名投票，CPMA-CPCC主任委员、中国医学科学院肿瘤医院原院长、中国癌症基金会理事长赵平教授当选为第一届学组组长，同时选举产生了3名副组长及35名学组成员。国家癌症中心/中国医学科学院肿瘤医院曲春枫教授为常务副组长，中山大学肿瘤防治中心曹素梅教授和国家癌症中心/中国医学科学院肿瘤医院赵方辉教授为副组长。

新成立的肿瘤预防与控制专业委员会感染相关肿瘤防控学组将聚集全国相关肿瘤防控领域的基础医学和转化医学研究者、高发现场和临床工作者，公卫和政策专家力量，将在肿瘤防控专委会领导下，从“感染与控制”多角度开展研究、转化、应用推广和防癌知识普及，特别重视一、二级预防，使肿瘤防控关口前移和重心下移，为我国肿瘤防控事业贡献应有力量。

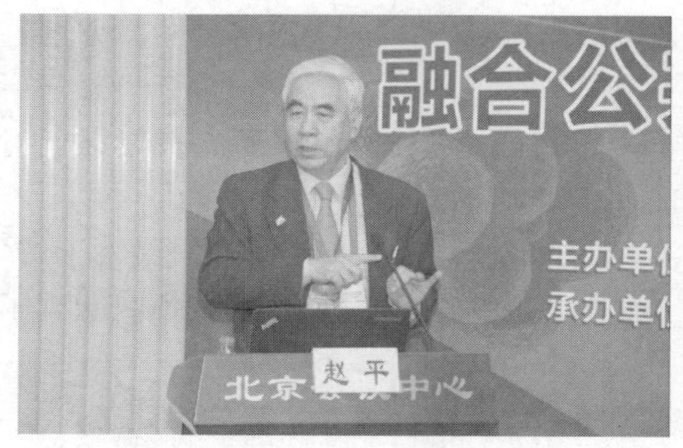

赵平教授当选为第一届学组组长

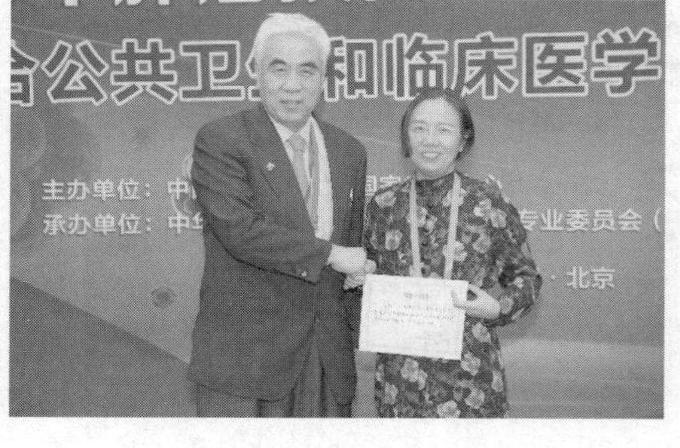

曲春枫教授为常务副组长

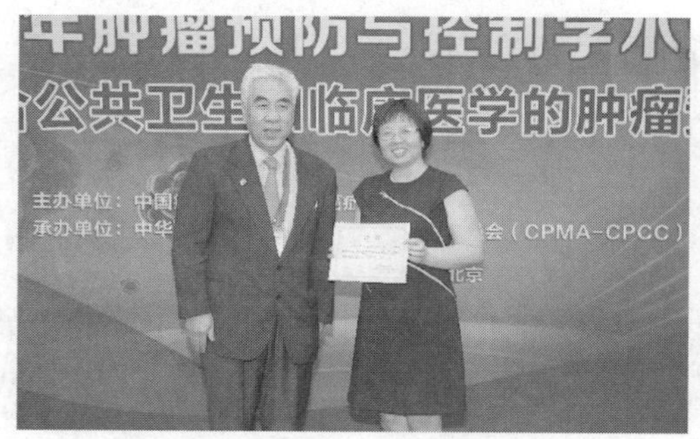

曹素梅教授当选为副组长

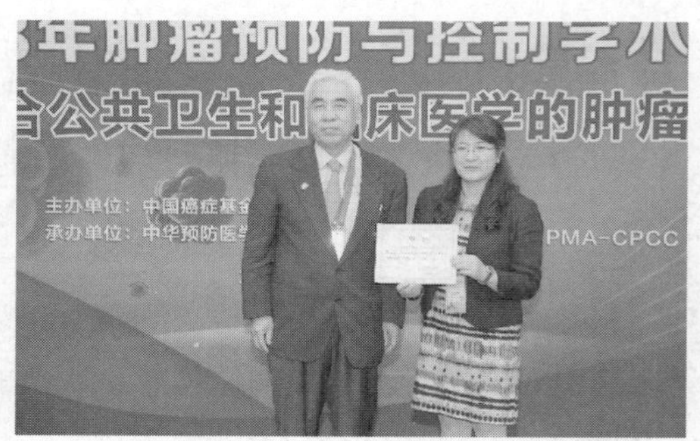

赵方辉教授当选为副组长

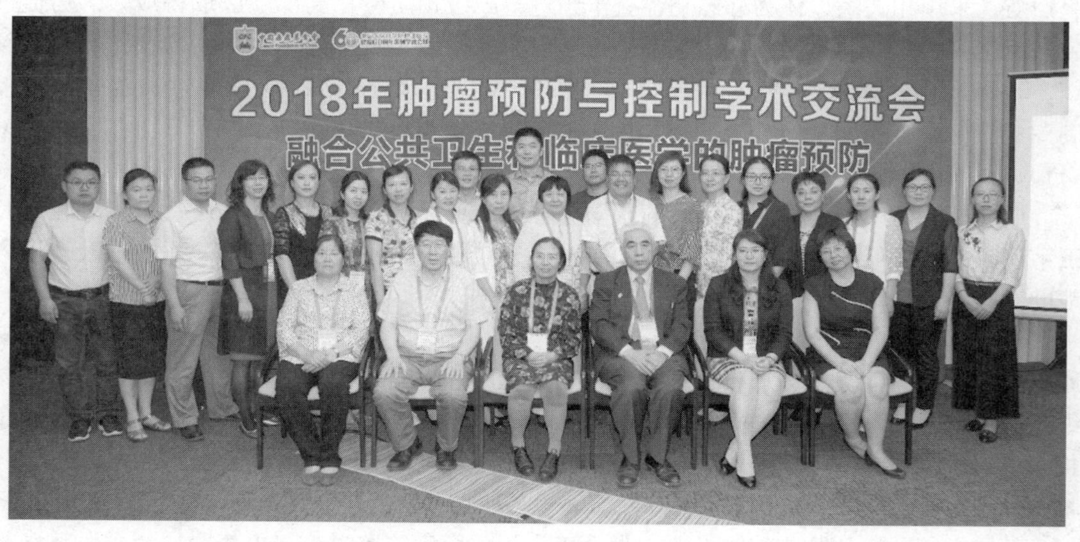

曹素梅教授和赵方辉教授主持感染相关肿瘤防控学术交流会。曲春枫教授介绍了新发布的“中国肝癌一级预防专家共识（2018）”；北京大学基础医学院鲁凤民教授报告了乙

肝和丙肝病毒性肝炎的流行趋势；海军军医大学第三附属医院付静教授介绍了肝癌靶向治疗新进展；山东大学医学院免疫研究所马春红教授分享了肿瘤微环境中 NK 细胞功能异常的研究。与会专家和学者围绕交流主题进行了热烈讨论。

我国在感染相关肿瘤工作已取得一些显著成效，但防控任务与挑战仍然严峻。学组的成立将有利于加强多学科合作防控和创新，推动我国感染相关肿瘤防控工作蓬勃发展。

（来源：中国癌症基金会网站，2018-09-27）

2018CSCO 年会开幕　谱写抗癌治疗新篇章

2018 年 9 月 21 日上午，第 21 届全国临床肿瘤学大会暨 2018 年中国临床肿瘤学会（CSCO）学术年会在厦门国际会议中心召开，本届大会以“健康中国”为方针，制定了“全力推进临床研究，谱写抗癌治疗新篇章”的大会主题，充分体现了 CSCO 响应国家号召，顺应肿瘤领域发展的方向和步伐，大力推动肿瘤治疗新进展。

2018CSCO 年会开幕式由 CSCO 秘书长江泽飞教授主持，李进理事长代表理事会致辞，回顾了多年来 CSCO 的成长历程，并详细介绍本次大会的基本情况。

开幕式之前的早间新闻发布会由 CSCO 秘书长江泽飞教授主持，CSCO 理事长李进教授，CSCO 候任理事长赫捷院士，CSCO 副理事长、北京希思科临床肿瘤学研究基金会理事长秦叔逵教授，CSCO 指导委员会主任委员马军教授和 CSCO 副理事长程颖教授，出席了新闻发布会，并回答了记者提问。

颁发年度成就奖及大会优秀论文

2018CSCO 年会年度成就奖的获得者是中国香港中文大学的卢煜明教授、陈君赐教授，由两位大会荣誉主席——廖美琳教授和管忠震教授共同为两位获奖者颁奖。

大会从 1500 篇投稿论文中，遴选出 10 项研究，作为本次大会的优秀论文，同时遴选出 9 篇获得 CSCO-丽珠中医药临床肿瘤学基金的奖励，与前来参会的同道一起交流分享。

鼓励后辈，资助 100 名偏远地区的基层医生

2018 年 10 月 18 日～20 日，第六届亚洲临床肿瘤学会联合会（FACO）年会将召开。CSCO 从年会英文投稿的青年专家中评选出 100 位，资助他们参加本次 FACO 会议，为青年医生开阔眼界、促进交流创造机会。在 2018CSCO 年会上，CSCO 兼顾地方和基层医生，资助 100 名来自偏远地区的基层医生，来到厦门与全国的同道共同分享中国临床肿瘤学不断发展的喜悦，基金会理事会领导分别出席了各场专门为基层代表准备的继续教育活动，一起讨论和回答相关临床问题。

学术专场推陈出新

本次年会建立了多个学术交流平台。这包括专场设置中，推出的药物研发相关系列专场、各癌种专题学术论坛、全英文交流国际专场、继续教育学术活动。在药物研发系列专场中，特别设立了创新专场，为药物研究者提供临床试验数据和交流的平台。此外，还有关注我国加入人用药物注册技术要求国际协调会议（IHC）之后新形势的“ICH 接轨后抗肿瘤药临床试验的法规、创新、过程质量与受试者安全专场”等。

在各癌种的学术论坛上，以 CSCO 各二级学会为主导，根据临床肿瘤医生的需求，针对肺癌、胃癌、乳腺癌、结直肠癌、肝癌这五大癌种设立专场二十余次，围绕血液、泌尿、妇科、头颈部肿瘤等设立诸多场次专题学术论坛。聚焦肿瘤临床发展前沿，增加精准医学、免疫治疗、智慧医疗等专场设置，力求全面、准确地反映当今临床肿瘤学领域的新观念和最新动态。

国际专场中，CSCO 将继续携手国际多家肿瘤学会，邀请国内外著名专家学者针对不同癌种和最新治疗方法同场报告，并设置了肿瘤免疫治疗专场。今年 6 月刚成立的 CSCO 海外专家委员会，作为中外拓展合作新平台，在 CSCO 年会上设立 CSCO-COE Meet the professor 专场，进一步加强国内外信息的交流互动，在国际学术交流上发挥主体作用。

CSCO 最具发展潜力的青年专家委员会，将继续举办继续教育论坛、中青年专家病例比赛、演讲比赛等系列学术活动，进一步鼓励和支持青年医师提高临床实践和学术水平。

大会同期还举办了抗癌新药、仪器设备和新书刊学术展览会，二百余家团体会员和企业、学术组织参展，展示最新医学诊疗技术、设备和新药产品。

（作者：权　娟，来源：人民网 - 人民健康网，2018 - 09 - 21）

相关链接

CSCO 2018 谱写肿瘤治疗新篇章，早间新闻 9.21

厦门——2018 年 9 月 21 日，第 21 届全国临床肿瘤学大会暨 2018 年中国临床肿瘤学会（CSCO）学术年会，火热进行至第二天。在两天的学术会议中，国内外临床肿瘤学领域的专家学者在厦门旖旎的景色中，交流学术研究进展，分享珍贵的同道情谊。

9 月 21 日的早间新闻发布会，由 CSCO 秘书长郭军教授主持。CSCO 副理事长、CSCO 指导委员会主任委员马军教授，北京希思科临床肿瘤学研究基金会副理事长朱军教授，CSCO 常务理事张力教授，出席了新闻发布会。马军教授就两天会议精彩纷呈的学术内容，进行了简要介绍，内容如下。

会议内容概述

创新药物临床研究数据专场是今年 CSCO 年会新增的特别专场，主要是研发之中的新药、新产品在不影响保密的情况下，提前将Ⅰ期、Ⅱ期临床试验的初步结果在大会上公布。其目的在于，促进同行间互相学习，避免制药企业产品重复开发，减少社会资源浪费。

CSCO-US FDA-CDNA 监管专场是由 CSCO 联合中国国家食品药品监督管理总局（CFDA）和美国食品药物管理局（FDA）共同举办的专场，主要邀请美国 FDA 的管理人员借 CSCO 年会介绍目前美国政府监管部门所采取的创新举措，希望能够有助于提升中国药监部门的管理水平。可以说，这是今年 CSCO 年会上一次重要的创新之举，更是所有关注中国创新药物临床研究者对未来美好期待的体现。

CSCO 年会重视与国际各个学会保持合作，CSCO 今年也非常好地延续了已有的国际专场。今年6月，CSCO在美国成立了海外专家委员会，本届年会也将共同举办专场；根据不同学会合作的思路，CSCO分不同癌种与不同学会合作，例如大肠癌与ASCO联合，乳腺癌与ESMO联合，肺癌与IASLC联合。这样安排，保证了内容的丰富性，同时各疾病的热点话题可以作为国际专场的主题。

在免疫治疗领域，CSCO免疫治疗专家委员会设置了两个专场。其中，免疫治疗专场以临床内容为主，包括免疫治疗风向标、免疫治疗全程管理和免疫治疗创新研究三个环节，突出共性问题；肿瘤微环境专场以转化治疗和研究为主，包括微环境基础研究、微环境与疗效、抗血管生成联合免疫临床数据等。

2018 CSCO年会设置了肿瘤智慧医疗专场，从智慧医疗之路、智慧平台辅助临床决策和互联网+助力医疗行业进行探讨。CSCO智慧医疗专家委员会的成立，吸纳了临床专家、研究者和医药企业及人工智能企业，推进智慧医疗在肿瘤领域取得长足的进步。

乳腺癌学术专场，邀请了专委会的重要专家、副主委和常务委员进行主题报告；邀请了兄弟学会的专家对行业进展进行报告；鼓励年轻委员设计继续教育专场，传递基本信息；既解读新的治疗进展，又提供自己的宝贵经验，此外，还有病例讨论、对话和辩论环节，使大家可以更多互动、沟通和交流。

CSCO-IASLC专场邀请的耶鲁大学的Thomas Lynch教授，作为横跨靶向治疗和免疫治疗的"大咖"，对20年来靶向治疗和免疫治疗两大领域发展历程进行了回顾。

9月20日下午进行的结直肠癌专场，以规范化和多学科合作为主旨。张苏展教授报告了"CSCO结直肠癌诊疗指南2018年更新"情况，这包括根据中山大学肿瘤防治中心徐瑞华教授团队结合AXEPT研究结果对晚期二线治疗推荐了伊立替康和卡培他滨的联合方案。中国大肠癌研究的先驱者郑树教授从大数据中看到特别"凶险"的T1/T2期和特别"温顺"的T3/T4期病例，从而引发了肠癌预后预测的新思考。

9月20日进行的CSCO黑色素瘤专场以"免疫治疗"和"中国特点"为主题，全球黑色素瘤AJCC分期专家组组长Charles M. Balch教授阐述了国际黑色素瘤免疫治疗的最新进展，郭军教授对中国黑色素瘤的现状和前瞻未来发展方向进行了综述。正如郭军教授所说："走过十年路，还须从头越"，中国黑色素瘤的学科发展要寻找新的突破点，培养更多的新鲜血液和建设黑色素瘤诊治中心。

答记者问

在早间新闻发布会的媒体提问环节。到场专家回答了媒体针对CSCO两天会议内容以及临床肿瘤学未来发展的相关问题。

马军教授对"国家加快抗肿瘤药物审批对行业的影响，以及CSCO专家如何发挥作用"进行了回答。马教授讲到，新药的研发受到了国家领导的高度重视，国家通过加快新药审批等一系列政策，开通绿色通道，推动中国自主研发的新药研发，同时让更多进口药物进入中国，让中国的肿瘤患者得到最新的治疗，"药物是造福患者的，不分国界。"

梁军教授回答了"关于媒体针对智慧医疗在未来肿瘤领域作用"的问题。他首先介绍了CSCO智慧医疗专场的情况，报告专家有来自人工智能领域的企业代表，有临床领域的专家，还有来自国家卫健委指导智慧医疗部门的官员。该领域在未来将会有很多工作需要去探索，相信未来人工智能会在疾病诊断、治疗等各方面发挥作用，也更加希望有更多人来参与到智慧医疗的工作。

对于免疫治疗的发展，从临床医生和监管部门两个角度，还应该有哪些改进的方面的问题，**朱军教授**给予了回答。朱教授讲到，中国的抗肿瘤治疗已经开始自己收获的季节，新药和新的治疗方法不断提供给患者，也就对临床医生和监管部门同时提出了新的要求，大家应该本着谦虚谨慎、戒骄戒躁的原则，理解中国与国际间的差距，在创新发展中，对于规则制订和修订方面，要以患者获益为前提，务实地对不适合发展的方面予以修订，抱着科学的态度，拿出中国自己的真实可靠的数据，对新药临床试验有效推进，更快地造福患者。

张力教授从研究者角度，介绍了自己在临床研究中的宝贵经验。他讲到，临床试验包含三个方面的因素：研究者、患者和制药企业。中国的研究者在近年来取得了非常大的进步，CSCO 为临床医生提供了很好的协作平台，正像在这几天开会的同时，就有很多研究者会在同时进行；对于患者，特别是中国特色肿瘤，例如鼻咽癌、肝癌等，在符合医学伦理的前提下，有效利用患者资源，也非常重要；此外，对于制药企业，除外进口药物，中国有很大一批原研药物在不断发展，他们为中国特色瘤种的诊治贡献了很大力量。这三个方面的有效合作与进步，使中国研究逐步走向国际舞台。

郭军教授作为中国黑色素瘤领域的权威，从黑色素瘤诊治角度出发，阐释了自己对免疫治疗未来发展的看法。郭教授介绍，所有免疫治疗药物获批的第一个适应证便是黑色素瘤，目前唯一能拿出 5 年甚至以上免疫治疗生存数据的瘤种也是黑色素瘤。其相关研究，也回答了免疫治疗中关于何时停药、停药后出现进展的用药方式，以及免疫治疗与其他药物的联合方案问题。免疫治疗方兴未艾，在黑色素瘤辅助治疗已经有了很好的研究结果，相信这样的趋势也一定会在不久的未来出现在所有瘤种的治疗中。

CSCO 年会，是中国临床肿瘤学研究者分享交流的盛会，希望全国以及国际的参会者能够利用这个时刻，充分交流，携手为提高肿瘤临床诊治水平而努力。

（作者：宣　文，来源：CSCO 会务组）

2018 年 Best of ASCO® 中国会议胜利闭幕

由中国临床肿瘤学会（CSCO）与北京市希思科临床肿瘤学研究基金会联合主办的 2018 年临床肿瘤学新进展学术研讨会暨 Best of ASCO® 2018 China，于 2018 年 7 月 5 日 ~8 日在合肥丰大国际大酒店圆满召开。

本届会议集中报告和解读了由 ASCO 精选出的年会中最新、最具影响的学术论文 38 篇，特邀国内、国外顶尖专家对肺癌、乳腺癌、胃癌、结直肠癌 4 个癌种在 2018 年 ASCO 公布研究结果后诊治标准可能的改变进行了深入分析。共邀请国内外知名学者 46 人进行了精彩报告，内容涉及肺癌、胃癌、肝癌、肠癌、乳腺癌、泌尿系肿瘤、血液肿瘤、妇科肿瘤等领域。与往年不同的是，CSCO 结合肿瘤领域研究热点及临床实际，开设了免疫治疗、缓和医疗专场，从不同角度入手，剖析癌症治疗新思路。报告讲座在个性化与互动性良好的环境中，与临床医师分享最新科研成果、交流临床实践经验、启发特色诊疗思路。

本次会议共吸引正式代表2000余人参加，共有22家企业参展，14家媒体报道，并召开了14场卫星会。虽然会议期间雨水不断，但来自五湖四海的肿瘤学者热情不减，仍积极到场参与，台上台下积极互动，学术观点犀利交锋，会场掌声此起彼伏。

为了更好地服务于广大临床肿瘤一线工作者，CSCO开设了BOA会议微官网，会议信息实时更新，会议注册操作简单，特别是开设了会议现场直播及会后视频回顾，为未能到场参会的医师提供了便捷的听课方式。据官方后台统计，观看会议盛况的受众医师达23 000余人次，最大限度地推动了知识传播速度和范围。会议全程内容丰富、形式新颖、内容科学、可靠，对临床工作具有实际的指导意义，获得肿瘤学界一致好评。

谨此，向本次会议做出积极努力、付出大量心血的国内外专家、学者以及全力协助组织参会代表的团体会员、合作媒体表示最衷心的感谢，并致以最崇高的敬意！我们相信，只要坚持贯彻“团结、协作、务实”的根本宗旨，积极倡导“学术、公益、奉献”的指导原则，努力践行“服务、协调、引导”的工作理念，CSCO必将迎来更加灿烂辉煌的明天！

（来源：CSCO网站，发布时间：2018－07－13）

首届CSCO肿瘤支持与康复治疗学术年会暨第十四届全国癌症康复与姑息医学大会开幕

2018年6月23日，由中国临床肿瘤学会（CSCO）、北京希思科临床肿瘤学研究基金会、中国抗癌协会癌症康复与姑息治疗专业委员会（CRPC）、中国临床肿瘤学会肿瘤支持与康复治疗专家委员会联合主办的第一届CSCO肿瘤支持与康复治疗学术年会暨第十四届全国癌症康复与姑息医学大会在苏州正式开幕。

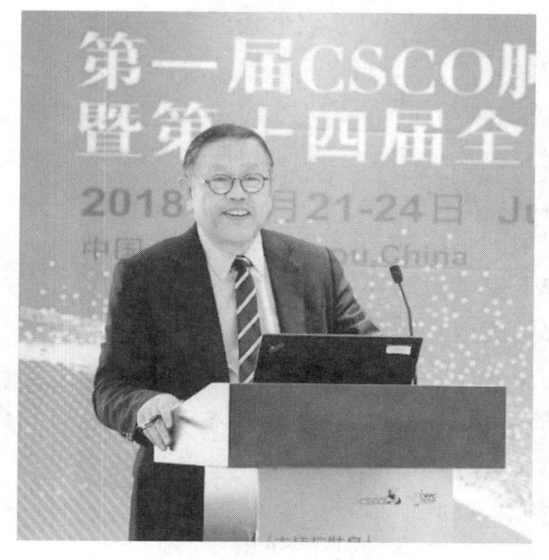

梁军教授

本届大会的主题是：“支持与姑息使癌症治疗更有效（Supportive Care Makes Cancer Care Perfect）”。肿瘤支持与姑息治疗已经成为肿瘤规范治疗中不可或缺的重要组成部分。

北京大学国际医院副院长、肿瘤中

心主任梁军教授主持了开幕式。梁军教授表示，CRPC 在各位前辈的引领下，各位同道的携手努力下，已经经过了 24 年的光荣历程，为推动我国肿瘤支持与姑息治疗事业的发展做出了卓越的贡献。同时在中国临床肿瘤学会和北京 CSCO 临床肿瘤学研究基金会的大力支持下，CSCO 肿瘤支持与康复治疗专家委员会也在本次会议期间正式成立，这将进一步加强学会之间相互融合，相互促进，共谋发展，将我国肿瘤支持与姑息治疗事业推向新的发展高度。

国家卫生健康委员会医政医管局医疗与护理处李大川处长到会祝贺，他在讲话中指出，多年来全国的医疗工作者围绕肿瘤的治疗与康复做了大量的工作，肿瘤患者的生命得到延长，生命质量得到提高。在新的历史征程中，肿瘤支持与姑息治疗是“健康中国”战略提出的一个重要挑战，我们还有许多工作要做。首先，我们要进一步推广肿瘤支持与姑息治疗理念。其次，建立肿瘤支持与姑息治疗体系。第三，我们要不断提高肿瘤支持与姑息治疗学术水平。最后，我们要创新肿瘤支持与姑息治疗服务方式。

苏州工业园区管委会丁立新主任在致辞中表示，非常荣幸本次肿瘤支持与姑息治疗大会在苏州召开，全国肿瘤治疗领域的专家学者共聚一堂，全方位、多维度探讨肿瘤与姑息治疗，将有效推动肿瘤与姑息治疗事业的发展，也为苏州生物医药产业的发展注入新的创新活力和发展动力。

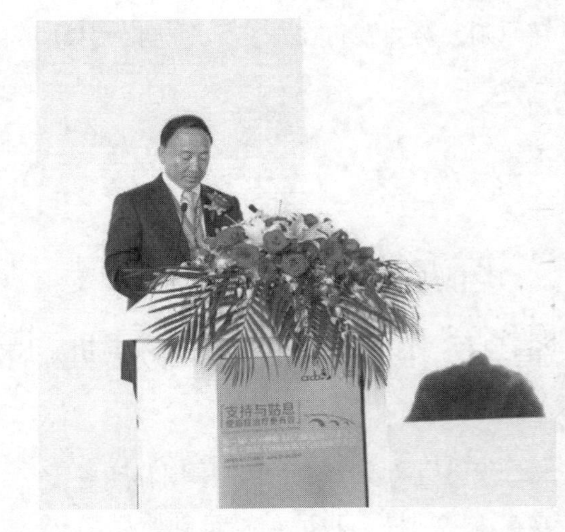

秦叔逵教授

中国抗癌协会癌症康复与姑息治疗专业委员会主任委员秦叔逵教授对与会专家的支持和参与表示衷心的感谢。秦叔逵教授表示，本次会议聚焦肿瘤支持与姑息治疗，吸引了全国肿瘤学界 5000 多名肿瘤学家及医药企业代表与会，共谋肿瘤支持与姑息治疗发展之路，我们将展开深入广泛的学术交流，分享实践经验及成果，全面准确地反映相关领域的最新进展。

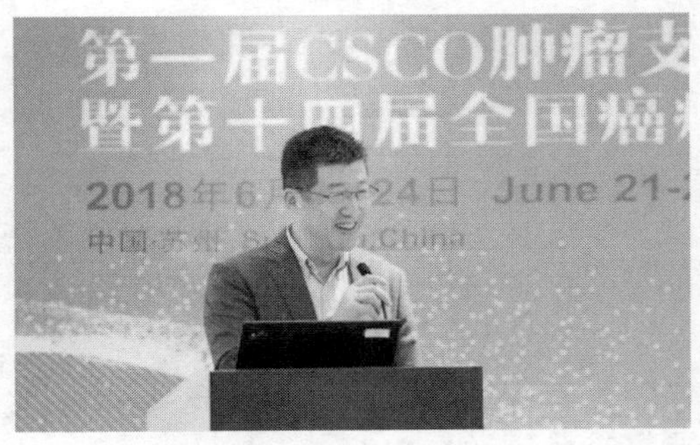

王杰军教授

中国临床肿瘤学会肿瘤支持与康复治疗专家委员会主任委员王杰军教授在致辞中表示，随着诊疗水平的不断发展，肿瘤患者生存时间越来越长，恶性肿瘤逐渐变成了慢性病。肿瘤支持与姑息治疗概念的引入，让我们更加全面、更加全程的关注肿瘤患者。

随后，大会进行了 SCRC 启动仪式，标志着 SCRC 正式成立。

为表彰为中国肿瘤支持与姑息治疗事业做出突出贡献的专家，大会进行了颁奖仪式。上海市胸科医院廖美琳教授、山东省肿瘤医院于金明院士、哈尔滨血液病肿瘤研究所马军教授获得中国肿瘤支持与姑息治疗杰出贡献奖。

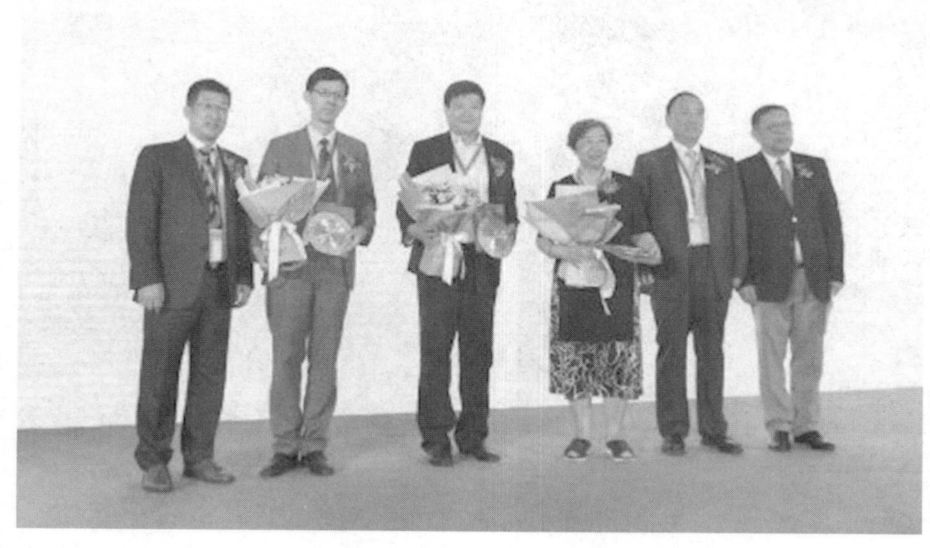

杰出贡献奖颁奖仪式

中山大学附属肿瘤医院张力教授、浙江邵逸夫医院潘宏铭教授 、济南军区总医院王宝成教授、南京八一医院陈映霞教授获得 2017 ~ 2018 年度中国肿瘤支持与姑息治疗特别贡献奖。

山东省肿瘤医院邢力刚教授、江苏省人民医院朱陵君教授、南京军区福州总医院房文铮教授、郑州市第九人民医院李玲教授获得 2017 ~ 2018 年度中国肿瘤支持与姑息治疗未来之星奖。

（来源：医脉通肿瘤科，下载自：搜狐 – 健康）

相关链接

热烈庆祝“第一届 CSCO 肿瘤支持与康复治疗学术年会暨第十四届全国癌症康复与姑息医学大会”圆满召开

第一届 CSCO 肿瘤支持与康复治疗学术年会暨第十四届全国癌症康复与姑息医学大会于 2018 年 6 月 21 日 ~24 日在苏州金鸡湖国际会议中心顺利召开；同期，我司独家承办的“全国第十四届肿瘤姑息大会中西医结合肿瘤专场会议”于 6 月 22 日圆满召开！

专场会议由北京中医医院杨国旺教授、浙江省立同德医院冯正权教授、新疆维吾尔自治区中医医院张洪亮教授和青岛大学医学院附属医院邱文生教授主持。

大会主席、解放军八一医院全军肿瘤中心华海清教授首先致辞。北京大学肿瘤医院李萍萍教授、解放军八一医院全军肿瘤中心华海清教授、南京中医药大学信息技术学院胡孔法教授、广州中医药大学第一附属医院林丽珠教授、天津中医药大学第一附属医院李小江教授、复旦大学附属中山医院刘天舒教授在会上分别做了精彩的演讲。

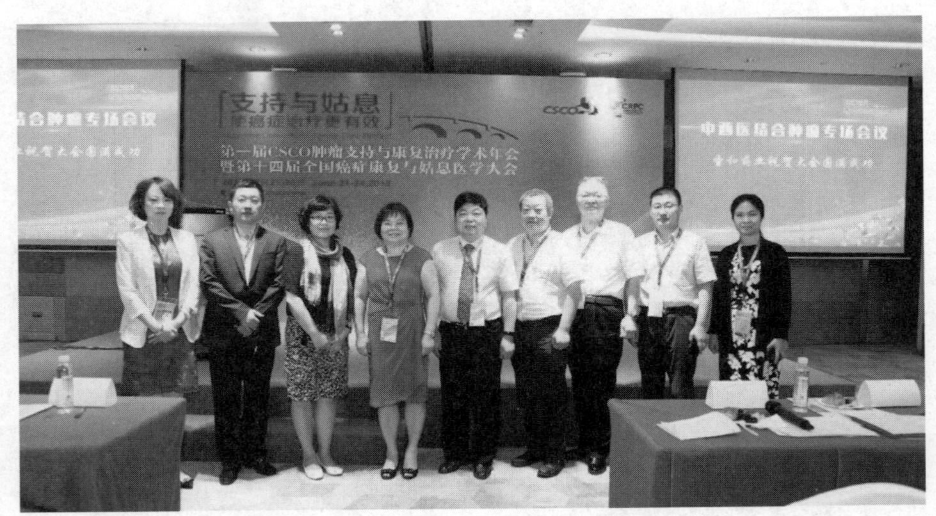

华海清教授以“从肿瘤分子靶向药物的崛起看中西医学治疗理念的融合”为题对中医和西医治疗恶性肿瘤的理念进行了深入探讨，并分享了他们科室“消癌平注射液联合奥沙利铂和恩度抗血管生成作用实验”的研究成果。

最后的讨论环节由北京大学肿瘤医院孙红教授、北京中医药大学东方医院李泉旺教授、沈阳军区总医院郑振东教授、广西中医药大学第一附属医院石玮教授、浙江省立同德医院冯正权教授、复旦大学附属中山医院刘天舒教授等主导，专家们积极发言，分享了各自对中西医结合治疗肿瘤的看法，并对中西医结合治疗肿瘤的可行性进行深入探讨。

（来源：圣和药业，下载自：搜狐－健康）

2018 年 CSCO“临床肿瘤规范化诊治学习班”在深圳启动

2018 年 4 月 29 日，由中国临床肿瘤学会（CSCO）主办、中国医学科学院肿瘤医院深圳医院承办、江苏省恒瑞医药股份有限公司独家协办的 CSCO“临床肿瘤规范化诊治学习班”，在中国医学科学院肿瘤医院深圳医院学术会议厅隆重举行。学习班吸引了来自广东省及其他地区的近 200 名肿瘤临床医生参加。

CSCO 副理事长、国家癌症中心副主任、中国医学科学院肿瘤医院深圳医院院长王绿化教授和 CSCO 秘书长江泽飞教授分别致辞。参加本次学习班讲学的 CSCO 专家有：江泽飞、徐兵河、张力、吴令英、黄镜、陈功、郝春芳和李青教授，分别就 2018 年乳腺癌诊疗热点问题解读、乳腺癌的内科治疗、肺癌靶向治疗进展、卵巢上皮癌的药物治疗及进展、胃癌的内科治疗、肠癌的辅助化疗、CSCO 乳腺癌指南解读（辅助内分泌）和晚期乳腺癌内分泌治疗策略等专题进行了详细阐述。

规范治疗 专注践行
CSCO临床肿瘤规范化诊治学习班
2018年4月29日 中国·深圳

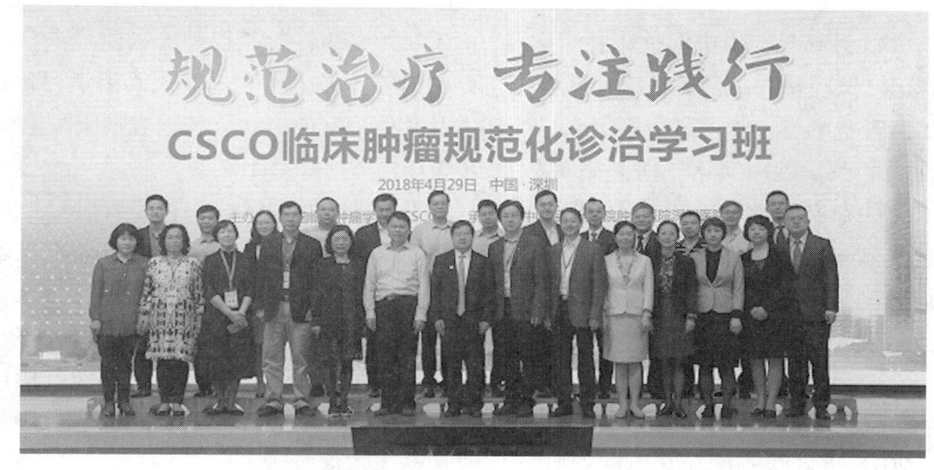

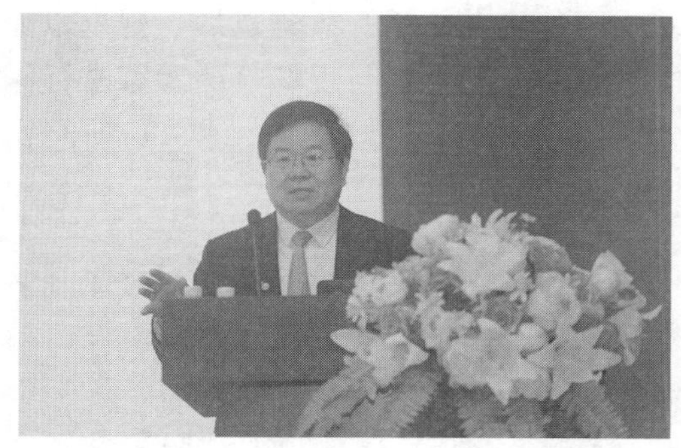

王绿化教授

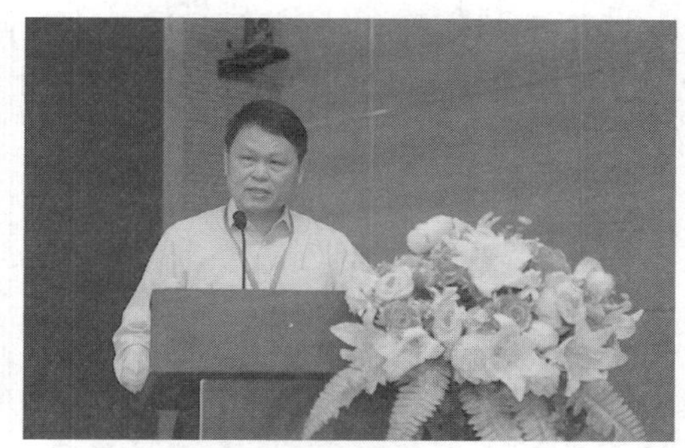

徐兵河教授

每一次 CSCO 临床肿瘤规范化学习班的巡讲，都能得到举办地同道们的鼓励和支持。丰富的授课内容、浓厚的学术氛围、积极的互动交流和细致周到的后勤服务，让 CSCO 学习班越来越有吸引力，更多的临床肿瘤学工作者通过 CSCO 继教活动聚集到了 CSCO 的学术大旗下。深圳站是今年系列学习班的第一站，又恰逢“五一”小长假，但从专家讲者到与会医生，从承办医院到协办团体会员，都克服困难，积极投身到学习班当中，收到了预期效果。相信接下来的每一站学习班都会有不一样的精彩。

（来源：CSCO 网站，发布时间：2018－05－03）

CSCO 临床肿瘤规范化诊治学习班义乌站

2018 年 5 月 6 日，由中国临床肿瘤学会（CSCO）主办、浙江省肿瘤医院、浙江大学医学院附属第二医院承办、江苏恒瑞医药独家协办的 CSCO 临床肿瘤规范化诊治学习班，在浙江省义乌市隆重举行，学习班吸引了来自浙江省及其他地区的 200 余名肿瘤临床医生参加。

浙江大学医学院附属第二医院袁瑛教授主持开幕式，CSCO 秘书长江泽飞教授致辞并介绍了 CSCO 专家团讲者，浙江大学医学院附属第二医院黄建院长、浙江省肿瘤医院王晓稼主任、义乌市卫生健康委员会傅建民主任、恒瑞医药股份有限公司肿瘤事业部总经理王行远经理分别致辞。

学习班大咖云集，内容饕餮盛宴。由吴一龙、刘晓晴、田文、徐兵河、江泽飞、殷咏梅、周彩存、黄诚、潘宏铭、张小田、罗荣城教授组成的 CSCO 专家团，分别就中国免疫治疗现状和未来、NSCLC 抗血管生成治疗、中国甲状腺癌治疗专家共识解读、乳腺癌的内科治疗、2018 年乳腺癌诊疗热点问题解读、乳腺癌药物治疗规范、肺癌靶向治疗进展、非小细胞肺癌的分子靶向药物治疗进展、晚期胃癌的分子靶向药物治疗关键进展、胃癌术前治疗的考量要点（肿瘤内科视角）、肿瘤生物标志物与精准医学等与现场听课专家进行深入交流。

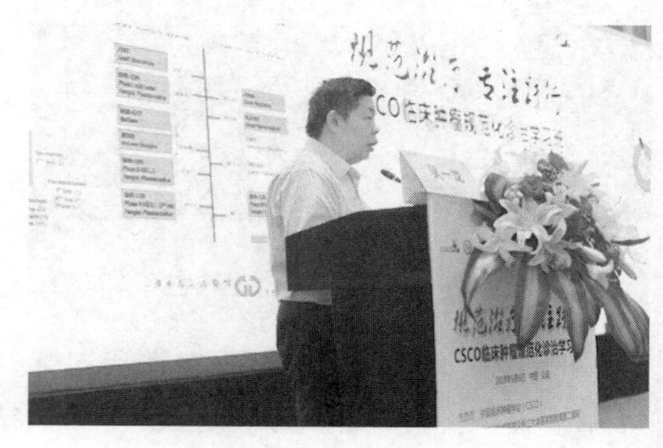

吴一龙教授

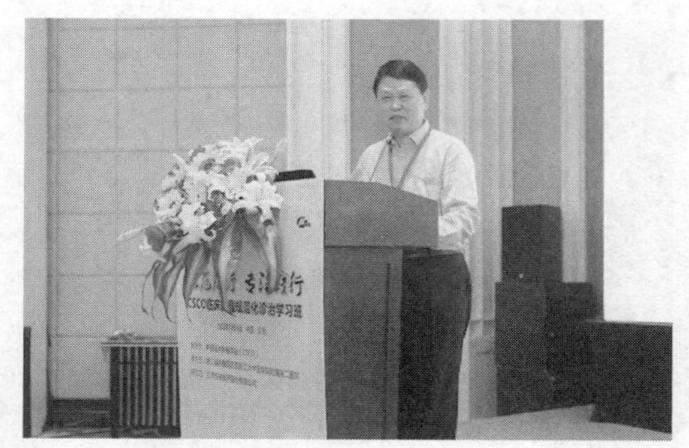

徐兵河教授

一天的时间所有参会人员自始至终在会场听讲，积极提问，在针对 HER-2 阳性乳腺癌的最新靶向治疗、非小细胞肺癌的最新治疗方案、胃癌治疗要点等方面展开了热烈的探讨。丰富的学术内容和热烈的讨论氛围让现场高潮迭起，最后由浙江省肿瘤医院王晓稼主任总结发言。

20 多年来，CSCO 的专家们一直秉承的信念、坚持、奉献的精神，一代代的传承。学会通过各种形式不遗余力地推广肿瘤规范化诊治，规范化治疗的普及给更多病人获益，让更多的基层医生了解和掌握肿瘤规范化诊治的原则和技术，促使更多的肿瘤工作者充满激情的继续探索未知领域。

（来源：CSCO 网站，发布时间：2018－05－10）

2018 临床肿瘤规范化诊治学习班在安徽宿州举办

2018 年 5 月 12 日，由中国临床肿瘤学会（CSCO）主办、安徽医科大学第二附属医院承办、江苏恒瑞医药股份有限公司独家协办的 CSCO 临床肿瘤规范化诊治学习班，在安徽省宿州市举办，来自安徽及周边地区的 200 多名肿瘤临床医生参加了学习和交流。

学习班由 CSCO 常务理事、安徽医科大学第二附属医院陈振东教授主持，CSCO 常务理事潘宏铭教授代表主办方和讲者团致辞。参加本次学习班讲学的专家有：潘宏铭、潘跃银、孙国平、陈映霞、华海清、郭晔、斯璐、王慧娟和管晓翔教授，他们分别就晚期胃癌的分子靶向药物治疗关键进展、免疫治疗的疗效评价与实践、肠癌治疗进展、晚期肝癌的系统治疗进展、晚期头颈部肿瘤的内科治疗进展、皮肤黑色素瘤的规范化诊治、三阴性乳腺癌分类治疗新策略等专题进行了详细阐述，同时跟当地专家同道们进行了交流和讨论。

CSCO 临床肿瘤规范化学习班得到了安徽省 CSCO 理事和同道们的关注和支持，丰富的授课内容、浓厚的学术氛围、积极的互动交流和细致周到的后勤服务，让 CSCO 学习班越来越有吸引力，更多的临床肿瘤学工作者通过 CSCO 继教活动聚集到了 CSCO 的学术大旗下。会议最后，陈振东教授对会议进行了总结，对 CSCO 专家团、参会专家同道和协办方恒瑞医药表示感谢。

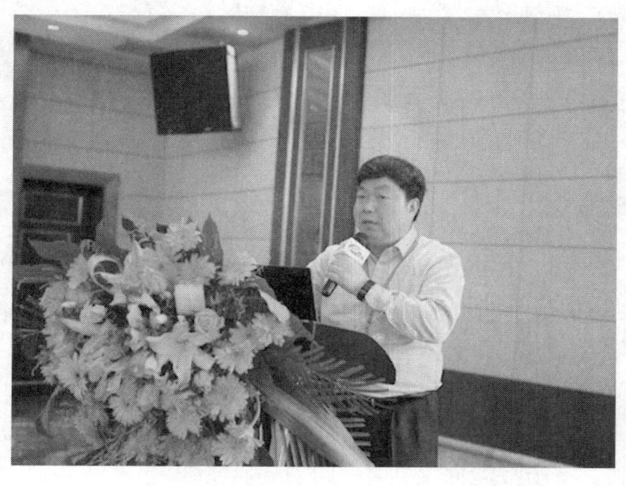

华海清教授

（来源：CSCO 网站，发布时间：2018－05－15）

2018 年 CSCO 临床肿瘤规范化诊治学习班第 4 期在辽宁锦州举办

2018 年 5 月 20 日，由中国临床肿瘤学会（CSCO）主办、大连医科大学附属第一医院、中国医科大学附属第一医院承办，江苏恒瑞医药股份有限公司独家全程协办的 CSCO 临床肿瘤规范化诊治学习班，在辽宁省锦州市隆重举行。中国医科大学附属第一医院金锋教授代表大会主席发言，CSCO 常务理事刘云鹏教授代表主办方致辞并介绍了 CSCO 专家团讲者，锦州市人大常委会副主任、锦州市中心医院院长张一兵教授致辞并对 CSCO 学习班给予高度评价。

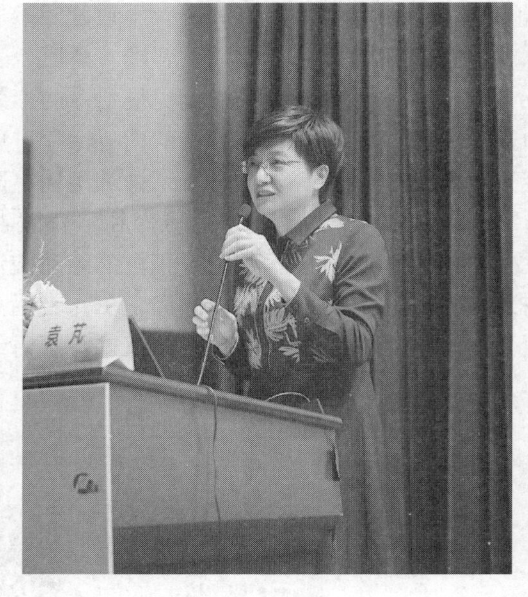

会议由 CSCO 20 周年临床肿瘤规范化学习班沙画视频震撼开场，群英荟萃，百花齐放，由金锋教授、刘基巍教授带队，艾星浩教授、斯璐教授、刘云鹏教授、龚新雷教授、张小田教授、袁芃教授、郝春芳教授、王畅教授组成的 CSCO 专家团，分别就精准医学时代 NSCLC 免疫治疗进展，皮肤黑色素瘤的规范化诊治、mCRC 药物治疗的策略、晚期肝癌系统治疗的现状和进展、胃癌术前治疗的考量要点——肿瘤内科视角、乳腺癌晚期靶向治疗、CSCO-BC 指南解读（晚期内分泌）、CSCO 结直肠癌指南更新解读，与 150 位来自辽宁省的同道进行深入交流。

讲课专家用新颖的讲课形式，积极与现场观众进行互动，场面高潮迭起，亮点不断，学术氛围异常热烈。在每一个环节的讨论中，当地专家针对 NSCLC 免疫治疗、晚期肝癌系统治疗、mCRC 药物治疗策略及 CSCO-BC 指南相关内容，与各位讲课专家进行了深入探讨交流，一整天的时间，所有参会人员自始至终在会场听课，积极提问，现场气氛持续升温，精彩纷呈。

在这个特别的日子里，在美丽的锦州，CSCO 用专业、敬业、奉献的精神，为辽宁的广大会员群体，献上了一场浪漫而又精彩的学术盛宴。

（来源：CSCO 网站，发布时间：2018－05－25）

CSCO 临床肿瘤规范化诊治学习班在重庆成功举办

2018 年 7 月 14 日，由中国临床肿瘤学会（CSCO）主办、陆军军医大学第三附属医院（大坪医院）承办、南京正大天晴制药有限公司和江苏恒瑞医药股份有限公司共同协办的 CSCO 临床肿瘤规范化诊治学习班，在重庆市成功举办，来自重庆各地的二百多名肿瘤临床医生参加了学习和交流。

共同主席、CSCO 理事、陆军军医大学第三附属医院（大坪医院）的王东教授致欢迎词，杨勇院长和梁军副理事长分别代表承办方和主办方致辞。

在梁后杰教授、王东教授二位主席以及多位当地专家的主持下，CSCO 专家团的章真教授、梁军教授、王畅教授、李力教授、刘基巍教授、邬麟教授、方维佳教授和王理伟教授，先后就局部进展期直肠癌的新辅助放化疗、胃癌的转化治疗、妇科肿瘤的靶向治疗，以及肺癌、小细胞肺癌、胰腺癌等瘤种的诊疗进展进行了介绍，对相关 CSCO 最新指南进行了解读。此次学习班采用了授课专家与讨论嘉宾互动的形式，授课专家耐心细致地解答了嘉宾提出的疑难问题，问答精彩纷呈，亮点不断，对与会医生的帮助很大。

重庆站学习班强大的专家阵容、丰富实用的授课内容、轻松的互动交流方式和专业规范的后勤服务都获得了与会专家、医生的肯定。最后，王东教授对学习班进行了总结，对 CSCO 专家团、参会专家同道以及协办方南京正大天晴和江苏恒瑞医药表示了感谢。

（来源：CSCO 网站，发布时间：2018 – 07 – 27）

2018 CSCO-恒瑞食管癌巡讲北京站成功举行

2018 年 11 月 3 日，由中国临床肿瘤学会（CSCO）食管癌专家委员会主办、中国医学科学院肿瘤医院承办、江苏恒瑞医药独家协办的 CSCO-恒瑞食管癌多学科诊治巡讲，在北京隆重召开。本次巡讲吸引了来自北京市内外 100 多名肿瘤临床医生参加与交流。

巡讲由中国医学科学院肿瘤医院黄镜教授致开场词，并代表东道主对远道而来的专家们致以了热烈的欢迎。会议上半场由中国医学科学院肿瘤医院张弘钢教授、复旦大学附属肿瘤医院赵快乐教授、山东省肿瘤医院张述教授联袂主持，讲者祝淑钗教授、黄镜教授、李印教授分别从食管癌术后放疗的进展与挑战、食管癌内科治疗在综合治疗中的角色、食管癌外科手术淋巴结清扫的难点和挑战 3 个角度发表了各自的独到见解。下半场由中国医学科学院肿瘤医院周爱萍教授、江苏省肿瘤医院曹国春教授共同主持，讲者瞿望教授、孟祥瑞教授通过剖析自己亲身诊治的真实病例进行 MDT 引导发言，涉及到外科手术，放射治疗，化疗，靶向治疗，免疫治疗等多学科治疗手段。现场全程学术氛围浓厚，讨论热情高涨。

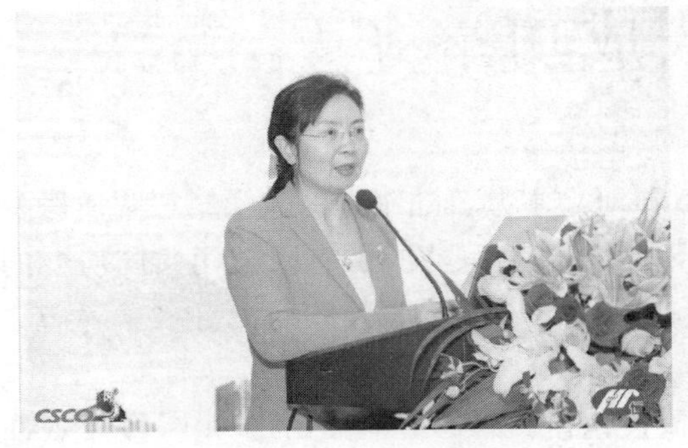

黄镜教授

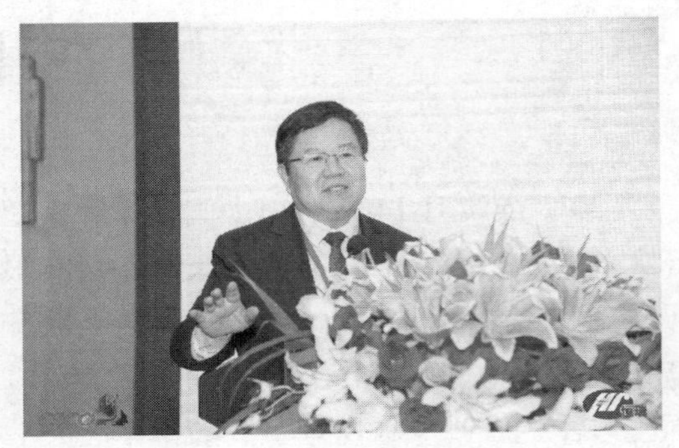

王绿化教授

CSCO-恒瑞食管癌多学科诊治巡讲得到了北京、上海、山西、河南、河北、山东同道们的关注和支持，丰富的授课内容、浓厚的学术氛围、积极的互动交流和细致周到的后勤服务，让 CSCO-恒瑞食管癌多学科诊治巡讲充满学术吸引力和影响力。参会的临床医生对后续 CSCO-恒瑞食管癌多学科诊治巡讲场次充满关注和期待。最后，王绿化教授对会议进行了总结，对 CSCO 食管癌专家委员会专家团、参会专家同道和协办方恒瑞医药表示感谢。

（来源：CSCO 网站，发布时间：2018－11－08）

2018 年 CSCO 临床肿瘤规范化诊治学习班圆满收官

2018 年 11 月 10 日，由中国临床肿瘤学会（CSCO）主办，成都市癌症防治中心、成都市肿瘤性疾病医疗质量控制中心、成都市第七人民医院（成都市肿瘤医院）承办，南京正大天晴制药有限公司、齐鲁制药有限公司、国药控股四川医药股份有限公司、江苏豪森药业集团有限公司和朗森特科技有限公司共同协办的 CSCO 临床肿瘤规范化诊治学习班，在成都市成功举办。

成都市第七人民医院陈维永副院长主持开幕式，敬红平院长代表承办方致欢迎辞，CSCO 基金会副理事长罗荣城教授代表主办方致辞并介绍了讲者团成员，南京正大天晴代表协办团体会员发言。CSCO 专家团罗荣城、袁瑛、郝春芳、刘秀峰、李秋、盛锡楠、林根、刘静、陈济和陈映霞教授分别就肿瘤生物标志物与个体化治疗、肠癌和乳腺癌的规范化治疗、肝癌的临床研究进展、泌尿系统肿瘤的进展和思考、免疫相关不良反应（irAE）

的发生机制及胃癌免疫治疗的现状与挑战、晚期非小细胞肺癌的靶向治疗及临床试验的实施与管理等进行了介绍，解读了相关 CSCO 临床指南，对现场相关问题进行了答疑解惑。学习班授课内容丰富，学术氛围浓厚，互动交流积极，获得了与会专家和参会医生的一致好评。至此，2018 年 CSCO 临床肿瘤规范化诊治系列学习班圆满收官。

为了进一步提高我国肿瘤专科医师的临床水平，积极推广循证医学和 GCP 的应用发展，学习掌握新知识、新技术，推动肿瘤诊疗的标准化、规范化、专业化和个体化，2018 年 CSCO 理事会确定在广东深圳、浙江义乌、安徽宿州、辽宁锦州、重庆、河南安阳、青海西宁、湖北武汉、四川成都等地举办临床肿瘤规范化诊治（系列）学习班，3600 余名医务工作者参加了学习和交流。CSCO 专家团 80 多人次参加了学习班讲学，他们不辞辛劳飞赴祖国的东西南北，给各地临床肿瘤学工作者尤其是中西部地区的基层医生，带去了肿瘤规范化诊治的理念和宝贵的经验，受到临床医生广泛的欢迎。学习班架起了学术桥梁，将国内外最新的研究进展和学术资讯传播到临床一线，真正达到了对基层医生继续教育的目的，也加强了学会和会员之间的交流。

2018 年 CSCO 系列学习班得到了中国医学科学院肿瘤医院深圳医院、浙江省肿瘤医院、浙医二院、华中科技大学同济医学院附属同济医院、武汉协和医院、陆军军医大学第三附属医院、安徽医科大学第二附属医院、河南省肿瘤医院、安阳市肿瘤医院、青海大学附属医院、大连医科大学附属第一医院、中国医科大学附属第一医院和成都市第七人民医院的大力支持；江苏恒瑞医药、南京正大天晴等多家 CSCO 团体会员单位积极参与并协办了系列学习班。谨此对各方的关心和支持表示衷心的感谢和崇高的敬意！

（来源：CSCO 网站，发布时间：2018－11－15）

中国临床肿瘤学会（CSCO）
中西医结合专家委员会成立
华海清教授当选首任主任委员

6 月 15 日，正是粽叶飘香的时节，中国临床肿瘤学会（CSCO）中西医结合专家委员会成立大会暨第一届 CSCO 中西医结合治疗恶性肿瘤高峰论坛在六朝古都南京隆重召开，共有来自全国各地的近百名从事中西医结合肿瘤诊疗工作的专家、学者出席了大会。CSCO 副理事长秦叔逵教授、梁军教授参加了大会。

成立大会由 CSCO 办公室刘凌主任主持。梁军教授首先对 CSCO 的发展历史、职能和未来的发展方向进行了介绍，他指出：CSCO 是由临床肿瘤学工作者和相关单位自愿结成的学术性的全国性的非营利性的社会组织，属于国家一级学会，是多个肿瘤组织中学术最权威、活动最活跃、影响力最大的一个肿瘤组织。多年来，CSCO 一直秉承“团结、协作、务实”的根本宗旨，倡导“学术、公益、奉献”的指导原则，践行“服务、协调、引导”

的工作理念，为推动我国肿瘤学事业的发展作出了突出的贡献。当前，随着 CSCO 影响力的日益增大，CSCO 的组织队伍亦不断壮大，已先后成立了多个二级分会，把 CSCO 的学术研究又推向了一个新的高度。中西医结合专家委员会是 CSCO 成立的第 29 个二级分会，他高度评价了中西医结合在治疗肿瘤方面所具有的独特优势，并希望新的专委会成立后为我国中西医结合抗肿瘤的事业做出自己的贡献。

接着，刘凌主任宣读了 CSCO 二级分支机构中西医结合肿瘤专家委员会成立决定及学会管理条例，并主持了大会选举，经过无记名投票，解放军第八一医院全军肿瘤中心华海清教授当选第一届主任委员，复旦大学附属肿瘤医院孟志强教授当选候任主任委员，广州中医药大学第一附属医院林丽珠教授、浙江中医药大学附属第一医院郭勇教授、新疆维吾尔自治区中医医院张洪亮教授、吉林省肿瘤医院张越教授、华中科技大学同济医学院附属同济医院袁响林教授、北京大学肿瘤医院薛冬教授当选副主任委员。梁军教授为新当选专家颁发了聘书。

随后，新当选的主任委员华海清教授发言，他指出：CSCO 的领导长期关心中西医结合事业的发展，在 CSCO 成立之初，就吸收了朴炳奎、林洪生、李萍萍、谢广茹等一批中医和中西医结合的专家成为这个组织的成员，吴孟超院士、孙燕院士、秦叔逵教授更是对中医有着深厚的感情，他们用自己的智慧和力量和中医同道们一起推动着中西医结合事业的不断前行。今天专家委员会的成立，必将为全国从事中西医结合治疗恶性肿瘤领域研究的学者、医生搭建一个新的学术交流平台，更好地推动中西医结合抗肿瘤事业的向前发展，共创中西医结合未来！

秦叔逵教授最后讲话，他对 CSCO 中西医结合专家委员会成立及新当选的正副主任委员表示衷心的祝贺。他指出：CSCO 是一个大家庭，其发展离不开大家的支持，CSCO 讲究的是学术、公益、奉献，希望大家能积极参加 CSCO 的有关活动，用自己的智慧和力量一起推动中国的肿瘤学事业向前发展。他希望中西医结合专委会成立后能努力工作，多开展一些学术活动，并期待中西医结合在抗肿瘤事业的道路上发挥越来越大的作用。

协办单位南京圣和药业股份有限公司董事长王勇教授代表企业热烈祝贺 CSCO 中西医结合专家委员会成立，并介绍了圣和药业的发展现状及未来布局。他提议医界和药界的同仁们要团结起来，携手共进，攻坚克难，为战胜肿瘤而努力奋斗。

成立大会结束后，召开了“第一届 CSCO 中西医结合治疗恶性肿瘤高峰论坛”，本届大会的主题是“中西结合，共创未来”。北京大学肿瘤医院李萍萍教授在会上作了“中西医结合肿瘤治疗的过去、现在和未来”的专题报告，对中西医结合治疗恶性肿瘤的历史和现代所取得的成就进行了梳理，并为未来的中西医结合的研究方向指明了道路。华海清教授以“从肿瘤分子靶向药物的崛起看中西医学治疗理念的融合”为题对中医和西医治疗恶性肿瘤的理念进行了深入探讨，他指出：分子靶向药物的兴起是肿瘤治疗领域中的一场革命，给我们带来了四个方面理念的转变，即肿瘤已非不治之症，而是一种慢性病；肿瘤的发病机制十分复杂，需要进行个体化的精准治疗；肿瘤的各种疗法各有优缺点，需要取长补短，进行综合治疗；肿瘤不以瘤体大小作为唯一的评价标准，而是应以“存活肿瘤细胞”多少来评价疗效更为科学，肿瘤治疗需要以人为本，生活质量应当成为疗效的评价标准之一。这些理念与传统的中医治疗理念有异曲同工之妙，中医所说的“同病异治”和

“异病同治”和分子靶向药物“同病异靶异治”和“异病同靶同治”理论完全吻合，证明了中医治疗理念所具有的科学性，当然中医治疗的理念还需与时俱进，跟上时代前进的步伐。

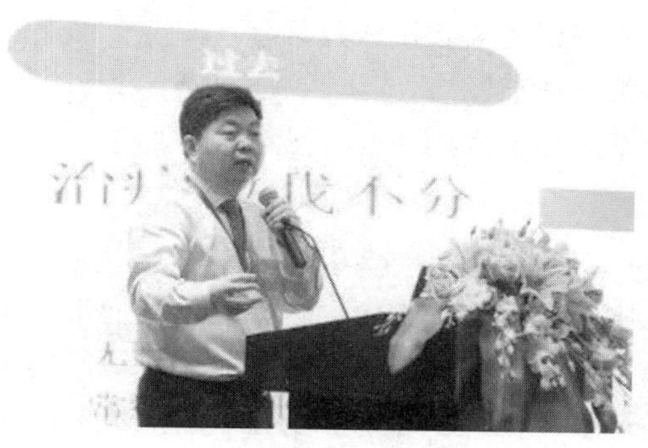

华海清教授

在最后的讨论环节，专家们积极发言，分享经验，并就如何推动中西医结合治疗恶性肿瘤的发展献计献策，给与会代表带来了许多新的启发和思考。与会专家一致认为，通过这次会议丰富了知识、启迪了思维，开阔了眼界，受益匪浅。大家一致表示，一定要在专委会的领导下，扎实做好中西医结合治疗恶性肿瘤的临床和科研工作，做出成绩，为推动中西医结合抗肿瘤事业向前发展而贡献自己的力量。

大会在团结奋进的学术氛围中圆满落幕。

（来源：CSCO 网站，发布时间：2018－06－19）

汇通中西话学术，凝心聚力促发展
——CSCO 中西医结合专家委员会 2019 年学术年会暨第二届中西医结合治疗恶性肿瘤高峰论坛在杭州成功举办

杭城五月花香溢，四方专家汇聚齐。
厚德博学勤修炼，创新思辩业务精。
学得精髓享盛宴，共话学术谋发展。
中西结合新征程，何惧路远梦难圆。

时维五月，满目葱郁，扬时代科学风帆，弘中西学术精魂。由中国临床肿瘤学会（CSCO）、CSCO 中西医结合专家委员会主办，浙江中医药大学附属第一医院、浙江省肿瘤医院承办，浙江省中西医结合学会肿瘤专业委员会协办的“CSCO 中西医结合专家委员会 2019 年学术年会暨第二届中西医结合治疗恶性肿瘤高峰论坛”于 2019 年 5 月 17 日～18 日在杭州隆重召开。本次大会的主题是“消化道恶性肿瘤的中西医结合治疗”。来自全国 10 多个省市的从事中西医结合治疗恶性肿瘤领域的专家近 300 人出席了会议，就中西医结合肿瘤学科的临床实践经验和科研成果进行交流。

开幕式由大会执行主席、浙江省肿瘤医院姚庆华教授主持，大会主席、CSCO 中西医结合专家委员会主任委员华海清教授、浙江省肿瘤医院党委书记于恩彦教授、浙江省中医院党委书记黄琦教授致开幕辞。

第一环节

第一环节由南京中医药大学副校长程海波教授和贵州省中医院副院长唐东昕教授主持。

1. 中药现代化研究进展

中国工程院院士李大鹏教授给我们带来了“中药现代化研究进展”的学术报告，李院士指出，自古以来，中医药就是中华民族的医学文化瑰宝。随着中医药类产品向世界出口日益增长，国外学者对中药抗病有效成分的研究热情升高，中医药的继承创新从而进入国际市场并非遥不可及。我们可以从安全、有效、可控的角度对传统及现代剂型进行复方、单体、化合物的规范化、标准化的药理研究、质量控制以及临床转化性研究。康莱特、复方丹参等 7 种正在美国申报临床试验的中药产品从基础到临床转化性研究的成果，也充分体现了中药制剂在处理疑难疾病的光明前景。同时，李院士也对临床一线的年轻医生们提出期望，ASCO 逐渐把免疫治疗作为今后的肿瘤治疗方向，而中医药可以改善患者的免疫状态，我们需要加强对临床有效方药的关注，期待年轻学者们可以取得科研结合临床的双丰收。

2. 肝癌的靶向治疗及免疫治疗进展

CSCO 中西医结合专家委员会主任委员、东部战区总医院全军肿瘤中心华海清教授分享了“肝癌靶向治疗及免疫治疗进展”。华教授回顾肝癌治疗研究历程，从索拉非尼开启肝癌靶向治疗之路、新药及新的治疗靶点、纳武单抗开启肝癌免疫治疗新时代及靶向和免疫联合治疗等方面，为大家详细讲解了近年来肝癌分子靶向治疗及免疫治疗的临床研究。华教授指出，近年来肝癌分子靶向药物研究取得了突破性进展，一线标准治疗方案除索拉非尼外，仑伐替尼可作为晚期 HCC 的另一种选择，其近期疗效明显优于索拉非尼，尤其对中国患者，中位 OS 可达 15 个月。索拉非尼治疗失败后除瑞戈非尼作为标准二线方案外，雷莫芦单抗、卡博替尼可作为索拉非尼失败后的二线或二线以上新的选择。纳武单抗、派姆单抗已被美国 FDA 批准用于索拉非尼治疗失败的患者，免疫靶向药物开发研究将是今后肝癌治疗的一个重要方向，前景广阔。随着肝癌治疗的精准、联合、多样化，我们有理由相信未来肝癌的治疗效果会越来越好！

3. 结直肠癌中西医配合诊疗研究进展

浙江中医药大学附属第一医院肿瘤内科主任郭勇教授为我们带来了“结直肠癌中西医配合诊疗研究进展”的学术报告，报告包括结直肠癌流行病学及治疗概况、结直肠癌中医诊疗相关研究进展、结直肠癌中医诊疗思考与展望三个部分。大肠癌作为我国及全球发病与死亡率均位于前列的癌种，长期以来是肿瘤研究的热点之一，我国大肠癌患者 5 年生存率较发达国家仍有 10% ~15% 的差距，外科手术的规范化、提高辅助治疗完成率及预防并降低复发率、改善晚期患者症状及生活质量是提高大肠癌患者生存的重要手段。目前中医药是大肠癌治疗中辅助现代治疗的手段，从防治肿瘤放化疗毒副反应、协同提高肿瘤治疗近期及远期疗效、辨证施治改善患者症状、提高机体免疫、改善微环境等方面，贯穿大肠癌治疗全过程。郭勇教授将大肠癌治疗划分为围术期、辅助治疗、随访期、姑息治疗期四个阶段，为大家介绍了各阶段目前研究现况，指出目前大肠癌中医药治疗研究仍欠缺统一客观评价体系及高质量大样本随机对照研究。现代治疗背景下的大肠癌中医药研究需要运用人工智能技术、生物信息学技术、传承各地名老中医学术经验、组学研究、真实世界研究等多种手段，精准辨证及寻找疾病病机传变普遍规律，以达进一步精准、科学、规范。

第一环节点评嘉宾为黑龙江中医药大学桑希生教授、广西中医药大学第一附属医院肿瘤科副主任石玮教授、广西中医药大学附属瑞康医院大肿瘤科主任练祖平教授。

第二环节

第二环节由北京大学肿瘤医院中西医结合暨老年肿瘤科主任孙红教授、成都中医药大学肿瘤研究所所长由凤鸣教授主持。

1. 胰腺癌中西医结合治疗探索

复旦大学附属肿瘤医院中西医结合科主任孟志强教授为我们带来了“胰腺癌中西医结合治疗探索”的学术报告，孟教授通过对胰腺癌不同分期的构成及术后辅助、新辅助、晚期治疗进展进行综述，提出了联合化疗方案、增加局部药物浓度、联合局部 HIFU、寻找化疗增敏标志物，以及中西医结合治疗等对策。孟教授团队从 2002 年就开始了对胰腺癌治疗的探索研究，发现中西医结合治疗对比国际同类研究在 3 年和 5 年生存率上有明确的疗效优势；从 2009 年开始对疗效机制的研究，建立了中医药改善胰腺癌微环境方式的机制体系；从 2015 年开始临床验证工作，在循证医学方向上提出 RCT 的研究相比真实世界研究，研究模式、数据质量、研究效率的可行性都更高。

2. 多学科支持治疗在消化道肿瘤患者中的应用

浙江省肿瘤医院中西医结合科主任姚庆华教授就“多学科支持治疗在消化道肿瘤患者中的应用”作了主题报告。通过胃癌晚期病例的分享，展示了多学科合作在疑难病例中的疗效，提倡营养治疗贯穿始终，中医药治疗适时干预。姚主任强调，规范的抗肿瘤治疗是肿瘤多学科治疗的关键，个体化营养治疗是抗肿瘤治疗顺利进行的基石，合理的中医药干预（辨病与辨证结合）是肿瘤症状管理不可或缺的治疗手段。“抗肿瘤治疗”与“支持治疗”的整合，不仅融合了“以肿瘤为核心”与“以患者为核心”的二元视角，也是肿瘤临床治疗发展的必然趋势。

第二环节点评嘉宾为解放军第九〇〇医院肿瘤科主任陈曦教授、内蒙古中医医院肿瘤科、乳腺科主任耿刚教授。

第三环节卫星会

解放军东部战区总医院全军肿瘤中心华海清教授通过中医辨证论治针对肿瘤痰凝湿阻理论讲述了薏苡仁的传统与现代应用，其中法薏仁采用樟帮古法炮制，有效成分含量高，疗效更佳。

第四环节

第四环节由安徽医科大学中西医结合肿瘤中心主任李平教授、华中科技大学同济医学院中西医结合医院肿瘤中心主任胡作为教授、湖南省中医药研究院附属医院副院长吴玉华教授主持。

1. 原发性肝癌的中医药全程管理

广州中医药大学第一附属医院副院长林丽珠教授为我们带来了“原发性肝癌的中医药

全程管理”的学术报告。林教授通过中、美肝癌患者5年生存率的对比，以及我国肝癌的发病特点指出：相比较TNM分期和BCLC分期，肝癌的中国分期更加符合中国人的实际情况。林教授强调中西医结合多学科综合治疗是我国肝癌的最主要的治疗特点。通过临床实例的经验，林教授指出：中医药全程管理必须将辨证和辨病相结合，中医药治疗须贯穿治疗全程。结合肝癌的中医辨证特点，林教授就肝癌的早、中、晚三期，在辨证、治则、方药和治疗策略上提出了肝癌病程的中西医治疗思路：高危人群的干预性治疗，肝纤维化患者的护肝治疗，亚临床肝癌的探索性治疗，临床肝癌的手术治疗以及晚期肝癌的营养支持及护肝治疗。

2. 化疗所致粒细胞缺乏症处理新进展

浙江省肿瘤医院乳腺肿瘤内科主任医师陈占红教授给我们带来了“化疗所致粒细胞缺乏症处理新进展”的学术报告。陈教授首先简述了肿瘤治疗理念的发展，并进一步阐述了粒细胞缺乏的概念，化疗后骨髓抑制的分期、发生的病因病机、临床症状、粒细胞缺乏的危害，以及目前对于粒细胞缺乏症的中医治疗进展等，讨论了生白口服液对化疗后骨髓抑制的治疗效果，以及展望了未来对粒细胞缺乏症治疗的一些新方法。

3. 中医“治未病”的消化道肿瘤视角

新疆维吾尔自治区中医医院肿瘤二科主任张洪亮教授给我们带来了“中医治未病的消化道肿瘤视角”的学术报告。张教授首先提出了肿瘤防治的目标，总结了预防肿瘤学的中国经验，指出了对肿瘤发病的一些高危因素，提到中医药的优势：治未病，疾病治疗协同作用以及疾病康复，并逐条分析，强调控制饮食、生活习惯、调理体质，注重肿瘤的三级预防，并提出了消化道肿瘤的精准预防要符合中国国情，寻找预测疾病发展和预后的因子，特别对高危人群要有重点预防，争取早期诊断和早期治疗。

4. 胃癌围术期治疗进展与思考

华中科技大学同济医学院附属同济医院肿瘤中心主任袁响林教授通过胃癌围术期治疗的随机研究，详细全面地讲解了近年来胃癌围术期治疗进展，并且针对不同随机对照研究的结果提出了新的思考。目前东西方围术期诊疗模式的差异，袁教授认为主要与手术彻底性密切相关。总而言之，现有术前放、化疗研究仍然不能摆脱手术质量控制诟病及术后辅助治疗缺乏的不足。因此，袁教授基于现有的研究提出了新的思路，建议针对胃癌治疗应遵循个体化、全方面的诊治，同时为进一步探究中国胃癌治疗模式提出新的见解。

第四环节点评嘉宾为江苏省淮安市第二人民医院肿瘤科主任张永杰教授、海军军医大学附属长海医院中医肿瘤科主任翟笑枫教授、解放军东部战区总医院全军肿瘤中心成远教授

第五环节

第五环节由河南省肿瘤医院中西医结合科主任刘怀民教授主持。

1. 食管癌常见症状控制与中西医结合治疗

何谓肿瘤整合医学、互补替代医学？肿瘤的症状管理和控制是否有益？北京大学肿瘤医院薛冬教授为我们带来关于“食管癌常见症状控制与中西医结合治疗”的精彩报告，他详细介绍了食管癌的常见症状、中医中药辨证论治在食管癌并发症综合诊治中的作用，以

及MDT治疗模式的重要性，并强调了患者报告结局（PRO）的肿瘤相关症状和功能测量证明治疗效果的作用。总而言之，症状管理在肿瘤的全程治疗中是一个不可忽视的内容，合理地进行症状管理及控制、并且积极运用中医理论指导实践有助于更好地提高治疗疗效。

2. 结直肠癌免疫检查点抑制剂治疗——现状与前景

浙江大学附属第二医院肿瘤内科袁瑛教授作了“结直肠癌免疫检查点抑制剂治疗—现状与前景”的报告。袁瑛教授详细讲述了近年来国内外关于结直肠癌免疫检查点抑制剂的临床研究，分别从免疫检查点抑制剂在结直肠癌后线治疗、一线治疗、新辅助治疗及辅助治疗四个方面进行阐述，并对免疫检查点抑制剂在不同类型及阶段进行了总结。袁瑛教授认为目前免疫治疗在结直肠癌治疗中具有一定的优势，运用过程中需关注dMMR、MSI等相关指标状态，同时期待更多的临床数据为今后免疫治疗在结直肠癌中的应用提供有力的依据。

第五环节点评嘉宾为青岛市中心医院肿瘤综合二科主任魏红梅教授、杭州市中医院肿瘤内科主任黄挺教授。

结语

最后，华海清教授做了大会总结，他说道：“一天的交流不知不觉就要结束了，报告内容精彩纷呈，包括了胃癌、肠癌、胰腺癌、肝癌、食管癌等多个癌种，涉及全程管理、多学科支持、中西医结合治疗模式的探讨，许多前沿理论及创新思想为我们临床诊治提供了新的启发。感谢专家的精心准备和付出，感谢参会人员的积极参与，为我们的会议增添了一笔浓厚的色彩！”

恶性肿瘤是世界医学难题，征服癌症是人类梦寐以求的愿望，采用中西医学的优势，研究肿瘤的发生与演变、诊断与防治，有助于推广肿瘤治疗的中国模式。我们坚信通过学者们前仆后继的努力奋斗，中西结合医学一定会发扬光大！

（郭勇教授及姚庆华教授团队全体通讯稿组成员）

【编者注】 本年鉴执行主编张立峰编审应邀参加了本次会议，并对会议进行了图片报道（见卷首彩图第22~23页）。

跨界，让肿瘤诊疗更具智慧！
——CSCO智慧医疗专家委员会正式成立

2018年8月4日晚，CSCO智慧医疗专家委员会在南京正式成立。这是医疗行业与智能科技的一次具有划时代意义的“牵手”，为临床医生学习智慧医疗理念、参与智慧医疗产品研发、助推智慧医疗发展创造了条件，临床专家与科技人才的强强联合，必将促成“以智能科技驱动医疗创新”这一宏伟目标的实现，掀开中国临床肿瘤学事业的新篇章。

在 CSCO 办公室刘凌主任的主持下，第一届专家委员会经现场 99 位代表无记名投票后选举产生，CSCO 副理事长、北京大学国际医院梁军教授担任首届主任委员，李进教授任候任主任委员，江泽飞、刘云鹏、秦叔逵、伍钢、殷咏梅、张天泽、周彩存、朱宏任副主任委员。

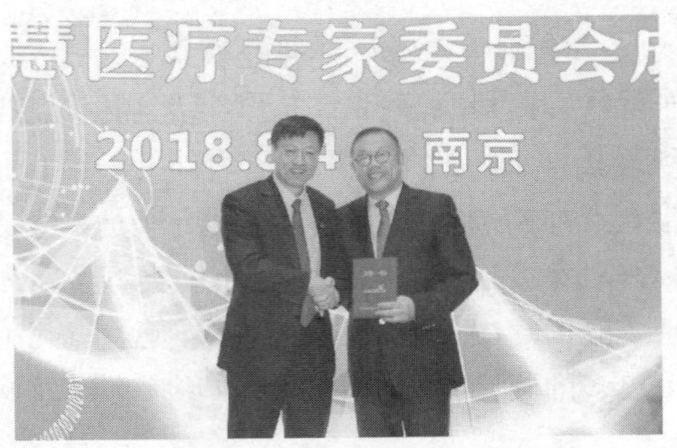

图 1　CSCO 理事长李进教授为主任委员梁军教授颁发聘书

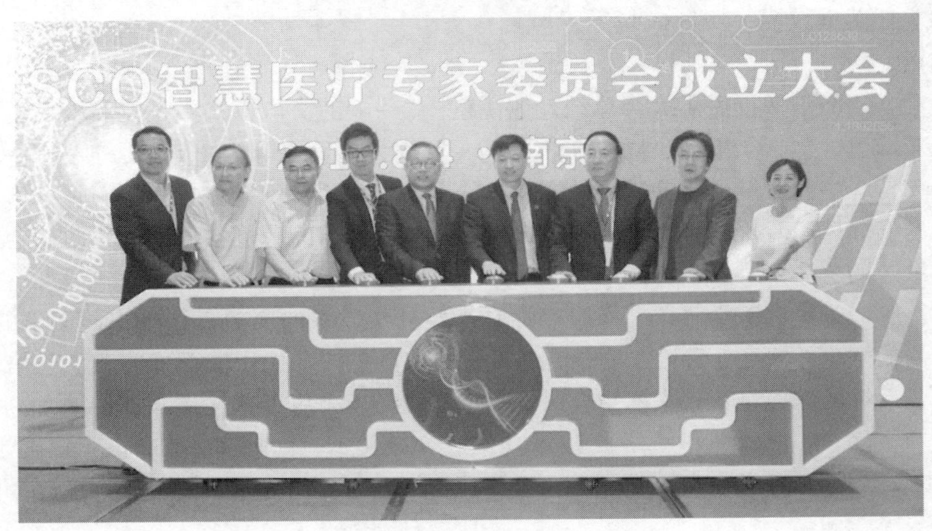

图 2　启动仪式现场

近几年来，作为新兴学科的代表，人工智能已经在方方面面取得了非常大的进步，它悄然走进我们的生活，渗透到工作中。就医疗而言，在国家大力提倡和推行“互联网 +”发展战略的今天，大数据必定是医疗行业的主流发展方向，通过真实世界的数据汇集和云计算分析来指导临床实践，让医生的临床决策更加具有现实意义，这其中就不乏人工智能的参与和助力。例如 Watson 机器人、影像智能、语音智能、病例智能等，人工智能与大数据贯穿其中，在医疗领域不断开疆辟土。CSCO 智慧医疗专家委员会主任委员梁军教授在接受本报记者采访时表示，“可能我们现在对人工智能医疗还有很多想象的空间，还有很多认识不足，但无论怎样，它都会自然地走进我们的工作当中，所以这是未来非常重要、非常有发展前景的学科。”

在去年的 CSCO 年会上曾经举办了关于智慧医疗的论坛，拉开了肿瘤领域智慧医疗的帷幕。CSCO 副理事长、北京市希思科临床肿瘤学研究基金会理事长秦叔逵教授指出，“现在人工智能在医学领域的应用受到了前所未有的重视，从诊断到治疗，从影像到病理，从临床到转化研究，从多种治疗方法到新药的创新，都需要用到人工智能，因此智慧医疗是非常重要的一个探索方向。CSCO 将会在未来两年加强对于智慧医疗的投入，特别是临床医生主要从事临床诊断治疗工作，对于智慧医疗相关的一些基础知识需要扫盲、需要重视、需要学习，要把它作为一个很好的诊断治疗的辅助工具。”因此，此次成立的 CSCO 智慧医疗专家委员会让临床专家、研究学者、医药企业甚至是一些涉及智慧医疗的大型企业团结起来，例如零氪科技、洞察力科技、阿里巴巴、腾讯等，大家共同学习、各取所长，提高临床医生对智慧医疗的认识和应用能力，推进智慧医疗在肿瘤领域取得长足的进步。

医疗是涉及数以亿计人民健康的大问题，人工智能与医疗大数据的必然结合，既是时代发展的需要，也是疾病普及的需要，更是未来医学发展前沿的需要。梁军教授强调，“我们成立 CSCO 智慧医疗专家委员会是把握住当代的前沿学科，它是一个非常好的平台，让人工智能和医疗发展的大数据有机地结合，这种结合一定能够推动医疗技术的发展，一定能够推进疾病诊断、治疗以及预后等各方面医疗工作的开展，一定会取得丰硕的成果。”

（撰写：豆豆，来源：《中国医学论坛报》今日肿瘤）

CSCO 肿瘤消融治疗专家委员会成立大会在上海召开

2018 年 6 月 9 日，中国临床肿瘤学会（CSCO）肿瘤消融治疗专家委员会成立大会在上海隆重举行。来自中国肿瘤微创消融治疗界的专家悉数到场，共同见证这一荣耀时刻。会议选举了 CSCO 肿瘤消融治疗专家委员会的主任委员、副主任委员和常务委员，并介绍了委员会下一阶段的工作。

本次会议由 CSCO 办公室刘凌主任主持。CSCO 副理事长梁军教授向肿瘤消融治疗专家委员会成立表示热烈祝贺。梁军教授在致辞中表示，CSCO 走过 21 年艰辛历程，所取得的一项又一项成就是全国肿瘤学专家共同书写的。21 年来，CSCO 始终秉持团结、协作、务实的精神，不断发展壮大，已经成为中国医学界最大的学术组织之一，CSCO 年会参加人数达到 3 万人，成为医学界最大的年会。梁军教授对 CSCO 的组织结构、成员规模、主要工作进行了介绍。CSCO 始终坚持继续教育活动，组织大量国际学术交流、国内外学术会议，资助医生临床研究，为推动中国临床肿瘤学的发展做出了重要贡献。

多年来，肿瘤治疗逐渐向微创化、精准化转变。微创治疗技术在肿瘤的诊断、治疗、并发症的处理等方面已发挥着不可替代的作用。随着肿瘤消融治疗领域的不断成功，肿瘤学研究又看到了新的希望。期待以本次 CSCO 肿瘤消融治疗专家委员会的成立为契机，书写中国肿瘤微创治疗新的篇章！

CSCO 副理事长梁军教授宣布选举结果：孟志强教授当选为 CSCO 肿瘤消融治疗专家

委员会主任委员，潘宏铭教授、叶欣教授、黄金华教授、范卫君教授、翟博教授、韩玥教授当选为副主任委员。李晓光、朱旭教授、杨武威教授、庄一平教授、唐喆教授、方勇教授、徐栋教授、林征宇教授、王徽教授、陈汝福教授、郑荣琴教授、黎海亮教授、雷光焰教授、马宽生教授、王忠敏教授、徐辉雄教授当选为常务委员。

孟志强教授表示，自己对 CSCO 有很深的感情，感谢各位专家、教授多年来的支持。CSCO 在发展之初非常艰难，在各位同道的共同努力下不断发展壮大。作为首任 CSCO 肿瘤消融治疗专家委员会主任委员，孟志强教授表示今天的任职，是鼓励和鞭策，更是信任和重托。孟志强教授简单介绍了下一阶段的工作，并表态：将把这次的任职作为一个新的起点，以更昂扬的斗志和饱满的激情带领专委会以微见远，突破创新，不断谱写肿瘤微创治疗新篇章！

（来源：搜狐网站）

中国临床肿瘤学会（CSCO）肿瘤热疗专家委员会成立大会顺利召开

2018 年 11 月 10 日，“中国临床肿瘤学会（CSCO）肿瘤热疗专家委员会成立大会”在美丽的西子湖畔——杭州梅地亚酒店圆满召开。本次大会邀请了国内及省内知名专家约 60 人，选举肿瘤热疗专家委员会首届成员，并对年度工作计划进行交流。

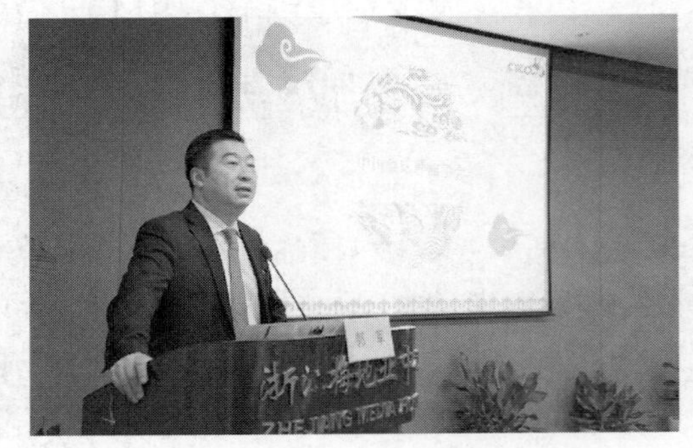

CSCO 秘书长郭军教授

首先，由 CSCO 秘书长、北京大学临床肿瘤学院副院长郭军进行 CSCO 简介。郭军秘书长详细介绍了 CSCO 的理念、组织机构、会员分布、历届大会、基金会、注册流程等相关内容。

然后，CSCO 理事、办公室主任刘凌宣读了 CSCO 分支机构管理条例，进一步加深各位专家对 CSCO 肿瘤热疗专家委员会的理解。

接着，刘凌主任及 CSCO 组织部主管庄静组织各位专家进行 CSCO 肿瘤热疗专家委员的投票选举，郭军秘书长宣读投票结果并颁发聘书。浙江大学医学院附属杭州市第一人民医院院长马胜林当选 CSCO 肿瘤热疗专家委员会主任委员；浙江大学附属杭州市第一人民医院（杭州市肿瘤医院）肿瘤热疗科主任吴稚冰当选为 CSCO 肿瘤热疗专家委员会副主任委员兼秘书长，郑州大学第一附属医院肿瘤医院院长杨道科、湖南省肿瘤医院主任刘伽、北京大学放射肿瘤学系副主任兼秘书肖绍文、广州医科大学附属肿瘤医院放射治疗科主任邵汛帆、中国医学科学院肿瘤医院放射治疗科主任罗京伟、上海利群医院章岳山等专家当选为 CSCO 肿瘤热疗专家委员会副主任委员。此外，CSCO 肿瘤热疗专家委员会常务委员还有褚晓源、冯国生等 10 人；CSCO 肿瘤热疗专家委员会委员还有崔同建、郭方、许洪斌等 38 人。

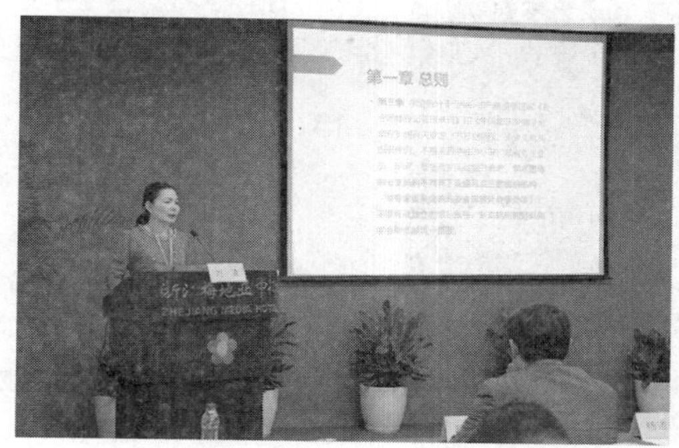

CSCO 办公室刘凌主任

最后，CSCO 肿瘤热疗专家委员会主委马胜林院长发表会议致辞。他提到，肿瘤热疗专家委员会是开放、包容、与时俱进的，它的成立将为中国从事肿瘤热疗临床科研工作人员提供交流和合作的平台，为开展肿瘤热疗相关多中心临床研究起推动作用。

至此，中国临床肿瘤学会（CSCO）肿瘤热疗专家委员会成立大会圆满结束！

（来源：CSCO 网站，发布时间：2018－11－13）

中国临床肿瘤学会（CSCO）胆道肿瘤专家委员会成立

经中国临床肿瘤学会（CSCO）理事会批准，CSCO 胆道肿瘤专家委员会成立大会于 2018 年 4 月 8 日在重庆召开，宣布 CSCO 胆道肿瘤专家委员会正式成立。

CSCO 理事长李进教授到会并致辞，对 CSCO 胆道肿瘤专家委员会的成立表示热烈祝贺，希望团结和聚集全国志同道合的专家，广泛开展合作交流，提高我国胆道肿瘤的国际国内影响力，推动我国胆道肿瘤事业的发展。随后，CSCO 办公室刘凌主任宣读了 CSCO 二级分支机构胆道肿瘤专家委员会成立决议及学会管理条例，并主持了主任委员、副主任委员和常委的选举工作。大会经过投票选举，陆军军医大学西南医院梁后杰教授当选第一届主任委员，海军军医大学东方肝胆医院沈锋教授当选候任主任委员，四川大学华西医院毕锋教授、上海复旦大学华山医院钦伦秀教授、解放军总医院戴广海教授、西安交通大学第一附属医院李恩孝教授和解放军第八一医院刘秀峰教授当选副主任委员。CSCO 秘书长郭军教授为主任委员和副主任委员颁发聘书并做大会总结。新当选主任委员梁后杰教授简短致辞，感谢学会领导及全体委员的信任与支持，表示一定在 CSCO 理事会的领导下，不辱使命，与全体委员一道，为促进我国胆道肿瘤事业的发展做出自己应有的贡献。

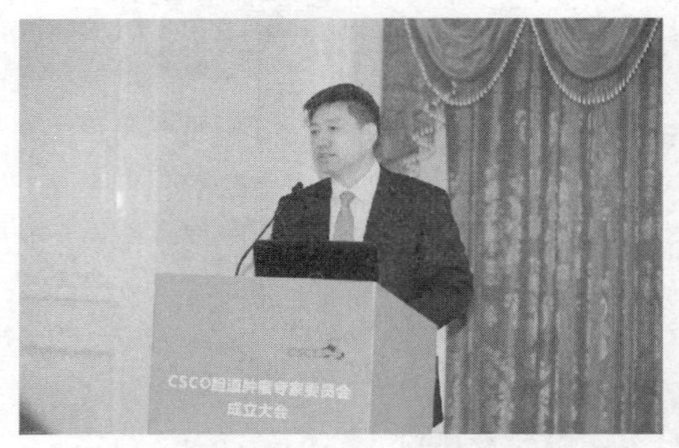

中国临床肿瘤学会李进理事长致辞

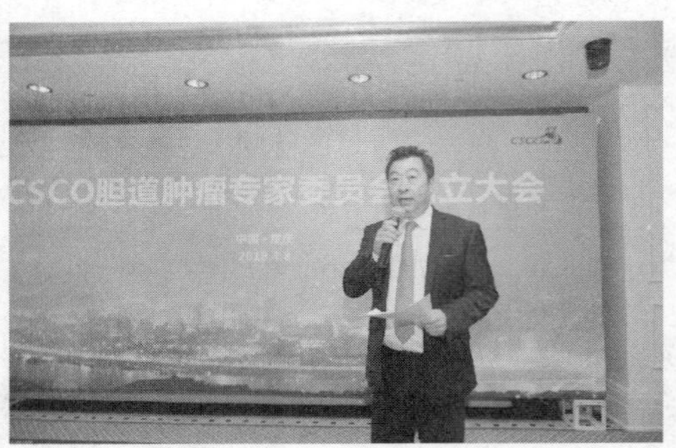

中国临床肿瘤学会郭军秘书长
宣布选举结果并总结致辞

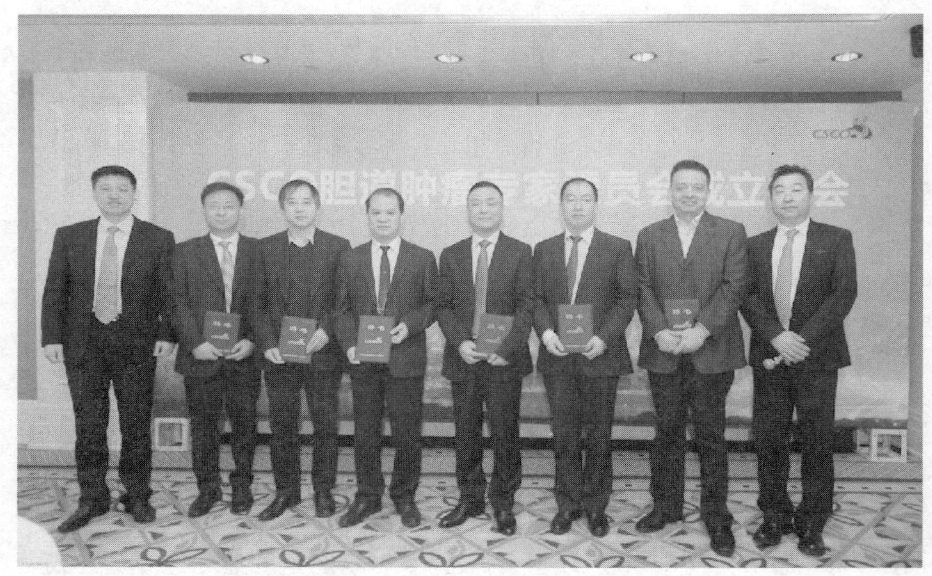

李进理事长和郭军秘书长为当选主委副主委颁发聘书

随后，新成立的专家委员会召开第一次全体委员会议，讨论专家委员会工作计划及中国胆道肿瘤专家共识。刘秀峰教授汇报了胆道肿瘤专家共识的起草情况，梁后杰教授主持共识讨论环节。专家委员会充分酝酿、讨论，各位委员踊跃发言，献计献策，一致表示高质量完成 CSCO 胆道肿瘤专家共识的撰写。相信胆道肿瘤专家委员会的成立必将为推动我国胆道肿瘤事业的发展起到积极作用。

（来源：CSCO 网站，发布时间：2018－04－12）

共聚英才，洞见非凡
——CSCO 青年专家委员会 2018 年度中期总结会

2018 年 6 月 30 日，北京市希思科临床肿瘤学研究基金会举办的中国临床肿瘤学会（CSCO）青年专家委员会 2018 年度中期总结会在广州隆重举行。本次大会邀请了 8 位国内外顶尖专家发表主题演讲。

CSCO 青年专家委员会隶属于中国临床肿瘤学会，是一个由中青年医师组成的全国性临床肿瘤专业学术团体，致力于促进中国肿瘤诊疗水平的提高，推动临床肿瘤事业的发展，鼓励和支持青年学者积极开展学术交流，推广规范化诊疗。

6 月 30 日上午，CSCO 青年专家委员会 2018 年度中期总结会正式拉开帷幕。大会主席、北京大学肿瘤医院张小田教授首先致欢迎词，并介绍了本次会议的盛况。张小田教授提到，青委会从 2007 年成立至今，已经走过了第十一个年头，每一步的成长都离不开前辈大咖的指引，也来源于青年医师的热情。今年的主题是“合作和研究”。本次大会期间同步发布了《全癌种肿瘤患者指南手册》。

大会主席、中山大学肿瘤防治中心院长、中国临床肿瘤学会（CSCO）副理事长徐瑞华教授发表了以“忆往昔，望未来”为主题的演讲，“青年是未来，CSCO 的未来就靠在座的各位。我们都是从青年时代走过来，如果说要有什么体会，我觉得第一个就是我们的医德，怎么样做好医生的本分，德才兼备，医术精湛，医德优良，这个是非常重要的，要把良好的医德和精湛的医术相结合。创新是研究之魂。医学作为一门永远在路上探索的学科，只有不断的探究，不断地去探索未知，才能推动整个医学的发展。如何把有限的资源、时间和精力最大化的用在学术推动上，这一点非常重要。理事会的青年，你们将来一定可以领跑世界，领跑未来。”

北京大学首钢医院院长、北京大学肿瘤医院结直肠肿瘤外科主任医师顾晋教授的演讲主题是“世界那么大，病人为什么找你看病”。顾晋教授提到，很多年轻的医生，只注重知识的积累却忽略了人文素质的培养，没有从患者的角度去思考，导致有时虽然解决了患者的问题，但是患者仍不满意。人文精神，包含文化、教育及修养等，小到给患者盖好被单，这也是一种人文精神的体现。顾晋教授作为中国肠道肿瘤界名医，抛开专业，以一段轻松的文字，向大家阐述了“人文关怀”的重要性，提倡医生应对患者有人文关怀。同时，顾教授用“愚公移山”和“大禹治水”的典故教育我们年轻一代医生要发扬“勇于抗争，不怕输，更不会服”的民族精神，认真积淀，勇于创新。

赛诺菲亚太临床研发及策略部负责人 Dennis Wong 博士就免疫药物临床研究方面做了一段精彩的英文演讲。他说道，药物研发的周期长，成本高，绝对不能靠单一次市场的数据及入组就可以完成，一定需要全球一起协力完成。原来中国新药研究入组的患者都不是特别多，比例也是比较低。未来赛诺菲会增加在中国进行I期研究的比例，特别是在肺癌免疫治疗方面。接下来中国会像亚太其他地区一样在I期临床研究中扮演更加积极的角色。

中国人民解放军总医院刘洋教授就肿瘤细胞免疫治疗的 AE 管理作了系统报告。刘洋教授指出，少见的 AE 的机制及治疗仍然需要探索，CAR-T 细胞 AEs 表现为非剂量依赖性，其疗效和毒性存在突出的器官特异性。总体 AE 管理原则是，早期进行干预及管理。万一出现 3 级及以上毒性，可以通过立刻使用激素甚至免疫抑制剂以控制毒副作用，早期发现，强化支持。

中山大学附属肿瘤医院方文峰教授发表了以“病毒感染相关的肿瘤免疫学特征”为主题的演讲。方教授以鼻咽癌为例，介绍了目前病毒感染相关肿瘤免疫治疗的最新进展。在演讲中提到，目前复发或转移性的晚期 NPC 治疗现状是缺乏高效、低毒的新药，并在会上分享了目前复发或转移性 NPC 中免疫治疗的探索及取得的成果。其中 KEYNOTE-028 研究已完成，结果已发表在 JCO 上，复发、晚期鼻咽癌（PD-L1 阳性），标准治疗后使用 Pembrolimab 显示出良好的安全性和抗肿瘤活性。同时也介绍了 PD-1 联合化疗在鼻咽癌一线治疗中的探索。

（来源：《中国医学论坛报》今日肿瘤）

2018 世界生命科学大会
——中国抗癌协会分会场
“肿瘤新进展研讨会”在京举办

10 月 27 日上午，由中国科学技术协会、科学技术部主办，中国科协生命科学学会联合体、中国生物技术发展中心承办的“2018 世界生命科学大会”开幕式在北京国家会议中心举办。中共中央政治局常委、国务院总理李克强对大会做出重要批示。全国人大常委会副委员长、中国科学院院士陈竺，诺贝尔生理学或医学奖获得者戴维·巴尔的摩（David Baltimore）教授出席开幕式并致辞，中国科协党组成员、书记处书记宋军宣读李克强总理批示。国家自然科学基金委员会主任、中国科协副主席、中国科学院院士李静海出席开幕式。开幕式由中国科协生命科学学会联合体轮值主席、南开大学校长、中国工程院院士曹雪涛主持。大会以“科学促进美好生活（ Science，for Better Life ）”为主题，围绕医学与健康、生物技术与经济、卫生政策等领域，开展高水平学术交流和最新成果展示，包括多位诺贝尔奖获得者在内的 400 余位国内外生命科学领域顶尖科学家进行深入交流研讨。

中国抗癌协会作为中国科协生命科学学会联合体的成员单位之一，承办了“肿瘤新进展研讨会”分会场。中国抗癌协会副理事长、北京大学常务副校长詹启敏院士担任分会场主席，致辞并做了题为“迈向肿瘤精准医学”的精彩报告。副理事长、北京大学肿瘤医院院长季加孚教授，副理事长、中山大学肿瘤防治中心院长徐瑞华教授，美国杜克大学魏庆义教授，韩国医科大学金永宏教授分别围绕“胃癌诊治的本土化策略”“消化道肿瘤的诊治进展”“DCAF4（DDB1 和 CUL4 相关因子 4）基因与肺癌的风险”和“韩国肿瘤精准医学倡议”做了精彩的主题报告。

“肿瘤新进展研讨会”分会场由中国抗癌协会王瑛秘书长主持。季加孚教授、徐瑞华教授、李文斌教授、石汉平教授分别主持了两个单元的学术报告。来自北京大学医学部，北京大学第一医院、第三医院、人民医院、北京大学肿瘤医院，首都医科大学附属世纪坛医院、天坛医院、朝阳医院等单位的200名代表参加了分会场的交流研讨。分会场从始至终座无虚席，特别是会场吸引了很多从事临床和基础研究的在校研究生前来学习，与肿瘤领域学术大咖面对面进行交流，有助于职业生涯能力的提高，共同为发展抗癌事业贡献力量！

本次大会是世界生命科学和中国生命科学界的一次盛会，也是我国在该领域举办的层次最高、影响范围最广的大会，对推动我国生命科学领域跨越式发展、提升我国生命科学的国际影响力具有重大意义。

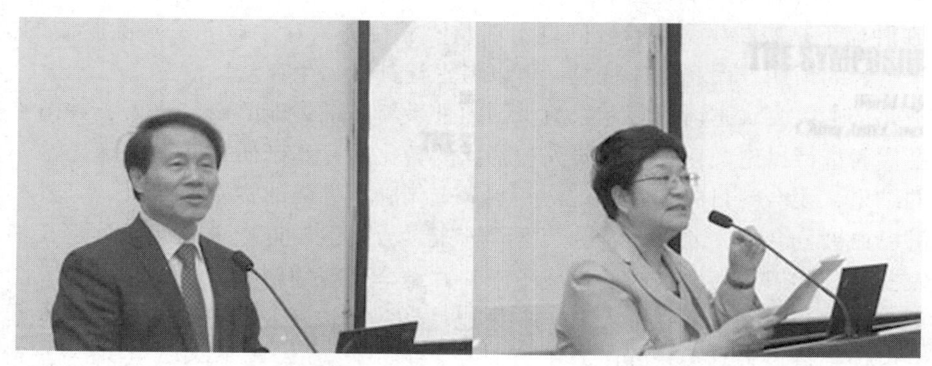

分会场主席詹启敏院士致辞并做报告　　秘书长王瑛教授主持会议

（稿源：中国抗癌协会 2018－11－12）

2018 年中国老年学和老年医学学会老年肿瘤分会年会暨第十二届中国老年肿瘤学大会在北京召开

2018 年 5 月 18 日～20 日，由中国老年学和老年医学学会主办，中国老年学和老年医学学会老年肿瘤分会（CGOS）承办的 2018 年中国老年学和老年医学学会老年肿瘤分会年会暨第十二届中国老年肿瘤学大会于北京会议中心成功举办。

本届大会以“精准医疗促进学科发展，不忘初心关怀老年肿瘤”为主题，邀请国内外肿瘤诊疗领域专家和相关跨学科领域专家进行深入的探讨和交流，重点突出精准医学在老

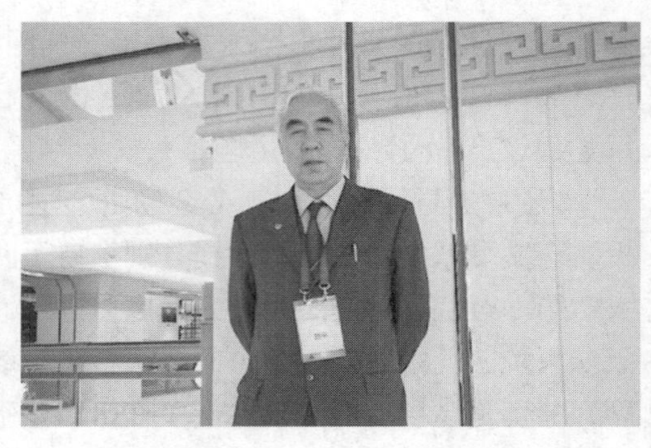

年肿瘤学的重要性和创新性。会议以肺癌、乳腺癌、胃肠消化道肿瘤、淋巴血液、微创、分子靶向、姑息、中医、放疗等多方面设立专题分会场，主要针对老年肿瘤预防筛查、规范化诊疗、跨学科管理等多方面进行研究和讨论。郝希山院士出席大会开幕式并致辞，程书钧院士在会上做了精彩的学术报告。包括多位老年肿瘤领域知名专家学者在内的800多位代表出席了本次会议。

大会主席、老年肿瘤分会主任委员、著名腹部肿瘤专家赵平教授介绍道，老年肿瘤的防治较普通肿瘤难度更大，原因在于两点：

1. 不同于普通肿瘤患者，老年肿瘤患者常合并其他疾病，身体免疫状态低下，这给肿瘤的预防与诊治带来许多更复杂的特点。

2. 在肿瘤不是威胁生命的首要问题，以及依靠目前治疗手段无法消除肿瘤的情况下，考虑老年患者的预期寿命和身体状况，可以考虑让其带瘤生存。

基于此，本次会议邀请众多专家演讲国内外最新、最尖端的研究进展，并由临床专家带领参会代表进行讨论，旨在联通研究与临床的转化，让基础研究驱动临床防治。根据这些碰撞的结果，大会的目的也在于讨论和制订老年肿瘤方面的指南和共识。

在淋巴血液分会场，北京大学肿瘤医院宋玉琴教授引领讨论了老年弥漫大B细胞淋巴瘤的专家共识。共识参考国内外的权威指南，并结合最新的研究进展与在座专家的临床经验，统一出适合我国老年人弥漫大B细胞淋巴瘤预防、诊断及治疗的临床指导方案。难治复发性淋巴瘤治疗一直是困扰临床医生的难点，北京大学第一医院任汉云教授就异基因造血干细胞移植对其的治疗最新研究成果进行了讨论。张伟京、仲凯励、张明智、何小慧、克晓燕、王景文、朱宏丽等专家就原发中枢淋巴瘤、难治复发性淋巴母细胞淋巴瘤、血管免疫母T细胞淋巴瘤等临床疑难病症进行了专题报告。

放疗分会场上，讨论的热点问题是老年人综合健康评估（CGA）在老年肿瘤患者中的应用。北京医院施红教授和中国医学院肿瘤医院刘文扬教授分别分享了CGA对于老年肿瘤患者治疗的辅助以及如何在临床中使用CGA工具引导分层放疗策略。王军、钱立庭两位教授分别就老年食管和乳腺癌化疗方面引领探讨，总结专家共识。

乳腺、肺癌、消化道肿瘤、分子靶向及姑息治疗、微创、中医等分会场上，黄汉源、孙强、Fabrice Barlesi、王洁、周爱萍、吴世凯、王俊杰、贾立群等专家学者从近期研究进展出发，探讨肿瘤在免疫、靶向、诊断、手术、介入、病理、营养及中医等诸多方面的临床技术，总结肿瘤精准治疗的经验。

中国老年学和老年医学学会老年肿瘤分会重点关注我国在老年肿瘤的预防、诊断与治疗等相对空白的领域，并结合肿瘤学、中医和老年学“三驾马车”共同研究和发展。接下来学会的工作方向将是制订更多老年肿瘤的指南或共识，以及出版《老年肿瘤学》第二版。

（原载：健康界，原标题：“赵平教授：基础研究驱动临床 老年肿瘤精准治疗需制定临床指南共识”，来源：搜狐网站）

相关链接 1

2018 老年肿瘤大会放疗分会场特别报道

中国老年学和老年医学学会老年肿瘤分会年会暨第十二届中国老年肿瘤学大会于 2018 年 5 月 18 日 ~20 日在北京隆重召开。其中，由国家癌症中心、中国医学科学学院肿瘤医院放疗科承办的放疗分会场于 18 日下午举行。吸引了来自全国各地的 150 余名医学专家前来参会。与会专家针对老年肿瘤诊治过程中的常见问题、常见病种的共识制定进行了精彩分享和热烈讨论，并进行了异彩纷呈的论文交流。

随着社会的老龄化进程，老年肿瘤患者逐年增加。但相关循证医学证据却仍然十分匮乏。目前我国尚缺乏专门针对老年肿瘤治疗的共识或指南。为了更进一步规范老年肿瘤的治疗，提高治疗的精准程度，并更加科学、合理地开展临床研究，老年肿瘤放疗分会自 2016 年开始积极组织各病种权威专家通过全面细致地搜集数据，严谨科学地讨论撰写，于 2017 年成功推出了头颈部鳞癌、直肠癌、肺癌、前列腺癌四个常见病种的中国老年肿瘤放疗共识的初稿，此次继续完成了对老年食管癌、老年乳腺癌的放疗共识草案的讨论。

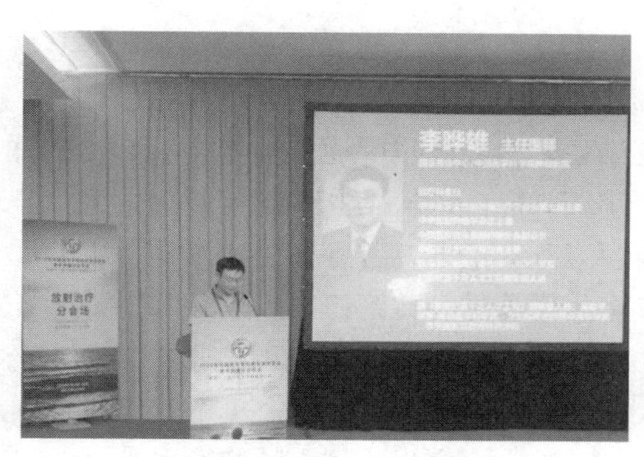

李晔雄教授致开幕词

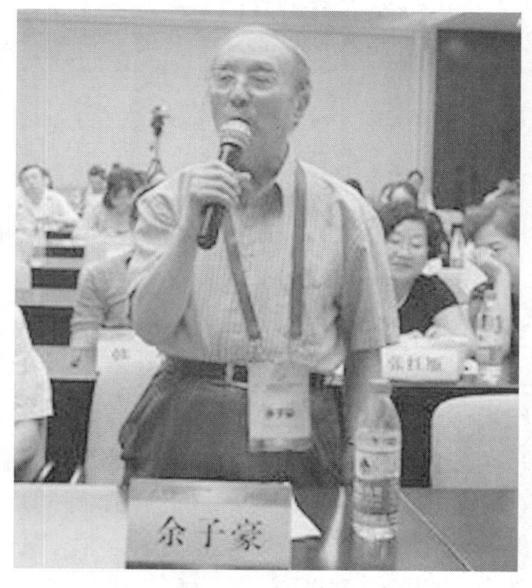

国家癌症中心/中国医学科学院肿瘤医院放疗首席专家余子豪教授到场发言指导。

老年肿瘤放疗学会指导委员，国家癌症中心/中国医学科学院肿瘤医院放疗科主任李晔雄教授致开幕词，并向评选出的优秀论文的作者颁发奖状。在半天的会议上，与会专家对共识草案进行了精彩的讲解和激烈的讨论。会上重点强调了老年综合评估（CGA）对老年肿瘤治疗的基础指引作用，专业营养评估和支持对于改善老年肿瘤疗效的重要性。针对老年食管癌和乳腺癌，根据患者的不同整体状况，疾病的不同阶段，如何运用根治性放疗或（新）辅助放疗，对现有证据进行了精彩回顾，并对目前存在的难点疑点和面临的挑战进行了精辟解读，讨论期间独到的见解，犀利的提问，解答了大家日常工作中遇到的很多疑惑，并为今后的临床研究指明了方向。现场不时响起热烈的掌声。

钱立庭、王军、施红、刘文扬、丛明华等专家在会上作了精彩的专题报告。韩春、李高峰、马林、周宗玫、钱立庭、朱远、金风、王维虎、惠周光、王军、吴君心、吴世凯、王雅棣、罗京伟、蔡勇、王颖杰等专家参与热烈讨论。

本届放疗分会首次组织论文交流，各地学者踊跃投稿，学术委员会经过严格评审，推荐其中22篇进行了会议交流。其中包括多项前瞻性Ⅱ、Ⅲ期研究及大型回顾性队列研究，内容涵盖了乳腺癌、肺癌、食管癌、直肠癌、头颈部鳞癌、肝癌，以及放射物理、放射组学等诸多常见病种及研究热点。其中，来自放疗分会的刘文扬、赵晶晶、唐玉、门玉、李媛媛医师的成果分别斩获了大会一、二、三等奖，居各分会之首。会上大家分享了精彩的研究成果，为老年肿瘤治疗提供了极具代表性的研究数据，充分展现了我国放疗界在学术上的进取精神。

最后，老年肿瘤放疗学会主任委员，国家癌症中心/中国医学科学院肿瘤医院医务处处长金晶教授作大会总结：此次会议进一步加深了我们对老年肿瘤放疗现状的认识，分享了我国的众多研究成果，明确了下一步工作的方向，专家组将会完善会上所提出的各项问题，尽快推出常见病种的中国老年肿瘤放疗共识。不辜负广大患者对我们的信任和期望，以及各地同道长期以来对学会的支持和厚爱。

（来源：搜狐 转自：放疗微达人）

相关链接 2

2018 年中国老年肿瘤学会淋巴血液肿瘤分会年会圆满结束

2018 年 5 月 18 日 ~20 日，中国老年学和老年医学学会老年肿瘤分会年会暨第十二届中国老年肿瘤学大会在北京会议中心隆重召开，18 日下午举办的中国老年肿瘤学会淋巴血液肿瘤分会年会由中国老年肿瘤学会淋巴血液肿瘤分会主办，首都医科大学附属北京世纪坛医院淋巴肿瘤科协办，老年肿瘤淋巴血液分会主任委员、首都医科大学附属北京世纪坛医院血液淋巴肿瘤中心和淋巴肿瘤科主任张伟京教授牵头组织。会议围绕学会工作进行精彩分享，修订并讨论了《老年弥漫大 B 细胞淋巴瘤专家共识（草案)》，分享了多项临床研究项目的推进，以及靶向治疗领域的新进展，为与会专家提供了一个良好的学术交流平台，会场气氛热烈。

会议首先由张伟京教授致开场辞，张教授热情欢迎参会的全国相关领域的专家学者，介绍了一年来学会开展的系列学术活动，以往临床研究课题的进展情况等，对分会的未来进行展望。接着，会议按议程有序展开，讲者听众互动不断。

高龄是淋巴瘤患者的不良预后因素之一，在患淋巴瘤的人群中，中位年龄已接近 65 岁。目前，我国尚缺乏针对老年淋巴瘤治疗的共识及指南，本次《共识》研讨单元首先讨论了由淋巴血液分会张伟京主委牵头组织、由宋玉琴教授主要执笔的《老年弥漫大 B 细胞淋巴瘤的诊治专家共识（草案)》。研讨过程由任汉云、克晓燕、张明智教授主持，刘辉、黄仲夏、张薇教授及来自各地的专家进行了讨论和点评，为完善共识提出了有益的意见和建议。《专家共识》将根据会议意见继续完善和修改，希望将来能为临床医生治疗老年淋巴瘤患者提供帮助。由此，我们计划陆续推出更多《专家共识》，推动老年淋巴瘤各亚型的规范化和个体化治疗。

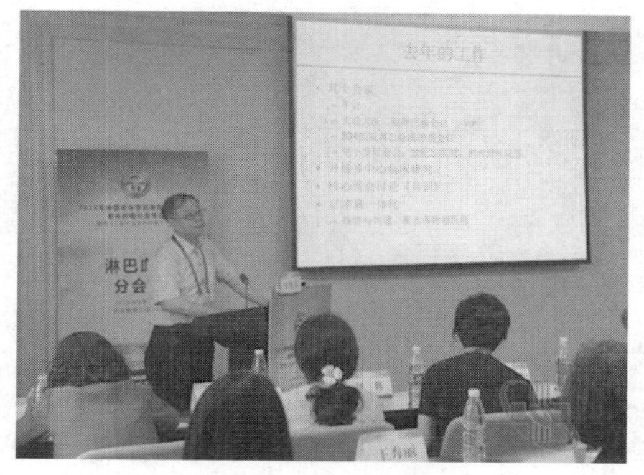

张伟京教授致辞

会议的临床研究课题单元精彩纷呈。异基因造血干细胞移植在难治复发性淋巴瘤治疗中的应用研究是治疗难治性、伴骨髓侵犯以及自体造血干细胞移植后复发恶性淋巴瘤的有效方法补充，为患者带来新的希望。原发中枢淋巴瘤同样预后不佳，老年患者对传统放疗、化疗存在不耐受问题，原发中枢淋巴瘤诱导缓解方案的前瞻性研究中引入靶向新药的临床试验探索性治疗，以期延长 PCNSL 的生存期同时显著改善患者的生存质量。针对上述问题，在场专家与讲者设计的相应研究课题计划进行了讨论。

会上，专家们还听取了难治复发性淋巴母细胞淋巴瘤的前瞻性研究，血管免疫母 T 细胞淋巴瘤的临床研究，眼眶淋巴瘤、高龄淋巴瘤的回顾性研究，非生发中心型 DLBCL 的免疫调节联合免疫化疗治疗尝试等多项研究课题，报告引人入胜，讨论热烈。本次会议关注我国的老年化和老年淋巴瘤问题，讨论了老年淋巴瘤患者一般状态差、基础疾病多、治疗难度大、预后较差，临床需要高效低毒或适当的治疗选择，让老年患者获得一个适当的治疗和较高的生活质量。因此，针对老年人自身特点的个体化治疗是较为适合的选择，议题引起临床专家们的兴趣和共鸣，会场展开了热烈的讨论。

克晓燕、王昭、鲍慧铮、董梅、高玉环、孙秀华、王晓敏、王宁菊、李玉富、张巧花、崔杰、庄芸、吴晓雄、景红梅、赵瑜等专家分别主持了会议。任汉云、张明智、何小慧、朱宏丽、仲凯励、杨萍等专家作了精彩的专题报告。

会上有来自十余省市的数十位淋巴瘤专家进行了《专家共识》和临床研究课题的研讨，伴随分会工作的不断积累和深入，希望新的《共识》和治疗方案给老年淋巴瘤患者带来更多帮助。

张伟京主委本着合作共赢的理念，搭建良好的学术平台，积极倡导学会各委员及委员单位响应和参与到学会的临床研究中来，收集更多临床数据，形成规模和学术见解，集中力量为临床和患者服务。会议结束之际，张伟京主委对老年淋巴瘤的特色平台建设进行了展望，随着靶向治疗、放疗、化疗、造血干细胞移植等综合治疗领域的迅速发展，特别是老年淋巴瘤个体化治疗已成趋势，希望同行们携手同行，共同努力提高老年淋巴瘤的疗效和学术水平。在大家的共同努力下，2018 年中国老年肿瘤学会淋巴血液肿瘤分会年会圆满结束！

（作者：淋巴肿瘤科仲凯励，来源：首都医科大学附属北京世纪坛医院网站）

中国老年学和老年医学学会精准医疗分会成立大会暨第一届精准医疗大会隆重召开

2018 年 9 月 16 日，由中国老年学和老年医学学会精准医疗分会主办的“中国老年学和老年医学学会精准医疗分会成立大会暨第一届精准医疗大会”在北京国家会议中心顺利召开。本次会议旨在推动国内精准医疗产、学、研各领域的全面发展，同时共同研究精准医疗在中国的落地发展，为相关行业搭建学习、交流、科研平台，从而为我国医学事业持续健康发展做出应有的贡献。

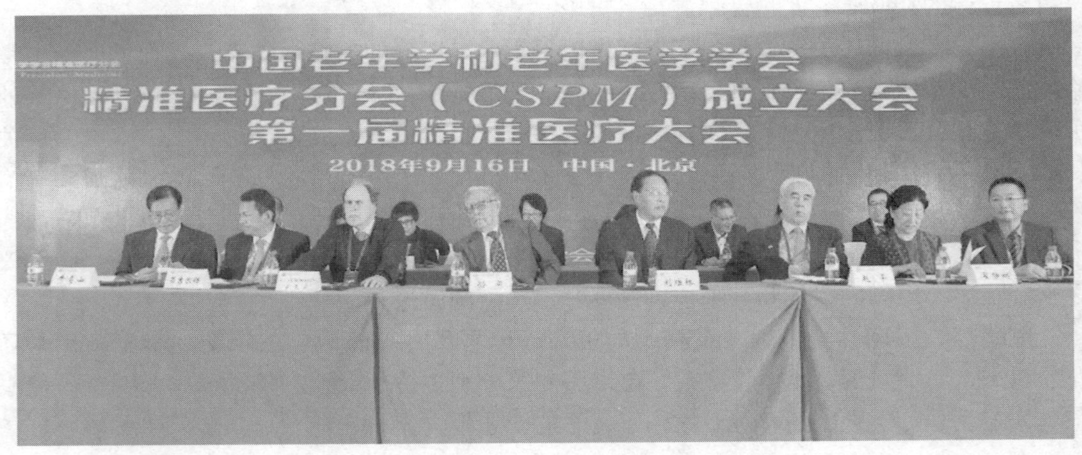

中国工程院孙燕院士，中国癌症基金会赵平理事长，中国老年学和老年医学学会刘维林会长，美国 UCSD 外科学教授、PDOX 科学家霍夫曼先生，国家卫生和健康委员会科研所果吉尔锑副所长，中国老年学和老年医学学会秘书长翟静娴女士，中国老年学和老年医学学会肿瘤康复分会主任委员杨宇飞教授，南京大学国家生命科学院罗兰教授，南京师范大学生命科学院副院长殷志敏教授，中国老年学和老年医学学会精准医疗分会主任委员、中国基因联盟主席洪专教授，以及各行业三百余位专家学者参加了本次大会。

知识的交流，智慧的碰撞，本次大会广聚学术人才，为未来的学术研究和国际合作寻求新思路，拓展新途径，共同为精准医疗事业贡献智慧和力量。

（一）开幕式

大会开幕式由北京市政协副主席牛青山主持，中国老年学和老年医学学会会长刘维林会长致开幕词。

刘维林会长表示，癌症是严重危害人民的生命健康，中国肿瘤防治工作十分严峻，精准医疗为肿瘤患者和肿瘤医疗打开了一扇新的生命之窗，精准医疗逐步成为健康中国重要战略组成部分，此次精准医疗分会的成立标志着我国精准医疗事业进入独立化专业化的阶段，在现阶段，精准医疗将和传统模式医疗优势互补，共同为我国医疗卫生事业做出贡献。

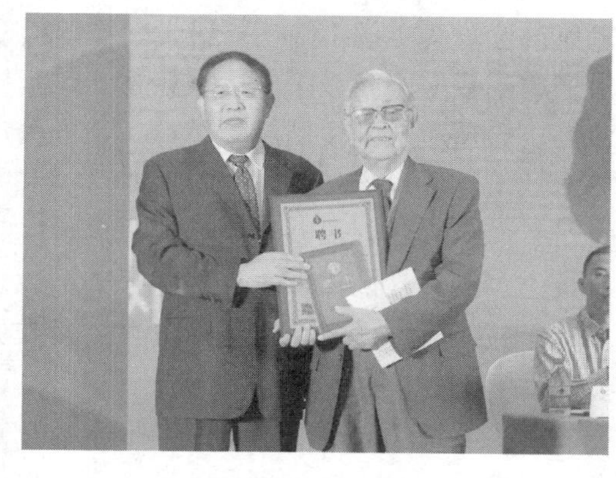

孙燕院士担任精准医疗分会名誉主席

刘维林会长为孙燕院士颁发精准医疗分会名誉主席聘书。孙燕院士进行了开幕致辞，与大家分享了多年来中国肿瘤内科学的发展历程，并对精准医疗时代的发展寄予了期望，他希望大家齐心协力拼搏、传承、创新，为我国肿瘤医疗事业做出贡献！

孙燕院士对中国老年学和老年医学学会精准医疗分会成立表示热烈的祝贺，并为精准医疗分会题词——“精准医疗、精准健康、传承创新、和谐发展”，充分体现出孙燕院士对自己的学生洪专教授寄予了厚望，对精准医疗分会的未来充满了殷切希望！孙燕院士表示，精准医疗在中国的发展是必要的，精准医疗分会的成立是顺应了时代的发展，他希望精准医疗可以协助完成我国到2030年肿瘤死亡率下降15%的历史使命。同时希望洪专教授能够带领和帮助中青年专家学者一起推动精准医疗的发展，提升精准医学水平，并鼓舞洪专教授支持和振兴中国中西部地区的医疗事业，普及精准医学，将我国精准医疗事业与世界接轨！

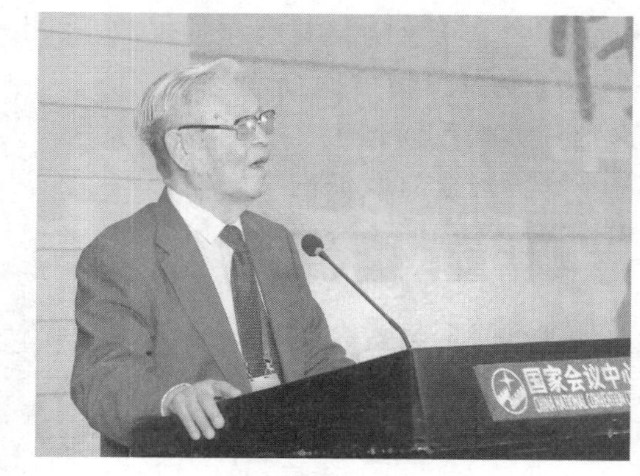

孙燕院士致辞

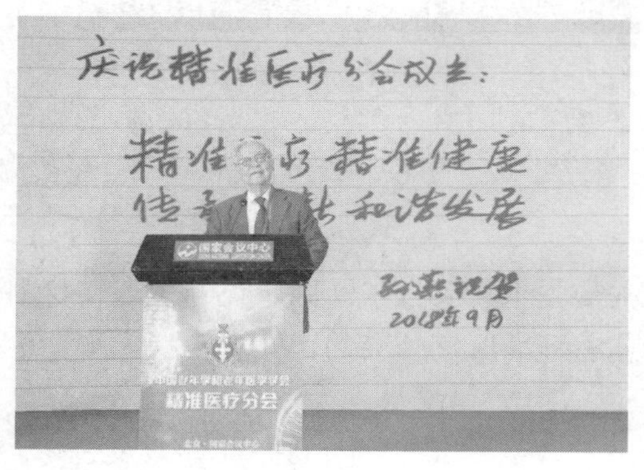

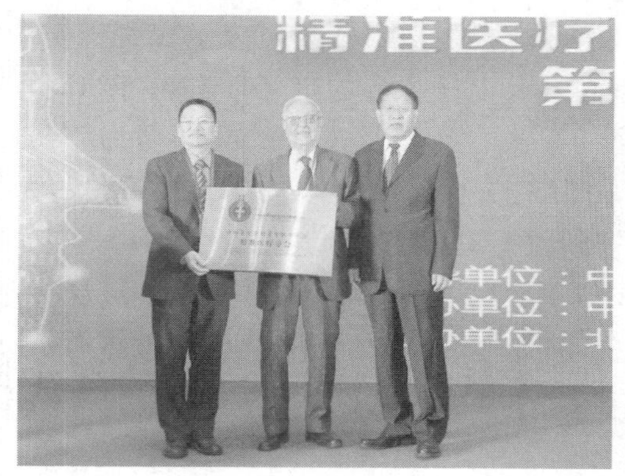

刘维林会长为美国 UCSD 外科学教授、PDOX 科学家霍夫曼教授颁发专家指导委员会名誉主席聘书。霍夫曼教授表示很荣幸能够担任中国老年学和老年医学学会精准医疗分会名誉主席，希望学会的发展越来越好，精准医疗能够更好地造福人类。

开幕式上，中国老年学和老年医学学会秘书长翟静娴宣读了精准医疗分会成立批文，主任委员、总干事的任命及预备会议决议，同时进行会议表决。经表决，全票通过精准医疗分会成立，同时任命洪专教授为主任委员，夏法霖教授为总干事。孙燕院士和刘维林会长为洪专教授授牌并颁发精准医疗分会主任委员聘书。刘维林会长和翟静娴秘书长共同为总干事夏法霖颁发聘书。

洪专教授发表就任演讲，同时宣读特聘专家名单：赵平教授、罗兰教授、殷志敏教授。刘维林会长、果吉尔锑副所长和洪专教授共同为特聘专家颁发聘书。

洪专教授首先感谢了恩师孙燕院士对自己的教导，对孙燕院士在肿瘤领域做出的突出贡献表示崇高的敬意。并表示，很高兴能够跟大家一起相聚在北京，共同见证中国精准医疗事业的历史时刻，对出席本次大会的领导和国内外的专家学者的到来表示衷心的感谢。感谢国家和大家的信任，担任精准医疗分会的主任委员。本届精准医疗大会是国家级的精准医疗盛会，必将成为中国精准医疗的里程碑事件。希望通过次大会能够碰撞出创新的火花，构建高端的学术科研平台，带领和培养中青年专家，团结协作，带动中西部地区的医疗科技发展，推动精准医疗在中国的落地，探索有中国特色的精准医疗的规范化标准，制定中国精准医疗学科指南。精准医疗事业任重而道远，我们将不辱使命，不辜负国家对我们的期望，推动中国精准医疗事业，为健康中国事业而奋斗！

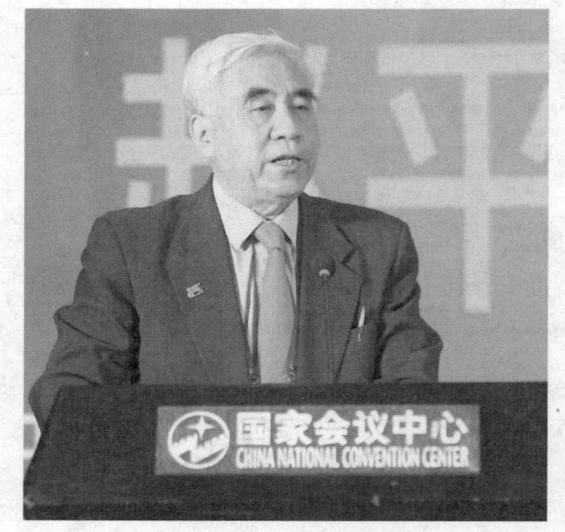

赵平理事长

赵平理事长、果吉尔锑副所长、杨宇飞教授、罗兰教授分别致辞。夏法霖总干事宣读了江苏省人民政府原副省长王荣炳的贺信，各位领导及专家对中国老年学和老年学会精准医疗分会的成立及洪专教授当选主任委员表示祝贺！相信在洪专主任委员的带领下，在各位副主任委员、常委及委员的共同努力下，精准医疗分会将会有越来越好的发展！

（二）启动仪式

孙燕院士、牛青山副主席、刘维林会长、霍夫曼先生、果吉尔锑副所长、翟静娴秘书长、杨宇飞教授和洪专教授共同点亮启动台，标志着精准医疗分会的正式启动！未来，中国医学工作者将会在精准医疗领域迸发出无限能量，闪耀世界！

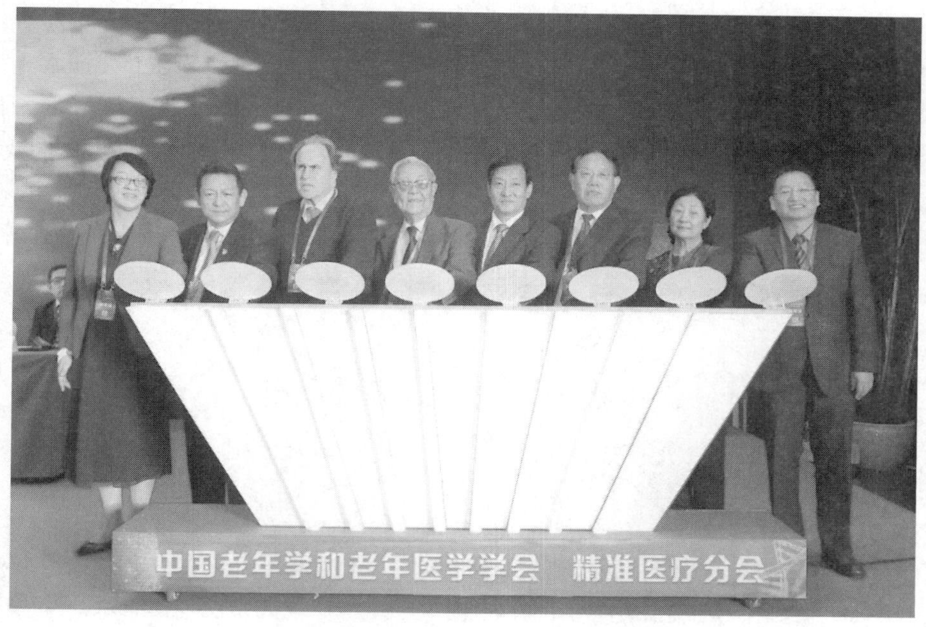

（三）颁奖仪式

中国老年学和老年医学学会精准医疗分会的成立，得到了中国老年学和老年医学学会各位领导的大力支持，同时也受到了很多专家们的支持与帮助。致辞成立大会的契机，学会特向为精准医疗做出突出贡献的人士颁奖。

孙燕院士、赵平理事长、刘维林会长荣获中国精准医疗事业杰出贡献奖；洪专教授荣获中国精准医疗事业突出贡献奖；杨宇飞教授、刘云鹏教授、高蓓莉教授荣获中国老年学和老年医学学会精准医疗分会组织贡献奖；秦竹主任、王明主任荣获中国老年学和老年医学学会精准医疗分会特殊贡献奖；夏法霖总干事、王琪副总干事、梁艳春干事荣获中国老年学和老年医学学会精准医疗分会辛勤贡献奖。

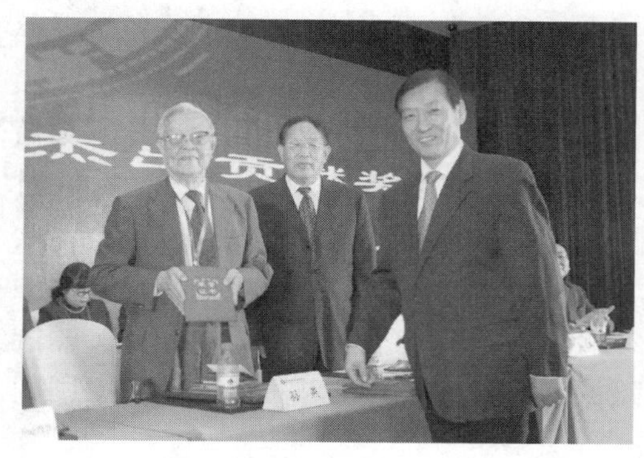

杰出贡献奖

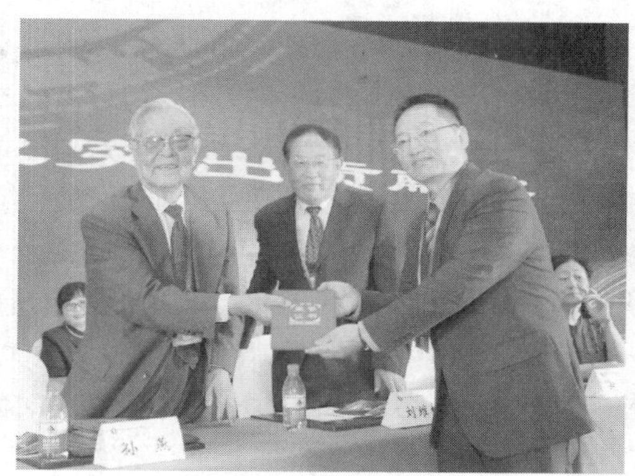

突出贡献奖

同时，与会嘉宾与领导为第一批精准医疗分会副主任委员、常委、委员颁发了聘书。

精准医疗是通过基因组、蛋白质组等组学技术和医学前沿技术，对于大样本人群与特定疾病类型进行生物标志物的分析与鉴定、验证与应用，从而最终实现对于疾病和特定患者进行个性化精准治疗的目的，提高疾病诊治与预防的效益。中国老年学和老年医学学会精准医疗分会的成立，定会促进我国精准医疗的发展，提升精准医疗水平！

（原载：医悦汇 2018－09－18，自“健康界”下载）

CGCC 2018 传承　创新　合作　共赢
——第十三届全国胃癌学术会议在京隆重召开

6月15日～17日，第十三届全国胃癌学术会议（CGCC2018）在北京国家会议中心隆重召开。本届大会由中国抗癌协会、中国抗癌协会胃癌专业委员会（CGCA）主办，北京抗癌协会、北京大学肿瘤医院承办。本届大会的主题是“传承，创新，合作，共赢”。大会主席由国际胃癌学会主席、中国抗癌协会副理事长、北京大学肿瘤医院院长季加孚教授担任。

中国工程院院士、中国医学科学院肿瘤医院孙燕院士，中国工程院院士、中国抗癌协会副理事长、北京大学常务副校长詹启敏院士，中国抗癌协会副理事长、哈尔滨医科大学附属肿瘤医院张岂凡教授，中国医师协会外科医师分会会长、北京大学人民医院王杉教授，中国抗癌协会胃癌专业委员会历任主任委员朱正纲教授、季加孚教授、徐惠绵教授，以及日本的 Hitoshi Katai 教授，韩国的 Han-Kwang Yang 教授等诸多嘉宾出席了会议。北京大学肿瘤医院的李子禹教授主持了大会开幕式。

大会吸引了国内外专家学者1700余人参加，共收到摘要投稿430篇，经审稿委员会前期评审，最终有41篇在现场进行口头报告交流，146篇进行壁报展示交流。经现场评委会打分，最终评选出10篇最佳口头报告、10篇最佳壁报。两天半的学术日程，27个专题分会场，涵盖了胃癌防治基础研究、预防与筛查、诊断和治疗以及康复、护理等各个专业领域。

大会主席季加孚教授在开幕式致辞中表示，中国抗癌协会胃癌专业委员会不知不觉悄悄走过了40年，这40年见证了在座的所有专家为中国胃癌防治事业所作出的成就。在过去的40年，有几代专家投身于胃癌防控及治疗过程中，我们不能忘记他们所做出的贡献，我们今天所取得的所有成绩是站在他们的肩膀上，是踩着他们的脚印走过来的。此外，中国胃癌防治事业的发展在得到国际友人的支持和帮助的同时，近些年来，无论是在肿瘤的预防、规范化治疗还是指南的形成等方面，也都积极为全球胃癌防治工作贡献了中国的力量。

作为中国肿瘤内科事业的创始人和开拓者之一，已近90岁高龄的孙燕院士出席会议并作了精彩致辞。“与发达国家相比，胃癌是我们发展中国家常见的癌种之一。目前我国胃癌诊疗快速发展，新药更新速度很快，我们需紧跟大时代的步伐，在国际会议上与亚洲同道尤其是日本、韩国等同道加强交流，相互合作，在胃癌的防治和治疗上贡献自己的力量。”

孙燕院士在致辞中表示，2011～2014 年我国癌症的整体生存率从 30% 提高到了 40.5%。对于胃癌这一中国特色肿瘤，他希望未来能够在分子生物学研究及治疗，以及胃癌预防方面做出我们突出的贡献。

詹启敏院士在开幕式致辞中表示，“健康中国 2030 发展规划”，今年“两会”政府工作报告特别把肿瘤提出来，作为健康领域要解决的一个重要的难题。目前在我国发病前 5 位的肿瘤中，消化道肿瘤占据了 4 个。谈及胃癌的防治，詹院士表示要针对现在的需求，把前沿科技创新手段引入到胃癌防治工作中，同时要结合国内已有资源和国内外合作来推进胃癌防治工作，提高胃癌患者 5 年生存率，为“健康中国”建设做出贡献，更好地为国际胃癌防治工作做出中国的贡献。

王杉教授在致辞中表示，40 年对于一个行业学术组织而言正是风华正茂、青春四溢的少年。40 多年来，作为一名外科大夫，他见证了中国抗癌协会胃癌专业委员会逐渐发展壮大的过程，近些年特别是在朱正纲教授和季加孚教授担任主任委员期间，他有幸参与了其中的学术合作和一系列研究，见证了中国抗癌协会胃癌专业委员会引领我国胃癌诊疗、预防和研究工作的发展。他坚信，在大数据、个体化和精准医疗时代，我们将为胃癌的诊疗做出中国人自己的贡献。

大会共同主席、中国抗癌协会胃癌专业委员会主任委员徐惠绵教授在致辞中表示，40 年来，我国胃癌防治工作取得了长足进步，但我国胃癌防治工作仍有很大发展空间。在他看来，目前胃癌防治工作中面临的突出问题：一是早期胃癌检出率低，这已成为制约我国胃癌防治水平的核心问题；二是规范化诊疗在不同城市之间发展不平衡，进展期胃癌 5 年生存率亟待大力提高。

主会场上，詹启敏院士作了“健康中国发展背景下的科技创新”主题报告。据詹院士介绍，目前我国的医学科技创新严重不足，临床药物 95% 最初专利来自国外，大型医疗装备 95% 由国外进口，临床标准规范指南 95% 借鉴国外。报告中，詹院士对科技创新促进医学进步在药物研发、临床应用、临床技术及临床实践变革等方面的体现，以及医学创新的前沿学科作了重点介绍。在他看来，精准是医学发展的必然要求，拥有生物样本资源意味着掌握了医学科技主动权，占据了医学竞争制高点。

大会主席季加孚教授围绕“新时代胃癌诊疗的挑战与使命”的主题作了精彩报告。在他看来，2017～2018 年是胃癌诊疗变革的一年，新时代胃癌诊疗趋势主要体现在术前治疗、治疗方案细分、免疫治疗带来新机遇、强调合作和重视差异等方面。

中国抗癌协会胃癌专业委员会秘书长、北京大学肿瘤医院副院长沈琳教授作了“胃癌药物精准治疗难题与探索”的主题报告。沈教授在报告中指出，精准靶向治疗是实现胃癌治疗水平突破的关键，新平台与技术是实现精准治疗的前提，筛选适宜群体和准确的标志物是成功的关键，同时她也强调了前瞻性临床试验资料的积累与完整性非常重要，并提到了免疫治疗中标志物、肠道微生态，以及多学科交叉、科学家参与等议题。

韩国的 Han-Kwang Yang 教授、日本的 Hitoshi Katai 教授也在主会场上作了精彩报告。

本次大会梳理了中国胃癌防治领域最新成果及进展，针对当今国内外胃癌的临床研究、基础与转化研究、姑息康复治疗、临床护理等领域的热点和难点问题，邀请了国内外著名专家学者作专题报告，并设立了27个专题分会场，举办了多学科交流、临床研究进展等专题讨论。本届大会亮点繁多，精彩纷呈，将对我国胃癌防治事业整体水平的提高起到积极的促进作用，可谓是我国胃癌研究从高点到高峰迈进的一次学术盛会。

（来源：北京大学肿瘤医院网站，2018－06－20）

中华医学会第十五次全国放疗年会开幕：认识新时代，开启新理念，拥抱新机遇，开创新实践

中华医学会第十五次全国放射肿瘤治疗学学术会议（CSTRO）于2018年11月9日上午在杭州国际博览中心召开，会议为期3天，期间同步召开中美放射肿瘤协会研讨会（SANTRO）。本次大会注册人数超过2000人，论文投稿共1445篇，均创历史新高。

会议开幕式由浙江省肿瘤医院副院长陈明教授主持，国家癌症中心副主任、中华医学会放射肿瘤治疗学分会主任委员王绿化教授，中华医学会纪委书记顾法明和浙江省医学会秘书长骆华伟分别致欢迎词。

开幕式后，中山大学肿瘤防治中心邓小武教授、中国人民解放军空军总医院夏廷毅教授和山东省肿瘤防治研究院李宝生教授主持了主会场专题发言。

中国工程院院士、山东省肿瘤医院于金明教授做了题为“肺癌放射免疫进展”的演讲，介绍了肺癌放疗联合免疫治疗的进展和发展趋势。于院士表示，放疗可直接杀伤肿瘤细胞，免疫治疗则通过改变肿瘤微环境杀灭肿瘤细胞，将放疗与免疫治疗联合应用可增强对肿瘤的杀灭作用，也是未来的发展趋势。但当前放疗联合免疫治疗也面临一些挑战，如放疗剂量与分割的选择、免疫指标的检测、放疗与免疫治疗的顺序、照射靶区的选择，以及激素抗生素的影响等。

中华医学会放射肿瘤治疗学分会主任委员王主委做了题为“21世纪的放射肿瘤学——新时代、新理念、新实践”的演讲。王主委首先介绍了当前癌症治疗的新进展，如早诊早治理念的普及和技术进步、外科技术进步与微创治疗、生命科学新发现带来的药物治疗的革命性转变、放疗技术的大幅进步、不断涌现发展的治疗新技术，以及大数据和人工智能的应用等。新的时代特点也催生了肿瘤治疗模式和学科发展的新理念和临床治疗的新实践。王主委还鼓励放疗医生走自己的路、做最好的自己，力争成为一名兼具临床研究、基础研究、人群研究、知识转化和转化研究综合能力的卓越的临床科学家。国家卫健委最新出台的配置政策在2018～2020年期间规划了200余台甲类大型医用设备和1000余台乙类大型医用设备，包括质子治疗设备10台，放射治疗领域将拥有光明的前景。王主

委最后总结说，我们应认识新时代、开启新理念、拥抱新机遇并且开创新实践。

美国放射肿瘤学协会（ASTRO）主席 Theodore L. Deweese 教授做了题为“雄激素受体与前列腺癌：DNA 链断裂在前列腺癌治疗中的应用”的演讲。他首先表达了 CSTRO 和 ASTRO 在教育、学术交流、指南制订和放射肿瘤学倡导等方面进行合作的深切愿望。在接下来的演讲中，Deweese 教授探讨了前列腺癌激素与放疗联合治疗的生物学机制。Deweese 教授表示，睾丸酮或氟他胺联合放疗可增加 DNA 链断裂的数量，睾丸酮或氟他胺与放疗联合治疗后进行雄激素剥夺治疗（ADT）能够杀灭更多前列腺癌细胞并获得更好的肿瘤控制率。这些数据为研究激素治疗联合放疗治疗前列腺癌提供了新的依据，并且患者可能不必再接受长期的雄激素剥夺治疗。

截至发稿时，大会各分会场仍在火热进行中，更多精彩敬请期待。

（质子中国 现场报道）

肿瘤放疗领域取得新进展

◎国家癌症中心副主任王绿化：早预防、早发现、早治疗

◎中国工程院院士于金明：放疗从传统到精确，再到精准

◎浙江省肿瘤医院副院长陈明：癌症是可预防、可治疗，也可治愈的

◎美国 M. D. 安德森癌症中心终身教授廖仲星：很多癌症就是慢性病

（一）今天我们还会谈癌色变吗？其实，癌症没那么可怕

今年的诺贝尔生理学或医学奖，颁发给了两位癌症免疫治疗研究的科学家。这两位科学家的研究不再只盯着癌细胞，而是着力于研究人体免疫系统检查点疗法。

11 月 8 日 ~11 月 11 日，在杭州国际博览中心召开的中华医学会第十五次全国放射肿瘤治疗学年会（CSTRO）学术会议上，免疫治疗也成为学术热点，放射治疗与免疫治疗相结合，是癌症治疗的新方向。

4 天里，近 3000 名国内外相关专家、学者和同道相聚一堂，一起交流和展示各自相关领域所取得的成绩，展望放射肿瘤学发展前景。会议期间同步召开 2018 年中美放射肿瘤协会（SANTRO）研讨会。

（二）癌症要早预防、早发现、早治疗

1cm 的肿瘤和 5cm 的肿瘤，治疗方法当然不一样，患者生存率也不一样。肿瘤发现得越早，接受治疗的时间越早，其治愈的概率就越大。对于癌症，最重要的是早预防、早发现、早治疗。

本次大会主席、中华医学会放射肿瘤学分会主任委员、国家癌症中心副主任、中国医学科学院肿瘤医院副院长王绿化说：“我们要从各方面提高公众对肿瘤的防控意识。”现在癌症很多是可治之症，但仍需很多努力。

据 2017 年最新统计，我国年新发癌症患者 380 多万，229 万人死于肿瘤。发病绝对人数在增长，不过考虑到人口老龄化、人均寿命延长等因素，发病率还算稳定。“大家无需谈癌色变”，还是要从根本上预防和发现肿瘤，养成良好的生活习惯同时，每年可以为自

己做一次防癌体检。

（二）从传统放疗到精准放疗——“杀死那只鸟，不用照射鸟笼”

中国工程院院士、山东省医学科学院名誉院长、山东省肿瘤医院院长于金明谈到目前放疗领域的新进展：“我们已从传统放疗，到精确放疗，到今天，形成了精准放疗的理念。”

打个比方，传统放疗要想杀死一只鸟，因为精度不够，只能连同鸟笼子一起照射。对患者来讲，损伤很大，疗效差。到了精确放疗年代，可以直接瞄准那只鸟；到了精准放疗时代，就可以集中于鸟的要害了。

于院士说，外科手术中有微创，有些患者今天来、明天就能出院，现在精准放疗也能做到这样，甚至超越。比如，针对早期非小细胞肺癌，患者来医院后，通过定位、计划、治疗、验证，几个小时后，做完放疗，患者就能出院，这已经实现。

于院士提出，放疗和其他学科是需要融合的，不能故步自封。

（三）早期肺癌放射治疗进展：立体定向放射外科，不用住院，一周内可完成

“很多癌症是可治愈的。”中华医学会放射肿瘤学分会秘书长、浙江省肿瘤医院副院长陈明教授说，根据最新统计，我国癌症治愈率达到了40%左右，“因此，谈癌色变是一个非常陈旧的观念”。

“癌症一定是具备可预防、可治疗、可治愈前景的，40%这个比例还会继续提高”，当然，彻底攻克癌症，任重而道远。

陈教授对肺癌和食管癌的诊断、放疗和综合治疗有深入研究，是我国研究和推广胸部放疗新技术的代表人物之一。陈教授说，传统上，早期肺癌主要依赖于手术，手术治愈率很高，可达70%～80%。近年来，放疗水平发展迅速，立体定向放射治疗早期肺癌，已可达到与外科相似的疗效。在浙江省肿瘤医院，这项新技术已治疗500多位肺癌患者，早期肺癌的局部控制达到89%，3年生存率84%，可以说，不比手术逊色。“不用全麻、不用开刀、创伤小，治疗次数个位数，患者可以在家里，一天来治疗一次就可以了。”

局部晚期肺癌，是指失去手术机会但还未出现转移的类型，是放射治疗的主要对象，以放射治疗为主，配合各种药物。“近年来，免疫靶向药物和放射治疗的联合，展示出广阔的前景。”

（四）放疗不再是局部治疗手段，癌症Ⅳ期患者也能放疗

此次会议邀请到了美国M. D. 安德森癌症中心（M. D. Anderson Cancer Center）终身教授廖仲星。M. D. 安德森癌症中心是世界知名的肿瘤专科医院，也是世界一流水准的癌症诊治和研究中心。

作为M. D. 安德森癌症中心放疗科临床副主任、临床科研代理主任，廖教授说，此次大会报告的是放疗界最前沿的学术成果，“中国放疗理念与美国很接近”。

对于放疗界的最新进展，廖教授说，目前放疗对于Ⅳ期的癌症也能够延长生存，这是一个新发现。以前，“放疗只是局部治疗手段，不是全身治疗”，癌症Ⅳ期时“已经转移全身”，是没法放疗的。但现在这一观念变了。

“晚期癌症患者通过放疗、靶向、免疫等治疗，许多患者可以活到4年以上，而以前只有几个月，这是之前无法想象的。”

这也进一步表明，“很多癌症就是个慢性病”，所以要慢慢让身体免疫机制恢复过来，用适当的方法激励人体的免疫机制，延长生命，最后将癌症转化到“缓慢的、共存的状态”。

随着精准医疗备受各界关注，廖教授认为，“肿瘤也要精准，放疗也要精准”，“用靶向治疗，联合放疗、化疗、免疫治疗，要全方位地结合起来”。

（原创：ProtonCN 质子中国，来源：《都市快报》　作者：见习记者 张煜锌 通讯员 方临明 王屹峰）

相关链接

高献书教授团队获第十五次全国放射肿瘤治疗学年会优秀论文一等奖

日前，北京大学第一医院放射治疗科高献书教授团队的研究“前列腺癌根治术后放射治疗剂量学的随机对照Ⅲ期临床研究的中期结果”获得第十五次全国放射肿瘤治疗学年会优秀论文一等奖，研究成果在学术年会上由放射治疗科亓昕主治医师做口头汇报。

前列腺癌根治术后具有高危复发因素的患者，术后放射治疗较观察等待可有明确生存获益，因此现行指南均推荐具有术后高危因素的患者行术后放射治疗，但是目前尚无最佳剂量的前瞻性随机对照研究数据。本研究前瞻性入组前列腺癌根治术后具有病理高危因素或生化失败的患者，比较常规剂量组和相对高剂量放射治疗组的毒副作用和疗效。该研究自2011年由高献书教授团队完成设计，开始入组。本研究还在上月举行的2018年北美放射肿瘤治疗年会中进行口头发言，并获得“Best of Astro”殊荣。

中华医学会第十五次全国放射肿瘤治疗学学术年会于11月9日~11日在杭州举行。本届大会邀请国内外数百名放射治疗领域的专家，设置分会场达33余场。

高献书教授担任了本次年会泌尿系肿瘤专场的主席，为促进参会人员学习最新研究进展，策划并招集国内6家医疗机构的泌尿肿瘤MDT团队，围绕前列腺癌术后治疗存在争议的三大问题进行正反方辩论，内容包括术后放射治疗时机、盆腔预防照射、术后内分泌治疗。这种形式新颖的学术讨论，激发了大家交流碰撞的热情和兴趣。

放射治疗在前列腺癌治疗中作用十分重要。放射治疗既可以作为前列腺癌的根治性治疗方法之一，也可以是前列腺癌术后重要的辅助治疗方法。近年来研究发现，对于前列腺癌寡转移患者，放射治疗与内分泌治疗+/-化疗联合使用也可以明显改善患者预后。近年来，放射治疗科高献书教授依托北大医院在治疗泌尿系肿瘤中的优势，在国内外积极推动以前列腺癌为主的泌尿系肿瘤放射治疗的规范化诊疗及研究。科室参与编写了《中国泌尿外科诊断治疗指南》中前列腺癌放射治疗内容，制定中国《前列腺癌根治性放射治疗靶区勾画共识与争议》。在高献书教授的带领下，放射治疗科还在亚洲地区率先开展“实时超声引导下前列腺癌放射治疗”等国际顶尖技术，在全国首次实行“每日图像引导放射治疗”，以保证每一个前列腺癌患者都能接受精确放射治疗，每天的放射治疗误差控制在1mm以内。目前北大医院放射治疗科前列腺癌治疗已成为国内放射治疗界的“水准原点”。

（北大医院）

（来源：北京大学医学部新闻网，发布日期：2018-11-22）

第九届肿瘤精准放化疗规范暨 2018 年全球肿瘤放疗进展论坛在北京大学肿瘤医院举行

2018 年 11 月 2 日 ~4 日，北京大学肿瘤医院承办的“第九届肿瘤精准放化疗规范暨 2018 全球肿瘤放疗进展论坛”在北京大学肿瘤医院学术报告厅举行，本次会议由北京医学会放射肿瘤治疗学分会、北京医师协会放射治疗专科医师（技师）分会、北京抗癌协会肿瘤放疗专业委员会、北京大学医学部放射肿瘤学系联合主办。北京大学肿瘤医院党委书记、中国淋巴瘤联盟主任委员朱军教授，北京协和医院放疗科主任、北京医学会放射肿瘤治疗学分会主任委员张福泉教授，山东省肿瘤医院副院长、中国医师协会放射肿瘤学分会候任主任委员李宝生教授应邀参会，并在大会上致词。放疗界老一辈专家，中国医学科学院肿瘤医院首席专家殷蔚伯教授、余子豪教授、徐国镇教授，北京大学医学部放射肿瘤学系终身名誉教授申文江教授等也都应邀参加了本次学术会议，并出席了《头颈部肿瘤放疗规范和靶区定义》新书发布仪式。北京大学肿瘤医院放疗科主任王维虎教授担任本次大会执行主席。

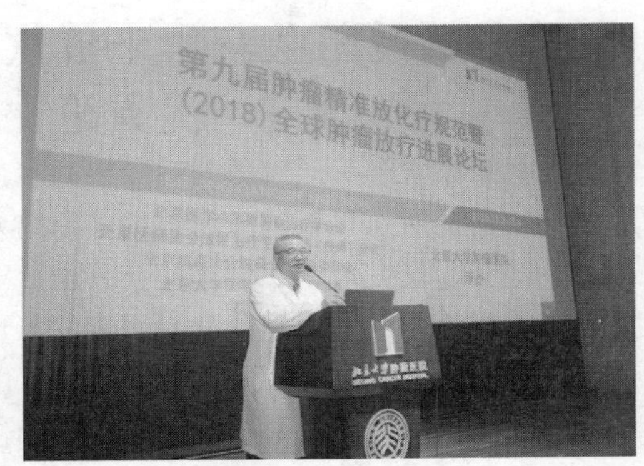

朱军教授

本次学术论坛举办时间仍选在美国肿瘤放射治疗学会（ASTRO）年会落幕后不久，被大家称为“ASTRO 会后会”。本次论坛会议内容全面多样，除了继续及时传递并全面评述 2018 年全球范围内肿瘤放疗相关的进展，还特别就一些常见肿瘤的临床实践方面进行了深入探讨。大会有两大亮点：一是涉及的内容广而深，不只着眼于 ASTRO 会议的内容，还将美国肿瘤年会、欧洲放疗年会、世界肺癌大会等有关肿瘤精准放疗和综合治疗的最新进展进行了归纳总结和深化拓展；二是新增了中青年放疗医师口咽癌靶区勾画专题研讨，并邀请国内放疗专家共同探讨口咽癌靶区勾画并做出精彩点评。

来自全国的专家教授齐聚一堂，积极参与并讨论了肿瘤放疗的规范化培训策略，并就肿瘤放疗领域的前沿问题进行了深入探讨，囊括了放疗临床、放射物理、放射生物、放疗与免疫治疗、放疗基础研究等各个方面。

中青年医师口咽癌靶区勾画专题研讨是本次论坛的最大亮点。参加研讨的选手及点评专家均由国内擅长头颈肿瘤治疗的单位选派产生。该口咽癌患者的临床资料由北京大学肿瘤医院负责提供，根据规则，选手们先提前独立在瓦里安治疗计划系统中勾画靶区，然后在会上展示其勾画的靶区并说明理由，其后有“专家提问，选手答辩”环节，最后由各位专家进行点评，就口咽癌靶区勾画的原则和规范达成共识。参加论坛的中青年医师和专家对这种“完全模仿临床实践”的靶区勾画专题研讨形式表现出了极大的兴趣，现场气氛热烈，选手认为这种专题研讨形式不仅可学到规范的靶区勾画知识，还能提高了自身应变能力。

此外，在论坛举办期间，还举行了《头颈部肿瘤放疗规范和靶区定义》的新书发布仪式，并由孙艳教授代表科室向四川 512 地震灾区什邡市人民医院肿瘤科李智医生赠送了样书，体现了科室与兄弟单位手拉手，心连心，相互学习，共同进步的理念。

明年我们还将继续围绕“肿瘤放疗、综合治疗最新决策依据及临床实践”的主题，传递最新进展，探讨最佳方案，并尽可能寻找新的形式和切入点，力争让每一位参会者都从新颖而又全面的学习中汲取指导临床实践的精华。

（撰稿人：肖绍文　赵　丹，来源：北京大学肿瘤医院网站）

2018 北京头颈肿瘤多学科诊治高峰论坛举行

2018 年 8 月 24 ~ 27 日，由中国医师协会和北京大学肿瘤医院共同主办的“2018 北京头颈肿瘤多学科诊治高峰论坛暨第一届甲状腺癌精准诊治培训班”在北京国际会议中心举行，国内外头颈外科、放疗科和肿瘤内科的多位知名专家出席会议并做精彩演讲。北京大学肿瘤医院头颈外科主任张彬教授担任大会主席，北京大学医学部主任詹启敏院士，国家口腔疾病临床医学研究中心主任张志愿院士，北京大学肿瘤医院院长季加孚教授，美国约翰·霍普金斯大学医学院甲状腺肿瘤中心主任 Mingzhao Xing 教授，韩国延世大学甲状腺 - 头颈肿瘤外科主任 Yoon Woo Kon 教授，中国医师协会肿瘤医师分会会长石远凯教授，中国抗癌协会头颈肿瘤专业委员会主任委员高明教授等作为特邀嘉宾出席会议。

头颈部肿瘤约占全身恶性肿瘤的 5%，包括呼吸道、消化道入口以及多个内、外分泌腺体，涉及耳鼻咽喉、口腔颌面和颈部、甲状腺等多个学科，病种多种多样，治疗也相对困难。除了手术以外，放疗、化疗、靶向治疗等多种治疗方法相结合是目前发展的趋势。

在本次头颈肿瘤多学科诊治高峰论坛会议上，中国医师协会肿瘤医师分会头颈肿瘤专业委员会同时成立。该协会集合了外科、放疗科和肿瘤内科等多个专业的顶尖专家，旨在发扬多学科融合优势，在头颈肿瘤诊疗方面取得突破。

本次论坛设立多个分会场，各专业的嘉宾对典型病例展开讨论，各抒己见，充分交流，使头颈肿瘤的治疗趋向规范统一。

在头颈部众多肿瘤性疾病中，甲状腺癌是发病率增长最快的恶性肿瘤。特别是随着体检的普及，甲状腺结节被大量发现，各级医院诊疗理念不同，亟待规范。在本次论坛会议上，第一届甲状腺癌精准诊治培训班同期举办。国内外该领域专家在甲状腺结节的超声诊断、穿刺活检、各种手术方式的选择以及术后并发症防治方面分享了自己的经验。在第三天的手术直播演示中，更为参会同行展示了精湛的手术技艺。从理论到实践的展示使参会者得到更多的收获。

（北京大学肿瘤医院头颈外科）

（来源：北京大学医学部新闻网，发布日期：2018－08－28）

重庆北碚队列结直肠癌高危因素研究启动培训会在北碚举行

2018 年 12 月 21 日，由中国癌症基金会主办，重庆大学附属肿瘤医院承办的“重庆北碚队列结直肠癌高危因素研究启动培训会”在重庆市北碚区疾控中心举行。本研究以前期在重庆市北碚区开展的“中国城市肿瘤防控体系建设的合作研究”的基线人群为基础，通过结直肠癌风险预测模型筛选高危人群，确定朝阳等 7 个社区为筛查对象。中国癌症基金会理事长赵平出席会议并讲话，重庆大学附属肿瘤医院副院长张维、重庆市第九人民医院院长阳光、北碚区卫计委副主任梁进、杭州诺辉健康科技有限公司 CEO 朱叶青到会致辞。

担任本次培训的教员有：项目专家指导委员会副组长、国家癌症中心重点实验室研究员赵晓航，项目执行办公室副主任、国家癌症中心肿瘤登记办公室研究员邹小农，项目执行办公室成员、重庆大学附属肿瘤医院肿瘤防治办公室副主任、主治医师何美和流行病学室主任、主治医师雷海科，项目办公室成员、中华预防医学会肿瘤预防与控制专业委员会办公室主任裴力峰，重庆市第九人民医院主任医师王丹。实施项目任务的社区、医疗卫生机构和组织协调单位，包括北碚 7 个社区（朝阳、天生、北泉、静观、东阳、歇马、蔡家）、北碚区疾控中心、重庆市第九人民医院和北碚区卫计委，共 70 余名医务工作者和业务骨干参加培训。

培训班采取理论培训和操作实践、现场教学和提问解答等多种形式，重点进行项目背景和安排、项目流程、筛查产品使用、入户检测实习及数据规范等相关内容的讲解和培训。专家们细心讲解、课堂互动交流、气氛活跃。学员们学习认真、听课聚精会神、提问切中要害、操作仔细严谨。整个过程，教学严谨求实、学员思考互动。会议完成预订计划，达到预期目标，取得圆满成功。

重庆北碚队列研究是在重庆大学附属肿瘤医院、北碚区疾控中心、北碚卫计委、重庆市第九人民医院和杭州诺辉健康科技有限公司的支持与配合下，中国癌症基金会 2018 年启动的一项肿瘤防控现场研究。本次培训的圆满成功预示本项目顺利启动，将为提高结直肠癌的早诊率和治愈率，保护人民群众的身心健康和健康中国提供科学依据和有力支持！

（来源：中国癌症基金会网站）

第十五届全国大肠癌学术会议召开

2018 年 10 月 26 日 ~28 日，大肠癌领域一年一度的学术盛会，由中国抗癌协会大肠癌专业委员会主办，河北省抗癌协会、河北省临床肿瘤学会、河北医科大学第四医院承办的第十五届全国大肠癌学术会议在石家庄隆重召开。河北省卫计委、河北医科大学、河北医科大学第四医院的领导应邀出席了会议。中国抗癌协会大肠癌专业委员会主任委员、北京大学肿瘤医院教授、北京大学首钢医院院长顾晋担任大会主席并致辞。

本次会议内容丰富，形式新颖，分为院士讲坛、国际讲坛、大家讲坛等环节；不仅中国抗癌协会大肠癌专委会历任、现任和候任主任委员齐聚石家庄参会，而且汇聚了国内外众多结直肠癌领域的多学科著名专家，吸引了近 1500 名医生参加了会议。

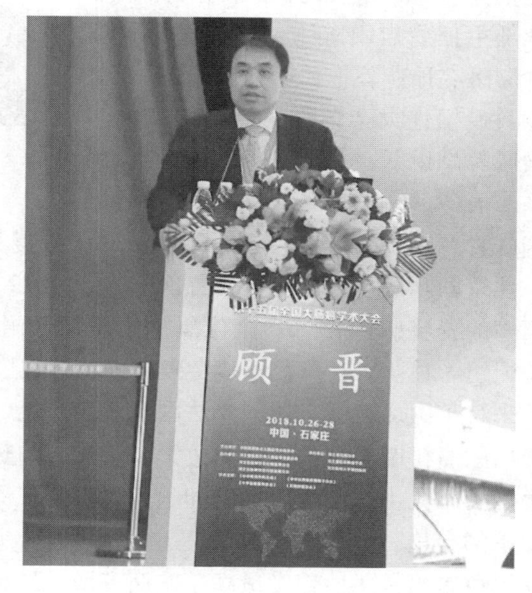

会上，顾晋教授做了题为“整体提高中国结直肠癌诊疗水平的策略与思考”的专题报告。海内外的专家也通过精彩专题演讲，分享了结直肠癌在早期诊断、外科手术、药物化疗、分子靶向治疗、生物治疗、放射治疗等各个领域的进展；通过聆听探讨结直肠癌最新治疗的热点及难点问题，激发了与会者的共鸣以及对领域的思考；世界知名学者也分别分享了前沿学术资讯，为与会者带来了疾病诊治的国际视角。

“大肠癌作为我国最常见的恶性肿瘤之一，一直受到广泛的关注”，顾晋教授介绍，“学会将继续围绕学术开展、合作研究、推广规范、加强规范化诊疗、多学科合作等方面开展工作，为人民群众的健康带来福祉，为健康中国战略的建设做出新的贡献。”毋庸置疑，本次大会通过国际国内的学术交流和经验分享，对推进我国结直肠癌诊治整体水平的提升将会起到积极的促进作用。

（北京大学首钢医院宣教中心　刘金良）

（来源：北京大学医学部新闻网，发布日期：2018 - 10 - 31）

2018 第四届北京黑色素瘤国际研讨会在京举行

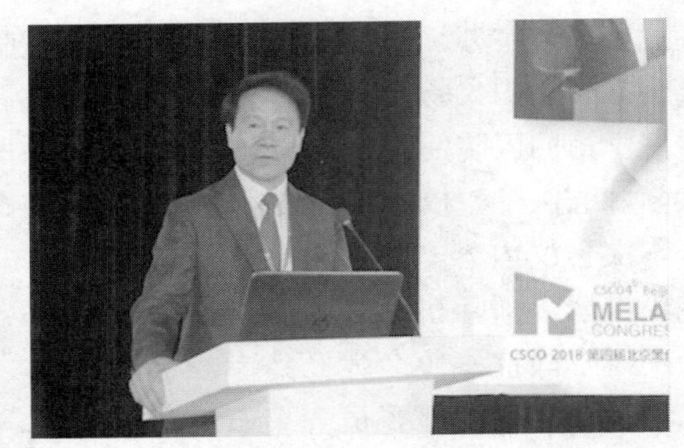

詹启敏发言

2018 年 8 月 25 日 ~26 日，一场黑色素瘤国际盛会——由北京大学肿瘤医院和 CSCO 黑色素瘤专家委员会主办的 2018 第四届北京黑色素瘤国际研讨会在京举行，来自全国各地的 600 余位医学同道前来参会。北京大学常务副校长、医学部主任詹启敏院士，中国医学科学院肿瘤医院孙燕院士，CSCO 副理事长秦叔逵教授担任大会荣誉主席，北京大学肿瘤医院副院长、中国临床肿瘤学会黑色素瘤专家委员会主任委员郭军教授、美国麻省总医院癌症中心 Keith T. Flaherty 教授共同担任大会主席。

北京国际黑色素瘤研讨会首次会议于 2012 年举办，迄今已连续举办三届。在这场黑色素瘤的饕餮盛宴上，20 余位黑色素瘤领域国际级顶尖专家齐聚一堂，包括国际黑色素瘤基因组学奠基人、黑色素瘤免疫靶向治疗研究的领军者、全球黑色素瘤辅助治疗的奠基人。来自美国、希腊、德国、法国、澳大利亚、中国台湾、新加坡等国家和地区的专家们与国内肿瘤科医生共同探讨黑色素瘤治疗中的热点和焦点话题。会议为国内外广大的从事黑色素瘤相关工作的临床医生和学者提供了广泛交流的平台，已成为国内黑色素瘤领域最高水平的会议。

黑色素瘤是恶性程度最高、发病率增长最迅速的肿瘤之一。过去，黑色素瘤基本上没有有效的治疗方法，传统意义上的化疗、放疗有效率非常低，化疗单药总体有效率小于 10%。近年来，黑色素瘤的临床治疗方面取得了数次突破性进展，黑色素瘤已经成为所有恶性肿瘤当中治疗模式变化最快的恶性肿瘤。晚期黑色素瘤的 1 年生存率从 20 世纪 90 年代的 25% ~35% 延长到了如今的 75%，个体化靶向治疗和免疫治疗是其中最关键的突破点。

亚洲人黑色素瘤与西方白种人黑色素瘤发病特点存在较大差异，不能照搬西方经验。北京大学肿瘤医院肾癌黑色素瘤内科是专门针对黑色素瘤患者的内科治疗中心，致力于为黑色素瘤患者提供先进和规范化的治疗，已成为国内乃至亚洲相关领域首屈一指的诊疗中心。自成立以来，在郭军教授的带领下，科室不断推进黑色素瘤个体化治疗，建立中国黑色素瘤的诊疗规范，紧跟国际科研的前沿动态并发展自己的特色，开展多项黑色素瘤的临床试验，推动了新药在中国的上市。不仅黑色素瘤患者，很多其他肿瘤患者都能够从中获益。

亚洲黑色素瘤主要以肢端和黏膜亚型为主，本次会议设立了肢端和黏膜黑色素瘤专场，汇集了中国黑色素瘤领域的专家和学者，展示中国研究的结果，与国外专家共同探讨中国黑色素瘤的未来发展方向。本次会议还设立了MDT讨论，来自美国、德国、澳大利亚、新加坡和中国等多个国家的黑色素瘤专家就中国黑色素瘤患者的典型病例进行深入的探讨，涵盖内科、外科、放疗、病理、影像等多个学科领域的综合意见。这种从理论到实战地展示给参会者带来了更多的收获。

（北京大学肿瘤医院）

（来源：北京大学医学部新闻网，发布日期：2018－08－28）

第十二届全国抗肿瘤药物临床试验GCP培训班在北京召开

2018年6月8日~10日，由国家癌症中心、中国癌症基金会主办，中国医学科学院肿瘤医院承办的第十二届全国抗肿瘤药物临床试验GCP培训班暨国家癌症中心2018年临床试验总结研讨会在中国医学科学院肿瘤医院隆重召开。大会着眼于抗肿瘤药物临床试验领域的热点与难点，与会者包括全国各级医院的机构主任、医生护士和科研人员、各大医药企骨干工作人员，合计700余人参加了本次大会。

大会开幕式由国家癌症中心药物试验临床研究中心（GCP）办公室主任李宁教授主持，中国工程院院士、国家（抗肿瘤）新药临床研究中心主任孙燕教授致欢迎词。孙院士在发言中表示，GCP是医学转化中不可逾越的过程，希望年轻一代从业者能够把握时代脉搏，虚心学习，多做贡献。他回顾了过去20年中国抗肿瘤临床试验的历史发展，并对未来的工作做出了展望（见卷首彩图）。

随后，国家食品药品监督管理局药品审评中心主任许嘉齐教授致辞并在国家政策层面上作了精彩演讲，对中国抗肿瘤临床研究的以往工作予以了肯定，并深度解读了新时代国家抗肿瘤新药临床试验的发展规划。中国医学科学院肿瘤医院石远凯教授、中山大学附属肿瘤医院洪明晃教授、四川大学华西医院梁茂植教授分别就“抗肿瘤药物临床研究的最新进展”“临床试验研究者诚信体系的建立”和“新法规与指导原则体系下临床试验的新要求”主题做了精彩的分享演讲。

大会还邀请了中国医学科学院肿瘤医院、北京协和医院、复旦大学肿瘤医院、中山大学肿瘤医院、北京大学肿瘤医院、军事医学科学院307医院、北京大学第一医院、福建省肿瘤医院、天津市肿瘤医院、深圳医院等29家三甲医院的专家教授做了精彩的专题讨论和主题演讲。就“中心伦理审查的必要性和可行性”“临床试验质控的规范性和稽查要点”“肿瘤临床试验受试者的招募和管理”和“肿瘤临床试验协调员发展模式与方向探讨”等热点话题进行专题讨论；对“生物类似药和肿瘤免疫治疗研究进展”“真实世界研究设计”“临床试验相关常见伦理问题”及“稽查常见问题”等进行分享。

总体而言，本次会议一方面聚焦近年来我国抗肿瘤新药临床研究领域里获得的成果，审视药物临床试验及伦理过程中存在争议的热点、焦点问题，另一方面也为全国同道切磋技艺、百家争鸣提供了交流的平台，更为抗肿瘤药物临床试验的各级从业者提供了一次高水平高质量的专业培训，对强化药物临床试验改革创新的力度，对新药临床试验质量的提高，为提升药物临床试验机构的科研管理水平，对研究者临床研究技术水平的提高，都起到了极其重要的推动作用。

（文/张晓丹）

（来源：《抗癌之窗》2018 年第 3 期）

相关链接

【学术访谈】积极开展抗肿瘤药物临床试验 满足癌症患者需求

临床试验能力的高低也能反映出一所医院的临床科研意识与临床诊疗的规范化水平，同时不要把临床试验仅当作一种学术活动，它同时也是对社会的责任和担当。

“在新药（抗肿瘤）临床研究创新过程中，GCP（药物临床试验质量管理规范）是不可逾越的步骤。而在进行药物临床试验的时候，一定要恪守保证受试者安全与试验科学性的原则，如果两者发生冲突，要将受试者的安全放在第一位。”6 月 9 日，在第 12 届全国抗肿瘤药物临床试验 GCP 培训班上，中国工程院院士、国家癌症中心国家新药（抗肿瘤）临床研究中心主任孙燕表示，药物治疗是肿瘤治疗的重要手段，开发抗肿瘤新药是迫切的临床需求。

国家癌症中心发布的最新癌症数据显示：我国每天约有 1 万人被确诊为癌症，平均每分钟就有 7 人。其中，肺癌仍然是我国发病率与死亡率第一的癌症。

经过十几年的肿瘤防治工作，虽然我国的恶性肿瘤患者 5 年生存率已经从 10 年前的 30. 9% 提升到 40. 5%，但是总体来说，依然与欧美发达国家存在一定差距。

“这就更需要我们积极开展抗肿瘤药物的临床试验，满足癌症患者的需求。”孙燕院士说。

起步晚，发展速度快

所谓的临床试验是指任何在人体（患者或健康志愿者）进行药物的系统性研究，以证实或揭示试验药物的作用、不良反应和（或）试验药物的吸收、分布、代谢和排泄，目的是确定试验药物的疗效与安全性。临床试验一般分为Ⅰ、Ⅱ、Ⅲ、Ⅳ期临床试验和 EAP 临床试验。

“从千百万个化合物中，筛选出理想的化合物进入临床试验，最终形成一种新药上市，大约需要花费 15. 4 亿美元，时间周期为 14 年。”孙燕表示，目前新药研发难度越来越大，速度也逐渐放缓。

但这并不是意味着抗肿瘤药物临床试验的降速。

在中国医学科学院肿瘤医院肿瘤内科副主任医师孙永琨看来，只有让更多的抗肿瘤药物进入临床试验，才能从中筛选出性价比更高的药物，满足临床需求，让患者受益。

孙永琨告诉记者，在欧美等发达国家，几乎所有的肿瘤患者都被纳入到相应的临床研究中（不局限于抗肿瘤药物），促使肿瘤治疗和研究水平不断提高。

“我国的抗肿瘤药物临床试验虽然起步比较晚，但发展速度还是比较快。”孙永琨表示，我国已经完成了多项多中心的Ⅲ期临床试验，并取得了令人满意的成果。比如恩度、埃克替尼、西达苯胺、安罗替尼等抗肿瘤新药的临床研究已经顺利完成，并在国内成功进入临床，为更多的患者带来益处。

必须确保真实性

采访中，孙永琨反复强调了抗肿瘤药物临床试验中的真实性问题。“每一个步骤、细节都需要真实，而不能弄虚作假，特别在具体的执行和操作过程中。”

而就在前不久，中共中央办公厅、国务院办公厅还特意印发了《关于进一步加强科研诚信建设的若干意见》，再次对推进科研诚信制度化建设等方面作出部署。该意见明确提出，建立终身追究制度，依法依规对严重违背科研诚信要求行为实行终身追究。

除了科研诚信，伦理的挑战也是抗肿瘤药物临床试验必须面对的问题。

“一定要澄清一点，伦理不是‘绊脚石’‘拦路虎’，而是能够帮助临床试验取得更好的成果。”中国医学科学院肿瘤医院GCP中心机构秘书房虹表示，一个抗肿瘤药物的临床试验一定要患者真正知情同意，确保患者参与临床试验并不是因为受到某种胁迫、利益诱惑、道德绑架等。

这就需要，医生、护士、招募人员、临床协调员等充分地与患者进行沟通，让患者了解其在这个过程中可能得到的利益和面临的风险。

此外，如何寻找合适的临床试验的志愿者，也是抗肿瘤药物临床试验所面临的问题。“目前，大部分临床试验的志愿者主要来自于医生的门诊。”房虹认为，提高大众关于临床试验的认知程度，还有很长一段路要走，比如医院可以设立专门的临床试验咨询窗口等措施。

“需要重申的是，参与临床试验的患者可以在任何时候退出。”房虹说。

临床试验不是附属品

当然，临床试验也是医院的必要组成部分，国内很多医院都设有GCP中心以及伦理委员会。

“千万不要以为临床试验就是临床医生进行的试验，临床医生是临床研究团队的核心，但同时需要药学、统计学、护理学、伦理学、社会学等多专业人员的协同。”天津医科大学肿瘤医院药物试验机构办公室主任、临床药理研究室主任阎昭指出，临床试验能力的高低也能反映出一所医院的临床科研意识与临床诊疗的规范化水平，同时不要把临床试验仅当作一种学术活动，它同时也是对社会的责任和担当。

据孙燕介绍，目前新药临床研究已经呈现出新趋势：细胞毒类化疗药物越来越少，分子靶向药物、免疫治疗药物逐渐成为热点，临床试验评价更加重视临床效益与患者的生存质量。“当然，最终决定新药能否上市还需要接受疗效、耐受性、给药方便、药物经济学这四个指标的‘考验’。”

“应该说，临床试验已然成为临床治疗的一部分。”阎昭提醒，药物上市前的临床试验的确非常重要，但是也不能忽略药物上市后的再评价。

（发表媒体：《中国科学报》，来源：搜狐 > 健康 2018－07－18）

北大医院主办第一届“肿瘤化疗输液港植入技术及并发症处理”培训项目

2018年9月8日，由北京大学第一医院（北大医院）介入血管外科主办的第一届北京市级继续教育项目“肿瘤化疗输液港植入技术及并发症处理”培训班开班。300多位来自全国各地的学员参加培训。据悉，这是目前国内首个全方位介绍输液港手术、护理、并发症处理的专科培训班，旨在指导学员对输液港有一个初步的全面了解，掌握输液港的建立、使用的原则，复杂患者的输液港建立位置选择策略和并发症处理的基本方法。培训班由北大医院介入血管外科副主任张宪生主任医师主持并授课。

北大医院护理部主任丁炎明，肿瘤化疗科护士长苏艳青，介入血管外科护士长李俊梅，妇产科张岩副主任医师、尹杰副主任医师、佘康、成功主治医师等多位业内专家现场授课，并展示了北大医院在输液港建立与维护领域的经验理念和多项创新技术，对输液港的建立、使用、维护和透析中心管理等热点、难点问题和与会学员进行了深入的探讨。除专家授课，培训班的一个特色项目就是模型实践，现场直观地模拟了输液港穿刺过程和手感。

此次课程以理论基础+手术演示的形式，丰富了理论课程的内容，提升了手术细节演示，使整个课程的科学性和完整性得到极大的提高。培训班全面展示了输液港的临床应用知识，为学员带来了一场内容丰富的知识盛宴，加强了医护人员的互联互通、资源共享，受到学员们的一致好评。

张宪生介绍，静脉输液是肿瘤化疗必不可少的治疗手段，传统的输液是通过外周表浅静脉穿刺注射液体，易引起浅静脉炎、药液渗漏、局部硬肿，甚至大面积组织坏死等并发症。早期临床上广泛应用的PICC（经周围静脉中心静脉插管）会有一段导管露在皮肤外面，患者生活不便，不能洗浴、游泳；容易出现上肢静脉血栓形成及感染。

输液港是20世纪90年代发明、并逐步发展的新型输液通路技术。是完全植入体内并可长期留置的输液装置，为需要长期输液治疗的患者建立一条长期、可靠、安全的血管通路。主要用于全身化疗、胃肠外营养给药，取血样，输送血液制品，与其他静脉通路相比，对生活质量要求更高，更愿意接受静脉输液港的患者。其优点是：

（1）留置时间长，能满足化疗方案的实施：输液港能长期留置，能完全满足中长期输液治疗需求。理论上留置时间可长达20~30年，而PICC留置时间通常在1年以内。

（2）并发症低：穿刺点感染和静脉炎，以及后期血栓、断管脱管等发生率远低于传统输液或PICC。

（3）维护操作简单，能大大降低维护和护理的工作量：PICC需每周维护一次，过程繁琐复杂，输液港维护操作简单，且时间少于PICC，输液港非治疗期每4周维护1次。

（4）患者舒适度及生活质量高：没有裸露在体外的部件，减少干扰日常生活工作与活动，患者生活质量高。

（5）不增加长期使用成本：输液港每4周维护一次，而PICC每周都需要维护，输液港产品相对昂贵，但是维护成本低，不增加后期使用成本，6个月左右的使用成本与PICC使用成本持平，时间越长费用越低，更适合中长期输液治疗。

（6）独立包装，使用方便：单件包装于纸塑袋内，外包装盒采用纸盒。经环氧乙烷灭菌。分件包装避免意外导致的全套部件污染。

（7）满足不同术式需求：规格型号丰富，既能经颈内、锁骨下静脉进行胸壁置港，也能经贵要静脉进行上臂置港，满足临床不同术式、不同患者人群的需求。

张宪生也同时强调，随着越来越多的不同科室的临床医生开展输液港植入手术，并发症也多起来，诸如感染、血胸、气胸、损伤动脉、导管断裂、港体外露、输液港无法取出需要开胸取、大出血甚至死亡等，如何避免此类并发症，出现了如何处理，需要更专业的知识培训。

据悉，张宪生主任医师于2005年在国内率先开展颈外静脉切开直视下输液港植入术，至今已行千余例输液港手术。而北大医院介入血管外科在输液港植入技术以及各种疑难并发症处理上积累了丰富的经验，用多项创新技术挽救了众多患者的生命。多年来北大医院介入血管外科一直坚持以国际指南为标准，结合不同患者的临床情况，进行规范化和个体化兼顾的手术治疗，创新性地开展了经颈外静脉切开植入输液港、前臂贵要静脉切开植入输液港手术，对于断裂的输液港导管可以利用介入血管技术重新建立血管通路，避免了再次手术，为患者节省了费用。在维护及并发症处理方面积累了丰富的临床经验；一贯秉承“慎于术前，精于术中，勤于术后”的原则，在手术技术方面精益求精。对于外院无法取出的儿童输液港导管通过微创小切口完整取出，避免了开胸巨创手术和大出血的并发症。

（医学部　付东红，北大医院　尹　杰　佘　康）

（来源：北京大学医学部新闻网，发布日期：2018－09－12）

北京大学医学部国际造口治疗师学校举行第十三届学员毕业典礼

2018年6月29日上午，第十三届北京大学医学部国际造口治疗师学校毕业典礼在北京大学第一医院第二住院部贵宾厅举行。北京大学医学部造口治疗师学校常务副校长、北京大学第一医院护理部主任丁炎明，北京大学医学部造口治疗师学校执行主任、北京大学第一医院护理部党支部书记、主任助理邓俊，造口治疗师学校教学督导张剑锋、傅晓瑾以及教师代表出席了毕业典礼。

一段“青春毕业季”的短片拉开毕业典礼的帷幕，小短片记录了学员们3个月来，从梦想到坚持，从拼搏到蜕变的过程，3个月生活学习的点滴留下了满满的回忆和一生的财富。丁炎明主任对来自全国各地24名学员的顺利毕业表示了祝贺，并希望学员们能坚守初衷，矢志不渝、脚踏实地地追寻自己的梦想，开展临床工作时学会沟通，学以致用，在造口、伤口和失禁专业领域上有所建树。

随后，学员们分别表达了自己在3个月学习中的所思所学所感，真诚地感谢学校老师的培养，感谢同学的陪伴和鼓励，感谢自己的坚守和努力，情至深处大家都流下了感谢和不舍的泪水。大家也纷纷表示，回到工作岗位后会将所学的知识运用到临床工作中，为更多的患者服务，为母校争光。

邓俊老师最后总结发言，他希望学员们要在专科护理的道路上做到“有所作为”，并嘱咐大家牢记执业安全“有所不为”，祝愿大家将来能“大有作为”，并希望学员们能将“责任、品质和影响力”牢记在心，要有把专业做好的责任、有把专业做优的态度、有发挥自身影响力的“将才”精神。

最后，在一片欢快的气氛中，丁炎明主任、邓俊书记、张剑锋和傅晓瑾老师为学员们颁发了由WCET机构认证的造口治疗师证书、北京大学造口师培训班结业证以及学校为学员定制的寄托师徒传承的礼物——一把精美的剪刀。

北京大学医学部国际造口治疗师学校创立于2004年，由北京大学第一医院和香港造瘘师学会联合办学，北京大学党委副书记、北京大学医学部党委书记刘玉村教授担任校长，也是中国内地第二所国际造口、伤口、失禁治疗师学校，至今已培养了238名具有国际认证的造口治疗师，学员遍及全国各省（自治区），在专业领域上发挥了引领的作用。

（北大医院护理部）

（来源：北京大学医学部新闻网，发布日期：2018－07－11）

“万名医生肿瘤学公益培训项目”提前完成使命在长沙闭幕

2018年全年，中国癌症基金会“万名医生肿瘤学公益培训项目”完成了在云南昆明、江西上饶、山西太原、湖南长沙的4次培训，共培训学员1239名。

2018年9月9日，“万名医生肿瘤学公益培训项目”在长沙落下帷幕。这项起于长沙、终于长沙的全国性项目，在两年内提前圆满地完成了培训任务，对全国800多个县的1万余名临床医生进行了肿瘤学专业培训，有效提升了广大基层医疗机构的肿瘤规范化诊治能力，促进了肿瘤医联体和分级诊疗体系的构建。

“万名医生肿瘤学公益培训项目”闭幕会由中国癌症基金会主办，湖南省卫生计生委、湖南省肿瘤医院具体承办。“万名医生肿瘤学公益培训项目”闭幕会后还同时举行了湖南省肿瘤规范化诊疗培训班，400多名来自全省各地及周边省份的县级医院肿瘤科医生齐聚于此，肿瘤领域的优秀专家为他们奉上了为期3天的学术大餐。

国家卫生健康委员会医政医管局胡瑞荣副处长，中国癌症基金会理事长赵平，湖南省卫生计生委副主任龙开超，湖南省肿瘤医院院长刘湘国等出席此次会议。

“万名医生肿瘤学培训专项基金”设立于2016年5月18日，是由北京远程金卫肿瘤医院管理公司和中国癌症基金会共同设立的专项基金。旨在提高基层医生肿瘤学规范化诊疗能力，计划在5年时间内，培训全国1000个县的至少1万名基层医生。为此，中国癌症基金会设立专门办公室，建立国家级和省级师资队伍，组织国内临床肿瘤医学专家授课，并编写教材，按照统一标准进行讲授。

县级医院目前承担恶性肿瘤诊治的能力，尚不能满足广大农村人口的需求。“推进分级诊疗制度，当下紧迫的任务之一就是提升与肿瘤学相关的县级医院医生的诊治水平，如果每位县级医生一年能治疗100名肿瘤病人，1万名医生就能治疗100万名病人，而全国目前每年新发的肿瘤病例数不到400万人。”9月7日，在“万名医生肿瘤学公益培训项目”闭幕会上，中国癌症基金会理事长赵平在致辞中表示。

湖南省卫计委副主任龙开超介绍，目前湖南省癌症发病率为213.20/10万，癌症死亡率达142.03/10万，各地肿瘤诊疗服务能力参差不齐，随着分级诊疗体系的不断完善，广大基层医疗机构的肿瘤规范化诊治能力亟待提升。万名医生肿瘤学公益培训项目以及肿瘤规范化诊疗培训班对于帮助县域医生掌握常见肿瘤的标准临床路径，提升基层医务人员的肿瘤规范化临床诊疗能力有着非常显著的推动作用。

湖南省肿瘤医院院长刘湘国表示，在推进培训的过程中，了解到基层医疗情况不容乐观，县级医疗机构肿瘤防治的设施、设备、人才等都非常缺乏，此次培训，进一步提升了基层医疗人员的肿瘤防治意识和规范化诊治能力，与三湘四水的老百姓共同防治肿瘤。

自2016年9月9日“万名医生肿瘤学公益培训项目”在湖南长沙召开第一期培训班

以来，整整两年时间，项目在湖南长沙（两期）、广西（南宁、桂林、北海）、四川南充、江苏（盐城、徐州、南通）、海南海口、北京中日医院、山东（泰安、聊城）、山西（长治、大同、运城、太原）、重庆市（两期）、浙江丽水、河南（郑州两期、安阳）、云南（昆明两期、大理）、内蒙古（呼和浩特、包头、赤峰）、安徽阜阳、吉林长春、辽宁沈阳、江西（南昌、赣州、上饶）等地共举办35次培训班，覆盖18个省（自治区、直辖市）、132个地级市（州、盟）、815个县（县级市、区、旗）、3410家医院（其中二级及二级以上医院2220家，社区卫生服务中心、妇幼保健院及乡镇卫生院共1190家）的10206名培训学员，其中少数民族学员641人。

此外，还有来自印度、布隆迪、波兰、尼泊尔、印度尼西亚、缅甸、也门7个国家的17名国际友人也参加了“万名医生肿瘤学培训”，共计培训学员10223名。

“万名医生肿瘤学公益培训项目”共吸引来自83家医院的共366名讲师参加授课。其中主任医师256名，副主任医师110名，博士生导师30名。凡是参加授课并获得学员好评的讲师团成员，将授予中国癌症基金会《万名医生肿瘤学培训》公益项目荣誉证书。

中央电视台及地方电视台、报纸、杂志及网络媒体共77家媒体对“万名医生肿瘤学公益培训项目”全国巡回培训进行了报道。

（综合：《中国癌症基金会2018年报》、红网时刻 易征洋等、腾讯大湘网 邓雅静等的报道）

相关报道

中国癌症基金会万名医生肿瘤学公益培训项目在太原开班

近日，由中国癌症基金会主办，山西省卫生和计划计生育委员会、山西省肿瘤医院承办的“万名医生肿瘤学公益培训项目（太原站）暨山西省肿瘤规范化诊疗培训班”正式开班。

本次培训邀请到国内、省内20余位知名专家授课，专家们将在3天内倾囊相授。此次培训课程内容涵盖国内癌症态势分析、肿瘤内科、肿瘤标志物、肿瘤病理学、乳腺癌、微创消融技术、止痛姑息治疗、食管癌、肺癌、肝癌、胃癌、结直肠癌、甲状腺癌、前列腺癌、妇科肿瘤等。培训的主要对象是太原市、晋中市、吕梁市和阳泉市辖区三级医院肿瘤科及相关科室科主任，全省县级医院肿瘤科和涉及肿瘤诊断与治疗相关科室医务人员。

“万名医生肿瘤学培训”是一项旨在提高基层医生肿瘤学规范化诊疗能力的公益工程。通过培训将使基层医务工作者的肿瘤诊疗理论及技术水平得到进一步提高，必将对提高我省肿瘤防治能力和水平起到积极作用。

（来源：《山西晚报》2018－07－18）

中国癌症基金会举行“义诊在林州”活动

2018 年 8 月 4 日下午，由中国癌症基金会组织的“义诊在林州”大型专家义诊活动，在林州市肿瘤医院隆重举行。

中国癌症基金会理事长、中国医学科学院肿瘤医院原院长赵平，林州市人大副主任王太江，林州市卫计委副主任李晓峰，中国癌症基金会副秘书长、中国医学科学院肿瘤医院影像诊断科教授周纯武，中国癌症基金会理事、四川大学华西医学院肺癌研究所所长周清华，中国癌症基金会健康教育信息部副部长隋晨光，江苏省人民医院孙培莉主任医师等 5 名专家，河南省安阳市肿瘤医院孙静主任医师等 3 名专家，林州市肿瘤医院院长郭贵周以及院领导班子全体成员参加了启动仪式。

启动仪式在林州市肿瘤医院门诊大厅举行。郭贵周院长在致辞中表示：热烈欢迎并感谢中国癌症基金会组织专家来林州举行大型义诊活动。

赵平理事长就本次“义诊在林州”活动进行了介绍并作讲话。

王太江副主任对本次活动在林州举行给予了高度的赞扬。专家下基层与群众心连心，使林州老百姓在家门口就得到顶级的医疗服务，这是贯彻落实党的十九大精神的重要举措，受到人民群众的热烈欢迎。

启动仪式结束后，来自北京、江苏、安阳等地的医疗专家现场为群众义诊近 150 人，受到老百姓的交口称赞，义诊活动取得了圆满成功。

（来源：中国癌症基金会网站，2018－08－13）

囊萤之光 点亮希望

——“囊萤计划”山东临沂贫困癌症家庭大学生助学项目启动

2018 年 1 月 30 日，在山东省临沂市卫计委的大力支持和帮助下，中国癌症基金会山东省临沂市贫困癌症家庭大学生助学项目“囊萤计划”在临沂市肿瘤医院正式启动。山东省临沂市首批 15 位来自建档立卡贫困癌症家庭的大学生将每月获得 500～800 元资助。中国癌症基金会赵平理事长、临沂市卫生和计划生育委员会王爱昌副主任、山东省肿瘤防治办公室王家林主任、临沂市肿瘤医院秦中平院长、山东鼎瓯文化旅游发展集团临沂公司徐志良总经理、中国癌症基金会和临沂市相关单位领导，以及临沂市首批受助学生参加了项目启动会。

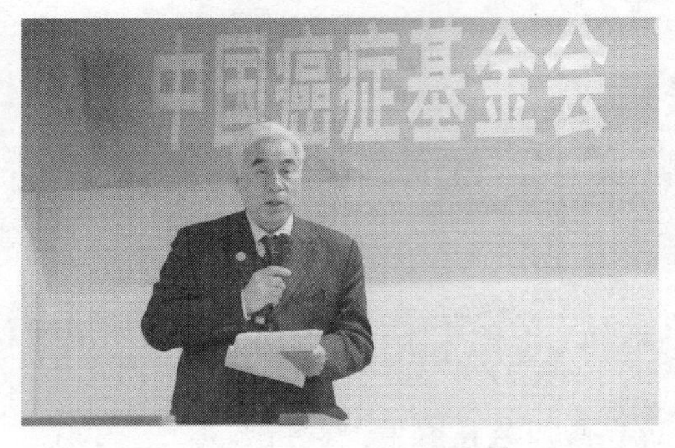

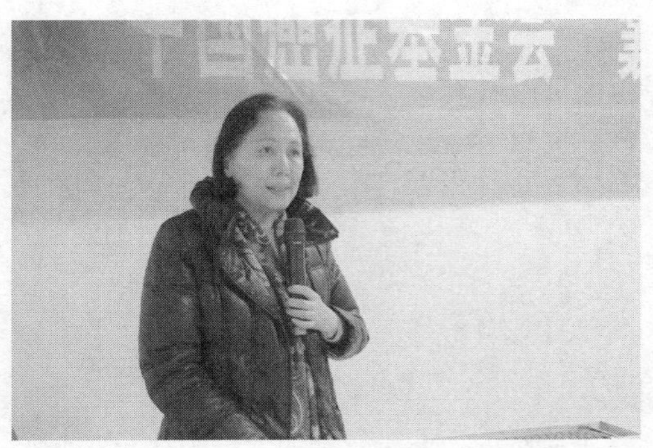

社会爱心企业代表山东鼎瓯文化旅游发展集团向中国癌症基金会“囊萤计划”专项基金捐款10万元，助力“囊萤计划”帮助临沂当地贫困癌症家庭的大学生顺利完成学业、带领家庭逐步走出贫困。

临沂市是革命老区，也是山东省面积最大、人口最多的地级市。近年来，当地积极发挥革命老区精神，坚定脱贫攻坚决心，精准施策、精准发力，取得了明显成效，2016年全市16.4万户、29.1万人如期脱贫。但由于基数比较大，目前仍有44.2万建档立卡贫困人口，其中因病致贫、因病返贫比例超过了70%，这些家庭的孩子面临着巨大的失学风险。因此中国癌症基金会在临沂市开展了针对建档立卡贫困癌症家庭大学生的“囊萤计划”助学项目，将每月向符合条件的大学生发放500~800元的助学金，将有效地保障这些孩子能留在校园，顺利完成学业，成为带领家庭走出贫困的积极力量！

“2020年全面脱贫，全面建成小康社会”是党和政府对全国人民的庄严承诺，也是非常艰巨的任务。贫困家庭子女有机会接受高等教育是实现社会公平的重要途径，也是贫困家庭脱贫的有效方式之一。但很多贫困家庭的大学生，由于父母不幸罹患癌症，为帮助家庭解决困难不得不辍学打工。因此，中国癌症基金会为积极响应国家扶贫战略，于2017年7月启动了针对贫困癌症家庭在读大学生的助学项目“囊萤计划”。该项目已在中央民族大学、安徽临泉县、江西石城县、山东临沂市、四川仪陇县、合江县、安岳县逐步开展，超过百位学生申请了项目资助，并计划2018年与海南省成美慈善基金会合作在海南省全省范围内开展项目。

让我们一起汇聚点点“囊萤之光”的爱心，将这些孩子留在校园里，帮助他们顺利完成学业，让他们靠知识改变自己未来，切断贫困的代际传递，改变家庭命运，真正实现精准扶贫、可持续扶贫。

捐款账户信息：

账户名：中国癌症基金会

项目名：囊萤计划

账　号：348063221945

开户银行：中国银行股份有限公司北京第五广场支行

（来源：中国癌症基金会网站，2018－02－03）

囊萤之光 点亮希望
——“囊萤计划”江西石城贫困癌症家庭大学生助学项目启动

2018 年 2 月 6 日，在江西省卫计委、赣州市卫计委、石城县政府的大力支持和帮助下，中国癌症基金会江西省石城县贫困癌症家庭大学生助学项目“囊萤计划”正式启动。石城县首批 19 位来自建档立卡贫困癌症家庭的大学生将每月获得 500 ~ 800 元资助。全国政协委员、中国癌症基金会理事长、中国医学科学院肿瘤医院原院长赵平教授，江西省卫计委党组书记、主任丁晓群，石城县县长尹忠，赣州市卫计委党组书记、主任刘春文，中国癌症基金会事业发展部部长郭梅、社会工作部副部长常青云，江西济民可信医药有限公司市场总监鲍天冬，以及江西省卫计委、赣州市卫计委其他领导、石城县政府及相关单位负责人和首批 19 名受助学生代表参加了项目启动会。

赵平理事长向同学们及参会嘉宾介绍了“囊萤计划”的具体内容，阐明了项目的意义，并积极鼓励受助学生努力学习，珍视社会的爱心，要通过接受高水平的教育提高自己的能力，改变自己和家庭的命运。

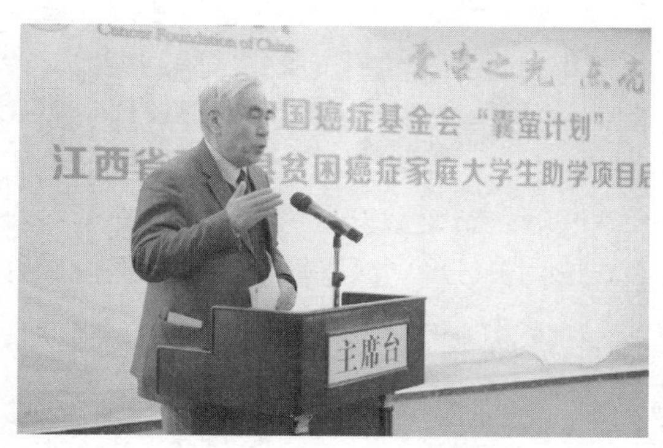

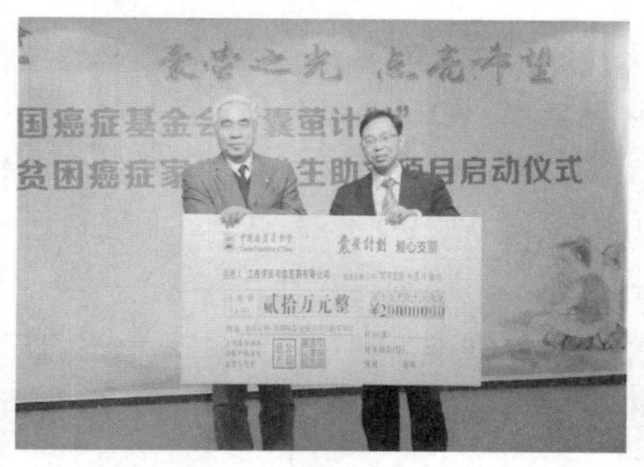

社会爱心企业代表江西济民可信医药有限公司向中国癌症基金会“囊萤计划”专项基金捐款 20 万元，助力“囊萤计划”，帮助石城当地贫困癌症家庭的大学生顺利完成学业、带领家庭逐步走出贫困。

赵平理事长、丁晓群书记及参会嘉宾向首批 19 名受助学生代表颁发了“囊萤计划”助学金，并与学生代表合影留念。

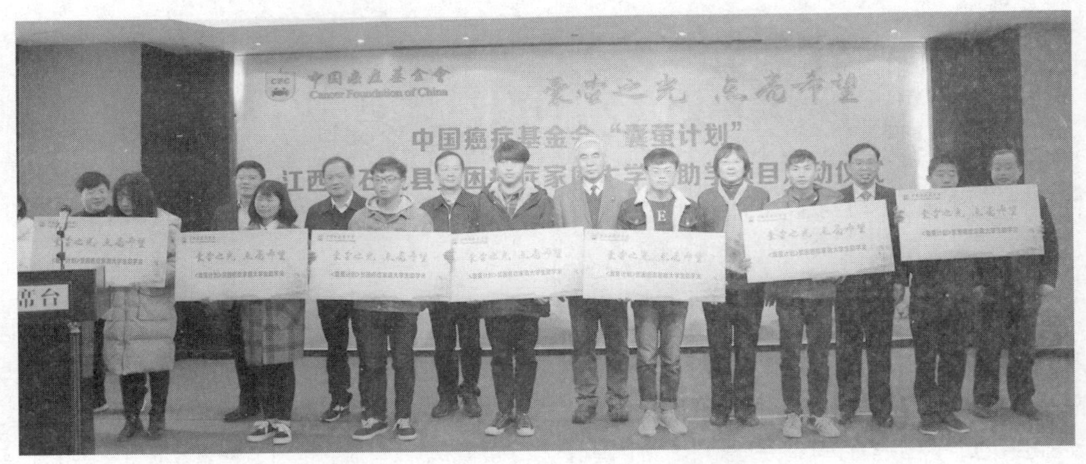

（来源：中国癌症基金会网站，2018－02－22）

“囊萤计划”河南省林州市贫困癌症家庭大学生助学项目启动

2018 年 8 月 4 日，在河南省林州市政府、林州市卫计委、林州市肿瘤医院的大力支持和帮助下，中国癌症基金会河南省林州市贫困癌症家庭大学生助学项目“囊萤计划”正式启动。林州市首批 6 位来自建档立卡贫困癌症家庭的大学生将每月获得 500～800 元资助。中国癌症基金会理事长赵平、副理事长兼秘书长姚晓曦、副秘书长高翠巧，中国医学科学院肿瘤医院肿瘤登记中心主任魏文强，社会爱心人士代表、中国医学科学院肿瘤医院胸外科主任医师程贵余，林州市人大副主任王太江，林州市卫计委副主任李晓峰，林州市肿瘤医院院长郭贵周、院领导班子全体成员，以及首批 6 名受助学生及家长代表参加了项目启动会。

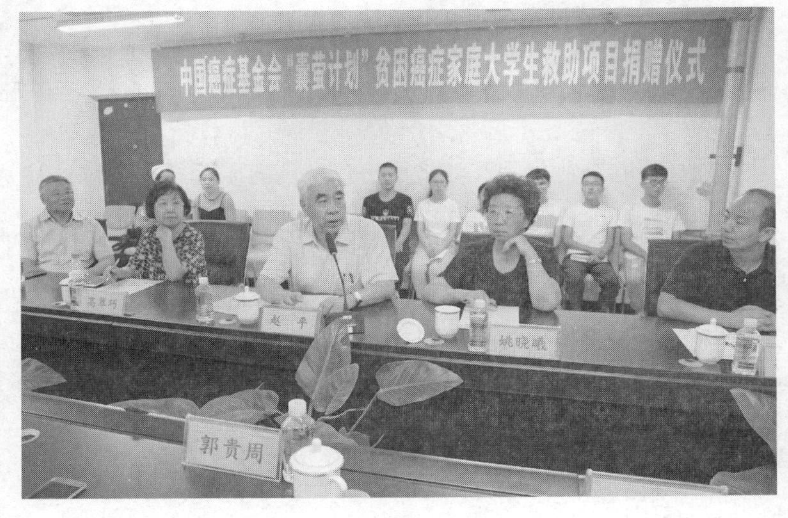

赵平理事长分享了对红旗渠精神的体会，介绍了中国癌症基金会、中国医学科学院肿

瘤医院与林州人民的共同防治食管癌的辉煌历史。向同学们及参会嘉宾介绍了“囊萤计划”的具体内容，阐明了项目的意义，并积极鼓励受助学生努力学习，珍视社会的爱心，要通过接受高水平的教育提高自己的能力，改变自己和家庭的命运。

林州市人大副主任王太江指出，“囊萤计划”得到社会的广泛好评和群众的积极支持，这是一项高瞻远瞩、造福民生的善举，顺应时代潮流，弘扬了中华民族传统美德和社会主义核心价值观。并希望林州市首批6名接受资助的学子们，要努力学习，不辜负党和政府、中国癌症基金会和社会爱心人士的期望，圆满完成学业、报效祖国。

赵平理事长和王太江副主任等领导向受助学生颁发了助学金。两名受助学生代表发言，感谢各级政府，感谢中国癌症基金会及社会各界对他们关心和资助，表示要更加努力学习，通过知识改变现状，更要心存感恩和责任，将“囊萤计划”的爱心和精神传递。

中国医学科学院肿瘤医院胸外科主任医师程贵余向中国癌症基金会“囊萤计划”专项基金捐款5000元，帮助林州贫困癌症家庭的大学生顺利完成学业、带领家庭逐步走出贫困。

赵平理事长为林州市肿瘤医院和程贵余教授颁发公益证书，感谢他们对“囊萤计划”项目的大力支持，和对贫困癌症家庭大学生的关怀和帮助。

截至2018年8月6日，“囊萤计划”项目已在中央民族大学、安徽临泉县、江西石城县、山东临沂市、河南林州市超过百位学生申请了项目资助，募集善款近百万元，资助了79位贫困癌症家庭学生，已有18位同学在项目资助下顺利完成了大学学业，踏入社会走上各自的工作岗位，正通过自己的努力改变着自己的命运，逆转着家庭的窘境，成为各自家庭脱贫奔小康的主力。

中国癌症基金会“囊萤计划”贫困癌症家庭大学生救助项目捐赠仪式

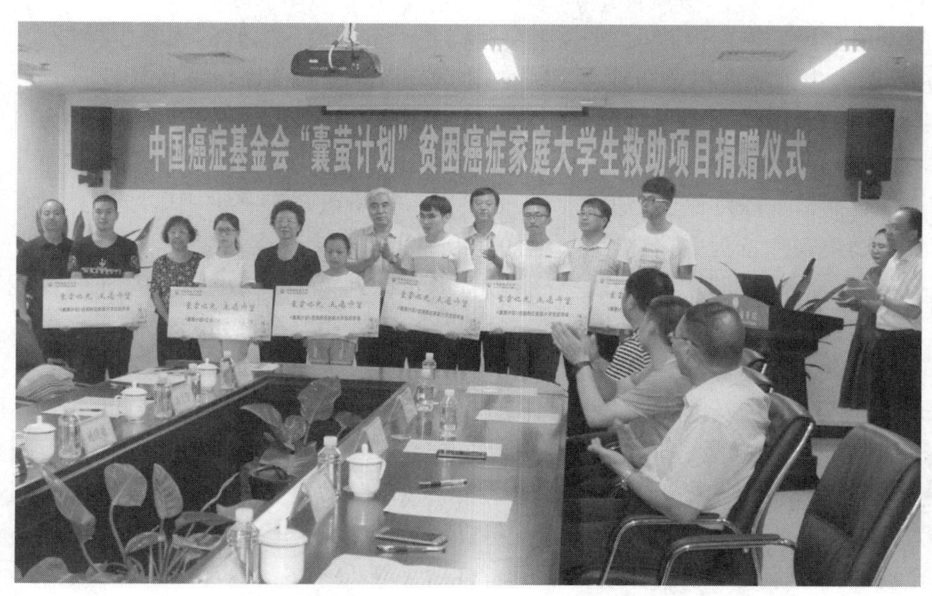

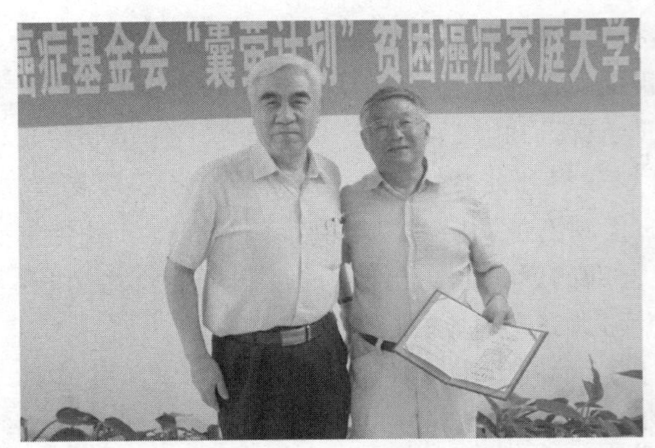

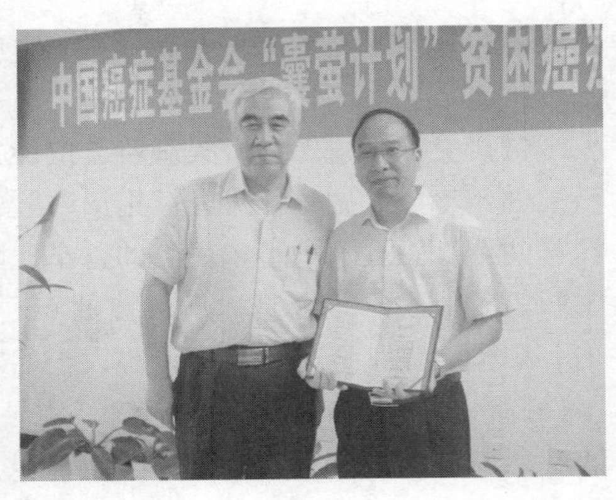

（来源：中国癌症基金会网站，2018－08－21）

“囊萤计划”江苏省徐州市铜山区贫困癌症家庭大学生助学项目启动

2018年8月7日，在徐州市政府、铜山区政府的大力支持和帮助下，中国癌症基金会江苏铜山贫困癌症家庭大学生助学项目“囊萤计划”正式启动。中国癌症基金会与铜山区政府签立了“囊萤计划”项目合作备忘录，共同帮助贫困癌症家庭大学生顺利完成学业，帮助家庭走出贫困。铜山区首批24位来自建档立卡贫困癌症家庭的大学生将每月获得500～800元资助。中国癌症基金会理事长、中国医学科学院肿瘤医院原院长赵平，徐州市副市长李燕，中国癌症基金会志愿者、国家旅游局原副局长杜一力，中国癌症基金会副秘书长高翠巧，铜山区副书记/区长刘广民、副书记杨勇、苗斌、副区长葛毅君，徐州市肿瘤医院院长张居洋，安徽济民肿瘤医院院长刘爱国，徐州市政府、铜山区政府相关单位负责人，爱心捐赠代表和首批24名受助学生代表参加了项目启动会。

赵平理事长向同学们及参会嘉宾介绍了“囊萤计划”的项目内容和要求，阐明了项目的意义，并积极鼓励受助学生努力学习，珍视社会的爱心，要通过接受高水平的教育提高自己的能力，改变自己和家庭的命运。

徐州市李燕副市长表达了对“囊萤计划”落户彭城的感谢，并希望徐州能在精准扶贫、可持续扶贫方面开展更好的合作项目，积极推动徐州扶贫工作发展，造福更多的贫困人群。

社会爱心人士王海波先生、沈振勇先生、徐州市肿瘤医院、徐州市青年商会、徐州市精诚特卫保安服务有限公司、徐州金达工程机械有限公司向中国癌症基金会“囊萤计划”专项基金现场捐赠了爱心善款，助力“囊萤计划”帮助徐州当地贫困癌症家庭的大学生顺利完成学业、带领家庭逐步走出贫困。沈振勇先生和徐州市肿瘤医院张居洋院长作为捐赠代表，现场表达了对学生们的关心和对“囊萤计划”项目的感谢，希望“囊萤之光”在大家的共同努力之下，能够照亮更多困难孩子的人生之路。

国家旅游局原副局长杜一力女士分享了自己的项目体会，鼓励受助学生积极努力，通过知识改变现状，带领家庭走出贫困，并希望大家能将“囊萤之光”传承下去，将爱心发扬光大，也呼吁社会各界关注“囊萤计划”关注贫困癌症家庭大学生的未来。

徐州市书法家岳继承先生为活动捐赠书法作品“囊萤助学，德耀彭城”，感谢中国癌症基金会能关注贫困癌症家庭的孩子，能够帮助彭城的寒门学子。

参会领导及嘉宾向首批24名受助学生代表颁发了“囊萤计划”助学金，并与学生代表合影留念。

2020年全面脱贫、全面建成小康社会是党和政府对全国人民的庄严承诺，也是非常艰巨的任务。贫困家庭子女有机会接受高等教育是实现社会公平的重要途径，也是贫困家庭脱贫的有效方式之一。但很多贫困家庭的大学生，由于父母不幸罹患癌症，为帮助家庭解决困难不得不辍学打工。因此，中国癌症基金会为积极响应国家扶贫战略，于2017年7月启动了针对贫困癌症家庭在读大学生的助学项目“囊萤计划”。目前收到了来自社会企业、专家学者、爱心网友及各界市民的爱心捐赠，募集到了超过百万元的善款，资助了中央民族大学、安徽临泉县、山东临沂市、江西石城县、河南林州市百余位贫困癌症家庭的大学生。而且今年7月，已有18位同学在“囊萤计划”项目的帮助下顺利完成了学业，走上各自的工作岗位，正通过自己的努力改变着自己的命运，逆转着家庭的窘境，成为各自家庭脱贫奔小康的主力。

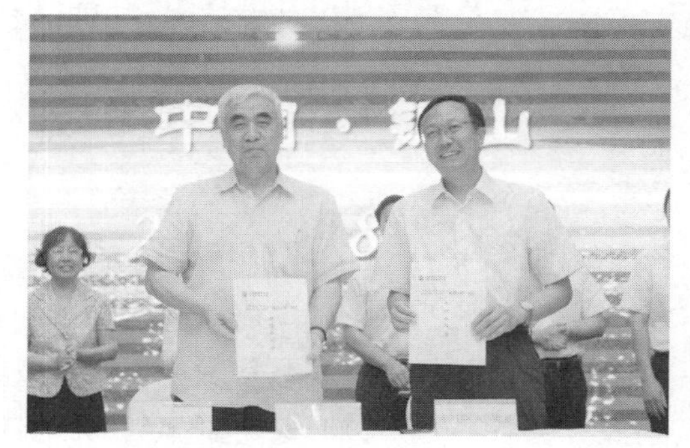

让我们一起“汇聚点点囊萤之光，照亮条条希望之路”，将这些孩子们留在校园里，帮助他们顺利完成学业，让他们靠知识改变自己未来，切断贫困的代际传递，改变家庭命运，真正实现精准扶贫、可持续扶贫。

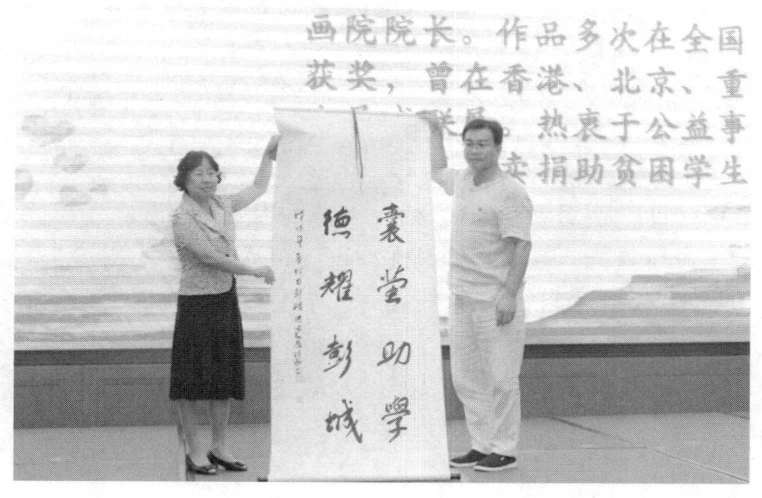

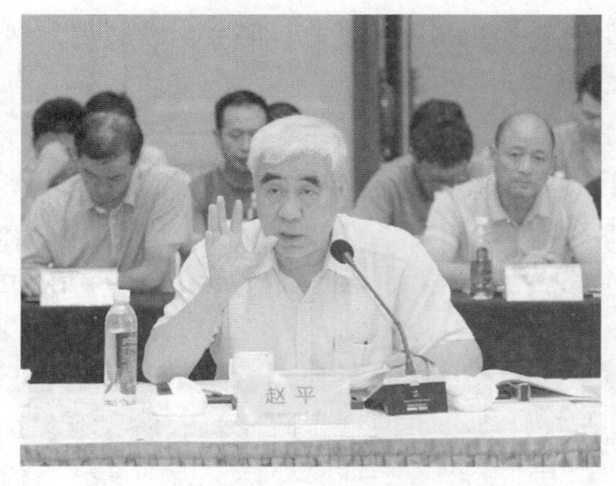

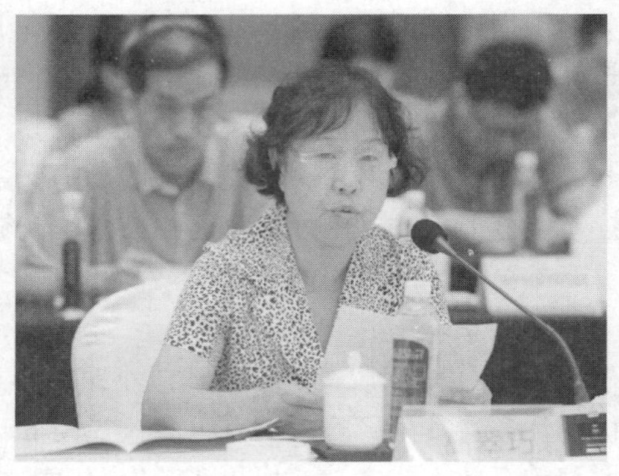

（来源：中国癌症基金会网站，2018－08－21）

“囊萤计划”内蒙古自治区兴和县贫困癌症家庭大学生助学项目启动

2018 年 8 月 29 日，在新学期开学前夕，在内蒙古自治区政府的关心及兴和县政府的大力支持和帮助下，中国癌症基金会兴和县贫困癌症家庭大学生助学项目“囊萤计划”正式启动。兴和县是国家级贫困县，因病致贫、因病返贫是该县最主要的致贫原因。各级政府及社会各界热切关心支持兴和县的扶贫工作，保证全县贫困人口按时全面脱贫。兴和县“囊萤计划”首批 8 位来自建档立卡贫困癌症家庭的大学生将每月获得 500～800 元资助。中国癌症基金会理赵平理事长、健康教育信息部隋晨光副部长、社会工作部常青云副部长，兴和县赵慧菊副县长及政府相关单位负责人和首批 8 名受助学生代表参加了项目启动会。

赵平理事长向同学们介绍了“囊萤计划”的项目内容和要求，阐明了项目的意义，充分肯定了寒门学子步入大学付出的艰辛和努力，并积极鼓励受助学生努力学习，珍视社会的爱心，勇担命运重托，通过接受高等教育提高自己的能力，改变自己和家庭的命运。

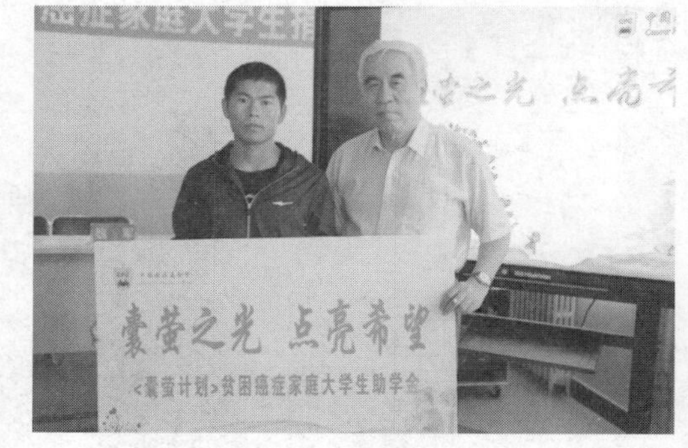

参会领导及嘉宾向首批 8 名受助学生代表颁发了“囊萤计划”助学金，并与学生代表合影留念。

中国癌症基金会为积极响应国家扶贫战略，于2017年7月启动了针对贫困癌症家庭在读大学生的助学项目“囊萤计划”。目前收到了来自社会企业、专家学者、爱心网友及各界市民的爱心捐赠，募集到了超过百万元的善款，资助了中央民族大学、安徽临泉县、山东临沂市、江西石城县、河南林州市、江苏徐州市、内蒙古兴和县百余位贫困癌症家庭的大学生。而且今年7月，已有18位同学在“囊萤计划”项目的帮助下顺利完成了学业，走上各自的工作岗位，正通过自己的努力改变着自己的命运，逆转着家庭的窘境，成为了各自家庭脱贫奔小康的主力。

让我们一起“汇聚点点囊萤之光，照亮条条希望之路”，将这些孩子们留在校园里，帮助他们顺利完成学业，让他们靠知识改变自己未来，切断贫困的代际传递，改变家庭命运，真正实现精准扶贫、可持续扶贫。

（来源：中国癌症基金会网站，2018－09－04）

中国癌症基金会2018年医患结合康复活动
——肺癌和肾癌患者康复活动

科学指导癌患者康复，改善患者生存质量。呼吁公众关注癌症，为患者提供更多的帮助和关爱。2018年6月22日，中国癌症基金会发起2018年医患结合康复活动在北京举行。本次活动由中国癌基金会主办，中华预防医学会肿瘤预防与控制专业委员会和北京抗癌乐园共同承办，采用了视频播放、科普讲座、现场互动、经验分享和才艺展示等多种形式。

下午1：30，开幕式拉开帷幕。国家癌症中心肿瘤登记办公室肿瘤预防专家、中华预防医学会肿瘤预防与控制专业委员会秘书长邹小农教授主持开幕式。首先，中国癌症基金会副秘书长张金萍女士代表中国癌症基金会致辞，对参加活动的癌症患者、临床肿瘤医师、公共卫生医师、媒体记者，以及关心肿瘤防治事业的热心人和志愿者代表表示热烈欢迎。张金萍在致辞中指出，2017年，随着国家医药卫生改革的深入发展，中国癌症基金会积极执行国家相关政策，坚持公益性宗旨，为低收入女性免费进行宫颈癌、乳腺癌筛查，为基层医师进行肿瘤学公益培训，帮助贫困癌症家庭的在读大学生完成学业，实现家庭逐步脱贫，收到良好的社会好评。本次患者康复活动是中国癌症基金会肿瘤预防与控制专项2018年的重点活动之一，也是中国癌症基金参加国际肾癌联盟的第一项活动。

北京抗癌乐园法人代表孙桂兰女士代表抗癌乐园致辞。北京抗癌乐园从最初的数十人发展到目前万余人，北京抗癌乐园开展各种活动，为广大癌症患者重树乐观向上的心态和精神风貌。先后被授予“党在百姓心中”十佳团队。中共北京市委授予“思想政治工作优秀单位”；中国癌症基金会和中国医学科学院肿瘤医院的“志愿服务优秀团队”等一系列重要荣誉。

中国医学科学院肿瘤医院毕晓峰教授和毕新刚教授来到现场，针对肺癌和肾癌为患者及亲友给予康复指导和科普授课。中国癌症基金会项目部李纪宾副部长主持康复指导和科普讲座。

康复讲座之后，中国癌症基金会健康教育信息部隋晨光副部长、社会工作部常青云副部长共同主持了才艺展示活动。北京抗癌乐园表演了诗朗诵“唱响生命的赞歌”、京剧“沙家浜”、女声二重唱“今夜无眠”；抗癌志愿者表演了“朗读者”。

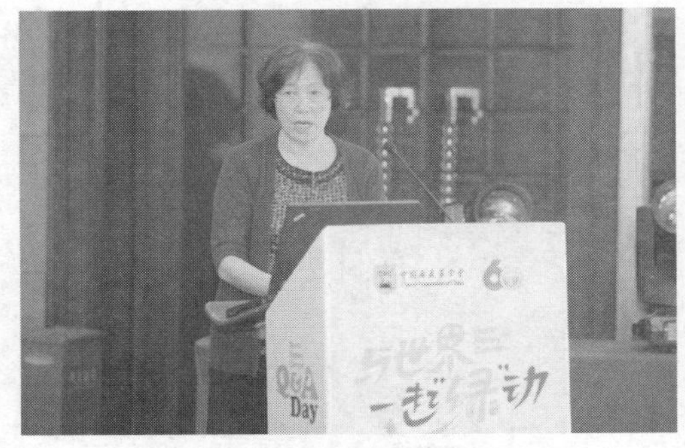

中国癌症基金会副秘书长
张金萍女士在开幕式上致辞

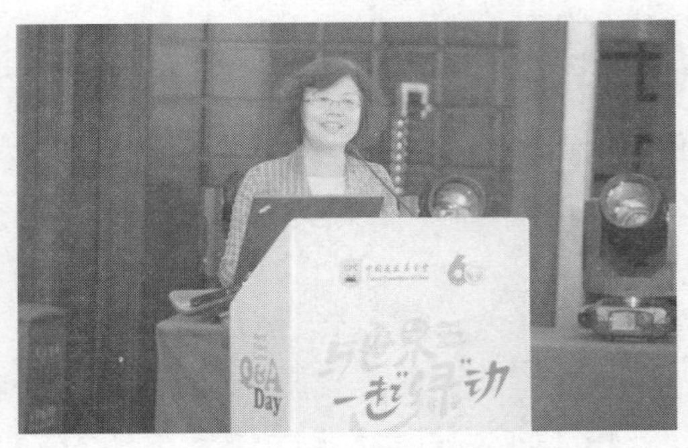

北京抗癌乐园法人代表
孙桂兰女士在开幕式上致辞

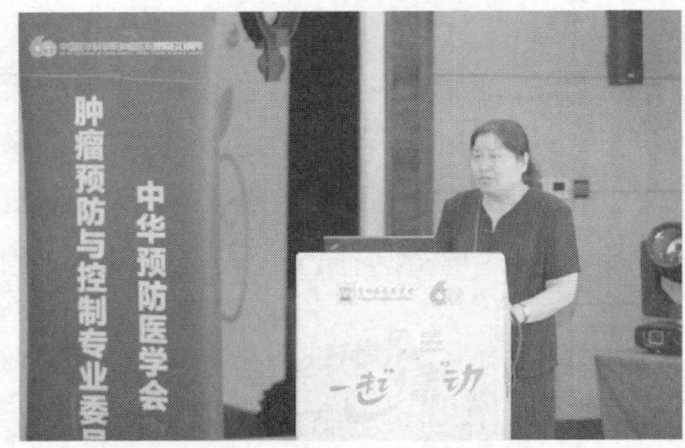

中华预防医学会肿瘤预防与控制专业委员常委
兼秘书长、中国癌症基金会肿瘤预防与控制
专项管理委员会副主任邹小农主持开幕式

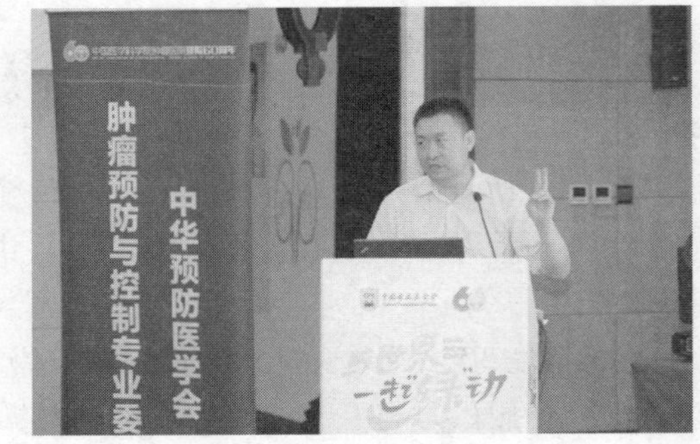

中国癌症基金会项目部副部长
李纪宾主持科普讲座

（来源：中国癌症基金会网站，2018－06－25）

2018 年“为了姐妹们的健康与幸福”大型三八公益活动在全国 78 个城市 122 家医院举行

在欢度三八国际劳动妇女节之际，由中国癌症基金会主办、全国 122 家医院承办的第十三届“为了姐妹们的健康与幸福”大型三八公益活动在全国 78 个城市同时举行。本次公益活动的主会场由成都市妇女儿童中心医院、安阳市肿瘤医院承办。

122 家承办单位在“三八”节期间，陆续开展了乳腺癌和子宫颈癌义诊筛查、防癌科普知识讲座等活动。本次活动为全国超过 1 万名老少边穷地区妇女、城市下岗女工及进城务工妇女等弱势群体姐妹免费提供乳腺癌和子宫颈癌筛查，使这些姐妹们免费获得 HPV-DNA 检测和液基细胞检测等最新技术的服务（每人费用约 600 元）。各地还通过开展义诊咨询、发放科普宣传资料、播放科普宣传视频、举办科普讲座等形式多样的活动，让更多人了解到高危型人乳头瘤病毒（HPV）持续感染是引起子宫颈癌的重要原因，了解到乳腺癌和子宫颈癌是可防可治的疾病，提高对乳腺癌和子宫颈癌的病因预防及早诊早治的意识。

一、安阳主会场

安阳主会场活动由河南省安阳市肿瘤医院承办，活动在安阳市安阳县都里镇好井村举行，中国癌症基金会赵平理事长出席活动并致辞。活动得到了安阳市各级领导的高度重视和大力支持，五百余名农村低收入女性和肿瘤医院医务人员参加了活动。赵平理事长指出，此次全国公益活动两个主会场之一设在了好井村——我们农民的家乡，这是一个创举，中国医改在砥砺前行的道路上重心下沉，越来越感觉到把医疗卫生的重点放到农村去的重要性，这是我们的初心，也是我们的使命！

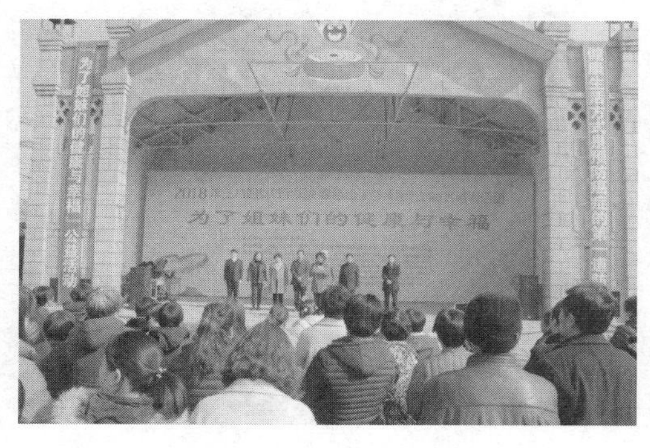

安阳主会场都里镇好井村

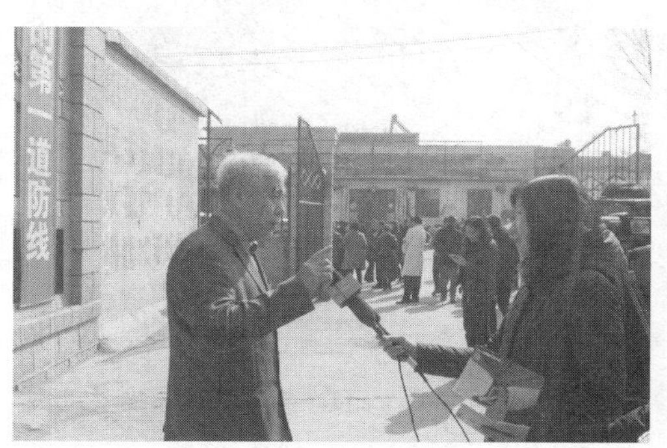

赵平理事长接受媒体采访

二、成都主会场

成都主会场活动由成都市妇女儿童中心医院承办，在四川省成都市青羊区鹏瑞利广场举行，姚晓曦副理事长、乔友林副秘书长出席活动致辞并接受了媒体采访，就基金会公益活动及女性癌症防治情况回答了记者提问。活动期间基金会还在成都举办了首届 HPV-DAY 关注日活动。

2018 年三八妇女节全国乳腺癌和子宫颈癌防治宣传咨询活动
为了姐妹们的健康与幸福
奏响女性健康的春之圆舞曲

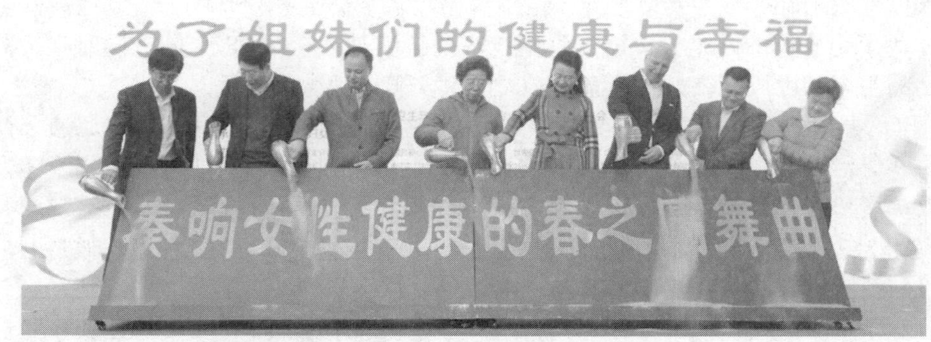

共同“奏响女性健康的春之圆舞曲”

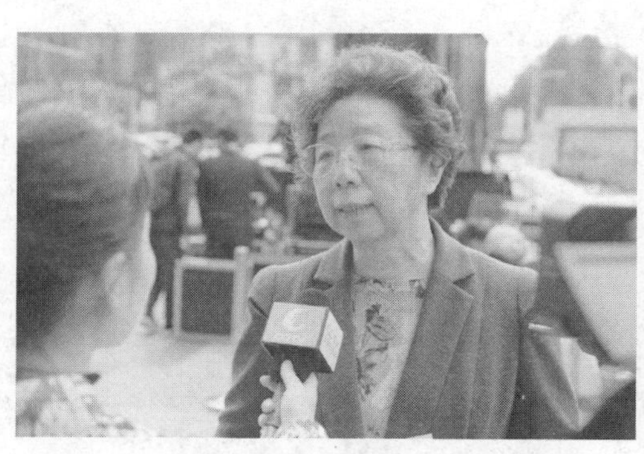

姚晓曦副理事长接受媒体采访

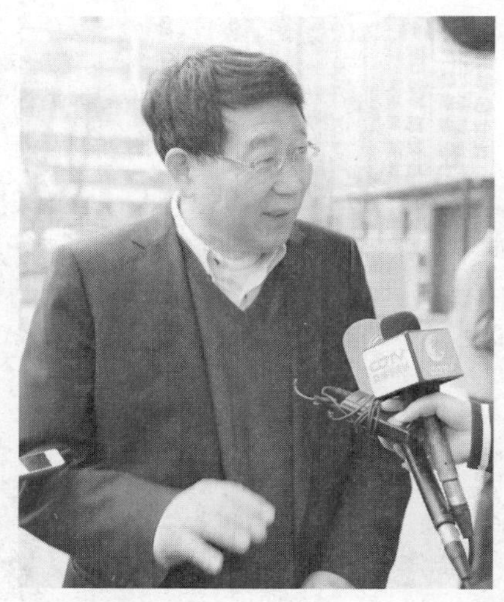

乔友林副秘书长接受媒体采访

三、厦门分会场

厦门分会场活动由厦门市妇联、厦门心佳馨门诊部、厦门大学附属解放军第174医院共同承办，中国癌症基金会原理事长彭玉女士、高翠巧副秘书长、乳腺健康专项基金主任委员毕晓琼女士出席活动并致辞。

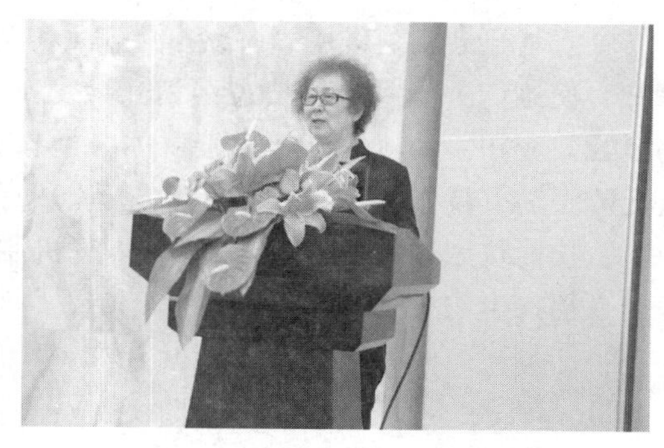

基金会原理事长彭玉致辞

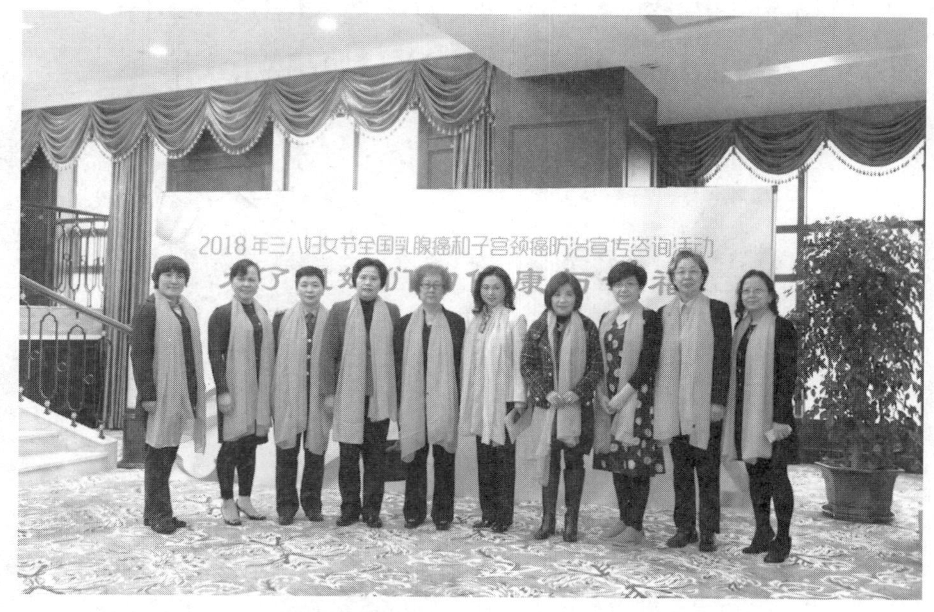

彭玉女士与参会嘉宾及妇女代表合影

四、湖南省启动仪式

湖南省活动启动仪式在湖南省妇幼保健院举行，湖南省卫计委倡议全省14个市（州）141家妇幼保健机构共同开展了这项活动。

本次活动得到了中国癌症基金会乳腺健康专项基金、雅芳爱心专项基金、老牛专项基金、世界健康基金会、杭州德同生物技术有限公司、浙江迪安诊断技术股份有限公司、默沙东（中国）投资有限公司、葛兰素史克（中国）投资有限公司、广州金域医学检验中心有限公司、北京博晖创新光电技术股份有限公司、江苏硕世生物科技股份有限公司、凯杰企业管理（上海）有限公司、豪洛捷医疗科技（北京）有限公司、飞利浦（中国）投资有限公司、上海透景生命科技股份有限公司、海南碧凯药业有限公司、深圳市理邦精密仪器股份有限公司、成都新基因格医学检验所有限公司、广东凯普生物科技股份有限公司的大力支持。

中国癌症基金会已连续13年开展了本活动，为数万名低收入女性提供了免费的“两癌”筛查，使她们分享到了科技进步和社会发展带来的健康红利，同时促进了社会公众对女性健康的关注和关爱，提高了女性群体对乳腺癌和子宫颈癌的防治意识和防治水平，推动了我国两癌筛查技术的推广、普及和规范。中国癌症基金会将通过本活动，建立“关注女性健康、扶助贫困姐妹”的长效精准扶贫机制，使更多的女性同胞能够“远离癌症贫穷，健康幸福一生”！

（来源：中国癌症基金会网站，2018－02－23）

中国癌症基金会举办“守护童心爱在首儿”公益慰问活动

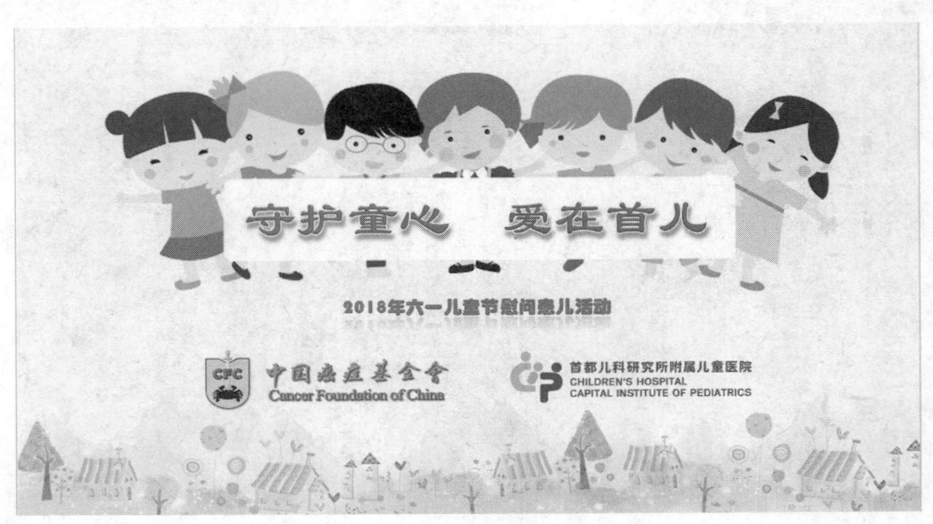

2018年“六一”国际儿童节到来之际，中国癌症基金会携手首都儿科研究所附属儿童医院，共同开展了“守护童心 爱在首儿”公益活动。

6月1日下午，中国癌症基金会高翠巧副秘书长、事业发展部郭梅部长、办公室孙集宽副主任等一行6人带着精美的节日礼物和暖心的节日问候，来到了首都儿科研究所附属儿童医院血液内科病房，与医院血液内科主任师晓东教授、志愿者工作部杨学静主任及医院医务工作者、志愿者一起，慰问、看望了病房内80名儿童患者。

高翠巧副秘书长一行代表基金会向患儿及家属赠送了图书、玩具、帽子、口罩、书包等儿童节礼物，也送去了赵平理事长对小朋友们的问候。在师晓东主任的带领下，高副秘书长一行还参观慰问了骨髓移植仓病房，透过隔离玻璃鼓励孩子及家长要积极配合治疗、勇敢战胜病魔。师主任逐一介绍了移植仓内15位患儿的治疗情况，15位接受造血干细胞移植的患儿，包括难治/复发白血病、黏多糖等溶酶体储积症、遗传性骨髓衰竭性疾病、自身免疫性疾病，还有先天性免疫缺陷病等很多罕见病，均使用 CIP-2015 精准移植方案，获得了良好的疗效。师主任还介绍，儿童白血病及恶性实体肿瘤生物学特性不同于成年人，患儿的基因突变数量更少、突变类型更单一，加上儿童合并症、共患病较少，通过精准诊断和精准治疗预后相对要好，甚至可以治愈！治好一个孩子，就挽救了一个大家庭。同时师主任也指出，儿童血液肿瘤性疾病治疗周期较长、需要巨大的治疗费用支持，因此需要全社会的关注和关爱，让更多患儿重获新生，让更多家庭重归幸福快乐，也希望能得到基金会这类公益平台更多的支持。

中国癌症基金会在赵平理事长的提议下，今年走进了儿研所病房，为孩子们送上了节日礼物，希望使这些身患重疾的孩子能感受到来自社会的关怀和关爱，让小勇士们在与病魔战斗的同时仍然度过了一个快乐而难忘的儿童节。

中国癌症基金会也将与首都儿研所等国内著名儿童医学中心建立合作，积极推动我国儿童肿瘤学术建设、慈善救助等公益事业的发展，使更多肿瘤患儿能够重获新生。

（来源：中国癌症基金会网站，2018－06－11）

中国癌症基金会恩莱瑞患者援助项目在北京签约

2018 年 5 月 10 日，中国癌症基金会与武田中国在北京举行恩莱瑞（通用名：枸橼酸伊沙佐米胶囊）患者援助项目签约仪式。中国癌症基金会理事长赵平教授、副秘书长赵全年教授、副秘书长张金萍女士，武田中国副总裁刘焰女士，以及相关人员出席了此次签约仪式。赵平理事长与刘焰副总裁分别代表合作双方签署了恩莱瑞患者援助项目捐赠协议。

中国癌症基金会长期致力于促进中国癌症防治事业的发展，开展各种与癌症有关的公益活动。恩莱瑞患者援助项目的宗旨是为低收入的多发性骨髓瘤患者提供恩莱瑞®药品援助，帮助患者获得及时、有效的治疗，提高中国多发性骨髓瘤患者使用恩莱瑞®治疗的可及性，减轻患者的经济负担，延长患者的生命，改善患者的生活质量。

（来源：中国癌症基金会网站，2018－08－02）

相关链接

多发性骨髓瘤药物恩莱瑞上市　患者援助项目正式启动

2018 年 5 月 18 日，武田中国在重庆宣布旗下创新药物恩莱瑞（枸橼酸伊沙佐米胶囊）正式进入中国市场。恩莱瑞于 2018 年 4 月被国家食品药品监督管理总局（CFDA）批准，联合来那度胺和地塞米松用于治疗接受过既往治疗的多发性骨髓瘤成人患者。为了帮助更多的多发性骨髓瘤患者从创新药物中获益，武田中国宣布将携手中国癌症基金会开展恩莱瑞患者援助项目。

作为血液系统三大恶性肿瘤之一，多发性骨髓瘤是一种由克隆性浆细胞异常增殖导致的恶性疾病，主要发于60岁以上老人。该病会在患者肩部、臀部、髋部、肋部、脊椎等全身多处骨骼形成溶骨性病变，造成患者反复骨折，令患者备受疼痛折磨。并且，多发性骨髓瘤还会阻碍免疫球蛋白的正常生成，引发免疫系统衰竭等诸多问题，严重影响患者的生活，危及患者的生命。

“多发性骨髓瘤目前尚无法治愈，患者最终都会复发或进展。恩莱瑞的上市，为复发和难治性多发性骨髓瘤患者带来全新的治疗选择。”中国医学科学院血液学研究所血液病医院副所院长王建祥教授指出，“临床数据显示，恩莱瑞中位起效时间缩短至33天，显著延长患者的总生存期达10个月，随着治疗时间的推进，不断加深患者的缓解深度，且较少产生周围神经病变等不良反应。恩莱瑞能够在很大程度上帮助患者减轻疼痛折磨，实现长期治疗，改善患者的生存和生活。”

“蛋白酶体抑制剂是治疗多发性骨髓瘤的‘基石’药物之一，但是，现有的治疗药物存在给药周期和给药途径复杂的特点，患者往往难以坚持长期的治疗，依从性较差，也影响了最终的治疗效果。”北京大学血液病研究所所长、北京大学人民医院血液科主任黄晓军教授说道，“恩莱瑞以全口服的方式进行治疗，不仅免去了患者频繁往返医院的麻烦，提高了患者的治疗依从性，也减轻了家属的陪护负担。可以预见，随着口服制剂的不断普及，多发性骨髓瘤的门诊治疗是未来的必然趋势。”

为了帮助更多的多发性骨髓瘤患者从创新药物中获益，武田中国携手中国癌症基金会开展恩莱瑞患者援助项目。中国癌症基金会赵全年副秘书长表示：“中国癌症基金会长期致力于促进中国癌症防治事业的发展，开展各种与癌症有关的公益活动。基金会通过开展恩莱瑞患者援助项目，可以为低收入的多发性骨髓瘤患者提供恩莱瑞药品援助，帮助患者获得及时、有效的治疗，减轻患者的经济负担，延长患者的生命，改善患者的生活质量。”

武田大中华区负责人、武田中国总裁单国洪先生表示：“我们非常高兴与中国癌症基金会携手，帮助更多的中国多发性骨髓瘤患者从创新药物的治疗中获益。未来，武田中国将继续发挥在肿瘤领域的优势，加快药物研发和创新，将创新药物尽快引入中国市场，并积极携手社会各界力量，造福更多中国患者和家庭。”

（综合：人民网－人民健康网、环球网－城市频道的报道）

中国癌症基金会和百时美施贵宝公司将携手合作开展欧狄沃患者援助项目

秉承中国癌症基金会一贯宗旨，为促进中国癌症防治事业的发展，增加贫困癌症患者尽早接受创新肿瘤药物治疗的可及性，减少因病致贫、返贫现象的发生，中国癌症基金会将携手百时美施贵宝公司共同开展欧狄沃患者援助项目。中国癌症基金会理事长赵平教授、事业发展部部长郭梅女士、事业发展部副部长陈玉恒女士、募捐部副部长郭晓斐女士，规划财务部徐丽波女士，以及捐赠方中美上海施贵宝制药有限公司高级副总裁/中国市场准入总裁傅旭东先生、广义市场准入部项目总监高梅女士以及相关人员出席了此次签约仪式。赵平理事长、傅旭东副总裁分别代表双方签署了欧狄沃患者援助项目签约协议。

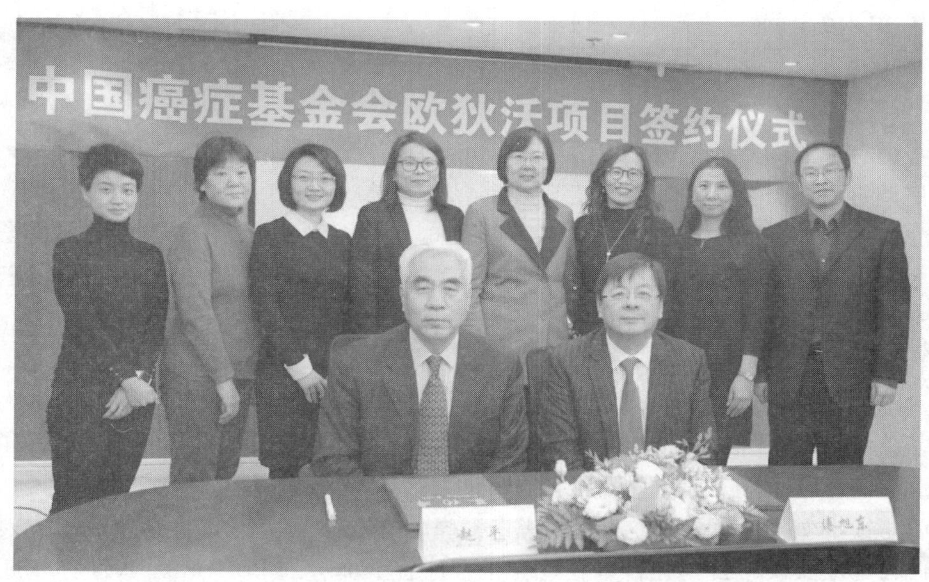

该项目旨在帮助为表皮生长因子受体（EGFR）基因突变阴性和间变性淋巴瘤激酶（ALK）阴性、既往接受过含铂方案化疗后疾病进展或不可耐受的局部晚期或转移性非小细胞肺癌（NSCLC）的成人患者，增加贫困非小细胞肺癌患者接受欧狄沃治疗的可及性，帮助贫困患者提高生存期，改善患者生存质量。

目前项目正在筹备中，预计将于2019年3月在中国癌症基金会官网公开项目具体援助方案及项目流程要求。

（来源：中国癌症基金会网站，2018－12－27）

相关链接

中国首个 PD-1 单抗欧狄沃（Opdivo）价格公布

中国首个 PD-1 单抗欧狄沃（纳武利尤单抗注射液，Nivolumab）价格公布。

根据官方零售价建议 100mg/10ml 9260 元；40mg/10ml 4591 元，如果按体重 60kg 计算，用法用量：3mg/kg，每两周静脉注射一次。一次需使用 1 支 100mg/10ml 和 2 支 40mg/10ml，共 18 442 元/2 周，1 个月共 36 884 元。50kg 体重的患者，1 大规格 +1 小规格：共 13 851 元/2 周，1 个月共 27 702 元。

体重	每两周费用	每月费用
50kg	13851 元	27702 元
60kg	18442 元	36884 元
70kg	18520 元	37040 元
80kg	23111 元	46222 元

（图片来自生物探索）

据报道，在亚洲其他地区，以 100mg/10ml 为例，欧狄沃目前在日本的价格最高，今年初价格调整后还需要 2 万多元（折合人民币，下同）1 支；新加坡医院的欧狄沃价格是 1.5 万元 1 支；香港的价格是 1.6 万 ~1.7 万元 1 支。相比起来，国内价格算是低了很多。

在 8 月 10 日欧狄沃的上市沟通会上，百时美施贵宝中国大陆及香港地区总裁赵萍表示，将通过实施多元化的举措、响应各级医保谈判等方式，促进欧狄沃在中国的可及性。

国内首个 PD-1 单抗

对肿瘤治疗而言，PD-1 制剂的诞生具有颠覆意义。从 2014 年上市，PD-1 抗体就一直被称为“抗癌神药”。凭借出色的临床数据，美国 FDA 在两年多的时间里，先后批准了至少 6 种恶性肿瘤的适应证，包括黑色素瘤和非小细胞肺癌等，有效率在 20% ~40% 之间。神奇的是，PD-1 抗体治好了美国前总统卡特的黑色素瘤，被称为“总统药”，卡特多次为它代言。

Opdivo（欧狄沃）最早在日本获批，是全球首个上市的 PD-1/PD-L1 药物，随后该药在 2014 年 4 月首次获得美国 FDA 批准用于治疗黑色素瘤，迄今为止，已经有 8 个肿瘤适应证被 FDA 批准。此外，胃癌的适应证也于 2017 年 9 月率先在日本获得批准。

2018 年 6 月 15 日，欧狄沃获得中国国家药品监督管理局（CFDA）的正式批准，成为国内上市的首个针对 PD-1 的免疫治疗药物，用于治疗表皮生长因子受体（EGFR）基因突变阴性和间变性淋巴瘤激酶（ALK）阴性、既往接受过含铂方案化疗后疾病进展或不可耐受的局部晚期或转移性非小细胞肺癌（NSCLC）成人患者。大大改善了患者对癌症的生存预期。

与传统治疗方式不同，免疫肿瘤治疗并不直接作用于肿瘤本身，而是通过激活患者自身的免疫系统来抗击肿瘤，具有毒副作用小、疗效持久等特点。数据表明，晚期 NSCLC 患者的 5 年生存率不到 5%。通过一项经治晚期 NSCLC 临床研究（CA209 －003），欧狄沃带来了免疫治疗研究中随访时间最长的PD-1抑制剂临床研究数据，证实了欧狄沃将晚期NSCLC患者5年生存期提高到了16%，是目前唯一一个有5年生存数据的IO新产品。

中国PD-1抑制剂现状

根据弗若斯特沙利文报告，PD-1/PD-L1全球年度销售额于2017年达101亿美元，预计将于2030年全球及中国市场销售额分别达到789亿美元及151亿美元。

广阔的市场自然也吸引了众多公司参与，目前全球已经上市5款PD-1/PD-L1单抗产品，分别为百时美施贵宝的Opdivo、默沙东的Keytruda、罗氏的Tecentriq、阿斯利康的Imfinzi，以及辉瑞和默克联合开发的Bavencio，其中，百时美施贵宝的Opdivo和默沙东的Keytruda销售额位居前列，分别为49.5亿美元、38.1亿美元。排名第3的罗氏Tecentriq，2017年销售额约5亿美元。

除了Opdivo进入了中国市场，默沙东的Keytruda（中文商品名可瑞达）也于2018年7月25日获批上市，针对的适应证为前一种疗法治疗失败的不可切除性或转移性黑色素瘤。

除国外巨头，国内恒瑞医药、信达生物和百济神州等公司也已布局PD-1领域，其中恒瑞医药PD-1单抗产品，2017年4月进入Ⅲ期临床，2018年4月，公司公告该产品被纳入优先审评程序药品注册申请名单。

信达生物2017年12月作为国内首个提交PD-1单抗（IBI308/信迪利单抗）的企业，之后又主动撤回，2018年4月已重新提交，与恒瑞、君实的PD-1抗体药物一同被列入优先审评名单。

（文章综合自：生物探索、医药经济报、新浪医药、动脉网、新浪财经）

（来源：新浪医药新闻　2018-08-20）

广安门医院成功主办中医肿瘤药物研究及疗效评价国际研讨会

2018年12月14日~16日，由中国中医科学院肿瘤研究所、广安门医院主办，中国药学会中医肿瘤药物与临床研究专业委员会协办的“中医肿瘤药物研究及疗效评价国际研讨会”在北京召开。本次大会的主题为“多维融合·创新发展”，邀请了国内外肿瘤相关医药学专家围绕中医肿瘤药物研究及疗效评价等话题进行探讨，初步形成了中医肿瘤疗效评价的专家共识。

国家中医药管理局局长于文明，原国家卫计委副主任、原国家中医药管理局局长、中华中医药学会会长王国强，全国政协教科卫体委员会副主任、中国药学会理事长孙咸泽，中国工程院院士、中国中医科学院院长黄璐琦，国家中医药管理局国际合作司司长王笑频，广安门医院副院长刘震，美国国立癌症研究所补充与替代医学办公室科研项目主任Libin Jia，广安门医院医务处处长李杰及中美两国肿瘤研究领域的专家学者近150人出席了此次大会。

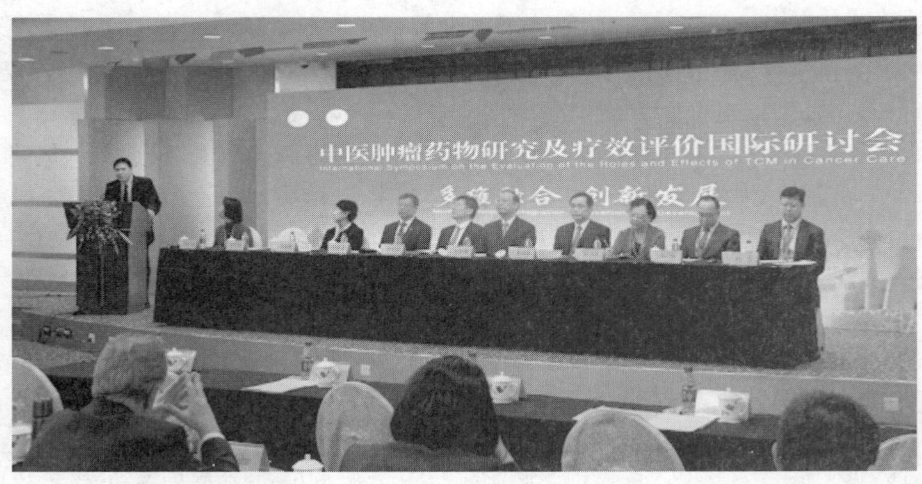

由中国中医科学院首席研究员、中国中医科学院肿瘤研究所副所长林洪生，美国 M. D. 安德森癌症中心整合医学中心教授 Peiying Yang 及美国纪念斯隆－凯瑟琳癌症中心整合医学中心主任 Jun Mao 共同发起的本次大会，旨在为联合国内外最具影响力的肿瘤研究领域的科研机构、临床医院、制药企业的专家学者，共同推进治疗肿瘤的中医肿瘤药物临床研究中医肿瘤药物临床研究，推动肿瘤中药新药研发和临床研究的规范化、国际化。

国家中医药管理局局长于文明在大会开幕式上致辞时指出，我们应发扬中医肿瘤治疗学术特色，整合中、西医防治恶性肿瘤的优势，促进更加科学化的中医药疗效评价国际发展现状，积极参与和助力中医药“一带一路”建设。开展肿瘤防治是各国医学科学家共同的科研使命和责任担当，希望在今后的工作中，进一步推动中药新药研发及临床研究科学化、国际化进程，进一步让更多的医学家、科学家了解中医药、认识中医药、研究中医药、应用中医药，让更多的世界肿瘤患者受益于中医药治疗。

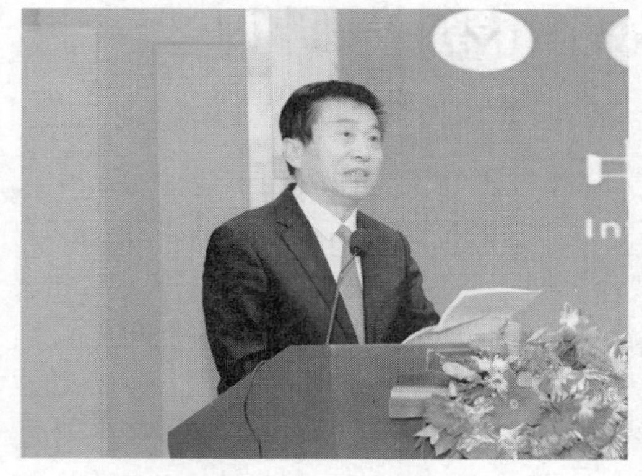

国家中医药管理局局长于文明致辞

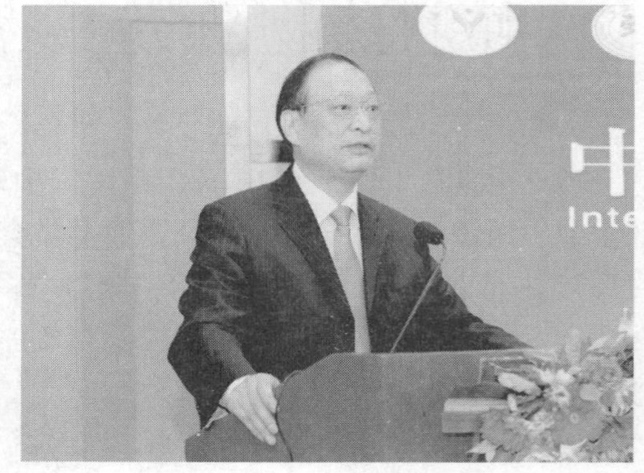

中华中医药学会会长王国强致辞

中华中医药学会会长王国强指出，“面对难得的历史性机遇，实现从中医药大国向中医药强国转变是这一代所有中医药从业人员所肩负的共同历史使命和责任。”王国强期望，以本次大会召开为契机，着力打造一个规范化、专业化、国际化的学术交流与合作平台和专家团队，为中医药国际化发展注入强劲动力。

中国工程院院士、中国中医科学院院长黄璐琦表示，中美学者在中医肿瘤领域经过多年的务实合作，提高了中医药在国际的影响力，希望通过不断的合作交流，发挥各自不同的优势，就限制中医药在肿瘤防治领域发展的瓶颈问题深入探讨合作，形成共识指南，用世界通用的方法和语言来展现中医药的优势。

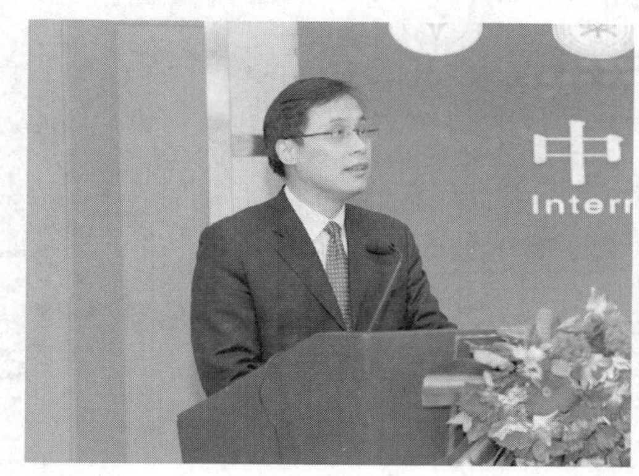

中国工程院院士、
中国中医科学院院长黄璐琦致辞

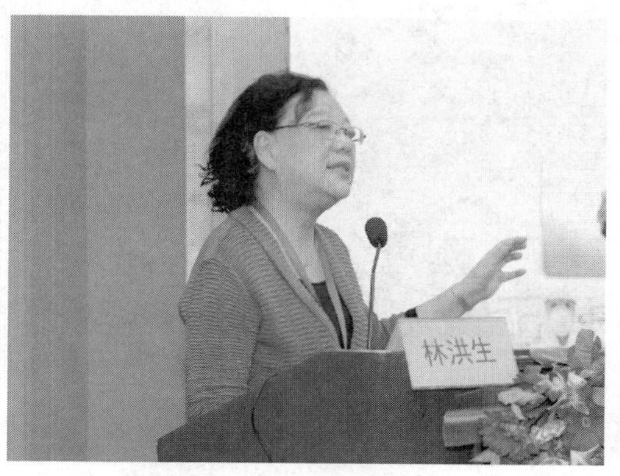

中国中医科学院首席研究员、
广安门医院肿瘤科主任医师林洪生致辞

此次大会主席、中国中医科学院首席研究员、广安门医院肿瘤科主任医师林洪生在会上表示，希望通过本次学术研讨会，联合相关行业的权威专家为中医肿瘤药物的研发、评价、合理用药献策献力，为中医药肿瘤新药的科研开展、标准制订、指南推行及临床实践的各个环节提供切实帮助，提高行业的整体水平，推动中医肿瘤药物与临床的规范化、国际化进程。

广安门医院副院长刘震代表医院对支持本次会议的国家中医药管理局、中国药学会、中国中医药学会，以及来自国内外的专家学者表示感谢，表示广安门医院会继续加强与国际最具影响力的肿瘤研究科研机构、制药企业联合，推动肿瘤中药新药研发和临床研究的规范化、国际化。

在随后的大会主题发言、临床领域论坛以及药学领域论坛环节，国内外知名专家通过主题演讲与交流讨论等形式，分享了各自在中医药在肿瘤治疗方面的科研进展与心得体会。

本次大会围绕中医肿瘤药物临床研究和药学研究中关键问题，由中美两国食品药品监督管理局中医肿瘤药物主管领域相关专家、国内中西医肿瘤临床和基础研究相关专家以及知名制药企业研发负责人等针对中医肿瘤药物临床研究中疗效的科学评价问题做了特邀报告。美国纪念斯隆－凯瑟琳癌症中心 Jun Mao、Ting Bao、Mithat Gonen、Andrew D. Seidman，中国医学科学院药物研究所书记陈晓光、第二军医大学现代中药研究中心主任张卫东，以及广安门医院肿瘤科主任医师林洪生、医务处处长李杰等专家先后作专题报告。

经过两天会议，与会专家一致认为，中药的药物与临床的结合、中外专家的结合、政府部门与群体的结合、企业与学者的结合，必定会大大促进中医肿瘤药物与临床的发展，扩大中医药的影响力，让全世界更多的肿瘤患者受益于中医药治疗。

中医肿瘤药物研究及疗效评价国际研讨会参会代表合影
Group photo of International Symposium on the Evaluation of the Roles and Effects of TCM in Cancer Care
2018.12.15

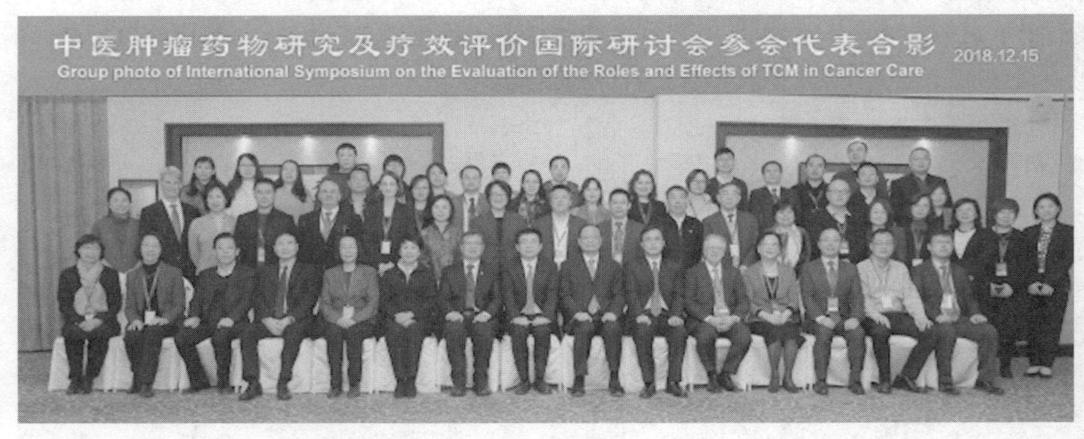

合影

（来源：综合广安门医院网站、国医网张思玮的会议报道）

辽宁省抗癌协会肿瘤中西医结合专业委员会成立大会在大连召开

2018 年 10 月 12 日，“辽宁省抗癌协会肿瘤中西医结合专业委员会成立大会暨肿瘤中西医结合学术高峰研讨会”在大连举行。辽宁省抗癌协会秘书处迟东英主任主持了会议。经过投票选举，大连医科大学附属第一医院肿瘤二科副主任崔晓楠教授当选首届主任委员、赵翌教授当选候任主任委员。会上，辽宁省抗癌协会理事长罗娅红教授指出：“大力发展中医药以及中西医结合已经上升为国策、国家战略扶持，中西医结合符合医学科学发展规律，正在成为以肿瘤为代表的慢性疾病治疗方向。”并且对肿瘤中西医结合专业委员会主旨以及发展方向提出了期望及建议。

崔晓楠

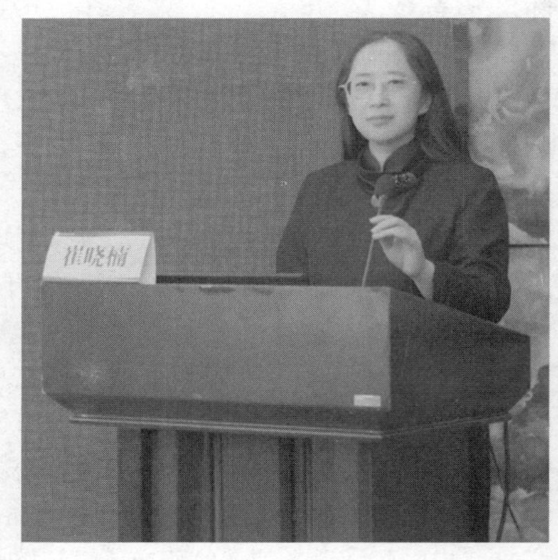

崔晓楠主任委员表示，辽宁省抗癌协会肿瘤中西医结合专业委员会将致力于卓有成效地推进中西医结合为特色的肿瘤整体医学模式，创新肿瘤治疗模式与理念；促进肿瘤中西医结合学术领域的国际国内学术交流与合作，推动临床与科研协作；推行肿瘤中西医结合医疗模式在肿瘤综合治疗中的循证医学评价，主导、参与国际临床试验，注重新兴医疗模式与常规医疗体系的有机结合；倡导防御是最高境界治疗，充分发挥中医防御诊治“未病”的优势，建立中西医结合为特色的肿瘤防御体系，预防肿瘤发生及演进，为肿瘤患者的生命健康保驾护航。

美国 M. D. Anderson 癌症中心专家及辽宁中医药大学附属医院肿瘤教授分别进行了肿瘤免疫治疗，以及肿瘤中医治疗为主题的讲座。与会专家就辽宁省抗癌协会肿瘤中西医结合专业委员会建设进行了深入探讨。

（来源：《大连日报》2018－10－16）

中国西北中医药肿瘤防治联盟成立大会在兰州召开

为响应国家卫生健康委、国家中医药管理局《关于加强肿瘤规范化诊疗管理工作的通知》要求，在“健康中国”战略的驱动下，甘肃省肿瘤医院（甘肃省中西医结合肿瘤医院）牵头组建的“中国西北中医药肿瘤防治联盟”成立大会于 2018 年 5 月 26 日在兰州召开。中华中医药学会肿瘤分会副秘书长郑红刚，联盟创始人甘肃省肿瘤医院院长夏小军、陕西中医药大学中西医结合学院院长侯俊明、新疆维吾尔自治区中医医院肿瘤科主任张洪亮、宁夏回族自治区中医医院暨中医研究院肿瘤科主任李晓龙、青海省中医院血液肿瘤科主任郑秋慧及西北五省从事中医药及中西医联合肿瘤防治工作的代表 100 余人参加了会议，会议由甘肃省肿瘤医院副院长、抗癌协会秘书长赵勤主持。

大会讨论通过了《中国西北中医药肿瘤防治联盟章程》和组织架构，选举夏小军院长任联盟主席、侯俊明院长、张洪亮主任、李晓龙主任和郑秋慧主任 4 人任共同主席。

中国西北中医药肿瘤防治联盟是一个跨区域的中医及中西医结合肿瘤防治团体，旨在动员和团结西北地区中医及中西医结合肿瘤防治力量，搭建中医及中西医结合肿瘤防治管理平台，推动西部地区中医药肿瘤防治工作规范化发展，提高肿瘤防治水平，为西北地区乃至全国人民的健康事业做出更大贡献。

联盟召集人夏小军院长在致辞中指出，中医药是我国独特的卫生资源和民族瑰宝，数千年来为中华民族的繁衍昌盛做出了卓绝的贡献。中医药防癌、治癌有其特色和优势，可以减轻患者痛苦，降低医疗费用，提高患者生活质量，让患者有尊严地活着。通过有效整合各医疗机构与各个领域分散的医疗资源和特色优势，建立信息互通、资源共享的平台，共同探讨中医药防治肿瘤的新方法和新模式，共同分享中医药肿瘤防治的新进展和新成果，为切实提升西北地区肿瘤防治能力，减轻肿瘤患者疾苦，提高生存质量，助推脱贫攻坚，全面建设小康社会、构建社会主义和谐社会做出积极的努力。

郑红刚博士在讲话中表示，联盟要通过资源流动发挥更大的辐射效应，吸引和发展更多的成员单位，积极争取国家临床重点学专科建设项目，体现专科联盟集约优势不断提高中医药对肿瘤性疾病的预防、诊断和治疗水平，为人民健康事业做出新的更大贡献！

原甘肃省卫生厅副厅长、甘肃省中医学会会长侯志民在讲话中强调，西北中医药肿瘤防治联盟，充分整合西北地区各医疗机构间分散的中医药资源和特色优势，建起跨区域的肿瘤防治体系，对于落实国家医改任务和政策要求，传承发展中医药事业，构建跨区域的分级诊疗模式，提高中医药临床疗效，满足人民群众健康服务需求具有重要意义。各联盟成员单位要展开深度合作，互通有无、取长补短，实现资源共享、优势互补、合作创新、协作共赢的目标，促进西北地区中医和中西医结合肿瘤防治水平进一步提高。

郑红刚副秘书长、侯志民会长为甘肃省肿瘤医院、陕西中医药大学附属医院、新疆维吾尔自治区中医医院、宁夏回族自治区中医医院暨中医研究院、青海省中医院等五家联盟成员单位进行授牌。

（来源：国医网 2018－05－31）

中国抗衰老促进会肿瘤营养专业委员会年会暨第二届大连肿瘤营养及精准治疗高峰论坛成功举办

2018 年 10 月 13 日，由中国抗衰老促进会肿瘤营养专业委员会、大连医科大学附属第一医院、大连肿瘤学会主办的中国抗衰老促进会肿瘤营养专业委员会年会暨第二届大连肿瘤营养及精准治疗高峰论坛在我院联合路院区国际会议厅隆重召开。

大会主席由澳门科技大学刘良校长，中国工程院邱蔚六院士、钟南山院士、张志愿院士，中国抗衰老促进会副理事长、首都医科大学副校长王松灵和英国爱丁堡皇家外科学院钟志强院士共同担任，执行主席由我院肿瘤二科主任高亚杰教授、张洁教授、肿瘤营养专业委员会总干事王勤共同担任，会议由张洁教授主持。

张志愿院士、钟志强院士、澳门科技大学梁丽娴教授、中国抗衰老促进会副秘书长兼会员部主任熊吉莹、中国肿瘤防治联盟秘书长暨中山大学附属第一医院东院副院长陈振光、深圳大学总院巩鹏副院长、广州中山医院张文建教授、邓永强教授等全国各地专家教授以及社会各界人士 200 余人出席了本次会议。

会上，我院刘晶副院长致辞，对各位专家的到来表示欢迎，并对肿瘤营养专委会一年来的工作给予了肯定，同时对专委会今后工作的提出了意见和建议。促进会熊吉莹副秘书长代表总会做了重要讲话，对肿瘤营养专业委员会的发展提出殷切期望。肿瘤营养专业委员会主任高亚杰对专委会成立一年来所做的工作进行了细致的工作总结，并提出了未来专委会工作、发展的重点及计划。现场各位专家对高亚杰主任的工作总结予以高度肯定，并报以热烈掌声。

随后进行专家讲座环节，张志愿院士演讲“肿瘤营养学术理念”，深入浅出的以“土壤学说”讲解了肿瘤微环境与肿瘤营养的理念；钟志强院士演讲“肿瘤营养预防化疗靶向治疗及免疫疗法引致的心血管副作用”，从基础实验着手，用真实数据说话，阐明肿瘤营养治疗在心肌细胞线粒体损伤方面的积极作用；梁丽娴教授演讲“Enhancement of anti-PD1 immunotherapy with traditional Chinese medicine for treatment of lung cancer”；刘基巍教授演讲“基因驱动阴性 NSCLC 一线免疫治疗”；巩鹏教授演讲“肿瘤的信号传导与肿瘤营养”。

专家们引经据典、旁征博引，结合自己的亲身体会和临床经验做了全面的阐述，体现了基础医学与临床实践的完美结合，深入解析肿瘤营养治疗、免疫治疗等研究现状，为年轻医生指出未来的研究发展方向。

当天中午，肿瘤营养委员会的主要成员参加了肿瘤营养专委会的第 4 次工作会议，会上就《海参虫草片改善结直肠癌术后 XELOX 方案化疗相关内环境过氧化状态的初步研究》《臻草粉逆转肺磨玻璃结节临床研究》《臻草粉与化疗联合治疗晚期三阴性乳腺癌的临床观察》《臻草粉与化疗联合一线治疗晚期 NSCLC 的临床观察》四项研究课题进行了讨论，各位专家对四项研究显示了浓厚的兴趣，提出了中肯的意见与建议，并表示愿意参加到后续的研究中去。

当天下午进行的行“肺肠之道 道之非常”及“靶向践行 行之有方”专题报告，与会专家结合目前诊疗指南与国际最新研究进展，分别就目前热点与难点问题进行探讨。郝学志教授演讲“EGFR 哪家强—优化管理是王道”、王畅教授演讲“2018CSCO 指南 mCRC 的解读”、任双义教授演讲“腹腔镜直肠癌根治术关键问题探讨”、信涛教授“诊断先行—肺癌精准检测的现状与未来”、王帘读教授演讲“肿瘤临床检测新视野”、李丽教授演讲“抗血管生成靶向治疗进展及展望”，各位与会专家都提出自己独到的见解，并展开了热烈的讨论，学术氛围十分浓厚。

此次大会圆满结束，但肿瘤营养治疗的发展道阻且长，我们任重道远。中国抗衰老促进会肿瘤营养专业委员会将继续遵从医养结合的国家理念，以治疗与预防并进为目标，在提高抗肿瘤治疗效果的前提下，更加注重肿瘤营养的预防和治疗，为更多的患者谋福祉。

（来源：大连医科大学附属第一医院肿瘤科）

第 24 届全国肿瘤防治宣传周在全国启动

中国抗癌协会院士、专家倡议将每年 4 月 15 日设立为“中国抗癌日”

2018 年 4 月 15 日上午，由中国抗癌协会主办的“第 24 届全国肿瘤防治宣传周”暨首届“中国抗癌日”活动在全国各地同时启动。今年宣传周的主题为“抗癌路上，你我同行”。各省市抗癌协会、团体会员单位和专业委员会分别组织了丰富多彩的宣传活动，宣传周期间全国线上线下受益群众超过 5000 万人。

中国抗癌协会理事长、中国工程院副院长樊代明院士于 4 月 15 日上午出席了在中国医学科学院肿瘤医院举行的启动仪式，协会相关领导分别参加了广西、河北、辽宁、浙江、江苏等地的启动活动。

樊代明院士在致辞中指出，癌症是严重危害人类健康的重大疾病，很多人正值壮年、抱憾离世；很多人因病返贫、因病致贫，这对家庭、单位，乃至国家而言，都是巨大的损失。因此，癌症防控，刻不容缓！我国癌症流行趋势上有 3 个“5”：世界上每 5 个肿瘤患者中就有 1 个是中国人，每 5 个因病死亡病例中就有 1 个是肿瘤患者，肿瘤患者的平均医疗花费约是其他疾病的 5 倍以上。世界卫生组织提出 3 个“3”：1/3 的肿瘤可以预防；1/3 可以通过早诊早治而治愈；1/3 可以通过综合治疗提高生存质量、延长生命。

鉴于癌症是一种可防可控的慢性疾病，中国抗癌协会于 1995 年发起并主办“全国肿瘤防治宣传周”活动，至今已是第 24 个年头，活动每年在全国范围内蓬勃开展，对提高公众对癌症的科学认知理念、消除癌症误区、建立健康生活方式起到了巨大的作用。

习近平总书记提出：“没有全民健康，就没有全面小康。要把人民健康放在优先发展的战略地位”。十九大报告则明确提出实施“健康中国”战略，十三届全国人大一次会议上李克强总理在政府工作报告中也提出 2018 年我国政府将加强雾霾治理、癌症等重大疾病防治攻关，吹响了全民抗癌的集结号。中国抗癌协会作为癌症防治领域的国家一级协会，有责任、有义务发挥科技社团的资源优势，推动癌症防治事业的发展。协会倡议将每年的 4 月 15 日定为“中国抗癌日”，在这一天集中开展全国肿瘤科普宣传活动，将全民癌症防控推向新的高潮。

国家卫健委疾病预防控制局监察专员常继乐、中国科学技术协会科普部部长白希也出席了全国启动仪式，对本活动给予充分肯定与支持。

接下来的一周里，中国抗癌协会将组织全国 31 个省（自治区、直辖市）、380 个城市、560 家医疗机构和学术团体，组织发动 15 万协会专家，聚焦戒烟、食品安全、疫苗应用、早诊早治等内容，开展科普讲座、义诊咨询、媒体访谈等形式多样的科普宣教活动，引导公众建立健康生活方式，远离癌症困扰。活动预期直接受益群众超过1000万人，媒体报道数将超过1000次，通过新闻媒体传播受益人群达到5000余万人。

抗癌路上，你我同行。让我们马上行动起来，为实现健康中国的伟大目标而努力奋斗！

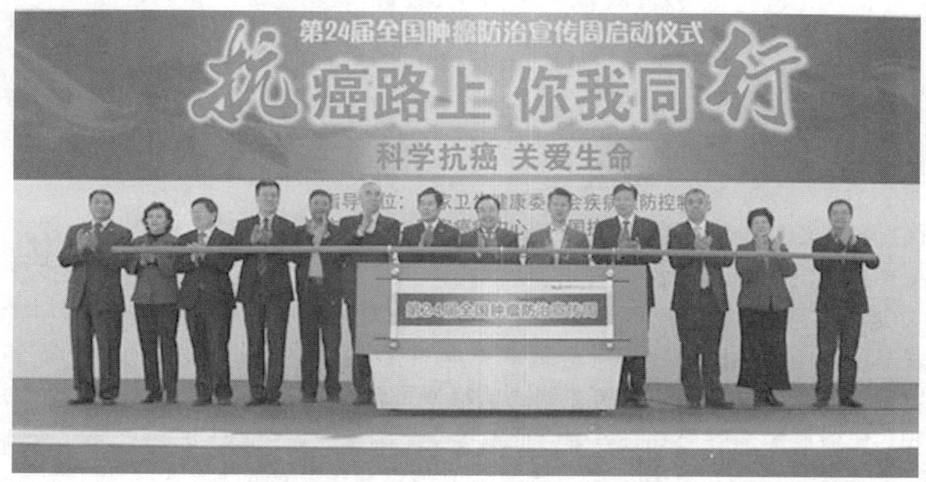

启动仪式现场

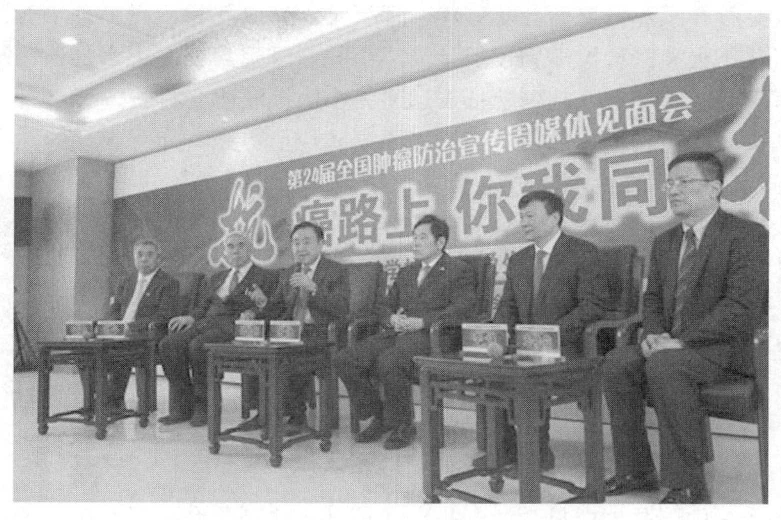

媒体见面会现场

（稿源：中国抗癌协会，2018-04-16）

相关链接 1

2018 年全国肿瘤防治宣传周
抗癌路上　你我同行——院士、专家话肿瘤：高峰论剑议防控

由国家卫生健康委员会疾病预防控制局指导，国家癌症中心、中国抗癌协会、中国癌症基金会主办，中国医学科学院肿瘤医院承办的“2018 年全国肿瘤防治宣传周活动”于 4 月 15 日正式启动。此次活动的主题为：“科学抗癌 关爱生命——抗癌路上 你我同行”。旨在帮助癌症患者正确认识癌症，与医院和社会各界携手努力战胜病魔，提高生存率。

现场举办了全国肿瘤防治宣传周启动仪式、肿瘤防控院士高峰论坛、百名专家现场义诊、健康大讲堂、防癌健康查体、专业咨询、心灵音乐会等活动。5000 余人到现场参与了活动。

全国肿瘤防治宣传周启动 二十四载不忘初心

早上 9 点，全国肿瘤防治宣传周启动仪式正式开始。中国抗癌协会理事长、中国工程院副院长樊代明院士，国家癌症中心主任、中国抗癌协会副理事长、中国医学科学院肿瘤医院院长赫捷院士，中国癌症基金会理事长赵平教授，中国科学技术协会科普部部长白希，国家卫生健康委员会疾病预防控制局监察专员常继乐等领导共同出席了活动并致辞。中国医学科学院肿瘤医院患者服务中心分别接受了国家癌症中心主编的《癌症漫画系列科普丛书》和中国抗癌协会主编的《癌症知多少》科普读物的捐赠。随着樊代明理事长宣布“第二十四届全国肿瘤防治宣传周活动正式启动”，为期一周的全国各地肿瘤防治公益活动拉开了大幕。

启动仪式后召开了媒体见面会。樊代明理事长、赫捷院长、赵平理事长，以及中国抗癌协会副理事长、天津医科大学副校长、天津市肿瘤医院党委书记李强，国家癌症中心副主任、中国医学科学院肿瘤医院副院长石远凯，中国抗癌协会科普宣传部部长支修益共同出席并就全国肿瘤防治宣传周的情况与国家肿瘤防控形势做了介绍。

院士论坛话肿瘤 高峰论剑议防控

赫捷院士与中国工程院院士孙燕、程书钧、林东昕共同出席了肿瘤防控院士高峰论坛。

赫捷院士首先介绍了中国医学科学院肿瘤医院 60 年来对推动中国肿瘤防治事业扮演了领军者的角色：医院在我国肿瘤登记、癌症早诊早治、科技发展和创新、人才培养、科技成果转化、医疗卫生战略研究等方面取得了一系列成果。面对新的控癌形势，他指出：我国在肿瘤防治与大数据平台的结合方面不断实践创新，国家级肿瘤大数据平台也在有条不紊地建设中。

孙燕院士作为中国肿瘤内科学的开拓者和奠基人之一，介绍了我国肿瘤内科学事业在学科建设、治疗模式、新药研发、人才培养等方面的开拓发展历程。孙燕院士同时表示肿瘤防治离不开广泛普及肿瘤健康知识和“早预防、早发现、早治疗”的理念。

程书钧院士长期从事遗传毒理、肿瘤病因及癌变机制研究。他介绍了我国癌症防控的总体形势以及癌症的发生、发展的新趋势，并对我国未来肿瘤防治的重心提出了建议。

林东昕院士指出：今年政府工作报告提出国家科技投入要向民生领域倾斜，加强雾霾

治理研究，推进癌症等重大疾病防治攻关，使科技更好造福人民。因此，我国肿瘤防治的重要性和必要性不言而喻。现在肿瘤的研究已经进入了基因组的时代，肿瘤遗传因素及基因对于肿瘤预防和治疗有着决定性的影响。

肿瘤防治权威专家答疑解惑

当天上午8点30分，义诊正式启动。医院门诊楼前摩肩接踵，患者自觉排成队列向专家问诊。由各科主任亲自率队、正副主任医师组成的百名专家团队，为患者和家属进行现场咨询。专家们认真听取咨询者的病史，细致分析检查结果，为患者提供专业的诊断和治疗建议，还耐心解答患者提出的各种问题。义诊专家分为头颈组、脑肿瘤组、乳腺组、妇瘤组、肝胆组、胰胃组、结直肠组、肺癌组、食管癌组、淋巴瘤组、止痛姑息组、泌尿组、骨软组、中医组、防癌咨询、医保咨询、抗肿瘤新药临床实验等。现场近4000人次进行了专业咨询。

如何对待和处理肺小结节病灶、肿瘤患者居家护理、肿瘤患者应当如何进补、抗肿瘤药物的合理使用……一场场精彩纷呈的健康大讲堂，为肿瘤患者、家属以及癌症关注者准备了一份科普的饕餮盛宴。

肿瘤防治宣传周期间，医院将开展健康大讲堂9场，全部场次与媒体合作进行录制直播，使更多患者受益。

近年来，社会公众对防癌体检的关注度日益上升，逐渐认识到防癌体检与普通健康体检的侧重点不同。检查项目是针对肿瘤发病的特点，其目的不仅是为了早期发现癌症，做到早诊早治，也是针对癌症的危险因素和癌前病变进行检测，预防癌症的发生。防癌体检活动均由专科医生、检验人员完成，约有600人参加。

基于“预防为主，早诊早治”的防癌理念，国家癌症中心/中国医学科学院肿瘤医院组织各学科专家、教授，经过细致缜密的研讨和广泛征求意见编写，并于本届活动前正式出版了《漫画癌症防治科普系列丛书》《癌症防治核心信息及知识要点》。引导读者掌握癌症相关知识，树立防癌意识，培养健康生活方式，以科学的方法预防癌症，治疗癌症。

专业咨询、志愿服务保运行

患者服务中心专业咨询区，来自北京抗癌乐园的癌症康复者进行了康复历程交流，并在广场展示“抗癌健身法”，鼓励癌友加强锻炼科学抗癌。部分志愿者已经连续20年参加活动，他们战胜病魔的勇气和积极乐观的精神，感染着每一个人；7名护士长、4名心理咨询师、4名药师、2名营养师、3名法官分别进行了专业咨询，来自中国疾病预防控制中心、中国控制吸烟协会、北京市控烟协会、中日友好医院、朝阳区卫生监督所等单位的10名控烟咨询师进行了戒烟咨询。现场共有450余人次进行咨询，共计发放19种《癌友关怀指南》900余册。协和爱乐乐团为前来参加活动的群众和医务工作者带来了精彩温馨的“心灵音乐会”演出，向病友们传递了一份信心和力量，也向医务工作者传递了温情和感谢。

志愿者服务的身影成为一道亮丽的风景线，活跃在活动现场各个区域。他们中有56名医护人员志愿者，还有来自北京工业大学阳光爱心社、北京工业大学机电学院、北京协和护理学院、北京中医药大学、首都卫生学校的55名学生。志愿者的互助互爱彰显了奉献、友爱、互助、进步的志愿精神，共同为营造和谐社会贡献了一分力量。

今年恰逢中国医学科学院肿瘤医院建院60周年。一甲子弹指一挥间，变的是技术设备的换代、就医环境的改善；不变的是大型公立医院的社会责任感、使命感。历代肿瘤医院人始终以救死扶伤为己任，全心全意为癌症患者提供优质的医疗服务。医院积极倡导健康的生活方式，帮助大众树立肿瘤疾病早发现、早诊断、早治疗的正确观念；坚持举办“肿瘤防治宣传周”公益活动，让“科学抗癌，关爱生命”从一句口号变成了深入人心的理念。60年的耕耘，不但切实有效地帮助了社会大众科学认识癌症，更是为推进癌症防控事业树立了一座不可磨灭的丰碑。

（来源：人民网－人民健康网，2018－04－17）

相关链接2

全国肿瘤防治宣传周：推进肿瘤防控 重在三级预防深入实施

新华网北京4月17日电（孙慧）“普及科学的防癌知识，传播正确的抗癌理念，提倡癌症早发现，早诊断，早治疗，与社会各界携手努力推进防治事业的发展。”4月15日，由国家卫生健康委员会疾病预防控制局指导，国家癌症中心、中国抗癌协会、中国癌症基金会主办，中国医学科学院肿瘤医院承办的“2018年全国肿瘤防治宣传周活动”正式启动。国家癌症中心主任、中国抗癌协会副理事长、中国医学科学院肿瘤医院院长赫捷表示，今年是中国医学科学院肿瘤医院建院60周年，面对我国肿瘤防治的新形势，肿瘤防治战略将重点体现在建立肿瘤防控体系和网络、建立完善的肿瘤登记制度、建立完善的肿瘤防控预防宣传工作、建立完善的早诊早治制度、建立完善的肿瘤规范化诊治制度五个方面。

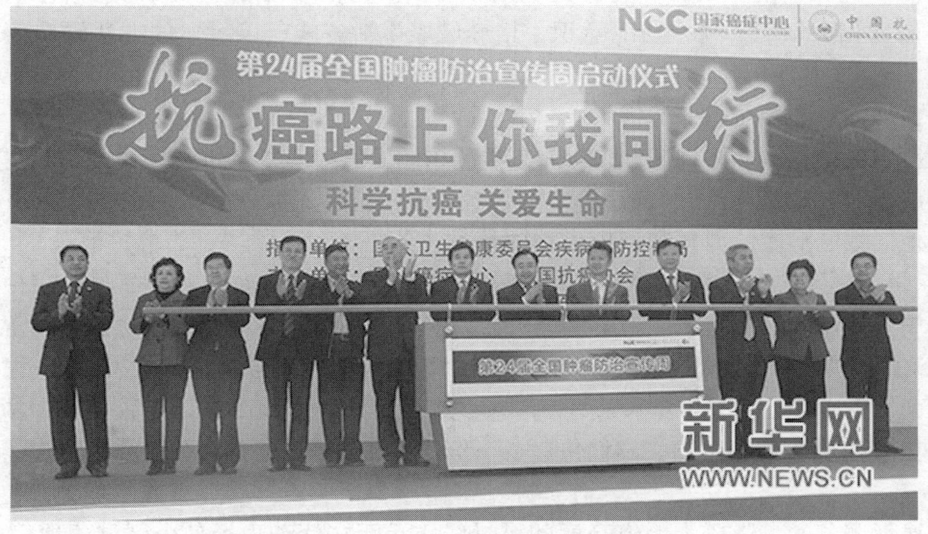

第24届全国肿瘤防治宣传周启动（新华网 杨锘摄）

赫捷表示，一级预防是宣传科学防癌知识，二级预防是早诊早治，三级预防是规范化治疗，如果把这三级预防切实可行的实施下去，相信我国的整个肿瘤防控形势会出现很好的转机。

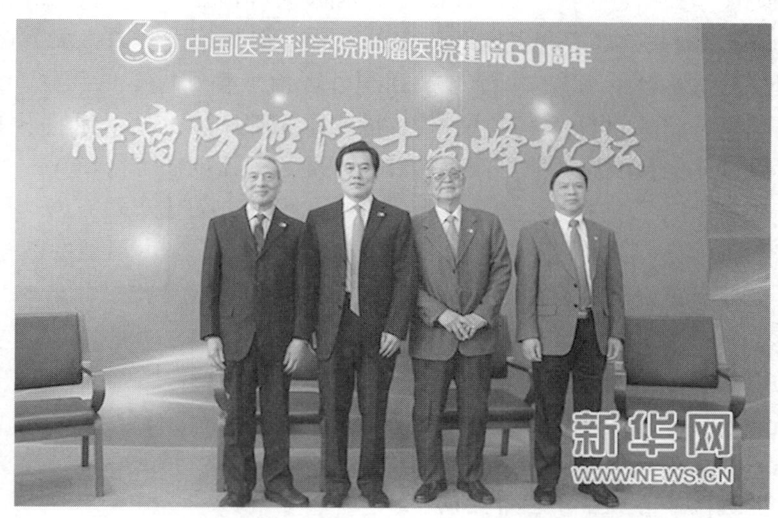

肿瘤防控院士高峰论坛（新华网 杨锘摄）

肿瘤防治重在“三早”

在肿瘤防控院士高峰论坛上，作为中国肿瘤内科学开拓者和奠基人之一的孙燕院士，介绍了我国肿瘤内科学事业在学科建设、治疗模式、新药研发、人才培养等方面的开拓发展历程。孙燕表示，肿瘤防治离不开广泛普及肿瘤健康知识和“早预防、早发现、早治疗”的理念。

长期从事遗传毒理、肿瘤病因及癌变机制研究的程书钧院士表示，数据显示，我国肿瘤治疗5年生存率在30%左右，而美国的5年生存率在70% ~80%之间，造成这一状况原因有多方面，但主要是我国处在发展阶段，有相当一部分患者发现时已处于中晚期，到医院就诊的患者已经发生肿瘤转移，而目前的医疗技术，征服这种肿瘤转移还有相当大的难度，同时也是未来重要的挑战。

程书钧说：“目前肿瘤的发生率还是处于缓慢增长的阶段，主要有以下几方面原因，一是我国整体人口寿命在延长，肿瘤是一种跟衰老密切相关的疾病，随着老龄化的到来，肿瘤的发生也会不断增加；二是随着我国经济发展带来的大环境污染，及一些家庭小环境的污染，促使一部分肿瘤的发生增高；三是不健康的生活方式，吸烟、肥胖、缺乏运动、不合理膳食习惯、酗酒、压力过大、心理紧张等都是癌症发生的危险因素。”程书钧指出，肿瘤在未来控制的核心问题，科学界依然在探索，但有一个基本共识是在于预防。

赫捷表示，目前在我国发病前十位的肿瘤中，肺癌的发病率和死亡率都排在第一位，但肺癌早期发现、早期治疗，会使得生存率大大提高，如果是Ⅰ期的肺癌，经过外科治疗，生存率可以达到90%。赫捷建议，40岁以上肺癌高危人群每年做一次胸部低剂量CT

检查，及早发现早期肺癌可实现临床治愈。

得了癌症，盲目选择出国治疗是误区

林东昕院士表示，我国肿瘤防治的重要性和必要性不言而喻，现在肿瘤的研究已经进入了基因组的时代，肿瘤遗传因素及基因对于肿瘤预防和治疗有着决定性的影响。

“在新药研究方面我国确实和美国有一定的差距，但是绝大多数方面我国的诊疗水平并不差于美国。”孙燕表示，得了癌症选择到国外去治疗存在一定的误区。孙燕举例道，如食管癌、鼻咽癌、肝癌的治疗，这些肿瘤在欧美国家都比较少见，他们很多头颈方面的专家，一生只看过几例鼻咽癌，我国医生的临床经验远远比他们丰富。

同时，赫捷也指出，“目前，我国的诊疗水平在很多方面优于西方发达国家，如外科技术，我们普通医生一年做的手术，是很多外国医生一辈子都达不到的数量，看的病人多，临床经验比较丰富。随着近期国务院宣布进口抗癌药实施零关税，国内的诊疗优势更为突出。”

此次活动以“科学抗癌 关爱生命——抗癌路上 你我同行”为主题。旨在帮助癌症患者正确认识癌症，与医院和社会各界携手努力战胜病魔，提高生存率。现场举办了全国肿瘤防治宣传周启动仪式、肿瘤防控院士高峰论坛、百名专家现场义诊、健康大讲堂、防癌健康查体、专业咨询、心灵音乐会等活动。

（来源：新华网 > 健康，2018 - 04 - 17）

砥砺前行 守护生命
——李嘉诚基金会宁养项目 2018 年终会议

湖南省肿瘤医院宁养院　邹然社工

守护生命，发现美好；不忘初心，砥砺前行。由李嘉诚基金会全国宁养医疗服务计划办公室主办，四川大学华西第四医院宁养院协办的宁养项目 2018 年终总结暨培训会议于 2018 年 12 月 8 日 ~9 日在四川省成都市举行。多位专家和来自全国 32 家宁养院近 150 位同仁齐聚一堂，从多维度共同探讨宁养服务，提升宁养团队的服务质量。

12 月 8 日上午，四川大学华西第四医院李晓松院长为会议拉开帷幕。李院长代表医院全体职工向远道而来的宁养同仁们表示热烈的欢迎，并介绍了成都宁养院的概况和宁养工作的开展情况；感谢宁养项目为贫困晚期癌患带来的帮助，向宁养人致以衷心的谢意。

一、开阔视野，启迪智慧

开幕式后，培训正式开始。湖南省肿瘤医院谌永毅副院长、原陆军总医院刘端祺教授、台湾南华大学游金潾教授、汕头大学医学院附属肿瘤医院郑静云副主任护师与陈梓香主管护师为大家开展了为期一天半的学术讲座和交流，内容主要围绕安宁疗护进展、医生的共情能力、哀伤辅导和病情告知，伤口护理与难治性癌痛等。

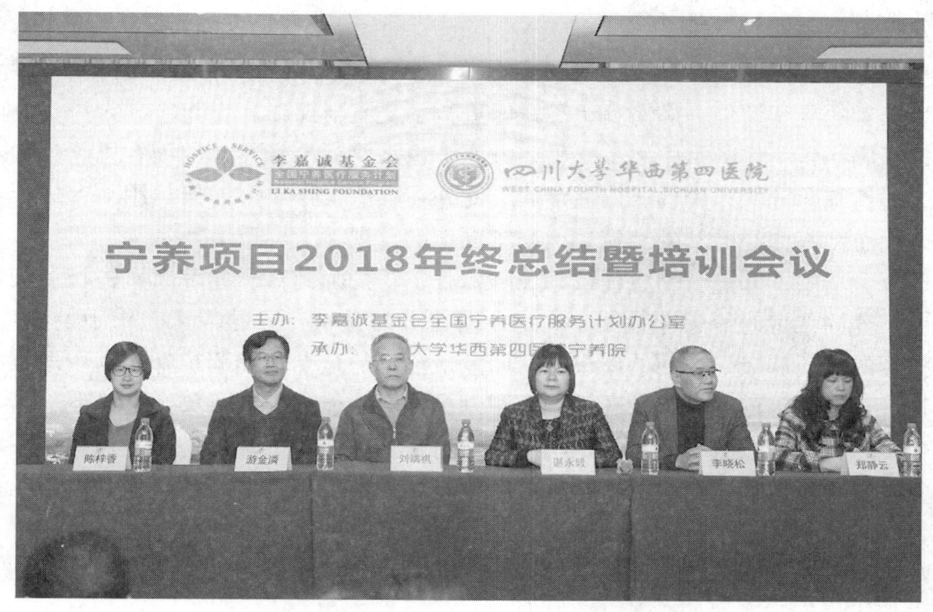

会议专家

谌永毅副院长以“顺势，定位，前行—建设健康中国谋安宁疗护事业发展”为题，鼓励大家顺着国家的政策指引、现实需求和学科发展的形势，认清现状，理清思路，确定目标，不断前行。通过完善医保体系、推动三级联动体系，加强人才培养，生死教育等方法，提高安宁疗护学科建设、构建医院－社区－家庭三位一体的全人照护模式。这使宁养同仁们对国家的安宁疗护发展形势、宁养人的使命和任务都有了更清晰的认识。

接着刘端祺教授讲述适度共情－肿瘤临床工作的基本功。他通古博今，深入浅出，剖析案例，从临床一线医生的角度，诠释了临床医生应该如何做到共情和适度治疗，并对晚期患者的心理灵性关照问题抒发了自己的见解。

游金潾教授融合中西文化，为大家详细分析了中国文化背景下病情告知和哀伤辅导的现状，并将病情告知的简要原则和规范化告知步骤、哀伤辅导的方法进行了逐步的讲解，强调照顾者需要学会自我照顾，提高自我接纳和觉察能力。

上海交通大学医学院附属新华医院崇明分院宁养院沈伟主任报告了“标准化癌痛病史”试点报告，希望宁养服务中的癌痛控制走向精准和可视化。

第一天的会议结束前，颁发了“2018 年全国宁养院通讯工作评比优秀奖”“社会资源利用优秀奖”“2018 全国‘年度优秀宁养义工服务项目’”“宁养星级义工”“2018 年度全国优秀宁养义工”奖项。

二、宁养人的对话

12 月 9 日上午的分会场（医疗、护理、哀伤辅导与病情告知工作坊）专家与宁养同仁们相互交流，内容精彩纷呈。

医疗分会场由宁养院医师同仁进行个案分享，就难治性癌痛、癌痛的临床诊疗思路、晚期癌症患者的症状评估、病情分析等主题进行了交流与探讨。作为宁养人，一方面规范化用药控制癌痛是工作的重中之重，另一方面，也需要跳出宁养人的固有思路；针对患者的疼痛，注意综合分析，警惕非癌症疼痛。此外在临床工作中，如何运用平台进行科研工作，更好地总结临床经验对外交流也引起了同仁的重视。

护理分会场中，郑静云副主任护师和陈梓香主管护师针对宁养院个案进行了细致的点评，其他宁养同仁也纷纷献计献策。同时，两位老师分享自己的临床工作中的典型个案，并说明护理的技巧和造口方面的新进展。印象最深刻的是老师提到护师是运用思维去评估病患的护理需要，因应患者的情况而调整护理措施，才能为服务对象排忧解难。

一个个独特的内心故事，在哀伤辅导与病情告知工作坊上娓娓道来。通过心理剧的方式，宁养同仁重新体验生命中的人与事，产生新的觉察与领悟，不断自我疗愈，从而实现自我整合与人际和谐。宁养同仁专注地用心聆听，不时地沉思、讨论、会心地一笑。这种演练让每天面对生死问题的宁养同仁体会到如何从容面对自己，才能更好地悦纳他人、点亮智慧去抚慰患者和家属的心灵。

三、坚持、进取

李嘉诚基金会全国宁养项目负责人罗敏洁博士带来了李嘉诚先生对大家的问候和期待，让我们感受到李先生对宁养项目的重视；总结 2018 年的工作，提出了今后的工作要求。从 2001 年宁养项目正式启动，到 2018 年 11 月 30 日的统计，项目已投入资金逾 6. 8 亿元，服务患者已超过 19 万人。为了表彰宁养同仁的奉献，罗博士颁发了“2018 年服务满十周年”“2018 年服务满十周年退休”“2016 ~ 2018 年度宁养院工作评估奖”“2018 年度特药工作优秀团体奖”奖项。

最后，各地宁养人透过心灵相通的配合，在游戏中获取别致的礼品；在电子抽奖时，场内充满喜悦之情。这两项新尝试，得到宁养同仁们的赞赏。

此次会议在成都宁养院协助下，圆满落下帷幕。散是满天星，聚是燎原火。宁养项目将 32 家宁养院同仁紧紧连接在一起，共同做圆满人生的善事。宁养同仁虽分散于全国，却心手相牵。每年的年终会议加深了大家的情谊，坚定了大家的担当，砥砺前行，勇于守护生命。

（发布单位：全国宁养办 2018 - 12 - 18）

“心灵相伴，远离癌痛”：北京大学肿瘤医院举行世界镇痛日大型健康咨询服务活动

癌痛，作为癌症最常见的伴随性疾病，给患者及其家属身心带来巨大的伤害。然而许多患者对癌痛治疗知识知之甚少，并存在种种顾虑和担心。2018 年 10 月 9 日，在 2018 年“世界镇痛日”和“中国镇痛周”来临之际，北京大学肿瘤医院在门诊大厅举办了主题为“心灵相伴，远离癌痛”的世界镇痛日大型健康咨询服务活动。

活动由医务处处长薛冬主持。党委书记朱军，癌痛与症状控制多学科协作组首席专家李萍萍和成员孙红、范志毅、陈钒、王薇、肖绍文、聂鋆、李永恒，院办副主任管九苹，护理部主任陆宇晗，门诊部副主任唐磊、田振，以及姑息中心、康复科、药剂科代表、各职能处室负责人等参加了此次活动。

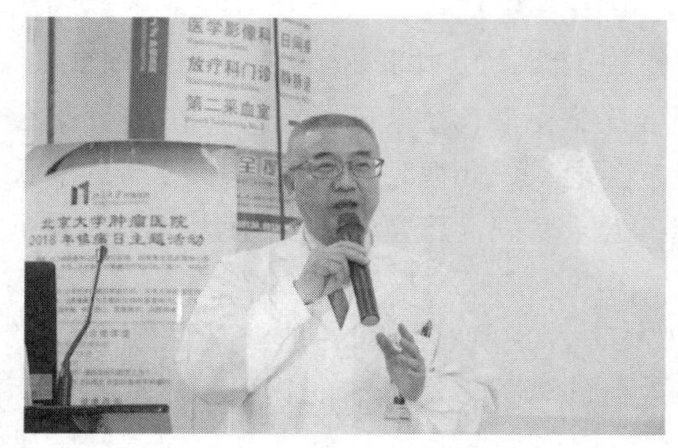

朱军教授

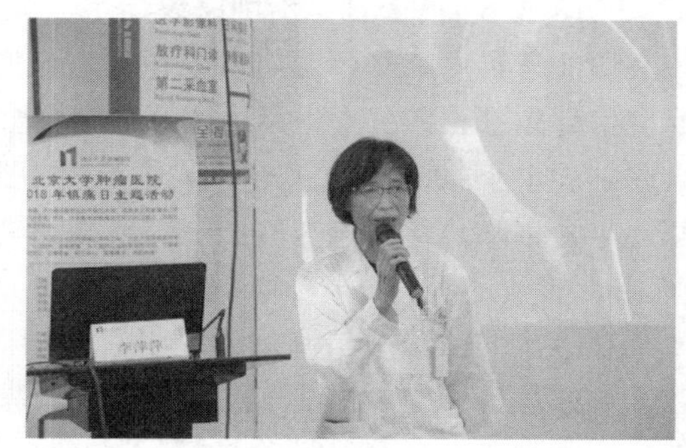

李萍萍教授

活动开始之前，中西医结合科暨老年肿瘤科李占东医师进行了以“癌痛治疗，遇到这些问题怎么办?”为主题的微课堂讲座，李医师用生动形象的语言向患者解答了癌痛常见的六大问题。

健康咨询活动正式开始，朱军书记致辞，他表示，疼痛是影响癌症患者生存质量的重要因素，北京大学肿瘤医院进行了大量工作来推进癌痛规范化治疗，我们有信心也有能力帮助患者战胜癌痛。

李萍萍教授致辞：癌痛与症状控制多学科协作组自 2011 年成立以来，在李萍萍教授的带领下，整合各科室医疗资源，力争为患者提供规范的综合治疗，更好地减轻癌症患者的痛苦，改善癌痛患者的生存质量。

随后，各位出席的领导嘉宾向患者赠送疼痛患者教育手册以及代表着温馨祝福的康

乃馨。

最后，协作组的专家们为患者进行了癌痛相关的健康咨询。他们发挥各自学科的优势，详细地解答每一位咨询者的疑问，并向患者介绍了癌痛控制的重要性，希望大家正确面对癌痛，接受科学、规范的治疗。本次活动得到了多家媒体的关注。

北京大学肿瘤医院自2014年开始的“无痛医院建设”工作，一直倡导规范化、标准化的癌痛治疗。我们希望以此次活动为契机，进一步深化“无痛医院建设”，使每一位来到肿瘤医院的患者都能够得到全程无痛的肿瘤治疗。

（北京大学肿瘤医院　陈　京　朱　笛）

（来源：北京大学医学部新闻网，发布日期：2018－10－10）

（图片来源：北京大学肿瘤医院网站）

中国癌症基金会举办第十三届北京抗癌京剧票友演唱会

2018年5月13日，由中国癌症基金会主办，中国癌症基金会建生专项基金承办的第十三届北京抗癌京剧票友演唱会在北京长安大戏院如期举行。中国癌症基金会原理事长、原卫生部副部长彭玉女士，中国癌症基金会副理事长兼秘书长姚晓曦女士，中国癌症基金会原副理事长兼秘书长董志伟教授，中国癌症基金会理事、北京建生药业有限公司董事长李建生先生和总经理李玉珍女士等出席了演唱会，近千名癌症康复者及京剧票友们观看了演出。

在这次的活动中，癌症康复者、肿瘤防治工作者、京剧名票和专业演员联袂登台献艺，通过悠扬委婉、声情并茂的唱腔充分表达对生命的尊重、对生活的热爱、对战胜疾病的信心和力量。“癌症可防可治”“健康生活、快乐相伴”的科学抗癌理念，伴着精致细腻、处处入戏的表演更加深入人心。在这个特殊的舞台上，康复者们与癌症抗争的感人故事随着皮黄声腔、和着锣鼓点鼓舞着众多的癌症患者；国粹艺术与科学抗癌理念的完美融和，使生命的光彩因此更加熠熠生辉。

中国癌症基金会已连续13年开展此项活动，历年的活动不仅为康复者们提供了一个展示饱满精神风貌的舞台，同时也表达了社会各界对“关爱生命、科学抗癌”精神的支持和对癌症康复者的关怀。中国癌症基金会也将一如既往地开展各种与癌症防治有关的公益活动，为促进中国癌症防治事业的发展做出贡献，使更多的人能够“远离癌症、幸福一生”！

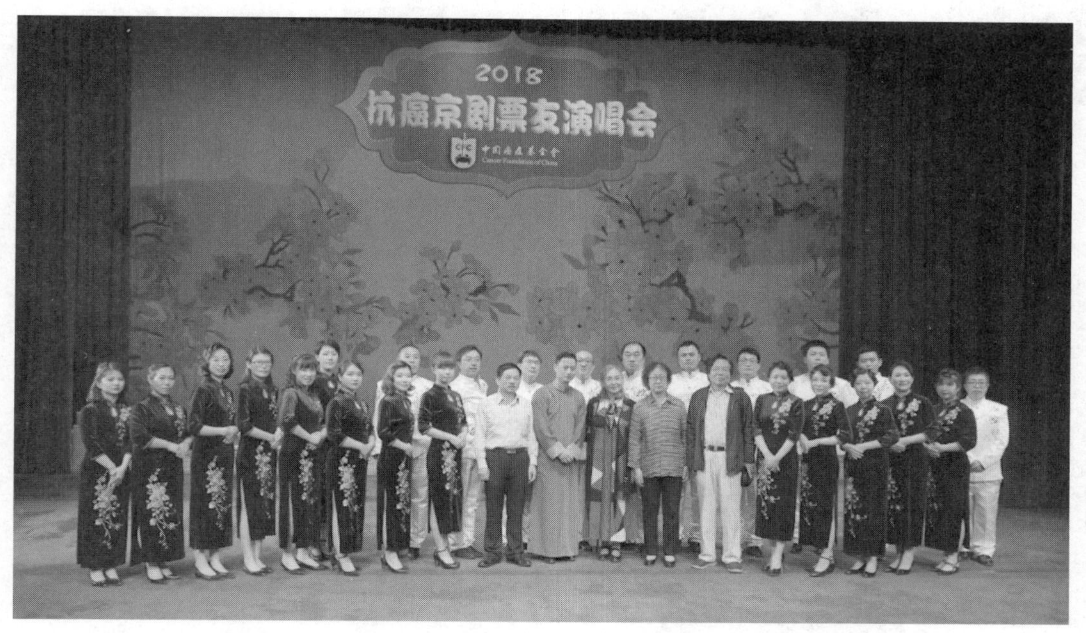

（来源：中国癌症基金会网站，2018－05－17）

中国癌症基金会获 2018 年十个最具传播影响力公益机构

2019 年 1 月 16 日，“光芒力量·2018 互联网公益影响力指数发布会”在北京召开。主办方头条公益联合清华大学公益慈善研究院通过对今日头条、抖音短视频等信息平台传播大数据的梳理，公布了 2018 年十个最具传播影响力的公益机构，包括中国癌症基金会与中国扶贫基金会、中国发展研究基金会、中国社会福利基金会、中国妇女发展基金会等公益组织。中国癌症基金会理事长赵平教授代表中国癌症基金会出席发布会。

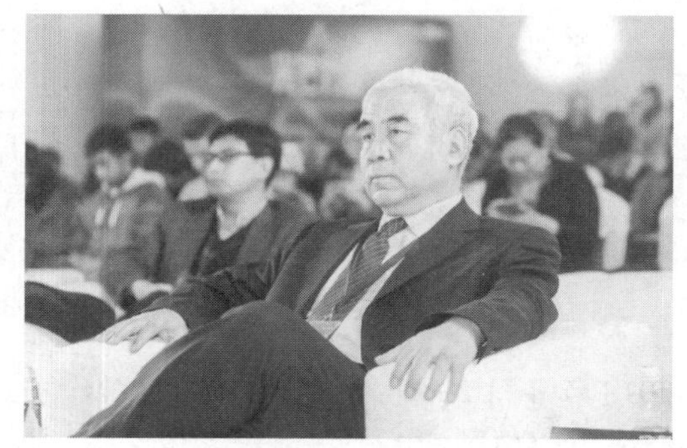

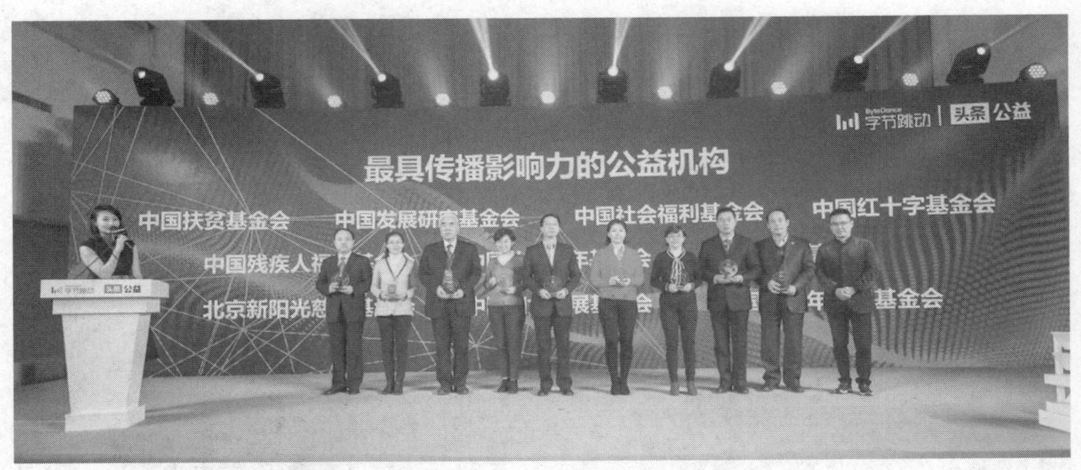

（来源：中国癌症基金会网站）

赵平理事长荣获国之大医称号

2018 年 7 月 20 日，由《人民日报》社指导，人民网、健康时报联合中华医学会、中国医师协会、中华预防医学 60 家专业分会联合主办，发布国之名医榜单，展示国之名医群体形象。

中国癌症基金会理事长、中国医学科学院肿瘤医院原院长、中华预防医学会肿瘤预防与控制专业委员会主任委员赵平教授入选国之大医·特别致敬荣誉称号。

（来源：中国癌症基金会网站，2018 - 07 - 30）

中国抗癌协会肿瘤护理专业委员会换届会议在沈阳召开

2018 年 8 月 20 日，中国抗癌协会肿瘤护理专业委员会换届会议在沈阳召开。会议选举复旦大学附属肿瘤医院陆箴琦主任为第二届肿瘤护理专业委员会主任委员（天津医科大学肿瘤医院强万敏主任为前任主任委员），中山大学肿瘤防治中心覃惠英主任为候任主任委员，中国医学科学院肿瘤医院徐波主任、河北医科大学第四医院康琳主任、湖南省肿瘤医院谌永毅副院长、北京大学肿瘤医院陆宇晗主任为副主任委员。

会议由中国抗癌协会组织部部长王宇主持。应出席委员 117 人，实际出席 109 人，出席人数符合法定人数。王宇部长在会上宣读了“中国抗癌协会关于肿瘤护理专业委员会换届申请的批复"，简要介绍了换届程序和选举办法。经过全体委员无记名投票，选举产生了新一届领导班子和由37名常务委员组成的常务委员会。

第一届肿瘤护理专业委员会主任委员强万敏主任代表领导班子做2015～2018年工作报告。她从组织建设、学术交流、科普宣传、会员发展等八个方面介绍了三年来取得的成绩。本着"多元融合、创新发展、强健学术、服务患者"的理念，连续举办四届具有广泛影响力的学术会议，推动中国肿瘤护理学术发展。与美国肿瘤护理学会、国际肿瘤护理学会等国外知名专家学者开展学术交流。广泛开展肿瘤护理科普宣传。发展个人会员8328人，会员人数位居中国抗癌协会专业委员会首位。筹备并成立了青年委员会。创办中国抗癌协会系列学术期刊《肿瘤护理杂志》。组织编写中国抗癌协会系列丛书《肿瘤护理学》和《癌症知多少——肿瘤护理》两本书籍，翻译出版美国肿瘤护理学会（ONS）授权中国抗癌协会肿瘤护理专业委员会翻译2014版《Putting Evidence into Practice：A Pocket Guide to Cancer Symptom Management》。牵头国内35家肿瘤医院、综合医院肿瘤中心及高校共同制定国内第一部《中国癌症症状管理实践指南》。

王宇部长为肿瘤护理专业委员会新一届领导班子成员颁发证书并讲话。他对肿瘤护理专业委员会成立以来所做的工作给予充分肯定。他说，肿瘤护理专业委员会认真贯彻落实第八届理事会提出的"扩大队伍，提升学术"两项重点工作，工作成绩突出。期望新一届领导集体认真遵守《中国抗癌协会章程》，大力发展会员，积极参与总会学术活动，搞好自身建设，把肿瘤护理专业委员会越办越好。

最后，第二届肿瘤护理专业委员会主任委员陆箴琦主任代表新一届领导集体讲话。她对领导的支持、委员的信任、同道的帮助，表示深深的感谢。她表示一定不辜负大家的期望，继续推进肿瘤护理专业委员会学术会议、国际交流、科普宣传等各项工作的发展，积极开展多中心临床合作研究，努力将肿瘤护理专业委员会的工作推向一个新的高度。

会议期间，全体委员一同观看了中国抗癌协会专题片《大道同行—中国抗癌协会三十年》及《圆梦之路—中国抗癌协会肿瘤护理专业委员会成立历程》，见证了中国抗癌协会和肿瘤护理专业委员会辉煌发展历程，极大地鼓舞和激发了委员们建设肿瘤护理专业委员会的热情和信心！

（稿源：肿瘤护理专业委员会，中国抗癌协会网站2018－09－28）

中国抗癌协会肿瘤防治科普专业委员会在沈阳成立

2018 年 8 月 17 日，中国抗癌协会肿瘤防治科普专业委员会成立大会暨第一次全体委员会议在沈阳召开。来自全国各地的委员 100 余人参加会议。中国抗癌协会秘书长王瑛教授、监事会监事刘端祺教授出席会议。

首先，中国抗癌协会科普宣传部部长、首都医科大学肺癌诊疗中心主任支修益教授代表中国抗癌协会肿瘤防治科普专委会筹备组，介绍了专委会的筹备工作情况。自 2018 年 1 月总会批准同意建立分支机构以来，筹备组从全国各省市抗癌协会、各专业委员会、各地肿瘤防治机构、肿瘤外科、肿瘤内科和各省市疾控中心的专家库中，经专家推荐、本人同意和本单位批准，确定委员候选名单 126 人，从中遴选出中国抗癌协会第一届肿瘤防治科普专业委员会成员，包括主任委员、副主任委员、常委候选人名单。经报请中国抗癌协会，同意如期召开专委会选举和成立大会。

成立大会由中国抗癌协会科普部赵勇副部长主持。中国抗癌协会科普部秦茵副部长宣读了《中国抗癌协会关于建立肿瘤防治科普专业委员会的决定》，并介绍了专业委员会的性质、任务及民主选举程序。大会经民主投票选举，产生常务委员 42 名，副主任委员 6 名，主任委员 1 名。支修益教授当选为第一届委员会主任委员。上海交通大学附属胸科医院陆舜教授、中国医学科学院肿瘤医院田艳涛教授、北京大学肿瘤医院张晓东教授、天津医科大学肿瘤医院刘红教授、中山大学肿瘤医院张力教授、重庆医科大学第一附属医院任国胜教授为副主任委员。中国抗癌协会秘书长王瑛教授为第一届肿瘤防治科普专业委员会正副主任委员颁发聘书。

王瑛秘书长代表总会对肿瘤防治科普专业委员会的成立表示祝贺并讲话。她说，癌症是严重威胁人类健康的一大类疾病，负担重，防治难。近年来，恶性肿瘤发病率持续上升，癌症患者对科学抗癌的科普需求旺盛。各位肿瘤治疗和研究领域专家成为肿瘤科普的中坚力量，随着科普产业化的逐步成熟，众多科普信息平台迅速发展壮大，大家应更好地利用各种信息平台进行肿瘤防治及健康科普工作，更好为人民群众服务。

肿瘤防治科普专业委员会领导班子成员纷纷表示，肿瘤防治科普专业委员会，将致力于推动我国肿瘤防治科普事业的发展，组织开展各类肿瘤科普教育活动，开展行业引领工作。如广泛联系政府、科研院所、医院、企业，积极开展肿瘤科普领域的交流合作等，组织创作各类科普作品，大力推动我国科普信息化建设，开展健康科普专业人员培训，推动人才培养，承担政府有关部门赋予协会的工作任务和职能，与媒体建立战略合作关系，广泛开展合作，加大肿瘤科普宣传和推广力度，为我国的肿瘤防治和科学普及做出贡献。

又讯：第一届“中国肿瘤防治科普高峰论坛”同期召开，“中国肿瘤防治健康科普工程”正式启动成立大会期间，由肿瘤防治科普专业委员会举办的第一届“中国肿瘤防治科普高峰论坛”同期召开，“中国肿瘤防治健康科普工程”正式启动。

中国抗癌协会肿瘤防治科普专业委员会主任委员、首都医科大学肺癌诊疗中心主任支修益教授给大家上了一堂生动的科普讲座示范课。他呼吁全社会共同关注肺癌这个被“气”出来的病，再次提示大家关注五“气”和三个污染，远离肺癌。

《癌症真相》一书作者，深圳拾玉儿童公益基金会李治中（菠萝）博士做了“如何创作畅销医学科普书?”主题演讲。他以生动形象的例子告诉我们，科普传播的声音必须是科学、准确的，不能误导公众。同时要尊重读者，聆听需求，认真准备，积极简化。

北京大学肿瘤医院张晓东教授结合自己多年来科普工作经验，讲述了“新时代赋予医生新职责”。科普的主体是医生，对象是百姓，新时代赋予了医生新的职责，我们要引导百姓正确就医，改善医患关系，传播医疗知识，树立个人品牌和医院形象，推动医疗改革的顺利进行。

本次大会上，中国抗癌协会肿瘤防治科普专委会还与光明网联合，共同启动了“中国肿瘤防治健康科普工程”。项目借助中国抗癌协会的专家优势和资源优势，以及光明网的媒体平台优势和传播影响力，搭建肿瘤宣传专栏，通过文章、访谈、微电影等多种形式，创作抗癌主题科普宣教平台，推动肿瘤防治事业发展。

（稿源：肿瘤防治科普专业委员会，中国抗癌协会网站2018－09－27）

中国中药协会灵芝专业委员会在寿仙谷揭牌成立

由中国中药协会灵芝专业委员会主办，国际灵芝研究学会、中国中药协会国际交流合作中心、浙江省药学会、浙江省中药材产业协会协办，武义县人民政府、浙江寿仙谷医药股份有限公司共同承办的“中国中药协会灵芝专业委员会成立大会暨国际灵芝研究学会学术年会、灵芝产业发展论坛”于2018年5月4日~6日在浙江武义寿仙谷药业召开。

中国中药协会副会长刘张林主持会议。国家食品药品监督管理局原副局长张文周、国家中医药管理局科技司副巡视员孙丽英、浙江省药学会朱志泉理事长、中国食用菌协会何方明副会长、武义县章旭升县长、浙江寿仙谷医药公司李明焱董事长等领导和嘉宾在会上致辞。

会议确定了中国中药协会灵芝专业委员会的机构组成。灵芝专业委员会聘请吉林农业大学李玉院士为顾问、北京大学林志彬教授为名誉主任委员，选举北京大学杨宝学教授担任灵芝专业委员会主任委员，任命庄宏为秘书长。选举寿仙谷药业担任常务副主任委员单位。灵芝专委会副主任委员单位包括：浙江寿仙谷医药股份有限公司、江苏安惠生物科技有限公司、浙江大德药业集团有限公司、中科健康产业集团股份有限公司、湖南正清制药集团股份有限公司、福建仙芝楼生物科技有限公司、江西仙客来生物科技有限公司、北京同仁堂（亳州）饮片有限责任公司、安徽省衡济堂健康科技股份有限公司、开平健之源保健食品有限公司、福州东星生物技术有限公司、烟台圣芝生物科技有限公司。

会议通过了灵芝专业委员会管理办法，并讨论了2019年工作要点、活动计划等议题。

美国药典委专家，FDA前官员、美国保健品医药协会领导、中国外商投资企业协会药品研制和开发行业委员会领导，以及灵芝业界专家、学者对灵芝研究进展、未来发展和国际合作进行了广泛的交流和讨论。

本次会议是目前为止国内灵芝学术界和灵芝产业界规模最大、议题最广的一次盛会。从事灵芝研究的著名专家、学者，从事灵芝产业种植、生产、销售各环节的知名企业齐聚寿仙谷参与此次盛会，共同探讨灵芝研究及产业发展，对提升我国灵芝行业整体水平，促进世界灵芝产业共同发展，意义重大。

成立大会期间，中国中药协会国际交流合作中心和灵芝专业委员会、浙江寿仙谷医药股份有限公司，共同与美国中药（保健品）国际多中心代表、德国中药（保健品）国际多中心代表，完成寿仙谷灵芝、石斛产品国际多中心试验合作项目签约及启动。本次国际合作签约项目，是首次由国家级中药行业机构牵头开展的中药及保健品国际多中心科研合作，体现了中国中药协会以国际科研合作引领中药国际化发展的战略布局。

据灵芝专业委员会主任委员、北京大学杨宝学教授介绍，目前全国以灵芝为主要原料的保健产品超过600个，灵芝产品的销售额超过了100亿元，以灵芝为原料的药品接近200个，《中国药典》收录的灵芝品种9个，从事灵芝产业的企业已经超过500家。

中国的灵芝产业正日益壮大，随之而来的便是行业发展的必然命题：如何进一步提高灵芝产业化程度，规范和制订灵芝产业产品标准？如何推动灵芝产品的科学研发，在国家“一带一路”战略下让灵芝产业走向国际？——这就是中国中药协会灵芝专业委员会肩负的使命，也是北京大学和浙江寿仙谷首先发起成立灵芝专业委员会的初心。

“面对国际竞争，我们只有提高自己产品的质量和科技含量，提高附加值，才能在世界市场上占有一席之地。”杨宝学表示，灵芝专业委员会重在推动灵芝行业产学研融合发展，同时会起草行业标准，并开展国际交流活动。

灵芝专委会成立大会的召开，吸引了国内众多的媒体采访。参与本次大会的中央级媒体有人民日报、人民网、中国中医药报、中国医药报、新华通讯社、中医健康养生杂志；省级媒体有新民晚报、新闻晨报、解放日报、浙江日报、钱江晚报、都市快报、浙江市场导报、浙江经视、浙江电视新闻频道、浙江音乐调频广播、浙江民生广播、浙江在线、江苏影视频道、江苏教育频道、江苏建康广播、江苏财经广播；地方媒体有杭州电视台、杭州日报、金华电视台、金华日报、武义电视台、今日武义报等。另有人民日报经济网、今日头条、腾讯网、网易新闻、新浪网、搜狐网、凤凰网、中华网、新篮网、39健康网等来自全国各地的数十家网络媒体参加。

（来源：寿仙谷网站，2018-05-10）

寿仙谷发布灵芝行业首本科技创新蓝皮书

2018年5月5日，寿仙谷A股上市一周年暨科技创新蓝皮书发布会，在寿仙谷总部浙江武义举行。发布会以“科技创新，振兴国药”为主题，与来自全国各地的45家媒体代表，分享了寿仙谷最新的科研成果，以及国内外合作重点项目的最新进展。中国工程院院士李玉、中国外商投资企业协会药品研制和开发行业委员会前总裁Mike Dethick、北京大学教授杨宝学，武义县县长章旭升、寿仙谷董事长李明焱等出席发布会。

寿仙谷科研、技术力量强大，建有“省级院士专家工作站”等13个科技创新平台，承担了“灵芝孢子破壁新工艺研究与开发”等60余项国家级、省、市重大科技项目，获13项国家发明专利，20多项成果获国家、省、市科技进步奖。数十年的科技创新与实践，寿仙谷攻克了多项行业难题，掌握了“品种选育和良种繁育”“仿野生有机规模化栽培”“智能信息化精深加工”“生态循环”及“标准制定”五大核心技术。以绝对行业优势夺得中医药国际话语权，成为《中医药－灵芝》和《中医药—铁皮石斛》ISO国际标准制定承担单位，中国中药协会灵芝专委会副会长单位。

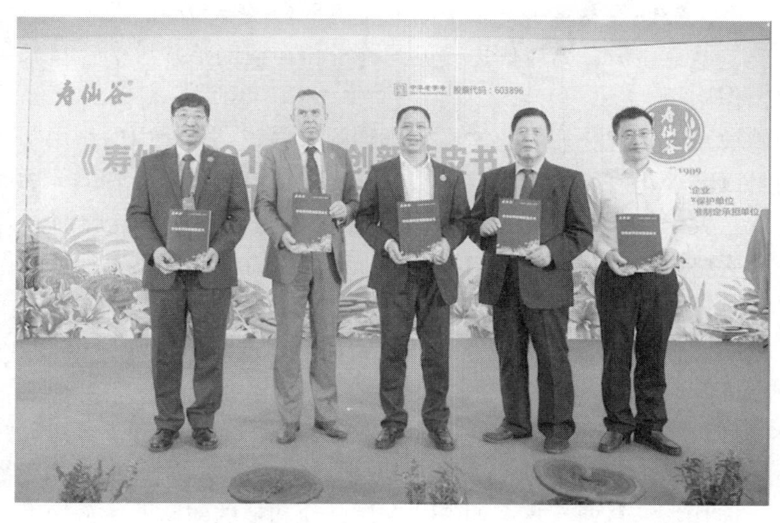

在行业内，寿仙谷最被称道的，是“品种选育、有机栽培、精深加工、临床应用”等完善的中药全产业链，尤其值得标榜的是在全产业链中的每一个环节，寿仙谷都拥有国际领先的核心技术。

我国食药用菌研究领域泰斗、中国工程院院士李玉，最关注的还是寿仙谷成功选育的7个有自主知识产权的灵芝、铁皮石斛、西红花等名贵中药材和珍稀食药用菌品种。李玉院士认为，种子种苗工程是基础工程，一个优良品种的育成，可能就是一次行业的革命。

在很长一段时间内，我国国内栽培的灵芝菌种，大多是从日本、韩国进口。灵芝栽培大国却没有自主知识产权灵芝品种的困境，在很大程度上制约着我国灵芝行业的发展。

自20世纪80～90年代开始，李明焱带领团队奔波各地采集到近50个野生灵芝品种，建立起国内首个灵芝种质资源库。经过近15年的努力，终于在2001年，成功选育出“仙芝1号”灵芝新品种。“仙芝1号”是国内首个通过审定的灵芝新品种，并保存于中国科学院微生物研究所菌物标本馆（HMAS）。

发布会上，寿仙谷还介绍了“仙芝2号”灵芝新品种【浙（非）审菌2014003】。该品种是在“仙芝1号”的基础上，通过航天搭载“太空育种”。经第三方检测机构检测，其有效成分比日本主要灵芝品种“日本红芝”提高了40%以上。“仙芝1号”和“仙芝2号”的问世，改变了我国长期依赖国外灵芝品种的尴尬现状，对于推进中国灵芝行业的良性发展而言，具有深远意义。

《神农本草经》把灵芝列为上品，现代科学也证实，灵芝的有效成分灵芝多糖和三萜类化合物，确实对人体健康有益。不过，在灵芝的应用中，也存在瓶颈，那就是难以实现有效成分的富集。

经过多年的科技攻关，寿仙谷以灵芝的精华部分——灵芝孢子作为突破口，科技攻关首创灵芝孢子去壁技术，去除灵芝孢子中的壁壳等无效部位，实现了灵芝多糖和三萜等有效成分的大幅度富集。2017年，据浙江省科技信息研究院（国家一级科技查新单位）查证，寿仙谷第三代去壁灵芝孢子粉，有效成分含量提高8倍以上。

本次发布会上，寿仙谷发布了与多个国内科研平台联合开展的关于第三代去壁灵芝孢子粉的科学实验，结论显示，第三代去壁灵芝孢子粉在辅助治疗肿瘤、抗辐射、提高免疫力方面具有突出作用。

其中，与解放军117医院开展的“在非小细胞肺癌铂类化疗中的作用”项目，表明去壁灵芝孢子粉可以减轻化疗引起的严重骨髓抑制，改善肺癌化疗患者的体力状态，提高化疗有效率；与北京大学医学部开展的“不同工艺灵芝孢子粉产品抗肿瘤等药效评价”项目，表明第三代去壁灵芝孢子粉在抑制肿瘤，提高免疫力方面，具有独特的作用。

此外，寿仙谷还透露了与波兰弗罗茨瓦夫医科大学、美国梅奥医学中心、法国欧洲精准医疗中心，分别合作开展的“寿仙谷产品欧盟注册”“治疗脑血管功能障碍研究”“抗肿瘤分子机制研究”等项目的最新进展。

北京大学基础医学院药理学系主任杨宝学教授，领衔了“不同工艺灵芝孢子粉产品抗肿瘤等药效评价”项目的研究，他来到了发布会现场。在他看来，加大对中药产品临床应用的科学研究，能让整个行业有更多的科技支撑，他和他的团队非常乐意和寿仙谷这样钻科研、有担当的企业，开展更多的科研合作。

发布会上，寿仙谷分享了“第三代去壁灵芝孢子粉对恶性肿瘤患者干预治疗的临床疗效研究”项目，该项目荣获第46届日内瓦国际发明展金奖。此项金奖，是国际市场对寿仙谷第三代去壁灵芝孢子粉的又一次肯定。中国外商投资企业协会药品研制和开发行业委员会（RDPAC）前总裁 Mike Dethick 认为，屠呦呦女士获得诺贝尔奖，说明从传统中药材中萃取精华，已经成为解决世界健康问题的新方向。去壁壳、留精华的寿仙谷第三代去壁灵芝孢子粉，也具有异曲同工之妙。如今，肿瘤等慢性病的治疗和康复，也是西方医学面临的难题，注重整体、标本兼治、调节机体平衡等辩证治疗思路的中医药，越来越受到国际社会的认可和重视。寿仙谷第三代去壁灵芝孢子粉，能成为“一带一路”肿瘤治疗合作产品，也说明了国际上对这个产品的期待。

目前，中医药已经传播到180多个国家和地区，制订和推广中医药国际标准，迫在眉睫。

2016年，寿仙谷在与日本、韩国等汉方强国的竞争中胜出，成为《中医药—灵芝》和《中医药—铁皮石斛》两个中药国际标准制订承担单位。目前，这两项标准进展顺利，有望在明年正式颁布实施。这两项国际标准，从参与到完成，至少要经过5年时间，费时费力，且短期内企业很难产生直接的效益，但寿仙谷药业还是倾力而为，原因就在于，这两项国际标准，未来影响的不仅是企业自身，还在于中医药国际标准的制定将打破国家间的行业壁垒，推动中药材产业的世界化流通。

发布会上，寿仙谷董事长李明焱带领团队，诵读了企业“诚善”文化。短短的几句话，言简意赅、掷地有声，阐释了寿仙谷执着于科研和创新的初心和坚持。的确，寿仙谷之所以备受业界和消费者的肯定，贯穿其发展至今的主线都是——立足现代中药全产业链，致力产品结构新突破，不断深化产业融合发展、拓展产业领域。无论是在过去、现在和未来，科技创新，振兴国药，都将会是寿仙谷发展的主旋律。

（来源：寿仙谷网站，2018-05-10）

寿仙谷推进中药国际化又出力作，在美国签署灵芝孢子粉专项技术研究合作协议

作为中国九大“仙草”之一和中医药文化中“千年瑰宝”的灵芝，如今在美国也颇受欢迎。2018年11月4日，在洛杉矶太平洋棕榈树大酒店召开的“2018中美中医药国际合作论坛”上，在中美两国政界、中医药界、企业界和侨界的100多名与会代表的现场见证下，来自中国的浙江寿仙谷医药股份有限公司与美国加州大学洛杉矶分校（UCLA）、美国国家肿瘤中心（City Of Hope）签署了“寿仙谷破壁灵芝孢子粉和去壁灵芝孢子粉增强免疫力、抑制肿瘤等功能和安全性研究”的专项技术研究合作协议。这意味着在中国已有2000多年药用历史的灵芝，继2000年11月正式入选《中华人民共和国药典》；2010年11月，灵芝成为首批进入美国国家药典的中药之一后，又一次登上了一个新的世界性的大舞台。

据悉，本次“2018中美中医药国际合作论坛”由中国中药协会、北京精诚中医药国际服务中心和美国保健品医药协会共同主办，会议主要就中药产品的药理和临床研究、天然药材资源的保护性利用、中药的国际化发展、美国FDA对保健品的监管与惩罚、美国药品临床研究、中药第三方检测的重要性以及量子中医药的发展等议题进行了深入的交流和探讨。“中国中药协会中药（保健品）国际多中心合作平台美国合作中心”于同日宣告

成立，由美国合作中心承担的《中药安全用药应用指南》和《基于基因检测中药和保健品疾病预防应用指南》项目也正式启动。

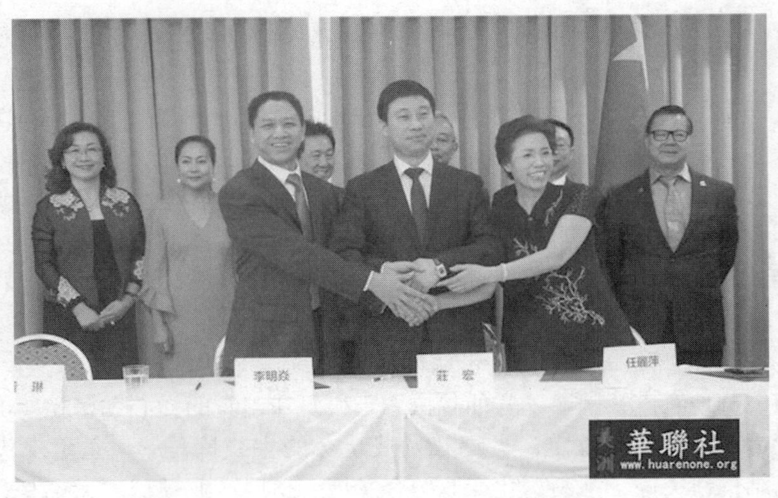

近年来，国家把中医药发展上升为国家战略。作为中国灵芝、铁皮石斛行业第一家在上交所主板上市企业的寿仙谷药业，积极践行“健康中国”的国家战略号召，凭借“精加工灵芝优良品种选育及栽培技术研究”“灵芝孢子破壁新工艺研究和开发”等国际领先的核心技术，以及寿仙谷完善的中药全产业链质量把控体系，再次引发国内外中医药专家和业界同行的高度关注。

历经十几年的钻研，寿仙谷药业独创超音速气流破壁、去壁等新工艺，打破了国际学术界认为超音速气流无法进行灵芝孢子高破壁率的定论，总体技术水平国际领先。寿仙谷的这项灵芝孢子粉去壁提纯技术，不仅有效地解决了传统破壁技术存在的产品易重金属超标及高温氧化的问题，更将占破壁孢子粉产品总量2/3左右、无法被人体消化吸收的非药用部分——孢子壁壳有效分离出来，开启了孢子粉高效利用的新时代。并先后获得国家及省10多个科技专项的支持，荣获全国科技创新成果奖和第46届日内瓦国际发明展金奖。

“让世界认识中药，体验中药，认可中药，接受中药，是我们每一个中药人的责任。”寿仙谷董事长李明焱研究员多次表示：“我的最大愿望，就是让灵芝走向世界，让灵芝产品造福世界人民。”

为此，寿仙谷药业特别注重与国际医疗机构开展临床合作，先后与波兰弗罗茨瓦夫医院、美国梅奥医学中心、法国精准医疗平台等建立了合作关系，进行灵芝孢子粉抗肿瘤、对高胆固醇血症所致心血管功能障碍的影响等一系列课题研究。本次与美国加州大学洛杉矶分校、美国国家肿瘤中心签署的专项技术研究合作协议，成为寿仙谷药业积极助力并推进中药国际化进程的又一力作。

（来源：寿仙谷网站，2018－11－23）

淋巴瘤的中医治疗及出版医学著作注意事项论坛在大连举办

2018年10月10日下午，由大连肿瘤学会、振东制药有限公司主办的“淋巴瘤的中医治疗及出版医学著作注意事项论坛”在大连奥利加尔酒店举办。大会主席为孙秀华教授、方美云教授。大连市多家医院的主任及临床医生参加了论坛。

中医中药是肿瘤综合治疗不可缺少的一部分。淋巴瘤的中医研究已经走上国际，我们在临床上如何应用中医的方法治疗淋巴瘤还有待进一步探讨。本次会议邀请中西医结合的博士研究生导师崔晓楠教授讲解了“淋巴瘤的中医辨证及治疗策略”，大连市中医院胡欣主任结合病例讲解了“中药在淋巴瘤中的应用”，并进行了临床经验分享。

随着临床经验的积累，临床医生也可以出版医学著作。但由于时间和精力有限，很多出版著作的注意事项需要专业的专家指导。为了让大家少走弯路，熟悉出版著作的流程，本次会议邀请了国家出版基金项目《中华医学百科全书》编审组成员、《中国肿瘤临床年鉴》执行主编张立峰编审亲临会场做详细的讲解。

多年从事医学书刊审稿工作，积累了丰富经验的张立峰编审，首先向大家介绍了医学图书的出版程序，然后以“书稿的基本要求”为题，详细讲述了撰写医学书籍必须注意的问题，乃至许多细节和容易出现的纰漏。他尤其强调了书中的文字与语法、医学名词和名称、计量单位和单位符号、参考文献的编排等，必须做到符合规范化的要求。

讲者旁征博引、滔滔不绝，听者受益匪浅、意犹未尽。以致原订1个小时的讲座时间，在大家的一致要求下，延续到2个多小时，使晚餐时间一再推迟。

最后，张编审寄语与会者：书的质量关乎主编（作者）的声誉；尤其教材类图书，是培养合格医生的根本所在，否则会“误人子弟”。他以大量的实例告诫大家，要警惕“不作为”的出版社，出版的书中存在许多错别字和“低级错误”，在审稿时未予改正，以致对书的主编造成了不良影响。

本次论坛的组织者希望能够帮助大家早日出版医学著作！

（撰稿：张立峰）

书 讯（2017～2018 年）

中国临床肿瘤学会（CSCO）诊疗指南

中国临床肿瘤学会指南工作委员会

组 长：李 进

副组长：程 颖 郭 军 赫 捷 江泽飞 梁 军

马 军 秦叔逵 王绿化 吴一龙 徐瑞华

丛书前言

基于循证医学证据、兼顾诊疗产品的可及性、吸收精准医学新进展，制定中国常见癌症的诊断和治疗指南，是中国临床肿瘤学会（CSCO）的基本任务之一。近年来，国际指南的制定出现了一个新的趋向，即基于资源可及性的指南，这尤其适合发展中国家和地区差异显著的国家及地区。中国是一个幅员辽阔但地区经济和学术发展不平衡的发展中国家，CSCO 指南需要兼顾地区发展差异、药物和诊疗手段的可及性以及肿瘤治疗的社会价值三个方面。因此，CSCO 指南形成了这样的特点：每一个临床问题的诊疗指南，以前分为基本策略和可选策略两部分，基本策略属于可及性好的普适性诊疗措施，可选策略多属于在国际或国内已有高级别证据，但可及性差或效价比超出国人承受能力的药物或治疗措施，或临床实用但证据等级不高的措施；2018 版更新或新制定的指南，更加重视中国学者的研究成果和 CSCO 专家意见，修订为不同级别的 CSCO 专家推荐等级，更便于大家在临床实践中参考使用。CSCO 指南工作委员会相信，基于证据、兼顾可及性和专家推荐等级的指南，更适合我国目前的临床实际。我们期待大家的反馈并将持续改进，保持 CSCO 指南的时效性。

中国临床肿瘤学会指南工作委员会

《持续/复发及转移性甲状腺癌诊疗指南 2018. V1》

组 长：林岩松

副组长：黄慧强 郭 晔 陈立波

人民卫生出版社 2018 年 4 月出版，ISBN 978－7－117－26364－1

8.1 万字，32K，107 页，定价：32 元

《原发性肺癌诊疗指南 2018. V1》

组　长：程　颖
副组长：吴一龙　陆　舜　周彩存　王长利　王绿化　王　洁
人民卫生出版社 2018 年 7 月出版，ISBN 978－7－117－27022－9
15. 1 万字，32K，219 页，定价：48 元

《原发性肝癌诊疗指南 2018. V1》

组　长：秦叔逵
副组长：樊　佳　梁　军　梁后杰　沈　锋　程　颖
罗荣城　滕皋军　陈敏山　白玉贤
人民卫生出版社 2018 年 8 月出版，ISBN 978－7－117－27286－5
7. 0 万字，32K，98 页，定价：32 元

《原发性胰腺癌诊疗指南 2018. V1》

组　长：王理伟
副组长：郝纯毅　秦叔逵　傅德良　夏庭毅　梁　军　张　阳　陈　杰
人民卫生出版社 2018 年 4 月出版，ISBN 978－7－117－26366－5
5. 0 万字，32K，68 页，定价：28 元

《淋巴瘤诊疗指南 2018. V1》

组　长：马　军　朱　军
副组长：高子芬　黄慧强　李晔雄　邱录贵　赵维莅
人民卫生出版社 2018 年 9 月出版，ISBN 978－7－117－27378－7
13. 1 万字，32K，196 页，定价：42 元

《乳腺癌诊疗指南 2018. V1》

组　长：江泽飞

副组长：宋尔卫　吴　炅　王　翔　张清媛　殷咏梅
人民卫生出版社 2018 年 4 月出版，ISBN 978 – 7 – 117 – 26340 – 5
9.1 万字，32K，131 页，定价：36 元

《肾癌诊疗指南 2017. V1》

组　长：马建辉　郭　军
副组长：何志嵩　叶定伟　周芳坚
人民卫生出版社 2017 年 10 月出版，ISBN 978 – 7 – 117 – 25193 – 8
7.0 万字，32K，93 页，定价：36 元

《经典型骨肉瘤诊疗指南 2018. V1》

组　长：牛晓辉
副组长：王　洁　徐兵河　于世英
人民卫生出版社 2017 年 4 月出版，ISBN 978 – 7 – 117 – 26365 – 8
9.1 万字，32K，132 页，定价：36 元

《中国临床肿瘤学进展 2018》

名誉主编：吴孟超（中国科学院院士、上海东方肝胆外科医院）
　　　　　孙　燕（中国工程院院士、中国医学科学院肿瘤医院）
主编：李　进（复旦大学附属肿瘤医院、同济大学东方医院）
　　　秦叔逵（南京八一医院全军肿瘤中心）
　　　马　军（哈尔滨血液病肿瘤研究所）
人民卫生出版社 2018 年 9 月出版，ISBN 978 – 7 – 117 – 27359 – 6
152.8 万字，大 16K，566 页 + 彩图 23 页，定价：115 元

第二十一届全国临床肿瘤学大会暨 2018 年中国临床肿瘤学会（CSCO）学术年会，于 2018 年 9 月 19 日 ~23 日在厦门市国际会议展览中心隆重举行。本届大会的主题为“全力推进临床研究，谱写抗癌治疗新篇章”，秉承 CSCO 的根本宗旨，进一步促进国际、国内临床肿瘤学领域的学术交流和科技合作，并支持鼓励临床研究和创新，推动多学科规范化综合治疗。大会突出了原创性研究进行口头报告和壁报交流，邀请著名专家进行点评讨论；并举办了一系列专题论坛，特别邀请国内、外著名专家学者做精彩的研究进展报告或讲座，力求全面而准确地反映临床肿瘤学领域的新观念、新知识和新技术。年会同期与 ASCO、ESMO、IASLC、AACR、STO、JSMO、KSMO、SITC、国际淋巴瘤联盟等国际知名

学会联合共同举办了国际专场，邀请国际著名专家学者前来研讨报告，共商抗癌大计，推动亚太地区广泛而深入的学术交流合作与临床研究，努力为全球的临床肿瘤学事业做出积极贡献。

组织委员会协同各专业委员会根据大会主题专门向国内、外专家约稿 200 多篇，广大 CSCO 会员和临床肿瘤学工作者响应号召积极投稿，以切磋实践经验和分享研究成果。经大会学术委员会认真审稿和讨论，精选出 126 篇高水平的学术报告或讲座约稿，整理和编辑成《中国临床肿瘤学进展 2018》出版发行，力求全面、准确地反映临床肿瘤学领域的新进展、新知识和新技术，希望对广大肿瘤界医务工作者了解临床肿瘤学的现状和发展动态、积极推动多学科规范化诊治和开展临床研究有所裨益。

收到的其他论文摘要也已汇编成册，作为《临床肿瘤学杂志》CSCO 年会专刊 2018（正文 656 页）印行。

《中国肿瘤内科进展　中国肿瘤医师教育（2018 年）》

名誉主编：孙　燕（中国工程院院士、中国医学科学院肿瘤医院）
　　　　　管忠震（中山医科大学肿瘤医院）

主编：石远凯（中国医学科学院肿瘤医院）

中国协和医科大学出版社 2018 年 6 月出版，ISBN 978－7－5679－1119－2

39 万字，大 16 开，226 页，定价：56 元

第十二届中国肿瘤内科大会（The 12th Chinese Symposium on Medical Oncology，CSMO）暨第七届中国肿瘤医师大会（The 7th Annual Meeting of Chinese Society for Clinical Oncologists，CACO）于 2018 年 6 月 22 日～24 日在北京人卫酒店举行。

今年的大会紧紧围绕一年来国内外肿瘤内科和临床肿瘤学及相关领域的最新进展和关注的热点问题，在分子诊断、分子靶点检测、靶向治疗、免疫治疗、转化性研究及抗癌新药的临床研究等方面开展了学术活动。

会议共收到 65 篇文章，经过专家委员会认真评选，选出了大会口头汇报交流论文和壁报展示交流论文。这些论文从一个侧面反映了一年来我国肿瘤学相关领域取得的研究结果。

为了满足同道们的要求，我们把大会部分讲演嘉宾的讲演内容和收到的论文共同编辑出版了本书，供同道们学习和参考。

《子宫内膜细胞病理学图谱》

主编：廖秦平（清华大学附属北京清华长庚医院）

主审：孙耘田（中国医学科学院肿瘤医院）

责任编辑：陈　奋　张立峰

北京大学医学出版社 2018 年 7 月出版，ISBN 978－7－5659－1808－7

18.0 万字，16K，186 页，铜版纸，彩色印刷，定价：118 元

本书是中国第一部有关子宫内膜癌筛查方向的妇科专著，是廖秦平教授带领的子宫内膜癌筛查团队中多位妇科肿瘤、病理科专家，经过 10 余年在多省市、多家医院、多项大型研究项目支持下的不断创新与探索，关于子宫内膜癌筛查方面的最新经验和科研成果，是目前为止中国最权威的有关子宫内膜细胞学筛查子宫内膜癌的著作。

子宫内膜癌是女性生殖道三大恶性肿瘤之一，在发达国家和中国部分经济发达城市，其发病率已超过宫颈癌，居妇科恶性肿瘤之首。随着发病率和死亡率的攀升，子宫内膜癌在美国、欧洲以及中国的北京、上海、广州等经济发达地区，已经变成严重的公共卫生问题。在无症状高危人群中，子宫内膜癌的筛查已变得迫在眉睫。

本书从多个方面详细而全面地介绍了子宫内膜细胞学筛查子宫内膜癌的理念、方法、筛查的三阶梯概念、临床处理共识及解读。书中应用大量典型的病例和示教图片，详细介绍了子宫内膜癌病理学诊断系统、制片以及阅片标准，希望能将该技术落实到临床，推广到全国的子宫内膜癌筛查工作中，并通过子宫内膜癌发病机制的研究，在子宫内膜癌的分子生物学水平辅助提高子宫内膜细胞学筛查子宫内膜癌的能力。让更多的妇产科医生、妇产医院及相关的筛查机构认识到子宫内膜细胞学筛查子宫内膜癌的价值。

全书共分 7 章，内容包括：子宫内膜癌的流行病学及筛查现状；子宫内膜细胞学取材、制片及染色方法；子宫的基本解剖和组织学以及子宫内膜细胞学诊断基础；正常子宫内膜细胞学；良性子宫内膜改变和非典型增生性改变；子宫内膜癌；子宫内膜癌的分子生物学研究。

本书附录“子宫内膜癌筛查和早期诊断专家共识（草案）”和“子宫内膜细胞学诊断报告系统（2017）及临床处理建议”，曾收录于《中国肿瘤临床年鉴》（2017 卷）。

《肿瘤心脏病学：癌症与心脏疾病的临床交汇》
Cardio-Oncology：
The Clinical Overlap of Cancer and Heart Disease

原著：［美国］Gretchen G. Kimmick；Daniel J. Lenihan；Douglas B. Sawyer；Erica L. Mayer；Dawn L. Hershman

主译：张海涛（国家心血管病中心/中国医学科学院阜外医院）

马　飞（国家癌症中心/中国医学科学院肿瘤医院）

北京大学医学出版社 2017 年 9 月出版，ISBN 978－7－5659－1670－0

34.8 万字，16K，186 页，铜版纸，彩色印刷，定价：139 元

本书由肿瘤学和心脏病学跨学科专家团队联合撰写和翻译，为以下这些交汇问题提供临床参考：

- 接受癌症治疗患者的心脏并发症

- 心血管疾病患者的癌症治疗
- 癌症患者的心血管疾病治疗

与医学实践相关的流行病学和基础科学也同样包括在内容中，每一章节均由肿瘤学专家和心脏病学家共同撰写。每一章节遵循相似的框架格式，使得本书成为真正的跨学科著作，可读性强，对关心癌症和心血管疾病的专业或非专业人员均有较高的临床实用价值。

全书共13章，标题分别为：肿瘤心脏病学的流行病学；抗癌药物的心脏毒性；癌症治疗中心脏毒性的筛查与监控；化疗相关心肌病的管理；接受癌症治疗患者的高血压治疗；癌症患者术前及移植前的心脏评估；放射治疗与心脏毒性；癌症合并冠心病的患者管理：癌症、癌症治疗与缺血之间的相互作用；癌症及其治疗相关的血管并发症；乳腺癌的肿瘤心脏病学；具有心脏毒性的化疗药物与癌症生存者；老年肿瘤心脏病学；肿瘤心脏病学未来的临床和专业方向。

《临床肿瘤康复》

名誉主编：李萍萍（北京大学肿瘤医院）

刘鲁明（复旦大学附属肿瘤医院）

主编：杨宇飞（中国中医科学院西苑医院）

陈俊强（福建省肿瘤医院）

人民卫生出版社2018年6月出版，ISBN 978－7－117－26712－0

89.9万字，大16K，572页，定价：119元

康复医学是一门新兴的学科，是20世纪中期出现的一个新概念。“康复”一词，译自英语“rehabilitation”，是由词头“re”、词干“habilis”和词尾“ation”组合而成。其中“re”是“重新”的意思，“habilis”是“使得到能力或适应”的意思，“ation”是行为状态的结果。因此“rehabilitation”是“重新得到能力或适应正常社会生活”的意思。康复医学和预防医学、保健医学、临床医学并称为“四大医学”，是一门以消除和减轻人的功能障碍，弥补和重建人的功能缺失，设法改善和提高人的各方面功能的医学学科，也是功能障碍预防、诊断、评估、治疗、训练和处理的医学学科。现代医学领域的康复主要是指身心功能、职业能力和社会生活能力的恢复。

我国传统医学向来重视病人身心的康复，本书的特点就是在中西医结合理论的基础上，结合中医中药的应用，达到全面、细致地指导病人改善生活质量、缓解精神压力、回归自我、回归社会，拥有更加美好的明天。

——摘自：孙燕院士为本书所作序

本书分为总论和单病种各论两部分。在总论中，主要介绍肿瘤康复医学的国内外发展史、概念目标与服务模式及康复评价，结合中医学、心理学、运动学、护理学和营养学等多学科知识，提出具体的康复方法，并对肿瘤本身所致的症状及治疗中的并发症做了详细介绍。在各论中，主要介绍常见肿瘤的流行病学、病因学、诊断与分期和最新治疗进展，对围术期、围放化疗期的并发症的防护、治疗后随访期等康复问题逐一进行论述。希望通

过这些内容，让患者、家属及医务工作者等对肿瘤康复形成系统的概念，对实际临床工作起到指导作用。

《抗肿瘤治疗引起恶心、呕吐的自我管理手册》

主编：姚　阳　于世英（华中科技大学同济医学院同济医院）
中国协和医科大学出版社 2017 年 7 月出版，ISBN 978－7－5679－0877－2
5.0 万字，32K，56 页，彩色印刷，定价：25 元

化疗是多种肿瘤常见的治疗手段之一，在挽救和延长肿瘤患者生命的同时也带来了一些不良反应，其中恶心、呕吐、脱发、全身无力、食欲缺乏等较常见。相关数据显示，20 世纪 90 年代初，有 70% 以上的肿瘤化疗患者会产生不同程度的恶心、呕吐反应；而近 10 年仅有 25% 的患者会发生，呕吐的频率和程度也明显减轻，这得益于化疗药物的毒性降低和止吐药物的应用。如果因担心恶心、呕吐而选择放弃化疗，将错失治疗的机会。

尽管针对各种化疗方案都有防治恶心、呕吐的共识和指南，然而，这些共识和指南主要是在医院化疗期间使用，为医师提供治疗规范。目前，国内尚无针对患者及家属在院外使用的防治化疗相关性恶心、呕吐的书籍。为此，中华医学会肿瘤分会姑息治疗学组（筹）组织国内肿瘤内科、肿瘤心理、肿瘤中医和肿瘤护理专家及其团队，基于对于患者的理解，用他们丰富的临床经验和知识，通俗易懂的语言，编写了这本书。涵盖了恶心、呕吐的居家防护、心理疗护等内容，并回答了患者及家属与化疗相关性恶心、呕吐有关的常见问题。

全书共分 6 章，内容包括：预期性呕吐的防治与护理、围化疗期恶心呕吐的自我防护、恶心呕吐及其并发症的居家护理与急救、恶心呕吐患者的饮食及活动指导、恶心呕吐的心理疗护、恶心呕吐的中医药疗护。

《前列腺癌患者教育手册》

主编：徐　涛（北京大学人民医院）
北京大学医学出版社 2017 年 4 月出版，ISBN 978－7－5659－1535－2
19.0 万字，16K，166 页，彩色印刷，定价：58 元

近年来，中国前列腺癌的发病率呈现逐年上升的趋势，在近 20 年间发病率增长超过 10 倍。前列腺癌从一种罕见肿瘤一跃成为男性恶性肿瘤中位居第 6 位的常见肿瘤。前列腺癌正在越来越威胁中国人的健康，迫切需要引起全社会的关注。

为了帮助人们厘清前列腺癌相关知识，提高男性朋友对前列腺及前列腺癌的关注和认识，北京大学人民医院泌尿外科多名临床专家一起撰写了这本书。本书除了介绍前列腺相关健康知识外，对前列腺癌病友所遭遇的与疾病相关的方方面面的困扰进行了深入浅出的解答。本书的特点是以问题为导向，在解答患者关注的各种问题的同时普及现代医学的有

关知识；用言简意赅的文字，配以清晰的图表，以便使普通人理解起来更加轻松。

全书共分7章，内容包括：揭秘前列腺、认识前列腺癌、前列腺癌的患病风险、前列腺癌的筛查与诊断、前列腺癌的治疗、前列腺癌的随访与保健、前列腺癌的医学发展历程。

《践行中国式控癌》

编著：徐克成（暨南大学附属复大肿瘤医院）

评述：汤钊猷（中国工程院院士、复旦大学肝癌研究所）

羊城晚报出版社2018年1月出版，ISBN 978－7－5543－0508－9

33.0万字，16K，274页，彩色印刷，定价：39.80元

本书是一本具有中国特色的创新型高级肿瘤科普书。全书分为“诠释中国式控癌”“查房手记”“治癌故事”“治疗随议”“治疗之策”等章节，最后选载了媒体报道，让记者以“媒体眼”评论“中国式控癌”。多位国内外著名学者以“序言”形式做了高度评价。

书中既诠释了控制癌症的理念，尤其是当代最前沿的治疗癌症新理念，又例举了一个个癌症治疗成功的范例；既有采用新思维、新策略和新技术的成功经验，又有治疗失败的教训和反思；既肯定现代肿瘤治疗的成就和贡献，又对各种治疗技术做了实事求是的质疑和“补台”；既有中国元素，更有东西方思维的结合。

相信癌症患者可以从本书获得合理、恰当的启示，关心癌症的社会人士（癌症与日俱增，实际上没有人可以回避癌症）可以参考本书健身却癌，而从事癌症临床和研究的专业人士，也可从本书进一步认识到自己行医和研究，到底为了什么？

《灵芝 从神奇到科学》（第3版）

编著：林志彬（北京大学医学部）

北京大学医学出版社2018年8月出版，ISBN 978－7－5659－1844－5

18.4万字，32K，232页，彩色印刷，定价：42元

本书的第11章“灵芝扶正祛邪辅助治疗肿瘤”，收录了大量临床报告，综述了灵芝辅助治疗肿瘤的疗效特点和作用机制。作者提示：灵芝与化疗或放疗合用时，具有增效减毒作用，可减轻化疗或放疗引起的骨髓抑制、胃肠道损伤和免疫功能抑制，提高患者的生活质量，延长患者的生存期。

灵芝增强机体抗肿瘤免疫力，抑制肿瘤细胞免疫逃逸，抑制肿瘤血管新生，逆转肿瘤细胞对抗肿瘤药的多药耐药性，拮抗化疗或放疗的毒性等作用是其临床疗效的理论基础。

（编辑整理：张立峰）

《肿瘤科护士一本通》正式出版

2018 年 4 月，北京大学肿瘤医院陆宇晗、张红主编，北京护理学会肿瘤专业委员会组织编写的《肿瘤科护士一本通》由中国医药科技出版社正式出版，该书以问答的形式为肿瘤护理人员提供了具体实用的实践指引。

恶性肿瘤症状隐匿、疾病进展快、治疗周期长、治疗方案复杂、预后不确定等特点，给肿瘤护理带来诸多挑战。护士需掌握各种治疗方法在抗肿瘤治疗中的地位和作用，熟悉常用治疗方案及安全给药、提供专业指导，以保证治疗顺利进行。护士需熟悉肿瘤患者常见症状及并发症，并在症状评估、教育、随访及并发症预防中发挥作用。护士需具备以舒适为导向的护理理念和专业的实践能力，为终末期患者提供身、心、社、灵的全方位照护。

而当前可供肿瘤科护士参考的工具书仍十分有限，为便于临床护士查阅和应用，我院护理团队参考国内外实践指南，结合丰富临床经验，历时一年余完成《肿瘤科护士一本通》的编写，本书涵盖了化疗职业防护、化疗安全给药、静脉管理、放疗护理、症状管理、并发症管理、围术期护理等共 17 篇。既适用于肿瘤科护士，也同样适用于在其他护理单元为肿瘤患者提供照护的护理人员。

（北京大学肿瘤医院护理部　杨　红）

（来源：北京大学肿瘤医院网站）

影响因子 244 分的“神刊”有中文版啦

影响因子 244.6 的期刊《CA：A Cancer Journal for Clinicians》中文版创刊仪式暨首届编委会在“第六届国家癌症中心学术年会”期间召开，CA 原刊执行主编 Ted Gansler 教授出席了创刊仪式。《CA 中文版》主编为赫捷院士，副主编为于金明院士、沈洪兵教授、郭小毛教授、吴一龙教授。

《CA：A Cancer Journal for Clinicians》

《CA：A Cancer Journal for Clinicians》是美国癌症协会的官方旗舰期刊，也是全球顶尖的医学期刊，主要报道全球肿瘤防控、诊断、治疗最前沿的研究进展和发现，为全球肿瘤人群预防、临床诊疗等提供最新政策建议。2018 年最新影响因子达 244.6。

CA 中文版创刊

应国内肿瘤学专家、学者的需求，经美国癌症协会和 Wiley 出版社授权，由赫捷院士领衔的《CA：A Cancer Journal for Clinicians 中文版》于 2018 年成功创刊。

10 月 19 日上午，由国家癌症中心/中国医学科学院肿瘤医院主办的《CA：A Cancer Journal for Clinicians 中文版》创刊仪式暨首届编委会议，在北京建国国际会议中心举行。CA 中文版主编赫捷院士、CA 原刊执行主编 Ted Gansler 教授共同为中文版揭幕，参会专家一并见证了中文版的诞生，Ted Gansler 教授也为中文版编委颁发了编委证书。接下来进行的编委会上，重点探讨了如何完善编委制度，制订期刊发展方向和目标。

（来源：中国医学科学院肿瘤医院网站，发布时间：2018－10－21）

《中国肿瘤临床与康复》杂志简介

《中国肿瘤临床与康复》系国家卫生健康委员会主管，中国癌症基金会主办，中国肿瘤临床与康复编辑委员会编辑出版的国家级肿瘤临床医学期刊。本刊为全国公开发行的肿瘤临床专业杂志；读者对象为广大从事肿瘤临床工作的高中级临床医生，也为其他从事有关工作的医务工作者服务。

本刊的办刊宗旨和方针是：贯彻党和国家的卫生工作和科学技术发展的各项方针政策，立足以人为本，大力促进我国肿瘤防治事业的发展。本刊紧密跟踪肿瘤临床专业科技发展，加强信息交流，促进临床工作，推动提高肿瘤的诊断治疗水平，造福肿瘤患者。我们和广大肿瘤临床工作者一起，努力塑造本刊的鲜明特色，即"突出临床实用"，使所发表的论文内容具备较高的可参考性、可借鉴性、可应用性。

在报道上，我们注重普及与提高相结合。侧重报道下列内容：

（1）临床实践经验，包括成就成果、改革创新、探索发现、经验教训；

（2）新的医疗思想和理念；

（3）新的应用技术和方法的研究；

（4）中西医结合防治肿瘤的经验，包括中医药诊治肿瘤的现代科学探索成就；

（5）肿瘤康复医学临床应用的探索经验；

（6）就广泛关注的热点，对国内外的有关动态和进展进行评介展望。

本刊对论文的基本要求是：实事求是，客观严谨，科学创新，开拓前进。作者与编者要本着对读者高度负责的精神，做好临床诊治经验和学术探讨交流，全面反映我国肿瘤临床工作的整体水平。

本刊是我国科技论文的重要载体，我们愿与广大作者、读者一起努力，打造和使用好这一肿瘤临床诊疗工作的交流平台！

（《中国肿瘤临床与康复》杂志社供稿）

❖他山之石❖

美日科学家分享2018年诺贝尔生理学或医学奖

新华社斯德哥尔摩10月1日电（记者张家伟　付一鸣）瑞典卡罗琳医学院10月1日宣布，将2018年诺贝尔生理学或医学奖授予美国科学家詹姆斯·艾利森和日本科学家本庶佑，以表彰他们在癌症免疫治疗方面所做出的贡献。

评奖委员会说，每年都有数百万人死于癌症，这是人类最大的健康挑战之一。今年的获奖者“创立了癌症疗法的一个全新理念”，“通过激发我们免疫系统内在的能力来攻击肿瘤细胞”，他们的发现是“我们在与癌症战斗过程中的一个里程碑”。

（来源：新华网）

相关链接

2018年诺贝尔生理学或医学奖公布：肿瘤免疫治疗获肯定

北京时间10月1日17时30分，2018年诺贝尔生理学或医学奖正式揭晓。美国免疫学家詹姆斯·艾利森（James P Alison）和日本免疫学家本庶佑（Tasuku Honjo）因在肿瘤免疫领域的突出贡献共同荣获该奖项。

对两人名字觉得没那么耳熟能详？那么提起CTLA-4和PD-1，肿瘤领域同道都不陌生了吧。James P. Allison是癌症免疫疗法的先驱之一，也被称为“CTLA-4抗体Yervoy之父”。在1996年证实了阻断细胞毒T淋巴细胞相关抗原4（CTLA-4）能增强T细胞的抗肿瘤反应。1992年，本庶佑在日本京都大学的研究小组鉴定并克隆了程序性死亡受体1（PD-1）。两位科学家和更多人参与的该领域研究促成了目前如火如荼免疫疗法产品的研发与上市，此次诺贝尔生理学或医学奖的颁布无疑将加速这一领域的进程，促进免疫疗法的更快速普及。

James P. Allison，美国免疫学家，现任美国M. D. Anderson癌症研究中心免疫学系教授兼主任，研究方向为T细胞的发展与激活机制，以及肿瘤免疫疗法新策略的发展。Allison是发现CTLA-4可以作为T细胞检查点的科学家之一，与其他研究团队将CTLA-4作为治疗自身免疫性疾病靶点不同，Allison开发出可与CTLA-4结合并阻断其功能的抗体，并在小鼠实验中证实该抗体可解锁T细胞的抗肿瘤能力，可使小鼠体内肿瘤显著缩小，证实该抗体有非凡的抗肿瘤能力。

抗CTLA-4抗体用于肿瘤治疗的第一项Ⅲ期临床试验于2010年在《新英格兰医学杂志》发表，该抗CTLA-4抗体显著延长晚期不可切除黑色素瘤患者的总生存，降低34%的死亡风险。这种抗体就是后来获美国FDA批准的第一个免疫检查点抑制剂伊匹单抗（Ipilimumab，Yervoy）。

本庶佑，日本免疫学家，美国国家科学院外籍院士，日本学士院会员。现任京都大学高等研究院客座教授。本庶佑等发现了另一种 T 细胞表面的蛋白质 PD-1，并意识到 PD-1 同样有“刹车”作用——抑制 T 细胞的激活和发育。并通过后续研究发现，抗 PD-1 处理同样能“松开刹车”起到抗肿瘤的作用，有效地缩小转移性黑色素瘤小鼠体内肿瘤大小。首个抗 PD-1 抗体Ⅰ期临床试验结果 2010 年发表在美国《临床肿瘤学杂志》上，2012 年《新英格兰医学杂志》发表的抗 PD-1 抗体治疗非小细胞肺癌的研究显示，抗 PD-1 抗体 BMS-936558 可带来显著的肿瘤缩小，该抗体就是后来名声大振的纳武单抗（Nivolumab，Opdivo）。

近年来，免疫疗法已成为国内外肿瘤治疗研究领域的热点之一，在 2013 年《科学》杂志评出的年度十大科学突破排行榜中，免疫疗法高居榜首，成为继手术、化疗、放疗、肿瘤靶向治疗后的新一代肿瘤治疗手段。

目前，全球范围内肿瘤免疫疗法研究正如火如荼地进行，截至 2017 年 9 月，已有 26 种免疫疗法获得美国 FDA 批准上市，品种涉及免疫调节剂、肿瘤疫苗、细胞疗法、溶瘤病毒、靶向 CD3 的双特异性抗体等，在数量上，有 940 个品种处于临床开发阶段，1064 个品种处于临床前阶段，其中尤以免疫检查点抑制剂和细胞疗法研究最为火热。

截至目前，全球范围内已有七款抗 CTLA-4/PD-1/ PD-L1 抗体和两款 CAR-T 产品获批上市。这几款免疫检查点抑制剂药物分别为伊匹单抗（Ipilimumab，CTLA-4，Yervoy，2011）、帕博利珠单抗（Pembrolizumab，PD-1，Keytruda，2014）、纳武单抗（Nivolumab，PD-1，Opdivo，2014）、阿特珠单抗（Atezolizumab，PD-L1，Tecentriq，2016）、阿维单抗（Avelumab，PD-L1，Bavencio，2017）、度伐鲁单抗（Durvalumab，PD-L1，Imfinzi，2017）、Cemiplimab（Litayo，PD-1，2018）。

（编撰　冯新颖）

（来源：《全球肿瘤快讯》2018 年 10 月 总第 217 – 218 期）

神刊 CA：美国 2019 癌症统计数据出炉

每年一度的 CA 报告如期发布，比起 2018 年，2019 年数据变化并不大，不过也有一些可喜的进展和令人担忧的问题。（CA Cancer J Clin. 2019 Jan 8.）

报告显示，预计 2019 年美国癌症新发病例将达 176 万余例，比去年略高，但预计死亡病例 60.6 万比去年略低；癌症死亡率持续下降，总体相对 1991 年峰值下降 27%，相当于死亡人数减少 262 万；总体来看，种族导致的癌症发病、死亡差距进一步缩小，但社会经济地位差距导致的癌症死亡率差距在过去 30 年持续拉大，尤其体现在更易防治的癌种。

（一）2019 年大数据

根据癌症模型估算，2019 年，全美将有 1 762 450 例新发癌症病例（2018 年 1 735 350 例），平均每天有 4800 人诊断为癌症，研究者估计，其中 62 930 例新发病例为原发性女性乳腺癌，95 830 例为原发性皮肤黑色素瘤。和去年数据基本一致，男性新发癌症仍旧由前列腺癌、肺癌和结直肠癌占前三，总体占据 42%，前列腺癌独占 1/5；女性三大威胁仍为乳腺癌、肺癌和结直肠癌，乳腺癌独占 30%。

与去年相比，一生中被诊断为癌症的概率，男性略有下降（39.3% *vs* 39.7%），女性则略上涨（37.7% *vs* 37.6%）。至于死亡人数，模型估算结果为 606 880 例，比去年少 2000 千余例，变化不大。男性因肺癌、前列腺癌和结直肠癌死亡最多，女性则为肺癌、乳腺癌和结直肠癌。要注意的是，肺癌死亡病例将占所有癌症死亡的 1/4。

（二）癌症发病大趋势

在过去的十年中，男性保持着稳定的每年 2% 的发病率下跌，女性则相对稳定。值得注意的是，男性肺癌发病率的下降速度是女性的 2 倍，可能是男女吸烟/戒烟差异所致。近年来的一些队列研究也显示，女性的吸烟率正在持续上升。据《新英格兰医学杂志》去年年中的报道，美国中青年女性肺癌发病已反超男性。

结直肠癌方面，虽然男女发病模式差异不大，但过去 5 年中，男性发病率以每年 3% 的速度下降，女性却好像达到暂时的平衡。结直肠癌发病率的下降可归因于结肠镜检查的运用，自 2000 年到 2015 年，美国 50 岁以上成人接受结肠镜的比例从 21% 提高到了 60%。

不好的消息是，黑色素瘤、肝癌、甲状腺癌、子宫癌、胰腺癌的发病率仍在持续上升，尤其是肝癌，无论男女增速都更快。实际上，在美国，71% 的肝癌病例被认为是可以预防的，因为肝癌的风险因素主要是肥胖、酗酒、吸烟和乙/丙型肝炎病毒感染，这些都是可以干预的。

美国大约 24% 的肝癌病例由慢性丙型肝炎病毒（HCV）感染引起，而新型抗病毒疗法对丙型肝炎的治愈率能够达到 90% 以上，可相当程度地避免其他相关肝病负担。可惜的是，2015 年的调查显示，在最受影响的 7600 多万人群中，只有 14% 进行过 HCV 病毒检测。中国肝癌大国之名主要来源于乙型肝炎和丙型肝炎的高发，这部分内容或许能给我们带来一些启示。

（三）癌症生死大趋势

1991 年，美国癌症死亡率达到 215.1/10 万的峰值，之后，死亡率以每年 1.5% 的速度稳步下降，到 2016 年整体下降 27%，男性死亡率下降幅度比女性更大（34% *vs* 24%）。意味着 25 年中，癌症死亡人数减少了 2 629 200 人。

综合考虑所有阶段的癌症，5 年生存率最高的癌症为前列腺癌（98%）、皮肤黑色素瘤（92%）、女性乳腺癌（90%），最低的则为胰腺癌（9%）、肝癌（18%）、食管癌（19%）和肺癌（19%）。

从 20 世纪 70 年代中期至今，除了子宫癌之外的所有常见癌症生存率都有所提高，虽然考虑到乳腺癌和前列腺癌等癌症可能是早期诊断技术的进步带来了偏倚，不过在血液系统恶性肿瘤方面，由于靶向治疗的发现和治疗方案的进步，患者生存率已经有了长足的提升。如慢性髓性白血病（CML）在 70 年代中期 5 年生存率仅有 22%，2008 年提升到 69%，由于酪氨酸激酶抑制剂的使用，2014 年 CML 患者的预期寿命已与健康人无异。

反之，由于诊断技术的限制，肺癌和胰腺癌的临床进展依旧很缓慢，大多数病例诊断时已处于晚期。曾有一项研究表明，低剂量 CT 筛查具有相当程度的肺癌早筛潜力，或许可将烟龄 30 包 - 年以上人群的死亡率降低 20%。但临床转化仍然是问题。2015 年，680 万符合条件的美国人中，只有 4% 曾接受低剂量 CT 肺癌筛查。

此外，宫颈癌是 20 ~ 39 岁女性癌症死亡的第二大原因，突出了青少年 HPV 疫苗接种和遵循指南筛查的必要性。2000 年至 2010 年间，从未接受过宫颈癌筛查的 22 ~ 30 岁女性比例增加了；2015 年的数据也显示，过去 3 年间有 1400 万 21 ~ 65 岁女性未接受筛查。

（四）贫富差距越来越是问题

虽然种族差异仍旧存在，但从数据能看出差距是在缩小的，更加值得关注的是贫富差距，它在过去的 30 年里越来越大了。根据最近的一项研究，在美国 25 ~ 74 岁的癌症患者中，若能消除贫富差距，那么 34% 的癌症死亡是完全可以避免的。

将全美地区贫富差异分为五等，最贫困地区癌症总死亡率要比最富裕地区高出 20%，差距最大的是那些较可能预防的癌种。比如，贫困地区女性宫颈癌死亡率是富裕地区的 2 倍，男性肺癌和肝癌死亡率也高出 40% 以上。

贫穷地区居民更容易受到癌症风险因素的影响，比如贫困地区居民的吸烟和肥胖率是富裕地区的 2 倍，且贫穷往往与较低的筛查率、更晚的诊断时间、以及更低的医疗质量相关。在那些预防或治疗较难的癌症中，贫富差距并不明显。

结语

从今年的报告可以看出，癌症筛查和早期诊断对降低死亡率是至关重要的，且吸烟、过度饮酒、肥胖等可干预的不良生活习惯也是我们在预防癌症发生上应当注意的关键。禁烟的功劳已不容赘述，做好干预，无论是肥胖、烟酒还是疫苗、筛查，防患于未然，这才是抗击癌症的关键。

（编译　王　钰）

（来源：《全球肿瘤快讯》2019 年 1 月 总第 224 ~ 225 期）

美 80 年癌症死亡率大数据公布

美国癌症协会（ACS）日前发布未来 10 年美国全国性抗击肿瘤计划，称为“癌症预防和死亡率下降 2030 蓝图”。该计划的第一篇文章于同一天在全球影响因子最高期刊 CA 杂志上发表。

文章详细分析了 1930 ~ 2010 年这 80 年期间美国癌症死亡率改变和原因，为未来降低癌症死亡率的工作规划了方向。为何选择癌症死亡率作为癌症控制的考察指标？文章指出，考察癌症控制的三大因素包括癌症发生率、癌症生存率和癌症死亡率。但在具体的统计中，前两者受癌症检出率的影响较大，易发生偏差。因此，死亡率是更客观的评价标准。

一、死亡率峰值已经过去

1930 ~ 1990 年，美国男性的癌症死亡率一直处于上升态势，而美国女性的癌症死亡率在略有下降之后在 1990 年附近也出现了一次上升。

全美癌症死亡率最高的年份是 1991 年，这一年的总死亡率是 215. 1/10 万，而到 2015 年，全美癌症总死亡率已经降到 158. 7/10 万人，降幅达到 26%。

在大部分时间里，男性癌症死亡率是高于女性的，在 1990 年（这一年是男性死亡率峰值），男性癌症死亡率为 279. 8/10 万，女性为 175. 3/10 万，到 2015 年，男性为 189. 9/10 万，女性为 135. 8/10 万，男性降幅 32%，女性降幅 23%。

二、为何出现升升降降的态势?

文章分析指出，男性在 20 世纪的癌症死亡率之所以一路高歌猛进，主要贡献来自吸烟引发的癌症，尤其是肺癌。

而女性在 20 世纪中叶出现微微下降，主要是因为宫颈癌、肝癌、结肠癌、胃癌的死亡率下降。而 20 世纪 70 年代起女性迎来一波癌症死亡率上升，主要得益于 1940 ~ 1965 年期间，女性吸烟人群的增加。

1990 年起总人口中癌症死亡率的连续下降，主要是由于肺癌、乳腺癌、结肠癌和前列腺癌死亡率的下降。这四种癌症在此之前贡献了大约一半的癌症死亡，这些癌的死亡率一降，总死亡率也跟着下降。

三、癌症死亡率下降的三大要素

基于这些数据，ACS 指出，癌症首先是预防，吸烟与否极大地影响了以肺癌为首的多种癌症，因此降低癌症死亡率靠戒烟。其次是筛查，筛查的出现，极大地影响了结肠癌和宫颈癌的预后。虽然乳腺癌和前列腺癌筛查还有不同程度的争议，但还是有贡献的。手术术式的改进和并发症的减少使得手术死亡率降低，放疗方法的进步降低了患者死亡率，同时针对血液系统和淋巴系统肿瘤的系统治疗进步也降低了死亡率。

四、不同瘤种对应策略不同

虽然总趋势在下降，但具体到不同类型肿瘤，上升下降趋势和原因是不同的。

（一）肺癌

肺癌仍盘踞美国男性和女性癌症死亡之首，中国也是如此。ACS 认为，肺癌死亡率下降直接归功于美国吸烟率的下降。美国男性吸烟率从 1955 年最高峰 55% 下降到 2015 年的 17%，男性吸烟率从 1965 年的峰值 35% 下降到 2015 年的 14%。控烟成效显著。

中国 2017 年数据显示，男性吸烟率为 52.1%，女性为 2.7%。中国男性吸烟率处于美国半个世纪前的水平，外加各种场合二手烟无法控制，二手烟影响也实在不容小觑。吸烟相关的癌种超过 12 种，吸烟率的下降虽然是癌症总死亡率的最大功臣，但烟草仍是美国癌症死亡的第一致命因素。据 2014 年的癌症调查结果，现阶段，吸烟直接引发了 19% 的癌症，贡献了 29% 的癌症死亡率。

（二）胃癌

1930 年，胃癌死亡率居美国男性死亡率之首，女性中死亡率排第二。如今，美国胃癌死亡率在十名开外。男性胃癌死亡率从 1930 年的 46/10 万跌至 4/10 万，女性从 35/10 万跌至 2/10 万。

如此显赫的改观得益于两点：一是公共卫生做得好，幽门螺杆菌感染率大幅下降；第二是食物保存方式进步，冰箱的普及大大减少了腌制食物的摄入。

（三）宫颈癌

宫颈癌死亡率从 1975 年的 5.6/10 万降到 2015 年的 2.3/10 万，这主要得益于巴氏涂片方法的普及，即使有了 HPV 疫苗，宫颈涂片筛查仍是不可或缺的重要手段。这 40 年中，针对宫颈癌的治疗也大大改观，微创手术减少了并发症的发生率。2016 年数据显示，美国有 47.5% 的 HPV 疫苗接种率，就这个接种率还被评价为“较低”。相比之下，我国宫颈涂片筛查和 HPV 疫苗接种都还差得远。

（四）肝癌

肝癌是主要癌症中少数呈上升趋势的，从 1975 年的 2.8/10 万上升到 2015 年的 6.5/10 万。原因有几个：乙醇摄入增多，1960 年到 1980 年的 HCV 感染在 21 世纪显现出来，肥胖率持续攀升，越南战争中感染肝寄生虫的老兵发病。

（五）非霍奇金淋巴瘤

非霍奇金淋巴瘤发病率从 1975 年到 1997 年，出现了增长，之后降回 1975 年的水平，在 1975 年的死亡率为 5.6/10 万，1997 年达 8.9/10 万，2015 年回到 5.7/10 万。20 世纪 80～90 年代增高部分原因是 HIV 的高流行，此后降低也得益于 HIV 抗病毒治疗的推广，当然还有非霍奇金淋巴瘤治疗水平的提高。

结语

这份 ACS 蓝图中，倡导的主要方向还是预防。通过改变生活方式和改善环境来降低癌症死亡率，无论从经济学还是从其他角度，都是最好的。

（编译　王　岚）

（来源：《全球肿瘤快讯》2018 年 7 月 总第 212 期）

欧美肿瘤年度报告

美国癌症研究协会（AACR）日前发布年度肿瘤进展报告，报告中列举了年度肿瘤预防、诊断和治疗领域的重大进展。

从 2017 年 8 月至 2018 年 7 月，共 22 种药物新获美国 FDA 批准或获批新的肿瘤适应证，包括 CAR-T 疗法、靶向放疗以及多种新的靶向药物。

美国肿瘤死亡率从 1991 年到 2015 年下降 26%，共挽救约 240 万例死亡。美国吸烟率降至 14%，从 1965 年的 42% 降到这一水平。

美国新发肿瘤预计会从 2018 年的 170 万升高至 2035 年的 240 万，主要是由于 65 岁以上人口的增加。预计 2018 年美国将有超过 60. 9 万例肿瘤死亡病例。HPV 疫苗可预防几乎所有宫颈癌病例，以及许多口和肛门癌，但美国 13 ~ 17 岁人群目前只有不到半数接受了推荐的疫苗接种。

世界卫生组织近日发布的欧洲健康报告显示，欧洲肿瘤数量在持续攀升，但肿瘤死亡率是降低的。欧洲 53 个国家居住人口中，2014 年患癌率为 2. 4%，较 2000 年增加了 50%，不同肿瘤类型和地区有所差异。

乳腺癌病例数从 2000 年到 2014 年增加了 30%，每 10 万人中 110 例新发病例。乳腺癌治疗上的进步使得乳腺癌死亡率从 20 世纪 90 年代以来显著降低，2015 年为 20/10 万，而 2000 年为 23. 8/10 万。

欧盟国家宫颈癌死亡率从 20 世纪 70 年代以来降低一半，到 2015 年死亡率降至 3/10 万；独立国家联合体宫颈癌死亡率为 6. 9/10 万。

（编译　王运达）

（来源：《全球肿瘤快讯》2018 年 9 月 总第 216 期）

历时十余年、33 种癌症、超 11000 份样本绘制泛癌图谱

癌症基因组图谱（TCGA）项目最终结果，历时十余年对 33 种癌症超过 11 000 份样本进行的迄今为止最全面的跨癌基因组分析（Pan-Cancer Atlas），目前以 27 篇论文集形式在《Cell》系列杂志全盘托出。

除了癌症基因组测序，Pan-Cancer Atlas 项目还综合了各种组学数据，包括肿瘤的转录组学、蛋白质组学、甲基化组学、临床以及影像学方面的数据，挖掘其中有效信息，绘制出泛癌症图谱，该图谱对肿瘤在人体内如何产生、何处产生、为何产生进行了深入剖析，为未来的临床试验和治疗带来启示。该项目于 2005 年启动，由美国国立卫生研究院（NIH）资助，耗资 3 亿美元，由国家人类基因组研究所（NHGRI）和国立癌症研究所（NCI）共同执行。

泛癌症图谱根据分子特征对人类癌症类型进行了重新分类，为科研和临床试验设计带来启示。泛癌症图谱数据报告分为三大部分、26 篇科研论文，分别发表在《细胞》及其旗下《细胞报告》《癌细胞》《细胞系统》《免疫》等顶尖医学杂志上。每部分由一篇核心论文叙述该部分主要研究成果，其他辅助论文从各角度进行深入的解释。

第一篇论文中，研究者采用一种名为 iCluster 的分子聚类算法，对 33 种癌症、11 286 份肿瘤样本的染色体非整倍性、DNA 甲基化、mRNA、miRNA 和蛋白质数据进行了整合分析。根据分子特征，研究者们将解剖学上的 33 种癌症重新归类为 28 种亚型，某一种分子亚型，竟能包括传统解剖学意义上的 25 种癌症，有助于针对不同类型癌症进行更针对性治疗。

研究表明，源于不用器官的肿瘤可能在分子层面有诸多共性，而来自同一器官的肿瘤可能有截然不同的基因组图谱。该研究中，仅 1/3 的肿瘤表现出了同质性，其余 2/3 均有不同程度的异质性。研究者估计，以分子特征作为基准，至少将有 1/10 的肿瘤患者需要重新分类，可能需要探讨新的治疗方案。这些结果与大量临床研究结合起来，将直接造福肿瘤研究及新药研发。

另一篇研究利用机器学习算法通过对细胞转录组和表观遗传学特征的分析评估癌细胞去分化程度，测定肿瘤细胞的干细胞样特征，鉴定可能的新靶点。研究发现，肿瘤细胞去分化程度与 PD-L1 水平及免疫微环境相关，且转移性肿瘤细胞的去分化程度更高。

一项研究对 9125 个肿瘤样本中的突变、拷贝数、mRNA、基因融合和表观遗传数据进行了综合分析，探讨了 10 种经典通路中基因突变的模式和机制，根据通路变化，研究者把 33 种癌症分为 64 种亚型，确定了各通路之间协作和排斥的模式。研究发现，89% 的肿瘤至少存在一种通路改变，且根据现有的靶向药物治疗方案，至少 57% 的肿瘤能得到一种有效的治疗，30% 的肿瘤可以进行多靶点治疗，可探讨新的联合治疗方案。

癌症基因图谱的大量数据，使得研究者得以深究癌症中发生的分子变化，对癌症进行更有现实意义的分类，在很多方面取得了始料未及的进步。在研究过程中，对大批量基因数据的处理将计算机方法引入生物科研领域，间接促进了生物信息学的发展，也为其他人类疾病的基因组学研究奠定了基础。

癌症基因组图谱是一项伟大的工程，它的完成离不开贯穿全美和加拿大的20余所科研院校顶尖科学家的通力合作。这使得科研成果达到了个人实验室研究所无法企及的高度，并引导了此后一批大型科研项目的合作模式。

癌症基因组图谱数据库面向科学界和一般群众开放，任何人只要想要，都能接触到这些数据。这一方面令原始数据能得到多角度、多层次的分析，产生新的科研成果；另一方面，科研成果的共享对学界整体发展无疑是极为有利的。

（编译　张亦非）

（来源：《全球肿瘤快讯》2018年4月 总第206期）

2018年ASCO年会进展集萃

6月1日~5日，一年一度的美国临床肿瘤学会（ASCO）在美国芝加哥召开。本届大会的主题是“Delivering Discoveries：Expanding the Reach of Precision Medicine”（创新驱动：使精准医学触手可及），全球超过39 000名肿瘤学专家学者与会。会议专题设置以进一步扩大精准医学战果为核心，内容涵盖肿瘤预防、诊断、治疗和预后等各个方面。年会有2500多篇入选摘要以口头报告或壁报形式展示，还有超过3350篇摘要以电子版形式在线发表。年会上有哪些重大进展值得关注？

万人大样本研究随访9年
86%最常见类型乳腺癌患者术后无需化疗

HR阳性、HER阴性、腋窝淋巴结无转移、RS评分11~25分的乳腺癌患者，9年随访研究结果显示，接受化疗与不接受化疗患者生存率等数据几乎无差异，提示对于这些患者，术后化疗并无额外益处。（LBA1，N Engl J Med. 2018 Jun 3. doi：10.1056/NEJMoa1804710）

21基因复发评分~10分患者10年复发率非常低，约为2%，通常只需内分泌治疗即可，不需化疗；评分高于26的患者复发风险很高，可从化疗中明确获益，降低复发风险。11~25分为复发风险中等患者，术后化疗能否降低复发风险缺乏有力证据，出于谨慎考虑，这些患者往往也接受化疗。

该研究纳入10 253例18~75岁女性乳腺癌患者，最终随访信息完整纳入分析的有9719例，其中6711例RS评分在11~25分，1619例≤10分，1389例≥26分。评分11~25分患者随机分为两组，接受内分泌治疗或内分泌治疗+化疗，评分≤10分患者化疗，

≥26 分患者接受内分泌治疗 + 化疗。

9 年随访结束，研究者分析，评分 11 ~ 25 分患者中，内分泌治疗组总生存率高达 93.9%，内分泌治疗 + 化疗组为 93.8%，无浸润性乳腺癌生存率分别达到 83.3% 和 84.3%，无远处复发生存率分别为 92.2% 和 92.9%。两组的复发情况也几乎无差异，无复发率分别为 92.2% 和 92.9%。

基于 21 基因复发评分检测，86% 的患者是可以不接受化疗的，尤其是年龄在 50 岁以上且评分≤25 的，以及年龄在 50 岁以下且评分≤15 的患者。年龄在 50 岁以下且 RS 评分 16 ~ 25 分患者化疗获益较为明显。

主要研究者 Sparano 表示，半数乳腺癌患者为 HR 阳性、HER-2 阴性和腋窝淋巴结阴性，该研究表明，70% 的乳腺癌患者可避免化疗，仅 30% 的患者可从化疗获益。有述评专家指出，该研究为医生和患者提供了关键证据，他们可利用基因信息做出有利于早期乳腺癌更好的治疗决策，这意味着相当数量的患者可避免化疗带来的不良反应，同时仍能获得较好的长期获益。

（编译　李　阳　孙菲菲）

晚期泌尿系统肿瘤综合治疗新思维

北京大学肿瘤医院　毛丽丽　斯　璐　郭　军

免疫治疗的出现，改变了晚期泌尿系肿瘤的传统治疗模式。过去，晚期肾细胞癌主要依赖于靶向药物，晚期尿路上皮癌则由化疗发挥主要作用。近年来，不仅免疫药物在这两个领域大放异彩，更多新的治疗手段，新的理念也进入到晚期泌尿系肿瘤的治疗中来。

（一）肾细胞癌

1. 免疫治疗

众所周知，肾细胞癌对单纯的放疗、化疗并不敏感，因此在靶向药物问世以前，晚期肾癌的治疗主要依赖于干扰素、白介素等传统的免疫治疗，遗憾的是这些细胞因子的疗效并不显著，并伴有显著的不良反应。近年来，以免疫检查点抑制剂为代表的新型免疫治疗迅猛发展，也进入到晚期肾癌领域，无论是单药治疗，还是联合治疗，均取得了不错的疗效。

目前以免疫治疗为基础的联合治疗已有两项Ⅲ期临床研究结果发布，分别为 Checkmate-214 和 IMmotion-151。

（1）Checkmate-214 研究：Checkmate-214 研究是纳武单抗（Nivolumab）联合依匹单抗（Ipilimumab）与舒尼替尼对照用于晚期肾癌治疗的一项多中心随机对照Ⅲ期临床研究，主要入组既往未接受过系统治疗的晚期/转移性肾癌患者，按照 1∶1 的比例随机分组至免疫联合组（纳武单抗 3mg/kg，iv；依匹单抗 1mg/kg，iv，q3w，共 4 次；随后予以纳武单抗 3mg/kg，q2w 维持治疗）以及舒尼替尼对照组（50mg 剂量标准，4/2 方案给药），并根据 IMDC 和地域进行分层。

主要研究终点包括中高危患者的客观缓解率（ORR）、无进展生存（PFS）与总生存

(OS), 总的 α 值设定为 0.05, 其中 ORR 为 0.001, PFS 为 0.009, OS 为 0.04。次要终点包括 ITT 人群的 ORR、PFS、OS 和不良反应的发生率。

全部研究共计入组 1070 例患者, 其中 IMDC 评分为中高危与低危患者分别为 847 例和 249 例。IMDC 高危人群中, 纳武单抗联合依匹单抗治疗组为 425 例, 舒尼替尼治疗组 422 例。

研究结果显示, 纳武单抗联合依匹单抗治疗组与舒尼替尼治疗组的 ORR 分别为 42% 和 27% ($P<0.0001$), 中位 PFS 分别为 11.6 个月和 8.4 个月 ($P=0.0031$, HR=0.82); 总生存方面: 纳武单抗联合依匹单抗治疗组的中位 OS 未达到, 显著优于舒尼替尼治疗组 26 个月 ($P<0.0001$)。

根据 PD-L1 表达水平对中高危人群进行分析, 发现 PD-L1 ≥1% 的患者, 免疫联合组的 ORR 显著高于舒尼替尼对照组 (58% *vs* 22%), 中位 PFS 分别为 22.8 个月和 5.9 个月, 具有显著统计学差异; 而 PD-L1 <1% 的患者免疫联合组的 ORR 同样显著高于舒尼替尼对照组 (37% *vs* 28%), 但中位 PFS 分别为 11 个月和 10.4 个月, 无统计学差异。

次要终点方面, ITT 人群中免疫联合治疗组与舒尼替尼治疗组的 ORR 分别为 39% 和 32% ($P=0.0191$), 中位 PFS 分别为 12.4 个月和 12.3 个月 ($P=0.8498$), 中位 OS 分别为未达到与 32.9 个月 ($P=0.0003$), 同样具有显著差异。

而 IMDC 评分预后低危人群中, 纳武单抗与依匹单抗联合治疗组与舒尼替尼对照组的 ORR 分别为 29% 和 52% ($P=0.0002$), 中位 PFS 分别为 15.3 个月和 25.1 个月 ($P<0.0001$)。所有接受治疗的患者中, 纳武单抗与依匹单抗联合治疗组的 3~5 级不良反应发生率为 46%, 舒尼替尼对照组则为 63%。患者报道的生活质量方面, 免疫联合治疗组要优于舒尼替尼对照组。

综上, 纳武单抗与依匹单抗联合方案在中高危晚期肾癌中的治疗效果超越了舒尼替尼标准方案。

(2) IMmotion-151 研究: IMmotion-151 是一项 Atezolizumab (阿特朱单抗) 联合贝伐珠单抗对比舒尼替尼一线治疗晚期肾癌的随机对照Ⅲ期研究, 入组患者随机接受 Atezolizumab (1200mg, q3w) + 贝伐珠单抗 (15mg/kg, q3w) 或舒尼替尼 (50mg, qd, 4/2 方案给药) 治疗。研究的主要终点为研究者评估的 PD-L1 表达阳性 (IC≥1%) 患者无进展生存 (PFS) 及意向治疗人群 (ITT) 的总生存 (OS), 次要终点为意向人群的 PFS、PD-L1 阳性人群的 OS 以及独立评估的 PFS 与客观有效率 (ORR)。

研究共入组 915 例患者, 其中 PD-L1 阳性患者 362 例 (40%), 结果显示, 在 PD-L1 阳性患者中, PD-L1 单抗 Atezolizumab 与贝伐珠单抗联合治疗组获得的 PFS 显著优于对照舒尼替尼治疗组 (11.2 个月 *vs* 7.7 个月, HR=0.74, $P=0.02$), ORR 分别为 43% 与 35%, 生存数据尚未成熟, 但统计学显示有利于联合治疗组 (HR=0.68)。而 ITT 人群的 PFS 分别为 11.2 个月与 8.4 个月 (HR=0.83), ORR 分别为 37% 与 33%。

独立评估显示, PD-L1 阳性患者的 PFS 在两组分别为 8.9 个月与 7.2 个月 (HR=0.93)。不良事件方面, 联合治疗组的不良反应发生率明显低于舒尼替尼对照组, 但联合治疗组将近 16% 的患者需要短期应用糖皮质激素治疗处理不良反应。

PD-1 单抗与 TKI 的联合也取得了初步成功。2018 年 ASCO-GU 上公布的 Pembrolizumab

联合 Axitinib 的Ⅱ期研究显示，中位 PFS 达 20.9 个月，这一结果相当令人振奋，我们还需等待进一步生存随访和安全性数据。

（3）KEYNOTE-427 研究：2018 年 ASCO 会议上，报道了单药 Pembrolizumab 一线治疗晚期肾透明细胞癌的Ⅱ期研究（KEYNOTE-427）结果。入组 110 例患者，IMDC 风险类别分别为 37.3%、47.3% 和 15.5%，ORR 为 33.6%（36 例，95% CI：24.8% ~43.4%）。显而易见，联合治疗的有效率更为显著，但毒性也随着增加。

值得注意的是，免疫治疗的最佳人群选择仍然是关键，如纳武单抗联合依匹单抗的治疗优势体现在中高危人群，而 Atezolizumab 联合贝伐珠单抗在 PD-L1 表达阳性患者中获益更明显。

2. *靶向治疗*

自 2005 年以来，转移性肾细胞癌的治疗获得了巨大突破，索拉非尼作为第一个靶向药物获批，此后一系列血管内皮生长因子酪氨酸激酶抑制剂（VEGF-TKI）和西罗莫司（雷帕霉素）抑制剂（mTOR）获得批准，改善了晚期肾癌患者的总生存（OS）。

而在 2015 年，就有 3 个药物被批准用于晚期肾癌的二线治疗，分别为：卡博替尼（针对 VEGFR、c-MET、AXL、c-KIT 及 RET），乐伐替尼（VEGFR、PDGFR、FGFR、c-KIT 及 RET）和 Nivolumab。虽然近年来晚期肾癌领域靶向药物显得有些沉寂，但靶向药物依然具有非常重要的地位。

对于 IMDC 评分低危的患者，靶向治疗依然是最主流的治疗选择。而对于 IMDC 评分中高危人群，Ⅱ期研究 CABOSUN 将卡博替尼与舒尼替尼进行了对比。这一研究纳入 157 例初治的中高危患者，结果显示，卡博替尼组的中位 PFS 显著增加（8.6 个月 *vs* 5.3 个月，HR =0.48，95% CI：0.31 ~0.74，双侧 *P* 值为 0.0008）。卡博替尼组的中位 OS 虽然高于对照组，但没有取得统计学差异（26.6 个月 *vs* 21.2 个月，HR =0.80，95% CI：0.53 ~1.21））。因此在中高危患者中，一线治疗既可以选择免疫药物，也可以选择卡博替尼。

总体来说，晚期肾癌的舞台不再是靶向治疗的天下，后续 PD-1/PD-L1 单抗与 TKI 药物联合的临床研究，同样是以舒尼替尼作为对照的Ⅲ期临床研究，疗效前景普遍看好。无论是 PD-1 与 CTLA-4 单抗的联合，还是与 TKI 药物的联合，免疫治疗的空间越来越大。但对于中国患者，目前治疗可能仍然以靶向药物治疗为主，但随着未来几年 PD-1 单抗以及卡博替尼药物的上市，中国患者的临床实践将会得到改写。

（二）尿路上皮癌

在过去几十年，含铂方案一直是晚期尿路上皮癌的标准治疗方案。遗憾的是，在铂类方案失败后，缺乏行之有效的二线治疗方案进行挽救。随着免疫治疗的不断深入以及对尿路上皮癌突变类型的认识，新的治疗手段在二线治疗中表现出不错的前景。

1. *免疫治疗*

自 2016 年 5 月以来，已有 5 种 PD-1/PD-L1 抗体（Atezolizumab、Pembrolizumab、Nivolumab、Avelumab、Durvalumab）被美国 FDA 批准用于治疗铂类耐药的晚期尿路上皮癌的二线治疗。其中 Pembrolizumab 和 Atezolizumab 还被批准用于不适合铂类药物的一线治疗。

尽管来源于不同的临床研究，但结果显示，这些药物的疗效和安全性数据大致相当。

目前只有 Pembrolizumab 从一项大规模Ⅲ期随机研究中获得了Ⅰ类证据的支持，该研究显示，在铂类耐药的晚期尿路上皮癌患者中，Pembrolizumab 的总生存优于传统的二线化疗方案。

（1）Atezolizumab：Atezolizumab（MPDL3280A）是针对 PD-L1 的完全人源化单克隆抗体。Ⅲ期临床研究 IMvigor 211 在铂类耐药的晚期尿路上皮癌患者中对比了 Atezolizumab 和传统的二线化疗方案，包括 Viflunine、紫杉醇或多西他赛。遗憾的是，该研究未能达到主要终点指标，但在亚组分析中显示在 PD-L1 高表达患者中具有总生存优势，再加上 Atezolizumab 毒性较小，依然受到人们的青睐。

（2）Nivolumab：2017 年 2 月，FDA 加速批准 Nivolumab 240mg，每 2 周一次用于对铂类化疗耐药的晚期尿路上皮癌患者。这是得益于 CheckMate 275 的研究结果。CheckMate 275 是一项单臂多中心的Ⅱ期研究，纳入铂类失败的晚期尿路上皮癌患者，接受 Nivolumab 3mg/kg，iv，每 2 周一次，直至进展或出现不可接受的毒性。共有 265 例患者可评估，ORR 为 19.6%，其中 2% 的患者获得 CR。81 例 PD-L1 ≥5% 的患者中，ORR 为 28.4%。中位 PFS 为 2.0 个月，中位 OS 为 8.7 个月。正在进行的 Checkmate 901 试验（NCT03036098）将在一线治疗中比较 Nivolumab/Ipilimumab（抗 CTLA4）联合与标准的吉西他滨 + 铂类化疗的疗效。

（3）Durvalumab：Durvalumab 最初在一项转移性实体瘤Ⅰ/Ⅱ期研究的晚期尿路上皮癌扩展队列中进行评估。PD-L1 阳性定义为≥25% 的肿瘤细胞或肿瘤浸润免疫细胞表达 PD-L1。初期报告中，42 例患者可评价疗效，ORR 为 31%。所有有效的患者均为 PD-L1 阳性患者。2017 ASCO 会议上更新了研究结果，在 191 例患者中，ORR 为 17.8%，其中 CR 为 3.7%。在 PD-L1 高表达患者中，ORR 为 27.6%。中位 PFS 为 1.5 个月，中位 OS 为 18.2 个月。基于这一数据，Durvalumab 被美国 FDA 于 2017 年 5 月加速批准对用于铂类治疗失败的晚期尿路上皮癌患者。

（4）Avelumab：Avelumab 最初在一项转移性实体瘤Ⅰ期研究（JAVELIN）的晚期尿路上皮癌扩展队列中进行评估。该研究包含两个晚期尿路上皮癌的队列，分别为铂类治疗失败和铂类不适合的患者，两组共计 241 例患者接受治疗，每 2 周静脉注射 Avelumab 10mg/kg。其中 153 例患者随访时间≥6 个月，证实 ORR 为 17.6%，CR 为 6.8%，SD 为 23.5%。

在 PD-L1 阳性患者中，ORR 为 25%。中位 PFS 为 1.5 个月，中位 OS 为 7.0 个月。3/4 级治疗相关不良反应的发生率为 7.5%。基于这一数据，Avelumab 被美国 FDA 于 2017 年 5 月加速批准对用于铂类治疗失败的晚期尿路上皮癌患者。

（5）Pembrolizumab：Pembrolizumab 是 PD-1 的人源化单克隆抗体，在 KEYNOTE-012 研究中首次探索了 Pembrolizumab 在晚期尿路上皮癌中的安全性和有效性。之后开展的 KEYNOTE-045 是一项大型国际多中心Ⅲ期临床研究，将铂类失败的晚期尿路上皮癌患者随机分入 Pembrolizumab 组或传统的二线化疗组，由研究者选择紫杉醇、多西他赛或 Viflunine。共 542 例患者入组，结果显示，Pembrolizumab 的总生存显著优于化疗组，分别为 10.3 个月与 7.4 个月（HR = 0.73，95% CI：0.59 ~ 0.91，P = 0.002）。

在 PD-L1 高表达患者中，Pembrolizumab 组的中位 OS 同样获益，分别为 8.0 个月 *vs*

5.2个月（HR = 0.57，95% CI：0.37 ~ 0.88，P = 0.005）。但两组的 PFS 没有统计学差异。无论如何，这是首个在晚期尿路上皮癌患者中获得总生存优势的 PD-1 单抗。

2. 新药研究

近年来，在晚期尿路上皮癌的治疗中，新型药物层出不穷。

在尿路上皮癌肿瘤组织中，近 40% 的患者被发现存在 FGFR 突变或过表达，包括 FGFR3 的突变和 FGFR1、FGFR3 的表达失调，这些研究表明 FGFR 可能是有效的治疗靶标。ERDA 是一种 FGFR 抑制剂，在 FGFR 突变的尿路上皮癌患者中具有活性。

2018 年 ASCO 会议上公布了 ERDA：Erdafitinib 治疗 FGFR 突变的尿路上皮癌的Ⅱ期临床研究结果。96 例患者入组，ORR 达 42%，疾病控制率达 80%。生存数据有待于进一步随访，Ⅲ期研究正在进行中。

ADC（Antibody-drug Conjugate）药物也是近年来晚期尿路上皮癌的治疗中的热门药物。Enfortumab vedotin（EV-101）是一种抗体 - 药物偶联剂，可将微管破坏剂递送至表达 Nectin-4 的肿瘤，而 Nectin-4 是大多数尿路上皮癌中过表达的一种蛋白质。

EV-101 的Ⅰ期研究结果显示，84 例晚期尿路上皮癌患者中，最常见的 3/4 级不良反应包括贫血（7%）、低钠血症（6%）、尿路感染（6%）和高血糖（5%）。4 例患者发生致命的治疗相关不良反应（呼吸衰竭，尿路梗阻，糖尿病酮症酸中毒，多器官衰竭）。客观有效率达 33%，生存数据需要进一步随访。

在化疗方面，针对新型的化疗药物白蛋白紫杉醇也进行了尝试：2018 ASCO 会议上报道了一项Ⅱ期研究，在一线铂类治疗失败的晚期尿路上皮癌患者中将白蛋白紫杉醇与普通紫杉醇进行了对比，遗憾的是两组患者在中位 PFS、中位 OS 以及不良反应方面均无显著差异。

免疫治疗的加入让我们看到了晚期尿路上皮癌治疗的希望，未来还将有更多的联合治疗方式进入到这一领域中。新的靶点、新的药物也在不断涌现，正在进行的研究将提供给我们更多的数据。然而另一方面，我们必须意识到挑战依然存在。晚期尿路上皮癌，尤其是二线治疗的中位 PFS 和 OS 仍不乐观，远远落后于其他泌尿系肿瘤的数据。因此，积极寻找生物标志物并更好地筛选治疗人群，将是未来晚期尿路上皮癌治疗的发展目标。

2018 ASCO 黑色素瘤新进展概述

北京大学肿瘤医院　毛丽丽　斯　璐　郭　军

近年来，由黑色素瘤领域率先兴起的免疫治疗风靡全球，引领了新的治疗方向。2018 年在黑色素瘤诊治方面又有哪些新的进展呢？

（一）手术与分期

在 2017 年 ESMO 会议上，MSLT-Ⅱ研究结果揭晓。该研究在前哨淋巴结阳性患者中对比了淋巴结清扫术和超声随访观察对生存期的影响，入组患者逾千例，结果显示两组在总生存上并无差异。

2018 年的 ASCO 会议则报道了另一项Ⅲ期研究 DECOG-SLT 的最终分析结果，该研究同样在前哨淋巴结阳性患者中对比清扫术和观察的疗效，也同样得出了阴性结果。DECOG-SLT 的研究结果早在 2016 年已经发表，但因纳入患者偏少，总共 473 例，因此虽然率先发布了阴性结果，但并未引起太大轰动，直到 MSLT-Ⅱ 研究发表，才证实了 DECOG-SLT 研究的结果。

在此次更新的生存分析中，针对前哨淋巴结瘤负荷的大小进行了分层，结果显示，无论瘤负荷高低（ >1.0mm 或 ≤1.0mm），CLND 组和观察组间仍无差异（≤1.0mm：78.7% *vs* 72.5%，HR =1.12，*P* =0.58； >1.0mm：54.7% *vs* 51.7%，HR =0.98，*P* =0.95）。

基于这两项Ⅲ期临床研究结果，是否可以在前哨阳性患者中放弃清扫，NCCN 指南也并未给出肯定的结果。在新版 NCCN 指南中，前哨淋巴结阳性患者既可以选择超声随访观察，也可以选择淋巴结清扫术，可以根据患者的原发灶厚度、淋巴结阳性个数以及前哨淋巴结瘤负荷协助判断，最终还需要医生和患者商议决定。

纵观中国黑色素瘤患者，前哨淋巴结活检瘤负荷 <1mm 的比例相对较小，部分患者还存在 2 ~3 个阳性前哨淋巴结，因此上述研究结果是否适用于中国患者还未可知。此外中国患者以肢端来源为主，开展前哨淋巴结活检的单位少，因此我们恐怕不能照搬国外研究结果。对于 DECOG-SLT 和 MSLT-Ⅱ研究结果，应持审慎的态度，还需要依靠中国人自己的数据。

此外，2016 年年底，AJCC 发布了新版的黑色素瘤分期，这一分期是否适用，来自荷兰的一项研究对此进行了验证。该研究回顾性地分析了 2000 年 ~2016 年间治疗的 640 例患者，结果显示，第 8 版在生存区分能力方面与第 7 版相似，但在性别和年龄校正后无法区分ⅢA 和ⅢB 期间的 MSS（黑色素瘤特异性生存）。在第 7 版和第 8 版ⅢA 期黑色素瘤中，SN 转移 <1mm 的患者具有更好的 DMFS 和 MSS。因此研究者建议在ⅢA 期患者中，可根据 EORTC 前哨淋巴结肿瘤负荷进一步分层，进而协助制订辅助治疗的临床决策。

前哨淋巴结瘤负荷已成为判断预后、决策治疗的重要影响因素，但遗憾的是，国内绝大多数单位还未能开展前哨淋巴结瘤负荷的检测。因此还需要积极开展多学科协作，由病理医生提供患者前哨淋巴结瘤负荷的信息，临床医生方可据此判断预后、制订临床决策。

（二）辅助与新辅助

由于免疫治疗在晚期黑色素瘤获得成功，免疫治疗进入辅助和新辅助治疗阶段则势在必行。自 2017 年 ESMO 会议首次揭晓 CheckMate 238 研究的结果，关于 PD-1 单抗是否适用于辅助治疗的讨论一直在进行中。

2018 年的 ASCO 会议更新了该研究随访 2 年的结果，这项研究纳入了极高危复发的ⅢB/C 或Ⅳ期术后患者，结果显示，Nivolumab 的 2 年 RFS 率显著优于 Ipilimumab 组，分别为 62.6% 和 50.2%。这一优势在各个亚组中（疾病分期、PD-L1 表达和 BRAF 突变状态）均得以证实。该研究结果使得 Ipilimumab 在辅助治疗尚未站稳脚跟就被 PD-1 击败，接下来继续期待 E1609 揭晓 Ipilimumab 对照干扰素的答案。

CheckMate 238 研究是否意味着要在辅助治疗患者中应用 PD-1 呢？或许这一项研究还不足以回答这个问题。首先，PD-1 和干扰素相比，谁的疗效更佳还需要等待 E1609 的结果。其次，究竟谁能从 PD-1 辅助治疗中获益，依然是后续研究值得关注的问题。

通过适当的生物标志物选择合适的患者，才能达到精准治疗的目的。最后，由于本研究未纳入ⅢA期患者，因此针对这一人群如何选择辅助治疗并没有给出答案。而BRAF突变患者辅助治疗究竟应该选择靶向药物还是免疫药物，也需要新的研究来解答。

美国的Andtbacka教授发表了T-VEC瘤体内注射新辅助治疗的结果。研究纳入150例ⅢB~ⅣM1a期的患者，分别采用T-VEC治疗12周后手术和直接手术的方案，结果显示T-VEC新辅助治疗可获得21%的pCR率，新辅助治疗组和直接手术组的R0切除率分别为56.1%和40.6%。T-VEC常见的不良反应为发热（35%）。针对PFS的分析还在进一步随访中。

另一项研究采用Nivolumab ± Ipilimumab进行围术期治疗，分为Nivolumab单药组和Nivolumab/Ipilimumab联合组，预计纳入40例患者，然而在纳入23例患者后便终止入组，Nivolumab单药组获得了25%的pCR和25%的影像学CR，但17%的患者因疾病进展无法手术；Nivolumab/Ipilimumab联合组所有患者均接受手术，pCR达45%，影像学CR达73%，但联合组的3级不良反应也显著高于单药组，分别为73%和8%。受限于传统疗法客观有效率偏低，新辅助治疗在黑色素瘤的发展一直较为缓慢。免疫治疗，无论是T-VEC还是Nivolumab/Ipilimumab，在初期的研究结果中显示出良好的前景，但还有待于进一步提高疗效，降低不良反应。

（三）晚期黑色素瘤治疗

在晚期黑色素瘤治疗方面，人们对免疫治疗有效率的热情逐渐退去，转而关注免疫治疗对长期生存的影响。

Long教授报道了KEYNOTE-006临床研究中完成2年Pembrolizumab（Pembro）治疗的患者停药后的4年生存率和疗效。KEYNOTE-006研究将晚期黑色素瘤患者（834例）按1∶1∶1随机分配，分别接受Pembro 10mg/kg，q2w，Pembro 10mg/kg，q3w或Ipilimumab 3mg/kg，q3w×4。其中556例患者被分入Pembro组，疾病稳定的前提下，患者接受2年的Pembro治疗。如果2年治疗结束后出现PD，符合条件的患者可以额外获得1年的Pembro治疗。

此次报告主要关注了接受Pembro治疗的人群，结果显示，截止到2017年12月4日，中位随访时间为45.9个月（范围0.3~50.0个月）。Pembro组的4年OS率为42%，ORR为42%。在一线初治的患者中，Pembro组4年OS率为44%，ORR高达47%。在556例患者中，103例（19%）完成了方案指定的2年Pembro（28例CR，65例PR，10例SD）治疗。

Pembro完成后中位随访时间为20.3个月；89例（86%）患者没有进展，14例患者PD（既往的疗效2例CR，9例PR，3例SD）。8例患者接受了二次Pembro治疗，但有3例患者中止治疗（分别因为PD、间质性肺炎和感染）。第二程Pembro的平均维持时间为9.7个月，最佳客观疗效分别为1例CR，1例PR，5例SD和1例PD。

这项研究显示，Pembro可提供持久的抗肿瘤活性。完成2年Pembro的患者中，86%在20个月时无进展。停药后再次进行Pembro治疗仍具有抗肿瘤能力。但中国的肢端、黏膜来源患者的有效率低于此研究结果（参见2018 ASCO摘要号9539），可能提示这两类患者存在异于西方人群的耐药原因，需要进一步的探索。

（四）靶向治疗

靶向治疗领域终于打破沉寂，涌现出更强有力的治疗药物。在 COLUMBUS 研究中，将新型的靶向联合方案 COMBO450：Encorafenib（ENCO） + Binimetinib（BINI）与单药 Enco，以及最早上市的 Vemurafenib（VEM）进行对比，中位 PFS 既往已有过报道。

此次 ASCO 会议公布了该研究的中位 OS 结果：COMBO450 组为 33.6 个月（95% CI：24.4 ~ 39.2 个月），ENCO300 组 23.5 个月（95% CI：19.6 ~ 33.6 个月），VEM 组 16.9 个月（95% CI：14.0 ~ 24.5 个月）。COMBO450 对比 VEM 可显著降低死亡风险（HR = 0.61，95% CI：0.47 ~ 0.79，双侧 $P < 0.001$）。

更新的 PFS 数据显示：COMBO450 组 14.9 个月，ENCO300 组 9.6 个月，VEM 组为 7.3 个月。中位总生存近 3 年，中位无进展生存 15 个月，这一结果刷新了 BRAFi + MEKi 联合治疗的记录，将为 BRAF 突变患者带来新的希望。

一些新型的药物包括 IDO 抑制剂，TLR 抑制剂正在临床研究阶段，但在有效率方面并无显著突破。

（五）国人研究进展

继 2017 年 ASCO 会议上发布 JS001（PD-1 单抗）的Ⅰ期结果以来，在 2018 年 ASCO 会议上，北京大学肿瘤医院肾癌黑色素瘤内科又后续报道了Ⅱ期研究的结果，128 例患者入组，其中 51 例为肢端黑色素瘤。有效率达 20.7%，疾病控制率 60.3%。亚组分析显示，肢端/黏膜来源患者有效率偏低（肢端：14.3%，黏膜：0），而 CSD 和 non-CSD 则达到 34%。但肢端/黏膜来源患者的疾病控制率分别为 53.1% 和 33.3%。

最常见的不良反应为蛋白尿、ALT 升高、皮疹。该研究进一步显示，PD-1 单抗在中国患者中疗效确实低于西方人群，针对这一疑问，该中心开展了机制探索的研究。通过对 13 例患者基线病灶的全基因组测序和 RNAseq 分析，研究者发现在肿瘤进展的人群中，1q32.1、5p15.33、7p22.3、11q13.3、12q14.1 的拷贝数显著增高，而在这些区域中，包含有 Cdk4、Ccnd1、CARD11，以及 mTOR 基因。

并观察到 Cdk4 和 Ccnd1 在 46 例肢端来源患者中与 PD-1 原发耐药显著相关。而 CDK4/6 抑制剂在肢端来源黑色素瘤细胞系和 PDX 模型中可上调 PD-L1 的表达，并放大 PD-1 的阻断作用。CDK4/6i 联合 PD-1 单抗对肿瘤生长曲线有明显影响，这一结果将为肢端黑色素瘤患者的临床治疗提供方向。

中国黑色素瘤患者中另一常见原发类型为黏膜型，国内外研究均显示，PD-1 单抗对这一类型患者疗效欠佳。据此，郭军教授率先开展了 JS001 联合 Axitinib 的Ⅰ期临床研究，并在今年的 ASCO 会议上进行了初步结果的发表。迄今为止纳入 33 例患者，主要不良反应包括高血压、手足皮肤反应、口腔溃疡。在 24 例可评价疗效的患者中，客观有效率高达 50%，疾病控制率高达 87.5%。后续的生存数据有待于进一步随访。

中国患者中开展的黏膜辅助Ⅲ期研究发表了终期分析，研究共纳入 204 例患者，分别接受大剂量干扰素和替莫唑胺联合顺铂的化疗。结果显示，干扰素组中位 RFS 为 9.47 个月，化疗组为 15.53 个月，化疗组复发风险降低 44%（HR = 0.56，95% CI：0.40 ~ 0.77，$P < 0.001$）。在 DMFS 上化疗组同样优于干扰素组。中位 OS 尚未达到。两组安全性特点各

异，大部分患者均可耐受。

该研究结果进一步证实，对于黏膜黑色素瘤术后无远处转移患者，相比大剂量干扰素，辅助化疗（替莫唑胺+顺铂）可显著降低复发转移风险。目前PD-1辅助治疗黏膜黑色素瘤的研究正在国内开展，期待后续结果的报道。

随着新型免疫治疗的涌现，黑色素瘤治疗进入了崭新的阶段。全球的黑色素瘤专家仍在努力探索新的治疗手段、生物学基础；而中国的黑色素瘤学者也致力于探寻适合中国患者的治疗手段，推动抗击黑色素瘤的事业不断前行。

（来源：《全球肿瘤快讯》2018年6月 总第209~210期）

ASCO发布肿瘤进展年度报告

日前，美国临床肿瘤学会（ASCO）发布第14版ASCO肿瘤进展年度报告，盘点了过去一年肿瘤领域最具变革性的研究，并指出了未来研究的重点方向。罕见肿瘤的治疗进展当选为2018年肿瘤界最显著进展。（J Clin Oncol. 2019年1月31日在线版.）

自1992年以来，所有类型肿瘤总发病率和死亡率近25年持续下降，预计肿瘤患者5年或更长时间生存人数到2026年将增加31%，不到10年时间里生存者增加400多万。ASCO主席Monica M. Bertagnolli指出，对于很多肿瘤患者，高质量肿瘤治疗和临床试验是遥不可及的，要使得肿瘤患者获得最佳治疗和参与临床试验的机会，我们还有很多工作要做。

（一）年度最佳进展：罕见肿瘤治疗

在美国，每年新发癌症中约20%为罕见癌症。多年来，这方面的研究都落后于常见癌种，但近一年有5项研究的卓越成果带来了重要进展。

罕见肿瘤的定义和发病率在全球范围有所不同，由于临床表现和生物学巨大差异，罕见肿瘤治疗方案的可用性和有效性存在较大差异，入组罕见肿瘤患者新疗法临床试验通常需要更长时间，此前罕见肿瘤进展常落后于常见肿瘤，不过去年5项研究为罕见肿瘤领域进展，使得2018年成为罕见肿瘤进展非常显著的年份。

1. 甲状腺未分化癌首款获批治疗方案

2018年，美国FDA批准了近50年来首款甲状腺未分化癌新治疗方案，诺华公司BRAF抑制剂Dabrafenib和MEK抑制剂Trametinib联合用于治疗BRAF突变的甲状腺未分化癌患者。

甲状腺未分化癌占所有甲状腺癌的2%，预后较其他类型甲状腺癌差，侵袭性强，诊断时常为晚期，1年生存率非常低。此前无化疗药物可延长甲状腺未分化癌患者生存或改善生活质量，这一联合方案对超过2/3的患者有效。

这一批准基于的Ⅱ期临床研究入组16例BRAF突变甲状腺未分化癌患者，69%的患者对该联合方案有反应，虽然无法评估总生存和无进展生存，但据估计至少80%的患者生存会有所改善。目前这一新的联合方案已成为这类患者的标准治疗。

2. 索拉非尼成为改善硬纤维瘤无进展生存的首款疗法

硬纤维瘤为一种罕见肉瘤，此前硬纤维瘤患者通常接受超适应证治疗。2018 年，一项全球Ⅲ期随机临床研究公布，87 例无法切除的晚期硬纤维瘤患者随机分组分别接受索拉非尼或安慰剂治疗，索拉非尼组 87% 的患者 1 年无进展生存改善，安慰剂组为 43%。该研究成功取决于临床试验患者招募，美国 NCI 国家临床试验网络起到重要作用。

3. 晚期肠神经内分泌肿瘤靶向放射治疗药物 ^{177}Lu-Dotatate

肠神经内分泌肿瘤较少见，发病率不到 3/10 万人年，既往晚期肠神经内分泌肿瘤患者通常接受生长抑素或奥曲肽治疗。^{177}Lu-Dotatate 由放射性核素 ^{177}Lu 标记奥曲肽，通过放射性核素 - 奥曲肽与神经内分泌肿瘤细胞结合，使辐射能够直接传递到肿瘤细胞，抑制肿瘤生长。

国际Ⅲ期临床试验 GENEBIOLuNet 研究旨在评估 ^{177}Lu-Dotatate 在晚期肠神经内分泌肿瘤患者中安全性和有效性。研究入组 229 例患者随机分组分别接受 ^{177}Lu-Dotatate 或奥曲肽，中期分析结果表明，^{177}Lu-Dotatate 组的总生存期更长。

美国 FDA 于 2018 年 12 月批准 ^{177}Lu-Dotatate 用于治疗肠神经内分泌肿瘤成人患者。后续研究表明，除了提高生存率，^{177}Lu-Dotatate 组与奥曲肽组相比，整体健康状况持续时间分别为 28. 8 个月和 6. 1 个月，更好的身体功能持续时间分别为 25. 2 个月和 11. 5 个月。与标准治疗相比，^{177}Lu-Dotatate 使患有晚期肠神经内分泌肿瘤患者的疾病进展或死亡风险降低了 79%。

4. 曲妥珠单抗减缓 HER-2 阳性子宫浆液性癌进展

子宫浆液性癌是一种罕见的侵袭性肿瘤，占子宫内膜癌的 10%，复发死亡比例高达 40%。HER-2 在 30% 的子宫浆液性癌中过表达，曲妥珠单抗主要用于 HER-2 阳性乳腺癌。

一项Ⅱ期临床研究比较了 61 例Ⅲ期或Ⅳ期 HER-2 阳性子宫浆液性癌患者中，卡铂联合紫杉醇方案加用或不加用曲妥珠单抗治疗的疗效。结果显示，接受曲妥珠单抗治疗的患者中位 PFS 为 12. 6 个月，而未接受者为 8 个月。该研究首次证实，HER-2 阳性子宫浆液性癌患者标准铂类化疗联合曲妥珠单抗靶向治疗可改善 PFS。

5. CSF-1 抑制剂 Pexidartinib 用于治疗腱鞘巨细胞瘤

腱鞘巨细胞瘤是常见于年轻人的罕见关节癌，手术是腱鞘巨细胞瘤的标准初始治疗，一些患者进行多次滑膜切除术，有些甚至需要全关节置换。目前，腱鞘巨细胞瘤迎来首款有希望的疗法。一项入组 120 例患者的Ⅲ随机试验显示，集落刺激因子-1（CSF-1）抑制剂 Pexidartinib 为腱鞘巨细胞瘤患者带来近 40% 的总体缓解率，安慰剂组这一比例为 0。

（二）免疫疗法进展不断

2018 年，肿瘤治疗进展迅速。与过去几年一样，肺癌在 2018 年经历了显著的治疗突破，尤其是在免疫治疗方面。其他免疫治疗研究为一系列实体瘤和血液肿瘤患者带来了新的治疗选择。2018 年，诺贝尔生理学或医学奖授予了肿瘤免疫治疗研究人员，彰显了该领域研究进展的重要性。而其他治疗进展也出现在全身化疗、靶向化疗、手术和放疗。

2018 年，研究扩大了多种免疫疗法的范围和影响。免疫检查点抑制剂的关键研究显示，治疗过程中早期提供免疫药物与其他治疗结合，包括免疫疗法与化疗，可提高生存率。美国 FDA 也相继批准了几种新的免疫疗法。

1. 免疫检查点抑制剂被证明在晚期肺癌的一线治疗中有效

两项研究表明，免疫检查点抑制剂治疗在晚期肺癌一线治疗中发挥作用。

Ⅲ期试验 IMpower150 研究中，靶向 PD-L1 的 Atezolizumab 与标准化疗联用，为晚期非小细胞肺癌（NSCLC）患者带来了更好的无进展生存期（8.3 个月 *vs* 6.8 个月）。

在 KEYNOTE-189 研究中，NSCLC 患者在接受培美曲塞和铂类化疗后，PD-1 抑制剂帕博利珠单抗（Keytruda）较安慰剂改善了 1 年总生存率（69.2% *vs* 49.4%）和无进展生存期（8.8 个月 *vs* 4.9 个月）。

2. 免疫疗法组合改善肾细胞癌患者总生存成为治疗新标准

两种免疫治疗药物纳武利尤单抗和 Ipilimumab 组合用于治疗黑色素瘤，在其他类型肿瘤中的疗效也在探索。Ⅲ期 CHECKMATE 214 研究评估了这一联合方案对中高危肾细胞癌患者的疗效，联合方案与舒尼替尼相比提高了 18 个月的总生存率（75% *vs* 60%），值得注意的是，接受免疫疗法组合的患者中，9% 的患者肿瘤完全消退。

3. 联合免疫疗法可减少黑色素瘤患者脑转移

晚期黑色素瘤是少数最常出现脑转移的肿瘤之一，脑转移可引起严重的神经系统症状，并在一年内导致死亡。Ⅱ期 CHECKMATE 204 研究显示，免疫治疗药物纳武利尤单抗和 Ipilimumab 组合治疗脑转移黑色素瘤患者 14 个月后，26% 的患者可检测到的脑转移，30% 的患者转移减少，而且 82% 的患者在一年后仍然生存。目前该组合已经在其他发生脑转移的肿瘤中进行探索。

4. 新 PD-1 抑制剂成为皮肤鳞状细胞癌首款疗法

皮肤鳞癌是第二常见的皮肤癌，每年有超过 100 万的患者。虽然多数患者可以通过手术切除治愈，但是新的治疗方法可能会对持续存在或发生变化的患者产生重要影响，此前研究表明，这类肿瘤对化疗等肿瘤治疗无反应。2018 年 9 月，FDA 批准一种新的 PD-1 检查点抑制剂 Cemiplimab 用于治疗皮肤鳞状细胞癌。在两项开放标签临床研究中，Cemiplimab 组显示出显著的活性。接受 Cemiplimab 治疗后 47.2% 患者的肿瘤消失或者缩小，大多数患者在数据分析时仍然对该疗法有反应。

5. 帕博利珠单抗对 PD-L1 高表达的头颈部肿瘤有显著获益

Ⅲ期 KEYNOTE-040 研究入组 495 例复发或转移性头颈部鳞癌患者，对标准化疗和使用帕博利珠单抗疗效进行比较。研究结果显示，如果 PD-L1 表达水平大于 1%，那么与标准化疗相比，帕博利珠单抗适度改善中位 OS（分别为 8.7 个月和 7.1 个月）。PD-L1 表达水平 >50%，那么患者中位 OS 可有 4 个月的获益。这是第一个证明 PD-L1 表达影响帕博利珠单抗对肿瘤治疗疗效的研究。

6. CAR-T 治疗试验显示出更长期的获益

与检查点抑制剂不同，CAR-T 治疗可以增强身体免疫系统使用自身遗传改造的 T 细胞对抗癌症的能力。多项 CAR-T 治疗试验也显示出了更长期的获益。

（三）靶向治疗进展

靶向治疗是将药物靶向癌细胞中的特定基因突变，而不是影响身体中的每个细胞的全身化学疗法，至今仍是肿瘤学中令人兴奋和富有成效的前沿医学。经过十多年的试验和证据，靶向治疗正在不断扩展到对更常规方法有抵抗的新型肿瘤。

1. 新型EGFR抑制剂奥希替尼可延缓肺癌进展

2018年，美国FDA基于Ⅲ期国际FLAURA研究结果，批准奥希替尼用于非小细胞肺癌（NSCLC）。研究结果显示，556例EGFR阳性、不可及切除或转移性NSCLC患者中，接受奥希替尼的治疗的患者PFS为18.9个月，而接受第一代EGFR抑制剂的患者为10.2个月。

2. 新靶向治疗药物Abemaciclib可延缓乳腺癌进展

两项Ⅲ期研究中，Abemaciclib显示出对先前治疗的转移性HR（+）/HER-2（-）乳腺癌的治疗活性。MONARCH 2研究入组669例先进行内分泌治疗后进展的乳腺癌患者，随机分组分别给予氟维司群联合Abemaciclib或氟维司群联合安慰剂。结果显示，氟维司群联合Abemaciclib组的mPFS为16.4个月，而氟维司群联合安慰剂组的mPFS为9.3个月。

MONARCH 3研究入组493例患者进行AI联合Abemaciclib或安慰剂。结果显示AI联合Abemaciclib延长患者生存和无进展生存。基于上述结果，FDA于2018年2月批准Abemaciclib与AI联合用于HR（+）/HER-2（-）乳腺癌患者。

3. 新型联合治疗对老年急性髓系白血病患者有效

一项Ⅰ期研究旨在确定联合Azacytidine和Venetoclax方案对老年人AML的疗效。结果显示，最初入组的57例患者中，35例患者达到完全缓解或骨髓功能恢复不完全的完全缓解。值得在更大样本的患者人群中进行研究。

（四）其他治疗进展

1. 新的改良化疗方案治疗胰腺癌有效

对于接受过手术的胰腺癌患者，迄今为止的标准术后治疗是吉西他滨。尽管进行治疗，但超过70%的患者通常在术后2年内复发。Ⅲ期临床研究对493例术后患者随机分配到吉西他滨组或改良氟尿嘧啶、亚叶磷钙、伊立替康和奥沙利铂（FOLFIRINOX）化疗方案组。

结果显示，在33.6个月的随访时间中，FOLFIRINOX组胰腺癌中位复发时间远长于吉西他滨组（分别为21.6个月和12.8个月），中位总生存期也较长（分别为54.5个月和35.0个月）。两种方案都是安全的。

2. 某些卵巢癌的治疗：少即是多

一项临床试验对485例患者进行研究，这485例患者随机分为二次手术联合紫杉醇和卡铂化疗或无手术化疗组，结果发现额外手术未增加生存率，接受二次手术患者的中位总生存时间为53.6个月，而仅接受化疗的患者为65.7个月。

3. 两种药物对激素治疗抵抗性前列腺癌有效

两项Ⅲ期研究评估了Apalutamide和恩杂鲁胺与安慰剂对去势抵抗性前列腺癌患者的

疗效。两项研究均发现无转移生存的显著改善。一项研究显示，Apalutamide 组中位无转移生存期为 40.5 个月，安慰剂组为 16.2 个月。另一项研究中，恩杂鲁胺组中位无转移生存期为 36.6 个月，而安慰剂组为 14.7 个月。

4. 乳腺癌分子诊断学领域有新进展

TAILORx 研究在分子诊断学方面取得了显著的成绩。研究表明，根据 21 基因检测的结果，多达 70% 的激素受体阳性、淋巴结阴性乳腺癌女性，可安全摆脱化疗。

5. 发现影响头颈部肿瘤的特定细菌

微生物研究的进展帮助人们发现了可能影响头颈部肿瘤风险的特定细菌。

（五）FDA 批准的新药和新疗法

2017 年 11 月 ~2018 年 10 月，美国 FDA 批准了 11 种肿瘤新疗法，以及 39 种新治疗用途。而前一年同期，肿瘤新疗法为 18 种，新治疗用途为 13 种。

（六）推荐未来九大重点研究方向

1. 确定更好地预测对免疫疗法反应的策略。
2. 更好地确定能从术后（辅助）治疗中获益的患者群体。
3. 将细胞疗法的创新转化应用于实体瘤。
4. 提高儿科癌症精准医学的研究和治疗方法。
5. 改善对老年肿瘤患者的照护。
6. 增加公平获得癌症临床试验的机会。
7. 减少肿瘤治疗的长期不良反应。
8. 减少肥胖及其对癌症发病率和预后的影响。
9. 确定癌前病变的检测和治疗策略。

（编译　崔进诚）

（来源：《全球肿瘤快讯》2019 年 2 月 总第 226 ~227 期）

2018 年 AACR 会议的主要临床研究总结

南京医科大学附属南京医院肿瘤科　陈锦飞

2018 美国癌症研究协会（AACR）年会于 4 月 14 日～18 日在美国芝加哥隆重举行。AACR 是世界上创立最早、规模最大的专注于癌症研究的科学组织，对于推动全球肿瘤事业的发展和进步具有重大意义和影响力。在本次 AACR 年会上公布了多项肿瘤免疫治疗的重磅研究，以下带来现场公布的部分精彩内容。在最后的会议总结阶段，2017～2018 年 AACR 主席 Michael A. Caligiuri 教授对本次会议上的主要临床研究进行了总结，现总结如下。

KEYNOTE-189 研究：转移性非鳞 NSCLC 派姆单抗联合培美曲塞＋铂类一线治疗研究

KEYNOTE-189 研究是免疫检查点抑制剂联合化疗用于晚期 NSCLC 一线治疗的第一个Ⅲ期研究。该研究招募了 616 例未接受过转移性疾病治疗的无 EGFR 或 ALK 突变的Ⅳ期非鳞 NSCLC 患者。患者以 2∶1 的比例随机接受派姆单抗和化疗联合治疗（410 例）或单独化疗（206 例）。

所有患者接受培美曲塞 500mg/m^2 和卡铂（AUC＝5）或顺铂 75mg/m^2 治疗，每 3 周一次，共 4 个周期，然后培美曲塞每 3 周维持治疗。免疫治疗组接受派姆单抗 200mg，共 35 个周期。

在中位随访 10.5 个月后，派姆单抗组和单纯化疗组的 1 年生存率分别为 69.2% 和 49.4%（HR＝0.49，95% CI：0.38～0.64，$P<0.001$）；两组中位 PFS 分别为 8.8 个月和 4.9 个月（HR＝0.52，95% CI：0.43～0.64，$P<0.001$）；OS 分别为未达到和 11.3 个月。

此外，无论 PD-L1 表达水平如何，所有亚组患者均可观察到 OS 和 PFS 获益；然而，对于 PD-L1 水平较高的患者，OS 和 PFS 的获益在数值上更高。3～4 级不良反应的发生率分别 67.2% 和 65.8%。该研究将正式奠定派姆单抗联合培美曲塞＋铂类方案用于 EGFR 和 ALK 野生型晚期非鳞 NSCLC 一线治疗的地位。

CheckMate 227 研究：晚期 NSCLC 纳武单抗联合伊匹单抗对比化疗一线治疗研究

在 CheckMate 026 研究中，纳武单抗单药对比含铂双药化疗用于晚期 NSCLC 一线治疗并未获得成功。CheckMate 227 研究根据 CheckMate 026 研究中肿瘤突变负荷（TMB）的结果修改了研究设计，在本次 AACR 大会上报道了部分数据。

此次公布的结果为对比含铂双药化疗与纳武单抗＋伊匹单抗在一线治疗晚期或复发性 NSCLC 患者中的疗效和安全性。在入组的 299 例 TMB 高表达（TMB≥10 个突变/mb）的患者中，139 例接受纳武单抗＋伊匹单抗联合治疗，160 例接受化疗。

免疫联合治疗组及化疗组的 1 年 PFS 率分别为 43% 和 13%。经过至少 11.5 个月的随访，疾病进展风险降低 42%（HR = 0.58，95% CI：0.41 ~ 0.81，P = 0.0002）。免疫联合治疗组和化疗组的客观缓解率（ORR）分别为 45.3% 和 26.9%；总生存期数据尚未成熟，目前 1 年 OS 率分别为 67% 和 58%（HR = 0.79，95% CI：0.56 ~ 1.10）。

此外，亚组分析发现，免疫联合治疗对 PD-L1 ≥ 1% 和 < 1% 患者的 PFS 均能显著提高（PD-L1 ≥ 1%：HR = 0.62，95% CI：0.44 ~ 0.88；PD-L1 < 1%：HR = 0.48，95% CI：0.27 ~ 0.85）。在鳞癌（HR = 0.63，95% CI：0.39 ~ 1.04）和非鳞癌组织学类型（HR = 0.55，95% CI：0.38 ~ 0.80）中均观察到联合治疗的获益。

安全性方面，与前期报道一致，免疫联合治疗组与化疗组相比，治疗相关 3 ~ 4 级毒副反应发生率分别为 31% 和 36%。免疫联合治疗组为皮肤反应（34%）、内分泌（23%）、胃肠道（18%）、肝（15%）、肺（8%）、过敏（4%）和肾（4%）事件。联合治疗组和化疗组的治疗相关死亡发生率均为 1%。

总之，对于高 TMB 的晚期 NSCLC 患者，纳武单抗 + 伊匹单抗联合治疗明显优于化疗，延长患者 PFS，降低其疾病进展风险；也奠定了纳武单抗联合伊匹单抗治疗高 TMB 的 NSCLC 患者一线治疗的地位。同时也表明 TMB 可作为初治晚期 NSCLC 患者应用双免疫联合治疗的生物标志物。

新药研究

1. RET 抑制剂 BLU-667

Ⅰ期临床数据显示：针对 RET 突变或者融合的肿瘤患者，BLU-667 的有效率高达 46%，疾病控制率高达 96%。

2. MUC 单抗 DMUC4064A

一项针对铂类耐药的卵巢癌使用 DMUC4064A 的Ⅰ期临床试验结果显示，客观反应率达 45%，中位 PFS 达到 5.8 个月。

深度解读

随着肿瘤免疫治疗时代的到来，临床工作者们还需面临诸多挑战。

1. 生物标志物

到底哪一类患者可以从免疫检查点抑制剂中获益呢？PD-L1 表达是判断免疫检查点抑制剂疗效的潜在指标；但针对不同病理类型的患者，PD-L1 表达的预后价值，以及 PD-L1 表达的临界值（cut-off）也有待于进一步研究。除了 PD-L1 表达之外，还有许多正在研究中的预后标志物，如肿瘤突变负荷（TMB）、微卫星不稳定等，期待更多的更有临床价值的肿瘤免疫治疗的生物标志物确立。

2. 免疫治疗的耐药机制及合理的联合治疗研究

尽管免疫治疗已经取得极大的临床疗效，但多数患者耐药不可避免。而耐药导致的缓解率不高进而引发肿瘤的复发再进展。深入了解其中的耐药机制能够为克服肿瘤免疫耐药提供理论基础。应对肿瘤免疫耐药的一个有效方法就是联合用药。抗 PD-1 与抗 CTLA-4 联合用药治疗转移性黑色素瘤显示出更高的疗效。除了免疫检查点抑制剂之间联用，免疫检查点抑制剂与共刺激因子激动剂、靶向药、放疗、化疗，以及表观遗传修饰因子的联用是未来的研究方向。

3. 新的治疗终点的寻找

有研究表明，目前半数肿瘤免疫治疗药物的临床试验得出的无进展生存期和总生存期结果并不一致。这让我们思考是否有其他新的治疗终点能够更准确地反映免疫治疗的临床获益?

（来源：《全球肿瘤快讯》2018 年 4 月 总第 207 期）

ESTRO 2018 年会撷萃

2018 年 4 月 20 日 ~24 日，第 37 届欧洲放射治疗与肿瘤学会（ESTRO）年会在西班牙巴塞罗那召开。ESTRO 作为欧洲放射肿瘤领域最具影响力和代表性的盛会之一，每届会议均汇聚国际放射治疗领域的顶级学者，发布并探讨肿瘤放射治疗的前沿进展和热点问题。

今年大会的主旨是：Innovation for Value and Access，意在突出放射肿瘤学作为一个日新月异的创新性学科，它的不断革新不仅对我们治疗的价值产生了积极的影响，还可以促使我们运用技术（如自动化、人工智能）和生物学原理（如放疗分割方式、放疗免疫机制）造福越来越多的患者。

在本届 ESTRO 年会上，复旦大学附属肿瘤医院放射治疗中心共有 4 项研究被收录，其中 1 项口头报告、3 项壁报交流。分别为欧丹医师/陶运淦教授《肿瘤相关巨噬细胞和 HLA Ⅰ类分子在头颈部鳞癌中的预后价值研究》（口头报告），章真教授/杨望《胃癌 D2 根治术后区域淋巴结复发模式及其对放疗靶区设计的意义》（壁报交流），章真教授/胡冉《局部晚期 T4 胃癌治疗模式探讨》（壁报交流），何霞云教授/欧丹《中性粒细胞/淋巴细胞比值动态变化在鼻咽癌中的预后价值研究》（电子壁报交流）。在科主任章真教授的带领下，该中心共 4 名代表参会交流学习，收获颇丰。同时上述学术研究成果在 ESTRO 会议交流中得到高度关注和好评，展现了中国学者的风采。

一、头颈部肿瘤研究进展

本次 ESTRO 大会，头颈部肿瘤的主要议题体现在以下几个方面：人乳头瘤病毒相关（HPV 阳性）口咽癌的预后相关因素、降低强度治疗方案的探索和复发/转移性头颈部鳞癌免疫治疗进展。

（一）HPV 阳性口咽癌降低治疗强度的探索

现阶段，头颈部鳞癌患者根据病因分为两大类，即烟酒相关和人乳头瘤病毒（HPV）相关头颈部鳞癌。虽然在世界范围内头颈部鳞癌的发病率在过去十年有所下降，但口咽癌的发病率却明显上升，其中高达 80% 的口咽癌归因于 HPV 感染。HPV 阳性口咽癌多见于白人、年轻男性，性生活习惯是一项非常重要的特征。

HPV 相关头颈部鳞癌，尤其是 HPV 阳性口咽癌在分子生物学、肿瘤发生和预后等方面均有其特异性，与 HPV 阴性患者相比，尽管 HPV 阳性患者通常淋巴结转移更常见，病期相对较晚，但肿瘤控制和总生存均有显著优势。

目前，对于口咽癌同期放、化疗的方案，NCCN 指南（2017 版）推荐为 PTV-G 70Gy/35Fx 同期联合大剂量顺铂化疗为首选方案。基于 HPV 阳性口咽癌的良好预后，越来越多的研究开始寻找安全的降低强度的治疗方案，期望在保证疗效的同时，降低毒性，提高患者生活质量。

本次会议上，美国北卡罗来纳大学的一项前瞻性Ⅱ期研究，尝试降低低危 HPV 阳性口咽癌患者的放、化疗强度。研究入组标准为：T0 ~ T3、N0 ~ N2c、M0；HPV 或 p16 阳性；无吸烟史或仅有远期吸烟史。治疗方案为调强放疗总剂量 60Gy/30Fx，同期系统性治疗方案为每周顺铂 30mg/m^2（或第二选择西妥昔单抗）。T0 ~ T2、N0 ~ 1 患者仅接受单纯放疗，其余患者接受同期放化疗。所有患者在治疗结束 10 ~ 12 周行 PET/CT 决定是否需要后续颈清扫术。

研究共纳入 113 例口咽癌患者，其中 82 例患者随访期长于 1 年。44% 患者的 HPV 和 p16 均阳性，56% HPV 阴性/未知 p16 阳性；吸烟状况如下：49% 患者从不吸烟，35% ≤ 10 包年，16% >10 包年。治疗后 PET/CT 显示的完全缓解率在原发部位为 97%，颈部为 81%。8 例患者行计划性颈清扫术，其中 1 例患者病理残留。2 年 PFS、LC、RC、DMFS、CSS 和 OS 率分别为：93%、98%、99%、95%、96% 和 95%。16 例患者接受单纯放疗，至最后随访期疾病均控制良好。

平均治疗前和治疗后 1 年 EORTC 生活质量评分分别为：总生活质量 79/82 分（得分低生活质量差），吞咽功能 8/12 分（得分高生活质量差），口干 15/55 分（得分高生活质量差）和唾液黏稠 10/33 分（得分高生活质量差）。39% 的患者需要鼻饲管（非永久性），中位期为 10.5 周（3 ~ 42 周）。平均治疗前和治疗后 1 年，PRO-CTCAE 评分（0 ~ 4 分，得分高生活质量差）分别为：吞咽功能 0.5/0.9 分和口干 0.5/1.6 分。无≥3 级晚期不良反应。

因此，该研究的结论是，对于低危的 HPV 阳性口咽癌，降低强度的同期放化疗方案不仅取得了令人满意的生存结果，且与标准治疗方案相比，很好地保护了患者的生活质量。但是仍然需要进一步的长期随访结果。

在成熟的前瞻性Ⅲ期临床试验结果出来之前，目前对于临床试验以外的 HPV 阳性口咽癌，不应降低治疗强度，与此同时，需要更多进一步研究来提高我们对 HPV 阳性口咽癌这一特殊亚型的潜在生物学特性的理解，以及更多新的标志物来指导个体化的精确治疗。在本届 ESTRO 会议上，头颈部肿瘤研究的其中一个热点即是对于新的预后标志物的探索。

（二）HPV 阳性头颈部鳞癌的预后因素研究

随着近来免疫治疗革命性的进步，肿瘤微环境（TME）在肿瘤发生、发展中的重要性逐渐被认识，TME 中的各种免疫细胞组成一个复杂的网络，互相传递信号并产生影响。

在去年的 ESTRO 会议上，复旦大学附属肿瘤医院欧丹医生即做了关于探讨 $CD8^+$、$FoxP3^+$ 肿瘤浸润淋巴细胞和 PD-L1 表达在接受放疗同期联合顺铂（CRT）或西妥昔单抗

（BRT）治疗的头颈部鳞癌（HNSCC）患者中的预后价值和预测价值的口头报告。

研究结果显示，高密度 CD8^{+} T 细胞是头颈部鳞癌患者独立的良好预后因素；CD8、FoxP3、PD-L1 三个标志物与 HPV/p16 状态相结合，可以进行更准确的预后预测；同时为患者治疗方案的选择（顺铂 *vs* 西妥昔单抗）提供参考信息。

今年，欧丹医生的头颈部鳞癌预后免疫标志物系列研究再次被 ESTRO 接收作为口头报告，对 95 例接受 CRT 或 BRT 治疗的头颈部鳞癌患者治疗前的肿瘤病理组织进行免疫组化检测，结果显示，经多因素分析，尽管肿瘤相关巨噬细胞密度和 HLA Ⅰ类分子表达不是 HNSCC 的独立预后因素，但是上皮内巨噬细胞（IEMD）可能在 HPV/p16 阳性和阴性患者中发挥着不同的作用：p16 阳性患者中，高 IEMD 预后优于低 IEMD 患者（5 年 PFS：81.2% *vs* 25.0%，$P<0.001$），而在 p16 阴性患者中，两组 PFS 无统计学差异（5 年 PFS：39.0% *vs* 37.3%，$P=0.59$）。

而在根据治疗方案进行的亚组分析中，接受 CRT 治疗的肿瘤基质中 CD163^{+}巨噬细胞（M2）低密度患者的 5 年 PFS 与接受 BRT 治疗患者相比显著提高（54.5% *vs* 36.1%，$P=0.03$），而在肿瘤基质 M2 高密度患者中，两个治疗组患者之间 PFS 无显著差异（50.3% *vs* 42.9%，$P=0.67$）。

无独有偶，德国癌症中心（DKTK）类似的多中心回顾性研究也在本次大会上作为 Highlights of proffered papers 做了报告。这项研究使用免疫组织化学方法检测了两组 HNSCC 患者（包括口腔癌、口咽癌、下咽癌）肿瘤活检或手术病理组织的免疫微环境组成：肿瘤浸润淋巴细胞、肿瘤相关巨噬细胞和 PD1/PD-L1 轴标志物（CD3、CD4、CD8、FOXP3、CD163、CD68、CD11b、CD56 和 PD1/PD-L1 表达），探索它们的预后价值；两组患者接受根治性放疗或术后辅助化放疗。

分别有 110 例患者在法兰克福单中心接受根治性 CRT，155 例患者在 DKTK 的 8 个合作中心接受术后辅助 CRT。所有患者在 2004 年至 2012 年间接受术后放疗 DT 60～66Gy，或根治性放疗 DT 70～72Gy 同期联合铂类为基础的化疗。

结果显示，高密度 CD3^{+}和 CD8^{+}细胞在两组患者中均与 OS 显著提高相关。CD163^{+}（“M2”）巨噬细胞在根治性 CRT 组患者中与不良预后相关，而 PD-L1 表达在术后 CRT 组患者中提示预后良好。PD1/PD-L1 阳性与 CD3/CD8^{+}细胞杀伤性 T 细胞高密度相关（$P<0.001$）。淋巴细胞浸润以及 PD1/PD-L1 表达在口咽癌（$P=0.001$）和 HPV-DNA/p16 阳性肿瘤（$P<0.001$）中更常见。此外，术后治疗组中 CD56^{+}自然杀伤细胞高密度与 OS 显著改善相关（$P<0.0001$）。

以上结果提示我们肿瘤免疫微环境中的标志物可以用于指导头颈部鳞癌的个体化精确治疗，当然，由于研究样本量均有限，研究结果仍需进一步扩大样本量以及外部独立验证。

（三）头颈部鳞癌免疫治疗

在今年的 ESTRO 大会上获得 Jens Overgaard Legacy Award 的比利时鲁汶天主教大学、圣－卢克大学附属医院的 Vincent Grégoire 教授对头颈部鳞癌的免疫治疗进展及其潜在机制做了报告。

近年来，免疫系统功能障碍在 HNSCC 发生和发展中的重要作用逐渐被认识，HLA Ⅰ

类分子下调、T 细胞耐受、细胞因子抑制及 PD-1/PD-L1 表达增加，均能破坏宿主免疫。免疫检查点抑制剂 CTLA-4 抗体（如 Ipilimumab）、PD-1 抗体（如 Nivolumab 和 Pembrolizumab）、PD-L1 抗体（Avelumab）在复发转移性头颈部鳞癌中的临床试验也在如火如荼地进行。而各个座无虚席的免疫相关研究分会场外的大排长龙也成为了本次大会的一道特殊风景线。

在入组 361 例铂类难治复发或转移性（R/M）HNSCC 患者的随机Ⅲ期 CheckMate-141 研究中，二线治疗 Nivolumab 对比标准治疗方案（西妥昔单抗/甲氨蝶呤/多西他赛），Nivolumab 不但改善了肿瘤缓解率（RR）（13.3% *vs* 5.8%），且显著延长中位总生存期（7.5 个月 *vs* 5.1 个月，$P=0.01$）；Nivolumab 组 1 年 OS 为 36%，对照组为 16.6%。同时毒性显著降低，Nivolumab 组 3～4 级毒性反应比例为 13.1%，对照组 35.1%，患者生活质量提高。

而就在 ESTRO 年会前一天，刚刚结束的 2018 美国癌症研究协会（AACR）年会上，CheckMate-141 的更新研究结果进一步显示，Nivolumab 的 2 年 OS 率为 16.9%（95% CI：12.4%～22.0%），对照组为 6%（95% CI：2.7%～11.3%）。Nivolumab 显著改善 OS。Nivolumab 组的中位 OS 为 7.7 个月（95% CI：5.7 个月～8.8 个月），对照组为 5.1 个月（95% CI：4.0 个月～6.2 个月），并且无论 PD-L1 表达阳性或阴性的亚组，生存优势均显著存在。

而尽管类似的 KEYNOTE-040 研究的主要研究终点 OS 未达到统计学差异，中位生存时间 Pembrolizumab 组对比标准治疗组（8.4 个月 *vs* 7.1 个月，HR＝0.81，95% CI：0.66～0.99，$P=0.02$）。然而在毒性方面，Pembrolizumab 优于标准治疗，而这对于预后不佳的 R/M 铂类难治性 HNSCC 患者的治疗决策而言是一个重要的考虑因素。同时，亚组分析显示，PD-L1 阳性得分≥1%，特别是≥50% 的患者，接受 Pembrolizumab 治疗疗效提高，中位 OS 和 1 年总生存改善显著。

以上鼓舞人心的研究数据也促使了一系列转移或复发性头颈部鳞癌的免疫检查点抑制剂药物的临床试验。与此同时，一些临床前研究也已经发现了放疗与抗 PD-1 或 PD-L1 之间潜在的协同作用。放疗触发肿瘤细胞表面的 PD-L1 上调并增加损伤相关分子模式（DAMP），例如钙网蛋白、ATP、HMGB1 和细胞因子等的释放。在与树突细胞上的相应受体结合后，这些 DAMP 促进肿瘤抗原的摄取、加工以及它们向初始 $CD8^+$ T 细胞的呈递。

同时，Grégoire 教授也强调，免疫治疗与放疗的联合或者协同也并非适合所有患者的方法，还需要更多生物分子机制引导的临床研究，来指导我们为患者“量体裁衣”。

二、直肠癌研究进展

（一）NAR 评分可作为 DFS 的替代终点

NAR 是一个基于肿瘤降期以及 ypTN 分期的评分，于 2011 年由 Velentini 提出，可用于直肠癌新辅助治疗疗效评价，但未经过更多大型临床研究的证实。因此该研究旨在Ⅲ期 CAO/ARO/AIO-04 研究中证实 NAR 评分是否可以作为临床研究的替代终点。

结果显示，满足 Prentice 的 4 项标准：

（1）治疗干预对 DFS 有显著效果（$P=0.034$）；

（2）治疗干预对 NAR 评分显著降低（$P=0.034$）；

（3）NAR 评分与 DFS 间有明显联系（$P<0.001$）；

（4）NAR 评分能影响不同治疗策略下的 DFS（$P<0.001$）。

因此，NAR 评分可以作为 DFS 的一个替代终点，用以评估新辅助治疗下的疗效评价。

（二）探索直肠癌转移高危患者的最佳治疗策略的一项Ⅱ期临床研究：KIR 研究

该研究入组了 N +、CRM +、EMVI + 的高危直肠癌患者，研究者对比了术前 6 周期化疗-HDRBT-手术－术后 6 周期化疗以及 HDRBT-手术－术后化疗组。结果显示，97% 患者完成了高剂量率腔内照射，而新辅助化疗组安全性及依从性更佳。两组间 pCR 率、局部复发及 DFS 均无显著性差异。

（三）荷兰结直肠外科协作组（DCRA）一项回顾性研究

该研究一共入组了荷兰 2007～2017 年接受放、化疗和手术的直肠癌患者 7029 人，排除了未接受标准 TME 手术或接受了其他额外治疗的患者 381 人，再排除没有放疗起始时间或间隔期小于 3 周大于 20 周的患者 960 人，最终有 5688 人入组此研究。

新辅助放化疗具体实施为 45～50Gy/25 次/5 周 + 口服卡培他滨 825～1000 mg/m^2 bid。手术方式为 TME，包括 LAR、APR 和 Hartmann。新辅助放化疗与手术间隔分为 3～7 周（18%）、8～10 周（43%）、11～13 周（29%）和 14～20 周（10%）。

结果显示，与最常用的 8～10 周间隔期相比，3～7 周间隔期仅轻度降低了术后并发症的风险；11～13 周间隔期并未增加术后并发症或者不完全切除的风险；14～20 周仅轻度增加了外科手术并发症的风险。

（四）在局部进展期直肠癌中短程放疗 *vs* 放化疗的病理完全缓解

对局部进展期直肠癌（LARC）患者除了常规放化疗外，是否有其他不良反应更小的治疗可供选择，例如短程放疗（SCRT）尚不清楚。对 LARC 患者短程放疗后等待的病理完全缓解率是怎样的呢？此研究的目的是比较局部进展期直肠癌患者接受短程放疗后等待（SCRT-delay）与常规放化疗的病理完全缓解率。

此研究入组了荷兰癌症注册中心（NCR）2008～2014 年的 cT2N2M0、cT3N1～2M0 和 cT4Nany M0 的患者，常规放化疗为 45～50Gy/25Fx + 卡培他滨 825mg/m^2 bid，SCRT 为 25Gy/5 次，手术时间为新辅助治疗完成后大于 4 周，主要结局指标是 pCR（ypT0N0）。结果显示，SCRT-delay 组 *vs* CRT 组的 pCR 率为 6.4% *vs* 16.2%（$P<0.001$）。

（五）长程放疗 *vs* 短程放疗之争

新辅助放化疗联合 TME 手术时目前进展期直肠癌的标准治疗方案。而新辅助放疗有两种常用方式，即常规分割长程放疗（45～50.4Gy/25～28Fx）后延期手术，以及大分割短程放疗（25Gy/5 次）+ 立即/延期手术。两种方式各有利弊，2018 年 ESTRO 会议上对此进行了一系列争论及探讨。

荷兰的 Femke 教授支持 5 × 5Gy 短程放疗，认为“少即是多”，短程放疗缩短了术前治疗时间，同时延期手术可以有更多时间等待肿瘤退缩。此外，虽然总剂量不及标准长程放疗，但将时间因素纳入考虑后，生物学剂量相似。

就疗效而言，包括荷兰研究、TROG 研究及 Lithuanian 研究在内的三项大型研究分别对比了 5×5Gy 短程放疗及传统长程放疗，结果显示，短程放疗组的急性毒性反应更小，而在局部控制、总生存、保肛率、手术并发症、晚期毒性等方面两组均无显著差异。尽管长程放疗组的 pCR 率明显高于短程放疗组，但其原因可能是短程放疗组的手术间隔期更短，降期时间更少，可通过延长放疗后至手术的间隔时间弥补其缺陷。

同样的，Corrie 教授也同意短程放疗优于长程放疗，并详细阐述了短程放疗的优势，包括新辅助治疗在可切除直肠癌患者中的优势、在老年或不耐受手术患者中的优势、局部进展期患者中联合化疗的优势、寡转移患者的优势、姑息治疗中的优势以及可能的放疗联合免疫治疗中的优势。

而 Maria 教授则认为，长程放疗更具优势，能够降低 CRM（+）率，进而提高局控及生存，此外，降期后对功能保留及提高生活质量有获益。Maria 教授对如何进一步提高长程放疗的获益进行了归纳：

（1）通过外照射、外照射 + 内照射等方法提高剂量，继而增加 pCR 率；

（2）增加同步化疗，提高局控及生存，或通过全新辅助治疗等策略提高治疗完成率；

（3）调整放疗后至手术的间隔时间。

总而言之，就患者生存时间及生活质量而言，标准长程放疗对比短程放疗均有获益。

最后，Claus 教授总结了各方证据，建议根据患者不同危险因素决定个体化治疗方案。对于低危患者［T1～2N0，T3＜5mm，MRF（－），EMVI（－）］，可以考虑单纯 TME 或短程放疗后延期行局部切除手术；中危患者［T3＞5mm，N1，MRF（－）］，可考虑短程放疗 + 立即手术、短程放疗 + 延期手术（Stockholm Ⅲ）或术前新辅助放化疗；高危患者［T4，N2，MRF（+），EMVI（+）］，可选择术前新辅助放化疗或短程放疗 + 全身化疗 + 延期手术（波兰Ⅱ期，RAPIDO）；可根治的寡转移患者可选择术前短程放疗 + 全身化疗 + 延期手术。

三、寡转移治疗研究进展

在转移疾病中，寡转移的治疗越来越成为近年来人们的关注热点，而在本次大会上，寡转移治疗研究分会场也是异常火爆，成为免疫治疗以外的另一个“一座难求”的分会场。中枢神经系统寡转移从 2004 年 Andrews 等人的 WBRT +/－SRS，2010 年 Kocher 等人的 SRS +/－WBRT 到 2017 年 Mahajan 等的手术切除 +/－SRS 研究和 Brown 等的手术切除 + SRS *vs* WBRT 的研究，这些研究是 SRS 在脑转移治疗中应用的早期证据。现在，大家逐渐将寡转移的治疗推广到肺、肝、椎体转移等。

Michael T. Milano 等在 2011 年发表了一篇 SBRT 治疗寡转移的研究，研究入组了 121 例患者，原发肿瘤包括乳腺癌、结直肠癌等，转移部位包括肺、肝、骨、淋巴结等，转移数量 1～5 个，器官数量 1～3 个。随后，关于寡转移的研究陆续发表。

Iyengar 等于 2017 年在《JAMA Oncology》上发表了一项非小细胞肺癌寡转移接受局部病灶放疗的Ⅱ期随机临床试验。研究显示，接受放疗的患者有更好的 PFS 和不同的治疗失败模式。现在有多项寡转移的Ⅱ/Ⅲ期临床试验正在进行，让我们期待这些试验结果的报导。

德国的 DEGRO 组织登记了来自 27 个中心超过 1000 例患者大于 1500 个转移的肺和肝

SBRT 的病例。研究者们发现，肿瘤的局部控制与剂量和时间相关。Kroeze 等于 2016 年发表的文章显示，寡转移治疗的 4/5 级毒性反应发生率低，大多数毒性反应发生在 EGFR（－）、BRAF（－）或 VEGF（－）的人群中。然而，仍然缺乏大的前瞻性数据来对治疗安全性进行评估。未来，我们需要更多的关于寡转移的生物分子特征的研究，为了监测治疗探索预测和预后的生物标志物的研究，根据不同的肿瘤选择治疗剂量和患者的研究。

SBRT 作为寡转移的治疗方式，具体实施的方法差异很大。放射治疗的流程包括固定、运动管理、图像采集、治疗计划和治疗实施。固定是为了尽可能地减小摆位误差，包括每一次照射期间的误差和不同照射之间的误差。以脊柱为例，不同的研究认为不同的固定方式是更佳的，Gerlich 等认为全身固定为佳，Li 等认为简单固定为好。对此，固定方式并没有一致的标准。运动管理是为了减少照射体积，使靶区外的组织免于受到照射，方法包括腹部压迫、主动呼吸控制、被动呼吸门控、运动跟踪等。治疗计划是为了使适形性更好、剂量梯度更加陡峭、限制正常组织剂量。RTOG 0915 推荐的处方是 PD（处方剂量）＝D95% PTV，等剂量 PD≥60% 并≤90% Dmax，CI（一致性）＝VPD/VPTV，GI（剂量梯度）＝V50% PD/VPD，正常组织限量是 Dmax2cm/PD。

随着技术的进步与机器的革新，VMAT 可以减少 50%～70% 的治疗时间并且计划质量更优，而无扁率滤波器（FFF）甚至可以进一步减少治疗时间。然而，对于放疗的质量，人为因素较计划和治疗实施技术有更大的影响。治疗实施推荐 IGRT，具体为在每次治疗前后的 CBCT，然而它面临的问题一是 CBCT 可见度受到限制，需要相对大的 PTV 边缘；问题二是每天患者的解剖可能在发生变化，而 SBRT 单次照射剂量很大，正常组织可能受到大剂量照射，安全性有待提高。

那么，最近国内火热的质子治疗在寡转移中的应用如何呢？在决定采取何种治疗方式时，我们往往需要综合多方面进行考虑权衡，包括患者的生活质量、并发症、生存、局控、花费和发病率。质子治疗有其优缺点：优点有高精度治疗和正常组织低剂量；缺点是更差的抗变换性、技术限制、物理限制和花费更高。

此外，医生关注的重点是质子治疗可以提高肿瘤的局控率，减少并发症风险吗？现阶段，用质子实施的 SRT 和 SBRT 研究较少。基于质子的 SRT 和 SBRT 可以减少并发症的风险，仅在某些时候优于基于光子的 SRT 和 SBRT，但是仍然缺乏有力的数据予以支持。在未来，技术的进步或者会改变 SRT 和 SBRT 的实施方式。让我们静待技术的革新对医学的影响。

（来源：《全球肿瘤快讯》2018 年 5 月 总第 208 期）

早期乳腺癌保乳术后
多导管近距离放疗 APBI 研究 5 年数据公布

GEC-ESTRO 研究 5 年随访生活质量结果日前公布，研究结果显示，多导管近距离放疗的部分乳腺加速放疗（APBI），患者生活质量与全乳放疗相比并不差，该研究结果支持 APBI 作为早期乳腺癌患者保乳术后治疗选择。（Lancet Oncol. 2018 年 4 月 20 日在线版）

全乳放疗需 3 ~ 6 周，对于低危患者可使用 APBI，其疗程短（仅 2 ~ 5 天）、效率高、减少乳房及身体其他部位射线暴露。APBI 有多种方式，从外照射到近距离放疗，从多导管到单球囊装置，剂量、分割方式、时间安排多种多样。该研究证实，多导管近距放疗 APBI 治疗早期乳腺癌，在局部控制和整体生存方面的效果并不逊色于全乳放疗。此前公布的该研究结果显示，早期乳腺癌患者保乳术后，接受多导管近距离放疗 APBI，局部控制和总生存不劣于全乳放疗。

该Ⅲ期随机对照临床研究在 7 个欧洲国家 16 家中心开展，纳入保乳术后≥40 岁 0 ~ⅡA 期乳腺癌患者，1∶1 比例随机分组，分别接受全乳放疗或多导管近距离放疗 APBI，主要终点为同侧局部复发及 5 年生活质量评分。

5 年生活质量结果为预设次要终点。患者在放疗前（基线 1）、放疗后（基线 2）和随访期间完成生活质量问卷（欧洲癌症研究与治疗组织 QLQ-C30，乳腺癌模块 QLQ-BR23），评估生活质量情况，包括疲劳、社会功能、财务影响、乳房症状和手臂症状等。

在入组的 1184 例患者中，633 例患者接受 APBI，551 例患者接受全乳放疗，其中分别 334 例（53%）和 314 例（57%）完成基线 1 问卷，后续问卷的完成度也相似。两组患者随访期间的缓解率相似，总体健康状况（范围 0 ~ 100）稳定：基线 1，APBI 组平均评分 65.5，全乳放疗组 64.6（$P = 0.37$）；5 年时，APBI 组评分为 66.2，全乳放疗组 66.0（$P = 0.94$）。

仅在乳腺症状量表中发现两组存在适度的显著差异（10 ~ 20 分差异）。全乳放疗组乳房症状评分明显差于 APBI 组，基线 2 时平均差值为 13.6（95% CI：9.7 ~ 17.5，$P < 0.0001$），3 个月随访时平均差 12.7（95% CI：9.8 ~ 15.6，$P < 0.0001$）。

5 年随访显示，9 例 APBI 组患者和 5 例全乳放疗患者出现局部复发；APBI 组局部复发累积发生率为 1.44%，全乳放疗组为 0.92%（相差 0.52 个百分点，95% CI：0.72 ~ 1.75，$P = 0.42$）。

两组患者的无病生存率和总生存率也均无显著差异，不良反应在两组中均轻微。因此，就 5 年局部控制的无病生存期和总生存期而言，早期乳腺癌保乳手术后使用多导管近距离放疗辅助 APBI 并不逊色于全乳放疗，且不会对生活质量产生不利影响。侵入性多导管近距离放疗 APBI 后的疼痛，可能比非侵入性的全乳放疗更严重，但该研究中未观察到这种情况。相反，APBI 组早期乳房症状、情绪、疲劳、经济困难等分数还略有改善。

该研究是第一项比较多导管近距离放疗 APBI 与全乳放疗的疗效及患者生活质量的研究，研究为早期乳腺癌保乳术后 APBI 应用提供了证据支持。另外，正在进行的 RTOG 0413/NSABP B39 研究和 RAPID 研究收集了外照射 APBI 的生活质量数据，值得期待。

（编译 王 娜 何 冰）

（来源：《全球肿瘤快讯》2018 年 4 月 总第 207 期）

2018 年 AML 领域进展盘点

美国 M. D. Anderson 癌症中心 DiNardo 等报告，2018 年是急性髓系白血病（AML）领域颇具里程碑意义的一年。多种靶向治疗获批，既提供了新的希望也提供了更有效的治疗选择，还强化了基因组分析对患者最佳医疗的重要性。（Nat Rev Clin Oncol. 2019 年 1 月 2 日在线版，doi：10. 1038/s41571 - 018 - 0156 - 2）

快速且可负担的基因组测序技术，为加深对 AML 病理生理学的理解带来了契机。2017 年是成功收获的一年，获批的项目既有 Midostaurin 联合 7 + 3 化疗治疗 FLT3 突变 AML 和 Enasidenib 治疗 IDH2 突变 AML，又有吉妥珠单抗重新获批和脂质体柔红霉素 - 阿糖胞苷治疗成人新发的继发性或治疗相关性 AML。2018 年在 AML 治疗领域的进展并未让 2017 年专美于前。

（一）第二代 FLT3 抑制剂获批

2017 年底，多激酶抑制剂 Midostaurin 联合 7 + 3 化疗被批准用于新发的 FLT3 突变的年轻（<60 岁）AML 患者是一个开创性的进步。

2018 年 5 月和 6 月，随着两项第二代 FLT3 抑制剂结果的公布，Quizartinib 获美国 FDA 批准用于复发和（或）难治性（R/R）FLT3-突变的 AML。此外，另一种有效的选择性 FLT3 抑制剂 Gilteritinib 也有望获批，目前其在 R/R 的 FLT3-突变型 AML 患者中Ⅲ期注册试验（NCT02421939）已完成入组。

（二）IDH1 抑制剂

AML 患者中 IDH1 突变的发生率约为 8%。2014 年开始的一项Ⅰ期研究显示，第一个 IDH1 突变抑制剂 Ivosidenib 在 R/R 的 IDH1 突变型 AML（179 例）患者中有惊人的疗效，中位 OS 达 9 个月。据此，美国 FDA 于 2018 年 7 月批准了该适应证。

与 2017 年获批的 IDH2 抑制剂 Enasidenib 类似，Ivosidenib 有涉及白血病的分化和无细胞毒性的成熟两种独特作用机制，这导致约 10% 的 IDH 分化综合征患者需使用皮质类固醇、羟基脲，严重病例甚至可停药。

（三）老年患者中 CPX-351 的应用

CPX-351 是阿糖胞苷和柔红霉素以 5∶1 固定比例包封的脂质体。一项Ⅲ期研究显示，在符合标准 7 + 3 高强度化疗的 60 ~ 75 岁继发性 AML 或 AML 伴 MDS 患者中，CPX-351 可改善疗效（48% *vs* 33%）和中位总生存期（9. 6 个月 *vs* 6. 0 个月；HR = 0. 69，95% CI：

0.52～0.90，单侧 $P=0.003$）。

（四）其他治疗进展

针对不宜7＋3高强度化疗的老年患者，联用选择性BCL-2抑制剂Venetoclax或Sonic hedgehog（SHH）通路抑制剂Glasdegib可能更有效。FDA最近基于Ⅰ期数据加速了对Venetoclax与去甲基化药物治疗组合的批准，另一项阿扎胞苷联合或不联合Venetoclax对比安慰剂的Ⅲ期确证试验正在进行中。

2018年小剂量阿糖胞苷的应用领域也有诸多重要事件，包括其组合方案在不宜7＋3高强度化疗老年AML患者中的应用，联用Glasdegib的获批，联用Venetoclax的加速批准等，均为这一历史难治性患者群提供了另外的治疗选择。

（五）深入了解AML生物学

因为AML具有显著的基因组异质性，所以既往的分析效能不足，无法将复杂的突变模式与治疗反应明确地关联起来。Vizome Beat AML数据查看器是新出现的一个有价值的进展，能在患者水平上自由获取包括治疗结果、全外显子组测序、RNA测序和＞100种药物离体药敏数据在内的详细数据调查，这无疑可加速研究进展，为未来日益个性化和精准化的AML治疗带来希望。

（编译　张　威）

（来源：《全球肿瘤快讯》2019年1月 总第224～225期）

对免疫疗法的反应性男女有别

意大利米兰欧洲肿瘤研究所Conforti等报告，采用免疫检查点抑制剂作为晚期实体瘤的标准疗法时，男性患者的治疗效果是女性患者的两倍。免疫检查点抑制剂可改善晚期肿瘤患者（如黑色素瘤和非小细胞肺癌）的总生存，但受益程度取决于性别。未来的研究应该纳入更多的女性参与试验，并着重关注提高女性免疫治疗的有效性，并探讨潜在的、不同的免疫治疗方法。（Lancet Oncol. 2018年5月16日在线版）

Conforti表示，该研究表明，免疫检查点抑制剂可改善部分晚期肿瘤（如黑色素瘤和非小细胞肺癌）患者的总生存，但对男性患者的治疗作用更为明显；尽管如此，该结果并不意味着要改变男性或女性晚期肿瘤患者的治疗指南。

目前，包括CTLA-4、PD-1和PD-L1抑制剂在内的免疫检查点抑制剂治疗已经成为部分肿瘤的标准治疗。与标准疗法相比，免疫检查点抑制剂治疗的生存率较高。

研究者指出，需要进一步研究性别差异，优化新型疗法，对于晚期肿瘤患者而言，应将性别作为重要的预测变量。

研究结果

该荟萃分析检索PubMed、MEDLINE、Embase和Scopus数据库至2017年11月30日的数据，筛选出了一系列采用免疫检查点抑制剂（PD-1、CTLA-4或皆有）的随机对照试验，有按患者性别划分的死亡风险比（HR）。主要终点是评估男性和女性接受免疫检查点抑制剂的疗效差异，通过男性和女性受试者总生存记录的差异进行比较。采用随机效应模型计算男性和女性的汇总总生存和95% CI，并使用相互作用检验评估结果的异质性。

筛选出的7133项研究中，有20项符合随机要求的对照试验报道了按患者性别划分的总生存。涉及超过11 351例接受免疫治疗的各类型实体瘤患者。所及药物包括Ipilimumab、Tremelimumab、Nivolumab和Pembrolizumab。

约2/3的患者（7646例，67.4%）是男性；其余约1/3（3705例，32.6%）为女性。最常见的肿瘤类型为黑色素瘤和非小细胞肺癌（分别占32%和31%）。其余包括肾细胞癌、尿路上皮癌和头颈部癌。

结果显示，男性和女性患者之间的疗效差异很大。与接受标准治疗或安慰剂治疗的对照组患者相比，在接受免疫检查点抑制剂治疗的男性中，死亡风险的相对降幅是女性患者的两倍（$P=0.0019$）。

除小细胞肺癌外，其余肿瘤中都观察到男性的相对生存获益更佳。同样，接受免疫检查点抑制剂治疗后的汇总生存风险比为0.72，而对照组患者为0.86。

对于观察到免疫疗法疗效的性别差异，Conforti等认为，可能是基因、激素、环境和微生物之间存在复杂的相互作用，可能会调节一些免疫检查点抑制剂（CTLA-4和PD-1）途径。

研究者指出，虽然本研究的受试者样本量大，但每项试验中涉及的女性人数相对较少，约一半的研究中，女性在总体研究人群中的占比不到1/3，难以明确判定性别与疗效之间的相互作用，因此需要对性别因素进行校正。

免疫系统反应受到性别因素的影响是公认的，但目前对于患者性别对免疫检查点抑制剂治疗癌症的作用影响知之甚少。有评论专家指出，该研究结果令人惊讶，但有必要进行更多研究。该研究中男女性数量不平衡这一因素本身的影响更大，可能并不能说明性别与免疫疗法结果之间真正有相互作用。而该研究表明，在单药免疫治疗效果不佳的情况下，需要新颖的试验设计考察药物的适用性。

（编译　石　磊）

（来源：《全球肿瘤快讯》2018年6月 总第209~210期）

生酮饮食可助力抗肿瘤治疗？

生酮饮食是近年兴起的新名词，这类饮食提倡摄入高脂肪低碳水化合物，许多研究表明，这种饮食可对健康带来益处。之前《Cell》杂志就发表过研究显示，生酮饮食可对大脑带来益处。日前，《Nature》杂志未排版就先发表了2页纸的一项最新研究，研究表明生酮饮食可提高协助抗肿瘤，生酮饮食可抑制胰岛素反馈通路，改善胰岛素诱导的PI3K抑制剂类抗肿瘤药物的抗性，大幅提高药物疗效。

读懂这篇研究，需先了解一下 PI3K 这一经典蛋白质，这一作用广泛的蛋白质参与细胞生长、增殖、分化、运动及胞内转运等重要生理过程，其过度活跃导致肿瘤发生。PI3K 突变是人类肿瘤中最常见的突变之一，也是受到特别关注的抗肿瘤靶点。

PI3K 抑制剂被用于抗肿瘤治疗，但这类药物效果并不算很好，因为 PI3K 功能太多，牵一发动全身，容易导致对药物的抗性。PI3K 家族有调控糖代谢的功能，几乎介导所有细胞对胰岛素的反馈，抑制 PI3K 相当于阻断了胰岛素作用通路，许多组织糖代谢会出现异常，导致血糖上升。服用 PI3K 抑制剂几小时内，患者就会出现高血糖症，有些患者中是暂时的，胰腺代偿性分泌胰岛素来调节血糖，也有一些患者血糖无法回到正常不得不停药。抑制了促进肿瘤细胞生长的 PI3K 通路，理应看到患者对这类药物的临床反应，但结果并不像预期，是胰岛素水平升高惹的祸？升高的胰岛素水平重新激活了 PI3K 通路，将肿瘤“拯救”了出来，使 PI3K 抑制剂变无效。

研究者猜测，这就是 PI3K 抑制剂疗效不稳定的原因，希望找到可控制血糖和胰岛素水平的方法。除了生酮饮食，研究者还用了糖尿病药物二甲双胍或 SGLT2 抑制剂对小鼠进行了治疗。结果发现，用于控制胰岛素水平、临床上已应用了约 40 年的生酮饮食在防止葡萄糖和胰岛素激增，以及抑制肿瘤生长信号方面表现最好。生酮饮食减少了糖原储存，小鼠不能释放葡萄糖，阻止葡萄糖激增和胰岛素反馈，使 PI3K 抑制剂在控制肿瘤生长方面更有效。

或可利用饮食对药物进行调控，生酮饮食是有潜力的选择。之前不少研究证实，生酮饮食可快速消耗肝糖原储存，减少 PI3K 带来的血糖升高，增加机体对胰岛素的敏感性，降低体内胰岛素水平。

小鼠实验中，生酮饮食可显著抑制血糖和胰岛素水平升高，这种效果甚至优于糖尿病治疗药物二甲双胍，提示生酮饮食或可改善 PI3K 抑制剂疗效。在生酮饮食的加持下，PI3K 抑制剂的疗效大幅增长，小鼠的生存期延长了近 3 倍。

这些初步研究成果能否在人体内复制，还未得知。研究者也指出，单独采取生酮饮食是不足以对肿瘤进行治疗的。对于不同肿瘤类型，生酮饮食也有不同影响。生酮饮食对有些肿瘤可能带来不好的影响，如急性髓系白血病，单独生酮加速白血病细胞生长。不过至少在有些肿瘤模型里，生酮饮食确实显示了潜力，提示值得在人体试验中进行探讨。

目前有超过 20 种 PI3K 抑制剂药物已进入临床试验，不过试验结果不尽如人意。获美国 FDA 批准上市的 PI3K 抑制剂药物有两种，主要用于治疗血液系统肿瘤。研究者表示，任何靶向 PI3K 的药物都可能无效，除非患者可通过饮食或药物维持低血糖水平。研究者正计划开展临床试验，探讨 PI3K 抑制剂联合生酮饮食治疗白血病、淋巴瘤、乳腺癌和子宫内膜癌是安全的，且能改善治疗效果。过去几十年，人们一直尝试改变机体新陈代谢，使肿瘤细胞对化疗或靶向药物更敏感，该研究给出了一种新的策略。

（编译　李荣佳）

（来源：《全球肿瘤快讯》2018 年 7 月 总第 212 期）

❖国际交流❖

李克强参观新加坡特沙生物医疗科技公司

*《人民日报》新加坡11月13日电（记者张慧中、赵益普）*当地时间11月13日下午，国务院总理李克强在新加坡参观特沙生物医疗科技公司。新加坡财政部长王瑞杰陪同参观。

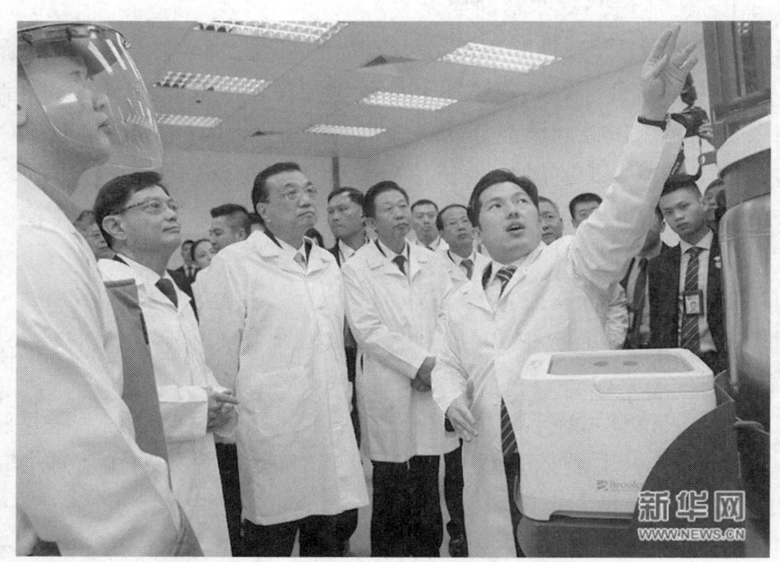

（新华社记者 刘卫兵 摄，来源：新华网）

11月的新加坡，绿意葱郁，生机盎然。

当李克强一行抵达时，特沙公司有关负责人在下车处迎接，并首先向李克强介绍了公司情况，表示该公司是由年轻的创业团队创立的，目标就是治愈肿瘤，焕新生命，给癌症患者提供安全、有效、负担得起的治疗方法。随着时代的发展，针对治疗实体肿瘤面临的挑战，该公司超越传统的手术疗法、放射疗法、化疗和靶向疗法，致力于先进的免疫疗法的研究、临床开发和市场推广。

李克强对该公司以筛选、激活、扩充人体内的T细胞来对抗肿瘤的核心技术表现出浓厚的兴趣，认真听取并详细询问这一疗法同药物疗法如何相互补充与结合以发挥最大效果。

随后，李克强参观了该公司的技术室，直观感受T细胞如何在一台台仪器中被提取分离、培育、扩增和储存。李克强赞赏该公司致力于在下阶段临床实验中，针对亚洲地区高发的肿瘤类型加强技术升级，在更大范围内进行推广以造福更多患者。

当得知该公司有意愿同中方合作搭建临床实验室、为全球患者服务时，李克强指出，中国人口众多，根据相关统计，每年新增癌症患者达300多万。中国政府始终努力为民众提供更好的医疗卫生条件，提高诊疗水平，降低就医成本。中新双方开展相关领域合作，能为更多患者和他们的家庭带来希望，减轻患者的病痛和他们家庭的负担，同时也将为新方公司的研发成果推广提供更加广阔的空间。双方也可以探讨开展多方合作，研究将多种疗法相结合的可能性，共同为人类的健康作出贡献。

肖捷出席活动。

（来源：中国政府网）

媒体链接

李克强密集外事间隙抽空考察新加坡最新癌症疗法

当地时间11月13日下午，李克强总理在访问新加坡并在此出席东亚合作领导人系列会议间隙，专门抽出时间，在新加坡财政部长王瑞杰陪同下参观特沙生物医疗科技公司。主题只有一个：最新癌症疗法。

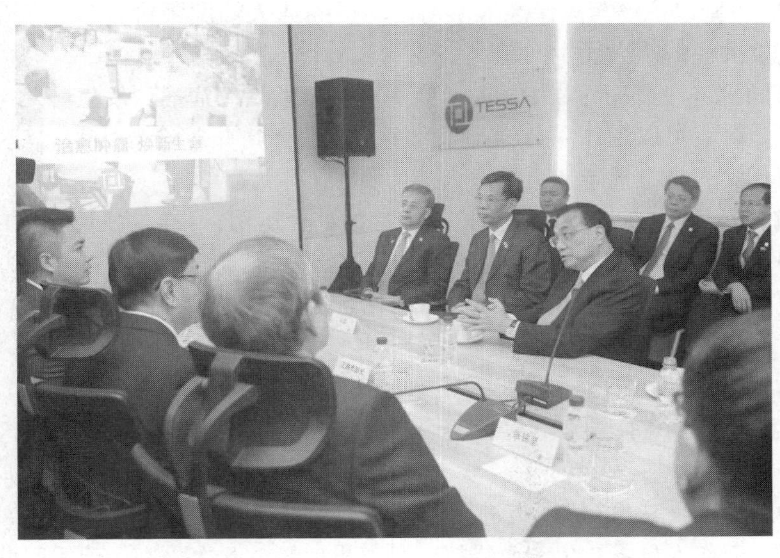

公司负责人向李克强介绍，他们利用病毒特异性T细胞（VST）可以特异性识别肿瘤表面的病毒抗原并与之结合的特性，“定向”杀死肿瘤细胞。

“我们将患者体内的T细胞抽取、分离出来，进行基因修饰和体外扩增，复制出数以亿计的T细胞，再回输到病人体内。”这位负责人介绍说，“这就相当于把人体内的‘士兵’以上百万倍的规模复制出一支数以亿计的‘军队’，再放回身体，让它们主动追踪、消灭癌细胞。”

他说，特沙公司目前已经与美国、韩国、日本等多国的多家医疗机构合作，在全球范围进行了超过400次的患者注射，在鼻咽癌、宫颈癌等临床试验中都有良好表现。与癌症传统治疗相比，突出的优点是不仅可以数倍延长患者的存活期，甚至使肿瘤消失，而且大大降低了治疗过程中患者的痛苦。

“我们还在非病毒性癌症、儿童癌症等开展全新治疗探索，并运用异体 T 细胞治疗缩短培养时间、提高效率。”公司负责人介绍，“我们的目标是给癌症患者提供安全、有效、负担得起的治疗方法。我们非常希望与中国开展合作。”

李克强凝神专注地听罢问道：“我想问一个问题。1 个多月前，诺贝尔生理学和医学奖刚刚颁发给美国和日本的两位科学家，表彰他们在癌症免疫治疗方面做出的贡献。他们的治疗办法是运用药物发展免疫细胞，你们是体外培养 T 细胞再回输患者体内。这两种办法能不能结合起来？如果大量临床运用，治疗成本能不能显著降低？”

“我们已经和美国公司开展合作，在治疗中既使用药物疗法，也使用 T 细胞疗法，发挥最大的治疗效果，同时缩短治疗时间、降低治疗费用。”公司负责人说。

“那我们能不能搞一个合作的方式？”李克强当即提出，“中国人口众多，而且我们有医保，正在和药商谈判，以大规模的市场推动他们大规模降价。我们可以和你们、和美日等国家的公司一起合作，让更多癌症患者减少痛苦，让病人家庭减轻负担。”

从国务院常务会议部署集中优势力量攻关疑难高发癌症，到总理记者会上提出癌症药品“零关税”，再到以抗癌药医保准入谈判推动抗癌药大幅度降价，“癌症治疗”始终是李克强总理高度关注的重大民生问题。

他在 13 日的参观时表示：“中国每年有 300 多万新增癌症病例发生，对于癌症病人来说，时间就是生命，可以说每一分钟都很重要。我们希望集聚全球力量，建立合作机制，这对中国的癌症病人是个福音，更是对人类的贡献。”

“我们现在探索的也是细胞治疗与抗体治疗的综合运用，我们欢迎合作的机遇！”特沙生物科技公司负责人回应道。

李克强说：“每个人都是独特的，所有的治疗方式可能都有特异性。所以混合的方法可能效果最好、覆盖概率更大。”

“对、对，您说得对。”公司负责人频频点头道。

“那我们就达成共识了！”李克强当即指示随行部门负责人，尽快推动这一合作尽早落地。

李克强随后穿上“白大褂”，走进该公司的实验室，参观了 T 细胞研制、生产、运输的全流程模拟：工作人员将红色的血袋接入分离机，经过两次分离得到透明的高浓度 T 细胞液，随后在 37℃的恒温箱内培育复制，再冷却至零下 100℃以下保存，以备病人使用。

“临床运用后治疗费用是多少？对医生是否有更高要求？治疗有没有副作用？”李克强边看边询问，与企业负责人讨论得十分细致。

企业负责人一一回答后感慨：“您真是个专家！”

“我不是专家，我只是想为更多中国癌症患者和他们的家庭寻找办法、增加对生命的希望。”李克强说。

（来源：中国政府网）

志合者，不以山海为远：首届中日韩肿瘤防控研讨会在京召开

2018年3月16日，国家癌症中心/中国医学科学院肿瘤医院与韩国国家癌症中心及日本国家癌症中心合作，在北京召开了首届中日韩肿瘤防控研讨会。这是继2017年11月在济南召开的第10届中、日、韩卫生部长会议以来，中、日、韩三国在卫生领域一次高水平的会议，同时也是中、日、韩三国的国家癌症中心首次联手举办肿瘤防控会议。

来自中国国家癌症中心、韩国国家癌症中心和日本国家癌症中心的数十位专家，以及全国16家省级癌症中心的近百位学者齐聚北京，共同商讨亚太地区肿瘤防控的具体策略与有效措施。

中国国家癌症中心主任赫捷院士、韩国国家癌症中心主任Eun Sook Lee教授和日本国家癌症中心主任Hitoshi Nakagama教授担任大会主席。中国国家癌症中心副主任石远凯教授和国家癌症中心国际交流处代敏处长担任大会执行主席并共同主持了会议。

（一）开幕式致辞

赫捷院士：恶性肿瘤有效防控已经成为我国乃至全世界亟待解决的首要卫生问题之一。随着“健康中国2030”宏伟战略的逐步落实，我国的肿瘤防控事业取得了一系列成绩和进步；“一带一路”全球合作战略的出台，更为肿瘤防控先进理念和技术的全球交流及实践提供了平台和支撑。中国、日本和韩国是亚洲肿瘤防控能力较强的国家，面临着相似的肿瘤负担和人群特征，在肿瘤防控方面应密切合作、共同发展。

Eun Sook Lee教授：本次大会是中、日、韩三国的国家癌症中心首次联手举办肿瘤防控会议。很久以来，中国、韩国和日本采取的是单边或双边合作的方式。但是随着国家之间交流的增多，打造亚洲癌症防控网变得十分必要。希望通过本次大会，与会者能够分享亚洲国家的肿瘤防控经验，也更好地促进亚洲国际癌症中心的工作。

Hitoshi Nakagama教授：癌症发病率日益增高，成为亚洲甚至全球的顽疾。日本在癌症控制领域不断努力，我们的研究发现肿瘤有很大的异质性，相似的肿瘤治疗反应却各不相同。我们希望利用本次大会这个机会，大家分享经验、互通有无，通过共同的努力来攻克癌症。

（二）学术报告撷英

1. 中、日、韩癌症防控政策一览

中国国家癌症中心刘芝华教授：随着中国人口步入老龄化，中国的总体癌症负担在过去的几十年中逐渐增加。中国政府非常关注癌症防治工作。目前的中国癌症防控政策，如“中国癌症防治规划纲要2004－2010”和中国的2015～2017三年癌症防控计划，旨在确保实施全面的癌症预防和控制措施。基于这些指导方针我们已经取得了很大的进步。新的癌

症防控政策，如 2018 ~ 2020 三年防癌防控计划和中国长期防控癌症的计划也正在制订中。

韩国国家癌症中心 Yoon Jung Chang 教授：自 1983 年以来，癌症就成为韩国的首位死亡原因。政府为了应对持续增长的癌症负担，成立了健康福利部（MoHW）。自 1996 年以来共实施了 3 次国家癌症防控计划，全面覆盖了癌症照护和治疗的各个方面。国家癌症中心成立于 2000 年，旨在制订和实施国家癌症防控项目。第三期癌症防控计划（2016 ~ 2020 年）会将工作重点放在随访、精准医疗和幸存者护理上。

日本国家癌症中心 Hitoshi Nakagama 教授：2016 年，日本的癌症发病人数共 100 万，死亡人数达到 37 万。鉴于日本是一个严重老龄化的国家，癌症的发病率和死亡率在未来的至少 20 年中仍会持续增加。为了在全国范围内更有效地开展癌症防控项目，第一个综合的国家癌症控制计划——癌症控制法案，在 2006 年获批。2007 年起草了第一个癌症五年防控计划。我们目前正处于第三个五年计划的开始阶段（2017 ~ 2022 年）。

2. 中日韩癌症负担现状

中国国家癌症中心肿瘤登记处魏文强教授：中国最新的癌症数据是基于 2014 年的报告，共收集了 339 家癌症登记处基于人群的登记数据，覆盖了中国约 21.07% 的人口。报告显示，2014 年中国癌症发病人数达到 380 万，发病率城市人口高于农村；死亡人数 220 万，死亡率农村人口高于城市。肺癌居所有人口发病率和死亡率的首位。日益增长的癌症负担及其在不同地区、性别和年龄组别间的差异是对“健康中国”战略的重大挑战。

韩国国家癌症中心肿瘤监测部 Young Joo Won 教授：韩国 2015 年的癌症登记数据显示，共有 214 701 例癌症新发患者，76 855 例癌症死亡患者。从 1999 年至 2012 年，癌症总发病率以每年 3.4% 的速度快速增长，但从 2012 年开始逐渐下降。自 2002 年开始，癌症总死亡率以 2.7% 的速度逐年下降。2011 ~ 2015 年的癌症 5 年生存率较 1993 ~ 1995 年大幅度提高（70.7% 对 41.2%）。

日本国家癌症中心肿瘤登记处 Tomohiro Matsuda 教授：日本的老龄人口迅速增长，据推测，到 2030 年，日本将有 68.8% 的癌症死亡人口发生在超过 75 岁的老年人，远超世界其他国家。根据日本的癌症控制法案，自 2016 年 1 月开始，医院负责人必须向地方政府报告新发肿瘤数据。这些立法的实施是为了减少整个日本癌症治疗的差异。

3. 中、日、韩癌症筛查计划

中国国家癌症中心癌症早期诊断和治疗办公室陈万青教授：国家卫生计生委于 2012 年启动了癌症早筛早诊计划，2012 ~ 2017 年，覆盖省份由 9 个增长至 16 个。到目前为止，共有 30 个城市纳入了 40 ~ 69 岁居民筛查计划，筛查癌种包括肺癌、结直肠癌、乳腺癌、肝癌和上消化道肿瘤（食管癌和胃癌）。约 250 万人接受了筛查，其中超过 100 万评估为癌症高危风险的人群被转诊至当地医院行进一步检查。其中检查出来的病例大部分是早癌或癌前病变。

韩国国家癌症中心肿瘤预防和检测中心 Dong Ock Lee 教授：1999 年，韩国启动了国家癌症筛查项目（NCSP），自该项目成立以来，覆盖人群和癌种不断扩大。目前，低于收入标准 50% 的居民不需支付五大癌症（胃癌、肝癌、结直肠癌、乳腺癌和宫颈癌）的筛查费用，超出以上收入标准的居民也只需负担 10% 的筛查费用。NCSP 项目的启动给韩国的癌症筛查提供了可靠证据，由此也促进了指南的修订，对于提高国民健康必将持续发挥作用。

日本国家癌症中心健康社会学部 Seiichiro Yamamoto 教授： 找到癌症可预防的原因对于癌症防控至关重要，较为明确的原因有：肥胖、较少的果蔬摄入、缺乏运动、吸烟、饮酒和感染等。除了预防，有组织的筛查对于肿瘤的控制也很重要。日本政府认可的五种癌症筛查手段有：针对胃癌的 X 线和内镜检查、X 线胸片、乳腺 X 线钼靶照相、宫颈癌的细胞学检查和结直肠癌的大便潜血试验。

另外，来自中、日、韩三国的学者还分享了各自在精准医疗、肿瘤高发区域防控等方面的经验。本次会议从国家肿瘤防控策略、肿瘤负担、肿瘤筛查、精准诊疗、高发现场以及综合性防控等各方面，全方位、综合性地总结了三个国家在肿瘤防控方面的学科进展和工作热点，同时也为后续的深度合作达成了共识。据悉，明年的中日韩肿瘤防控研讨会将在韩国举行。

（原载：中国医学论坛报今日肿瘤，2018－03－18）

（来源：中国医学科学院肿瘤医院网站）

（上接第 677 页）

“我国地广人多的国情导致各地的社会经济发展水平差异很大，全国肿瘤防治力量薄弱而且分散。基于以上两点，国内急需统筹资源组建全国肿瘤防控的网络。但是又面临肿瘤防控严重投入不足，重治轻防仍然严重等问题，需要高水平的专家团队指导。”赵平教授坦言。

针对这一现状，中国癌症基金会联合罗氏制药启动“肺癌患者关爱项目”，借助双方在肿瘤领域的专业优势强强联手，通过“互联网＋线下”的联动帮助患者获得更专业、科学和持续的医疗服务。

启动会现场，作为中国癌症基金会理事，著名演员葛优在听完 10 位平均生存年龄超 10 年的肺癌患者现场生动告白后为他们点赞，并呼吁公众应主动戒烟，远离诱发肺癌的致病因素，并做到早诊早治。

“癌症基金会搭建一个平台，邀请全国最优秀的肺癌内外科治疗、病理研究等领域的专家一起为肺癌患者、高危人群提供帮助。”赵平表示，鼓励专业医生参与科普内容创作，同时与主流媒体进行内容合作，摒弃过去以流量为导向的内容创作模式，保证医学科普的权威性、科学性、精准性。

据了解，“肺越未来”患者关爱项目近期将在中国癌症基金会官网上线，届时中国医学科学院肿瘤医院石远凯、四川大学华西医院周清华、首都医科大学宣武医院支修益、上海肺科医院周彩存、上海胸科医院陆舜等国内一线肺癌治疗名医将在线对有需要的肺癌患者进行复查、答疑解惑。

❖群体抗癌❖

中国中医科学院广安门医院携手北京抗癌乐园再次联合举办“中医防治肿瘤健康知识大讲堂”

2018 年 4 月 21 日上午，由中国中医科学院广安门医院肿瘤科、北京抗癌乐园等共同主办的“中医防治肿瘤健康知识大讲堂”在北京维也纳国际酒店金色大厅成功举办。

中国中医科学院广安门医院肿瘤科侯炜主任、郑红刚教授、林飞教授、陈杨护士长分别以“中医药在恶性肿瘤治疗中的作用”“治未病防肿瘤”“关于肿瘤有哪些误区”“肿瘤患者的中医特色护理”为主题，为北京抗癌乐园逾 350 名成员作了讲座。中国中医科学院广安门医院医务处处长李杰教授、北京抗癌乐园法定代表人执行理事长孙桂兰、副理事长王玉玲等出席活动。

此次活动由中国中医科学院广安门医院肿瘤科卢雯平教授主持。李杰处长在致辞中介绍了广安门医院及肿瘤科的相关情况，指出这次活动受到医院领导的高度重视，委派院办对活动做全程报道。李杰处长希望通过此次活动让患者学到更多的肿瘤防治知识，践行政府提出的“大健康”理念。孙桂兰执行理事长在讲话中，表示感谢专家们放弃自己的休息时间，用爱心、用行动帮助癌症患者，普及中医防治肿瘤的知识，为癌症朋友们义诊咨询，解决当下最渴望解决的难题。同时对侯炜主任及全科医护人员继承和发扬老一代专家崇德敬业的优良传统，奉行慈善奉献意识，为患者开辟绿色就医通道服务患者，表示深深的敬意和高度的赞扬。

各位专家用患者能听懂的通俗语言详解了肿瘤发生、发展的相关知识，以及运用中医药防治肿瘤的手段和特长；对中医诊疗肿瘤的时机和中西医治疗肿瘤的区别，中医药治疗晚期癌症患者的优势，中医药治疗肿瘤的广阔前景，肿瘤认识的误区，肿瘤患者的饮食调理方法、康复锻炼方法，中医特色护理的特点，向患者作了深入浅出、科学客观的讲解。患者会心聆听，很多人不时用笔把渴望了解的知识记录下来。

讲座结束后，会议厅内掌声不断。侯炜主任向北京抗癌乐园表示感谢，他反复强调做慈善是自愿的、纯公益的，希望继续与北京抗癌乐园合作，一起做纯公益，服务癌症患者。随后，侯炜主任带领全科所有医护人员为现场排起长队的癌症患者及家属提供咨询服务，耐心细致的解答各种癌症治疗和康复问题。

“中医防治肿瘤健康知识大讲堂”是继去年中国中医科学院广安门医院肿瘤科和北京抗癌乐园携手成功举办的基础上，今年双方再次合作。这种活动让癌症患者受益匪浅，受到广大园民的欢迎，产生了良好的反响和深远的意义。同时，这种活动也契合北京抗癌乐园倡导中西医结合治疗肿瘤的理念，希望中国中医科学院广安门医院肿瘤科与北京市抗癌乐园一起组织更多类似的公益活动，为患者造福！为大健康中国服务！

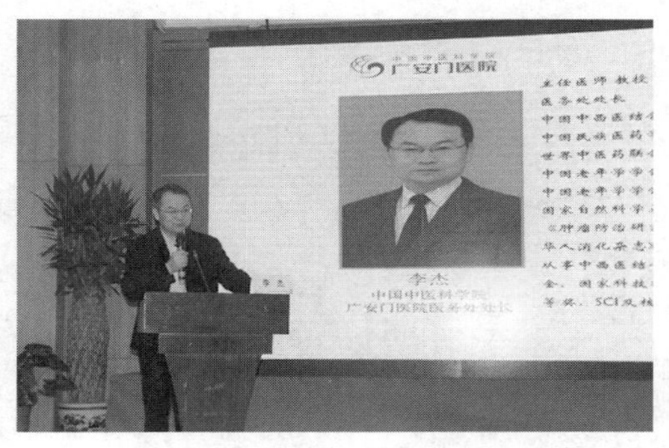

李杰教授

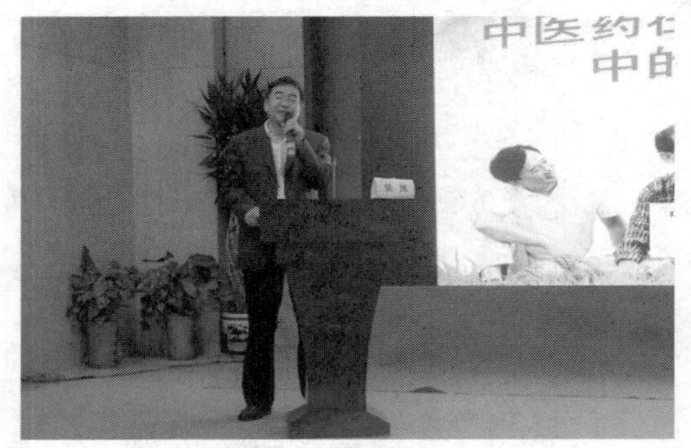

侯炜教授

（稿源：北京抗癌乐园网站）

抗癌明星方阵成为
北京希望马拉松上一道亮丽风景

2018年9月15日，北京抗癌乐园300名园民组成抗癌明星方阵参加了第二十届“北京希望马拉松——为癌症患者及癌症防治研究募捐义跑”活动。活动中，法定代表人、执行理事长孙桂兰登上主席台接受主办方对北京抗癌乐园的表彰。

第二十届“北京希望马拉松——为癌症患者及癌症防治研究募捐义跑”活动由国家癌症中心、中国医学科学院肿瘤医院、中国癌症基金会主办；加拿大驻华大使馆、国家体育总局人力资源开发中心、朝阳区卫生和计划生育委员会、北京肿瘤学会协办。

20年来，北京希望马拉松的规模不断扩大、影响力显著增强，已经成为中国癌症研究募捐活动的一面旗帜，成为国内最具规模的抗癌公益活动。北京抗癌乐园作为癌症防治研究的参与者和受益者，一直以来积极参加历届北京希望马拉松，抗癌明星展示了乐观顽强的精神风貌，成为不可或缺的一道亮丽风景，使癌症康复宣传更具说服力，癌症防治研究更具影响力，为推动抗癌事业的发展做出应有的贡献。

念“廿”不忘
Love is Love
第二十届北京希望马拉松
—为癌症患者及癌症防治研究募捐义跑
Beijing Hope Run-Donation for Cancer Patients and Cancer Research
2018年9月15日 9:00AM-12:00AM

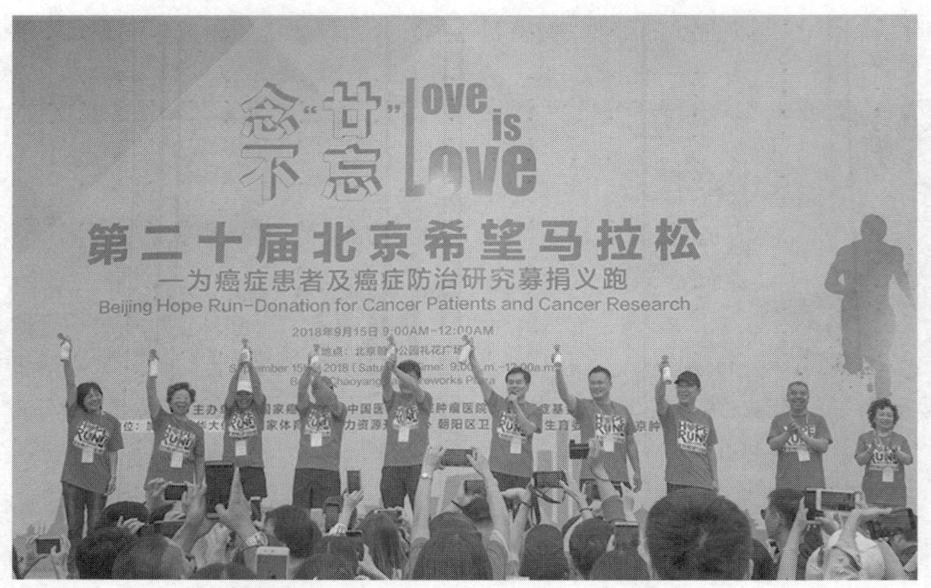

（稿源：北京抗癌乐园网站）

生命绿洲巨碑落成20周年庆祝活动在玉渊潭公园生命绿洲隆重举行

北京抗癌乐园“生命绿洲”巨碑落成20周年庆祝活动，分别于9月26日、28日两天在玉渊潭公园生命绿洲隆重举行。

9月26日，被装扮一新的生命绿洲小广场上欢声笑语，木屋檐下悬挂着“热烈庆祝北京抗癌乐园生命绿洲巨碑落成20周年”横幅，微风吹动中的6只大红灯笼飘摇在两侧；主席台两侧摆放着孙云彩老师代表海外癌症患者敬献的花篮，一片节日祥和喜庆的气氛。

上午9点，小广场上身着五彩鲜艳服装的庆祝队伍整齐排列，出席庆祝活动的领导和嘉宾有：北京抗癌乐园的亲密朋友、郭林老师的亲属林健先生，北京抗癌乐园创始人之一于大元老园长的亲属王力娟女士、于斌先生，北京抗癌乐园前领导人杨增和园长、孙云彩秘书长、李庆存部长，北京抗癌乐园现任执行理事长孙桂兰及全体常务理事。在姜寅生秘书长主持下庆祝仪式正式开幕。

首先，全体敬立向“生命绿洲”巨碑行鞠躬礼，深切缅怀以郭林老师、柯岩女士、高文彬老师、于大元老师为代表，为人类群体抗癌事业前赴后继，做出巨大贡献的先辈！感谢千千万万热爱生命、乐观奋进，敢于斗争，善于斗争，勇于胜利的群体抗癌战士。

接下来，林健先生、于斌先生、王力娟女士、杨增和老园长、孙云彩老师、李庆存老师先后讲话。他们讲述了北京抗癌乐园的创建和发展的艰难历程以及取得的辉煌成就；从不同角度论述了“生命绿洲”落成的重大意义；同时，高度赞扬了为探索癌症康复之路立下不朽功勋的乐观顽强的抗癌人！内容涉及党和政府对北京抗癌乐园的关怀，社会各界对癌症患者的关心和帮助，前辈抗癌人的丰功伟绩，北京抗癌乐园所倡导的群体抗癌精神和模式对人类抗癌事业所做的贡献，传承和发扬生命绿洲精神的必要性等。

其间，北京抗癌乐园副园长万柔柔宣读了为生命绿洲巨碑题写“生命绿洲”四个大字的著名剧作家、原文化部部长、94 岁高龄的贺敬之老人发来的贺词，贺词写道：“向满怀自信登上生命绿洲并胜利前进的病友同志们致敬!”

孙桂兰执行理事长最后致辞，她说，1998 年 9 月 26 日，是我们铭记在心，永不忘记的日子，正是这一天，北京抗癌乐园在这里，举行 1600 人参加的“生命绿洲”落成暨中外抗癌明星“五整生日”庆祝大会，时任中共北京市委书记、市长贾庆林和市委、市政府领导出席会议。贾庆林书记和于大元老园长为“生命绿洲”巨碑揭幕的情景还历历在目。党和政府的支持，永远激励我们前进。

她接着说，如今 20 年了，我们深深爱上了这块意味生命希望的巨碑。她强调，要感谢为“生命绿洲”落成付出心血和汗水的领导和各界爱心人士。作家柯岩在报告文学中用抗癌人的例证提出“癌症≠死亡”；从此，抗癌人吹响了“癌症≠死亡”的号角，给全国及至世界的癌症患者生的希望，“生命绿洲”丰碑永远矗立在癌症患者的心中。

她指出，“生命绿洲”是癌症患者群体抗癌的摇篮、世界癌症患者的抗癌圣地。今年欣逢北京抗癌乐园“生命绿洲”落成 20 周年，我们要隆重庆祝这个值得纪念的日子。她说，就在 8 月 18 日，北京抗癌乐园进行了一场精彩纷呈的快闪表演及拍摄。电视及网络媒体大力支持，公益明星、爱心人士鼎力相助，社会影响力巨大，得到高度评价与赞扬。各分园为庆祝“生命绿洲”落成 20 周年精心准备了抗癌健身法演示和文艺节目表演。几个月来，他们克服重重困难，在烈日炎炎下认真排练，怀着无比激动的心情恭迎即将到来的盛大庆典，他们将在 26 日和 28 日两天用几十年来的传承表达对乐园的热爱、对生命绿洲精神的崇敬。

最后她说，今年，北京抗癌乐园被中共北京市委社会工委评为北京市社会领域“优秀党建活动品牌”。今后，我们会更加齐心协力，坚持公益导向，脚踏实地的做好工作，不忘初心，继续砥砺前行!

开幕仪式后，八一湖、地坛、北海、望京、龙潭湖、团结湖和红领巾分园的癌友们精彩演示了抗癌健身法，八一湖分园舞蹈队、园民杨瑞英分别表演了舞蹈“共圆中国梦”、诗朗诵“生命绿洲之歌”。

28 日，庆祝活动继续进行，孙云彩老师和孙桂兰执行理事长以及全体常务理事在主席台就座，全体人员向“生命绿洲”巨碑行鞠躬礼后，孙云彩老师和孙桂兰执行理事长分别讲话并与园民亲切互动拍照留念。接下来，一起观看了抗癌健身法演示和文艺表演。

颐和园、宣武、丰台、石景山、铁农科、航天一院、天坛七个分园演示了抗癌健身法；颐和园、红领巾、铁农科分园分别表演舞蹈“紫竹新调”“吉祥藏历年”“绽放”。园民孙红星、张红演唱京剧选段“军民鱼水情”。

庆祝活动在欢歌笑语声中落下帷幕，参演人员和观众久久不愿离去，在绿树掩映的小木屋前互道珍重，在“生命绿洲”巨碑前合影留念。他们以及广大癌症患者都是“生命绿洲”落成20周年的见证者，也将是“生命绿洲”未来的守护人，肩负着传承和发扬生命绿洲精神，为人类战胜癌症书写“生命绿洲”明天新篇章的重任。

北京电视台录制了本次活动的精彩内容，将在近期制作的快闪视频中再现。

（稿源：北京抗癌乐园网站）

北京抗癌乐园生命绿洲巨碑落成20周年暨抗癌明星五整生日庆祝大会隆重举行

北京抗癌乐园生命绿洲巨碑落成20周年暨抗癌明星五整生日庆祝大会在北京朝阳剧场隆重举行。首都1500多名癌症患者参加了此次大会。

中共北京市委社会工委书记宋贵伦，北京市卫计委委员刘娜，北京市红十字会志愿服务部部长冯克军、副部长李胜华，首都文明办未成年人工作处副处长李阳，中国生命关怀协会秘书长石红艳等领导出席会议；宋贵伦书记、冯克军部长、李阳副处长、石红艳秘书长和北京抗癌乐园孙桂兰执行理事长在大会上致辞。近200名癌症患者演员上演了自编自导的精彩文艺节目。

2018年抗癌明星共584名。其中，癌龄20年的抗癌明星有39人，癌龄25年的抗癌明星有19人，癌龄30年的抗癌明星10人，癌龄40年抗癌明星2人。癌龄45年抗癌明星2人，癌龄50年的抗癌明星1人。

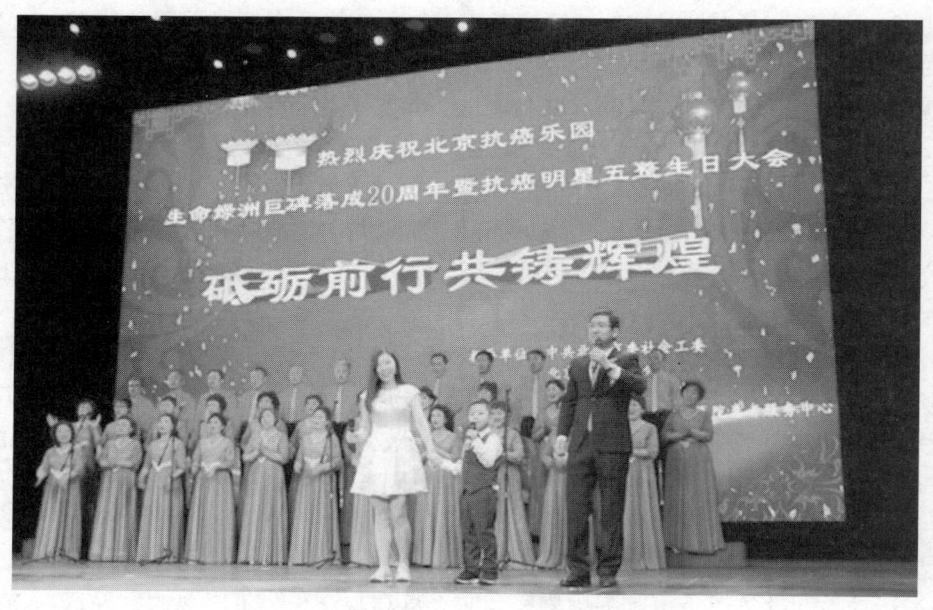

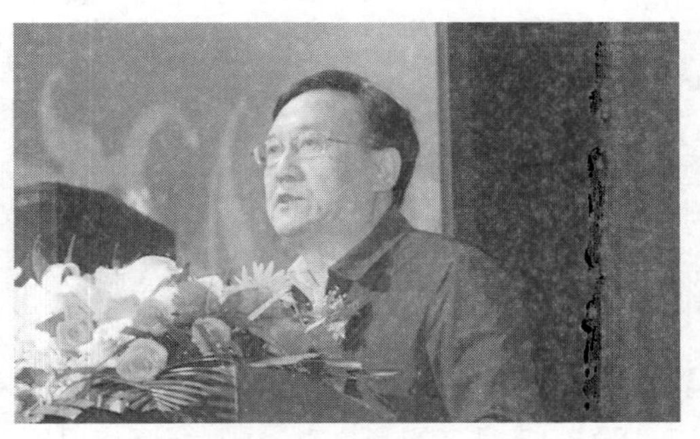
中共北京市委社会工委书记宋贵伦书记致辞

孙桂兰女士在致辞中表示，适逢北京抗癌乐园生命绿洲巨碑落成20周年之际，第28个五整生日会举办。五整生日对每一位癌友都有十分重要的意义。在社会各界人士和癌友们的共同努力下，北京抗癌乐园赢得了诸多荣誉，获得了社会的认可。未来，我们将不断努力，为癌友服务，不忘初心，砥砺前行。

宋贵伦书记在致辞中表示，今年已经是自己参与抗癌乐园活动的第18载。自抗癌乐园成立20年以来，良好地践行了“新时代，新担当，新作为”这一精神，成为首都一道亮丽的风景线！祝福各位癌友家庭幸福，健康快乐！

文艺表演

开场舞——八一湖分园“幸福来敲门”

乐园朗诵队配乐诗朗诵“生命真好”

石景山分园太极中国扇“我是中国人”

乐园京剧队国粹“京剧选段”

丰台分园旗袍秀“阳春三月”

天坛分园舞蹈队“快乐的维吾尔”

艺术团女声小合唱“感恩”

地坛分园、北海分园舞蹈“我们的新时代”

团结湖分园女声二重唱“飘落”

艺术团舞蹈“舞韵华芳”

出席大会的领导和嘉宾还有：中国医学科学院肿瘤医院纪检办公室主任沈惠芝，中国癌症基金会社会工作部部长常青云，中国生命关怀协会彭星星先生，北京抗癌乐园的亲密朋友、于大元老园长的亲属于斌先生，来自中国医学科学院肿瘤医院的爱心人士边志民教授、高菲女士，北京建生药业有限公司总经理李玉珍，以及其他爱心企业的代表。

（稿源：北京抗癌乐园网站）

北京抗癌乐园明星亮相“肺越未来”患者关爱项目启动会

2018年12月2日下午，由中国癌症基金会主办，人民日报健康时报、中华预防医学会肿瘤预防与控制专业委员会协办的“肺越未来”患者关爱项目启动会在人民日报新闻大厦一号录播厅举行。

该项目主要是通过募集资金，开展公益活动，促进中国癌症防治事业的发展。同时为中国广大肺癌患者提供最为专业、科学、持续性的关爱平台。

中国癌症基金会理事长赵平，国家癌症中心副主任石远凯及健康时报总编辑孟宪励等有关领导出席了启动仪式。当代中国防癌治癌各个领域的核心专家陈万青、支修益、李琳、邹小农、张军、周清华、王子平等出席会议，可谓是大咖云集!

会上，中国癌症基金会理事长赵平宣布“肺越未来”患者关爱项目正式启动，并对项目的必要性、重要性做了重要讲话。

专家们分别对我国肺癌的现状，肺癌的成因、预防，手术、放疗、化疗、基因治疗、靶向药治疗的作用，戒烟的重要性，癌症的早发现、早治疗的重要性做了精辟的介绍，与会者受益匪浅。

北京抗癌乐园作为抗癌明星组织，在秘书长姜寅生、副园长王玉玲的带领下应邀出席了启动仪式。参加会议的30位抗癌英雄大都是有着十年以上抗癌经历。其中10位康复10年以上的肺癌患者，登上演播台，展现了战胜癌症的英雄本色。他们在确诊为肺癌后，到现在健康生活了8～21年。

这些抗癌英雄是践行乐园“自强不息、自娱自乐、自救互助”三自精神的佼佼者。当他们在台上说出自己的癌龄及简短心得时，台下观众报以热烈的掌声，专家们的脸上也露出了欣慰和赞许的笑容。

著名演员、中国癌症基金会理事葛优先生参加会议，由衷赞叹北京抗癌乐园的10位抗癌英雄，他风趣地说“都说癌细胞厉害，依我看他们比癌细胞厉害。他们战胜了癌细胞，是抗癌的英雄。我周围已经有70%的人戒了烟。我还得告诉我媳妇，做饭注意通风，避免油烟对肺的伤害。”

专家们高兴地与乐园的抗癌英雄们合影留念。

北京抗癌乐园副理事长王玉玲代表北京抗癌乐园和专家们一起在台上留下手印。象征着医患携手共战癌魔。

北京抗癌乐园秘书长姜寅生在赵平理事长的带领下，与专家一起，参加了媒体的提问会，感谢中国癌症基金会组织全国的著名治疗癌症的专家，共同举办“肺越未来”患者关爱项目，真心真意为肺癌患者服务，为癌症患者带来了福音。反映了癌症患者的痛苦与困惑，宣传了北京抗癌乐园的群体抗癌理念。“肺越未来”患者关爱项目启动会圆满成功。

（作者：刘卓丽，来源：《抗癌乐园》2018年第4期）

媒体链接

“肺越未来”患者关爱项目启动　助力肺癌全程管理

千龙网北京12月3日讯（记者 凤凰）12月2日，由中国癌症基金会主办、健康时报协办、上海罗氏制药支持的“肺越未来”患者关爱项目在北京正式启动。该项目将通过“互联网＋线下”的联动帮助中国肺癌患者获得更专业、科学和持续的医疗服务。

该项目旨在为中国广大的肺癌患者提供专业、科学和持续性的关爱服务，同步建立智能化的互联网平台，让广大肺癌患者得到更加便捷、高效的关爱服务。

“肺越未来”患者关爱项目启动会
主办单位：中国癌症基金
协办单位：人民日报健康时报　中华预防医学会肿瘤预防与控制专业委员会
支持单位：上海罗氏制药

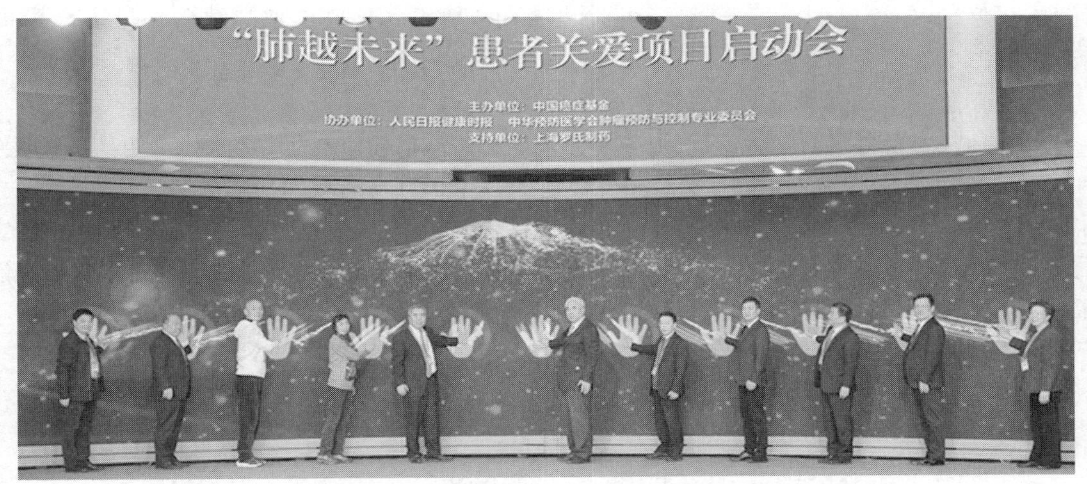

12月2日，“肺越未来”患者关爱项目启动（主办方供图 牛宏超摄）

“在我国，近70%的肺癌患者在初诊时已是晚期，而晚期患者的5年生存率不超过5%。”中国癌症基金会理事、四川华西医院肺癌中心主任周清华介绍，肺癌患病呈现增长快，诊断晚、肺癌诊治碎片化。

“肺部是呼吸器官，与致癌物的直接接触较多，因此发病概率更高。”国家癌症中心癌症早诊早治办公室主任陈万青在介绍肺癌的致病病因和发病机制时提到，吸烟、厨房污染等对肺部的不友好常常成为肺癌的诱因。

“从20世纪50年代以来，直至当下的多项临床研究已经表明，烟草与肺癌的发生有明确的因果关系。”中国控制吸烟协会副会长、中国癌症基金会理事支修益表示，有长期吸烟史的肺癌患者对治疗产生负面应答。一方面增加了肺癌外科手术的风险。另一方面是长期吸烟的肺癌患者对分子靶向药物的应答与不吸烟肺癌患者有明显差异。

“肺癌在预防、早期诊断及治愈性治疗方面，存在诸多‘鸿沟’，肺癌之所以难治愈，主要原因是先兆不明显，发现即是中晚期，5年治愈率较低，肺癌医疗费用居高不下。”中国癌症基金会理事长赵平指出。

（下转第669页）

❖警钟长鸣❖

中共中央办公厅　国务院办公厅印发《关于进一步加强科研诚信建设的若干意见》

新华社北京5月30日电　近日，中共中央办公厅、国务院办公厅印发了《关于进一步加强科研诚信建设的若干意见》，并发出通知，要求各地区各部门结合实际认真贯彻落实。

《关于进一步加强科研诚信建设的若干意见》全文如下。

科研诚信是科技创新的基石。近年来，我国科研诚信建设在工作机制、制度规范、教育引导、监督惩戒等方面取得了显著成效，但整体上仍存在短板和薄弱环节，违背科研诚信要求的行为时有发生。为全面贯彻党的十九大精神，培育和践行社会主义核心价值观，弘扬科学精神，倡导创新文化，加快建设创新型国家，现就进一步加强科研诚信建设、营造诚实守信的良好科研环境提出以下意见。

一、总体要求

（一）指导思想

全面贯彻党的十九大和十九届二中、三中全会精神，以习近平新时代中国特色社会主义思想为指导，落实党中央、国务院关于社会信用体系建设的总体要求，以优化科技创新环境为目标，以推进科研诚信建设制度化为重点，以健全完善科研诚信工作机制为保障，坚持预防与惩治并举，坚持自律与监督并重，坚持无禁区、全覆盖、零容忍，严肃查处违背科研诚信要求的行为，着力打造共建共享共治的科研诚信建设新格局，营造诚实守信、追求真理、崇尚创新、鼓励探索、勇攀高峰的良好氛围，为建设世界科技强国奠定坚实的社会文化基础。

（二）基本原则

——明确责任，协调有序。加强顶层设计、统筹协调，明确科研诚信建设各主体职责，加强部门沟通、协同、联动，形成全社会推进科研诚信建设合力。

——系统推进，重点突破。构建符合科研规律、适应建设世界科技强国要求的科研诚信体系。坚持问题导向，重点在实践养成、调查处理等方面实现突破，在提高诚信意识、优化科研环境等方面取得实效。

——激励创新，宽容失败。充分尊重科学研究灵感瞬间性、方式多样性、路径不确定性的特点，重视科研试错探索的价值，建立鼓励创新、宽容失败的容错纠错机制，形成敢为人先、勇于探索的科研氛围。

——坚守底线，终身追责。综合采取教育引导、合同约定、社会监督等多种方式，营造坚守底线、严格自律的制度环境和社会氛围，让守信者一路绿灯，失信者处处受限。坚持零容忍，强化责任追究，对严重违背科研诚信要求的行为依法依规终身追责。

（三）主要目标

在各方共同努力下，科学规范、激励有效、惩处有力的科研诚信制度规则健全完备，职责清晰、协调有序、监管到位的科研诚信工作机制有效运行，覆盖全面、共享联动、动态管理的科研诚信信息系统建立完善，广大科研人员的诚信意识显著增强，弘扬科学精神、恪守诚信规范成为科技界的共同理念和自觉行动，全社会的诚信基础和创新生态持续巩固发展，为建设创新型国家和世界科技强国奠定坚实基础，为把我国建成富强民主文明和谐美丽的社会主义现代化强国提供重要支撑。

二、完善科研诚信管理工作机制和责任体系

（四）建立健全职责明确、高效协同的科研诚信管理体系

科技部、中国社科院分别负责自然科学领域和哲学社会科学领域科研诚信工作的统筹协调和宏观指导。地方各级政府和相关行业主管部门要积极采取措施加强本地区本系统的科研诚信建设，充实工作力量，强化工作保障。科技计划管理部门要加强科技计划的科研诚信管理，建立健全以诚信为基础的科技计划监管机制，将科研诚信要求融入科技计划管理全过程。教育、卫生健康、新闻出版等部门要明确要求教育、医疗、学术期刊出版等单位完善内控制度，加强科研诚信建设。中国科学院、中国工程院、中国科协要强化对院士的科研诚信要求和监督管理，加强院士推荐（提名）的诚信审核。

（五）从事科研活动及参与科技管理服务的各类机构要切实履行科研诚信建设的主体责任

从事科研活动的各类企业、事业单位、社会组织等是科研诚信建设第一责任主体，要对加强科研诚信建设作出具体安排，将科研诚信工作纳入常态化管理。通过单位章程、员工行为规范、岗位说明书等内部规章制度及聘用合同，对本单位员工遵守科研诚信要求及责任追究作出明确规定或约定。

科研机构、高等学校要通过单位章程或制定学术委员会章程，对学术委员会科研诚信工作任务、职责权限作出明确规定，并在工作经费、办事机构、专职人员等方面提供必要保障。学术委员会要认真履行科研诚信建设职责，切实发挥审议、评定、受理、调查、监督、咨询等作用，对违背科研诚信要求的行为，发现一起，查处一起。学术委员会要组织开展或委托基层学术组织、第三方机构对本单位科研人员的重要学术论文等科研成果进行全覆盖核查，核查工作应以3～5年为周期持续开展。

科技计划（专项、基金等）项目管理专业机构要严格按照科研诚信要求，加强立项评审、项目管理、验收评估等科技计划全过程和项目承担单位、评审专家等科技计划各类主体的科研诚信管理，对违背科研诚信要求的行为要严肃查处。

从事科技评估、科技咨询、科技成果转化、科技企业孵化和科研经费审计等的科技中介服务机构要严格遵守行业规范，强化诚信管理，自觉接受监督。

（六）学会、协会、研究会等社会团体要发挥自律自净功能

学会、协会、研究会等社会团体要主动发挥作用，在各自领域积极开展科研活动行为

规范制定、诚信教育引导、诚信案件调查认定、科研诚信理论研究等工作，实现自我规范、自我管理、自我净化。

（七）从事科研活动和参与科技管理服务的各类人员要坚守底线、严格自律

科研人员要恪守科学道德准则，遵守科研活动规范，践行科研诚信要求，不得抄袭、剽窃他人科研成果或者伪造、篡改研究数据、研究结论；不得购买、代写、代投论文，虚构同行评议专家及评议意见；不得违反论文署名规范，擅自标注或虚假标注获得科技计划（专项、基金等）等资助；不得弄虚作假，骗取科技计划（专项、基金等）项目、科研经费以及奖励、荣誉等；不得有其他违背科研诚信要求的行为。

项目（课题）负责人、研究生导师等要充分发挥言传身教作用，加强对项目（课题）成员、学生的科研诚信管理，对重要论文等科研成果的署名、研究数据真实性、实验可重复性等进行诚信审核和学术把关。院士等杰出高级专家要在科研诚信建设中发挥示范带动作用，做遵守科研道德的模范和表率。

评审专家、咨询专家、评估人员、经费审计人员等要忠于职守，严格遵守科研诚信要求和职业道德，按照有关规定、程序和办法，实事求是，独立、客观、公正开展工作，为科技管理决策提供负责任、高质量的咨询评审意见。科技管理人员要正确履行管理、指导、监督职责，全面落实科研诚信要求。

三、加强科研活动全流程诚信管理

（八）加强科技计划全过程的科研诚信管理

科技计划管理部门要修改完善各级各类科技计划项目管理制度，将科研诚信建设要求落实到项目指南、立项评审、过程管理、结题验收和监督评估等科技计划管理全过程。要在各类科研合同（任务书、协议等）中约定科研诚信义务和违约责任追究条款，加强科研诚信合同管理。完善科技计划监督检查机制，加强对相关责任主体科研诚信履责情况的经常性检查。

（九）全面实施科研诚信承诺制

相关行业主管部门、项目管理专业机构等要在科技计划项目、创新基地、院士增选、科技奖励、重大人才工程等工作中实施科研诚信承诺制度，要求从事推荐（提名）、申报、评审、评估等工作的相关人员签署科研诚信承诺书，明确承诺事项和违背承诺的处理要求。

（十）强化科研诚信审核

科技计划管理部门、项目管理专业机构要对科技计划项目申请人开展科研诚信审核，将具备良好的科研诚信状况作为参与各类科技计划的必备条件。对严重违背科研诚信要求的责任者，实行“一票否决”。相关行业主管部门要将科研诚信审核作为院士增选、科技奖励、职称评定、学位授予等工作的必经程序。

（十一）建立健全学术论文等科研成果管理制度

科技计划管理部门、项目管理专业机构要加强对科技计划成果质量、效益、影响的评估。从事科学研究活动的企业、事业单位、社会组织等应加强科研成果管理，建立学术论文发表诚信承诺制度、科研过程可追溯制度、科研成果检查和报告制度等成果管理制度。学术论文等科研成果存在违背科研诚信要求情形的，应对相应责任人严肃处理并要求其采取撤回论文等措施，消除不良影响。

（十二）着力深化科研评价制度改革

推进项目评审、人才评价、机构评估改革，建立以科技创新质量、贡献、绩效为导向的分类评价制度，将科研诚信状况作为各类评价的重要指标，提倡严谨治学，反对急功近利。坚持分类评价，突出品德、能力、业绩导向，注重标志性成果质量、贡献、影响，推行代表作评价制度，不把论文、专利、荣誉性头衔、承担项目、获奖等情况作为限制性条件，防止简单量化、重数量轻质量、“一刀切”等倾向。尊重科学研究规律，合理设定评价周期，建立重大科学研究长周期考核机制。开展临床医学研究人员评价改革试点，建立设置合理、评价科学、管理规范、运转协调、服务全面的临床医学研究人员考核评价体系。

四、进一步推进科研诚信制度化建设

（十三）完善科研诚信管理制度

科技部、中国社科院要会同相关单位加强科研诚信制度建设，完善教育宣传、诚信案件调查处理、信息采集、分类评价等管理制度。从事科学研究的企业、事业单位、社会组织等应建立健全本单位教育预防、科研活动记录、科研档案保存等各项制度，明晰责任主体，完善内部监督约束机制。

（十四）完善违背科研诚信要求行为的调查处理规则

科技部、中国社科院要会同教育部、国家卫生健康委、中国科学院、中国科协等部门和单位依法依规研究制定统一的调查处理规则，对举报受理、调查程序、职责分工、处理尺度、申诉、实名举报人及被举报人保护等作出明确规定。从事科学研究的企业、事业单位、社会组织等应制定本单位的调查处理办法，明确调查程序、处理规则、处理措施等具体要求。

（十五）建立健全学术期刊管理和预警制度

新闻出版等部门要完善期刊管理制度，采取有效措施，加强高水平学术期刊建设，强化学术水平和社会效益优先要求，提升我国学术期刊影响力，提高学术期刊国际话语权。学术期刊应充分发挥在科研诚信建设中的作用，切实提高审稿质量，加强对学术论文的审核把关。

科技部要建立学术期刊预警机制，支持相关机构发布国内和国际学术期刊预警名单，并实行动态跟踪、及时调整。将罔顾学术质量、管理混乱、商业利益至上，造成恶劣影响的学术期刊，列入黑名单。论文作者所在单位应加强对本单位科研人员发表论文的管理，对在列入预警名单的学术期刊上发表论文的科研人员，要及时警示提醒；对在列入黑名单的学术期刊上发表的论文，在各类评审评价中不予认可，不得报销论文发表的相关费用。

五、切实加强科研诚信的教育和宣传

（十六）加强科研诚信教育

从事科学研究的企业、事业单位、社会组织应将科研诚信工作纳入日常管理，加强对科研人员、教师、青年学生等的科研诚信教育，在入学入职、职称晋升、参与科技计划项目等重要节点必须开展科研诚信教育。对在科研诚信方面存在倾向性、苗头性问题的人员，所在单位应当及时开展科研诚信诫勉谈话，加强教育。

科技计划管理部门、项目管理专业机构以及项目承担单位，应当结合科技计划组织实施的特点，对承担或参与科技计划项目的科研人员有效开展科研诚信教育。

（十七）充分发挥学会、协会、研究会等社会团体的教育培训作用

学会、协会、研究会等社会团体要主动加强科研诚信教育培训工作，帮助科研人员熟悉和掌握科研诚信具体要求，引导科研人员自觉抵制弄虚作假、欺诈剽窃等行为，开展负责任的科学研究。

（十八）加强科研诚信宣传

创新手段，拓宽渠道，充分利用广播电视、报纸杂志等传统媒体及微博、微信、手机客户端等新媒体，加强科研诚信宣传教育。大力宣传科研诚信典范榜样，发挥典型人物示范作用。及时曝光违背科研诚信要求的典型案例，开展警示教育。

六、严肃查处严重违背科研诚信要求的行为

（十九）切实履行调查处理责任

自然科学论文造假监管由科技部负责，哲学社会科学论文造假监管由中国社科院负责。科技部、中国社科院要明确相关机构负责科研诚信工作，做好受理举报、核查事实、日常监管等工作，建立跨部门联合调查机制，组织开展对科研诚信重大案件联合调查。违背科研诚信要求行为人所在单位是调查处理第一责任主体，应当明确本单位科研诚信机构和监察审计机构等调查处理职责分工，积极主动、公正公平开展调查处理。相关行业主管部门应按照职责权限和隶属关系，加强指导和及时督促，坚持学术、行政两条线，注重发挥学会、协会、研究会等社会团体作用。对从事学术论文买卖、代写代投以及伪造、虚构、篡改研究数据等违法违规活动的中介服务机构，市场监督管理、公安等部门应主动开展调查，严肃惩处。保障相关责任主体申诉权等合法权利，事实认定和处理决定应履行对当事人的告知义务，依法依规及时公布处理结果。科研人员应当积极配合调查，及时提供完整有效的科学研究记录，对拒不配合调查、隐匿销毁研究记录的，要从重处理。对捏造事实、诬告陷害的，要依据有关规定严肃处理；对举报不实、给被举报单位和个人造成严重影响的，要及时澄清、消除影响。

（二十）严厉打击严重违背科研诚信要求的行为

坚持零容忍，保持对严重违背科研诚信要求行为严厉打击的高压态势，严肃责任追究。建立终身追究制度，依法依规对严重违背科研诚信要求行为实行终身追究，一经发现，随时调查处理。积极开展对严重违背科研诚信要求行为的刑事规制理论研究，推动立法、司法部门适时出台相应刑事制裁措施。

相关行业主管部门或严重违背科研诚信要求责任人所在单位要区分不同情况，对责任人给予科研诚信诫勉谈话；取消项目立项资格，撤销已获资助项目或终止项目合同，追回科研项目经费；撤销获得的奖励、荣誉称号，追回奖金；依法开除学籍，撤销学位、教师资格，收回医师执业证书等；一定期限直至终身取消晋升职务职称、申报科技计划项目、

担任评审评估专家、被提名为院士候选人等资格；依法依规解除劳动合同、聘用合同；终身禁止在政府举办的学校、医院、科研机构等从事教学、科研工作等处罚，以及记入科研诚信严重失信行为数据库或列入观察名单等其他处理。严重违背科研诚信要求责任人属于公职人员的，依法依规给予处分；属于党员的，依纪依规给予党纪处分。涉嫌存在诈骗、贪污科研经费等违法犯罪行为的，依法移交监察、司法机关处理。

对包庇、纵容甚至骗取各类财政资助项目或奖励的单位，有关主管部门要给予约谈主要负责人、停拨或核减经费、记入科研诚信严重失信行为数据库、移送司法机关等处理。

（二十一）开展联合惩戒

加强科研诚信信息跨部门跨区域共享共用，依法依规对严重违背科研诚信要求责任人采取联合惩戒措施。推动各级各类科技计划统一处理规则，对相关处理结果互认。将科研诚信状况与学籍管理、学历学位授予、科研项目立项、专业技术职务评聘、岗位聘用、评选表彰、院士增选、人才基地评审等挂钩。推动在行政许可、公共采购、评先创优、金融支持、资质等级评定、纳税信用评价等工作中将科研诚信状况作为重要参考。

七、加快推进科研诚信信息化建设

（二十二）建立完善科研诚信信息系统

科技部会同中国社科院建立完善覆盖全国的自然科学和哲学社会科学科研诚信信息系统，对科研人员、相关机构、组织等的科研诚信状况进行记录。研究拟订科学合理、适用不同类型科研活动和对象特点的科研诚信评价指标、方法模型，明确评价方式、周期、程序等内容。重点对参与科技计划（项目）组织管理或实施、科技统计等科技活动的项目承担人员、咨询评审专家，以及项目管理专业机构、项目承担单位、中介服务机构等相关责任主体开展诚信评价。

（二十三）规范科研诚信信息管理

建立健全科研诚信信息采集、记录、评价、应用等管理制度，明确实施主体、程序、要求。根据不同责任主体的特点，制定面向不同类型科技活动的科研诚信信息目录，明确信息类别和管理流程，规范信息采集的范围、内容、方式和信息应用等。

（二十四）加强科研诚信信息共享应用

逐步推动科研诚信信息系统与全国信用信息共享平台、地方科研诚信信息系统互联互通，分阶段分权限实现信息共享，为实现跨部门跨地区联合惩戒提供支撑。

八、保障措施

（二十五）加强党对科研诚信建设工作的领导

各级党委（党组）要高度重视科研诚信建设，切实加强领导，明确任务，细化分工，扎实推进。有关部门、地方应整合现有科研保障措施，建立科研诚信建设目标责任制，明确任务分工，细化目标责任，明确完成时间。科技部要建立科研诚信建设情况督查和通报制度，对工作取得明显成效的地方、部门和机构进行表彰；对措施不得力、工作不落实的，予以通报批评，督促整改。

（二十六）发挥社会监督和舆论引导作用

充分发挥社会公众、新闻媒体等对科研诚信建设的监督作用。畅通举报渠道，鼓励对违背科研诚信要求的行为进行负责任实名举报。新闻媒体要加强对科研诚信正面引导。对社会舆论广泛关注的科研诚信事件，当事人所在单位和行业主管部门要及时采取措施调查处理，及时公布调查处理结果。

（二十七）加强监测评估

开展科研诚信建设情况动态监测和第三方评估，监测和评估结果作为改进完善相关工作的重要基础以及科研事业单位绩效评价、企业享受政府资助等的重要依据。对重大科研诚信事件及时开展跟踪监测和分析。定期发布中国科研诚信状况报告。

（二十八）积极开展国际交流合作

积极开展与相关国家、国际组织等的交流合作，加强对科技发展带来的科研诚信建设新情况新问题研究，共同完善国际科研规范，有效应对跨国跨地区科研诚信案件。

（来源：中华人民共和国中央人民政府网站 www.gov.cn）

（2018－07－26 CCTV－1“焦点访谈”公布）

相关链接

中科院部署推进科研诚信建设工作

2018年4月24日，中国科学院在京召开视频会议，部署推动全院科研诚信建设工作。中科院副院长、科研道德委员会主任张涛出席会议并讲话，科研道德委员会副主任、中科院院士欧阳钟灿代表该委员会发布《关于在学术论文署名中常见问题或错误的诚信提醒》。

张涛在讲话中强调，科研诚信是新时代国家科技创新体系的基本价值观和重要文化基础。党的十九大对诚信建设提出更高要求，党和国家领导人多次就科研失信事件做出批示，中央全面深化改革委员会《关于进一步加强科研诚信建设的若干意见》为科研单位开展诚信建设提供了规范和指导。作为国家战略科技力量，中科院要认真学习有关批示及文件精神，发挥骨干引领和示范带动作用，努力营造风清气正的良好学术生态环境。

张涛表示，中科院高度重视科研诚信建设，2007年以来出台了一系列制度规范，建立了针对学术不端行为的举报和处理程序，院属各单位普遍开展了科研诚信工作，在组织机构建设、科研诚信教育和学术不端调查处理中发挥了积极作用。他同时指出全院科研诚信建设存在的问题，具体表现为院属科研道德组织机构规范性不够、工作活跃度较低，科研不端行为调查惩处力度不够，院层面尚缺乏对各单位科研诚信工作的具体要求和指导等。

张涛强调，中科院科研诚信建设仍有较大提升空间。他对进一步加强全院科研诚信建设、维护风清气正的科研生态提出五点要求。一要认真学习领会十九大报告和习近平系列重要讲话精神，特别是关于科技创新系列讲话精神和对中科院的一系列批示、指示精神，进一步提高思想认识。二要健全科研诚信机构的组织体系和工作机制，在工作经费、办事机构、工作人员等方面提供必要保障。三要加大对科研不端行为的惩戒力度和警示教育，惩处学术不端要坚持“全覆盖”、“零容忍”。四要加强科研档案的管理，特别是原始数据的管理，忠实记录和妥善保存科研原始数据。五要加强科研诚信教育和相关规范的培训。

院属高校应完善科研诚信等学位课程设置，各研究所应结合专业领域和重要节点，对科研人员开展教育和培训。

欧阳钟灿代表中科院科研道德委员会宣读了《关于在学术论文署名中常见问题或错误的诚信提醒》，并结合案例进行了宣讲。该文件针对论文署名失范事件和科研不端举报实例制定，具有较强实用性和指导性。委员会希望通过发布该文件，指导中科院科研人员在论文发表过程中恪守署名规范、珍惜学术荣誉、抵制学术不端行为，将科研诚信贯穿于学术生涯始终。

会上，中科院城市环境研究所、大连化学物理研究所、过程工程研究所代表分别介绍了本单位在开展科研诚信建设工作中的举措和成效，中科院动物研究所访问学者、国际干细胞组织（ISCF）伦理工作组主任 Rosario Isasi 介绍了生命科学领域有关伦理和科研诚信方面的进展。

会议由中科院科研道德委员会委员、监督与审计局局长杨卫平主持。院科研道德委员会部分委员、院属单位和院机关部门相关负责人以及一线科技工作者和研究生代表约 700 人参加了视频会。

（来源：中科院网站 2018－04－25）

【编者后记】

2017 年 4 月，中国学者的 107 篇论文被国际出版商《肿瘤生物学》撤销。该事件引发了国内外学术界的普遍关注。事情发生在中国肿瘤界，可以视为是一些“害群之马”，令肿瘤界蒙羞。所产生的恶劣负面影响，严重影响了中国肿瘤界乃至医学界的声誉。

在本《年鉴》2016 卷中，我们特增设“警钟长鸣”栏目，转载了事件的始末与媒体评论，以及相关部门的处理意见。

事件引起了中共中央、国务院的高度重视。在本卷《年鉴》中，我们继续收录了相关的文件。以示后人：端正学风，自觉抵制学术腐败，勿覆前车之鉴。

（上接第 686 页）

响水县双港镇卫生院张姓副院长则表示，镇里每年参加该项体检的有上千人，这项工作都是由一个人完成，可能时间上会有拖延。

响水县卫健委办公室主任吴志中承认“这是工作中的一个小瑕疵”，他称，以后会努力改正。

盐城一医院从事多年体检组织工作的人士称，正常情况下，医院出具体检报告的时间是 5 到 7 个工作日。

“响水县卫生部门有义务在第一时间将病情告知当事人，从而使当事人得到及时治疗。”江苏莘庄律师事务所主任姜海生认为，国家“两癌”筛查是对妇女群体的福利关爱，就是为了早发现、早治疗，而体检报告“迟到”送达与国家政策意图相违背。病情的检查和治疗都是有时效性的，延误了合理的治疗时间，病情未能得到及时治疗，当事人可以向相关部门提出相关赔偿诉求。

（原标题：妇女两癌筛查报告 4 个月后才送达 主管部门承认工作“瑕疵”）

（来源：人民日报网 2019－05－03）

两癌筛查报告延误系工作瑕疵？党报：不负责很残忍

【人民微评：生命经不起“瑕疵”】你的工作瑕疵，她的生死攸关。有多轻描淡写，就有多不负责任。与死神赛跑之际，任何的人为设障都很残忍。体检报告迟迟不到，谈何早发现、早诊断、早治疗？即便属于无心之失，但造成的后果却有目共睹，请用实际行动抚慰受害者，别流于轻佻而冷漠的瑕疵。

女子“两癌”筛查报告4个月后才送达 官方：工作瑕疵

中新网南京4月30日电　妇女“两癌”筛查是全国妇联、卫健部门开展的“宫颈癌和乳腺癌”检查活动，其目的是第一时间排查病患，让患者做到早发现、早诊断、早治疗。然而，江苏响水一女子参加“两癌”筛查体检的报告却在4个月后才送达，对此，当地卫生部门官员表示报告“迟到”事出有因，是工作中的一个“瑕疵”。

张丽娟是江苏响水爱普森制药厂的员工。2018年5月23日，响水县卫计委安排其下属单位妇幼保健计划生育服务中心，委托双港镇卫生院到爱普森制药厂开展“两癌”筛查，张丽娟当天参加了体检。体检后，她迟迟没接到检查报告，才30出头的她认为自己年纪轻轻不会有什么问题，所以就没放在心上。

4个月后的9月下旬，张丽娟接到双港镇卫生院送达体检报告时感到“晴天一声霹雷”。9月22日，双港镇卫生院电话通知她说“体检结果不是很好”，9月26日卫生院安排工作人员将体检报告送给她。“鳞状上皮内高度病变HSIL，建议活检。”张丽娟说，体检报告上的结果，意味着自己可能患了宫颈癌。

9月底至10月初，张丽娟在响水县人民医院再次复检确认，10月11日前往上海市复旦大学附属肿瘤医院就诊，最终确诊为宫颈癌Ⅰ期。随后，她在复旦大学附属肿瘤医院做了子宫根治性切除术，同时医院作出“宫颈癌Ⅰb期，癌细胞已侵入血管形成脉管内癌栓，已造成癌细胞扩散”的病理报告。

张丽娟的体检报告显示，送检接收时间为2018年5月26日，报告出具时间为2018年6月15日，送检时间和报告出具时间都显示正常，为何一直到9月26日才拿到报告？“报告是由南京一家第三方检测机构出具的，一般在体检后半个月左右送给我们，我们再通知乡镇卫生院过来取，最后送达给体检者。”响水县妇幼保健计划生育服务中心王姓主任称，该中心收到报告后，就转交给了乡镇卫生院。

（下转第685页）

作 者 简 介

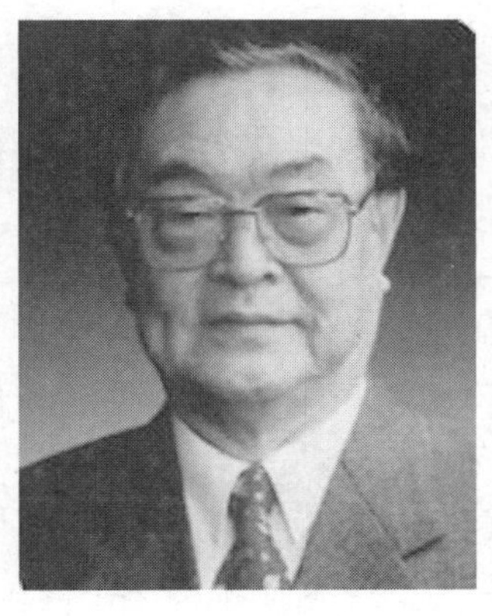

孙燕，1929 年 2 月出生。医学博士、教授、中国工程院院士、中国医学科学院北京协和医学院肿瘤医院国家新药（抗肿瘤）临床研究中心主任。

1951 年毕业于燕京大学，1956 年获北京协和医学院博士学位。从 1959 年起在中国医学科学院肿瘤医院工作，曾任内科主任多年。1979～1981 年间曾以客座教授身份在美国 M. D. Anderson 癌症中心从事研究。现任亚洲临床肿瘤学会（ACOS）主席、中国癌症基金会副主席、中国抗癌协会临床肿瘤学协作专业委员会（CSCO）名誉主席、指导委员会主任。

研究领域：内科肿瘤学、新抗肿瘤药的临床研究、中西医结合防治肿瘤等。是我国肿瘤内科学的开拓者和学科带头人，在开发新抗肿瘤药、常见肿瘤综合治疗和扶正中药促进免疫作用以及学科的普及、提高等方面卓有贡献，享誉国内外。

半个多世纪以来，从事肿瘤内科治疗的临床及实验研究工作，通过多年努力使淋巴瘤、小细胞肺癌和睾丸肿瘤的综合治疗达到国际先进水平。曾因开发我国自己研制的新药，获得 1978 年全国科学大会奖、国家发明和科学进步奖；并主持我国和国外开发的抗肿瘤新药的临床试验，多次在国内外获奖。通过现代科学技术将祖国医学中"扶正培本"的治则和现代临床免疫学结合，证实了传统中药黄芪、女贞子、芦笋、仙灵脾等可促进患者免疫功能的恢复，辅助放疗、化疗应用可提高远期生存率。在研究的基础上研制的贞芪扶正冲剂/胶囊、扶正女贞素、固原颗粒均正式投产，并在国内外畅销。

培养博士研究生 41 人、硕士生 4 人。著有《内科肿瘤学》《肺癌》《临床肿瘤内科手册》等专著 28 部，发表学术论文 320 多篇。

曾荣获中国协和医科大学名医、全国卫生系统先进工作者、北京市医德楷模、中央保健委员会杰出保健专家等称号。享受国务院政府特殊津贴。

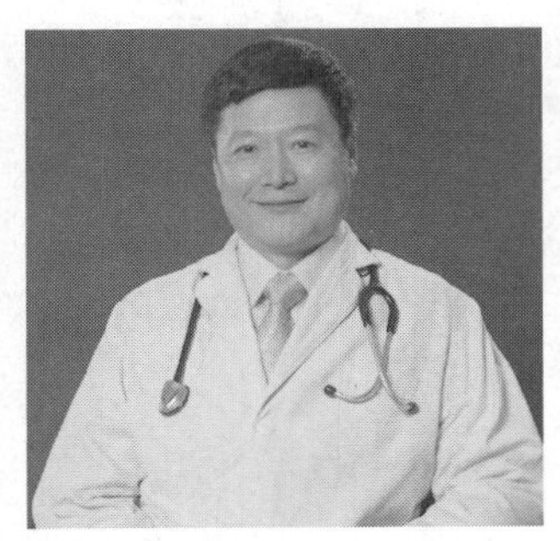

马军，主任医师，教授，博士研究生导师，现任哈尔滨血液病肿瘤研究所所长，兼任中国临床肿瘤学会（CSCO）副理事长、亚洲临床肿瘤学会副主任委员、中华医学会血液学分会常委、中国医师协会血液科医师分会副会长、中国医师协会肿瘤分会副会长、中国抗淋巴瘤联盟主席等职。

分别于 1979 年和 1983 年赴日本东京大学医学部和美国哥伦比亚大学医学部留学及工作。一直致力于血液系统的良、恶性疾病的诊疗，特别以治疗白血病和淋巴瘤享誉业内。1983 年在国内首先建立体外多能造血祖细胞培养体系，填补国内空白。自 1983 年至今，应用维甲酸和三氧化二砷序贯疗法治疗急性早幼粒细胞白血病 1200 余例，10 年无病生存率 78%，达到了国际先进水平。先后在国内外刊物上发表论文 200 余篇，专著 40 余部，获国家、省、市科技奖 20 余项。承担国家“863”重大科研项目 8 项，省、市级科研课题 25 项。培养博士、硕士研究生 20 余人。

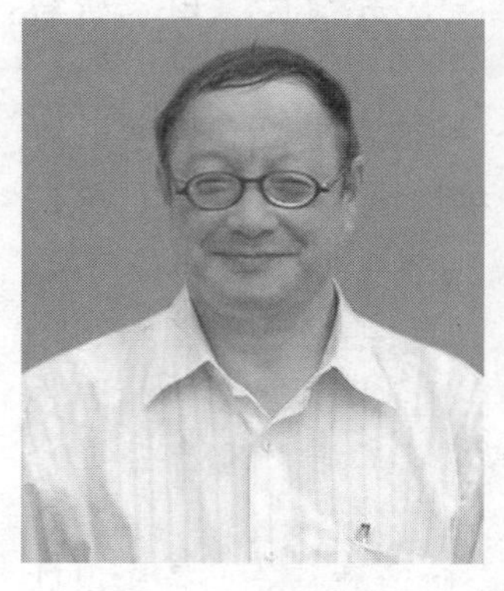

龚守良，教授，博士生导师，1969 年毕业于白求恩医科大学，1982 和 1988 年在该校分别获得硕士和博士学位。1991 ~ 1992 年和 1997 年分别赴英国北威尔士大学和美国旧金山加利福尼亚大学做访问学者。曾任或现任吉林大学卫生部放射生物学重点实验室主任、放射生物学教研室主任、吉林省核学会理事长和名誉理事长、中华预防医学会放射卫生专业委员会常委、国家自然科学基金委生命科学部评审组专家、中华医学科技奖及中华预防医学科技奖评审委员会委员、《中华放射医学与防护杂志》和《吉林大学学报（医学版）》等 10 余家杂志和报刊常委、编委或编审专家等职。主要从事电离辐射生物效应及肿瘤基因 - 放射治疗等领域的研究，已发表论文 400 余篇；编著、主编、副主编和参编专著、教材和科普著作 40 余部。负责和参加国家“863”项目专题、国家自然科学基金、科技部国际合作及部省级等 20 余项科研课题的研究。获部省级各类奖 10 余项。享受国务院政府特殊津贴。

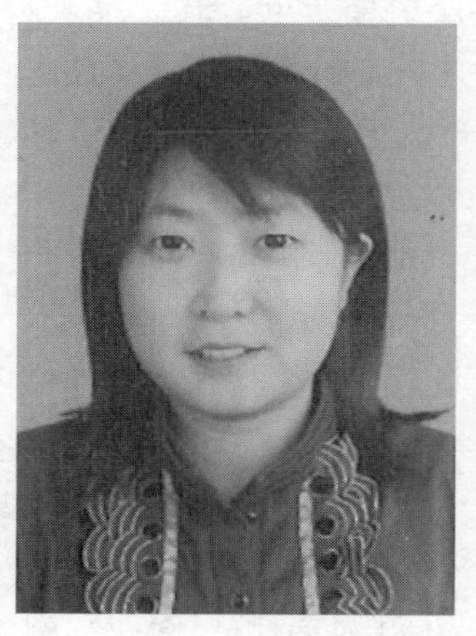

李戈，女，主治医师，在读博士生。2004 年毕业于长春市中医药大学，2007 年在吉林大学白求恩第一医院获得中西医结合硕士学位，毕业后一直工作在长春市中医院。近年，主要从事中西医治疗糖尿病的临床研究。发表论文 10 余篇，参与编写专著和译著 5 部。

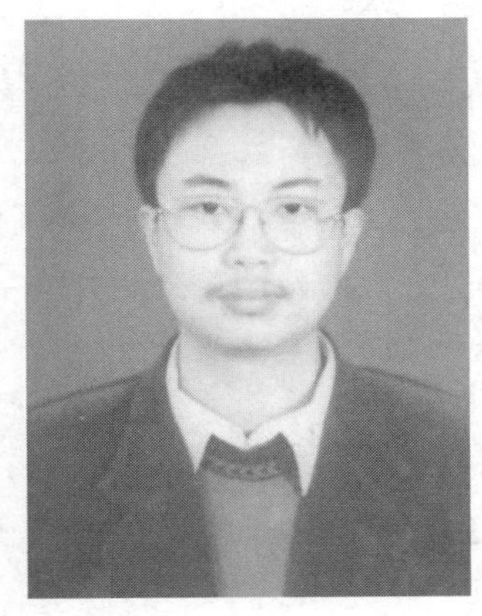

龚平生，2002年毕业于吉林大学生命科学学院并获得学士学位，同年在该校分子酶学工程教育部重点实验室攻读生物化学与分子生物学硕士学位，2004年留校任教，并转为直接攻读博士学位，于2008年获博士学位。近年，主要从事肿瘤基因放射治疗和蛋白质化学的研究，主持吉林大学基础科研课题1项，参加国家自然科学基金课题研究5项，公开发表论文50余篇，副主编4部和参编、译著4部专著。获吉林省科技进步三等奖（位列第二名）1项（2011年），吉林省自然科学学术成果三等奖（位列第四名）1项（2014年）。

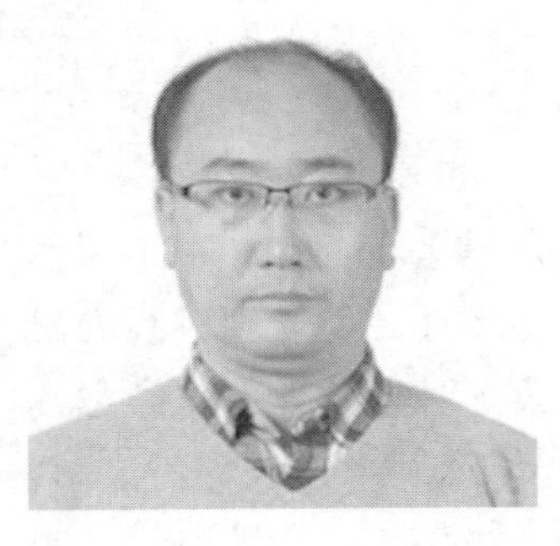

吕文天，放射医学博士，放射肿瘤学博士后，副主任医师。2002年和2005年分别在吉林大学医学部获得放射医学硕士和博士学位。2008年和2010年分别在中山大学（肿瘤学）和天津医科大学（放射肿瘤学）博士后出站。2016～2017年在美国罗格斯大学附属医院放疗科研修。分别作为国家博士后基金的项目负责人和国家自然科学基金的项目首要成员参与肿瘤学的研究工作，发表中英文论著近20篇，参加《放射医学专业英语》和《成纤维细胞生长因子基础与应用研究》专著编写。曾于2004年获得香港“求是奖学金”。业务专长为应用精确放疗技术实施的肿瘤放射治疗。目前，主要从事恶性肿瘤的放疗、化疗和靶向治疗相结合的综合治疗工作。

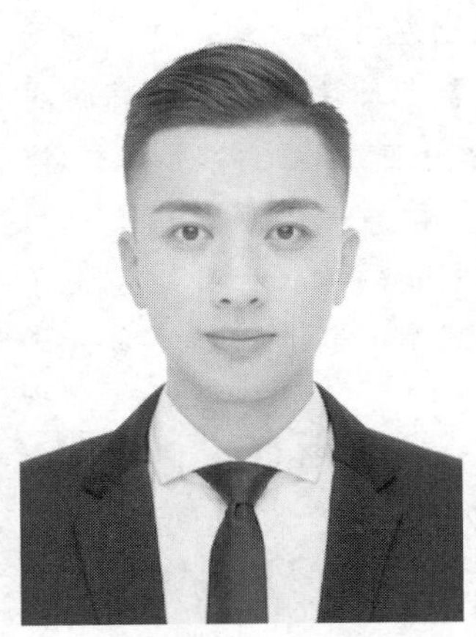

徐维强，在读硕士生。2018年毕业于滨州医学院公共卫生与管理学院预防医学专业，同年9月考取吉林大学公共卫生学院放射医学硕士研究生，主要研究方向为电离辐射诱导细胞衰老作用及分子机制，参与吉林省科技厅项目2项，发表SCI及核心期刊论文2篇。

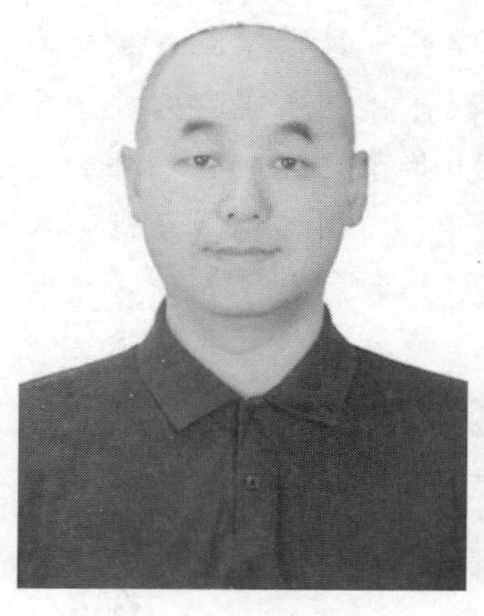

王志成，医学博士，副教授，硕士生导师。1976 年 8 月出生，2001 年毕业于吉林大学，2009 年在吉林大学获得放射医学博士学位，2015 ~2016 年在美国罗格斯新泽西州立大学肿瘤研究所做访问学者。主要从事辐射肿瘤学及辐射生物效应研究，包括辐射增敏策略、ROS 调控辐射诱导细胞死亡作用和机制以及辐射致生殖细胞凋亡的机制等。现兼任中华医学会放射医学与防护分会青年委员会副主任委员、中国生物物理学会第十届辐射与环境专业委员会青年委员、吉林省核学会理事、《医学参考报：放射医学与防护频道》第二届编辑委员会编委等职。负责和参加国家级、省部级以及其他课题 20 余项，发表学术论文 80 余篇，其中 SCI 论文 15 篇。副主编校级规划教材 1 部，副主编学术专著 2 部，参编国家“十二五”规划教材《医学放射生物学》及学术专著 6 部。

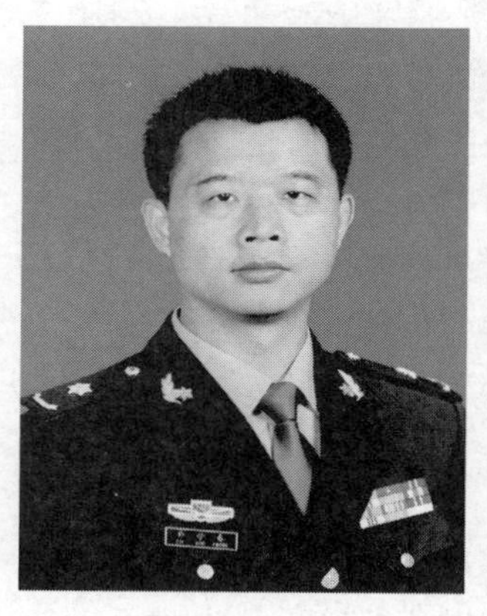

卢学春，1970 年 3 月出生，吉林磐石人，医学博士，解放军总医院第二医学中心血液科主任医师、副教授，科室副主任，硕士研究生导师，特聘为山西医科大学医学信息学学科博士研究生导师。从事血液病学专业 20 余年，尤其擅长诊治难治性造血衰竭疾病、疑难血液肿瘤及恶性肿瘤的生物免疫治疗。率先提出“疾病大数据阴阳五行观”创新学术思想，建立了“疾病 - 药物多组学大数据临床生物信息学平台”，较早探索了肿瘤表观免疫精准治疗。针对造血衰竭疾病、血液肿瘤及实体瘤，创建 6 项创新技术方案：“泛细胞保护剂联合造血生长因子治疗方案”“含祛脂向分化药物再障联合治疗方案”“反复多疗程自体免疫细胞治疗技术方案”“表观免疫治疗技术方案”“靶向活化性免疫细胞治疗技术方案”和“靶向 CyclinD1 阳性肿瘤的治疗技术方案”。受邀录制了中国中央电视台科学频道《走进科学》栏目组“扼杀癌细胞”节目（2012 年 2 月 3 日播出）、中国国际广播电台《健康中国》栏目组“贫血的防治”节目（2016 年 4 月 12 日）。

作为负责人，承担国家自然科学基金 3 项（30772597、81273597、81302801）、国家科技部重大新药创制项目分题 2 项（2008ZXJ09001 - 019、2011ZXJ09202 - 011）、国家科技部重大支撑项目分题 1 项（2009BAI86B04）、军队“十一五”课题 1 项。作为第一及通信作者共发表学术论文 90 余篇，其中，SCI 论文 17 篇，累计影响因子 48 分。拥有国家新药发明专利 2 项（ZL 201510142245. 2、ZL 200910310219. 0）。获国家科技进步二等奖 1 项（2009 - J - 233 - 2 - 07 - R05）、北京市科技进步二等奖 1 项（2006 医 - 2 - 002 - 05）、中国老年医学学会北京医学奖励基金会首届“老年医学奖”科技创新奖、中国老年学和老年医学学会肿瘤康复分会“优秀教育奖”。主编专著《血液病药物临床研究》《临床生物信息学》《诊断你的医生》，副主编专著《老年血液病学》《血液病防治专家谈》，参编《再生障碍性贫血》（第二版）、《老年医学高级教程》《临床肿瘤康复》、国家医学电子书包《老年医学》等专著7部。担任中国老年医学学会智慧医疗与信息管理分会副会长、中国老年医学学会基础与转化医学分会常委兼副总干事、中国老年学和老年医学学会肿瘤康复分会常委、中国老年医学学会血液学分会委员、中国研究型医院学会细胞研究与治疗专业委员会委员、中国老年医学学会血液学分会老年血液综合评估诊疗学术工作委员会委员兼秘书长、北京医学会内科学分会委员、白求恩公益基金会血液病专业委员会委员、中国临床肿瘤学会肉瘤专家委员会《CSCO肢体软组织肉瘤诊疗指南》委员、解放军总医院国家老年疾病临床医学研究中心《感染诱发的老年多器官功能衰竭综合征诊治中国专家共识》专家组成员、山西医科大学医学信息学学科及山西医科大学第二医院特聘教授、北华大学客座教授、吉林市人才工作领导小组"吉林市行业领军专家"、内蒙古医科大学附属医院客座教授、天津中医药大学第二附属医院青年博士联合会指导老师。曾获第二届国家名医盛典"国之名医优秀风范"称号、军队干部保健工作"先进个人"、军队个人三等功、解放军总医院军医进修学院"优秀教师"、解放军总医院解放军医学院"教学先进个人"及解放军总医院标准化建设年个人贡献奖等荣誉称号。

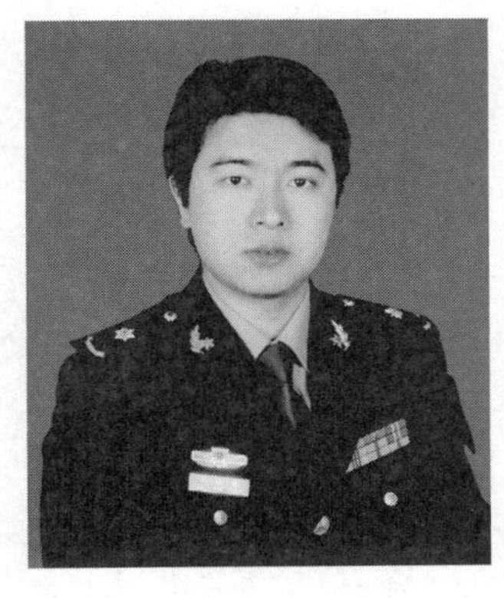

杨波，1977年3月出生，吉林四平人，医学博士，解放军总医院第二医学中心血液科副主任医师、讲师。从事血液病学专业18年，尤其擅长诊治难治性造血衰竭疾病、疑难血液肿瘤及恶性肿瘤的生物免疫治疗。与卢学春教授共同率先提出"疾病大数据阴阳五行观"创新学术思想，建立了"疾病－药物多组学大数据临床生物信息学平台"，较早探索了肿瘤表观免疫精准治疗。针对造血衰竭疾病、血液肿瘤及实体瘤，创建6项创新技术方案："泛细胞保护剂联合造血生长因子治疗方案""含祛脂向分化药物再障联合治疗方案""反复多疗程自体免疫细胞治疗技术方案""表观免疫治疗技术方案""靶向活化性免疫细胞治疗技术方案"和"靶向CyclinD1阳性肿瘤的治疗技术方案"。

受中国医师协会邀请，担任2015年（第六届）、2016年（第七届）中国生物治疗大会学术委员会委员兼青年论坛主席。系列研究成果被《2012中国肿瘤临床年鉴》《2014中国肿瘤临床年鉴》《2015中国肿瘤临床年鉴》《2016中国肿瘤临床年鉴》《2017中国肿瘤临床年鉴》《老年医学高级教程》《血液病防治专家谈》等专著收录。1篇论文获第九届中国肿瘤学术大会暨第十五届海峡两岸肿瘤学术大会中国抗癌协会太极抗癌科学基金优秀论文一等奖，1篇论文获中法老年医学高峰论坛2016暨第二届中国老年医学研究机构联盟大会（2016）优秀论文二等奖，3篇论文分别获第五届中国老年肿瘤学大会（2011）、第五届中国肿瘤内科大会（2011）、第六届中国肿瘤内科大会和第一届中国肿瘤医师大会（2012）优秀论文三等奖，1篇论文获第八届中国老年肿瘤学大会（2014）"氨磷汀优秀论文奖"，1篇论文获"第六届中国科协期刊优秀学术论文"三等奖，3篇论文获第二届中国老年医学与科技创新大会优秀论文奖。

作为主要负责人，参与国家自然科学基金4项（81273597、81302801、81172986、30873086）、国家科技部重大新药创制项目1项（2008ZXJ09001－019）、中央保健研究基金1项（B2009B115），承担解放军总医院临床科研扶持基金和科技创新苗圃基金各1项。以第一作者发表论文60余篇，其中SCI论文15篇，累计影响因子47分，拥有国家新药发明专利1项（ZL 201510142245.2），获解放军总医院科技进步二等奖1项（2014YK208）。主编专著《血液病药物临床研究》《临床生物信息学》，参编《血液病防治专家谈》《老年医学高级教程》。担任中国老年医学学会基础与转化医学分会委员、中国老年医学学会智慧医疗与信息管理分会委员、中国老年医学学会感染管理质量控制分会青年委员、中国老年学和老年医学学会肿瘤康复分会委员、北京医学会内科学分会青年委员、北京医学会过敏变态反应学分会委员、解放军总医院国家老年疾病临床医学研究中心青年委员。

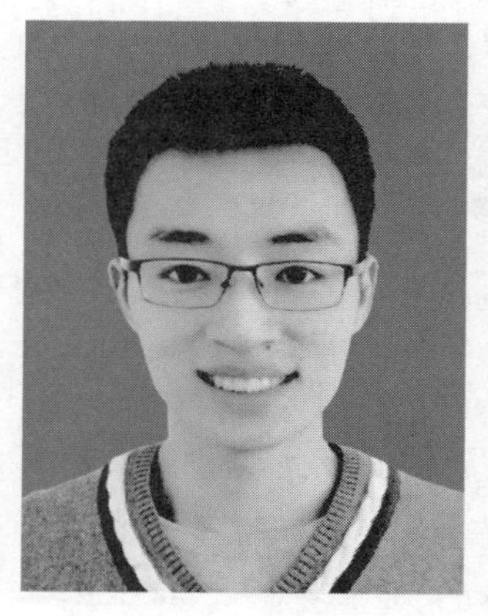

席义博，1993年9月出生，山西新绛人，硕士研究生学历。就读于山西医科大学图书情报专业，研究方向为临床生物信息学。2016年加入教育部数据中国“百校工程“产教融合创新项目试点平台山西医科大学健康医疗大数据团队，作为第一作者发表生物信息学相关学术论文1篇。

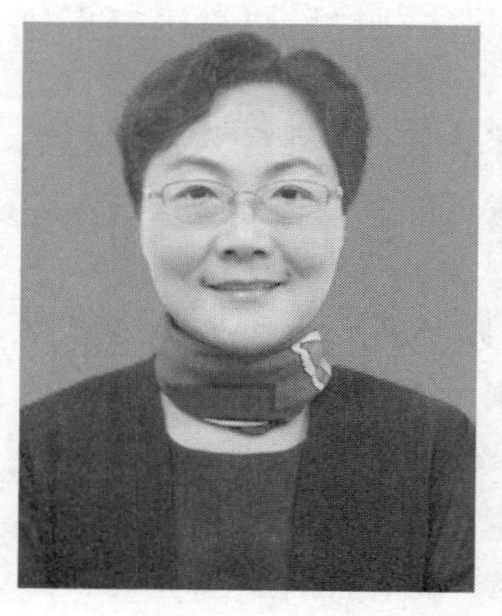

贺培凤，1962年3月出生，河北蠡县人，硕士研究生学历，山西医科大学党委副书记，教授，博士研究生导师。山西省医学信息学学科创始人，信息管理与信息系统（医药方向）学科带头人，研究方向为医学信息学。

作为主要负责人，主持和参与国家自然科学基金项目4项（71573162、71473154、71240006、71103114），主持山西省重点研发计划（社会发展领域）项目（201803D31067）、山西省教育科学“十三五”规划“1331工程”研究专项课题（ZX－18020）、山西省科技基础条件平台建设项目（201605D121012）、山西省高校人文社会科学重点研究基地项目（2016314）、山西省高等学校教学改革重点项目（J2016036）、山西省研究生教育改革研究课题（2015JG51）等省部级科研项目9项，参与省部级基金项目15项。教育部数据中国“百校工程”产教融合创新项目组负责人。

在《Plos One》《Drug Design，Development and Therapy》《International Journal of Cardiology》《International Journal of Cardiology》《图书情报工作》《科学技术哲学研究》等国内

外学术期刊发表学术论文130余篇，其中被SCI收录论文5篇。申请发明专利10项、获软件著作权2项（2018SR055609、2017R11S758834）。主编、副主编、参编国家规划教材《卫生信息管理学（第4版）》《卫生组织与信息管理》和《卫生信息管理学（第3版）》，一般教材《医药市场信息》《生物医学信息检索》和《医学信息检索与利用》，主编、主审学术著作《社会化标注系统中隐性知识的协同管理研究》《区域性医学科技文献服务平台共享机制研究》。

获国家教学成果二等奖1项，山西省教学成果特等奖1项（G2017023）、一等奖1项、二等奖2项，山西省社会科学研究优秀成果三等奖2项（晋社科奖证字第0903083、06155），山西省社科联“百部（篇）工程”一等奖、二等奖各1项。获华北高等学校图书馆协会先进工作者，优秀教师，山西省科技情报学会优秀科技工作者，山西省青年科技奖、青年教育管理专家等荣誉称号。

兼任中国卫生信息学会卫生信息学教育专业委员会副主任委员，中华医学会医学信息学会常委，中国老年医学会智慧医疗技术与管理分会常委，中华医学会山西省医学会医史学专业委员会主任委员，中国卫生计生思想政治工作促进会医学教育分会常务理事，山西省网络安全和大数据信息技术标准化技术委员会委员，微软云暨移动技术孵化计划－山西综改区云暨移动应用孵化基地创业导师，《晋图学刊》副主编，《医学信息学杂志》《中华医学图书情报杂志》编委等多项社会兼职。

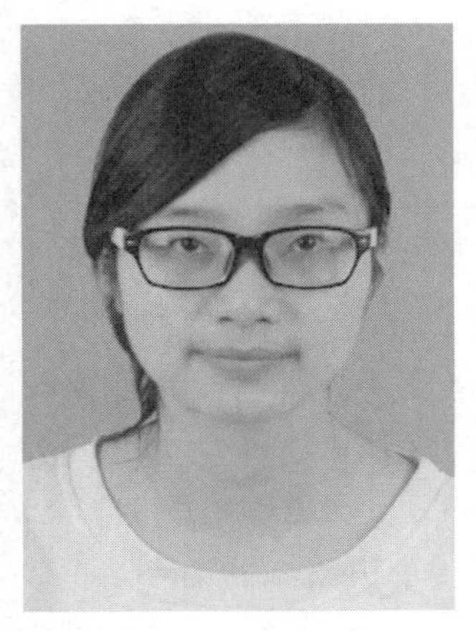

王静云，女，1995年10月出生，吉林大学公共卫生学院放射医学专业2014级在校本科生。

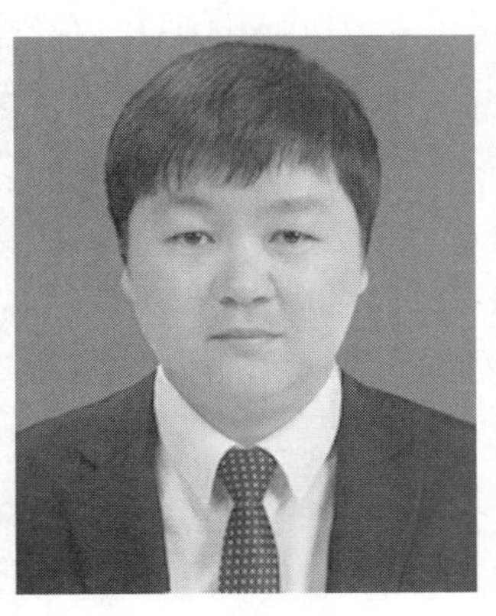

申延男，1981年6月出生，理学博士，副教授，硕士生导师，吉林大学国家卫健委放射生物学重点实验室副主任。2004年毕业于延边大学，2011年在韩国庆熙大学获得生物学博士学位，2011～2014年在韩国放射医学研究院从事博士后研究。现担任中国研究型医院学会肿瘤放射生物与多模态诊疗专业委员会委员、中国生物物理学会第十届辐射与环境专业委员会青年委员、吉林省肿瘤放疗青年委员会委员和吉林省核学会理事，主要从事辐射诱导基因的辐射抗性相关分子机制研究、宫颈癌放疗敏感标志物的筛选及疗效评价、肝癌分子标志物的靶向调控机制及癌症预后相关研究。以课题负责人身份承担科研课题（包括国家自然科学青年基金课题）3 项，曾先后参与韩国国家研究基金课题 6 项，发表相关 SCI 论文 11 篇，获授权专利 4 项。

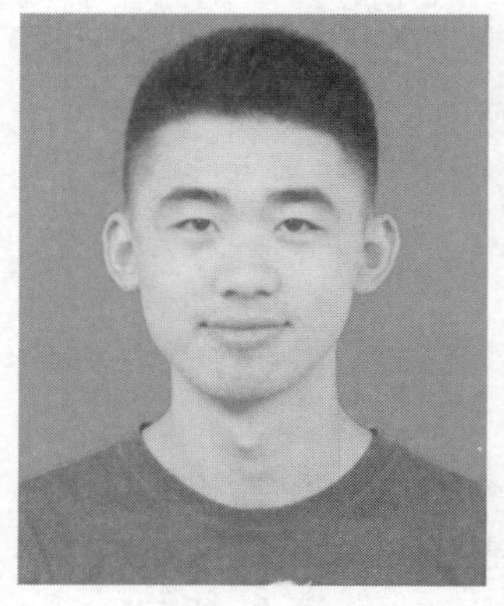

张皓旻，1994 年 5 月出生，辽宁大连人，硕士研究生学历。就读于山西医科大学社会医学与卫生事业管理专业，研究方向临床生物信息学。在读期间核心统计源期刊发表论文 7 篇，其中第一作者 3 篇。

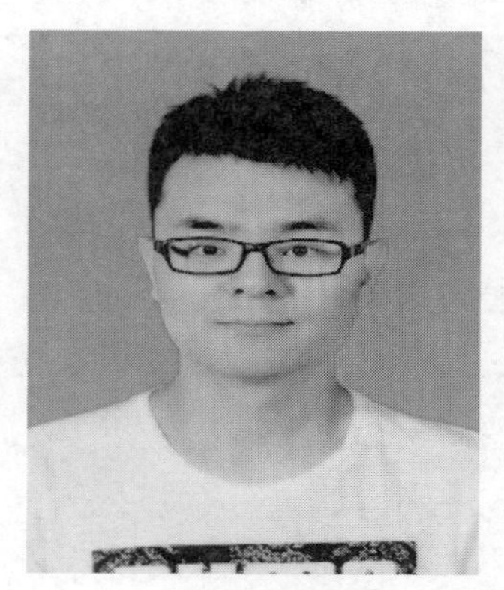

陈熙勐，1994 年 10 月出生，山西晋城人，现就读于山西医科大学，攻读图书情报硕士专业学位，研究方向为临床生物信息学。师从山西医科大学贺培凤教授和中国人民解放军总医院卢学春教授，作为第一作者发表生物信息学相关学术论文 4 篇。

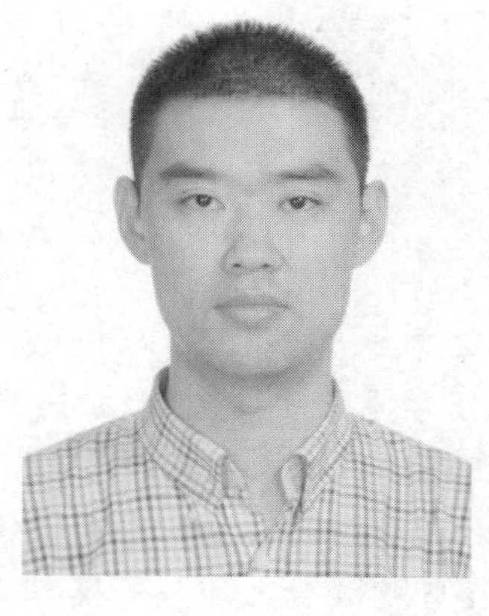

曹志坚，哈尔滨血液病肿瘤研究所主治医师。目前为中华慈善总会 EXPAP、GIPAP、TIPAP 和 JAPAP 注册医生。发表文章：国际期刊《BLOOD》第一作者文章 2 篇，国内核心期刊第一作者论文 8 篇。参加编写《中国临床肿瘤年鉴》2 篇。2017 ~ 2018 年美国纽约哥伦比亚大学医学中心访问学者。

2016 年 9 月 21 日 ~25 日，参加第十九届全国肿瘤学大会（CSCO），口头报告。

2016 年 10 月 27 日 ~29 日，参加中华医学会第十四次全国血液学学术会议（CSH），口头报告。

2016 年 12 月 3 日 ~6 日，参加第 58 届美国血液病学会年会（ASH），POSTER 报告。

2017 年 7 月 13 日 ~15 日，参加中华医学会第十四次全国白血病·淋巴瘤学术会议，口头报告并获论文二等奖。

2018 年 9 月 19 ~ 23 日，参加第二十一届全国肿瘤学大会（CSCO），口头报告。
2018 年 12 月 1 日 ~4 日，参加第 60 届美国血液病学会年会（ASH），POSTER 报告。

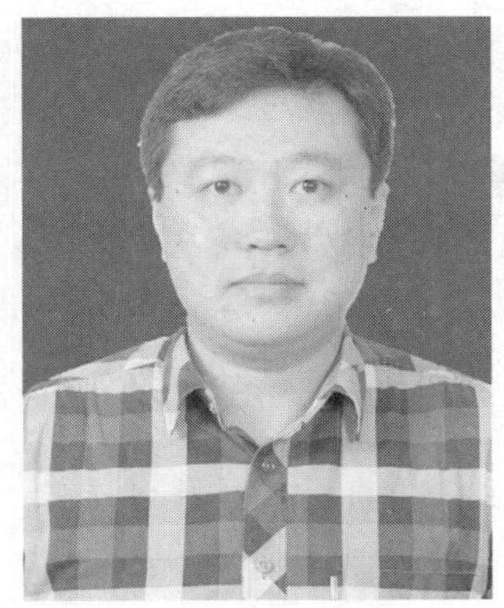

赵东陆，哈尔滨血液病肿瘤研究所血液四病房（淋巴系统疾病）主任。中国临床肿瘤学会（CSCO）副秘书长，CSCO 抗淋巴瘤联盟专家委员会常委、副秘书长，CSCO 青年专家委员会委员，中国抗癌协会血液肿瘤专业委员会青年委员，黑龙江省医学会淋巴瘤分委会委员，黑龙江省医师协会淋巴瘤分委会委员，黑龙江省医疗保健国际交流促进会淋巴瘤及免疫治疗专业委员会常委。2014 ~ 2015 年作为访问学者在美国 M. D. Anderson 肿瘤中心进修学习。

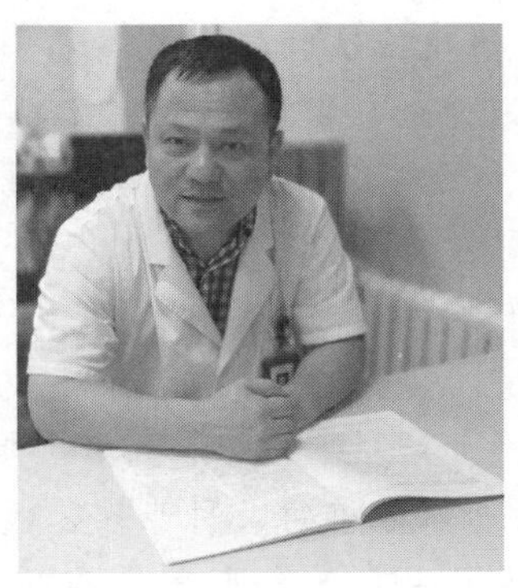

郝文鹏，哈尔滨血液病肿瘤研究所副主任医师，副教授。中国中西医结合学会血液学分会青年委员，黑龙江省中西医结合学会血液学分会委员，黑龙江省血友病信息登记及上报成员。荣获省政府科技进步二等奖 1 项、黑龙江省中医药管理局科技进步一等奖 1 项、哈尔滨市科技局科技创新人才在研课题 1 项。国内发表核心期刊论文 10 余篇，参与著书 1 部。

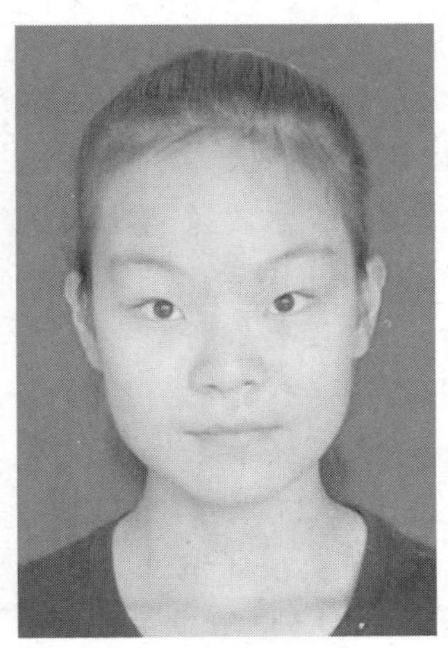

方嵩，女，1998 年 4 月出生，吉林大学公共卫生学院放射医学专业 2016 级在校本科生。

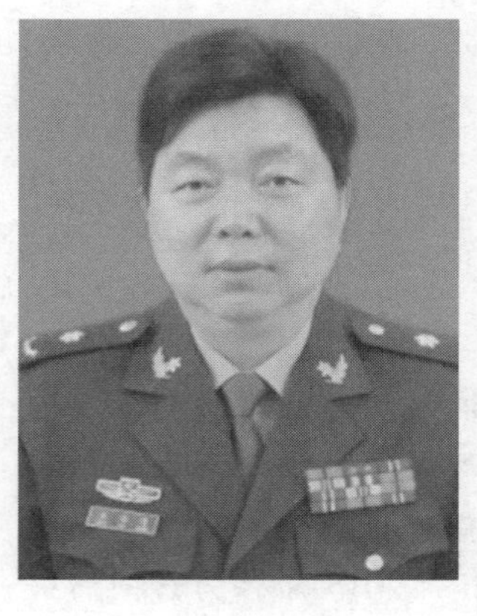

华海清，1961 年 11 月出生。医学博士后，主任医师/教授，博士生导师。现任解放军东部战区总医院（原八一医院）全军肿瘤中心肿瘤内三科主任，兼任中国临床肿瘤学会（CSCO）中西医结合专家委员会主任委员、胰腺癌专家委员会常委、肝癌专家委员会委员，世界中医药联合会肿瘤姑息治疗研究专业委员会副会长，中国医学促进会肿瘤姑息与人文关怀分会副会长，中国生物医学工程学会肿瘤分子靶向治疗专业委员会常委，中国抗癌协会传统医学专业委员会常委，中华医学会肿瘤分会姑息治疗学组委员、肝病分会肝癌学组委员，全军中医与中药专业委员会委员，江苏省抗癌协会癌症康复与姑息治疗专业委员会主任委员、传统医学专业委员会副主任委员，江苏省中西医结合学会常务理事、肿瘤分会副主任委员，《临床肿瘤学杂志》《肿瘤防治研究》《肿瘤学杂志》等编委。

长期从事中医及中西医结合的临床、科研和教学工作，擅长消化系统肿瘤及乳腺癌、肺癌等疾病的诊治，尤其对肝胆胰肿瘤的治疗有丰富的经验，在肝癌的研究和治疗上取得了较为突出的成绩。主持和参与国家、军队课题研究多项，国际、国内多中心临床协作研究 40 余项；获军队医疗成果二等奖 1 项，中国中西医结合学会科学技术二等奖 1 项，江苏省科学技术一等奖 1 项。主编专著 2 部，参编 10 余部，以第一作者或通信作者发表论文 100 余篇。参与了国内多个肿瘤治疗指南或共识的编写工作。

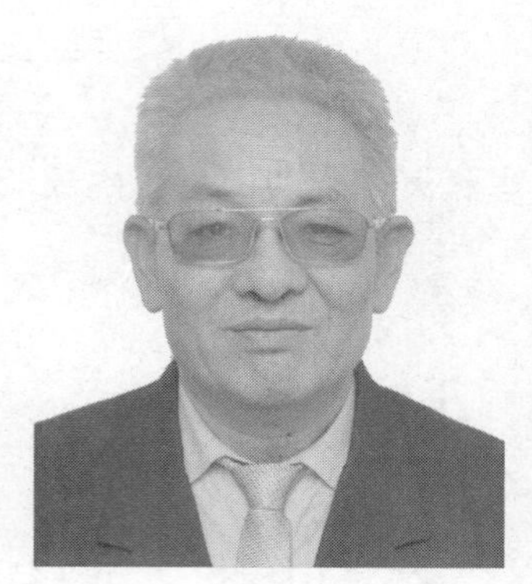

张立峰，1952 年 10 月出生。资深医学编辑、科普作家。1982 年 12 月毕业于北京医学院公共卫生系（今北京大学公共卫生学院）（77 级）。现任《中国肿瘤临床年鉴》执行主编、《中华医学百科全书》编审组成员兼《肿瘤卷》责任编审、北京大学医学出版社编辑、中国协和医科大学出版社编辑；兼任中国癌症基金会鲜药学术委员会学术委员、北京抗癌乐园科普顾问等。曾任《抗癌之窗》杂志编审，亦曾为中国医药科技出版社、中国农业出版社、中国大百科全书出版社，以及《知识就是力量》《中医杂志》《世界中西医结合杂志》等数家杂志审稿。截至 2018 年底，经本人编辑、审稿出版的书籍、杂志累计已达 280 本，1 亿零 108 万字（其中英文译著 23 本，1573.0 万字）。撰写出版医学专著 1 部，参加编写书籍 4 本，发表学术论文 11 篇；在《知识就是力量》《抗癌之窗》《抗癌乐园》《家庭医生报》《健康之家》《健康报》《中国中医药报》《中国人口报》《科学新生活》《内蒙古日报》等 30 多家报刊上发表科普文章 136 篇，内容涉及医学、药学、中医药、养生保健、历史、考古、天文、地理、环境保护、教育诸学科，以及人物传记、新闻报道等。E-mail：zhanglf1952@126. com

（说明：以文章先后为序，部分作者的简介或照片未收到，故未列入其中。）

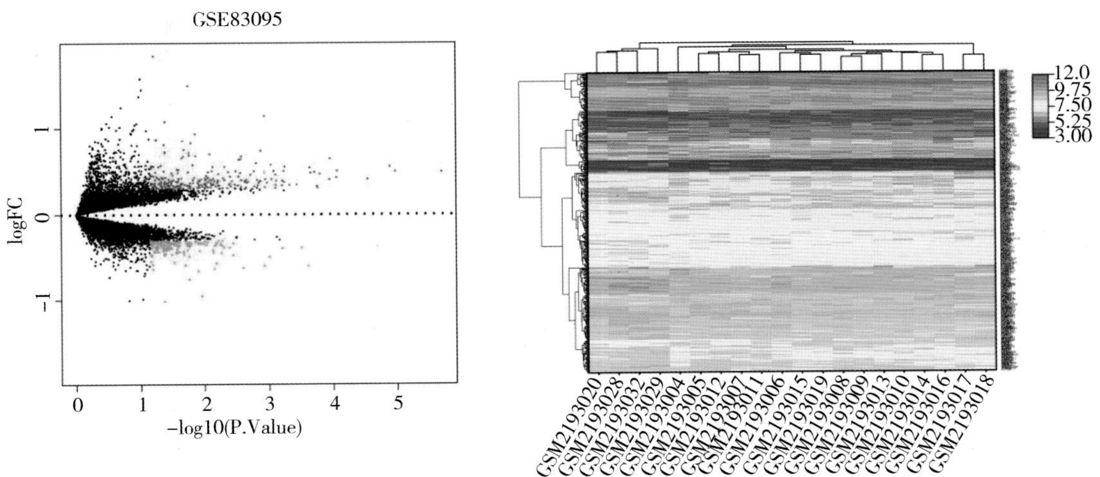

彩图3 差异基因表达情况及聚类分析结果

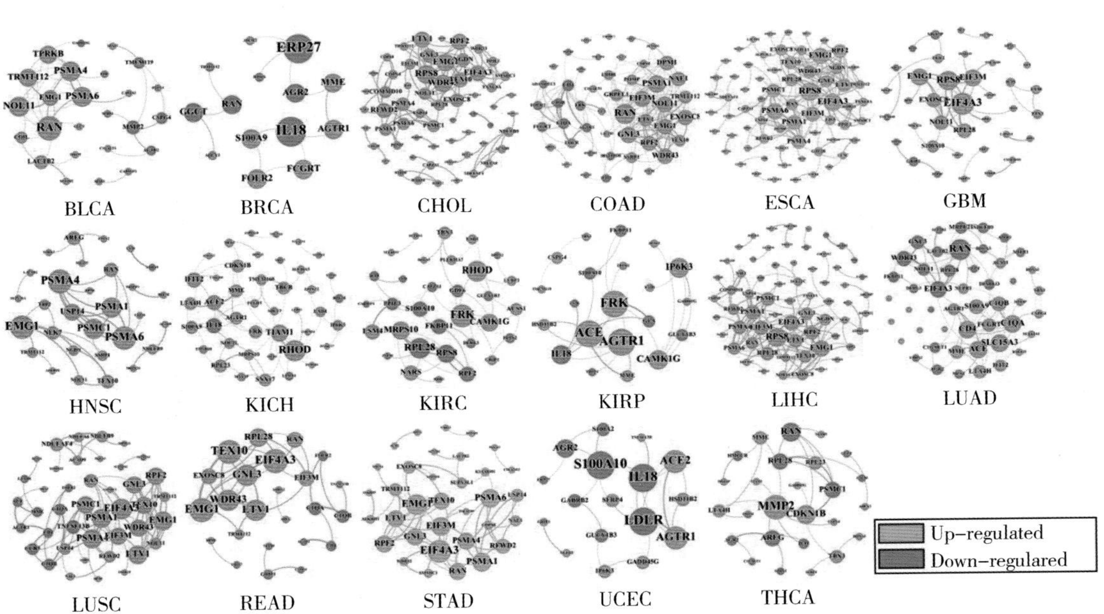

彩图6 17 种癌症与 ACEI-DEGs 表达一致基因（蛋白质）的 PPI 网络图

（正文见 37、40 页）

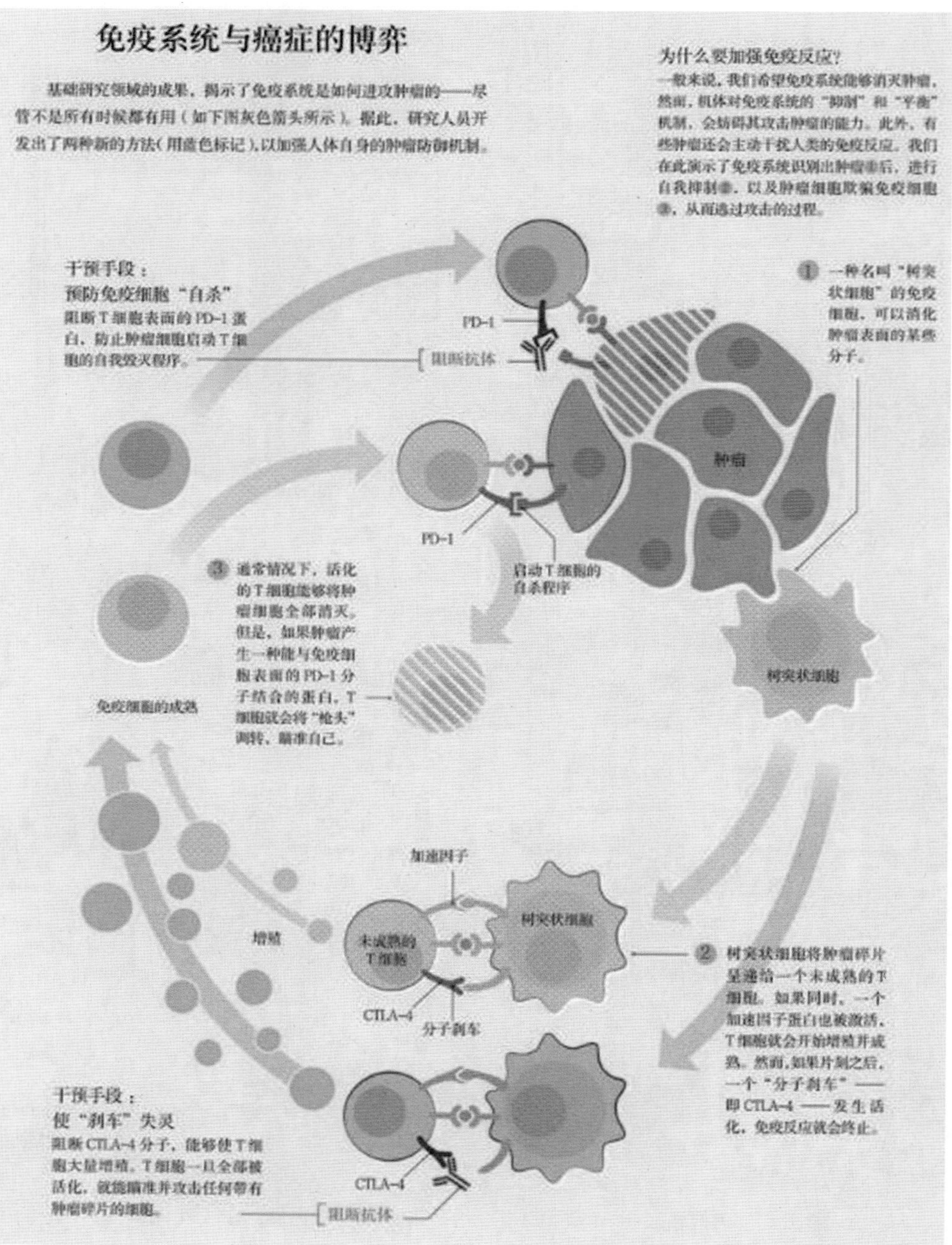
免疫系统与癌症的博弈
基础研究领域的成果，揭示了免疫系统是如何进攻肿瘤的——尽管不是所有时候都有用（如下图灰色箭头所示）。据此，研究人员开发出了两种新的方法（用蓝色标记），以加强人体自身的肿瘤防御机制。
为什么要加强免疫反应?
一般来说，我们希望免疫系统能够消灭肿瘤。然而，机体对免疫系统的“抑制”和“平衡”机制，会妨碍其攻击肿瘤的能力。此外，有些肿瘤还会主动干扰人类的免疫反应。我们在此演示了免疫系统识别出肿瘤后，进行自我抑制，以及肿瘤细胞欺骗免疫细胞，从而逃过攻击的过程。
干预手段：
预防免疫细胞“自杀”
阻断T细胞表面的PD-1蛋白，防止肿瘤细胞启动T细胞的自我毁灭程序。
PD-1
阻断抗体
① 一种名叫“树突状细胞”的免疫细胞，可以消化肿瘤表面的某些分子。
肿瘤
PD-1
启动T细胞的自杀程序
③ 通常情况下，活化的T细胞能够将肿瘤细胞全部清灭。但是，如果肿瘤产生一种能与免疫细胞表面的PD-1分子结合的蛋白，T细胞就会将“枪头”调转，瞄准自己。
免疫细胞的成熟
树突状细胞
加速因子
增殖
未成熟的T细胞
树突状细胞
CTLA-4
分子刹车
② 树突状细胞将肿瘤碎片呈递给一个未成熟的T细胞。如果同时，一个加速因子蛋白也被激活，T细胞就会开始增殖并成熟。然而，如果片刻之后，一个“分子刹车”——即CTLA-4——发生活化，免疫反应就会终止。
干预手段：
使“刹车”失灵
阻断CTLA-4分子，能够使T细胞大量增殖。T细胞一旦全部被活化，就能瞄准并攻击任何带有肿瘤碎片的细胞。
CTLA-4
阻断抗体

（正文见89页）

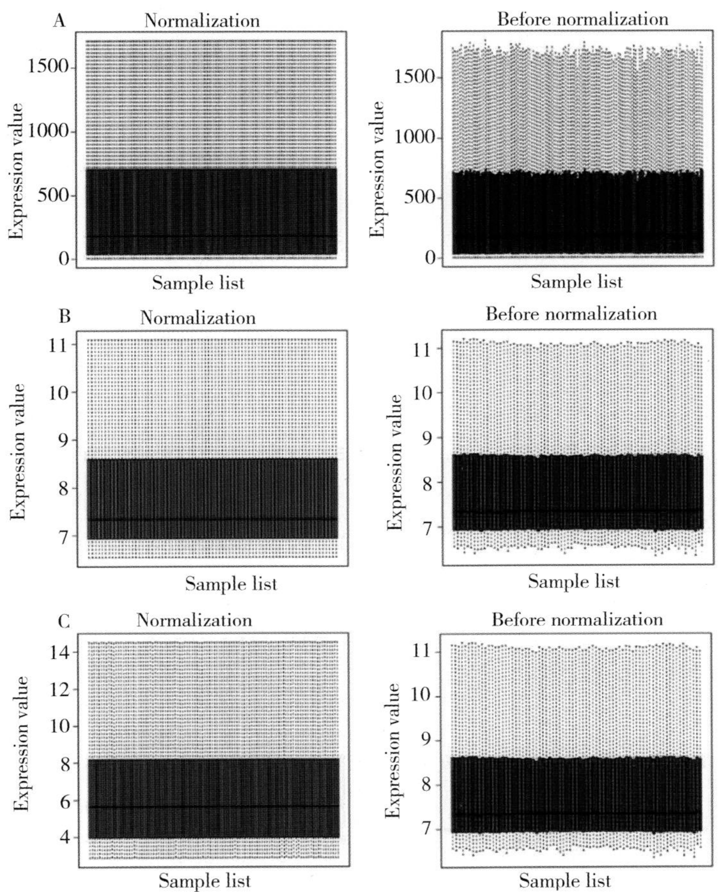

彩图 2　表达谱数据的标准化。A：GSE31210 数据标准化，B：GSE32863 数据标准化，C：GSE75037 数据标准化。蓝色条表示标准化前的数据，红色条表示标准化后的数据。

（正文见 139 页）

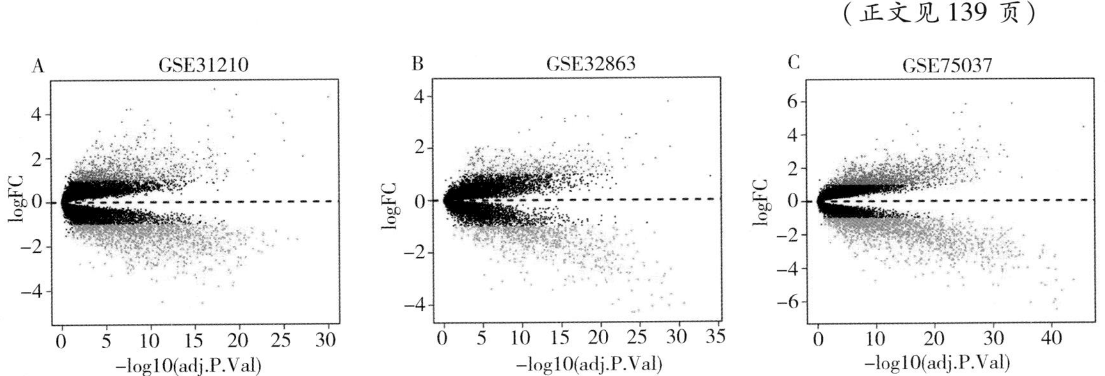

彩图 3　每个数据集的差异表达基因。A：GSE31210 差异表达基因；B：GSE32863 差异表达基因；C：GSE75037 差异表达基因。红点代表上调的基因，绿点代表下调基因，阈值设置为 | log2FC | >1 且 FDR <0.05。黑点代表没有显著差异的基因。

（正文见 139 页）

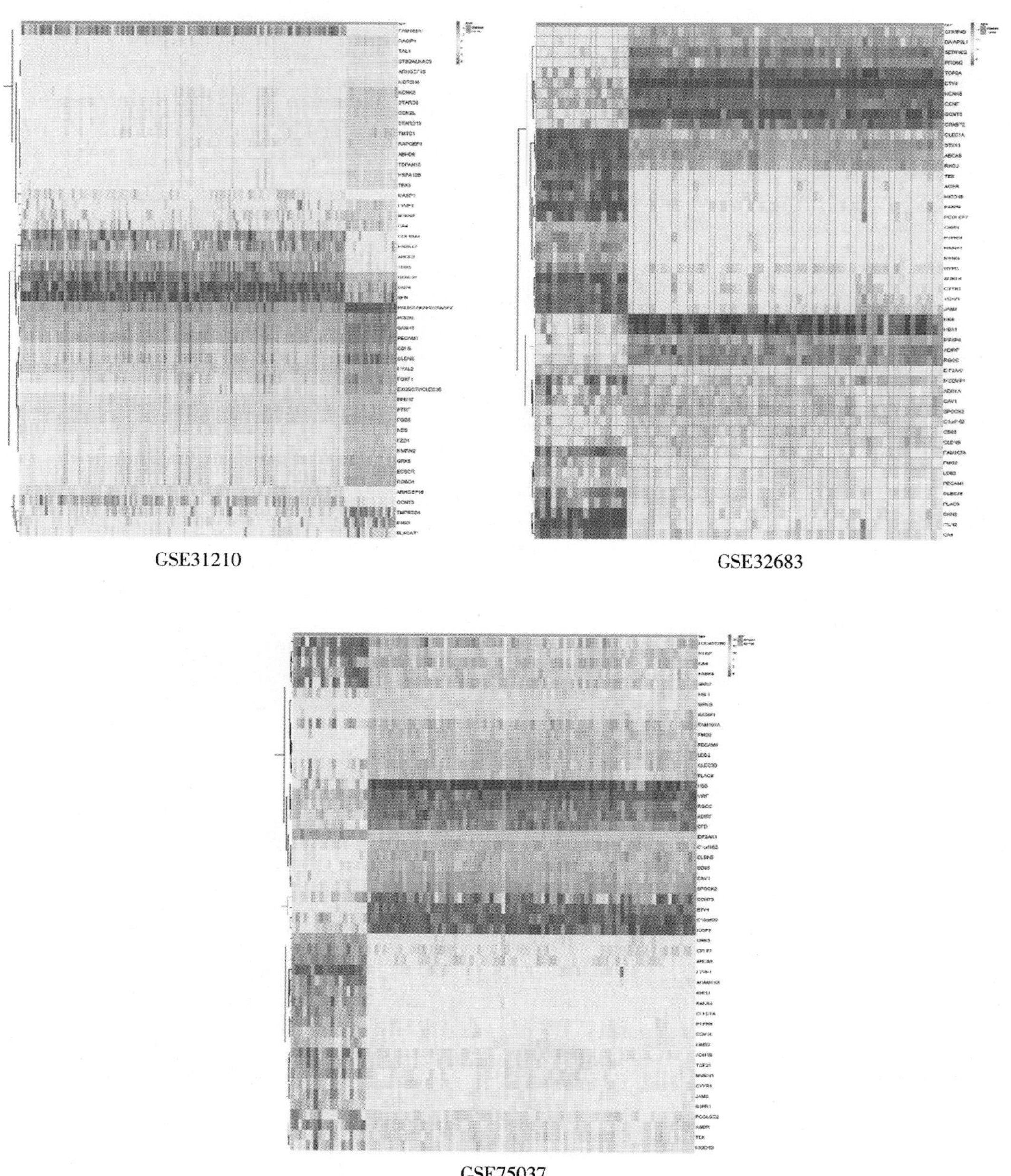

彩图 4　GSE31210、GSE32683、GSE75037 中肺腺癌组织与正常对照之间的表达前 50 基因的热图

（正文见 139 页）

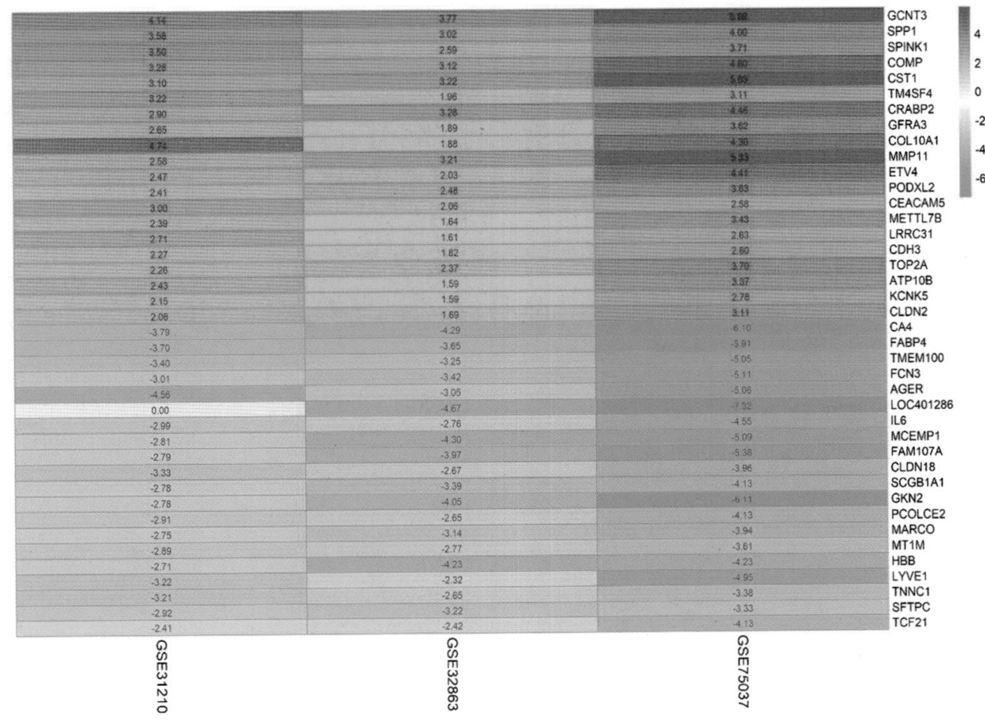

彩图 5　显著性基因热图。横坐标是 GEO 编号，纵坐标是基因名称。红色表示 logFC > 0，绿色表示 logFC <0，框中的值是 logFC 值。

（正文见 139 页）

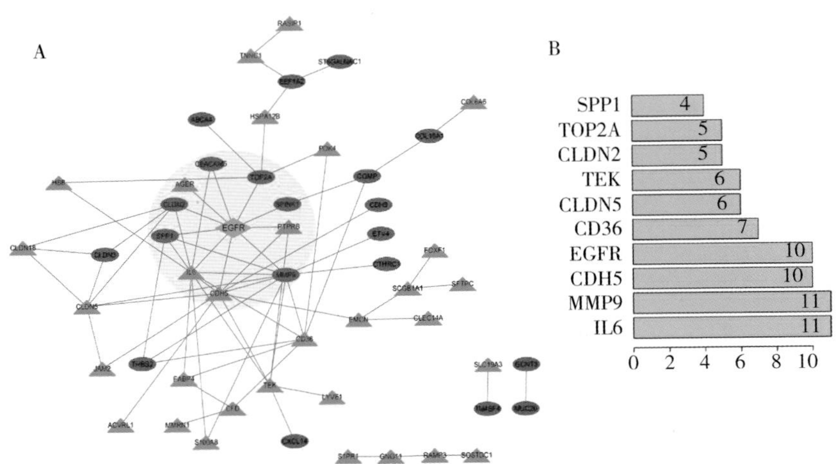

彩图 6　PPI 网络和核心节点条形图。EGFR 是核心基因，绿色代表下调基因，红色代表上调基因。（B）核心节点条形图，通过计算蛋白质之间的连线数和每个节点的某个节点没有直接连接的节点数。X 轴是蛋白质之间的线连接数，Y 轴是 PPI 中的中枢基因。

（正文见 140 页）

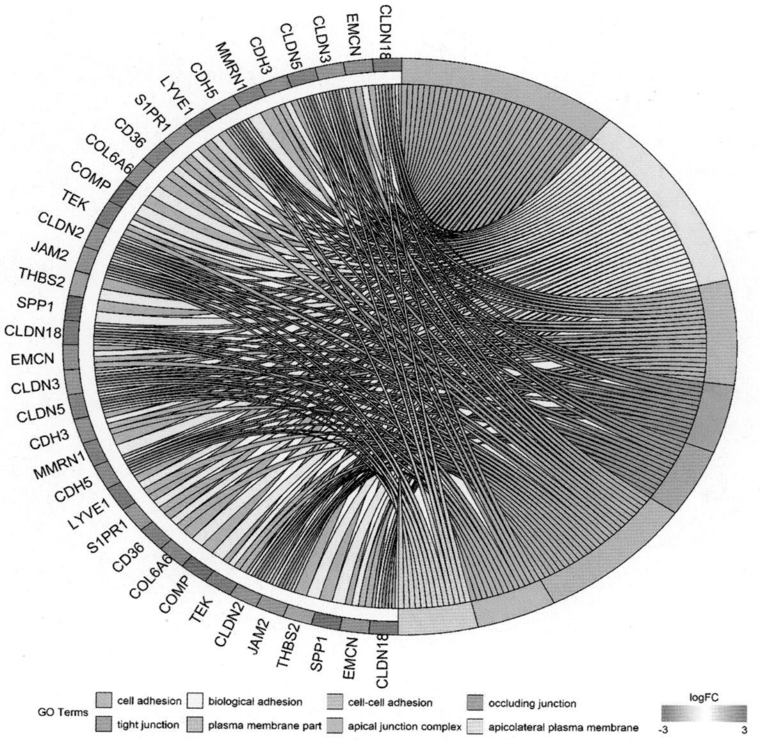

彩图8 显著性 GO 结果（FDR <0.05）以及富集在这些 GO 上的 PPI 网络中的基因。

（正文见 140 页）

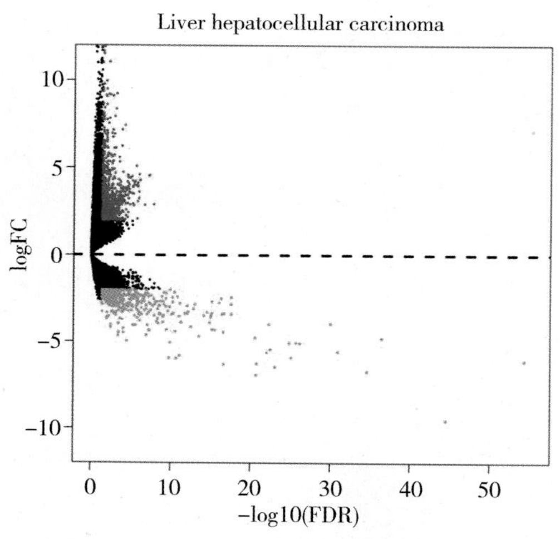

彩图 1 差异基因表达情况（红色代表上调差异基因，绿色代表下调差异基因）

（正文见 153 页）

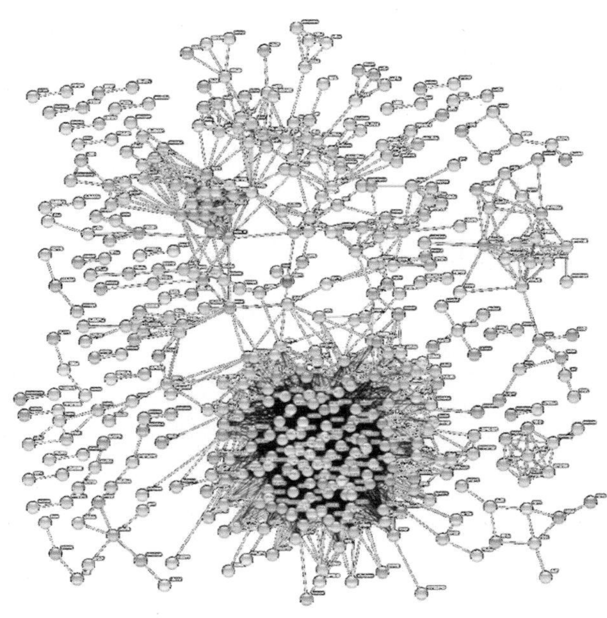

彩图 3　蛋白质相互作用网络

（正文见 154 页）

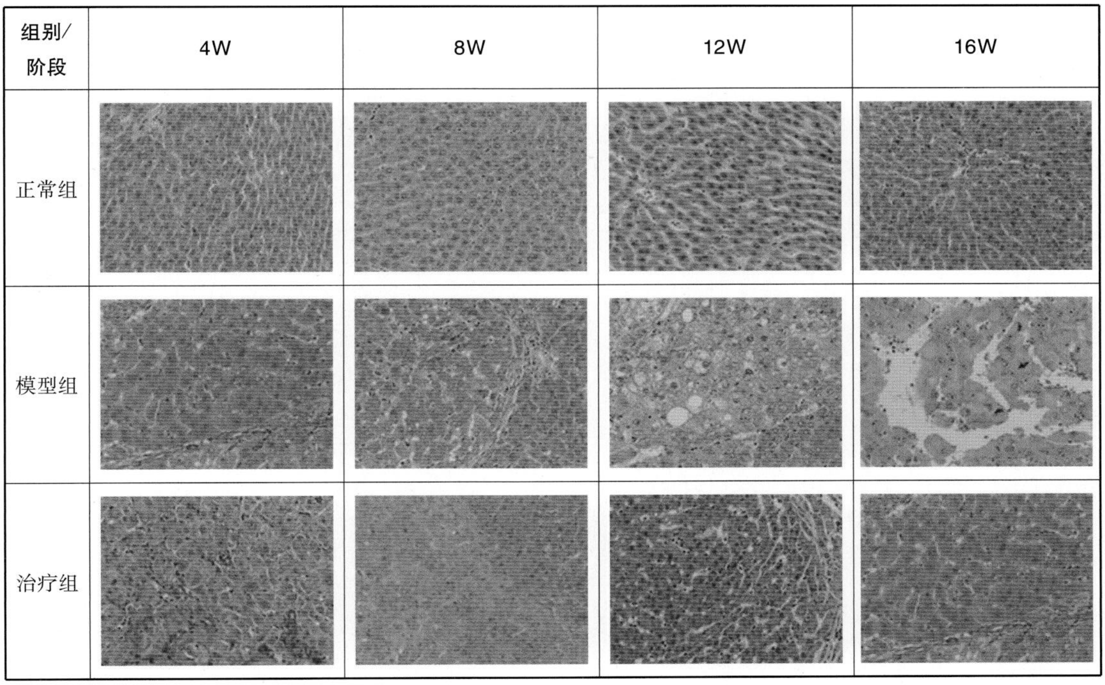

组别/阶段	4W	8W	12W	16W
正常组				
模型组				
治疗组				

图 1　各组大鼠肝病变的 HE 显微照片（$n=4$，×200）

（正文见 218 页）

中国肿瘤临床与康复

医教研全面推进

作读编一体协作

宗旨

立足实践　探索创新　科学严谨

理念

交流快捷　服务临床　促进发展

国内统一刊号：CN 11 - 3494/R　邮发代号：82 -601　国内定价：18.00元